W0269205

HANDBUCH DER THEORETISCHEN UND KLINISCHEN ⟨ALLGEMEINEN UND SPEZIELLEN⟩ RÖNTGENKUNDE

HERAUSGEGEBEN VON

GUIDO HOLZKNECHT

WIEN

ZWEITER BAND

OTOLOGISCHE RÖNTGENDIAGNOSTIK

VON

ERNST G. MAYER

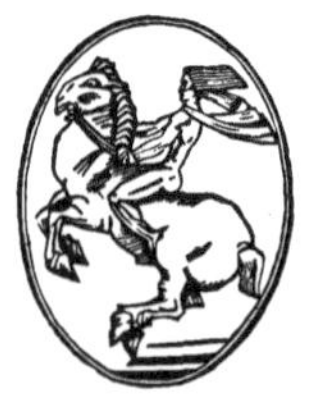

SPRINGER-VERLAG WIEN GMBH 1930

OTOLOGISCHE RÖNTGENDIAGNOSTIK

VON

Dr. ERNST G. MAYER

PRIVATDOZENT FÜR RÖNTGENOLOGIE
ASSISTENT AM ZENTRAL-RÖNTGENINSTITUT
PROFESSOR DR. G. HOLZKNECHT · WIEN

KLINISCHER BEITRAG

DIE WERTUNG UND VERWENDUNG DER RÖNTGENBEFUNDE IN DER OTOLOGIE

VON

Dr. KARL EISINGER

ASSISTENT UND RÖNTGENOLOGISCHER REFERENT
DER UNIV.-KLINIK FÜR OHREN-, NASEN- UND KEHLKOPFKRANKHEITEN
PROFESSOR DR. H. NEUMANN · WIEN

MIT 611 ABBILDUNGEN UND 6 TAFELN

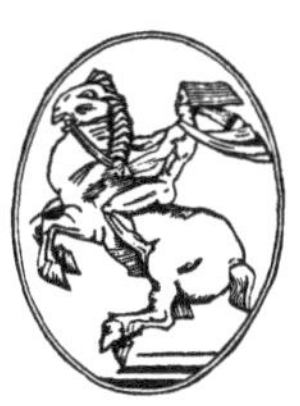

SPRINGER-VERLAG WIEN GMBH 1930

ISBN 978-3-662-37354-5   ISBN 978-3-662-38097-0 (eBook)
DOI 10.1007/978-3-662-38097-0

HERRN PROFESSOR DR. GUIDO HOLZKNECHT
UND
HERRN PROFESSOR DR. HEINRICH NEUMANN
IN VEREHRUNG

Vorwort.

Der Inhalt des vorliegenden Buches entstand in jahrelanger intensiver Beschäftigung mit der otologischen Röntgenologie. Unter kritischer Verwertung der in der Literatur niedergelegten Ergebnisse anderer Autoren, vorwiegend aber auf Grund eigener Erfahrung wird versucht, zum erstenmal eine erschöpfende Darstellung dieses Gebietes nach dem Stande des Wissens zu geben.

Die Fruchtbarkeit der Röntgenologie, für die übrige Medizin schon bewährt, hat sich mit zunehmender Verbesserung ihrer Methoden und fortschreitender Vertiefung der allgemeinen röntgenologischen Kenntnisse nun auch in der Otologie zu zeigen vermocht, obwohl gerade diese lange Zeit als ein für die röntgenologische Erforschung wenig dankbares Arbeitsfeld galt. Äußerte sich doch z. B. noch 1914 SONNENKALB auf Grund reicher eigener Erfahrung in seiner „Röntgendiagnostik des Nasen- und Ohrenarztes" dahin, daß die Röntgenologie in der Otologie nie zu so großer Bedeutung gelangen werde, wie in der Rhinologie. Zwei Umstände mögen ihn zu dieser Ansicht gebracht haben. Einerseits der, daß viele pathologische Veränderungen der Nasennebenhöhlen leichter und auffälliger zur Darstellung zu bringen waren als diejenigen des Ohres, andererseits der Umstand, daß bei Untersuchungen des Schläfenbeines schon die Bildgewinnung an sich auf wesentlich größere Schwierigkeiten stieß, als bei Affektionen der Nasennebenhöhlen. Man kann wohl sagen, daß der Schädel und insbesondere die Schädelbasis wegen ihrer für die röntgenologische Darstellung höchst ungünstige Konfiguration von vornherein nur außerordentlicher Anstrengung zugänglich schien und daß die beiden dichten, nur schwer zu differenzierenden Pfeiler des Felsenbeines, welche jeder Schädelprojektion im Wege standen, die Entwicklung der ganzen Schädelröntgenologie gehemmt haben. Auch in diesem Sinne war es nötig, daß eine gründliche Bearbeitung gerade die Felsenbeine zum Gegenstand nimmt und dadurch der übrigen Schädelröntgenologie im wörtlichen Sinne freie Bahn macht. Meinem Chef, Herrn Professor GUIDO HOLZKNECHT, der stets nachdrücklich auf dieses Forschungsgebiet hingewiesen hat und meine Arbeit in jeder Hinsicht förderte, möchte ich daher hier meinen besonderen Dank aussprechen.

Mit Nachdruck sei auch hervorgehoben, daß die Entstehung des vorliegenden Buches in erster Linie durch die innige Zusammenarbeit des Röntgenologen mit dem Kliniker ermöglicht wurde. Wenn es gelang, die Oto-Röntgenologie soweit auszubauen, wie es in dieser Arbeit zum Ausdruck kommt, so ist das ein Verdienst der verständnisvollen Mitarbeit des letzteren. Es drängt mich daher vor allem Herrn Professor HEINRICH NEUMANN, Vorstand der Universitätsklinik für Ohren-, Nasen- und Kehlkopfkrankheiten und dann den Herren seiner Klinik, insbesondere Herrn LEO DEUTSCH und KARL EISINGER für ihre unermüdliche, trotz manchen Fehlschlages nicht erlahmende Hilfe zu danken. Exakte Problemstellung, genaueste Kontrolle des Röntgenbefundes durch Operation oder klinische Verlaufsbeobachtung, insbesondere in den unklaren Fällen, und die kritische Wertung des Erreichten ermöglichten es, Schritt für Schritt dem Ziele, die Röntgenuntersuchung auch auf diesem Gebiete zu einer praktisch wertvollen Methode zu machen, näher zu kommen, ohne sich zunächst in minder fruchtbaren Untersuchungen zu verlieren.

Eine zweite Quelle von wesentlich fördernden Einflüssen war die gleichzeitige praktische Bearbeitung der Röntgenologie des übrigen Schädels. Die isolierte Bearbeitung seiner fachlich getrennten Teilgebiete hätte oft zu Irrtümern geführt oder offene Fragen unbeantwortet gelassen, insbesondere in jenen Fällen, in welchen benachbarte Affektionen sekundär das Schläfenbein in Mitleidenschaft ziehen. Und so benützte ich daher dankbar den Anlaß, den früheren Chef der Nervenklinik, Herrn Professor WAGNER-JAUREGG und seinem Nachfolger, Herrn Professor POETZL, dann dem Chef der Klinik für Hals-, Nasen- und Ohrenkrankheiten, Herrn Professor HAJEK, ferner den Vorständen der I. und II. Wiener Augenklinik, Herrn Professor MELLNER und Herrn Professor LINDNER für ihre Krankenzuweisungen und ihr Interesse zu danken.

Zum vollen Verständnis des Röntgenbildes unter normalen oder pathologischen Bedingungen ist die Kenntnis der normalen und pathologischen Anatomie unerläßliche Voraussetzung. Es war daher im Zuge der Darstellung nötig, die normale Anatomie des Schläfenbeines, soweit sie Beziehung zu allem hat, was im Röntgenbild zur Darstellung gelangt, ausführlich zu besprechen und jedem einzelnen Kapitel der speziellen pathologischen Röntgenanatomie, Symptomatologie und Diagnostik ausführliche pathologisch-anatomische Vorbemerkungen vorauszuschicken. Fast alle diese sind (zum Teil wörtlich) dem „Handbuch der speziellen pathologischen Anatomie und Histologie" von F. HENKE und O. LUBARSCH, Band XII, Fachherausgeber K. WITTMAACK, Berlin: Julius Springer, 1926, auswählend entnommen worden und nur stellenweise, soweit es sich für das Verständnis des Röntgenbildes als notwendig erwies, durch Ausführungen einzelner anderer Autoren ergänzt. Die pathologisch-anatomischen Vorbemerkungen dürften vor allem für den in der Anatomie des Schläfenbeines weniger Bewanderten unentbehrlich sein. Aber sie werden insoferne auch für den Kundigen Interesse haben, als im röntgenologischen Teil häufig auf diese Ausführung Bezug genommen wird und zwar insbesondere an jenen Stellen, wo sich auf Grund der röntgenologischen Ergebnisse Erweiterungen, Verbesserungen und Korrekturen der dem erwähnten Handbuch entnommenen pathologisch-anatomischen Kenntnisse ergeben haben. Eine Besprechung der physikalischen und technischen Grundlagen der Röntgendiagnostik, insbesondere der allgemeinen röntgenologischen Projektionslehre und Bildgewinnung, lag außerhalb des Rahmens dieses Buches. Es wurde daher auf Fragen allgemein röntgenologischer Natur, für die auf die Literatur verwiesen sei, nur soweit eingegangen, als der Gegenstand besondere und neue Gesichtspunkte gebracht hat oder spezielle Maßnahmen erfordert.

Bei Besprechung der einzelnen Krankheitsformen wurde zur Erleichterung des Verständnisses auf eine möglichst nahe Anlehnung an die pathologisch-anatomische Darstellungsweise Bedacht genommen.

Form und Inhalt des Buches werden vielleicht in der einen oder anderen Hinsicht Anlaß zu Kritik geben. Es möge aber beachtet werden, daß eine erstmalige, ausführliche Bearbeitung eines neuen Gebietes kaum ideal sein kann, weil erst große Erfahrung nicht nur des einzelnen, sondern einer großen Zahl von Untersuchern es ermöglicht, alles Wichtigere von Nebensächlichem zu scheiden.

Der maßgebendste Beurteiler der praktischen Ergebnisse des Buches ist der Kliniker und als solcher hat es wieder Herr Assistent Dr. KARL EISINGER in dankenswerter Weise übernommen, in einem eigenen Beitrag kritisch die klinische Wertung der Röntgenbefunde in der Otologie zu besprechen. Vielleicht wird es als ein Vorteil empfunden, daß der Kliniker hier durch den Kliniker und zwar durch einen solchen, der die jüngste Entwicklung mitgemacht und sich auf Grund entsprechenden röntgenologischen Wissens die röntgenologische Problemstellung und Einzelindikationsstellung für die Röntgenologie, die Beobachtung der Fälle und die klinische Erläuterung der Befunde, kurz die Einfügung der Röntgenuntersuchung und ihrer Ergebnisse in das klinische Bild zur besonderen Aufgabe gemacht hat, darüber informiert wird, auf welche Weise er den Inhalt des Buches nützlich verwerten kann.

Herr Dr. E. Woerner, Frankfurt a. Main, dessen Interesse einen Teil der Entwicklung meiner Studien begleitet hat, bin ich für eine Durchsicht der Korrektur sehr zu Dank verpflichtet.

Die anatomischen Zeichnungen wurden von Herrn Otto Zimmermann, Zeichner des Zentral-Röntgeninstitutes Professor Holzknecht, angefertigt.

Zum Schlusse möchte ich noch dem Verlage Julius Springer für sein außerordentliches Entgegenkommen, insbesondere hinsichtlich des Bildmateriales meinen Dank aussprechen.

Wien, im Mai 1930.

E. G. Mayer.

Inhaltsverzeichnis.

Klinischer Beitrag:

Die Wertung und Verwendung der Röntgenbefunde in der Otologie.

Von K. EISINGER-Wien.

Additional material from *Otologische Röntgendiagnostik,*
ISBN 978-3-662-37354-5 (978-3-662-37354-5_OSFO1),
is available at http://extras.springer.com

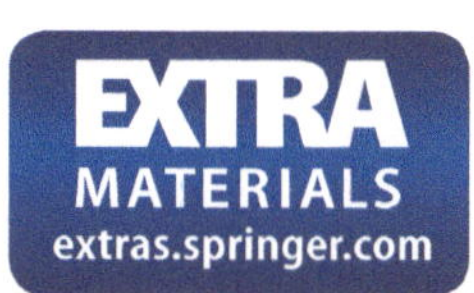

I. Entwicklung der otologischen Röntgendiagnostik.

Die ersten Versuche gingen darauf aus, über den Bau von Schläfenbeinen mit Hilfe der Röntgenstrahlen vor ihrer Zerlegung Aufschluß zu erhalten. Sie wurden bald nach der Entdeckung der Strahlen unternommen. 1896 bedienten sich ihrer BRÜHL und SCHEIER, der eine zu *anatomischen,* der andere zu *embryologischen* Studien am isolierten Schläfenbein.

1904 finden wir die ersten Veröffentlichungen über *Ohruntersuchungen am Lebenden,* über Versuche, die Röntgenstrahlen der otologischen Diagnostik dienstbar zu machen. Sie wurden — unabhängig voneinander — von SCHEIER und HENLE durchgeführt und waren vorerst wenig ermutigend. Das Ergebnis der Untersuchung stand insbesondere in keinem Verhältnis zur Gefahr einer Verbrennung, welcher der Patient bei der Aufnahme mit dem primitiven Instrumentarium der damaligen Zeit und seiner unkontrollierbaren, meist sehr weichen Strahlung ausgesetzt wurde. Immerhin konnte SCHEIER bei seinen Versuchen an Kindern im ersten Lebensjahre außer dem äußeren Gehörgang und den Warzenzellen schon die Bogengänge erkennen. Beide Autoren verwendeten für ihre Untersuchungen eine seitliche, etwas kranial-exzentrische Aufnahmerichtung.

Im Jahre 1905 erschien SCHÜLLERs grundlegende Arbeit „*Die Schädelbasis im Röntgenbild*". Sie brachte eine neue Projektion des Schläfenbeines bei „geneigter Position des Schädels", eine Aufnahmerichtung, die auch heute noch vielfach nützliche Anwendung findet. Wenn auch SCHÜLLER in seinem Buche fast ausschließlich diejenigen Gebiete der Schädelröntgenologie behandelte, welche neurologisches Interesse beanspruchen, so bildete seine Arbeit doch insoferne auch einen Ansporn zu Röntgenuntersuchungen auf otologischem Gebiet, als sie zeigte, welche außerordentlichen Ergebnisse in der übrigen Schädelröntgenologie erzielbar waren. Auch der „*Atlas typischer Röntgenbilder*" von GRASHEY, welcher im gleichen Jahre wie SCHÜLLERs Buch erschienen ist, enthielt eine neue Aufnahme des Schläfenbeines zur Klärung des zelligen Aufbaues des Warzenfortsatzes, und zwar in tangential zur Schädeloberfläche verlaufender Strahlenrichtung, ferner einige Projektionsrichtungen, in welchen beide Warzenfortsätze gleichzeitig und in gleicher Weise zur Abbildung gelangten. Über operativ kontrollierte Röntgenbefunde bei Erkrankungen des Ohres berichteten zum erstenmal Voss und WINKLER, und zwar auf dem deutschen Otologenkongreß 1907, wobei Voss auf die Notwendigkeit hinwies, eine Aufnahme der gesunden Seite zum Vergleich mit der der kranken heranzuziehen. Die im folgenden Jahr erschienenen Arbeiten von FERRERI, SCHÜLLER und LEIDLER erweiterten hauptsächlich unsere Kenntnisse von der *normalen Röntgenanatomie* des Schläfenbeines. LEIDLER hob bei dieser Gelegenheit die Bedeutung hervor, welche der Klärung der *topographischen Verhältnisse* vor der Operation mit Hilfe der Röntgenstrahlen zukommt. KÜHNE und PLAGEMANN befaßten sich mit den Veränderungen am Warzenfortsatz bei *akuter Otitis* und vermochten zu zeigen, daß sich eine reine Schleimhauterkrankung in diesem Bereiche von einer schweren Knochenzerstörung differenzieren lasse. Auch betonten sie den Wert einzeitiger Vergleichsaufnahmen der Processus mastoidei bei der Untersuchung wegen entzündlicher Erkrankungen. Im Jahre 1909 erschienen wieder eine Anzahl wertvoller Veröffentlichungen auf dem Gebiete der Otoröntgenologie. So beschäftigten sich LANGE und IGLAUER eingehend mit der Röntgenuntersuchung bei akuter Otitis und gelangten dabei unter Zuhilfenahme einer neuen Projektionsrichtung zu beachtenswerten Resultaten. LANGE brachte zum erstenmal eine eingehende Beschreibung der von ihm bei der akuten Otitis im Röntgenbild gefundenen pathologischen Veränderungen. JANSENS Ausführungen sind besonders deswegen bemerkenswert, weil in ihnen ein Fortschritt der *Untersuchungstechnik,* der von prinzipieller Wichtigkeit ist, zum Ausdruck kommt. Er begnügte sich nämlich nicht mehr mit nur einer Aufnahme der kranken Seite, sondern verwendete, um zu besseren diagnostischen Resultaten zu gelangen, zwei, eine transversale und eine sagittale. und erkannte den großen Vorteil, welcher der Kombination mehrerer in verschiedenen Projektionen hergestellter Aufnahmen auch auf diesem Gebiete für die Klärung des Einzelfalles zukommt. 1910 übergab BUSCH eine neue Aufnahmerichtung, die sich von den bisher üblichen frontalen und sagittalen wesentlich unterschied, der Öffentlichkeit. Er zielte durch den weit geöffneten Mund auf das Mastoid und so gelang es ihm, nicht nur den Warzenfortsatz, sondern auch die Mittelohrräume mit den Gehörknöchelchen und Teile des Labyrinthes zur Darstellung zu bringen. Die Aufnahme leistete ihm außer bei entzündlichen Erkrankungen auch zur Untersuchung von *Atresien* wertvolle Dienste. Der Detailreichtum des Bildes verschaffte dieser Aufnahmerichtung trotz ihrer mit dem damaligen Instrumentarium etwas schwierigen Anordnung bald ziemlich große Verbreitung. Eine Erweiterung der Indikation zur Röntgenuntersuchung des Schläfenbeines brachte eine Arbeit von HENSCHEN im Jahre 1913. Denn während das Interesse bisher fast ausschließlich den krankhaften Vorgängen in der Pars mastoidea bei entzündlichen Affektionen galt, vermochte dieser Autor zu zeigen, daß *Acusticustumoren* zu röntgenologisch nachweisbaren Veränderungen am inneren Gehörgang führen können.

1914 erschien SONNENKALBS „*Röntgendiagnostik des Nasen- und Ohrenarztes*", in welcher er außer einer eigenen Aufnahmetechnik auf Grund reicher, persönlicher Erfahrung die bisherigen Ergebnisse der Röntgenuntersuchung bei Erkrankungen des Ohres zusammenfassend schildert. Er betont in diesem Buche zwar die wertvollen Dienste, die ihm das Röntgenbild in manchen Fällen geleistet hat, meint aber, daß es in der Otologie nie zu einer so wesentlichen Bedeutung gelangen werde, wie in der Rhinologie. Ferner haben die Untersuchungen WITTMAACKs über die normale und pathologische Pneumatisation des Schläfenbeines und ihren Einfluß auf den Verlauf akuter Entzündungen, Arbeiten, die schon SONNENKALB in seinen Ausführungen berücksichtigt hatte, neue Anregung zur Röntgenuntersuchung des Mastoids gebracht. Denn durch die Feststellung des im Einzelfalle vorliegenden *Pneumatisationstypus* mit Hilfe der Röntgenstrahlen erschien die Möglichkeit zu prognostischen Schlüssen hinsichtlich des zu erwartenden Ablaufes der Erkrankung gegeben. Infolgedessen waren die Arbeiten WITTMAACKs in der Folgezeit wiederholt Anlaß zu eingehenden röntgenologischen Studien über die Pneumatisation des Schläfenbeines. Die wichtigsten derselben stammen von GERBER, BIGELOW und GERBER, PIERCE und TURNER, KNICK und WITTE und von EISINGER. Über akute Otitis und ihre röntgenologischen Symptome erschienen neue Arbeiten von LANGE, AMBERG, LAW, während BECK charakteristische Befunde in der Gegend der Schnecke bei Otosklerose erheben zu können glaubte. Einen wesentlichen Fortschritt brachte im Jahre 1917 die Aufnahmerichtung von STENVERS, mit Hilfe welcher es möglich war, die Felsenbeinpyramide und das Labyrinth in idealer Weise darzustellen. Die Röntgendiagnostik der *Frakturen* und der *Tumoren* der Pyramide und ihrer Umgebung erfuhr dadurch eine bedeutende Verbesserung. Eine Reihe Arbeiten von DE KLEYN und STENVERS, vom Verfasser und anderen

Autoren gaben Zeugnis davon. Das Problem der röntgenologischen Symptomatologie der akuten Otitis, das von jeher im Vordergrund des Interesses stand, beschäftigte in den folgenden Jahren vor allem BECK und RAMDOHR, STAUNIG und STUPKA, MACMILLAN, RUNGE, HOLMGREN, LAW. STAUNIG und STUPKA, sowie RUNGE wiesen auf neue diagnostische Merkmale hin, welche die ersteren bei der röntgenologischen Darstellung der Weichteile über dem Warzenfortsatz, letzterer bei Aufnahmen in verschiedenen Stadien der Erkrankung an den Knochenbälkchen des pneumatischen Systems fand. Eine Anzahl Autoren, so STAUNIG und GATSCHER, LANNOIS und ARCELIN, HIRTZ, FISCHER und SGALITZER, GAILLARD, FERETTI und andere suchten durch Verwendung neuer Aufnahmerichtungen zu besseren diagnostischen Resultaten zu gelangen. Auch *Verfasser* gab eine solche zur Darstellung der Mittelohrräume und des äußeren Gehörganges an und trachtete in den folgenden Jahren in gemeinsamer Arbeit mit L. DEUTSCH und K. EISINGER von der Klinik Professor NEUMANN, auf dem bisher Erforschten fußend und alle allgemein röntgenologischen Grundsätze und Erfahrungen verwertend, das ganze Gebiet der otologischen Röntgendiagnostik systematisch zu bearbeiten. Eine größere Reihe von Veröffentlichungen über akute und chronische Otitis, über Atresien, Frakturen, Tumoren und Operationsdefekte im Röntgenbild waren das Ergebnis dieser Untersuchungen. Auch von anderer Seite wurde eifrigst an diesem Problem gearbeitet und die Zahl der einschlägigen Publikationen ist in den letzten Jahren in raschem Aufsteigen begriffen. In Amerika sind es EVANS, HAYS, DUTROW, ERSNER, PFAHLER, DABNEY, DIXON, WITHING, die sich mit der Röntgenuntersuchung bei Mastoiditis befassen, in Frankreich REVERCHON und WORMS, GAILLARD, MAGNIEU, COTTENOT und FIDOR, in Deutschland ALBRECHT, BROCK, KNICK und WITTE, STEURER, ULRICH, der besonders die Frakturen studierte, in der Schweiz, in Italien FERETTI, in Spanien GONZALEZ, PLUM und COLLIN in Dänemark, ALTSCHUL, HERRNHEISER und LÖW-BEER in Prag.

II. Spezielle Technik und Methodik der Untersuchung.

1. Leitsätze.

Die Schwierigkeiten der röntgenologischen Darstellung, welche bei der Untersuchung des Ohres zu überwinden sind, kommen in der großen Zahl jener Arbeiten zum Ausdruck, welche sich mit der Aufnahmetechnik dieses Spezialgebietes befassen. Das Problem muß von verschiedenen Gesichtspunkten aus betrachtet werden.

Soll die Röntgenuntersuchung in der Ohrenheilkunde zu praktisch wertvollen Ergebnissen führen, so darf sie vor allem nicht nur für jene seltenen Fälle vorbehalten sein, bei welchen sich schwerste pathologische Veränderungen aus irgendeinem Grunde dem klinischen Nachweis entziehen. Denn unter solchen Umständen könnten die Ergebnisse kaum befriedigen, da nur ein breites Anwendungsgebiet die Möglichkeit schafft, jene Erfahrungen zu erwerben, die zur richtigen Beurteilung des speziellen Falles unerläßlich sind. Die *allgemeine Anwendung* in allen klinisch unklaren Fällen hat jedoch zur Voraussetzung, daß es möglich sei, auch *geringfügige Details* in einer Weise im Röntgenbild festzuhalten, die ein sicheres Erkennen als Abweichung vom Normalen und ein Identifizieren mit bestimmten pathologischen Zuständen oder Gruppen von solchen zuläßt. Die Forderungen, die sich daraus ergeben, sind teils allgemeine, nicht nur für dieses eng begrenzte Gebiet der Röntgendiagnostik wesentliche, teils spezielle. Die ersteren betreffen die Grundlagen guter Aufnahmetechnik (Strahlung, Blendung, Aufnahmematerial und dessen Verarbeitung, stabile Lagerung des Patienten usw.). Sie sind Gegenstand allgemein röntgenologischer

Darstellungen, doch sei hervorgehoben, daß der Unterschied zwischen den „guten" und den „schönen" Röntgenbildern bei Untersuchungen am Schädel und besonders am Schläfenbein kraß zutage treten kann. Man bezeichnet im allgemeinen eine Aufnahme dann als schön, wenn sie, als Ganzes betrachtet, starke Kontrastwirkung zeigt, wenn wir alle Schattenstufen vom hellsten Weiß bis zum tiefsten Schwarz in ihr vertreten finden. Es ist aber eine praktische Erfahrung, die auch theoretischer Begründung nicht entbehrt, daß solche Aufnahmen häufig nicht die diagnostisch wertvollsten sind. Denn es ist nicht unser Ziel, einen starken Kontrast des ganzen Bildes zu erreichen, sondern in eng umschriebenen speziellen Bereichen die volle Stufung der Kontraste optimal zur Geltung zu bringen. Letzteres geschieht aber bei Untersuchungsobjekten, bei welchen stark- und wenigschattende Partien im bunten Wechsel nebeneinander liegen, sehr häufig auf Kosten des Gesamteindruckes. Über diese Frage ist unter den die Extreme bezeichnenden Schlagworten „Weichstrahltechnik" und „Hartstrahltechnik" viel geschrieben worden, ohne daß der Gegenstand technisch klar dargestellt worden wäre. Die Praxis gibt eine *Spezialhärte* für die einzelnen Projektionen, ja für einzelne anatomische Inhalte derselben.

Es muß ferner darauf hingewiesen werden, daß wohl auf keinem Spezialgebiet der Röntgendiagnostik geringe technische, auch phototechnische Fehler des Einzelbildes von so wesentlicher Bedeutung sein und sich dabei so leicht der Betrachtung entziehen können, wie auf dem der otologischen Röntgendiagnostik. Sie sind hier unter Umständen schwer als solche zu erkennen und oft geeignet, pathologische Veränderungen vorzutäuschen. Unscharfe Zeichnung, Kontrastarmut — schwerwiegende Zeichen krankhafter Prozesse — können mannigfachste Ursachen haben und ebensogut in mangelhafter Aufnahmetechnik begründet wie Ausdruck einer Erkrankung sein. Vor Fehlschlüssen schützt im allgemeinen bekanntlich der Vergleich mit den benachbarten, in ihrem röntgenologischen Verhalten bekannten und unter gleichen Bedingungen mit photographierten Skelettpartien. Diese Vergleichsmöglichkeit besteht nun bei Untersuchungen am Schläfenbein wegen der Notwendigkeit enger Blendung, die uns nur wenig Umgebung des krankheitsverdächtigen Bereiches mit darzustellen gestattet, ferner wegen der eigenartigen Gestalt und Lage des Schläfenbeines nur in beschränktem Maße. Wir kommen in einem späteren Kapitel noch ausführlich darauf zu sprechen.

Die dritte spezielle Forderung, welche an die Technik und Methodik der Untersuchung zu stellen ist, bezieht sich auf die zweckmäßige *Auswahl der Projektionsrichtungen* im Einzelfalle. Die versteckte Lage des Schläfenbeines innerhalb der Schädelbasis, seine bizarre Form und sein komplizierter Aufbau haben dieselbe zu einem schwierigen Problem gestaltet, um dessen Lösung sich eine große Anzahl von Autoren bemüht. Als Ausdruck dafür finden wir in der Literatur mehr als 25 Angaben über Aufnahmerichtungen zur Darstellung des Schläfenbeines. Und wenn wir auch berücksichtigen, daß die eine oder andere von verschiedenen Seiten publiziert wurde und daß einzelne einander außerordentlich ähnlich sind, so bleibt doch immer noch eine so stattliche Zahl differenter Projektionen zur Auswahl, wie für keinen anderen Skeletteil.

2. Die Aufnahmerichtungen der Literatur.

Die in der Literatur niedergelegten Aufnahmerichtungen lassen sich zwanglos in folgende Gruppen ordnen, wobei die Aufnahmerichtungen der Gruppen a—e jeweils nur für das Schläfenbein der einen Körperseite bestimmt sind:

a) Aufnahmen zur Darstellung eines Schläfenbeines bei *frontalem oder annähernd frontalem* Strahlengang.

b) Aufnahmen zur Darstellung eines Schläfenbeines bei *annähernd sagittalem* Strahlengang.

c) Aufnahmen zur Darstellung eines Schläfenbeines bei *annähernd axialem* Strahlengang.

d) Aufnahmen zur isolierten Darstellung des *Warzenfortsatzes.*

e) Aufnahmen zur Darstellung des *Processus styloideus.*

f) Aufnahmen zur *gleichzeitigen, symmetrischen Darstellung* beider Schläfenbeine oder eines Teiles derselben.

Die Besprechung der einzelnen Projektionsrichtungen soll der besseren Übersicht halber gruppenweise und nicht in chronologischer Reihenfolge geschehen. Um ein klares Bild von der Projektionsrichtung bei den einzelnen Aufnahmen zu bekommen, ist es notwendig, den Verlauf der Strahlen auf bestimmte Orientierungsebenen zu beziehen, deren Lage auch am Lebenden bei jeder Stellung des Kopfes leicht vorstellbar ist. Der Strahlengang im Schädel wird durch die Angabe der Verlaufsrichtung des *Zielstrahles* zu diesen Ebenen und durch die Angabe eines Zielpunktes festgelegt.

Die Einführung der neuen Bezeichnung „Zielstrahl" zur Charakterisierung einer Projektionsrichtung bedarf der Begründung. In der Benennung der verschiedenen Strahlen eines Bündels besteht Verwirrung, weil die einzelnen Bezeichnungen nicht einheitlich gebraucht werden. Wir finden in der Literatur Worte wie „Normalstrahl", „Hauptstrahl", „Achsenstrahl" oder „Zentralstrahl" und „Randstrahl". Vollkommen eindeutig, wenn auch nicht immer im richtigen Sinne verwendet, sind nur die drei letzteren. Als *Achsenstrahl* oder *Zentralstrahl* wird allgemein jener Strahl bezeichnet, der in der Mitte des bildgebenden Strahlenbündels, mithin in der Längsachse des Strahlenkegels verläuft, während als *Randstrahlen* die Strahlen der Peripherie benannt werden. Als *Normalstrahl* wird von den einen Autoren jener Strahl bezeichnet, dessen Verlaufsrichtung zur Antikathodenfläche senkrecht ist, während andere unter diesem Ausdruck jenen Strahl verstehen, der senkrecht auf die Platte auftrifft. KÄSTLE betont mit Recht, daß nur der letztere die hervorhebende Bezeichnung als Normalstrahl verdient und schließt sich damit der Nomenklatur GRASHEYs an. Die gesonderte Bezeichnung dieses Strahles ist insoferne nützlich, als jene bildgebenden Strahlen, die annähernd senkrecht auf die Platte auftreffen und als deren Repräsentant der Normalstrahl gilt, die geringste projektivische Verzeichnung des abzubildenden Objektes bewirken. Sobald man aber mit fortschreitender Verbesserung der Aufnahmetechnik im Interesse anderer wichtigerer projektivischer Zwecke davon abging, alle Aufnahmen in zur Platte senkrechter Projektion zu machen, verlor der Normalstrahl teilweise an praktischer Bedeutung und es ergab sich die Notwendigkeit, die Verlaufsrichtung des Strahlenbündels vor allem zum Untersuchungsobjekt, nicht so sehr zur bildauffangenden Fläche, in anderer Weise zu charakterisieren. Dies geschieht heute allgemein durch die Angabe des Verlaufes des in der Mitte des bildgebenden Strahlenkegels liegenden Strahles, des Zentralstrahles oder Achsenstrahles. Mancher Autor nennt ihn auch *Hauptstrahl,* während bei KÄSTLE diese Bezeichnung identisch mit Normalstrahl ist. Wenn wir nun bei der Charakterisierung einer Projektionsrichtung statt der Bezeichnung Zentralstrahl oder Achsenstrahl den Ausdruck *Zielstrahl* wählen, so hat dies folgenden Grund. Sämtliche Strahlen eines Strahlenbündels sind als einander praktisch vollkommen gleichwertig anzusehen. In den meisten Fällen ordnen wir eine Aufnahme derart an, daß der Zentralstrahl die Mitte des darzustellenden Gebildes trifft. Wir richten dabei in dem Bestreben, eine ganz bestimmte Projektion zu erzielen, unser Augenmerk auf seine Verlaufsrichtung zum Objekt. Wir zielen gewissermaßen mit ihm, uns — oft unterstützt durch den an das Röhrenkästchen angebrachten „Zentralstrahlindex" — seine Richtung zum Objekt im Geiste vorstellend. Wenn wir z. B. eine Aufnahme der Sella turcica in rein frontaler Richtung machen wollen, so werden wir trachten die Aufnahme so anzuordnen, daß der Zentralstrahl in der frontalen Achse der Sella turcica verläuft. Legen wir Wert darauf, daß die Processus clinoidei anteriores nicht zur paarweisen Deckung gelangen, sondern getrennt dargestellt werden, so werden wir die Anordnung der Aufnahme in der Weise treffen, daß das bildgebende Strahlenbündel, dessen Zentralstrahl früher senkrecht auf die Platte auftraf, durch geringe Verschiebung des Fokus der Röhre nach kranial und entsprechende Neigung der Röhre schräg von oben die Sella durchsetzt, in der Weise, daß der Zentralstrahl mit der frontalen Achse einen kleinen, kranialwärts offenen Winkel bildet. Den gleichen Zweck können wir jedoch auch dadurch erreichen, daß wir zwar den Fokus der Röhre nach kranial verschieben, der Röhre jedoch keine derartige Neigung geben, daß der Zentralstrahl trotz der Verschiebung der Röhre wieder durch die Sella turcica verläuft, sondern die Verlaufsrichtung des Strahlenbündels zur Plattenebene unverändert lassen und die Sella turcica durch peripher verlaufende Strahlen des Strahlenbündels zur Darstellung bringen. Diese Strahlen treffen unter einem kleineren Winkel auf die Platte als die zentral gelegenen und der Effekt hinsichtlich der Darstellung der Sella turcica wird in beiden Fällen dann der gleiche sein, wenn der Winkel, welchen der Zentralstrahl im ersten Falle mit der Platte bildet, gleich jenem ist, unter welchem die die Sella abbildenden peripher gelegenen Strahlen bei der zweiten Art der Anordnung auftreffen. Zwischen beiden Aufnahmen wird bei Verwendung einer engen Blende nur insofern ein Unterschied bestehen, als sich im ersten Falle die Sella turcica etwas über der Mitte des Bildes befinden wird, im zweiten Falle jedoch am unteren Rande. Mit anderen Worten, wir werden im ersten Falle bei gleicher Projektion der Sella turcica weniger von dem über der Sella und mehr von dem unter ihr gelegenen Gebiet zur Ansicht gebracht haben, im zweiten Falle jedoch wird vorwiegend das über der Sella gelegene Gebiet dargestellt sein. Da wir bei beiden Arten der Anordnung darauf Wert gelegt haben,

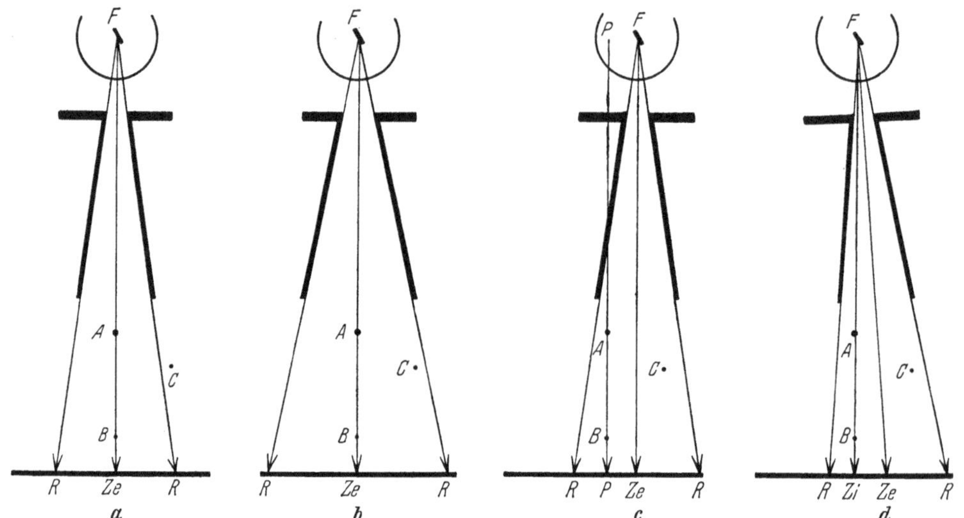

Abb. 1 a—d. Der Punkt C auf Skizze a liegt außerhalb des bildgebenden Strahlenbündels. Soll er gleichzeitig mit den Punkten A und B zur Darstellung gebracht werden, so kann dies erstens dadurch erzielt werden, daß der Durchmesser der Blende vergrößert wird (Skizze b), zweitens dadurch, daß bei gleichbleibender Blendenöffnung der Fokus der Röhre und mit ihm das bildgebende Strahlenbündel seitwärts in die Richtung gegen den Punkt C geschoben wird. Dann ist jedoch die Projektion der Punkte A und B eine andere wie bei Skizze a und b. Soll die Blendenöffnung unverändert bleiben und die senkrechte Projektion für die Punkte A und B bei gleichzeitiger Darstellung des Punktes C beibehalten werden, so ist dies durch Drehung der Röhre, wie auf Skizze c ersichtlich, zu erzielen. Die vorgeschriebene Projektionsrichtung für die Punkte A und B wird dann vom „Zielstrahl", einem Randstrahl und nicht vom Zentralstrahl eingehalten. Legende: F Fokus der Röhre, A, B, C abzubildende Punkte, R Randstrahl, Ze Zentralstrahl, Zi Zielstrahl, PP für die Darstellung der Punkte A und B vorgeschriebene Projektionsrichtung.

daß die Projektion der Sella turcica in gleicher Weise erfolgt, so mußten wir bei der ersten unser Augenmerk auf den Verlauf des die Sella durchsetzenden Zentralstrahles legen, im zweiten dagegen auf den jener Randstrahlen, welche die Sella abbilden. Wir mußten also einmal gewissermaßen mit dem Zentralstrahl, das zweite Mal mit einem Randstrahl zielen und während im ersten Falle die Verlaufsrichtung des Zentralstrahles für uns maßgebend war, war sie uns im zweiten nebensächlich, weil wir hier in erster Linie auf den Verlauf der für die Abbildung der Sella turcica in Betracht kommenden peripher gelegenen Strahlen zu achten hatten. Da mithin die Verlaufsrichtung jenes Strahlenbündels, welchem wir zielend besondere Aufmerksamkeit zuwenden, nicht immer in klarer Weise durch den Verlauf des Zentralstrahles charakterisiert ist, so erweist es sich als zweckmäßig, *die Bezeichnung Zielstrahl für jenen Strahl einzuführen, der den übrigen des Bündels gegenüber dadurch charakterisiert ist, daß seine Verlaufsrichtung der gewünschten Projektionsrichtung des darzustellenden Gebildes entspricht, und daß im idealen Falle parallel verlaufender Strahlen zur Erzielung eben dieser Projektion alle das Objekt in der gleichen Richtung durchsetzen müßten wie er.*

Es handelt sich hier nicht um eine rein theoretische Überlegung, sie ist vielmehr einem praktischen Bedürfnis entsprungen, welches sich in dem Augenblicke geltend macht, da der Zentralstrahl nicht mehr mit dem Zielstrahl identisch ist. Unter sonst gleichen Aufnahmebedingungen ist die Bildgröße, d. h. der Durchmesser des Bildes, durch den Verlauf des Zentralstrahles und den Durchmesser der zur Anwendung gelangenden Blende gegeben. Wir wissen infolgedessen, daß z. B. bei der Darstellung des Schläfenbeines in der Projektion Schüllers und bei Verwendung einer Blende von bestimmtem Durchmesser und bei sonst gleichen Aufnahmebedingungen außer dem Schläfenbein noch die unmittelbare Umgebung desselben, Teile der Hinterhauptschuppe, des Scheitelbeines, des Keilbeines und des Clivus zur Darstellung gelangen. Wenn wir nun wegen Verdacht einer durch die Hinterhauptschuppe nach vorne verlaufenden und auf das Schläfenbein übergreifenden Fissur außer dem Schläfenbein noch die Hinterhauptschuppe in größerer Ausdehnung mit zur Darstellung bringen wollen, so gibt es dazu verschiedene Möglichkeiten (s. Abb. 1). Die erste ist die, daß wir bei sonst gleicher Anordnung der Aufnahme eine Blende von größerem Durchmesser verwenden. Dies ist unzweckmäßig, weil durch die Anwendung einer solchen die Schärfe der Zeichnung im Bilde verringert wird. Die zweite Möglichkeit ist die, unter Beibehaltung der engen Blende und der sonstigen Anordnung der Aufnahme den Fokus der Röhre etwas nach dorsal so zu verschieben, daß nun die ganze Hinterhauptschuppe mit in den Strahlenbereich fällt, dagegen die vor dem Schläfenbein gelegenen Partien nicht mehr zur Darstellung gelangen. Auch diese Lösung wird oft nicht befriedigen, weil wir infolge der dorsalen Verschiebung der Röhre eine atypische und uns daher wenig vertraute Projektion des Schläfenbeines erhalten. Als dritte Möglichkeit ergibt sich die, daß wir die Aufnahme in der Weise anordnen, daß bei unveränderter Lage des Fokus der Röhre zum Objekt und zur Platte der Zentralstrahl nicht die typische Verlaufsrichtung nimmt, sondern schräg nach hinten verlaufend an Stelle des äußeren Gehörganges einen Punkt hinter demselben durchsetzt und an seiner Stelle einer der Randstrahlen, die für die Schüllersche Aufnahme typische Richtung des Zentralstrahles einhält. Wir werden damit erzielen, daß das Schläfenbein in der vorgeschriebenen Projektion zur Darstellung kommt und wir von seiner Umgebung die vor ihm gelegenen Partien in geringerem, die dorsal gelegenen und uns neben dem Schläfenbein besonders interessierenden Partien dagegen in größerem Ausmaße zur Ansicht bringen. In einem solchen Falle nimmt der Zentralstrahl im Gegensatz zu dem den äußeren Gehörgang in der vorgeschriebenen Projektion durchsetzenden Zielstrahl, der von einem Randstrahl dargestellt wird, eine uns ungewohnte und kaum exakt bestimmbare Verlaufsrichtung. Da wir jedoch mit den Randstrahlen zielend die Projektion Schüllers einhalten, so erhalten wir trotzdem eine uns hinsichtlich des dargestellten Schläfenbeines vollkommen vertraute, weil typische, Aufnahme. *Wir gewinnen mithin dadurch, daß wir vom starren Festhalten am Zentralstrahl als Zielstrahl abgehen, die Möglichkeit, im Einzelfalle jeweils einen Teil der Umgebung des darzustellenden Gebildes besonders zu berücksichtigen, ohne dabei von der für die Abbildung eben jenes Gebildes typischen Projektionsrichtung abgehen zu müssen.*

Als Orientierungsebenen haben sich für unsere Zwecke folgende bewährt:

1. Die *Medianebene*, die den Schädel in eine rechte und linke Hälfte teilt.

2. Die „*Deutsche Horizontale*", eine Ebene, welche durch die oberen Ränder beider äußeren Gehörgangsöffnungen und beide unteren Orbitalränder verläuft.

3. Die „*Ohrvertikale*", eine Ebene, die senkrecht zur Deutschen Horizontalen durch die Mitte beider äußeren Gehörgänge gelegt wird.

a) Aufnahmen zur Darstellung eines Schläfenbeines bei frontalem oder annähernd frontalem Strahlengang.

Die ursprüngliche, rein seitliche Darstellung des Schläfenbeines, bei welcher der Zielstrahl in der Schnittlinie der Deutschen Horizontalen mit der Ohrvertikalen verläuft, also die Pori acustici externi beider Seiten aufeinander projiziert werden, erwies sich als unzweckmäßig, da sich in dieser Richtung beide Schläfenbeine überdecken. Sie wurde daher bald verlassen.

1. Henle (1904) hat als erster die Überlagerung dadurch vermieden, daß er einen dorsal exzentrischen Strahlengang (Röhre etwas dorsal verschoben) wählte. Er machte seine Aufnahme in Seitenlage, wobei die Platte dem zu untersuchenden Ohr angelegt wurde und zielte durch einen Punkt knapp hinter dem plattenfernen Mastoid auf den äußeren Gehörgang des zu untersuchenden Schläfenbeines. Der Zielstrahl verläuft dabei annähernd in der Deutschen Horizontalen, bildet jedoch mit der Ohrvertikalen einen nach hinten lateral offenen Winkel von etwa 15° (s. Abb. 2).

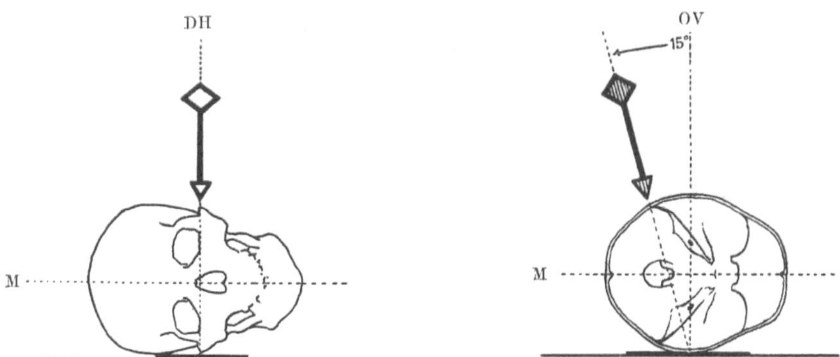

Abb. 2. Verlauf des Zielstrahles bei der Schläfenbeinaufnahme nach Henle *.
M Medianebene; DH Deutsche Horizontale; OV Ohrvertikale.

2. Schüller macht (1905) hinsichtlich seiner Aufnahme folgende Angaben: „Bei der . . . Aufnahme in geneigter Position (des Schädels) liegt die Platte der höherstehenden Schädelhälfte an; der Fokus ist derart postiert, daß der Hauptstrahl durch die Mitte der Verbindungslinie beider Ohrpunkte geht." Der Hauptstrahl verläuft dabei in der Frontalebene des Schädels. Die Neigung des Schädels um seine sagittale Achse beträgt 25⁰ (s. Abb. 3).

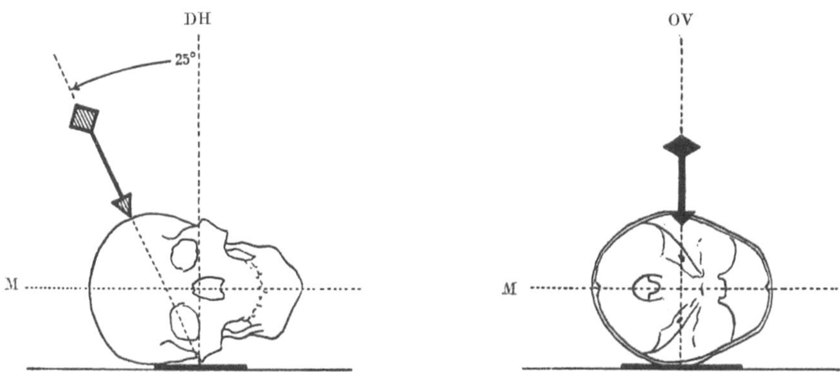

Abb. 3. Verlauf des Zielstrahles bei der Schläfenbeinaufnahme nach Schüller. M Medianebene; DH Deutsche Horizontale; OV Ohrvertikale. (Die Skizze entspricht der heute im allgemein üblichen Anordnung, bei welcher sich der Schädel nicht in „geneigter Position" befindet, sondern seine Medianebene parallel zur Plattenebene verläuft und der Zielstrahl nicht senkrecht zur Horizontalen, sondern entsprechend schräg gerichtet ist. Die Aufnahmen sind bei beiden Arten der Anordnungen natürlich identisch.)

3. Lange (1909) wählt eine Projektionsrichtung, die ein Kompromiß zwischen den beiden erstgenannten darstellt. Seine Angaben lauten: „Zum Zwecke der Aufnahme in der Schräg-postero-lateralstellung liegt der Patient auf der Seite. Der Processus mastoideus, welcher zu untersuchen ist, liegt gegen die Platte und die Strahlen werden von oben (cephal) und hinten geworfen, so daß sie in schräger Richtung von gerade unterhalb der Eminentia parietalis der oberen Seite auf den Processus mastoideus der entgegengesetzten Seite zielen... Die Achse der Kompressionsblende wird nach oben (cephal) gedreht bis zu einem Winkel von 25⁰ zur Schädelbasis (Reids base line) und zurückgestellt bis zu 20⁰ von einer Linie, gedacht vertikal gezogen durch beide

---

* Bei den Abbildungen 2—18 bedeutet die Schraffierung des Pfeiles, daß derselbe in der Bildebene verläuft, der schwarze Pfeil ist zum Leser geneigt, der weiße Pfeil in entgegengesetzter Richtung.

Meati acustici externi, wenn in aufrechter Stellung ... Die Ohrmuschel muß nach vorne von der Platte weggebeugt werden" (s. Abb. 4).

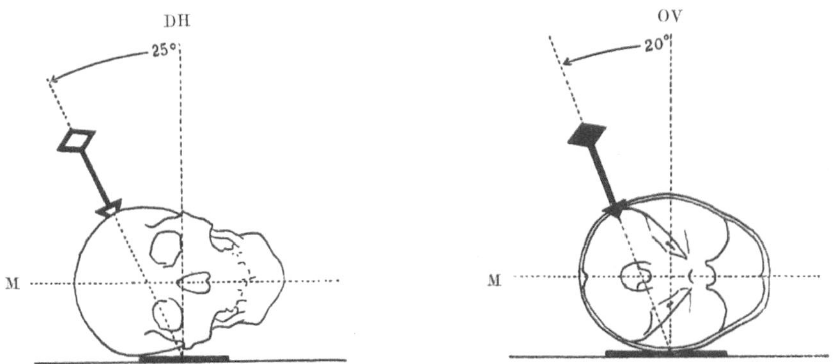

Abb. 4. Verlauf des Zielstrahles bei der Schläfenbeinaufnahme nach LANGE.
M Medianebene; DH Deutsche Horizontale; OV Ohrvertikale.

4. SONNENKALB (1913) gibt für die Anordnung seiner seitlichen Schläfenbeinaufnahme folgende Weisungen: „Der Patient ruht in Seitenlage auf dem Tisch. Unter den Kopf wird ein Kästchen oder hartes Kissen geschoben, dessen Höhe ungefähr der Schulterbreite entspricht. Darauf befindet sich die Kasette. Die Ohrmuschel der erkrankten Seite liegt flach unmittelbar über der Platte. Der Rücken des Patienten kann durch Sandsäcke gestützt werden. Der Kompressionszylinder muß in eine Richtung gebracht werden, in der

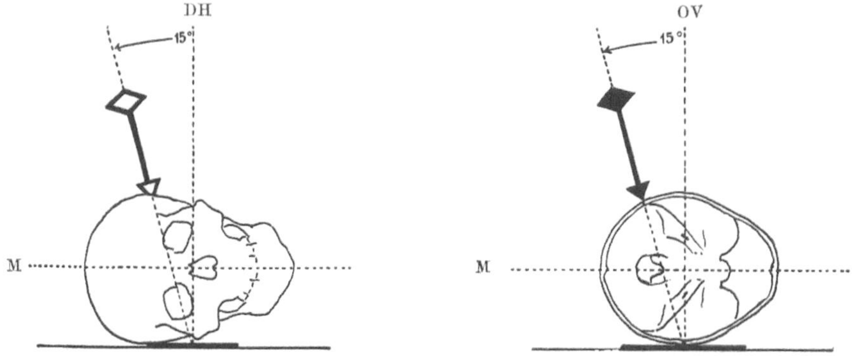

Abb. 5. Verlauf des Zielstrahles bei der Schläfenbeinaufnahme nach SONNENKALB.
M Medianebene; DH Deutsche Horizontale; OV Ohrvertikale.

der Zentralstrahl — bei horizontaler Seitenlage des Kopfes — den Schädel vom Tuber parietale der gesunden ungefähr nach der Gehörgangsöffnung der kranken Seite durchdringt (also schräg von hinten-oben nach vorne-unten). Man muß dem Blendenrohr eine doppelte Neigung in zwei senkrecht aufeinander stehenden Ebenen geben. Denkt man sich den Kompressionszylinder vertikal über dem Kopf des Kranken stehend, so ist er zunächst um eine zur kurzen Tischkante parallele Achse so zu drehen, daß sich sein unteres Ende nach den Füßen zu bewegt. Die Drehung beträgt etwa 15°. Man hat jetzt die Richtung von oben nach unten. Um die Richtung von hinten nach vorne zu bekommen, muß man mit dem Rohr noch eine zweite Drehung um eine Achse parallel zur langen Tischkante ausführen, so daß sich sein unteres Ende nach dem Gesichte des Patienten zu bewegt. Auch diese Drehung beträgt etwa 15° ... Wenn einmal der Zylinder in der gewünschten Schrägstellung steht, so ist es ein leichtes, ihm die gehörige Stellung zum Kopf des Patienten zu geben. Man tastet die Spitze des betreffenden Warzenfortsatzes mit dem Zeigefinger der einen Hand und verschiebe unter Visieren durch die Öffnung mit der anderen die Blende in ihrem Stativ so lange, bis man das Gefühl hat, daß Finger, Blendenzentrum und Auge in eine Linie fallen. Dann trifft der Zentralstrahl auf die Warzenfortsatzspitze ... Damit er die Mitte des Felsenbeines durchdringt, geht man mit der Blende 1—1$^1/_2$ Querfinger scheitelwärts" (s. Abb. 5).

5. LAW (1920) verwendet eine Aufnahmerichtung, die der SONNENKALBs analog ist. Es beträgt bei seiner Projektion der Winkel, welchen der Zentralstrahl mit den beiden Ebenen, der Deutschen Horizontalen und der Ohrvertikalen, einschließt, ebenfalls 15°. Als Fußpunkt des Zielstrahles gibt er einen Punkt 5 cm über und 5 cm hinter dem äußeren Gehörgang der plattenfernen Seite an.

6. FERETTI (1926) macht bezüglich seiner Aufnahme folgende Angaben: Der Patient befindet sich in Bauchlage, der Kopf liegt mit dem Processus temporalis des

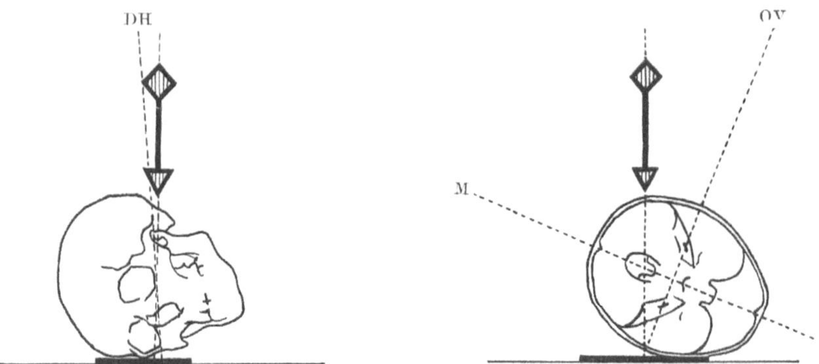

Abb. 6. Verlauf des Zielstrahles bei der Schläfenbeinaufnahme nach FERETTI.
M Medianebene; DH Deutsche Horizontale; OV Ohrvertikale.

Jochbeines, dem Processus orbitalis externus des Stirnbeines und mit der Schläfe auf. Er liegt somit nicht rein seitlich zur Plattenebene, sondern etwas schräg sowohl hinsichtlich seines bitemporalen als auch hinsichtlich seines axialen Durchmessers. Das Zentrum der Platte muß senkrecht unter einem Punkt am hinteren Rande des kontralateralen Warzenfortsatzes in der Höhe des äußeren Gehörganges liegen. Der Fokus der Röhre steht senkrecht über diesem Punkt (s. Abb. 6).

b) Aufnahmen zur isolierten Darstellung eines Schläfenbeines bei annähernd sagittalem Strahlengang.

7. STENVERS (1917) hat als erster eine Schläfenbeinaufnahme in postero-anteriorer Richtung angegeben. Für ihre Anordnung gibt er folgende Anweisung: „Man legt den Kopf des Patienten so auf die Platte, daß die sagittale Achse horizontal gerichtet ist. In dieser Stellung kann man den Kopf senken lassen, bis die Nasen-Kinn-Linie mit der Horizontalen der Platte einen distalwärts offenen Winkel bildet (meist 10°). Dann wird der Kopf so viel um seine axiale Achse gedreht, daß die sagittale Achse mit der Horizontalen einen Winkel von 45° bildet. In dieser Stellung wird der Kopf mittels einer Klemme fixiert. Dann wird die Röhre .... so eingestellt, daß der Zentralstrahl in vertikaler Richtung durch das Labyrinth fällt. Hierzu legt man einen Finger auf den

Processus mastoideus des zu bestrahlenden Felsenbeines und stellt auf einen Punkt ein, welcher vom Finger einige Zentimeter nach der Nase des Patienten zu entfernt liegt. Nun dreht man Tubus und Röhre in einer vertikalen Fläche um 12° distalwärts, während man, indem man Tubus und Röhre im ganzen distalwärts verschiebt, von neuem auf den Processus mastoideus einstellt" (s. Abb. 7).

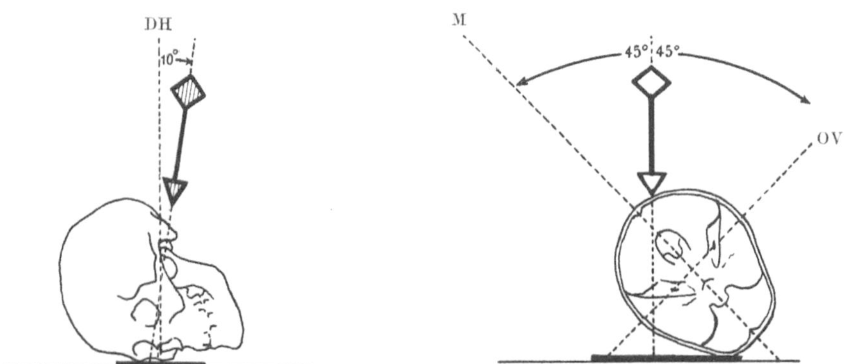

Abb. 7. Verlauf des Zielstrahles bei der Schläfenbeinaufnahme nach STENVERS.
M Medianebene; DH Deutsche Horizontale; OV Ohrvertikale.

8. Die Aufnahme von LANNOIS und ARCELIN (1922) ist der von STENVERS weitgehend ähnlich. Nur drehen diese Autoren den Kopf des Patienten statt um 45° um 50°, wobei sie jedoch auch senkrecht auf die Längsachse der Pyramide zielen. Außerdem ist bei ihnen die Neigung des Zielstrahles zur Deutschen Horizontalen etwas stärker, so daß der Fußpunkt desselben in die Gegend des IV. oder V. Halswirbeldornfortsatzes zu liegen kommt.

9. FISCHER und SGALITZER (1922) geben für die Anordnung ihrer Aufnahme folgende Anweisungen: „Ihre Einstellung erfolgt in der Weise, daß bei dem seitlich mit dem Schädel parallel zur Platte lagernden Patienten der Zentralstrahl von einem Punkt, der

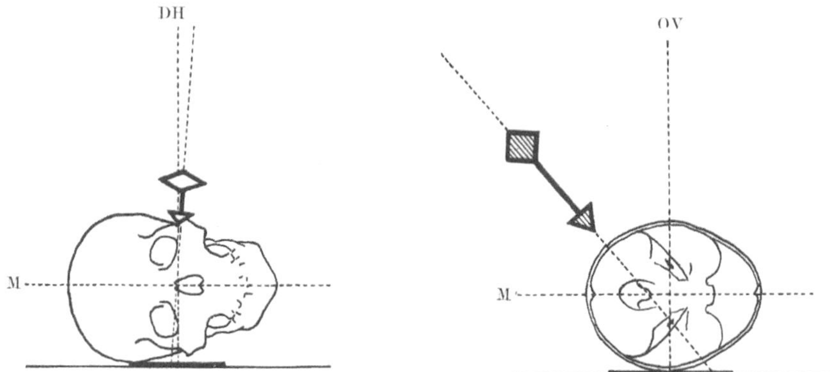

Abb. 8. Verlauf des Zielstrahles bei der Schläfenbeinaufnahme nach FISCHER-SGALITZER.
M Medianebene; DH Deutsche Horizontale; OV Ohrvertikale.

3 Querfinger breit cephal- und dorsalwärts von der Spitze des plattenfernen Processus mastoideus gelegen ist, zum Mittelpunkt der Verbindungslinie zwischen äußerem Gehörgang und Außenwand der Orbita der plattennahen Schädelseite zu verläuft" (s. Abb. 8).

10. LOEW-BEER (1929) beschreibt die technische Ausführung seiner Aufnahme folgendermaßen: „Schädel in Seitenlage, Medianebene des Schädels horizontal. Deutsche Horizontale parallel zu der einen Röhrendrehachse. Der Zentralstrahl bildet mit einer durch beide äußeren Gehörgänge senkrecht zur Sagittalebene gelegten Ebene einen occipital offenen Winkel von 33°—35° und mit der Deutschen Horizontalen einen caudal offenen Winkel von 10°—12°. Eingestellt wird auf einen Punkt, der vier Finger hinter dem äußeren Gehörgang des abliegenden Ohres gelegen ist. Diesem entspricht der hintere Rand des Warzenfortsatzes des abliegenden Ohres. Der Zentralstrahl zielt 2 cm vor und 1 cm über den äußeren Gehörgang.“

c) Aufnahmen zur isolierten Darstellung eines Schläfenbeines bei annähernd axialem Strahlengang.

11. BUSCH (1910) führt seine Aufnahme in folgender Weise aus: „An der Universal-kastenblende . . . . ist ein möglichst weiter Bleiglaszylinder angebracht, welcher in den geöffneten Mund des davor sitzenden Patienten eingeführt wird. Die photographische Platte liegt auf dem Hinterkopf des Kranken, tangential zum Schädel,

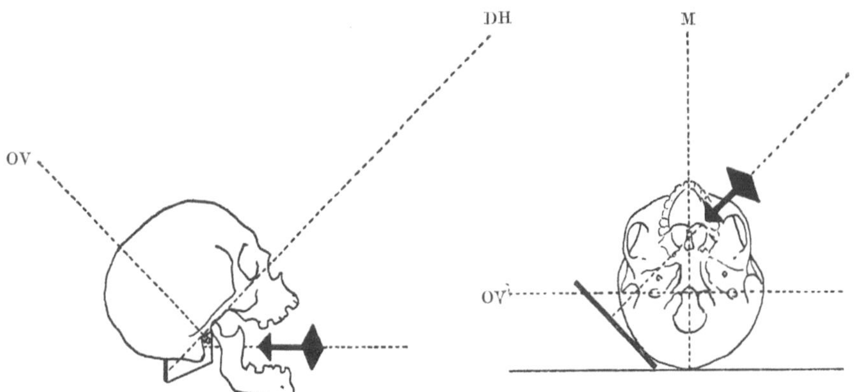

Abb. 9. Verlauf des Zielstrahles bei der Schläfenbeinaufnahme nach BUSCH.
M Medianebene; DH Deutsche Horizontale; OV Ohrvertikale.

parallel zur Transversalebene des Körpers . . . . . Dies (die Darstellung des ganzen Schläfenbeines) gelingt, wenn der Zentralstrahl der Röhre . . . . . ungefähr die Mündung des äußeren Gehörganges der aufzunehmenden Seite schneidet, d. h. wenn der Kopf ein wenig nach der kranken Seite zu gedreht und etwas nach rückwärts geneigt wird“ (s. Abb. 9).

12. Schläfenbeinaufnahmen nach E. G. MAYER (1923). Verfasser hat folgende Anordnung zur Darstellung des Schläfenbeines gegeben: „Der Patient befindet sich in Rückenlage, der Kopf ist um 45° nach der zu untersuchenden Seite gedreht, das Kinn leicht angezogen. Die Platte liegt, durch einen Sandsack unterstützt, dem Ohr an. Die Ohrmuschel ist nach vorne umgelegt. Der Zielstrahl verläuft in einer senkrecht zur Deutschen Horizontalen durch den Warzenfortsatz der zu untersuchenden Seite und den äußeren Orbitalrand der entgegengesetzten Seite gelegten Ebene. Er zielt auf den zu untersuchenden Warzenfortsatz und bildet dabei mit der Deutschen Horizontalen einen Winkel von 45° (s. Abb. 10).

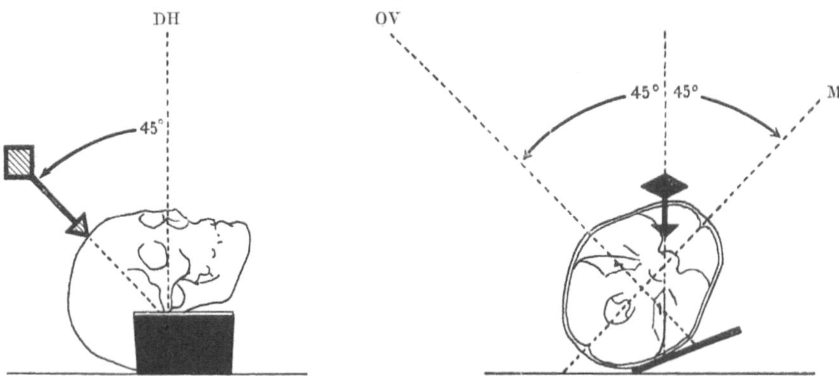

Abb. 10. Verlauf des Zielstrahles bei der Schläfenbeinaufnahme nach E. G. MAYER.
M Medianebene; DH Deutsche Horizontale; OV Ohrvertikale.

Die bisher angeführten Spezialaufnahmen sind solche, welche das ganze Schläfenbein oder den überwiegenden Teil desselben zur Darstellung bringen sollen. Außer diesen gibt es noch eine Anzahl anderer, bei welchen nur ein kleiner Teil des Schläfenbeines, meist der Warzenfortsatz berücksichtigt wird. Es sind dies folgende:

d) Aufnahmen zur isolierten Darstellung des Warzenfortsatzes.

13. GRASHEY (1905) hat die erste Aufnahme des Warzenfortsatzes in tangentialer Richtung angegeben. Bei ihr verläuft der Zielstrahl in postero-anteriorer Richtung parallel zur Medianebene, in der Deutschen Horizontalen, tangential zum Warzenfortsatz (s. Abb. 11).

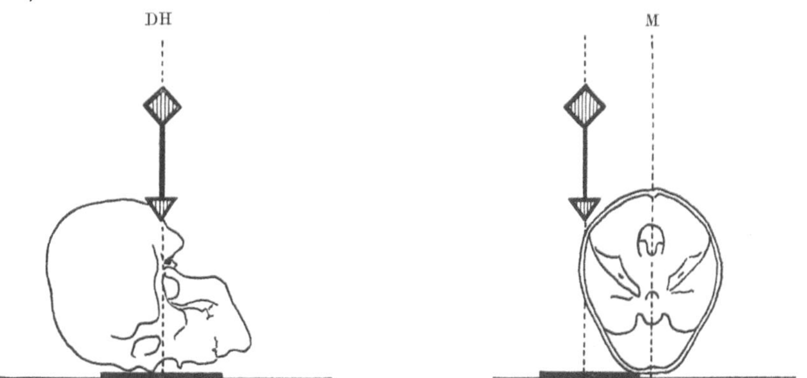

Abb. 11. Verlauf des Zielstrahles bei der Warzenfortsatzaufnahme nach GRASHEY.
M Medianebene; DH Deutsche Horizontale.

14. SONNENKALB (1913) hat diese Aufnahme verbessert, indem er sie folgendermaßen anordnet: „Der Patient liegt mit erhöhter Brust auf dem Bauche, mit dem Gesicht auf der Kassette, genau wie bei der occipito-frontalen Schädelaufnahme. Jetzt erfährt der Kopf des Patienten eine leichte Drehung um seine Vertikalachse derart, daß sich der in Frage kommende Warzenfortsatz der Platte um einige Zentimeter nähert. Der vertikal über dem Kopf des Patienten stehende Kompressionszylinder bekommt zunächst dieselbe Neigung wie bei der Sagittalaufnahme, so daß sein unteres Ende sich dem Fußende des Tisches nähert. Diese Neigung beträgt ungefähr 10°. Des weiteren erhält das Blendenrohr

eine zweite Drehung um eine Achse parallel der langen Tischkante, in der Weise, daß sich sein unteres Ende auf das Hinterhaupt zu bewegt. Diese Drehung beträgt ungefähr 15⁰. Durch die beiden Drehungen wird erreicht, daß der Warzenfortsatz soweit wie möglich nach unten und außen aus dem eigentlichen Schädelbilde herausgeworfen wird und in großer Ausdehnung frei in Erscheinung tritt. Haben wir die Blende in die richtige Stellung gebracht, so nähern wir sie dem Kopfe, indem wir einen Finger auf die Warzenfortsatzspitze legen und so lange visieren, bis die Fingerspitze, das Blendenzentrum und das Auge in eine Linie fallen" (s. Abb. 12).

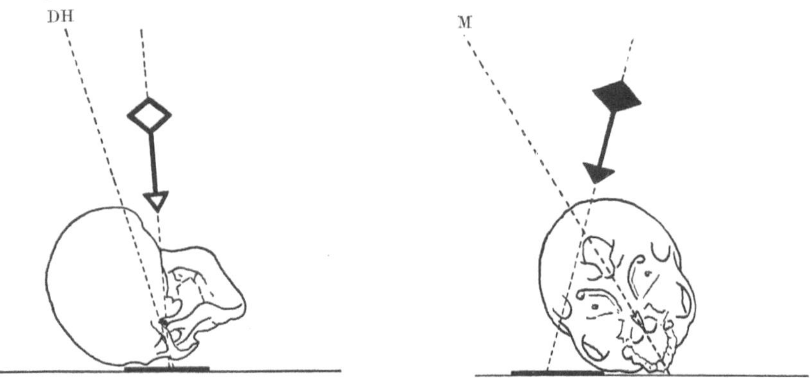

Abb. 12. Verlauf des Zielstrahles bei der Warzenfortsatzaufnahme nach SONNENKALB. M Medianebene; DH Deutsche Horizontale.

15. STAUNIG und GATSCHER (1919) wählen zur Darstellung des Warzenfortsatzes einen antero-posterioren Strahlengang. Der Fußpunkt des Zielstrahles ist der äußere Gehörgang. Um den optimalen Strahlengang im Einzelfalle zu finden, orientieren sie sich, der außerordentlich wechselnden Form und Stellung des Warzenfortsatzes Rechnung tragend,

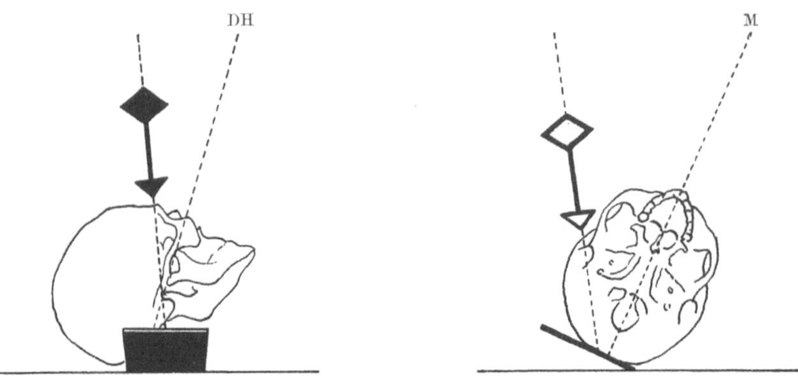

Abb. 13. Durchschnittliche Verlaufsrichtung des Zielstrahles bei der Warzenfortsatzaufnahme nach STAUNIG und GATSCHER. M Medianebene; DH Deutsche Horizontale.

zuerst mit Hilfe der Durchleuchtung über dieselbe. Zugleich wird der Austrittspunkt des Zielstrahles bei jener Stellung markiert, bei welcher der Processus mastoideus am besten aus dem übrigen Schädelbilde herausprojiziert wird. Zur Vornahme der Aufnahme wird der Patient horizontal auf den Rücken gelagert. Von der zu untersuchenden Kopfseite her wird ein Sandsack, oder noch besser ein Holzkeil, mit einem Keilwinkel von 25⁰ unter den Kopf geschoben und die Platte überquert auf ihn gelegt. Der Kopf wird etwas nach der entgegengesetzten Ohrseite gedreht, die Platte wird der seitlichen Nackengegend gut adaptiert. Ihr lateraler Rand schneidet mit dem lateralen Ohrrand ab, der obere Rand soll einen Querfinger über dem oberen Ohrrand stehen, wenn man sich die Situation von oben her besieht. Die Platte bildet mit der Tischebene einen lateralwärts offenen Winkel von 25⁰. Der Zielstrahl verläuft in der Ziellinie, die bei der Durchleuchtung festgelegt wurde (s. Abb. 13).

16. GRAUPNER (1920) verwendet wie SONNENKALB eine postero-anteriore Aufnahmerichtung, wobei er darauf Wert legt, daß er im Anschluß an die erste Aufnahme sofort eine zweite in ganz analoger Weise vom Warzenfortsatz der anderen Seite anfertigen kann. Er gibt folgende Anweisungen: „Der Kopf des sitzenden Patienten wird zunächst genau so wie bei einer occipito-frontalen Nebenhöhlenaufnahme im ÖRTELschen Kopfhalter fest fixiert. Die Tubera frontalia und der Nasenrücken sind der Platte angedrückt.

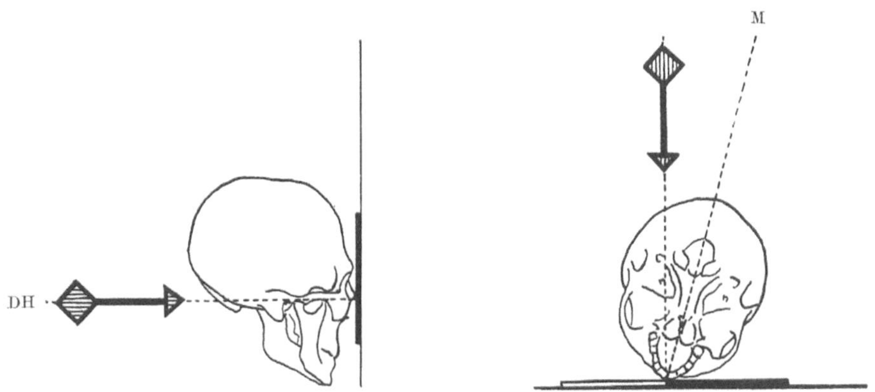

Abb. 14. Verlauf des Zielstrahles bei der Warzenfortsatzaufnahme nach GRAUPNER.
M Medianebene; DH Deutsche Horizontale.

Die Platte ist dabei ..... quergestellt, die Mitte der Platte durch einen Strich auf der Vorderfläche der Kassette markiert. Die eine Hälfte der Platte wurde mit einer Bleischicht verdeckt .... Der Zentralstrahl der Röhre geht durch die Sagittalebene des Kopfes in horizontaler Richtung in der Höhe der oberen Gehörgangswand. Die Röhre bleibt so unverändert stehen. Ich drehe nun den Kopf mit dem ÖRTELschen Kopfhalter auf der nicht abgedeckten Plattenseite um 15⁰ der Kassette zu ...... Nach Verschiebung der Bleiplatte und der entsprechenden Drehung des Kopfes nach der anderen Seite erfolgt die zweite Aufnahme in genau der gleichen Exposition" (s. Abb. 14).

e) Aufnahmen zur Darstellung des Processus styloideus.

17. Zur Darstellung des Processus styloideus hat PFAHLER (1911) folgende Aufnahme angegeben: „Die Aufnahme wird gemacht, indem man die Gegend des Processus styloideus gegen die Platte legt, das Kinn soweit als möglich vom Halse reckt und von der Platte abwendet. Der Mund ist weit geöffnet und die Strahlen sind schräg durch den geöffneten Mund gegen den Processus styloideus gerichtet."

f) Aufnahmen zur gleichzeitigen symmetrischen Darstellung beider Schläfenbeine oder eines Teiles derselben.

Neben den bisher angeführten Spezialaufnahmen finden noch eine Reihe einzeitiger Vergleichsaufnahmen beider Schläfenbeine Anwendung.

18. Schüller (1905) schreibt in seinem Buche gelegentlich der Besprechung der sagittalen Aufnahmen der Schädelbasis: „Handelt es sich gerade um die Darstellung der Pyramide, insbesondere der Crista petrosa, dann empfiehlt es sich den Fokus so zu postieren, daß der Hauptstrahl durch die Mitte der Verbindungslinie beider Ohrpunkte geht. Bei dieser Anordnung projiziert sich die mediale Hälfte des Felsenbeines in das Gebiet der Orbita und ist dementsprechend recht deutlich erkennbar." Dabei verläuft

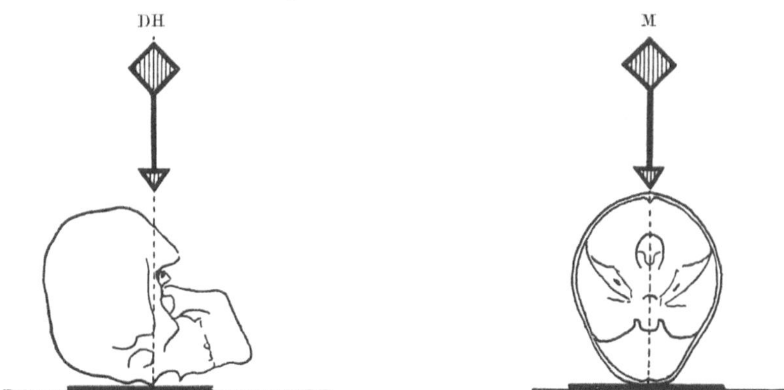

Abb. 15. Verlauf des Zielstrahles bei der sagittalen Vergleichsaufnahme des Schläfenbeines nach Schüller.
M Medianebene; DH Deutsche Horizontale.

der Zielstrahl in der Schnittlinie der Medianebene mit der Deutschen Horizontalen. Die Aufnahme kann sowohl in postero-anteriorer wie auch in umgekehrter Richtung gemacht werden. Verfasser hat diese Aufnahme später (1924) auf Grund seiner praktischen Erfahrung neuerdings empfohlen, ebenso Steenhuis (1926) (s. Abb. 15).

19. Schüller (1905) hat in demselben Buche auch eine axiale Vergleichsaufnahme angegeben, die entweder in submento-vertikaler oder in vertiko-submentaler Richtung

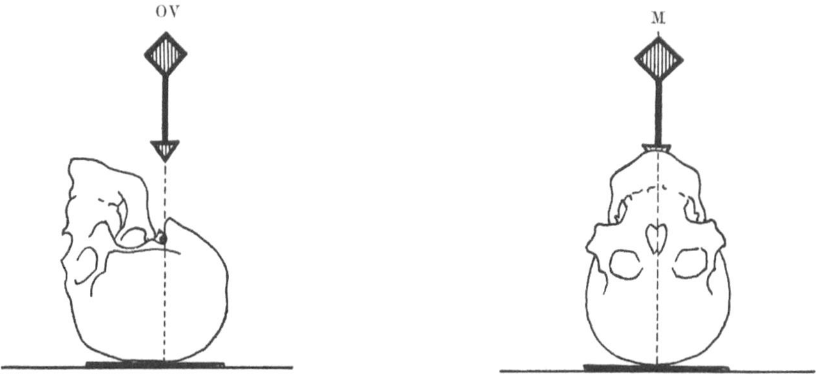

Abb. 16. Verlauf des Zielstrahles bei der axialen Vergleichsaufnahme der Schläfenbeine nach Schüller.
M Medianebene; OV Ohrvertikale.

ausgeführt wird. „Bei der ersten typischen axialen Aufnahme liegt die Platte dem Scheitel des stark hintenüber gebeugten Kopfes an, parallel der Deutschen Horizontalen. Der Fokus steht vor der Mittellinie des Halses; der Hauptstrahl geht durch die Mitte der Verbindungslinie beider Ohrpunkte." „In ähnlicher Weise, wie auf der eben beschriebenen Aufnahme präsentiert sich das Gebiet der mittleren und hinteren Schädelgrube auf der zweiten typischen axialen Aufnahme. Bei dieser liegt die Platte parallel der Deutschen

Horizontalebene dem Kinn an; der Fokus ist oberhalb des Scheitels des stark hintenüber gebeugten Kopfes derart postiert, daß der Hauptstrahl durch die Mitte der Verbindungslinie beider Ohrpunkte geht."

Diese Aufnahmerichtung wurde später auch von Lupo (1920) und Hirtz (1922) angegeben (s. Abb. 16).

20. Kühne und Plagemann (1908) richteten beim Vergleich beider Schläfenbeine ihr Augenmerk hauptsächlich auf die Darstellung der Warzenfortsätze. Sie verwenden dazu eine postero-anteriore Aufnahmerichtung, bei welcher dieselben in der Höhe des

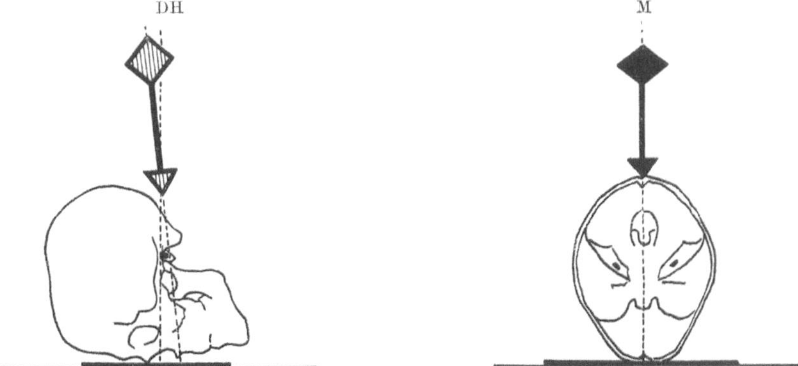

Abb. 17. Verlauf des Zielstrahles bei der Vergleichsaufnahme der Schläfenbeine nach Kühne und Plagemann. M Medianebene; DH Deutsche Horizontale.

harten Gaumens projiziert werden. Der Zielstrahl verläuft dabei in der Medianebene, auf die Verbindungslinie beider unteren Orbitalränder zielend und bildet mit der Deutschen Horizontalen einen nach hinten-oben offenen Winkel von 15⁰. Verfasser hat darauf hingewiesen, daß es bei dieser Aufnahme meist nötig ist, eine kurze Fokus-Hautdistanz (etwa 35 cm) zu wählen, um die Warzenfortsätze gut aus den aufsteigenden Unterkieferästen heraus zu projizieren (s. Abb. 17).

21. Grashey gibt in der II. Auflage seines Atlasses (1912) eine antero-posteriore, kranial-exzentrische Vergleichsaufnahme der Schläfenbeine an, bei welcher der Zielstrahl,

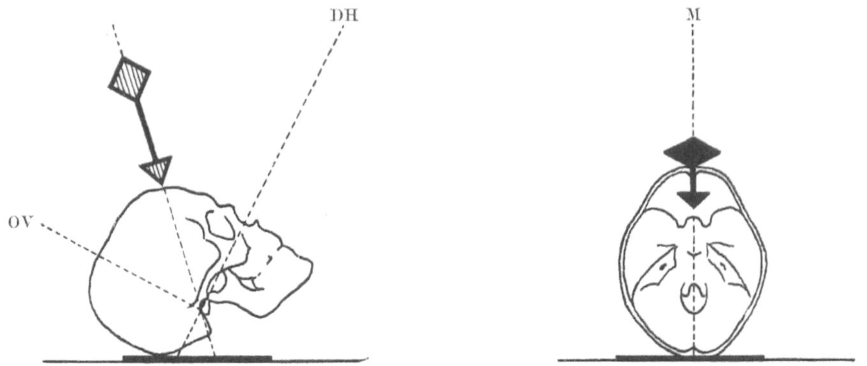

Abb. 18. Verlauf des Zielstrahles bei der Vergleichsaufnahme der Schläfenbeine nach Grashey. M Medianebene; DH Deutsche Horizontale; OV Ohrvertikale.

in der Medianebene verlaufend, auf das Foramen occipitale magnum zielt und dabei mit der Deutschen Horizontalen einen nach vorne-oben offenen Winkel von etwa 45⁰ einschließt (s. Abb. 18).

22. ALTSCHUL (1926) empfiehlt eine ähnliche Aufnahmerichtung, über welche er folgende Angaben macht: „Der Patient wird in Rückenlage gebracht, wobei der Kopf möglichst stark vorgebeugt wird, so daß das Kinn der Brust anliegt. Der Kopf muß natürlich durch eine Rolle, welche unter den Scheitel geschoben wird, gestützt werden. Der Zentralstrahl tritt an einem Punkte ein, welcher der Grenze zwischen vorderem und mittlerem Drittel einer Linie entspricht, welche in der Medianlinie des Schädels von der Nasenwurzel zur Protuberantia occipitalis gezogen wird. Es ist dies ein Punkt, welcher 2—3 Querfinger hinter der vorderen Haargrenze liegt. Der Zentralstrahl zielt gegen die Mitte des Foramen occipitale. Das Blendenkästchen muß zu diesem Zwecke 45⁰ kranio-caudalwärts gekippt werden. Es empfiehlt sich, diese Aufnahme mit BUCKY-Blende zu machen, mit ziemlich harter Strahlung."

23. GONZALEZ RINCONES (1926) hat eine Aufnahme angegeben, welche folgendermaßen anzuordnen ist: „Der Patient befindet sich in Rückenlage, den Kopf so gelagert, daß die Medianebene senkrecht zur Plattenebene verläuft. Die Neigung des Kopfes um die horizontale Achse ist derart, daß eine Ebene, welche wir durch die Spitzen der Warzenfortsätze und die Wurzelspitzen der oberen Schneidezähne legen, ebenfalls zur Plattenebene senkrecht steht. Die Platte liegt horizontal, die Protuberantia occipitalis externa am oberen Plattenrand. Die Antikathode der Röhre ist nach kranial verschoben, so daß der Zentralstrahl, in der Medianebene verlaufend, mit den beiden vorgenannten Ebenen einen Winkel von 45⁰ einschließt. Er muß durch die Verbindungslinie beider Warzenfortsätze gehen und auf die Mitte der Platte auftreffen."

24. WORMS und BRETON haben 1926 eine analoge Aufnahmerichtung angegeben.

3. Kritische Bewertung der Aufnahmerichtungen der Literatur.

Für die kritische Bewertung der einzelnen Aufnahmerichtungen sind zwei Gesichtspunkte maßgebend und zwar die leichte und exakte Ausführbarkeit der Aufnahme und ihre diagnostische Ausbeute. Hinsichtlich der *Ausführbarkeit* sind die im vorhergehenden Abschnitt besprochenen Aufnahmen als ziemlich gleichwertig zu bezeichnen, da bei allen die richtige Anordnung ohne Schwierigkeiten gelingt und keine von ihnen — von Ausnahmefällen abgesehen — besondere Anforderungen an den Patienten stellt. Anders liegen die Verhältnisse hinsichtlich der *Verwertbarkeit* der einzelnen Aufnahmen zur Darstellung der verschiedenen Details des Schläfenbeines. In dessen eigenartiger Gestalt, in der Mannigfaltigkeit der pathologischen Prozesse, welche sich daselbst abspielen und in deren verschiedenartiger Lokalisation ist es begründet, daß es keine Aufnahmerichtung gibt, welche für sich allein die Gesamtheit aller diagnostisch wertvollen Details erkennen ließe. Die Erfahrung hat gezeigt, daß sämtliche Teile des Schläfenbeines, also alle drei Abschnitte des Ohres — Außen-, Mittel- und Innenohr — der Röntgenuntersuchung zugänglich sein müssen, ferner daß sich unter Umständen auch die Notwendigkeit eines exakten Vergleiches beider Schläfenbeine ergeben kann. Die Wahl der Projektionsrichtung zur Darstellung gewisser anatomischer Details, so z. B. der Mittelohrräume oder des Labyrinthes, wird in erster Linie durch den anatomischen Bau und die anatomische Lage eben dieser Details bestimmt. Bei Vergleichsaufnahmen ist außerdem auf die Notwendigkeit völlig symmetrischer Projektion der zu vergleichenden Skeletteile Rücksicht zu nehmen. Ein exakter Vergleich erfordert gleiche Projektion, gleiche Exposition, Verwendung gleich lichtempfindlichen Materials und gleiche Verarbeitung desselben. Diesen Forderungen wird allein die *einzeitige*, auf *einer* Platte angefertigte *Vergleichsaufnahme* gerecht. Der Umstand, daß bei ihr der Zielstrahl in der Symmetrieebene des Schädels verlaufen muß und wir daher bei der Anordnung einer solchen Aufnahme nur wenig Freizügigkeit besitzen, läßt sie nicht für alle, sondern nur für ganz bestimmte Zwecke geeignet erscheinen. Demgegenüber hat die *Spezialaufnahme* den Vorteil, daß wir hier bei der Wahl der Projektionsrichtung ebensowenig wie bei der Lagerung des Patienten auf die Darstellung des anderen Schläfenbeines Rücksicht nehmen müssen, nicht zuletzt aber auch den der Möglichkeit optimaler (engster) Blendung, so daß die Spezialaufnahmen den vergleichenden hinsichtlich Schärfe der Zeichnung, Kontrast und Detailreichtum immer überlegen sind. Dagegen erfordert der Nachweis geringfügiger Veränderungen, sofern sie überhaupt auf Vergleichsaufnahmen darstellbar sind, insbesondere solcher, welche auch durch die Art der technischen Durchführung der Aufnahme oder durch Projektionsvarianten vorgetäuscht werden können, vergleichende Darstellung. Beide Arten von Aufnahmen können sich niemals gegenseitig ersetzen. Sie haben ein verschiedenes und jeweils genau umrissenes Anwendungsgebiet. Es kann auf beide Arten nicht verzichtet werden, doch ist die Indikation zu ihrer Anwendung eine völlig differente. So wird z. B. ein kleiner circumscripter Einschmelzungsherd in der Pyramidenspitze auf der Spezialaufnahme besser zu erkennen sein, während eine leichte, diffuse Entkalkung derselben eher in der Vergleichsaufnahme merklich hervortritt. Auch wird eine Knochenaffektion im Verlauf einer akuten Otitis auf der Spezialaufnahme früher zu konstatieren sein, während ganz geringe Verschattung der Zellen nur mit Hilfe der einzeitigen Vergleichsaufnahme nachzuweisen sein kann.

Betrachten wir vorerst die einzelnen Gruppen der *Spezialaufnahmen* ohne dabei auf besondere Details einzugehen, so können wir folgendes feststellen: Von allen Teilen des Schläfenbeines zeigen die *seitlichen* Aufnahmen am besten das pneumatische System und den Verlauf des Sinus sigmoideus und des Tegmens, die *sagittalen* die Pyramiden und das Labyrinth, die *axialen* die Mittelohrräume mit einem Teil der Warzenzellen, die *tangentialen* die Warzenfortsatzspitze.

Zur übersichtlichen Darstellung des *Zellsystemes* scheiden von vornherein die Aufnahme des Verfassers und die tangentialen Aufnahmen der Warzenfortsatzspitze aus, weil sie nur einen kleinen Teil desselben erkennen lassen. Für die Auswahl unter den übrigen sind fürs erste folgende Gesichtspunkte maßgebend. Die Pars mastoidea soll möglichst wenig von anderen Skeletteilen überlagert sein und die Strahlen sollen das pneumatische System in der Richtung seiner geringsten räumlichen Ausdehnung durchsetzen, weil z. B. pathologische Veränderungen an dem Gewirr der Zellbälkchen um so früher zu erkennen sind, je weniger gegenseitige Überlagerung oder Überlagerung durch andere Skeletteile stattfindet. Dieser Forderung werden am weitgehendsten die seitlichen Aufnahmen gerecht. Auch für die Darstellung der *Pyramide* spielt selbstverständlich das Fehlen störender Überlagerung eine wesentliche Rolle. Außerdem ist auf möglichst geringe projektivische Verzerrung zu achten. Die sagittalen Aufnahmen isolieren das Felsenbein am besten von der übrigen Schädelbasis, ohne daß es dabei durch die Projektion im Bilde eine wesentliche Gestaltsveränderung erfahren würde. Diese ist bei den seitlichen Aufnahmen wesentlich stärker, bei den axialen so hochgradig, daß die letzteren zur Darstellung der Pyramiden kaum mehr in Frage kommen. Dagegen geben nur letztere ein einigermaßen klares Bild von den Verhältnissen der *Mittelohrräume*, die, bei den anderen Aufnahmen meist von dichtem Knochen überdeckt, dort selten gut kenntlich sind.

Die Aufnahmen der einzelnen Gruppen unterscheiden sich wieder untereinander zum Teil in wesentlichen Punkten, die im folgenden genauer besprochen werden sollen.

a) Die *seitlichen Aufnahmen* des Schläfenbeines. Bei rein seitlicher Projektion müßte der Zielstrahl in der Schnittlinie der Deutschen Horizontalen mit der Ohrvertikalen verlaufen, wobei, wie schon angedeutet, das zu untersuchende, plattennahe Schläfenbein zur Gänze vom plattenfernen überdeckt würde. Um dies zu vermeiden, muß der Fokus der Röhre nach irgendeiner Seite so weit verschoben werden, daß beide Schläfenbeine auf der Platte nebeneinander zu liegen kommen. Von den verschiedenen Möglichkeiten, nämlich dem dorsal-, kranial-, ventral- und caudal-exzentrischen Strahlengang (und den verschiedenen dazwischen liegenden Strahlenrichtungen), kommen praktisch nur die beiden ersteren in Frage, da bei Verschiebung der Röhre nach caudal Clivus und Hinterhauptbein, Wirbelsäule und Unterkiefer, bei Verschiebung nach ventral Keilbein, Jochbein und Unterkiefer das Schläfenbein überlagern würden. Deswegen haben die beiden ersten Autoren, welche Spezialaufnahmen des Schläfenbeines angaben — HENLE und SCHÜLLER — der eine den dorsal-exzentrischen, der andere den kranial-exzentrischen Strahlengang gewählt, während spätere Autoren einen Mittelweg einschlugen.

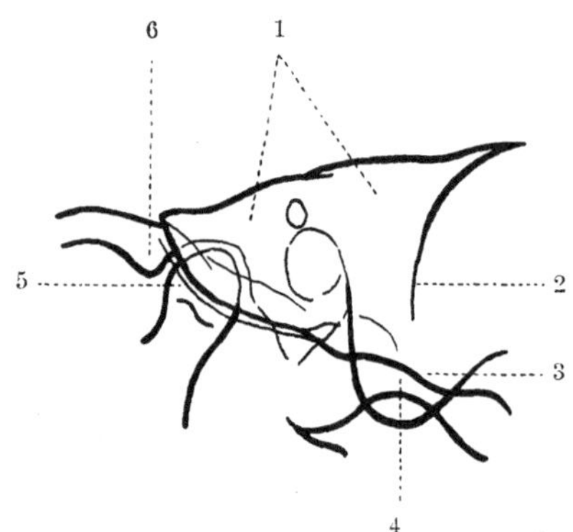

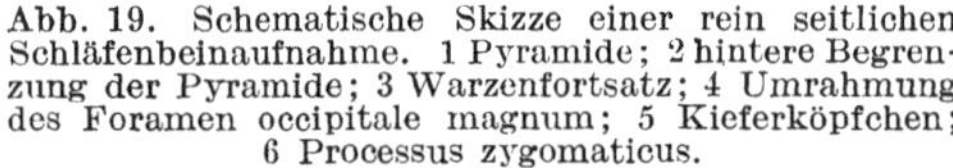

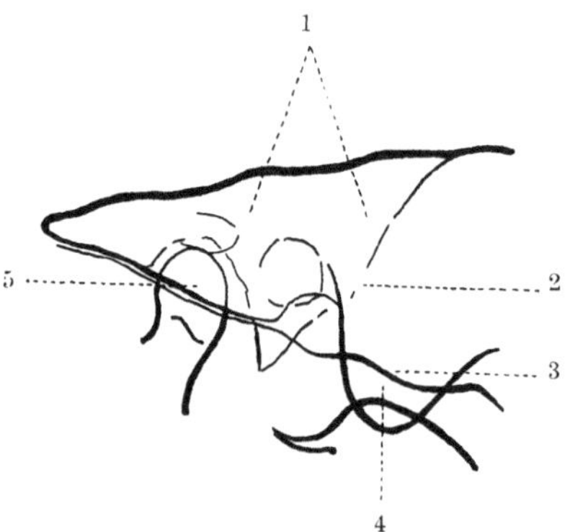

Abb. 19. Schematische Skizze einer rein seitlichen Schläfenbeinaufnahme. 1 Pyramide; 2 hintere Begrenzung der Pyramide; 3 Warzenfortsatz; 4 Umrahmung des Foramen occipitale magnum; 5 Kieferköpfchen; 6 Processus zygomaticus.

Abb. 20. Schematische Skizze einer Schläfenbeinaufnahme nach HENLE. 1 Pyramide; 2 hintere Begrenzung der Pyramide; 3 Warzenfortsatz; 4 Umrahmung des Foramen occipitale magnum; 5 Kieferköpfchen.

Behalten wir vorläufig nur die Darstellung des *pneumatischen Systems* im Auge, so haben wir darauf zu achten, daß einerseits die Pyramide, andererseits die das Foramen occipitale magnum umgebenden Knochenleisten möglichst wenig Zellen verdecken. Bei rein seitlicher Projektion — also bei Verlauf des Zielstrahles in der Schnittlinie der Deutschen Horizontalen mit der Ohrvertikalen — würde, wenn wir von der Überlagerung durch die plattenferne Seite absehen, ein Bild entstehen, wie es Abb. 19 zeigt. Die Pyramide wäre entsprechend ihrer Verlaufsrichtung zu Platte und Zielstrahl stark verkürzt. Ihre Spitze würde zum Teil über das Kieferköpfchen, zum Teil über den Processus zygomaticus zu liegen kommen, während die knöcherne Umrahmung des Hinterhauptsloches die Spitze des Warzenfortsatzes verdecken würde. Bei der dorsal-exzentrischen Aufnahme HENLEs (Seite 7) wird die Pyramide etwas nach vorne projiziert (s. Abb. 20). Dadurch wird erreicht, daß nicht nur die rückwärtigen, sondern auch die an der Vorderseite des Warzenfortsatzes gelegenen Zellen der Untersuchung zugänglich werden. Dagegen überdecken in dieser Projektion die Pyramide die oft von Zellen durchsetzte Wurzel des Processus zygomaticus und die Knochenleisten um das Foramen occipitale magnum noch immer die Spitze des Warzenfortsatzes, wenn auch weniger als bei rein seitlicher Projektion. Um dies zu vermeiden, ist eine Verschiebung des Fokus der Röhre nach kranial nötig wie sie Schüller (Seite 8) zur Anwendung brachte. Dadurch werden diese störenden Skeletpartien weiter nach abwärts projiziert und die betreffenden Teile des pneumatischen Systems gelangen gut zur Abbildung (s. Abb. 21). Lange (Seite 8) suchte die Vorteile dieser beiden Aufnahmerichtungen zu vereinen, indem er einen dorso-kranial exzentrischen Strahlengang wählte. Tatsächlich eignet sich diese Projektion auch am besten zur übersichtlichen Darstellung des Zellsystems. Die Aufnahmen von Sonnenkalb (Seite 9) und Law (Seite 10), bei welchen das gleiche Prinzip zur Anwendung gelangt, sind weniger vorteilhaft, weil bei ihnen die Neigung des Zentralstrahles nach beiden Seiten eine zu geringe ist. Insbesondere muß die Neigung nach kranial mindestens 25° betragen, weil sonst der vordere obere Teil des pneumatischen Systems nicht zur

Darstellung gelangt und auch die Warzenfortsatz-spitze häufig unkenntlich ist. Wir werden daher bei der Untersuchung des pneumatischen Systems unseren Zweck am besten mit der Aufnahme nach Schüller und der nach Lange erreichen. Die Projektion Ferettis (Seite 10) erfordert keine eigene Besprechung, da sie der Henles weit-gehend ähnlich ist. Hat die Aufnahme Schüllers gegenüber der von Lange hinsichtlich der Dar-stellung des Zellsystems den Nachteil, daß bei ihr die Zellen im vordersten Anteil des Warzenfort-satzes, also speziell die an der hinteren Gehör-gangswand gelegenen retrofacialen Zellen weniger gut kenntlich sind, so verfügt sie jedoch anderer-seits über wesentliche Vorteile. Besonders zur Klärung der topographischen Verhältnisse leistet sie uns bessere Dienste als die Langes. Denn, wenn wir die Lage des Tegmens und des Sinus sigmoideus in ihrem Verhältnis zur oberen, bzw.

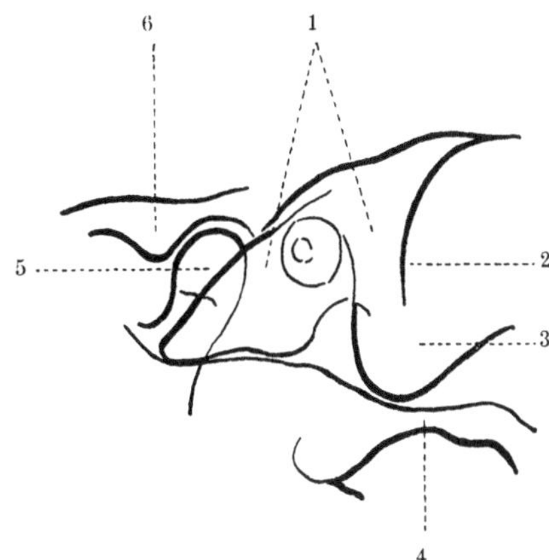

Abb. 21. Schematische Skizze einer Schläfen-beinaufnahme nach Schüller. 1 Pyramide; 2 hintere Begrenzung der Pyramide; 3 Warzen-fortsatz; 4 Umrahmung des Foramen occipitale magnum; 5 Kieferköpfchen; 6 Zygomaticuswurzel.

hinteren Gehörgangswand bestimmen wollen, so ist es geometrisch nötig, daß diese Ge-bilde deutlich zur Darstellung gebracht werden, daß sie bei der Aufnahme möglichst gleich weit von der Platte entfernt sind, und daß der Zielstrahl annähernd senkrecht zu ihrer Verbindungsachse verläuft. Von diesen Forderungen wird nur die zweite von der Schräg-aufnahme Langes weitgehend erfüllt. Dagegen sind sowohl der äußere Gehörgang, als auch Tegmen und Sulcus sigmoideus bei ihr wesentlich schlechter erkennbar als in der Aufnahme Schüllers. Die Folge davon, daß auch der dritten Forderung nicht Ge-nüge geleistet wird, ist eine ziemlich starke Verzeichnung. So erweist sich also die Auf-nahme Langes zur genauen Bestimmung der topographischen Verhältnisse als wenig geeignet. Da wir jedoch bei allen Fällen, bei welchen eine Operation in Frage kommt, kaum darauf verzichten können, so ist die Untersuchung des Schläfenbeines in der Schüllerschen Projektion meist eine Notwendigkeit. Die Erfahrung zeigt, daß dabei der Nachteil mangelhafter Darstellung der retrofacialen Zellen und die Schwierigkeit, gegen den Bulbus venae jugularis zu gelegene Hohlräume von solchen in der Warzen-fortsatzspitze, welche sich in dieser Projektion fast an die gleiche Stelle projizieren, zu differenzieren, in den meisten Fällen nicht allzu schwer wiegt. Diese Aufnahme hat noch einen weiteren Vorteil. Sie ist die einzige, bei welcher peritubar, also in der Pyramiden-spitze gelegene Zellen gut kenntlich sind. Wir kommen mithin zu dem Schlusse, daß von allen seitlichen Aufnahmen die Langes das pneumatische System am besten und übersichtlichsten zur Abbildung bringt, daß ihr jedoch in der Praxis die SCHÜLLERs vorzuziehen ist, da auch sie das Zellsystem in genügender Weise darstellt, der ersteren gegenüber jedoch den großen Vorteil besitzt, die topographischen Verhältnisse in klarer Weise zu zeigen und außerdem Zellen in der Pyramidenspitze deutlich erkennen zu lassen.

b) Die *postero-anterioren Aufnahmen* bezwecken hauptsächlich die Darstellung der *Pyramide* und des *Labyrinthes*. Bei der Aufnahme von STENVERS (Seite 11) und FISCHER-SGALITZER (Seite 11) ist der Strahlengang praktisch gleich. Die Seitenlage des Patienten bei der Aufnahme, wie sie FISCHER und SGALITZER vorschreiben und wie sie auch LOEW-BEER (Seite 12) empfiehlt, hat gegenüber der Bauchlage nach STENVERS und nach LANNOIS-ARCELIN (Seite 11) keine wesentlichen Vorteile. Bei Bestehen einer Labyrinthitis kann es geschehen, daß der Patient weder die eine noch die andere Lage einzunehmen vermag. In diesem Falle kann man die Aufnahme von STENVERS auch in entgegengesetzter Richtung bei antero-posteriorem Strahlengang und Rückenlage oft ohne wesentlichen Nachteil für die Qualität des Bildes versuchen. Die Neigung des Zielstrahles zu den Orientierungs-ebenen des Schädels ist bei den einzelnen Autoren etwas verschieden. So bildet jener bei STENVERS mit der Medianebene einen Winkel von 45^0, bei LANNOIS-ARCELIN einen solchen von 50^0, bei LOEW-BEER einen von 35^0. Theoretisch soll der Zielstrahl in der Schnitt-linie jener zwei Ebenen verlaufen, in welchen der laterale und der obere Bogengang liegen. Die Lage dieser Linie zur Medianebene variiert jedoch je nach der Form des Schädels, so daß sich auch für den Verlauf des Zentralstrahles kein ganz bestimmter Winkel festlegen läßt. Er beträgt jedoch ungefähr 45^0 und ist bei Dolichocephalen größer als bei Brachy-cephalen, worauf wir bei der Anordnung der Aufnahme Rücksicht nehmen sollen. Was die Neigung des Zielstrahles zur Deutschen Horizontale anbetrifft, so ist sie bei FISCHER-SGALITZER und LOEW-BEER etwas geringer als bei STENVERS, bei LANNOIS-ARCELIN dagegen etwas größer. Im allgemeinen sind die brauchbarsten Aufnahmen nach den Angaben von STENVERS zu erzielen. Es spielt hier jedoch die Schädelform eine, wenn auch untergeordnete Rolle. Nur in manchen Fällen scheint die Aufnahme von LOEW-BEER, im Gegensatz zu den übrigen, zur Darstellung des Tegmens recht gute Dienste zu leisten.

c) Die beiden *axialen Aufnahmen,* die von BUSCH (Seite 12) und die des Verfassers (Seite 12), sind untereinander völlig verschieden. Die erstere gibt den Warzenfortsatz sehr gut, frei von Überlagerung, wieder. Das übrige pneumatische System ist dagegen nicht sehr gut zu übersehen, weil sich bei dem Strahlengang schräg von innen-unten nach außen-oben die Zellen reichlich gegenseitig überlagern. Die *Paukenhöhle* ist fast in ihrer ganzen Ausdehnung erkennbar. Besonders ihre vom Promontorium gebildete, mediale und ihre obere Wand, das Tegmen, treten schön hervor. Die *Gehörknöchelchen* lassen sich bisweilen darstellen, doch ist ihre Differenzierung von Zellbälkchen nicht immer leicht. Auch das *Antrum mastoideum* ist deutlich erkennbar. Es wird aber zum Teil von der Paukenhöhle, zum Teil vom äußeren Gehörgang, überlagert. Der Verlauf des Sinus sigmoideus und sein Verhältnis zu den Mittelohrräumen ist meist leicht festzustellen. Die Aufnahme des Verfassers läßt nur den obersten Teil des pneumatischen Systems mit dem Antrum mastoideum und die nach hinten — medial gegen die Sutura occipito-mastoidea zu gelegenen Zellen gut erkennen. Der Warzenfortsatz selbst wird dagegen von der Pyramide fast vollkommen überlagert. Man übersieht gut das Lumen des äußeren Gehörganges und dessen Wände mit Ausnahme der unteren Gehörgangswand, den Kuppel-raum der Paukenhöhle mit den Gehörknöchelchen (Hammer und Amboß) und den oberen Teil des Annulus tympanicus. Die medialen und unteren Partien der Paukenhöhe werden vom Os tympanicum verdeckt und kommen so nur äußerst mangelhaft zur Ansicht. Der Verlauf des Sinus sigmoideus ist nur im obersten Anteil, in der Gegend des oberen

Sinusknies zu erkennen. Dagegen ist das Lumen des Canalis caroticus an der Stelle, an welcher er nach vorne medial umbiegt, meist deutlich zu sehen. Vergleichen wir diese beiden Aufnahmen miteinander, so kommen wir zu folgendem Ergebnis: Die erstere zeigt gut die Warzenfortsatzspitze, das Tegmen tympani und die Sinusschale. Die Aufnahme des Verfassers läßt die Warzenfortsatzspitze überhaupt nicht deutlich erkennen, dagegen den oberen Teil des Zellsystems. Defekte am Tegmen und der Sinusschale sind bei ihr nur selten festzustellen, so daß ihr für diesen Zweck keine praktische Bedeutung zukommt. Die Aufnahme von Busch zeigt den äußeren Gehörgang und die Mittelohrräume, doch im Gegensatz zur Aufnahme des Verfassers wenig übersichtlich. Allerdings kommt bei letzterer von der Paukenhöhle nur der Kuppelraum gut zur Darstellung. Die Frage, welche dieser beiden Aufnahmen die zweckmäßigere sei, läßt sich nicht generell beantworten. Es hängt dies davon ab, was eines klinischen oder röntgenologischen Verdachtes wegen exakt dargestellt werden und in Kombination mit welchen anderen Aufnahmen sie in Verwendung gezogen werden soll. Nur zum Nachweis von Veränderungen im Kuppelraum der Paukenhöhle, im Antrum mastoideum, im äußeren Gehörgang und im oberen Teil des pneumatischen Systems mit Ausnahme von Veränderungen am Tegmen ist die Aufnahme des Verfassers der besseren Übersicht wegen auf jeden Fall geeigneter.

d) Von den *tangentialen Aufnahmen* des Warzenfortsatzes ist nur die älteste, die von Grashey (Seite 13) als nicht ideal zu bezeichnen, da derselbe bei ihr nicht genügend aus der Schattenmasse des Schädels herausprojiziert wird. Die übrigen sind als gleichwertig zu betrachten. Verfasser bevorzugt die Aufnahme von Sonnenkalb (Seite 13), weil sich diese an die oft zu gebrauchende Aufnahme von Stenvers anlehnt und daher sowohl ihre technische Anordnung als auch die Orientierung auf dem erzielten Bilde keine Schwierigkeiten bereitet.

Auf die prinzipielle Notwendigkeit der Verwendung *einzeitiger Vergleichsaufnahmen* haben schon Kühne und Plagemann aufmerksam gemacht. Sie werden im allgemeinen selten benötigt, sind jedoch zur Klärung bestimmter Fragen unerläßlich. Folgende Umstände erfordern eine exakte, vergleichsweise Darstellung beider Schläfenbeine:

1. Die Frage nach geringer Verschattung des Zellsystems einer Seite. (Zum Nachweis dichterer Verschattung genügt die Spezialaufnahme.)

2. Die Frage nach erhöhter Strahlendurchlässigkeit einer Pyramidenspitze, z. B. bei Verdacht eines akuten Entzündungsprozesses daselbst.

3. Der Nachweis eines Unterschiedes im Verlauf des oberen Pyramidenkonturs beider Seiten in Fällen, in welchen ein basaler Tumor vermutet wird.

4. Der Nachweis einer Stellungsanomalie des Schläfenbeines oder einer in der Spezialaufnahme nicht sicher zu beurteilenden Anomalie seiner Konfiguration bei bestehender Mißbildung.

Die Fragen beziehen sich, wie wir sehen, vorwiegend auf das pneumatische System und die Pyramide, wobei auf die Darstellung feinerer anatomischer Details, wie z. B. der Mittelohrräume oder des Labyrinthes kein besonderer Wert gelegt wird. Der Nachweis einer geringen Verschattung des Zellsystems mit Hilfe einer Vergleichsaufnahme ist nur dann möglich, wenn beide Warzenfortsätze symmetrisch aufgebaut sind, insbesondere keine Differenz in der Dicke ihrer Corticalis besteht. Die Aufnahme muß dies beurteilen lassen, soll sie zum Vergleich geeignet sein. Es müssen daher bei ihr die Strahlen den Warzenfortsatz tangential treffen. Dies ist nur bei den postero-anterioren Aufnahmen von Schüller (Seite 16) und von Kühne-Plagemann (Seite 17) der Fall. Da jedoch bei ersterer sehr oft der größte Teil der Warzenfortsätze von Jochbein und Unterkiefer verdeckt wird, so kommt für diese Untersuchung nur letztere in Betracht. Die Strahlendurchlässigkeit einer Pyramidenspitze läßt sich nur dann exakt beurteilen, wenn eine Überlagerung durch andere, störende Gebilde vermieden wird. In der Aufnahmerichtung von KÜHNE-PLAGEMANN wird die Pyramide zur Gänze vom Oberkiefer verdeckt. Bei der axialen Vergleichsaufnahme SCHÜLLERS (Seite 16) projizieren sich die Pyramidenspitzen auf den Luftraum des Pharynx. Da dieser häufig nicht symmetrisch konfiguriert ist, zeigen sie hier bisweilen verschiedene Schattengebung, die jedoch nicht durch eine Differenz in der Strahlendurchlässigkeit der Pyramidenspitzen selbst bedingt ist, sondern in dem verschiedenen Ausmaß des im Strahlenweg darunter liegenden Luftraumes. Diese beiden Aufnahmerichtungen sind daher zur Beantwortung der vorliegenden Frage nicht geeignet. Dagegen entspricht die schon erwähnte postero-anteriore Aufnahme SCHÜLLERS (Seite 16), die GRASHEYS (Seite 17) und die der letzteren weitgehend ähnlichen Aufnahmen von ALTSCHUL, GONZALEZ RINCONES, WORMS und BRETON den gestellten Anforderungen. Die erstere ist die einzige, welche auch den oberen Pyramidenkontur gut erkennen läßt. Zum Nachweis gröberer Defekte an der Pyramidenspitze lassen sich alle Aufnahmen mit Ausnahme der von KÜHNE-PLAGEMANN verwenden. Geringere Usuren an der Vorderseite der Felsenbeinspitze, wie sie z. B. manchmal bei benignen Tumoren der mittleren Schädelgrube zur Beobachtung gelangen, insbesondere aber Usuren, die sich auf die Gegend der Tuben und die benachbarten Gebiete des großen Keilbeinflügels beschränken, sind nur mittels der axialen Aufnahme SCHÜLLERS nachweisbar. Auch bei Bestehen einer Mißbildung werden wir diese Aufnahme neben der postero-anterioren des gleichen Autors zur vergleichenden Darstellung der Schläfenbeine heranziehen. Die Auswahl der jeweils zu verwendenden Aufnahmerichtung wird demnach durch die zu beantwortende Frage bestimmt. Kurz zusammengefaßt ergibt sich folgendes:

Frage:	Aufnahme:
Akute Mittelohrentzündung?	Postero-anteriore Vergleichsaufnahme der Warzenfortsätze.
Akuter Entzündungsprozeß in der Pyramidenspitze?	Postero-anteriore Vergleichsaufnahme der Pyramiden.
Tumor in der Epipharynxgegend, Knochenusur?	Axiale Vergleichsaufnahme der Pyramiden.
Verdacht auf basalen Tumor?	Postero-anteriore Vergleichsaufnahme der Pyramiden, außerdem die axiale Vergleichsaufnahme.
Ausdehnung der Knochenaffektion bei tuberkulöser Caries oder sarkomatösen Tumoren?	Antero-posteriore Vergleichsaufnahme der Pyramiden.
Mißbildung?	Axiale und postero-anteriore Vergleichsaufnahme der Pyramiden.

4. Normalisierung der Standardaufnahmerichtungen.

Die genaue, gut reproduzierbare Festlegung der Aufnahmebedingungen, also die *Normalisierung* oder Standardisierung der wichtigsten Aufnahmerichtungen dient verschiedenen Zwecken. Die Möglichkeit des Konstatierens der Abweichung von der Norm setzt beim Beurteilenden die genaue Kenntnis des normalen Bildes voraus. Sie für alle möglichen Projektionsrichtungen bis ins einzelne Detail zu besitzen, ist eine schwer zu erfüllende Forderung. Wird auch die Sicherheit des Befundes in unklaren Fällen mit der genauen Kenntnis einer möglichst großen Zahl von Projektionen steigen, weil dann auch seltener geübte zur Klärung des Falles herangezogen werden können, so genügt doch bei der überwiegenden Mehrzahl der Untersuchungen die Kenntnis einer bestimmten kleinen Anzahl von Projektionsbildern, die sich hinsichtlich ihrer Ergiebigkeit in der täglichen Praxis bewährten und bei deren Auswahl insbesondere auch darauf Bedacht genommen wurde, mit geringster Zahl die *größtmöglichste Ausbeute* an Darstellung der erfahrungs-gemäß vorkommenden Veränderungen zu erzielen. Erst die weitgehende Kenntnis der normalen Bilder dieser Projektionen ermöglicht es, die kleinen Abweichungen von den-selben, die Projektionsvarianten eingehender zu studieren, um sie später in einzelnen Fällen bewußt und unter Umständen mit Vorteil zu verwenden. Bei der Normalisierung ist hinsichtlich der Auswahl der Projektionsrichtungen eine gewisse Willkür nicht zu ver-meiden. Denn auf einem so schwierigen Gebiet, wie das der Otoröntgenologie, ist in besonderem Maße noch jeder ein Lernender und daher bestrebt, möglichst immer die gleichen Projektionsbilder vor sich zu haben, um weniger Irrtümern ausgesetzt zu sein und seine Kenntnisse von denselben zu vertiefen. Er vermeidet darum, wenn er mit denselben zum Ziele kommt, die Anwendung weniger vertrauter, obwohl sie ihm bei entsprechender Kenntnis sicher bisweilen auch wertvollen Aufschluß geben könnten. Der Verfasser ließ sich bei der Auswahl der Standardaufnahmerichtungen, die er seinen Untersuchungen zugrunde legte, von folgenden Gesichtspunkten leiten: Das frühzeitige *Erkennen* patho-logischer Veränderungen im Röntgenbild erfordert Detailreichtum der Aufnahme bei leichter anatomischer Orientierungsmöglichkeit im Bilde. Das genaue *Lokalisieren* sicht-barer Abweichungen verlangt mehrere, mindestens zwei Aufnahmen von möglichst ver-schiedener Richtung. Diese beiden Forderungen werden am besten durch Kombination einer seitlichen mit einer postero-anterioren Aufnahme erfüllt. Als zweckmäßigste Auf-nahmen dieser beiden Gruppen haben wir die Aufnahmen von Schüller und von Stenvers erkannt. Diese beiden zeigen uns folgende Einzelheiten: den größten Teil des pneumatischen Systems, die ganze Pyramide, den Sulcus sigmoideus, das Tegmen und das Labyrinth. Es fehlt uns mithin noch eine gute Darstellung der Mittelohrräume, speziell des Kuppel-raumes der Paukenhöhle und des Antrum mastoideum, ferner des äußeren Gehörganges. Diese Teile werden durch die beiden axialen Aufnahmen zur Ansicht gebracht. Von ihnen wurde die Aufnahme des Verfassers gewählt, weil sie die Mittelohrräume und den äußeren Gehörgang übersichtlicher erkennen läßt als die von Busch und weil sie außerdem den Vorteil besitzt, die periantral und die vom Antrum gegen die Schuppe zu liegenden Zellen, welche durch die anderen Aufnahmen nicht gut zur Darstellung gebracht werden, der Untersuchung zugänglich zu machen. Bleiben bei diesen 3 Aufnahmen, was in seltenen Fällen geschehen kann, die Verhältnisse in der Warzenfortsatzspitze unklar, so wird die Tangentialaufnahme derselben nach Sonnenkalb als Ergänzung herangezogen. Diese drei, bzw. vier Spezialaufnahmen führen, wie die praktische Erfahrung zeigt, in der über-wiegenden Mehrzahl der Fälle zur völligen Klärung, soweit dies röntgenologisch möglich ist. Vom Anwendungsbereich der Vergleichsaufnahmen war bereits früher die Rede. Die Kombination, in welcher die einzelnen Aufnahmen im speziellen Falle Verwendung finden, wird bei den verschiedenen Erkrankungen besprochen werden.

Ein Vorteil der Normalisierung ist auch darin zu erblicken, daß die Anordnung eines großen Teiles der Aufnahmen anstelligem Hilfspersonal überlassen werden kann, während der Arzt nur die atypischen Projektionen selbst vorzunehmen braucht. Die Normalisierung gibt zu diesem Zwecke dem Personal genaue und seinem Verständnisse angemessene Vor-schriften in die Hand, an welche es sich halten muß. Für den Arzt stellen dieselben

Richtlinien dar, von welchen er, sobald er sich in die Materie eingearbeitet hat, von Fall zu Fall abweichen kann, um zu individualisieren.

Die Anordnung der normalisierten Aufnahmen [1].

Für jede Aufnahme ist angegeben:

Plattengröße und -lage — Lage des Patienten — Lagerungsbehelfe — Fixation — Strahlengang (gekennzeichnet durch den Verlauf des Zielstrahles) — Blende.

Die links angebrachten Bilder (Posenbilder) sollen die rasche Orientierung über die Aufnahmeanordnung erleichtern und schwer zu beschreibende Einzelheiten andeuten. Die rechts angebrachten Skizzen der Röntgenbilder dienen zur Kontrolle, ob man die Aufnahme richtig gemacht hat. Zu diesem Zweck vergleicht man die erzielte Aufnahme mit der Skizze.

Die Abkürzungen bedeuten:

K. St.	Kopfstütze
F.	Fixation
Z. St.	Zielstrahl
Bl.	Blende
o. Pl.	oberer Plattenrand
u. Pl.	unterer Plattenrand
m. Pl.	medialer Plattenrand
la. Pl.	lateraler Plattenrand
r. Pl.	rechter Plattenrand
li. Pl.	linker Plattenrand
v. Pl.	vorderer Plattenrand
h. Pl.	hinterer Plattenrand.

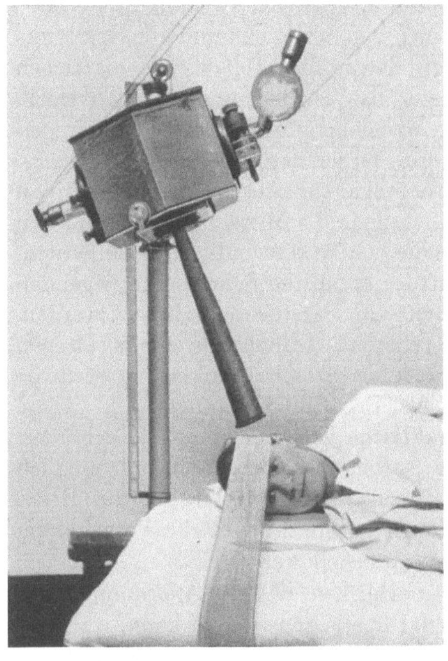

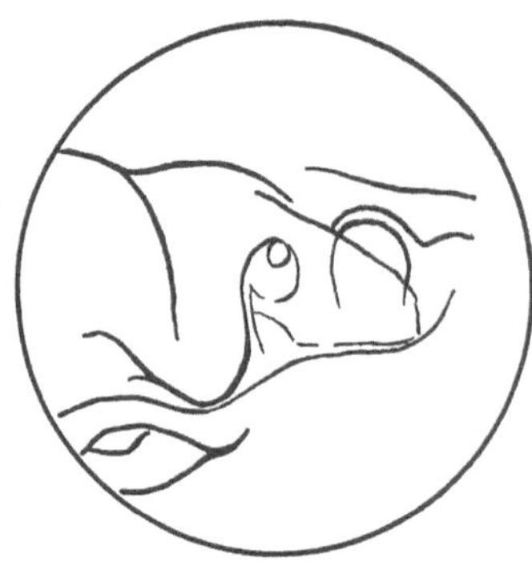

1. Schläfenbein nach Schüller: 13/18. Querformat. Seitenlage, Ohrmuschel nach vorne umgelegt, Medianebene des Schädels parallel zur Plattenebene. K. St.: Sandsack. F.: Schlitzbinde über dem Kopf, Rücken durch Sandsack gestützt. O. und u. Pl.: Gleichweit vom äußeren Gehörgang entfernt. V. Pl.: 1 Querfinger vor dem lateralen Orbitalrand. Z. St.: In der senkrecht zur Deutschen Horizontalen durch beide äußeren Gehörgänge gelegten Ebene. Er zielt auf den äußeren Gehörgang der zu untersuchenden Seite und bildet mit der Deutschen Horizontalen einen nach oben offenen Winkel von 30°. Bl.: Kleiner Tubus.

---

[1] Nach Lilienfeld: Anordnung der normalisierten Röntgenaufnahmen des menschlichen Körpers. Erneuert von E. G. Mayer und Fr. Pordes. 5. Aufl. Wien und Berlin: Urban & Schwarzenberg 1927.

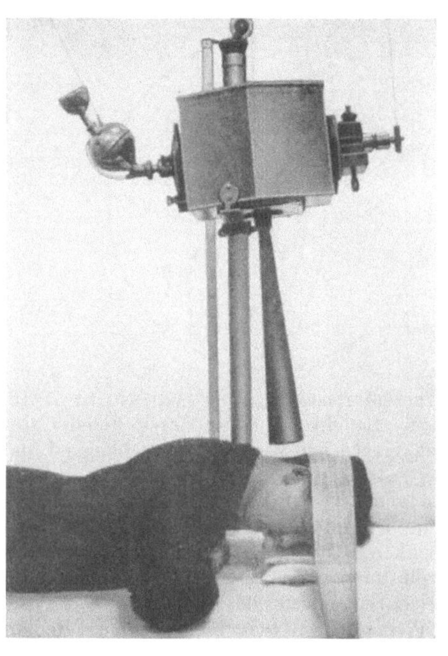

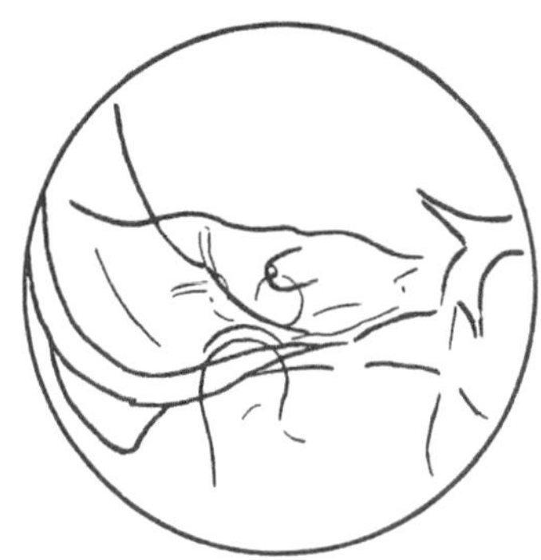

2. **Schläfenbein nach STENVERS:** 13/18. Quer-format. Bauchlage, Kopf um 45⁰ gedreht, so daß die zu untersuchende Seite der Platte genähert wird. Der Kopf liegt mit Nase, oberem Orbitalrand und Jochbein der Platte an. K. St.: Sandsack. F.: Schlitz-binde über dem Kopf, Rollkissen unter den Sprung-gelenken. O. Pl.: 3 Querfinger über dem oberen Orbital-rand. La. Pl.: 2 Querfinger außerhalb der lateralen Hautgrenze. Z. St.: Er zielt unterhalb der Protube-rantia occipitalis externa durch die Hinterhauptschuppe auf den Mittelpunkt der Verbindungslinie zwischen der Mitte des äußeren Orbitalrandes und dem äußeren Gehörgang der zu untersuchenden Seite. Er bildet mit der Sagittalebene einen Winkel von 45⁰, mit der Deutschen Horizontalen einen nach hinten-unten offenen Winkel von 12⁰. Bl.: Kleiner Tubus.

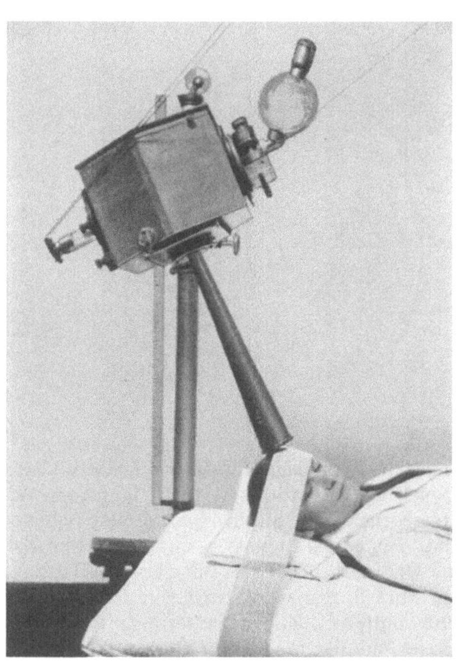

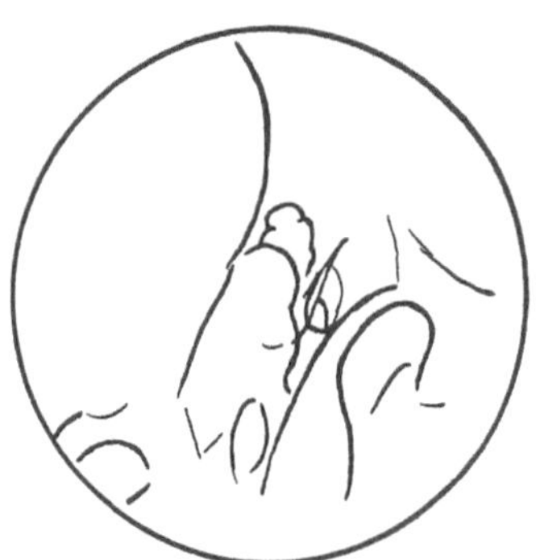

3. **Schläfenbein nach E. G. MAYER:** 13/18. Hoch-format. Rückenlage, Kopf um 45⁰ nach der zu unter-suchenden Seite gedreht, Kinn leicht angezogen. K. St.: Sandsack, Platte durch Sandsack unterstützt dem Ohr anliegend, Ohrmuschel nach vorne umgelegt. F.: Schlitzbinde über dem Kopf. O. Pl.: 3 Quer-finger über dem äußeren Gehörgang. R. und li. Pl.: Gleich weit vom äußeren Gehörgang entfernt. Z. St.: Er verläuft in einer senkrecht zur Deutschen Hori-zontalen durch den Warzenfortsatz der zu unter-suchenden Seite und den äußeren Orbitalrand der entgegengesetzten Seite gelegten Ebene. Er zielt auf den zu untersuchenden Warzenfortsatz und bildet dabei mit der Deutschen Horizontalen einen Winkel von 45⁰. Bl.: Kleiner Tubus.

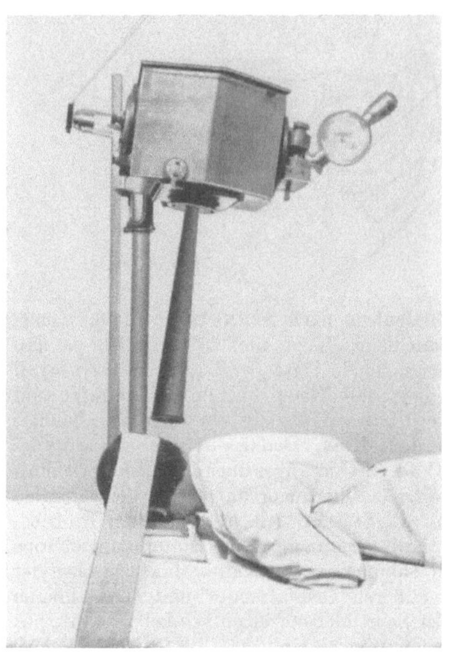

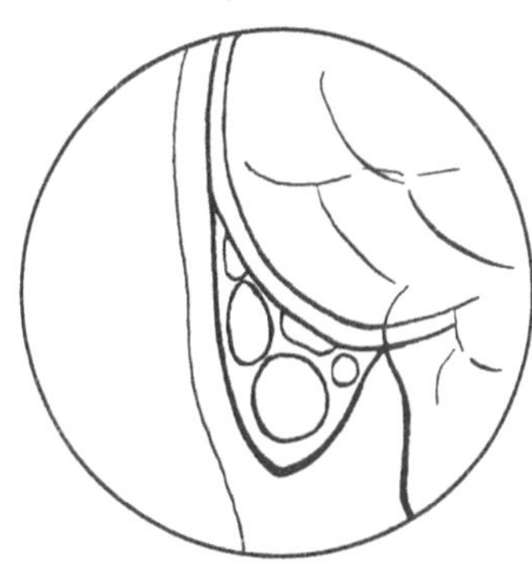

4. Warzenfortsatz nach SONNENKALB: 13/18.
Hochformat., Bauchlage, Brust durch Flachpolster
unterstützt, Kopf leicht nach vorne überhängend und
um 45⁰ so gedreht, daß die zu untersuchende Seite
der Platte genähert wird. K. St.: Sandsack. F.:
Schlitzbinde über dem Kopf, Rollkissen unter den
Sprunggelenken. O. Pl.: 4 Querfinger über dem
oberen Orbitalrand. La. Pl.: 3 Querfinger außerhalb
der lateralen Hautgrenze. Z. St.: Er zielt auf die
Spitze des Warzenfortsatzes und bildet mit der Medianebene einen Winkel von etwa 35⁰, mit der Deutschen
Horizontalen einen nach hinten-unten offenen Winkel
von etwa 20⁰. Bl.: Kleiner Tubus.

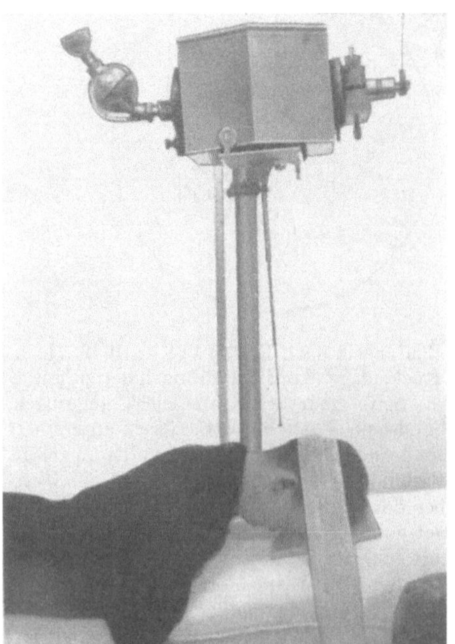

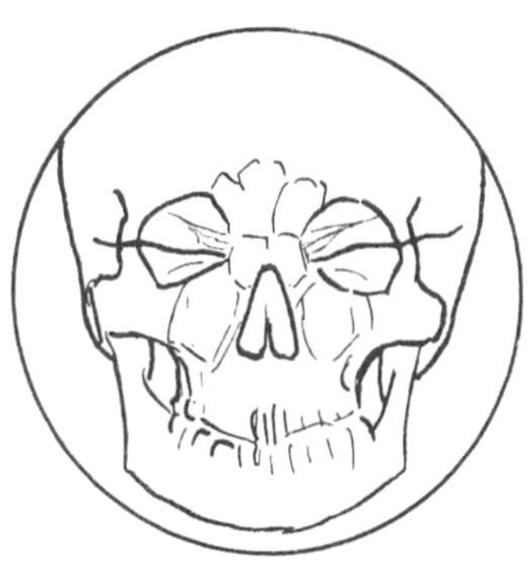

5. Sagittaler Pyramidenvergleich nach SCHÜLLER:
18/24. Querformat, Bauchlage, Stirn und Nase auf
die Platte gedrückt. K. St.: Keilpolster. F.: Schlitzbinde über den Kopf, Rollkissen unter den Sprung-
gelenken. O. Pl.: Er deckt sich mit der oberen Hautgrenze. R. und li. Pl.: Gleich weit von der lateralen
Hautgrenze entfernt. Z. St.: In der Schnittlinie der
Medianebene mit der Deutschen Horizontalen. Bl.:
Großer Tubus, eventuell BUCKY-Blende.

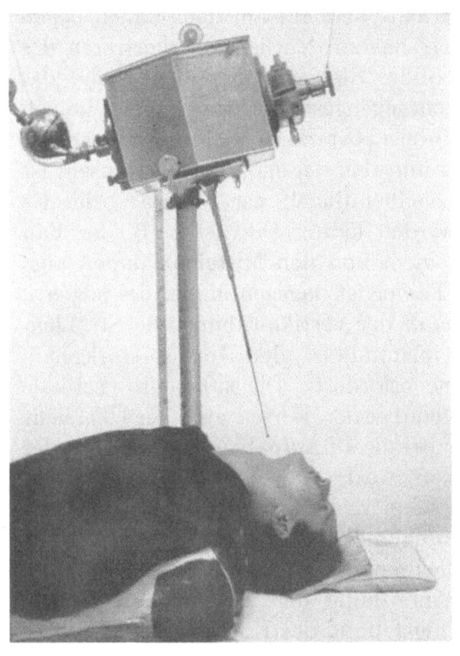

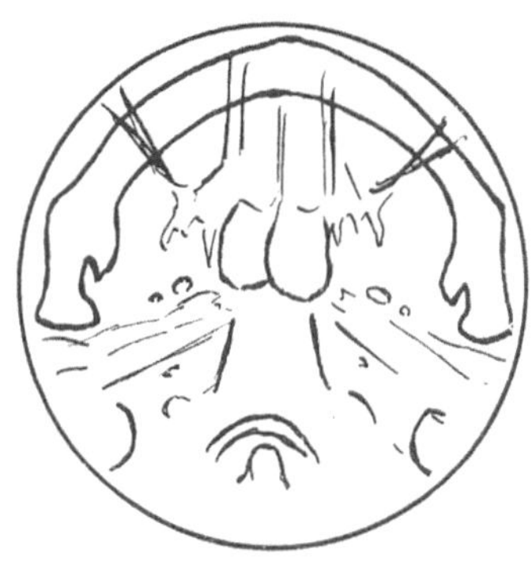

6. Axialer Pyramidenvergleich nach SCHÜLLER:
18/24. Querformat. Rückenlage, Keilpolster unter dem Thorax, Kopf maximal nach hinten überhängend, Platte der Scheitelhöhe anliegend. K. St.: Sandsack. F.: Schlitzbinde über dem Kinn. V. Pl.: 2 Querfinger vor der vorderen Hautgrenze. R. und li. Pl.: Gleich weit von der lateralen Hautgrenze entfernt. Z. St.: In der Schnittlinie der Medianebene mit der senkrecht zur Deutschen Horizontalen durch beide äußeren Gehörgänge gelegten Ebene. Bl.: Großer Tubus, eventuell BUCKY-Blende.

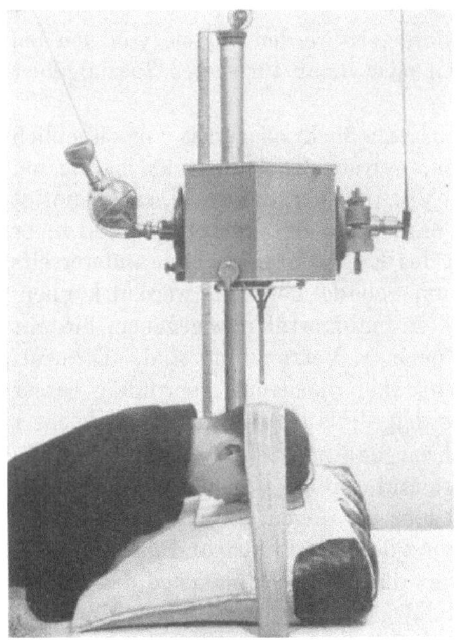

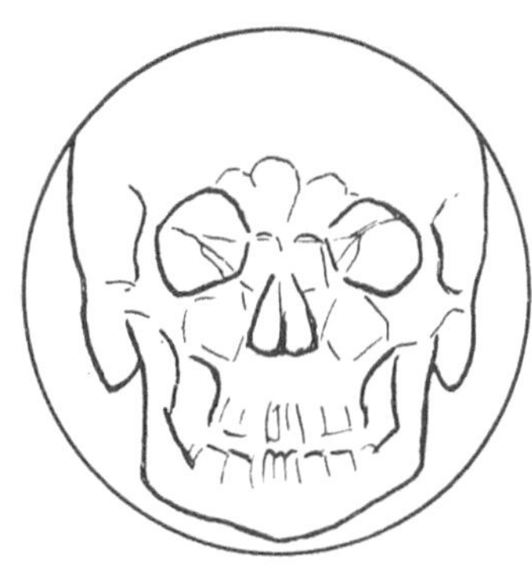

7. Warzenfortsatzvergleich nach KÜHNE-PLAGE-MANN: 18/24. Querformat. Bauchlage, Stirn und Nase auf die Platte gedrückt. K. St.: Keilpolster. F.: Schlitzbinde über dem Kopf, Rollkissen unter den Sprunggelenken. O. Pl.: 2 Querfinger unter der oberen Hautgrenze. R. und li. Pl.: Gleich weit von der lateralen Hautgrenze entfernt. Z. St.: In der Medianebene. Er zielt auf die Nasenspitze und bildet mit der Deutschen Horizontalen einen nach hinten-oben offenen Winkel von 20°. Fokus-Hautdistanz 35 cm! Bl.: Großer Tubus, eventuell BUCKY-Blende.

Die Aufnahmen 2, 4, 5, 6 können nötigenfalls unter entsprechender Änderung der Anordnung auch bei entgegengesetztem Strahlengang gemacht werden. Für die Aufnahme 2 kommt diese Modifikation dann in Frage, wenn der Patient nicht auf dem Bauch liegen kann. Störend ist bei dieser Art der Anordnung nur das zu deutliche Hervortreten der Eminentia cruciata und der Crista sagittalis im Bilde, die sich über die Gegend des Labyrinthes projizieren. Bei Aufnahme 4 gibt der entgegengesetzte Strahlengang keinen merklichen Unterschied. Die Aufnahme 5 ist dann in antero-posteriorer Richtung zu machen, wenn ein Überblick über die ganzen Pyramiden, nicht nur über deren Spitzen, erwünscht ist und auf die gleichzeitige Darstellung der kleinen Keilbeinflügel, der Fissurae orbitales superiores und der Foramina rotunda verzichtet werden kann. Dies ist z. B. der Fall bei tuberkulöser Caries des Felsenbeines oder bei einem von den Mittelohrräumen ausgehenden Sarkom. Bei Verdacht auf einen basalen Tumor ist dagegen immer die postero-anteriore Richtung vorzuziehen. Bei Aufnahme 6 muß der vertiko-submentale Strahlengang dann gewählt werden, wenn der Patient nicht imstande ist, den Kopf so stark nach hinten überhängen zu lassen, wie es die Aufnahme erfordert. Die submento-vertikale Aufnahme hat der in entgegengesetzter Richtung gegenüber den Vorteil größerer Übersicht über die mittlere Schädelgrube, weil der Unterkiefer bei dieser Aufnahme mehr als bei der anderen an die Peripherie der Schädelbasis projiziert wird. So kann es besonders bei Patienten mit kurzem Hals, die infolgedessen das Kinn nicht stark vorzustrecken vermögen, geschehen, daß bei vertiko-submentaler Aufnahme der Unterkiefer unmittelbar vor die Pyramiden zu liegen kommt und keinen Einblick mehr in die Verhältnisse der großen Keilbeinflügel gestattet. Dagegen ist bei dieser Anordnung der Aufnahme meist die Zeichnung des Bildes schärfer, weil die absolute Ruhigstellung des Kopfes bei ihr leichter zu erreichen ist.

5. Technische Behelfe.

Die technischen Behelfe sollen hier nur soweit erörtert werden, als sie von den bei anderen anatomischen Bereichen üblichen abweichen oder ihnen für dieses Spezialgebiet eine besondere Bedeutung zukommt.

a) *Lagerungsbehelfe:* In Instituten, die sich ausschließlich oder fast ausschließlich mit der Röntgenuntersuchung des Schädels befassen, werden die Aufnahmen häufig am sitzenden Patienten gemacht (ÖRTEL, GRAUPNER, VÖLGER, STEURER). Dazu benötigt man eigene Aufnahmestühle, die, sollen sie wirklich brauchbar sein, kompliziert und teuer sind. Denn sie müssen einerseits eine gute Fixation des Kopfes ermöglichen, andererseits muß Platte und Röhre in jede beliebige Stellung zum Schädel gebracht werden können. ALBERS-SCHÖNBERG und später ÖRTEL haben solche Aufnahmestühle angegeben, die mit verschiedenen kleinen Modifikationen auch heute noch in Verwendung sind. Die Aufnahme im Sitzen hat den Vorteil, daß die Übersicht über die ganze Anordnung besser und infolge dessen auch die Orientierung z. B. über den Verlauf des Zielstrahles leichter ist. Zugunsten der Aufnahme im Liegen ist anzuführen, daß zur Lagerung des Patienten ein einfacher Tisch von entsprechender Größe genügt und daß die absolute Ruhigstellung des Kopfes im Sitzen schwerer zu erzielen ist, weil hier im Gegensatz zum Liegen auch oberflächliches Atmen schon zu merkbarer Mitbewegung desselben führt und insbesondere, weil beim Sitzen die Haltung des Rumpfes und damit die richtige Höhenlage des Kopfes eine aktive muskuläre Aufgabe des Patienten ist. Bei exakter Durchführung besteht selbstverständlich kein Unterschied zwischen einer im Sitzen und einer im Liegen angefertigten Aufnahme.

b) *Fixationsbehelfe:* Die Fixation geschieht am besten mit der altbewährten, durch zwei Sandsäcke beschwerten Schlitzbinde (ROBINSOHN). Diese Art der Fixation ist zweckmäßiger als die durch Kopfhalter, wie sie SCHMIDT, ALBERS-SCHÖNBERG, SONNENKALB, STENVERS angegeben haben, weil die Backen eines solchen, wenn sie nicht sehr klein sind, den Überblick über die Lage des Kopfes stark beeinträchtigen können. Allerdings hat die Schlitzbinde in unserem Fall den Nachteil, daß sie bei gewissen Aufnahmen den erkrankten und oft äußerst schmerzhaften Teil, z. B. den Warzenfortsatz bei einer Mastoiditis, an die Platte anpreßt und so mitunter dem Patienten erhebliche Schmerzen verursacht. Dies darf natürlich nicht der Fall sein, weil dann — ganz abgesehen von der Belästigung des Patienten — eine Ruhigstellung kaum zu erzielen ist. Es läßt sich jedoch dadurch vermeiden, daß man die nicht für das Bild bestimmten und nicht schmerzhaften Partien des Schädels so mit Sandsäcken unterstützt, daß der schmerzhafte Teil der Platte nur leicht anliegt und durch die Schlitzbinde nicht angepreßt werden kann. Auf Fixation zu verzichten ist unzweckmäßig, weil der Patient im Momente des Einschaltens der Röhre meist eine kleine, unwillkürliche Bewegung ausführt, die bei den heute üblichen kurzen Expositionszeiten vollauf genügt, um die Aufnahme unbrauchbar zu machen. Bei unruhigen Patienten ist *Narkose ein schlechtes Auskunftsmittel* und auf keinen Fall anzuwenden, da der Kranke in der Narkose tief atmet und infolgedessen nicht ruhig hält. Zweckmäßiger ist es, entsprechende Zeit vor der Aufnahme ein Sedativum zu verabreichen. Bei Säuglingen kann man versuchen sie hungern zu lassen und erst unmittelbar vor der Aufnahme zu füttern. Sie schlafen dann meist rasch ein, wachen auch während der Anordnung der Aufnahme nicht auf und halten vollkommen ruhig.

c) *Einstellvorrichtungen:* Das Bestreben, das Erkennen pathologischer Veränderungen durch Vermeiden von Projektionsvarianten zu erleichtern, hat zur Konstruktion von Apparaten geführt, die — einfacher oder komplizierter gebaut, je nach den an sie gestellten Anforderungen — es ermöglichen sollen, genau die gleiche Anordnung immer wieder zu reproduzieren (GRANGER, GOALWIN, LYNSHOLM, HERRNHEISER, BAENSCH, PFAHLER). Die bisher existierenden haben jedoch nur einen sehr *beschränkten Wert.* Die richtige freihändige Anordnung der Projektionen hat sicher gewisse Schwierigkeiten. Zwar gelingt sie manchen Ärzten und sogar gut ausgebildeten Röntgenschwestern ausgezeichnet, aber andere kommen damit nicht zurecht. Dieser Umstand scheint der Anlaß für die große Anzahl von Hilfsgeräte-konstruktionen zu sein, welche ein Mechanisieren der Anordnung zu erreichen versuchen. Es kommen immer wieder neue Konstruktionen und verschwinden dann, anscheinend deswegen, weil sie doch mehr Fehlerquellen und Komplikationen in das Verfahren hineinbringen, als sie aus demselben eliminieren. Die meisten dieser Vorrichtungen kranken an Folgendem: Es wird aus technischen Gründen und weil es einfacher ist, das Hauptgewicht auf die Stellung der Röhre zur Platte gelegt und als selbstverständlich vorausgesetzt, daß die richtige, vorschriftsmäßige Lagerung des Patienten auf keine Schwierigkeiten stößt. Nun ist aber die Stellung der Röhre zum Schädel des Kranken das Wichtigste und die Lagerung des letzteren das Schwierigste, während geringe Unterschiede in der Lage der Platte zum Fokus viel weniger zu besagen haben. Es gibt selten Patienten, die der Lagerung weder aktiven noch passiven Widerstand entgegensetzen, sei es in dem Bestreben mitzuhelfen, oder weil ihnen die gewünschte Lage Schmerzen bereitet, oder auch aus Indolenz oder Ängstlichkeit. Das starre Festhalten am vorgeschriebenen Verhältnis von Röhre zur Platte führt dann nur zu unnötigem Quälen des Patienten und bereitet ihm die vorgeschriebene Lagerung Schmerzen, so ist er durchaus im Recht, wenn er sich dagegen sträubt. Denn die nötige Ruhigstellung ist nur dann zu erzielen, wenn die *Lage* absolut *passiv, stabil* und *schmerzfrei* ist. Ist dies bei der typischen Anordnung der Aufnahme nicht zu erzielen, so sind wir gezwungen eine entsprechende andere zu improvisieren. Dabei lassen uns aber die Einstellvorrichtungen ganz im Stich, nicht nur weil sie sich nicht jeder Situation anpassen lassen, sondern bei vielen auch deswegen, weil sie die Übersicht behindern. Aber auch unter gewöhnlichen Umständen besteht ihre Genauigkeit mehr in der Theorie als in der Praxis. Es bestehen bei ihnen zahlreiche Fehlermöglichkeiten. So ist es z. B. bei manchen von ihnen durchaus nicht leicht, die Röhre in eine solche Stellung zu bringen, daß sich die Richtung des Zielstrahles mit der des Zielers vollkommen deckt. Es ist daher mehr dem Zufall überlassen, ob es gelingt bei einem Patienten eine Aufnahme genau zu reproduzieren. Daran muß insbesondere dann gedacht werden, wenn man bestrebt ist, durch Herstellen völlig gleichartiger Aufnahmen in verschiedenen Stadien der Erkrankung und durch Vergleichen derselben die röntgenologische Diagnose zu verfeinern. Die zweckmäßigste aller bisher angegebenen Einstellvorrichtungen dürfte, soweit Ohruntersuchungen in Frage kommen, die von HERRNHEISER sein. Das Prinzip dieser Einstellvorrichtung beruht auf Einführung eines Hilfszielpunktes, der sich zum eigentlichen Zielpunkt in einer genau bestimmbaren Lage befindet, und in der Verwendung eines mit dem Zentralstrahl parallel verlaufenden, den Hilfsstrahl markierenden Anzeigers, wobei der Zentralstrahl zwangsläufig den Zielpunkt durchsetzen muß, wenn der Anzeiger auf den Hilfszielpunkt weist. HERRNHEISER erreicht dies auf folgende Art und Weise. Der Anzeiger des Hilfsstrahles wird mit dem zur Anfertigung der Aufnahmen verwendeten zylindrischen Tubus durch ein starres Parallelogrammgelenk verbunden, so daß er zwangsläufig mit dem Zentralstrahl parallel läuft. Die Arme, an welchen dieser Hilfszeiger befestigt ist, sind von solcher Länge, daß letzterer immer auf einen Punkt außerhalb des Schädelbereiches zielt. Der Hilfszielpunkt muß ebenfalls außerhalb des Schädelbereiches liegen. Es wird z. B. bei der Schläfenbeinaufnahme nach SCHÜLLER mit Hilfe eines „Gehörgangsindex" und eines auf die Kasette gelegten Rasters bestimmt. Der Gehörgangsindex besteht aus einer Zelluloidplatte von 1 cm Breite, 2 mm Dicke und 20 cm Länge. Diese trägt an einem Ende einen dem äußeren Gehörgang angepaßten Zapfen, welcher etwa $1^1/_2$ cm lang und leicht konisch geformt ist. 15 cm vor der Achse des Zapfens ist an der Längsachse der Zelluloidplatte eine Marke angebracht. Der Zapfen des Indexes wird in den äußeren Gehörgang des zu untersuchenden Ohres eingeführt, dann wird der Schädel in gewöhnlicher Weise auf die Kasette gelagert und fixiert. Vorher wurde aber auf der Kasette ein strahlendurchlässiges Raster angebracht mit Längs- und Querstreifen, die Quadrate von 1 cm Seitenlänge einschließen. Der Kopf des Patienten wird nun so gelagert, daß die Deutsche Horizontale parallel zu den Längsstreifen des Rasters zu liegen kommt. Dann wird die Längskante des Gehörgangsindex parallel zu den Längsstreifen des Rasters gelegt. Der Ort der Marke stellt den Hilfszielpunkt dar. Wenn nun der Hilfsstrahlanzeiger auf diesen Hilfszielpunkt weist, dann muß der Zentralstrahl durch den äußeren Gehörgang verlaufen. Eine solche Art der Anordnung einer Schläfenbeinaufnahme ist jedoch nur bei exakter Seitenlage des Schädels möglich. Dies ist bei den seitlichen Aufnahmen des Schläfenbeines der Fall. Um diese Vorrichtung auch bei anderen Projektionen verwenden zu können, hat HERRNHEISER gezeigt, daß sich die Aufnahme von E. G. MAYER und die Aufnahme nach STENVERS in ihrer Modifikation nach LÖW-BEER ohne wesentliche Nachteile hinsichtlich der Qualität des Bildes auch in reiner Seitenlage anfertigen lassen. Und da HERRNHEISER nun alle typischen Aufnahmen des Ohres in Seitenlage macht, so ist er noch einen Schritt weiter gegangen und macht sämtliche Aufnahmen, zur Vermeidung der beim Kasettenaustausch notwendigen Umlagerung des Patienten, unter Verwendung einer nach dem BERGschen Prinzip gebauten Tunnelblende auf einen Film 24 × 30. Dies zwingt uns allerdings zur Verwendung dieses großen Filmformates auch dann, wenn zur Untersuchung ein oder zwei Aufnahmen genügen würden. Und auch bei dieser Einstellvorrichtung ist die richtige Lagerung des Patienten zur selbstverständlichen Voraussetzung gemacht.

Die Konstruktion eines einfachen, handlichen Apparates, der es ermöglicht, die Röhre zwangsläufig in die richtige Stellung zum Schädel zu bringen und der unsere Bewegungsfreiheit hinsichtlich der Lagerung des Patienten dabei nicht behindert, ist bisher nicht gelungen. Daher haben auch die angegebenen Einstellvorrichtungen keine weitere Verbreitung gefunden. Die beste „Einstellvorrichtung" bleibt vorläufig immer noch manuelle Geschicklichkeit und gute anatomische Orientierung.

d) *Blenden:* Die Forderung nach technisch hochwertigen Aufnahmen ist durch die Notwendigkeit des Nachweises feinster Details gegeben. Insbesondere spielen Schärfe der Zeichnung und richtiger Kontrast eine wesentliche Rolle. Daraus ergibt sich in erster Linie die Notwendigkeit optimaler Blendung der Strahlen. Verfasser verwendet, ähnlich wie STENVERS, für die Spezialaufnahmen einen konisch geformten Tubus von 45 cm Länge, dessen obere Blendenöffnung 2 cm, dessen untere 7,5 cm beträgt. In den Tubus ist oben ein Aluminiumfilter von 1 mm eingebaut. Vergleichende Untersuchungen zeigten, daß mit so engen *Tubusblenden* bei gleichen Kontrasten schärfere Zeichnung der Aufnahmen zu erzielen waren als bei Verwendung der BUCKY-Blende. Die konische Form der Blenden ist zweckmäßiger als die zylindrische, weil sie uns bei richtiger Konstruktion über den Verlauf der Randstrahlen orientiert und so ein Abschneiden der Aufnahmen, welches bei so enger Blendung immer im Bereiche der Möglichkeit liegt, leichter vermieden wird.

e) *Kassetten:* Die Kassetten sollen an den Rändern einen möglichst schmalen toten Raum haben, da sich sonst bei Patienten mit kurzem Hals bei der Aufnahme nach SCHÜLLER oder der des Verfassers Schwierigkeiten dadurch ergeben könnten, daß es nicht gelingt, die Platte entsprechend tief in den Hals-Schulterwinkel einzuschieben. Auch ist besonders auf gutes Anpressen der Verstärkungsschirme zu achten, da ein stellenweises Abstehen der Folie von der bildfangenden Schichte sehr leicht pathologische Veränderungen vorzutäuschen imstande ist.

f) *Stereoskopische Röntgenaufnahmen:* Die Ansichten über den Wert stereoskopischer Röntgenaufnahmen in der Oto-Röntgenologie sind sehr verschieden. Eine Reihe von Autoren (BLAU, BRÜNINGS, HODGES, LANGE, VOSS u. a.) empfehlen sie angelegentlich, während andere, so insbesondere der Verfasser ihren Wert gerade auf diesem Gebiet nicht sehr hoch einschätzt. Das stereoskopische Verfahren hat sich ursprünglich schon deswegen nicht recht einzubürgern vermocht, weil sowohl für die Anfertigung der Aufnahmen als auch

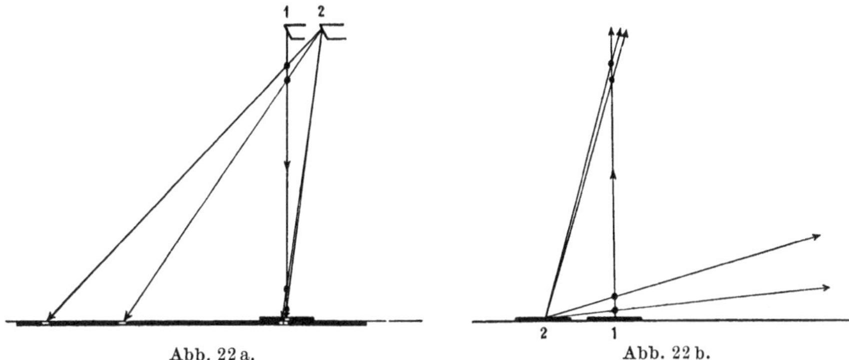

Abb. 22 a.   Abb. 22 b.

Abb. 22 a und b. a 1 Senkrechte Projektion; 2 Schrägprojektion. Der „Blickwinkel", unter welchem die einzelnen Körper gesehen werden, ist bei den *plattenfernen* wesentlich größer als bei den plattennahen. Das Auseinanderprojizieren der plattenfernen Körper wird durch das schräge Auftreffen der Strahlen auf die Platte noch verstärkt. b 1 Senkrechte Ansicht der Körper; 2 schräge Ansicht der Körper. Der Blickwinkel, unter welchem die einzelnen Körper gesehen werden, ist bei den *plattennahen* wesentlich größer als bei den plattenfernen.

für die Betrachtung derselben eigene große und unhandliche Apparate nötig waren. Dieser Umstand fällt heute nicht mehr in die Wagschale. Denn wir verfügen einerseits über gut durchkonstruierte, einfache Universalstative, die ohne weiteres die Anfertigung von Stereoaufnahmen ermöglichen, andererseits wurden Betrachtungsapparate in den Handel gebracht, die kaum größer als ein Feldstecher sind und sich einfach handhaben lassen. Trotzdem ist der Widerstand gegen die allgemeine Anwendung des Stereoverfahrens bei Erfahrenen immer noch groß. In zweifacher Hinsicht ist der Wert stereoskopischer Aufnahmen unbestritten. Sie erleichtern unzweifelhaft dem im Lesen von Röntgenplatten wenig Erfahrenen das Verständnis des Bildes außerordentlich. Denn das Auflösen der zahlreichen sich im Bereiche der Schädelbasis überschneidenden Linien wird durch das plastische Hervortreten grober räumlicher Differenzen sehr vereinfacht. Es ermöglicht ferner die Lokalisation pathologischer Veränderungen, welche nur in einer Strahlenrichtung zur Darstellung zu bringen sind, vorausgesetzt, daß sich diese Veränderungen in einem Bereiche abspielen, der sich bei der Aufnahme nicht in nächster Nähe der Platte befindet und wir in einiger Entfernung vom Krankheitsherd im Röntgenbild Skeletteile mit solcher Deutlichkeit erkennen, daß bei der räumlichen Lagebestimmung eine Bezugnahme auf die letzteren möglich ist. So können wir z. B. des öfteren beobachten, daß eine zarte endokranielle Verkalkung nur bei seitlicher Aufnahme des Schädels zu erkennen ist, während sie sich unter den ungünstigeren Bedingungen einer sagittalen Aufnahme der Wahrnehmung entzieht. Hier kann nur das stereoskopische Verfahren genaueren Aufschluß bringen. Wenn sich der Verfasser ihm gegenüber in der Praxis dieses Spezialgebietes trotzdem im allgemeinen ablehnend verhält, so geschieht dies aus folgenden Gründen: Die Bedingungen für das stereoskopische Verfahren sind im Bereiche der Röntgenphotographie prinzipiell andere, als bei der Photographie mit gewöhnlichem Licht. Bei einer Schädeluntersuchung muß die zu untersuchende Schädelhälfte der Platte anliegen und wir betrachten dann gewissermaßen den Schädel von der plattennahen Seite. Die Röhrenverschiebung macht sich jedoch an den plattenfernen und daher nicht scharf gezeichneten, vom Beschauer abgekehrten und nicht zu untersuchenden Skeletpartien am stärksten geltend, wie aus Abb. 22a ohne weiteres zu ersehen ist. Bei der Stereophotographie mit Hilfe des sichtbaren Lichtes erfährt jedoch nicht die Lichtquelle, sondern die bildfangende Fläche eine Verschiebung, so daß hier die räumliche Differenz am besten an den plattennahen und am deutlichsten zur Darstellung gebrachten Gebilden zur Geltung kommt, wie Abb. 22b zeigt. Die Verhältnisse sind bei der Röntgen-Stereophotographie ähnlich jenen, welche wir vor uns haben, wenn wir eine Landschaft, in deren Hintergrund sich in weiter Ferne ein Gebirge befindet, stereoskopisch so aufnehmen wollen, daß die einzelnen Berge desselben noch plastisch hervortreten. Dies können wir nur durch ausgiebige Lageänderung der bildfangenden Fläche erreichen, wodurch die Plastik des Bildes stark übertrieben wird, allerdings unter Verzicht auf die Darstellung der nahegelegenen Objekte, da sich in diesem Bereiche die Aufnahmen nicht mehr zur Deckung bringen lassen. Dieses Übertreiben der Plastik läßt sich jedoch bei Röntgenaufnahmen nicht in gleicher Weise bewerkstelligen. Denn wir haben es hier infolge der Zentralprojektion immer mit verzerrten Bildern zu tun. Übersteigt nun diese Verzerrung einen gewissen Grad, so gelingt es nicht mehr, die beiden Aufnahmen im notwendigen Ausmaß zur Deckung zu bringen, wodurch die Möglichkeit eines plastischen Hervortretens feiner Details an plattennahen Objekten genommen ist. Handelt es sich um den Nachweis grober, räumlicher Differenzen, dann sind wir allerdings nicht gezwungen die Röhre um wesentlich mehr, als die Pupillendistanz zu verschieben. Solche Aufnahmen werden dem Anfänger und dem gelegentlichen Beschauer sicher das Verständnis der Eigenart einfacher Röntgenbilder erleichtern. Sie werden sich sicher auch die Lage eines Fremdkörpers im Schläfenbein nach Betrachtung von stereoskopischen Bildern besser vorstellen können, als wenn sie gezwungen sind, sich dieselbe aus zwei Aufnahmen in wesentlich verschiedener Richtung — nach Möglichkeit bei zueinander senkrechtem Strahlengang — anatomisch zu rekonstruieren. Der Nachweis geringer räumlicher Differenzen erfordert aber, weil der stereoskopischen Lagebestimmung die notwendige Genauigkeit mangelt, unter allen Umständen solche Aufnahmen. Noch ein anderer Umstand, auf den Verfasser hingewiesen hat, macht die Anfertigung derselben notwendig. Es gibt anatomische Varianten, die, obwohl sie nicht das Schläfenbein betreffen, doch pathologische Veränderungen daselbst dadurch vorzutäuschen vermögen, daß sich die betreffenden Skeletpartien auf das Schläfenbein projizieren und das Bild desselben ändern. So beobachten wir z. B., zumal bei alten Leuten, oft eine partielle, hochgradige Verdünnung der Hinterhauptschuppe, insbesondere ihrer unteren, sich bei der Aufnahme nach STENVERS zum Teil über das Schläfenbein projizierenden Quadranten. Es kann nun geschehen, daß es infolge einer solchen partiellen Verdünnung zu einer lokalen Überexposition im Bereiche des Schläfenbeins kommt und diese eine pathologische Veränderung im Sinne einer erhöhten Strahlendurchlässigkeit daselbst vortäuscht. Stereoskopische Aufnahmen können uns vor einem solchen Irrtum nicht bewahren, doch werden wir ihn sofort erkennen, wenn wir über eine zweite Aufnahme, z. B. in der

Richtung Schüllers, verfügen, bei welcher die das Schläfenbein abbildenden Strahlen das Hinterhaupt gar nicht durchsetzen. Auch ist daran zu denken, daß wir z. B. bei der Aufnahme nach Schüller das Antrum mastoideum — natürlich auch bei stereoskopischen Aufnahmen — häufig nicht erkennen, weil es vom dichten Schatten kompakter Knochen verdeckt wird, seine Darstellung jedoch oft notwendig ist. Wir brauchen dazu noch eine zweite Aufnahme und damit ist die Möglichkeit räumlicher Orientierung schon gegeben und die Anfertigung stereoskopischer Aufnahmen überflüssig. Es läßt sich daher hinsichtlich des Stereoverfahrens auf unserem Spezialgebiet sagen, daß wir bei seiner Anwendung nicht auf die notwendigen Standardaufnahmen verzichten können. Die Anfertigung von Stereoaufnahmen in jeder Richtung wird zwar dem Anfänger das Auflösen der Röntgenbilder wesentlich erleichtern, bringt jedoch dem Erfahrenen so wenig Vorteile, daß der sich daraus ergebende Mehraufwand an Material und Zeit in der überwiegenden Mehrzahl der Fälle kaum gerechtfertigt erscheint. Kurz, die Stereoskopie hat hier fast nur eine didaktische, fast nie eine diagnostische Bedeutung.

Zusammenfassend können wir feststellen, daß zur Röntgenuntersuchung des Ohres keine besonderen technischen Behelfe notwendig sind, daß wir aber auch auf nichts verzichten sollen, was sonst zur Erzielung technisch hochwertiger Röntgenaufnahmen notwendig ist und was wir im Laufe der Entwicklung des röntgenphotographischen Verfahrens praktisch verwerten gelernt und als gut befunden haben.

III. Normale Röntgenanatomie.

1. Vorbemerkungen zur Anatomie des Schläfenbeines.
(Siehe Tafel I, II, III.)

Es ist nötig, aus der Anatomie des Schläfenbeines alles röntgenologisch Sichtbare und alles zum Verständnis des pathologisch-anatomischen Geschehens Wesentliche zusammenzutragen und im röntgenologischen Sinne zu ordnen.

Die Lage und äußere Konfiguration des Schläfenbeines.

Das *Schläfenbein*, Os temporale, setzt sich aus folgenden Teilen zusammen:

1. Das Felsenbein — Pyramis.
2. Der Warzenteil — Pars mastoidea.
3. Die Schuppe — Squama.
4. Der Paukenteil — Os tympanicum.
5. Der Griffelfortsatz — Processus styloideus.

Das Felsenbein. Die dreikantige *Pyramide* liegt zwischen Keilbein und Hinterhauptsbein, von letzterem durch die *Fissura (Synchondrosis) petro-occipitalis* getrennt. Ihre Spitze ist nach vorne-medial gegen die Sella turcica, ihre Basis nach hinten und lateral gerichtet und zwar derart, daß ihre Längsachse mit der Medianebene einen Winkel von ungefähr 45° bildet. Man unterscheidet an der Pyramide eine vordere, eine hintere und eine untere Fläche und dementsprechend eine vordere, eine obere und eine hintere Kante. Die vordere Fläche, die, genau genommen, nach vorne oben lateral gerichtet ist, beteiligt sich an der Bildung des Bodens der mittleren Schädelgrube und grenzt diese nach hinten ab. Sie zeigt nahe der Spitze eine leichte Eindellung die *Impressio trigemini*, in welcher das Wurzelganglion des Nervus trigeminus liegt. Die hintere Fläche ist nach hinten-oben-medial gerichtet und grenzt die hintere Schädelgrube nach vorne ab. An ihr befindet sich ungefähr in ihrer Mitte der innere Gehörgang, *Porus acusticus internus.* Oben lateral von ihm liegt, knapp unter der oberen Pyramidenkante, bisweilen auf dieselbe übergreifend, eine kleine, grubenförmige, in ihrer Ausdehnung sehr variable Einsenkung, die *Fossa subarcuta.* Die untere Fläche der Pyramide ist sehr unregelmäßig konfiguriert, in ihrem medialen Anteil rauh, im lateralen von mehreren Gefäß- und Nervenlöchern durchbohrt. Die obere Pyramidenkante beginnt an der seitlichen Schädelwand meist etwas vor dem Asterion, jener Stelle, wo Warzenteil, Scheitelbein und Hinterhauptschuppe zusammenstoßen. Sie zieht erst in leichtem Bogen nach abwärts, steigt jedoch häufig bald wieder, die *Eminentia arcuata* bildend, an, um dann neuerdings ziemlich gleichmäßig gegen die Pyramidenspitze abzufallen. Entsprechend der Impressio trigemini zeigt sie dort eine stärkere oder geringere Einsenkung, die *Incisura trigemini.* Die rückwärtige Pyramidenkante weist im lateralen Anteil einen Einschnitt von wechselnder Tiefe auf, die *Incisura jugularis,* welcher die vordere Umrahmung des Foramen jugulare darstellt. Die kurze vordere Pyramidenkante zeigt keinerlei Besonderheiten. Jene Stelle, an welcher die vordere und hintere Pyramidenfläche und die seitliche Schädelwand zusammenstoßen wird als *Citelliwinkel* bezeichnet, während man unter *Petrosuswinkel* jenen versteht, welcher von der vorderen und hinteren Fläche der Basis der Pyramide gebildet wird und dessen Kante der oberen Pyramidenkante von der seitlichen Schädelwand bis zur Gegend der Eminentia arcuata entspricht. Der Citelliwinkel ist demnach der äußerste Teil des Petrosuswinkels.

Der Warzenteil. Die *Pars mastoidea* stellt eine kontinuierliche Fortsetzung der Pyramide in Gestalt einer dicken Knochenplatte dar, die sich an die Basis derselben und an den hinteren Teil der Schuppe anschließt und nach unten in den konisch an der Schädelbasis vorragenden Warzenfortsatz, *Processus mastoideus,* übergeht. Ihr gezackter hinterer und oberer Rand bildet mit den benachbarten Knochen die *Sutura occipito-mastoidea,* bzw. *parieto-mastoidea.* Die rauhe Außenfläche wird als *Planum mastoideum* bezeichnet. Der Warzenfortsatz zeigt an seiner medialen Seite eine tiefe, sagittal verlaufende Furche, die *Incisura mastoidea.*

Die Schuppe. Die *Schläfenbeinschuppe* ist eine ungefähr halbkreisförmig umschriebene, dünne Knochenplatte, die mit ihrem größeren, lateralen Anteil der Seitenwand des Schädels, mit ihrem kleineren, medialen der Schädelbasis angehört. Ihr scharfer, zackiger, oberer Rand, der mit dem oberen Rand der Pars mastoidea die *Incisura parietalis* bildet, liegt dem Scheitelbein an und bildet mit demselben die *Sutura parieto-squamosa,* der breitere vordere Rand mit dem großen Keilbeinflügel die *Sutura spheno-squamosa.* Ihre Abgrenzung gegen das Felsenbein ist durch die *Sutura petro-squamosa* gegeben, die jedoch beim Erwachsenen gewöhnlich nicht mehr kenntlich ist. Die äußere, in das *Planum temporale* einbezogene Fläche ist glatt, während die innere durch Juga cerebralia und Impressiones digitatae unregelmäßig gestaltet ist. An der Unterseite der Schuppe befindet sich vor dem äußeren Gehörgang die Gelenkspfanne des Kiefergelenkes, die *Fossa mandibularis.* Über derselben entspringt der Jochfortsatz, *Processus zygomaticus,* aus einer *hinteren,* hinter dem Kiefergelenk gelegenen, und einer *vorderen,* vor demselben gelegenen *Wurzel.* Die hintere Wurzel entspringt aus einer über dem äußeren Gehörgang hinziehenden Knochenleiste, die *Linea temporalis* und aus einer zweiten, die nach rückwärts und medial verlaufend den äußeren Gehörgang vom Kiefergelenk trennt. Die vordere Wurzel bildet zum Teil die direkte Fortsetzung der hinteren, zum Teil geht sie aus dem *Tuberculum articulare,* einem, der Kiefergelenkspfanne quer vorgelagerten Höcker hervor.

Der Paukenteil. Das *Os tympanicum* ist jener eigentümlich geformte Knochen an der Unterseite des Schläfenbeines, welcher zwischen Pars mastoidea, Schuppe und Pyramide gelegen ist. Er bildet mit der ersteren die *Fissura tympano-mastoidea,* mit der Schuppe oder richtiger mit der Pyramide die *Fissura petro-tympanica Glaseri.*

Der Griffelfortsatz. Der *Processus styloideus* ragt, dem Os tympanicum hinten anliegend und schräg nach vorne-innen absteigend, lang und dünn aus der Unterfläche der Pyramide hervor.

Die innere Konfiguration des Schläfenbeines.

Das äußere Ohr. Der äußere Gehörgang, *Meatus acusticus externus,* bildet den Zugang zur Paukenhöhle. Er stellt beim Erwachsenen einen Knochenkanal dar, der folgendermaßen umgrenzt wird: Der mittlere Teil der hinteren Gehörgangswand wird von der Pars mastoidea gebildet. Der untere Teil derselben, ferner die untere und die vordere Gehörgangswand gehört dagegen dem Os tympanicum an. Die Abgrenzung nach oben und hinten-oben geschieht durch die Schuppe (s. Abb. 23). Der äußere Gehörgang wird nach innen durch das schräg zu seiner Achse stehende Trommelfell, welches in den *Annulus tympanicus,* der die mediale Grenze des Os tympanicum bezeichnet, eingerahmt ist, abgeschlossen. Die Stellung des Trommelfells ist derart, daß seine Außenfläche nach vorne-unten-außen gekehrt ist. Die Größe und Form des äußeren Gehörganges ist sehr variabel.

Das Mittelohr. Die Paukenhöhle, *Cavum tympani,* ist jener pneumatische Raum des Schläfenbeines, welcher einerseits von der Pyramide, andererseits vom Paukenring und dem in letzterem eingefalzten Trommelfell begrenzt wird. Die mediale, dem äußeren Gehörgang gegenüberliegende Wand dieser Höhle bildet der kompakte Labyrinthkern, die laterale zum größten Teil die Trommelfellmembran. Doch reicht die Paukenhöhle

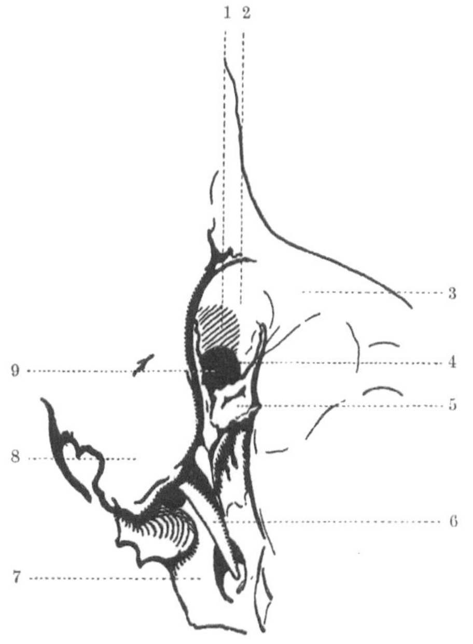

Abb. 23. Ansicht des Schläfenbeines schräg von unten-lateral, entsprechend der Projektionsrichtung nach E. G. MAYER. 1 laterale Attikwand (schraffiert); 2 obere Gehörgangswand; 3 hintere Zygomaticuswurzel; 4 Annulus tympanicus; 5 Os tympanicum; 6 Processus styloideus; 7 Pyramide; 8 Warzenfortsatz; 9 Paukenhöhle.

noch um ein Beträchtliches höher als der obere Rand des Trommelfells. Hier wird die laterale Wand von der Schuppe gebildet und zwar von jenem kleinen Abschnitt, welcher vom Dach der Paukenhöhle bis zum Trommelfellring herabreicht. Diese Knochenplatte läßt eine flache Einbuchtung nach außen zu erkennen, die zum Teil über dem äußeren Gehörgang liegt und als *Recessus epitympanicus* oder *Attik* bezeichnet wird. An der Grenze zwischen lateraler und oberer Wand vertieft sich diese zu einem halbkugelig abgegrenzten Raum, dem *Kuppelraum* der Paukenhöhle[1] (s. Abb. 25). Dieser reicht also nach vorne nicht nur über das Niveau der oberen Gehörgangswand hinauf, sondern buchtet

---

[1] Nach LANGER-TOLDT. Häufig wird keine Unterscheidung zwischen Recessus epitympanicus und Pars cuppularis gemacht und die beiden Ausdrücke ebenso wie die Bezeichnung Atticus als Synonyma gebraucht.

sich über dem inneren Ende des äußeren Gehörganges in Gestalt des Recessus epitympanicus nach lateral vor. Dadurch wird der innerste Teil der oberen Gehörgangswand zugleich zu einem Teil der lateralen Paukenhöhlenwand bzw. zur *lateralen Attikwand*.

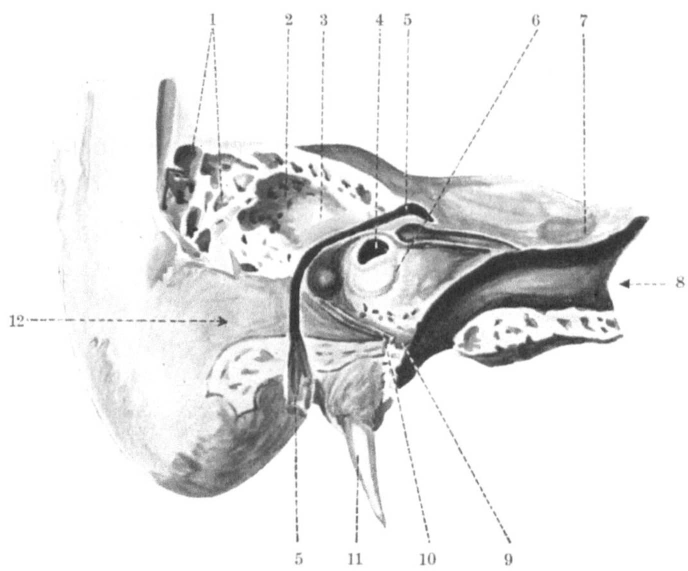

Abb. 24. Ansicht des Schläfenbeines von vorne-lateral. Die Paukenhöhle ist nach Abtragung der lateralen und der angrenzenden Teile der vorderen und oberen Wand eröffnet. Außerdem wurde der Canalis caroticus und der Canalis facialis eröffnet. 1 Cellulae mastoideae; 2 Antrum mastoideum; 3 Prominentia canalis semicircularis lateralis; 4 Fenestra ovalis (vestibuli); 5 Canalis facialis; 6 Promontorium; 7 Impressio trigemini; 8 Canalis caroticus; 9 Hypotympanon; 10 unterer Teil des Annulus tympanicus; 11 Processus styloideus; 12 Meatus acusticus externus. (Nach SOBOTTA.)

Die mediale und laterale Wand sind nicht parallel und senkrecht gerichtet, sondern laufen nach unten zusammen, so daß die untere Wand der Paukenhöhle durch den Boden einer von Bälkchen durchzogenen Furche, des *Hypotympanon*, gebildet wird, der unter dem Niveau des unteren Randes des Trommelfelles liegt. Im lateralen Anteil des Hypotympanon befindet sich gewöhnlich ein Höcker, die *Prominentia styloidea*, welche dem stumpfen oberen Ende des Processus styloideus entspricht. Auch nach vorne konvergieren die mediale und die laterale Wand um ohne bestimmte Grenze in das *Tubenostium*, Ostium tympanicum tubae auditivae, bzw. in die bogenförmig aus der unteren Wand steil aufsteigende vordere überzugehen. Die hintere Wand grenzt die Trommelhöhle gegen die Pars mastoidea ab. In ihrem oberen Anteil befindet sich der *Aditus ad antrum*, die Kommunikation der Paukenhöhle mit den Hohlräumen des Warzenteiles. Die obere Wand der Paukenhöhle, ihr Dach, das sie vom Schädelinneren trennt, wird als

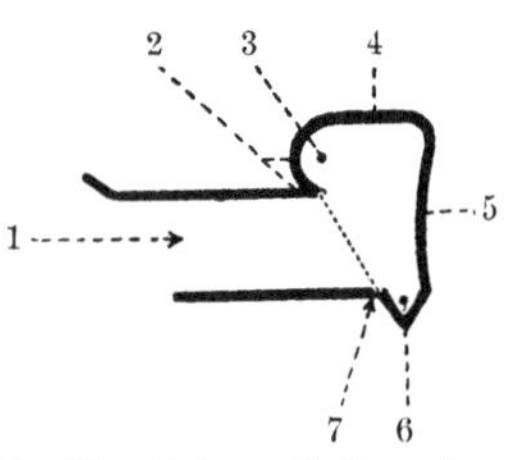

Abb. 25. Schematischer Querschnitt durch die Paukenhöhle. 1 äußerer Gehörgang; 2 laterale Attikwand; 3 Attik (Recessus epitympanicus); 4 Tegmen tympani; 5 mediale Paukenhöhlenwand; 6. Hypotympanon; 7 Annulus tympanicus.

Tegmen tympani bezeichnet. Es ist dies eine dünne Knochenlamelle, die von der Pyramide nach lateral abgehend sich an das untere Ende und zwar an die innere, hier medial abgebogene Platte der Schuppe anlegt, von ihr ursprünglich durch die bisweilen persistierende Sutura petro-squamosa getrennt.

Die vordere, untere und hintere Wand der Paukenhöhle sind mit zahlreichen mehr oder weniger vorspringenden Knochenleisten versehen, zwischen welchen sich gruben-

oder nischenförmige Vertiefungen finden, die *Cellulae tympanicae*. Die räumliche Ausdehnung der Paukenhöhle ist verschieden. Während der senkrechte Durchmesser ungefähr
15 mm beträgt und wenig variiert, schwankt der Querdurchmesser, die Entfernung des
Trommelfelles von der Pyramide, zwischen 2 und 5 mm.

Durch den Aditus ad antrum, der im oberen Teil der hinteren Paukenhöhlenwand
gelegen ist, gelangt man vom Kuppelraum der Paukenhöhle in das *Antrum mastoideum*.
Es ist dies ein etwa erbsen- bis bohnengroßer Hohlraum innerhalb der Pars mastoidea,
welcher meist dem medialen Teil der hinteren Gehörgangswand nahe anliegt. Um das
Antrum mastoideum lagern sich unter normalen Verhältnissen zahlreiche andere mehr
oder weniger regelmäßig begrenzte Hohlräume, die *Cellulae mastoideae*. Sie sind durch
zarte Knochenbälkchen voneinander getrennt und erfüllen de norma fast die ganze Pars
mastoidea, so daß diese nur aus einer dünnen äußeren Corticalis und einem Gerüst feiner
Knochenlamellen besteht, welche die untereinander kommunizierenden, lufthaltigen Zellen
umschließen. Nur die kleineren Lücken in diesem Gebälke sind nach außen abgeschlossen
und von Knochenmark erfüllt.

Während nun so die Paukenhöhle nach hinten zu durch den Aditus ad antrum und
das Antrum mastoideum mit den Zellen des Warzenfortsatzes in Verbindung steht —
mit einem Teil der Zellen kommuniziert sie direkt — ist sie durch die an ihrer Vorderwand
am Tubenostium einmündende Ohrtrompete, die *Tuba auditiva Eustachii*, mit dem
Nasopharynx verbunden. In der Nachbarschaft der Tube, in der Pyramidenspitze,
finden sich auch oft pneumatische Zellen, die *Cellulae tubariae*.

Das Innenohr. Die ganze mediale Paukenhöhlenwand
wird vom kompakten Labyrinthkern gebildet. Er besteht aus
dem knöchernen *Labyrinth,* welches beim Neugeborenen noch
durch eine Schichte spongiöser Knochensubstanz von der
Knochenmasse der Pyramide geschieden ist. Beim Erwachsenen ist es meist zum größten Teil mit der Kompakta derselben verschmolzen. Am knöchernen Labyrinth lassen sich
drei Teile unterscheiden und zwar ein mittlerer, der *Vorhof,*
Vestibulum, ein hinterer, welcher von den drei *Bogengängen,*
den *Canales semicirculares,* dargestellt wird und ein vorderer,
den die *Schnecke, Cochlea* bildet (s. Abb. 26). Das ganze
Labyrinth hat ungefähr eine Länge von 20 mm und steht
derart in der Pyramide, daß die Schnecke vorne-unten
medial, die Bogengänge hinten-oben-lateral liegen.

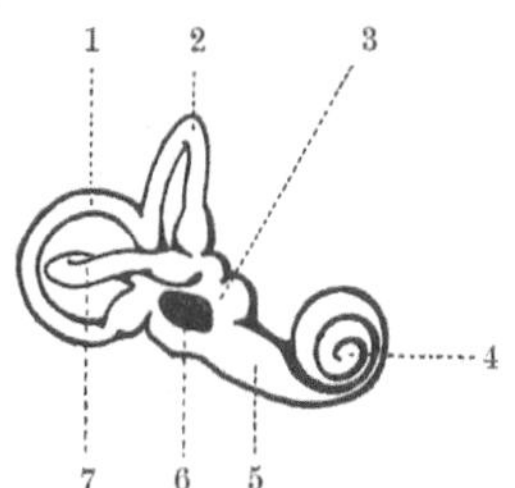

Abb. 26. Skizze eines Ausgusses
des knöchernen Labyrinthes von
vorne-lateral gesehen. 1 Hinterer
Bogengang; 2 oberer Bogengang;
3 Vestibulum; 4 Schnecke;
5 Basalwindung der Schnecke;
6 Gegend des ovalen Fensters;
7 seitlicher Bogengang.

Fast in der Mitte der medialen Paukenhöhlenwand liegt in einer seichten Nische
eine kleine querovale Öffnung, das Vorhoffenster, *Fenestra vestibuli* oder *Fenestra ovalis*,
welches die Verbindung der Paukenhöhle mit dem mittleren Teil der Hohlräume des
knöchernen Labyrinthes, dem Vestibulum, herstellt. Dieses ist ein kleiner unregelmäßig
ovaler Raum, in dessen hinteren Abschnitt die Bogengänge münden, während von seiner
vorderen Seite die Schnecke abgeht. Seine laterale Wand ist ein Teil der medialen Paukenhöhlenwand, während seine mediale den Grund des inneren Gehörganges bildet. Die
knöchernen Bogengänge, drei fast kreisförmig verlaufende Kanälchen, die mit ihren
Enden in den hinteren Teil des Vestibulums einmünden, liegen in drei zueinander senkrechten Ebenen, welche einen nach hinten-oben-lateral offenen körperlichen rechten
Winkel bilden. Der obere Bogengang, *Canalis semicircularis superior* (frontalis), steht
mit seiner Krümmungsebene quer zur Längsachse der Pyramide. Sein Scheitel wölbt
die obere Kante und die vordere Fläche des Felsenbeins in Gestalt der Eminentia arcuata

vor. Der hintere Bogengang, *Canalis semicircularis posterior* (sagittalis), liegt der hinteren Pyramidenfläche an. Beide Bogengänge stehen bei normaler Haltung des Kopfes senkrecht im Raum. Zwischen ihnen liegt der seitliche Bogengang, *Canalis semicircularis lateralis* (horizontalis), mit der Konvexität nach außen gekehrt. Er ragt im oberen Teil der hinteren Paukenhöhlenwand gegen das Lumen der Pauke als Prominentia canalis semicircularis lateralis vor und liegt im weiteren Verlauf dem Aditus ad antrum und dem Antrum mastoideum unmittelbar an (s. Abb. 27).

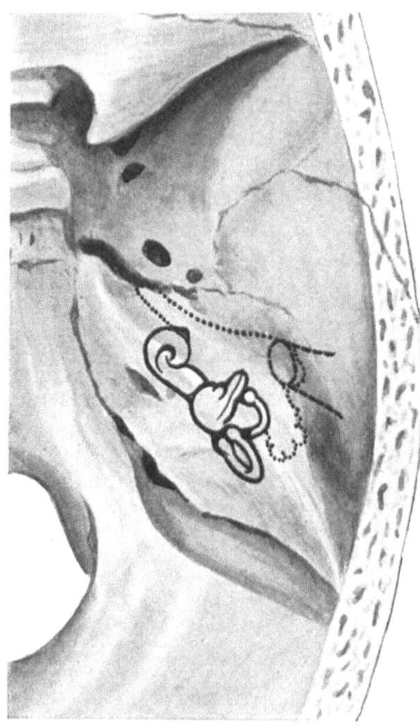

Abb. 27. Ansicht des Felsenbeines und der angrenzenden Skeletpartien von oben. Die Projektion des äußeren Gehörganges (gestrichelt), der Mittelohrräume (punktiert) und des Labyrinthes ist eingezeichnet. (Nach SOBOTTA und CORNING.)

Alle drei Bogengänge besitzen an einem Ende eine beträchtliche Ausweitung, die Ampulla ossea, während das andere unverändert in den Vorhof einmündet. Die Ampullen des oberen und des seitlichen Bogenganges liegen an der der Paukenhöhle zugekehrten Wand des Vestibulums nahe beieinander, die des ersteren etwas höher als die des letzteren. Die Ampulle des hinteren Bogenganges befindet sich an der unteren Vorhofswand. Die Enden der einfachen Schenkel münden an der medialen Wand des Vorhofes und zwar der obere und hintere Bogengang gemeinsam, der laterale allein. Die Mündung des letzteren liegt zwischen den beiden Enden des rückwärtigen Bogenganges. Am untersten Teil der vorderen Vorhofswand setzt die Schnecke, Cochlea, in Form eines sich allmählich verjüngenden und schneckenförmig gekrümmten Kanales an. Dieser verläuft erst schräg nach vorne-unten, als *Basalwindung* die mediale Paukenhöhlenwand so stark vordrängend, daß an dieser die dem äußeren Gehörgang gerade gegenüber liegende, als *Promontorium* bezeichnete Erhabenheit entsteht. Im weiteren Verlauf bildet er durch entsprechende Krümmung die Schnecke, deren Kuppel gegen den vordersten Teil der Paukenhöhle, deren Basis gegen den inneren Gehörgang gerichtet ist. Die Achse der Windungen liegt dabei annähernd senkrecht zur hinteren Fläche der Pyramide.

Die Verbindung des äußeren mit dem inneren Ohr stellt die im Mittelohr gelegene Kette der *Gehörknöchelchen* dar. Sie besteht aus Hammer (Malleus), Amboß (Incus) und Steigbügel (Stapes). Der Hammer haftet mit seinem langen Griff am Trommelfell, während sein Köpfchen mit dem Amboß artikulierend im Recessus epitympanicus liegt. Die Platte des Steigbügels, der wiederum mit dem Amboß verbunden ist, verschließt das ovale Fenster am Vestibulum.

Gefäßfurchen und Gefäßkanäle.

Der *Canalis caroticus* beginnt ungefähr in der Mitte der unteren Pyramidenfläche mit einer kreisrunden, großen Öffnung. Er verläuft erst in engster Nachbarschaft der Paukenhöhle nach oben, biegt dann, der Schnecke vorne-unten anliegend, fast rechtwinkelig gegen die Spitze des Felsenbeines um und mündet an derselben in das Foramen lacerum. Die *Arteria meningea media*, ein Ast der Arteria maxillaris interna, tritt durch das Foramen spinosum in die Schädelhöhle ein. Sie verläuft, eine deutliche Furche bildend, entlang dem medialen vorderen Rand der Schuppe und teilt sich dann in einen vorderen und einen hinteren Ast. Während der erstere das Schläfenbein gleich nach der Teilung verläßt, verläuft der letztere nach hinten umbiegend im Bogen quer über die Schuppe.

Eine breite Furche, die an der Innenseite der Pars mastoidea vom Angulus mastoideus des Scheitelbeins an der Übergangsstelle der hinteren Pyramidenfläche in die seitliche Schläfenwand nach abwärts zieht — der *Sulcus sigmoideus* — kennzeichnet den Verlauf des *Sinus sigmoideus.* Etwas unter dem sog. oberen *Sinusknie,* der oberen Krümmung dieses großen venösen Blutleiters, mündet von hinten-außen kommend das *Emissarium mastoideum* in den Sinus ein. Am Knie selbst mündet ein venöses Gefäß, welches die Verbindung des Sinus sigmoideus mit dem Sinus cavernosus herstellt und entlang der oberen Pyramidenkante verläuft, der *Sinus petrosus superior.* Am Boden der hinteren Schädelgrube angelangt, verläßt der Sinus sigmoideus für eine kurze Strecke, die ihn auf das Hinterhauptbein zurückführt, das Schläfenbein um dann wieder nach vorne umbiegend (unteres Sinusknie) in das *Foramen jugulare* einzumünden und als Vena jugularis interna den Schädel zu verlassen. Die Übergangsstelle des Sinus sigmoideus in die Vena jugularis, der *Bulbus venae jugularis superior,* ist durch eine scharfe steil nach abwärts gerichtete Krümmung charakterisiert und prägt sich an der Unterfläche der Pyramide als *Fossa jugularis* ab. Hier liegt der Bulbus der Vene dem Boden der Paukenhöhle unmittelbar an.

Nervenkanäle.

Der innere Gehörgang, *Meatus acusticus internus,* liegt an der hinteren Pyramidenfläche. Er dringt in schräg lateraler Richtung in den Knochen ein. Seine Längsachse fällt ungefähr mit der des äußeren Gehörganges zusammen. Sein etwas erweiterter Grund, der in unmittelbarer Nachbarschaft des Vorhofes und der Basis der Schnecke liegt, ist durch eine Querleiste, die *Crista transversa,* in eine obere und untere Hälfte geteilt. Hier vereinigen sich die aus Schnecke und Vorhof kommenden Nervenfasern zu den beiden Anteilen des *Nervus acusticus,* dem *Nervus cochlearis* und dem *Nervus vestibularis* (s. Abb. 28). Der erstere durchsetzt den unteren, der letztere zum Teil den unteren, zum Teil den oberen Abschnitt des inneren Gehörganges. Im oberen Anteil befindet sich auch die Öffnung des *Canalis facialis Fallopii.* Dieser leitet den *Nervus*

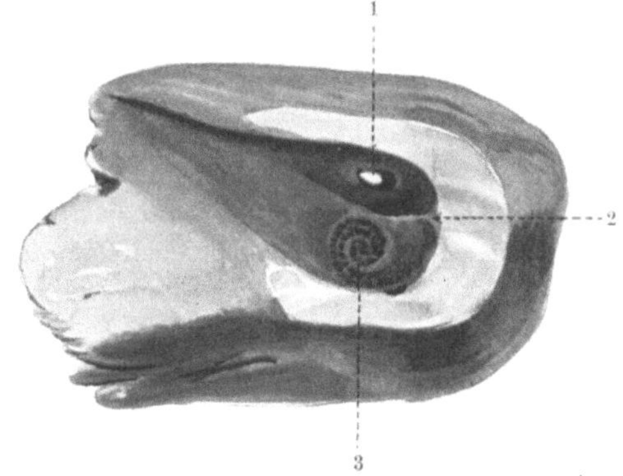

Abb. 28. Ansicht der Pyramidenspitze von medial nach Abtragen der hinteren Wand des inneren Gehörganges. 1 Öffnung des Canalis facialis; 2 Crista transversa; 3 Area cochleae.

facialis und zieht erst vom inneren Gehörgang unter der vorderen Pyramidenfläche nach lateral, die Schneckenwindungen hinten-oben kreuzend. Dann biegt er, das Facialisknie, *Geniculum canalis facialis,* bildend, in nahezu rechtem Winkel nach hinten ab um entlang der medialen Wand der Paukenhöhle, von dieser nur durch eine dünne Knochenlamelle getrennt, weiter zu ziehen. Hier verläuft er erst über dem ovalen Fenster dann unter dem lateralen Bogengang, daselbst die Prominentia canalis facialis hervorrufend. Im weiteren Verlauf liegt er unter dem Aditus ad antrum, krümmt sich dann endlich in flachem Bogen nach abwärts, der hinteren Gehörgangswand anliegend, und verläßt das Schläfenbein durch das lateral vom Processus styloideus gelegene *Foramen stylomastoideum.*

2. Das Röntgenbild des Schläfenbeines in den Standardaufnahmerichtungen.

Zur Besprechung der normalen Röntgenanatomie des Schläfenbeines sollen die drei „typischen" Aufnahmen, die von Schüller, Stenvers und dem Verfasser herangezogen werden, da sie einen Überblick über das ganze Schläfenbein ermöglichen und alle praktisch wichtigen Details erkennen lassen. Die Tafeln IV, V und VI zeigen je eine entsprechende Normalaufnahme vom Lebenden und die dazu gehörige Skizze, welche — durch Pause gewonnen — sich mit der Originalaufnahme vollkommen deckt. Auf den Tafeln I, II und III finden sich Abbildungen des Schläfenbeines und zwar immer zwei korrespondierende Ansichten, je eine von außen und eine von innen, entsprechend den drei, den folgenden Erläuterungen zu Grunde liegenden Aufnahmerichtungen. Die drei Normalaufnahmen der Tafeln IV—VI sollen in der Weise analysiert werden, daß die Zusammensetzung der dazu gehörigen Skizzen aus ihren Komponenten Strich für Strich dargelegt und durch entsprechende Erklärungen erläutert wird.

1. Die seitliche Ansicht des Schläfenbeines in der Aufnahmerichtung nach Schüller (siehe Tafel I und IV).

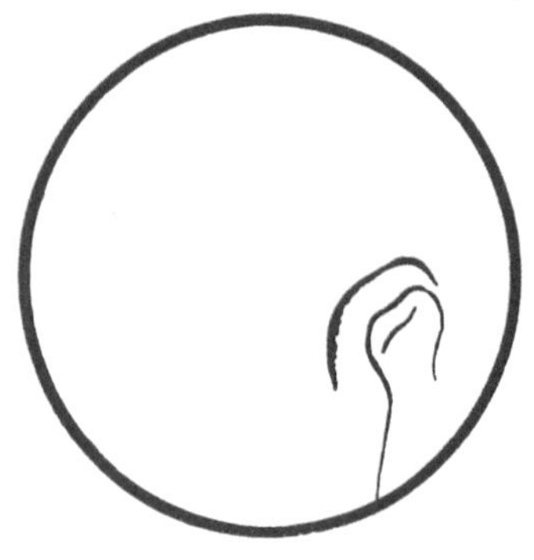

a. Man beginnt bei der Orientierung mit einem markanten, selten durch pathologische Prozesse veränderten und auch selten Variationen unterworfenen Kontur, hier am besten mit der *Kiefergelenkspfanne,* unter welcher das Kieferköpfchen mit einem Teil des aufsteigenden Unterkieferastes zu erkennen ist.

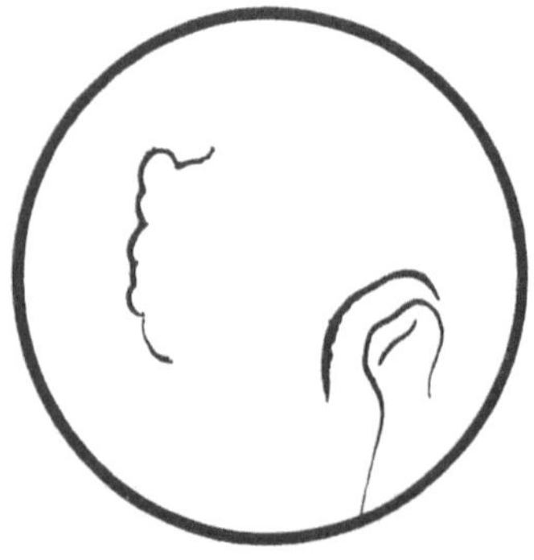

b. Nach hinten zu — im Bilde links — tritt *die rückwärtige Grenze des pneumatischen Systems* deutlich hervor. Sie ist durch eine zarte Schattenlinie gebildet, die durch die Corticalis der randständigen Zellen zustande kommt, und ist durch einen unregelmäßig, bogig verlaufenden Kontur gekennzeichnet, der die hellen Partien des Zellsystems gegen die dichteren des nicht pneumatisierten Knochens abtrennt.

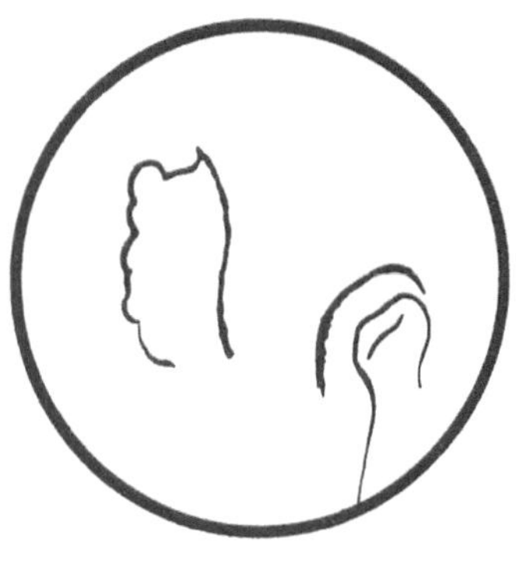

c. Durch das pneumatische System verläuft fast senkrecht nach abwärts eine leicht S-förmig gekrümmte Linie, die uns die *hintere Grenze der Pyramide* angibt und jener Stelle entspricht, an welcher die hintere Pyramidenfläche in den *Sulcus sigmoidcus* übergeht.

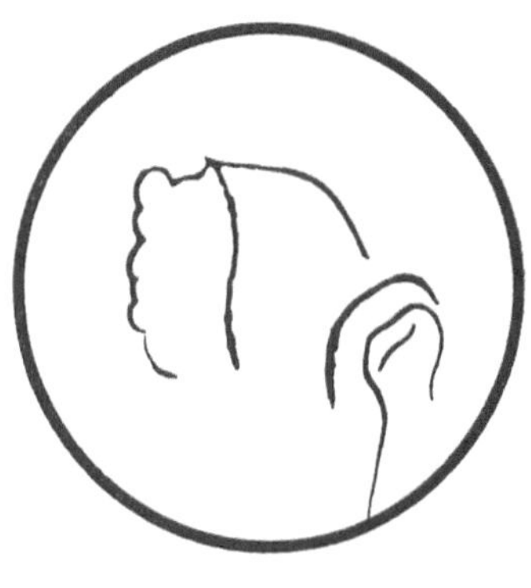

d. Verfolgen wir den rückwärtigen Kontur der Pyramide nach oben bis an die Grenze des pneumatischen Systems, so kommen wir an eine Stelle, wo er sich mit einer zweiten Linie vereinigt, die in leichtem Bogen von vorne-unten kommend nach hinten-oben aufsteigt und die *obere Abgrenzung der Pyramide im lateralen Anteil und im Bereich der Eminentia arcuata* darstellt. Die Gegend, wo diese beiden Linien zusammenstoßen, entspricht dem *Citelliwinkel*.

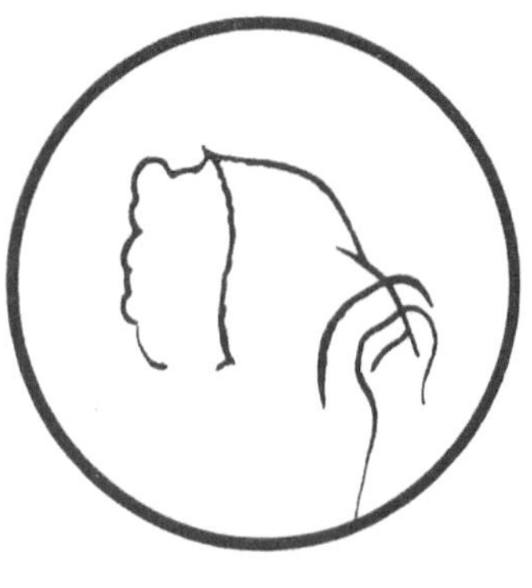

e. Folgen wir dem Kontur der Eminentia arcuata nach vorne-unten, so können wir feststellen, daß er hinten-oben vom Kiefergelenksspalt in eine dichte Schattenlinie übergeht, die etwas weniger steil nach abwärts verlaufend gegen das Kieferköpfchen hinzieht und im Bereiche desselben endet. Diese Linie, die *obere Kante der Pyramidenspitze,* verliert sich nach hinten-oben in dichtem Schatten, der unter der Eminentia arcuata gelegen ist. Dort, wo dieselbe — nur undeutlich erkennbar — innerhalb des Kieferköpfchens endet, ist die Spitze der Pyramide.

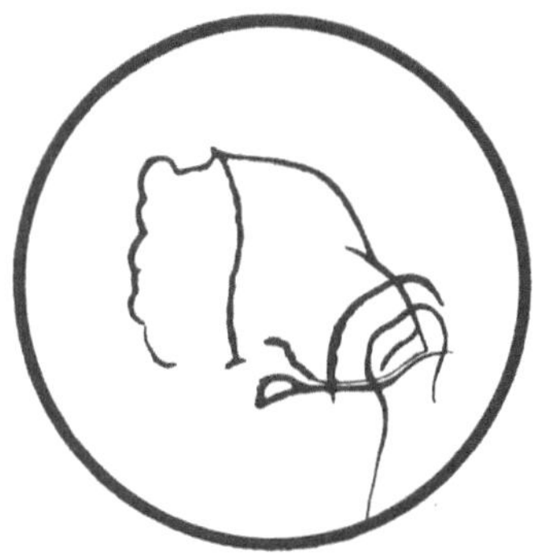

f. Die *Abgrenzung der Pyramidenspitze nach unten* ist durch einen schmalen, hellen, in flachem, nach unten konvexen Bogen verlaufenden Streifen markiert, einer Aufhellung, die der *Synchondrosis petro-occipitalis* entspricht und demgemäß oben vom Schatten der Pyramide, unten vom Schatten des eben noch sichtbaren Randes des *Clivus* begleitet ist. Diese beiden Schatten weichen nach rückwärts in der Gegend des Foramen jugulare etwas auseinander.

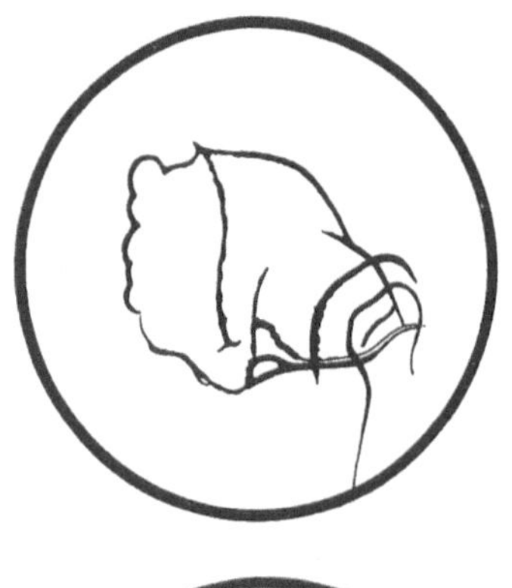

g. Der *Rand des Warzenfortsatzes* beginnt etwa 8 mm vor der unteren Hälfte des hinteren Pyramidenkonturs als zarte Schattenlinie, die erst in leichtem Bogen von vorne-oben nach hinten-unten und dann senkrecht nach abwärts verläuft bis in den Bereich des Hinterhauptbeines. Dort beschreibt diese Linie, die *Warzenfortsatzspitze* markierend, einen kleinen halbkreisförmigen Bogen und zieht dann schräg nach hinten-oben weiter.

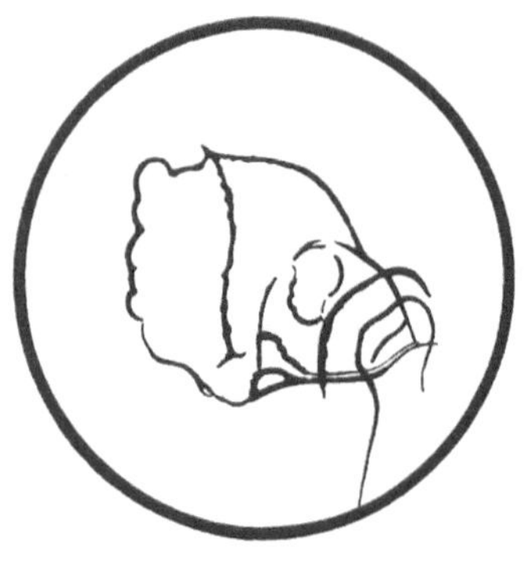

h. Hinten-oben vom Kieferköpfchen ist nahe dem Kiefergelenksspalt und von diesem nur durch einen dichten, etwa 2 mm breiten Schatten getrennt eine größere, sowohl in ihrer Konfiguration als auch in ihrer Schattengebung unregelmäßige Aufhellung zu sehen, welche durch die sich übereinander projizierenden *Lufträume des äußeren Gehörganges und der Paukenhöhle* erzeugt ist.

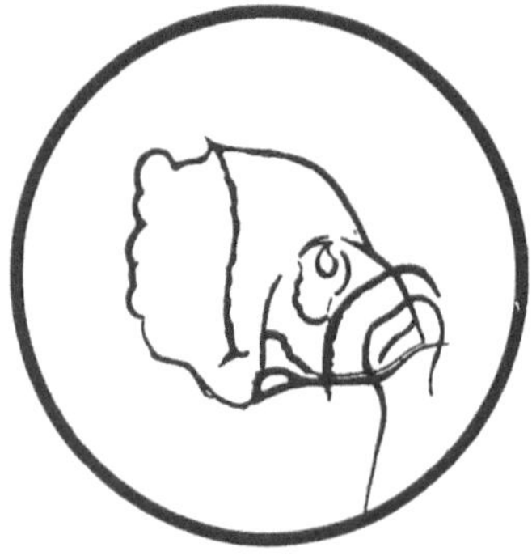

i. Im obersten Anteil des Areals der Paukenhöhle und des äußeren Gehörganges ist eine kleine, rundliche, ziemlich scharf und regelmäßig abgegrenzte, besonders intensive Aufhellung zu erkennen. Sie kommt dadurch zustande, daß sich hier auf äußeren Gehörgang und Paukenhöhle noch der in der Richtung seiner Achse getroffene *innere Gehörgang* und das *Vestibulum* projizieren.

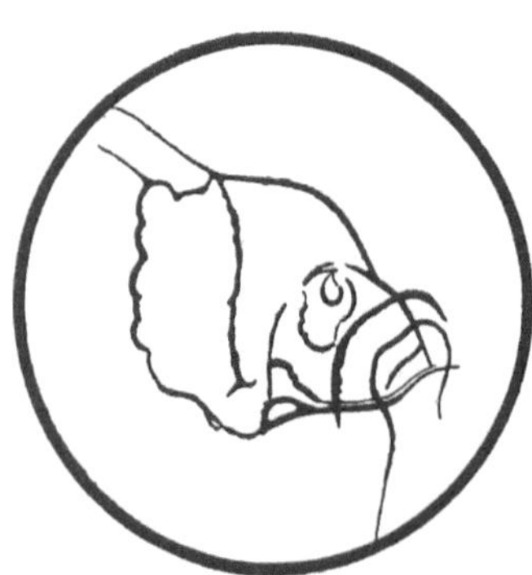

k. Von dort aus, wo oberer und hinterer Pyramidenkontur zusammenstoßen, läßt sich eine gemeinsame Fortsetzung dieser Linien nach hinten-oben erkennen. Sie bezeichnet den oberen Rand des *Sulcus sigmoideus* bzw. *Sulcus transversus*. Bisweilen — so in unserem Bilde — ist auch der untere Rand erkennbar, so daß diese beiden Linien einen bandförmigen Aufhellungsstreifen, welcher uns den Verlauf des Sulcus transversus angibt, begrenzen. Die unmittelbare Fortsetzung des letzteren nach vorne-unten ist der Sulcus sigmoideus, dessen vorderer Rand sich meist in Deckung mit der rückwärtigen Pyramidengrenze befindet.

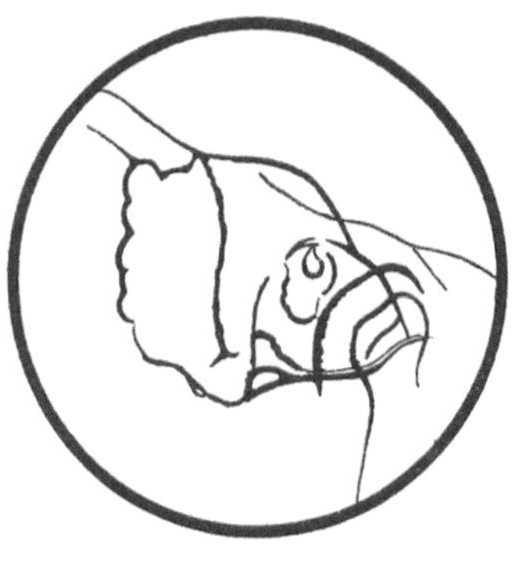

l. Im rechten oberen Quadranten des Bildes ist über dem Kieferköpfchen der obere Rand des *Processus zygomaticus* zu sehen, der nach rückwärts in die Linea temporalis ausläuft. Der Teil des Processus zygomaticus, welcher vor dem Kieferköpfchen liegt, entspricht der vorderen, der hinter demselben gelegene der hinteren Zygomaticuswurzel.

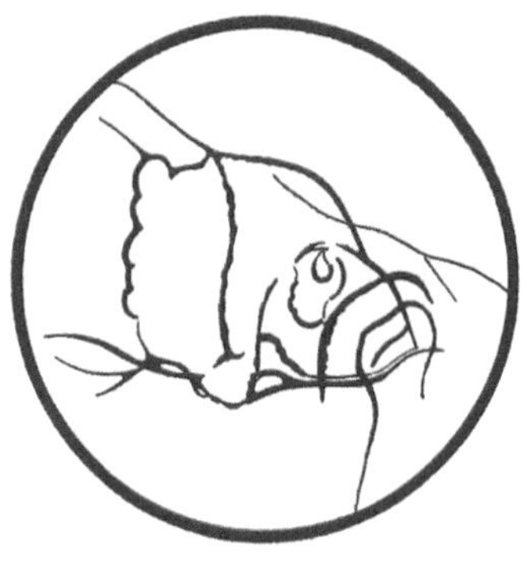

m. Wenn wir den Rand der Warzenfortsatzspitze nach hinten verfolgen, so stoßen wir auf Schattenlinien, die, vom Warzenfortsatz ausgehend und mehr oder weniger horizontal verlaufend, nach hinten ziehen. Sie werden durch *Knochenleisten* hervorgerufen, die an der Außenseite des Schädels die *Incisura mastoidea* begleiten.

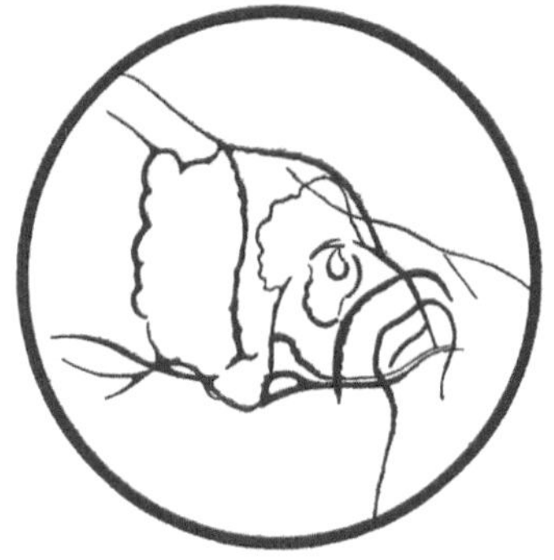

n. Von den feineren Details innerhalb des Schläfenbeines ist zuerst die Abgrenzung des kompakten, dicht schattenden *Labyrinthkernes* gegen die hellen Partien des pneumatischen Systems zu nennen. Wir sehen diese Grenze hinten-oben von der Paukenhöhle.

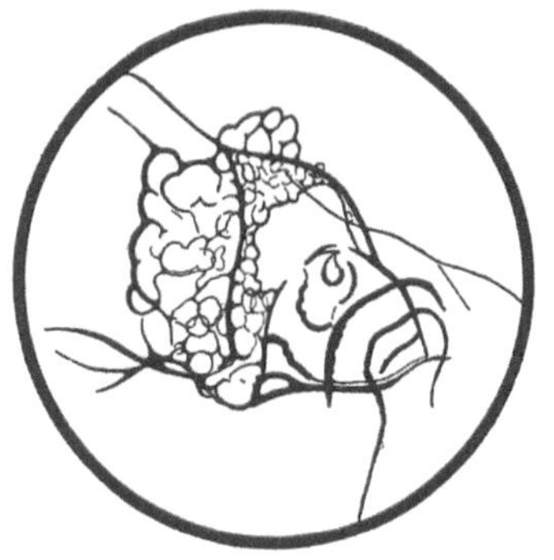

o. In der ganzen Pars mastoidea und im basalen Anteil der Pyramide sind die zarten Zellwände als feine, regelmäßige, wabenartige Schattenzeichnung zu sehen. Auch gegen die Schuppe zu ist insbesondere über dem Citelliwinkel *Zellstruktur* erkennbar. Die Zellen im rückwärtigen Anteil des pneumatischen Systems, die lateral und hinten vom Sinus gelegen sind, bezeichnet man als *Marginal*- oder, weil sie am Emissarium mastoideum gelegen sind, als *Emissarzellen*. Die an der hinteren Gehörgangswand, also am vorderen Rand des Warzenfortsatzes gelegenen, heißen wegen ihrer Nachbarschaft zum Canalis facialis *retrofaciale Zellen.* Die Hohlräume in der Warzenfortsatzspitze werden als *Terminalzellen* bezeichnet, die an der Fossa jugularis gelegenen als *epi-* oder *peribulbäre Zellen.* Die beiden letzteren Zellkomplexe projizieren sich zum Teil übereinander. Weitere Zellkomplexe, die des öfteren nach ihrer anatomischen Lage vom Kliniker gesondert bezeichnet werden sind die *periantralen Zellen* in der unmittelbaren Umgebung des Antrum. *Zellen am Petrosuswinkel,* also jene, welche unmittelbar unter der oberen Pyramidenkante zwischen dem vorderen und hinteren Corticalisblatt der Pyramide gelegen sind und endlich *Zellen in der hinteren oder vorderen Zygomaticuswurzel.*

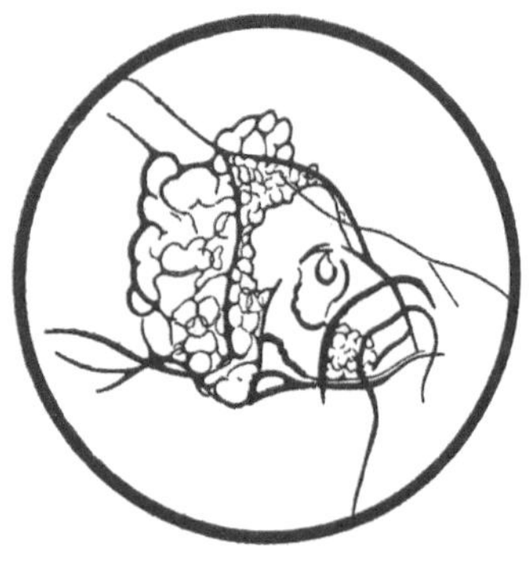

p. Ein kleiner Zellkomplex befindet sich auch im unteren Anteil der Pyramidenspitze, im Bilde hinter dem Kieferköpfchen und zum Teil auch noch innerhalb desselben. Es sind dies *peritubare Zellen.*

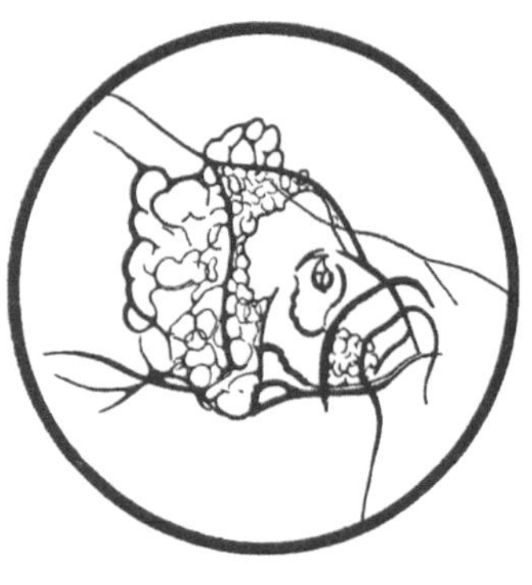

q. Wenn wir uns die Gegend des inneren Gehörganges genauer betrachten, so können wir hier innerhalb der intensiven Aufhellung zwei zarte Leisten erkennen. Die eine deutlichere, verläuft in nach hinten konvexem Bogen von oben nach unten. Sie wird vom lateralen und hinteren Rand der *Schneckenwindung* gebildet. Die zweite Leiste verläuft horizontal und entspricht der *Crista transversa* am Boden des inneren Gehörganges.

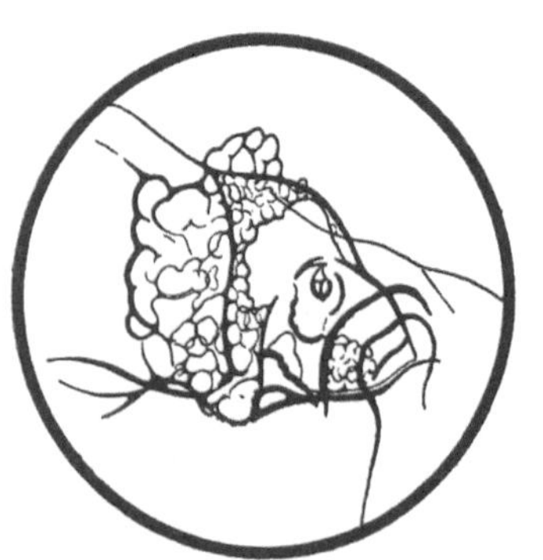

r. Hinten-unten von der dem äußeren Gehörgang und der Paukenhöhle entsprechenden Aufhellung befindet sich eine weitere, die schon erwähnte Aufhellung des *Foramen jugulare,* die mit der der Synchondrosis petro-occipitalis in Verbindung steht. Sie setzt sich nach oben in eine weniger intensive und undeutlich abgegrenzte Aufhellung fort, die gegen die Paukenhöhle heranreicht und durch die *Fossa jugularis* bedingt ist. Der dichte Schatten in ihrer Umgebung, der auch die Paukenhöhle und den äußeren Gehörgang nach unten abgrenzt und zwischen Warzenfortsatz und Kiefergelenk liegt, wird durch das *Os tympanicum* hervorgerufen.

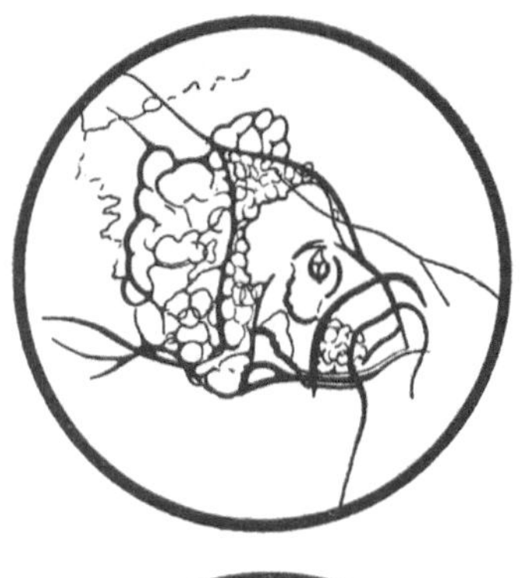

s. Hinter dem Zellsystem ist schräg nach abwärts verlaufend die feine, zackige, helle Linie der *Sutura occipitomastoidea* zu sehen. Etwas unter dem Sinus transversus vereinigt sie sich mit der *Sutura parieto-mastoidea*. Diese Stelle, von welcher aus nach hinten die Occipito-parietalnaht zieht, wird *Asterion* genannt.

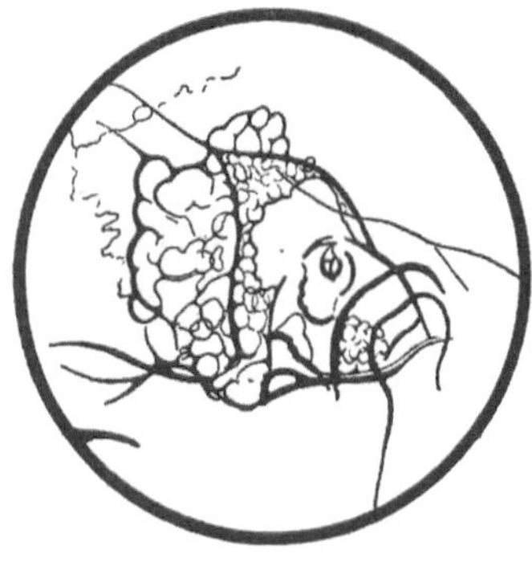

t. Hinten-unten vom Warzenfortsatz kommen die um das *Foramen occipitale magnum ziehenden Knochenleisten zur Abbildung*.

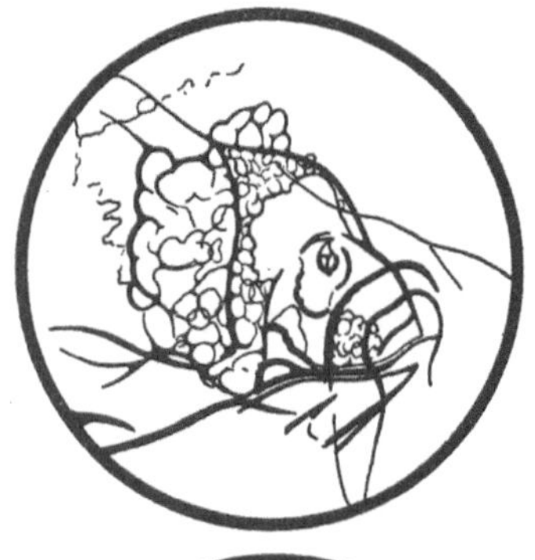

u. Unterhalb des darzustellenden Schläfenbeines ist — im unteren Anteil des Bildes — *die Pyramide der plattenfernen Seite* als unregelmäßiger, dichter Schatten zu sehen.

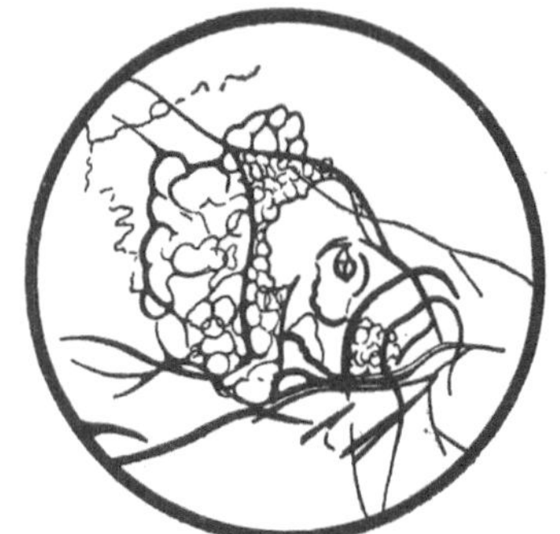

v. Vorne-unten vom Kieferköpfchen kann man — meist nicht sehr deutlich — die Umrisse der *Keilbeinhöhle* und eventuell die des *Keilbeinkörpers* erkennen.

Die Deutlichkeit, mit welcher die hier an Hand der Tafelabbildung besprochenen Details bei Aufnahmen verschiedener, normaler Schläfenbeine zur Darstellung gelangen, ist verschieden. Die vorstehende Analyse gibt daher nur allgemeine Anhaltspunkte zur Orientierung. Auf die wesentlichsten Abweichungen wird bei Besprechung der projektivischen und anatomischen Varianten noch genau eingegangen werden.

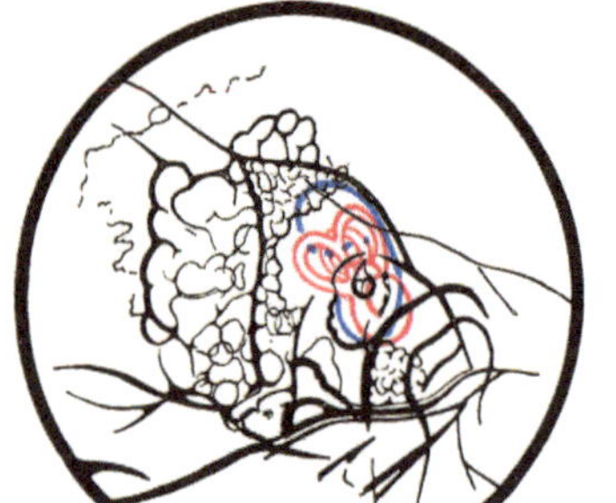

Abb. 29. Skizze eines Röntgenbildes des Schläfenbeines in der Projektion SCHÜLLERS. Sie ist in der vorstehenden Skizze analog, nur ist auch die Projektion des Labyrinthes (rot) und der Mittelohrräume (blau) eingezeichnet.

Zum vollen Verständnis des Bildes ist es nötig, sich auch über die Projektion jener Gebilde im klaren zu sein, welche normalerweise in dieser Aufnahmerichtung nicht zur Darstellung gelangen. So projiziert sich das Antrum mastoideum in die Gegend hinten-oben von der Paukenhöhle. Es liegt also gegen den Citelliwinkel zu und zwar meist derart, daß es zum Teil noch vom kompakten Labyrinthknochen verdeckt wird. Das Labyrinth ist so gelegen, daß die Schnecke vorne-unten, die Bogengänge hinten-oben vom inneren Gehörgang zu liegen kommen und das Vestibulum von diesem völlig überlagert wird. In Abb. 29 ist die Projektion der Mittelohrräume und des Labyrinthes eingezeichnet. Das Tegmen deckt sich in dieser Aufnahmerichtung meist mit dem oberen Kontur des lateralen Anteiles der Pyramide.

Ist jedoch die Eminentia arcuata stark prominent, dann erscheint das Tegmen unter derselben als dickere oder feinere Schattenlinie, die ziemlich gerade schräg von hinten-oben nach vorne-unten zieht, als Sehne zu dem von der Eminentia arcuata gebildeten

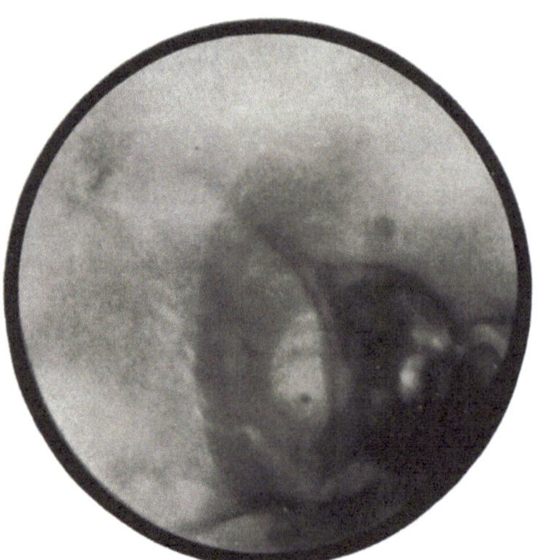

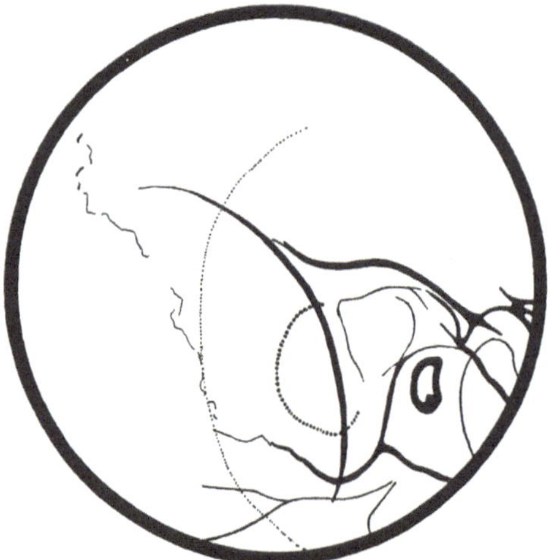

Abb. 30 und Skizze. Seitliche Aufnahme des Schläfenbeines nach SCHÜLLER ohne Vorklappen der Ohrmuschel. Die Ohrmuschel ist im Bereich der Pars mastoidea und der Schuppe als nach hinten konvexer weichteildichter Schatten deutlich sichtbar. Hinter der Pyramide ist im Bereich des Sinus sigmoideus eine große scharf begrenzte, vom Schatten der Ohrmuschel umgebene Aufhellung zu sehen, die durch die Luft innerhalb der Ohrmuschel bedingt ist. Die Konturen der Ohrmuschel sind in der Skizze punktiert, und zwar der äußere Kontur fein und der innere grob.

Bogen. Der Processus styloideus ist, wenn er überhaupt zur Darstellung gelangt, als länglicher Schatten zu sehen, der von dem Winkel zwischen Warzenfortsatz und Os tympanicum schräg nach vorne-unten zieht. Wird die Ohrmuschel bei der Aufnahme nicht nach vorne umgelegt, so erscheint ihr Schatten vorwiegend hinter der Pyramide im Bereiche der Pars mastoidea. Die Luft in der Concha bewirkt dann eine unmittelbar hinter der Pyramide gelegene, nach hinten konvex begrenzte Aufhellung (s. Abb. 30).

2. Die sagittale Ansicht des Schläfenbeines in der Aufnahmerichtung nach STENVERS (siehe Tafel II und V).

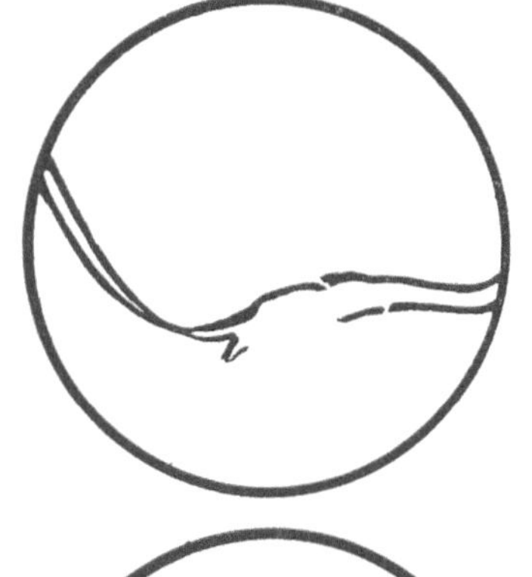

a. Bei der Orientierung geht man am zweckmäßigsten von der *seitlichen Schädelwand* aus, die im Bilde linkerseits als dichter Schattenstreifen von links oben nach rechts unten zieht. Dieser geht in einen ähnlichen Schattenstreifen über, der fast horizontal nach rechts und etwas nach oben verläuft. Er entspricht dem tiefsten Teil des *Bodens der mittleren Schädelgrube.*

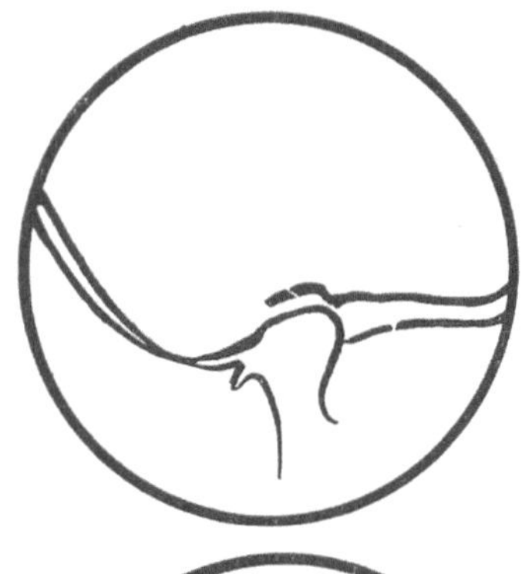

b. Der Schatten des Bodens der mittleren Schädelgrube kreuzt etwas rechts und unten von der Mitte des Bildes das *Kiefergelenk.*

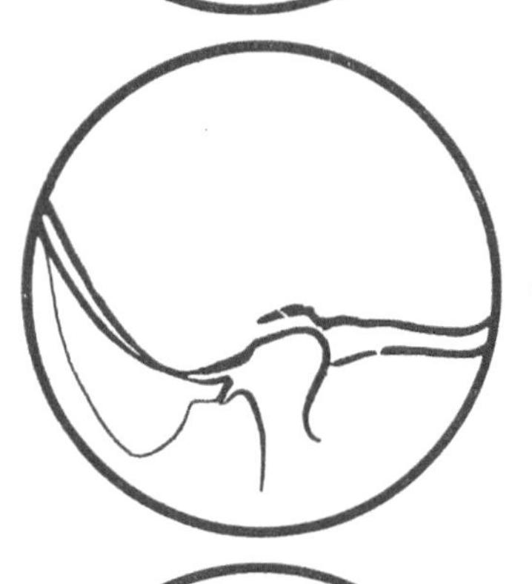

c. Dort, wo die seitliche Schädelwand in den Boden der mittleren Schädelgrube übergeht, ragt der konische *Warzenfortsatz* an der Schädelbasis vor.

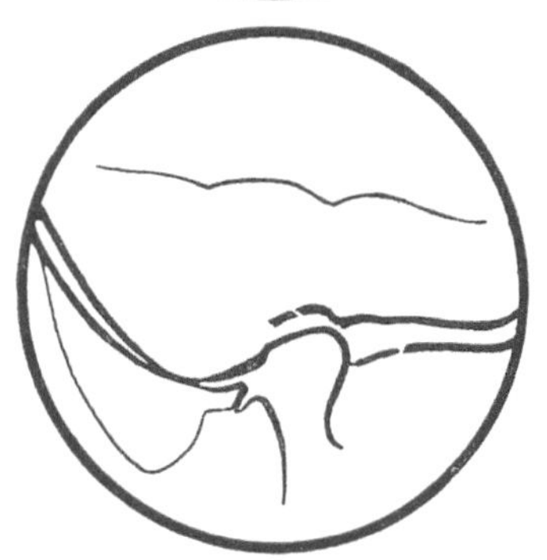

d. In der oberen Hälfte des Bildes sieht man von links nach rechts fast horizontal die gewellte Linie des *oberen Pyramidenkonturs* ziehen. Die mittlere Prominenz entspricht der *Eminentia arcuata,* die darauf folgende Einsenkung der Gegend der *Fossa subarcuata.* Die letzte Einsenkung ganz rechts in der Gegend der Pyramidenspitze ist durch die *Incisura trigemini* bedingt.

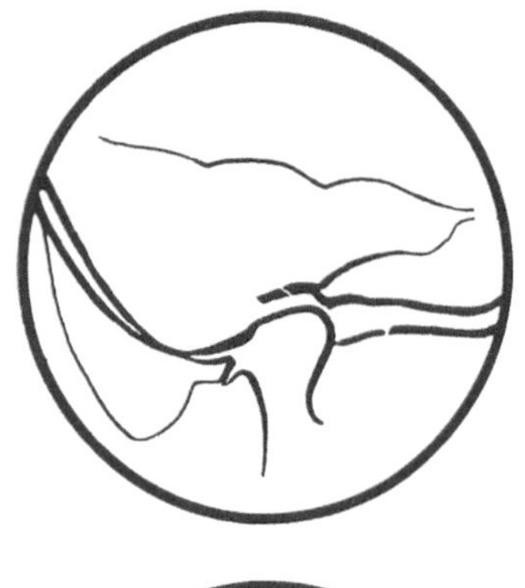

e. Von der Spitze der Pyramide aus läßt sich der *untere Kontur* derselben gegen das Kieferköpfchen zu verfolgen.

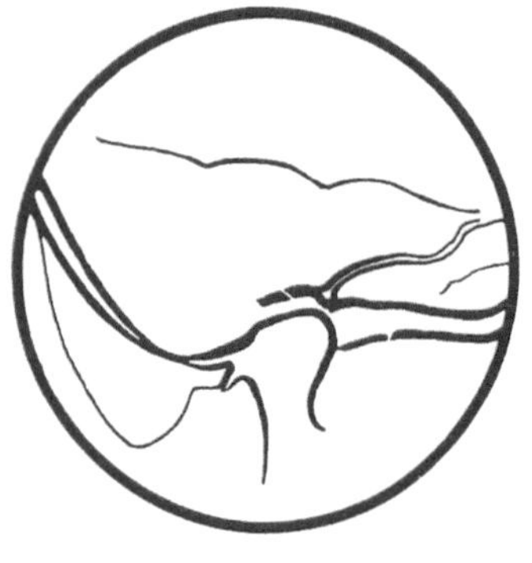

f. Dem unteren Kontur der Pyramidenspitze parallel läuft der Rand des *Clivus* und zwischen beiden tritt als feine bandförmige Aufhellung die *Synchondrosis petro-occipitalis* in Erscheinung.

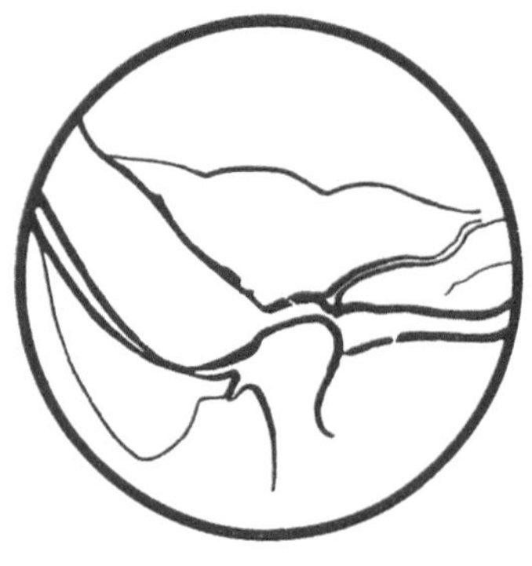

g. In der linken Hälfte des Bildes zieht fast parallel zur Schädelwand etwa 2 cm schädeleinwärts eine dichte Schattenlinie schräg von außen-oben nach innen-unten in die Gegend des Kieferköpfchens. Es ist dies der *mediale Rand des Sulcus sigmoideus.*

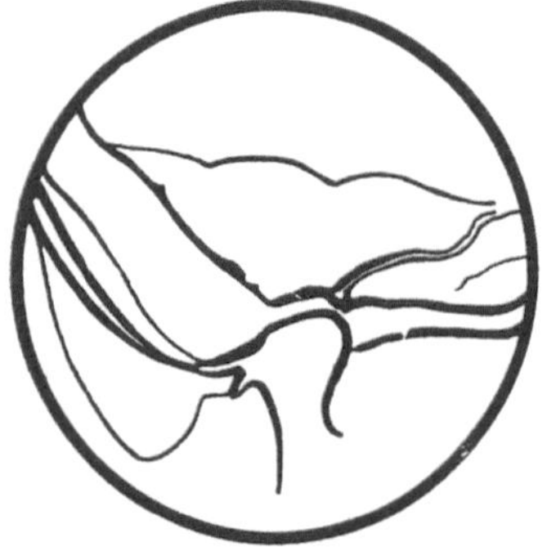

h. Parallel zu der eben beschriebenen Linie zieht eine zweite, wesentlich undeutlichere nahe der Schädelwand. Sie markiert den *lateralen Rand des Sulcus sigmoideus* und zwischen diesen beiden Linien verläuft der Sinus sigmoideus an der hinteren Pyramidenfläche zum Foramen jugulare, welches sich in dieser Aufnahmerichtung gerade in die Gegend des Kiefergelenkspaltes projiziert.

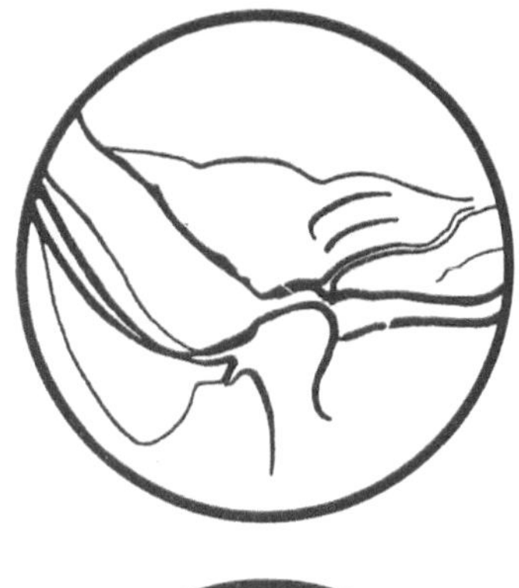

i. Betrachten wir uns die einzelnen Details innerhalb der Pyramide, so sehen wir hier vor allem ungefähr in der Mitte derselben eine bandförmige Aufhellung, die in unserem Bilde parallel zum unteren Kontur der Pyramidenspitze verläuft. Sie ist durch den *inneren Gehörgang* bedingt.

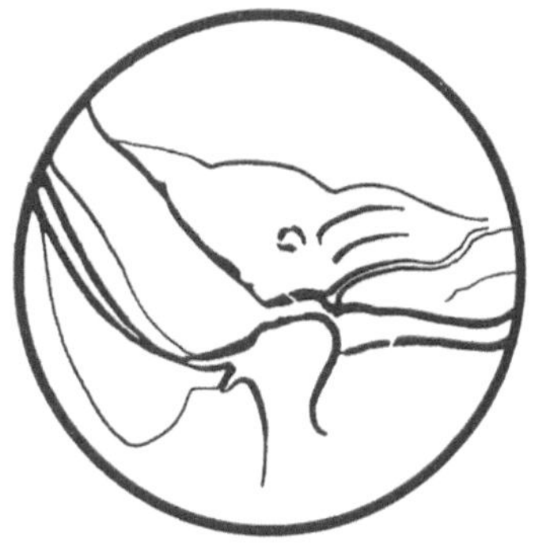

k. In der Höhe des lateralen Endes des inneren Gehörganges liegt, wenige Millimeter von demselben entfernt, gegen die Pars mastoidea zu eine kleine, regelmäßige, rundliche, ziemlich intensive Aufhellung, die dem *Vestibulum* entspricht.

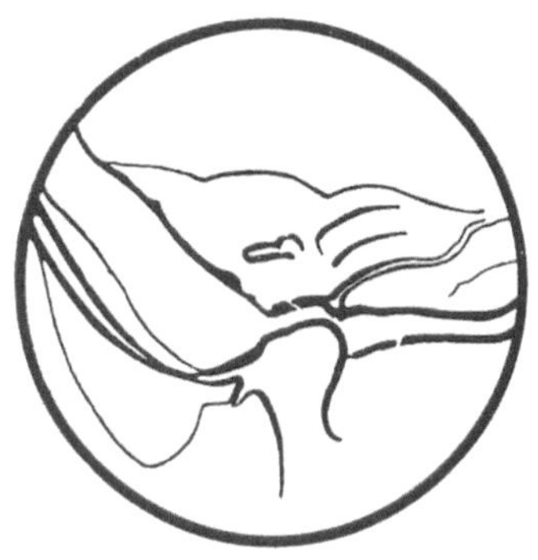

l. Vom Vestibulum aus läßt sich ein horizontal verlaufender etwa 1 cm langer, geradliniger Aufhellungsstreifen nach links verfolgen. Es ist dies die Projektion des *lateralen Bogenganges*.

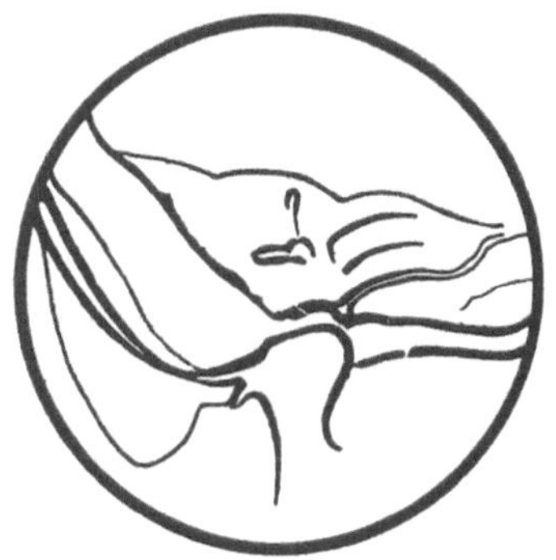

m. Der *obere Bogengang* wird durch einen, in unserem Bilde etwas undeutlicheren Aufhellungsstreifen dargestellt, der vom Vestibulum senkrecht nach oben bis nahe an den oberen Pyramidenkontur zieht. Dieser Bogengang liegt immer etwas spitzenwärts von der höchsten Erhebung der Eminentia arcuata.

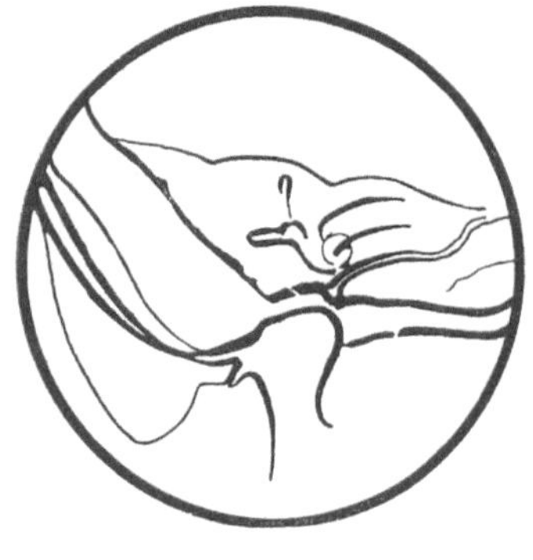

n. Die Basalwindung der *Schnecke*, die vom Vestibulum aus nach unten und innen zieht, ist hier nicht deutlich zu erkennen. Dagegen ist die eigentliche Schnecke gut zu sehen. Sie ist von einer kreisrunden Aufhellung dargestellt, deren obere Hälfte sich in den unteren Teil des inneren Gehörganges projiziert.

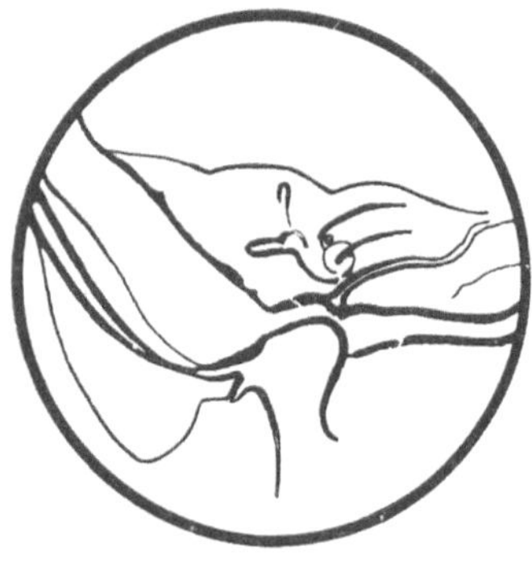

o. Oben und außen von der Schnecke ist, noch im Bereich des inneren Gehörganges, eine stecknadelkopfgroße Aufhellung zu sehen, die durch jenen Teil des *Canalis facialis* zustande kommt, der vom inneren Gehörgang, die Schnecke kreuzend, nach vornelateral zieht.

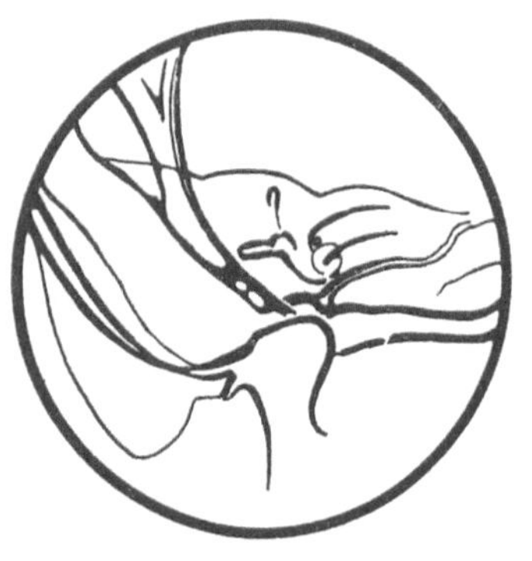

p. Eine bogenförmige, dichte Schattenlinie, die lateral vom Labyrinth schräg von oben nach unten zieht, entspricht der *Crista sagittalis*. Sie projiziert sich in unserem Bilde so über die Pars mastoidea, daß sie sich innerhalb des Schläfenbeins zum großen Teil mit dem medialen Rand des Sulcus sigmoideus deckt.

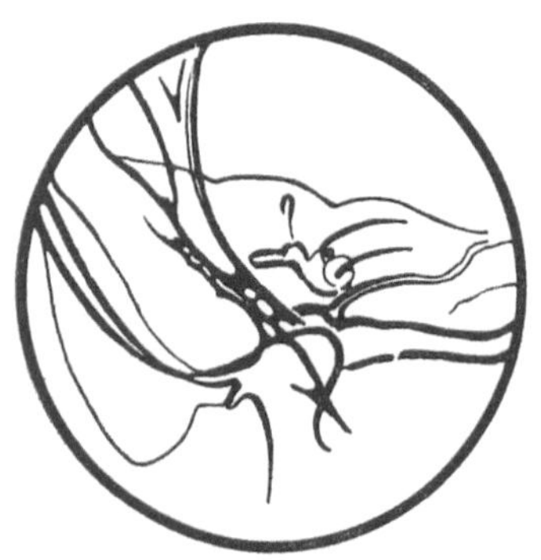

q. In dem Bereiche, wo sich Crista sagittalis und medialer Rand des Sulcus sigmoideus überlagern, ist noch eine weitere von links oben nach rechts unten verlaufende Schattenlinie feststellbar, die, etwas mehr lateral gelegen, isoliert beginnt, sich dann bald mit den erwähnten Linien vereinigt, im weiteren Verlauf jedoch den Kiefergelenksspalt überschreitet und sich durch das Kieferköpfchen hindurch nach abwärts verfolgen läßt. Es ist dies der Schatten des *Processus zygomaticus* mit seinen Wurzeln und der nach hinten-oben auslaufenden *Linea temporalis*.

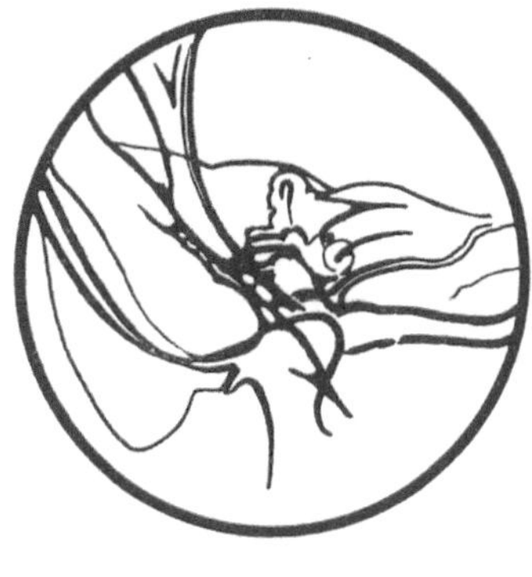

r. Das ganze Labyrinth ist von einem dichten Sklerosamantel umgeben, den wir als *Labyrinthkern* oder Labyrinthkapsel bezeichnen.

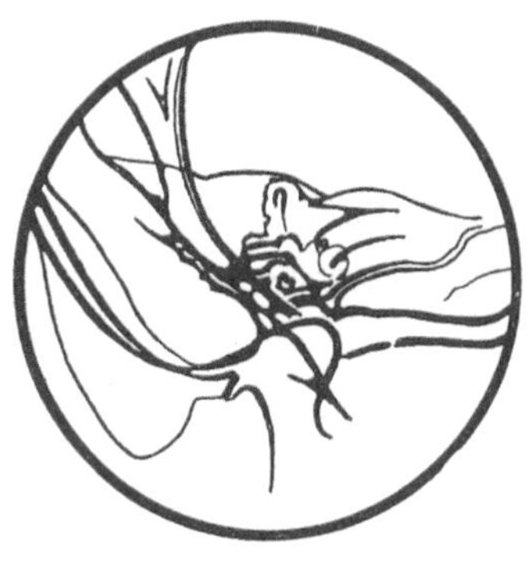

s. Unter dem Vestibulum ist eine kleine Aufhellung zu sehen, die oben und medial vom kompakten Labyrinthkern, lateral vom Schatten der Crista sagittalis und unten von der Kiefergelenkspfanne abgegrenzt wird und in der ein kleiner, unregelmäßig konfigurierter Schatten zu erkennen ist. Es handelt sich hier um den oberen Teil der *Paukenhöhle* mit den *Gehörknöchelchen*.

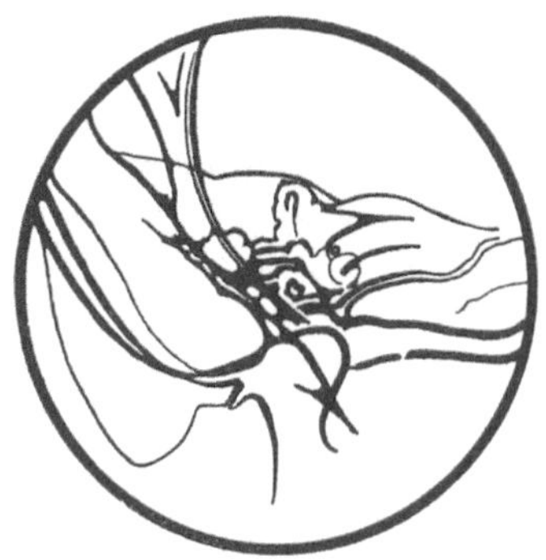

t. Lateral vom horizontalen Bogengang ist ebenfalls eine kleine Aufhellung zu sehen, die jedoch zum Teil durch die Crista sagittalis verdeckt wird. Sie entspricht dem *Antrum mastoideum*.

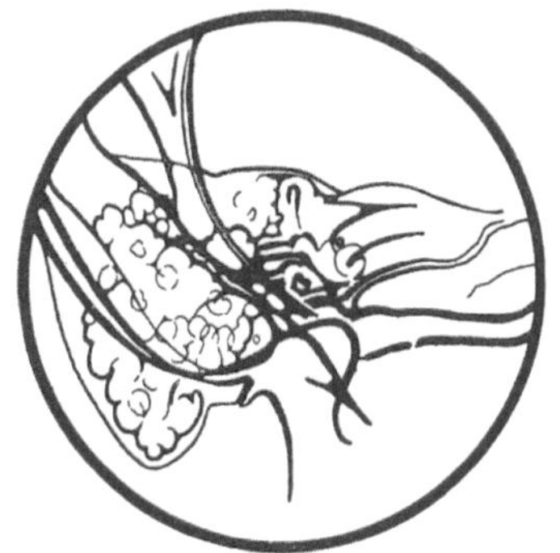

u. Die ganze Pars mastoidea ist bis an das Labyrinth heran von der feinen Strukturzeichnung des Bälkchenwerkes des *Zellsystems* erfüllt.

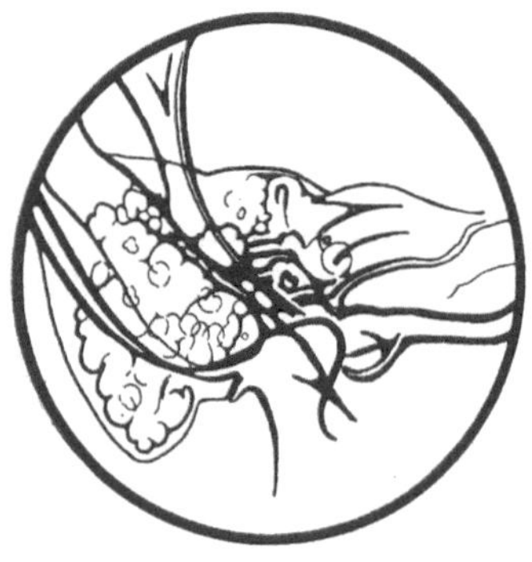

v. Unmittelbar rechts vom Kieferköpfchen ist, zum Teil innerhalb des dichten Schattens des Bodens der mittleren Schädelgrube, eine rundliche, von Sklerosa umgebene Aufhellung zu sehen, die dem in diesem Falle sehr großen *Canalis condyloideus* des Hinterhauptsbeines entspricht.

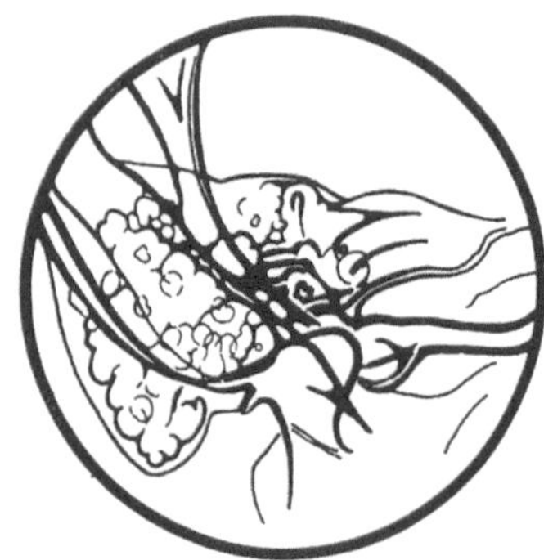

w. Unterhalb der dichten Schattenlinie des Bodens der mittleren Schädelgrube sind undeutliche Knochenkonturen zu erkennen, die teils Vorsprüngen an der Unterseite der Schädelbasis, teils *Wirbelkörpern* entsprechen. So entspricht insbesondere der Schatten, welcher über den Unterkiefer linkerseits vorragt, dem Bogen des Atlas.

Hinsichtlich der Projektion derjenigen Gebilde, welche in dieser Aufnahmerichtung nicht zur Darstellung gebracht werden, ist hier nur der Canalis caroticus zu erwähnen, der in der unteren Hälfte der Pyramidenspitze verläuft, und die Fossa jugularis, die sich, wenn sie tief ausgeprägt ist, in Paukenhöhle und Kiefergelenkspalt projiziert.

3. Die axiale Ansicht des Schläfenbeines in der Aufnahmerichtung nach E. G. MAYER (siehe Tafel III und VI).

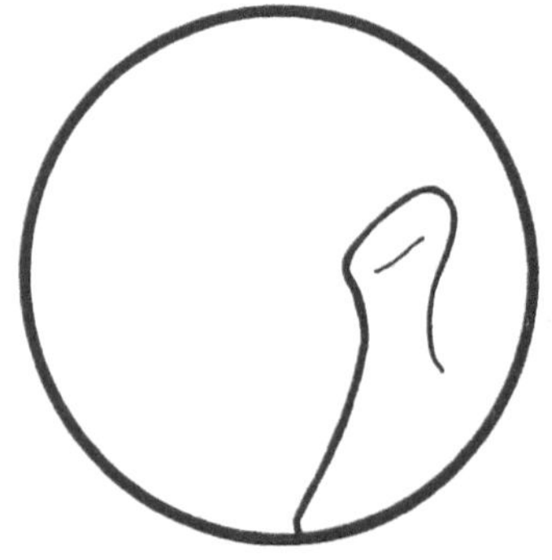

a. Bei dieser Aufnahme beginnt man mit der Orientierung am besten so, wie bei der SCHÜLLERs mit dem *Unterkiefer,* welcher im Bilde rechterseits deutlich zu erkennen ist.

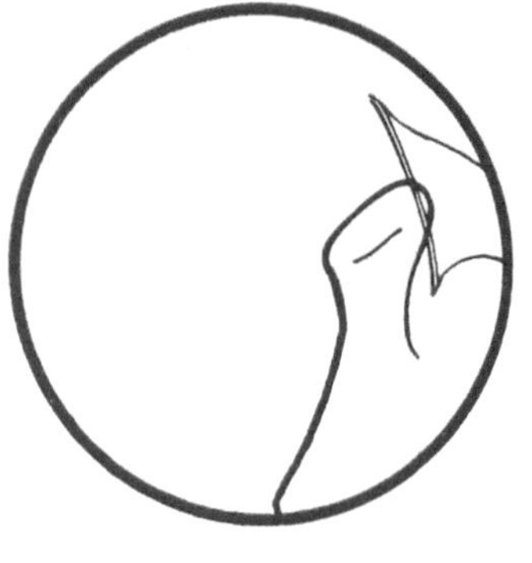

b. Vor dem Kieferköpfchen, dieses zum Teil noch überdeckend, erkennt man den Ansatz des *Processus zygomaticus*.

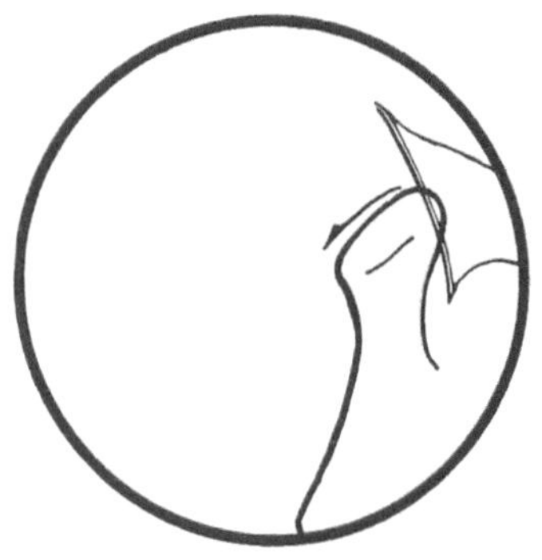

c. Die *Kiefergelenkpfanne* wird von der Schuppe gebildet und erscheint im Röntgenbild meist als ziemlich dichter Schatten, der — über dem Kieferköpfchen gelegen — nach vorne zu in die Jochbogenwurzel übergeht, nach hinten-unten jedoch fast immer durch die *Fissura Glaseri* deutlich von der Pyramide und dem Os tympanicum abgetrennt ist.

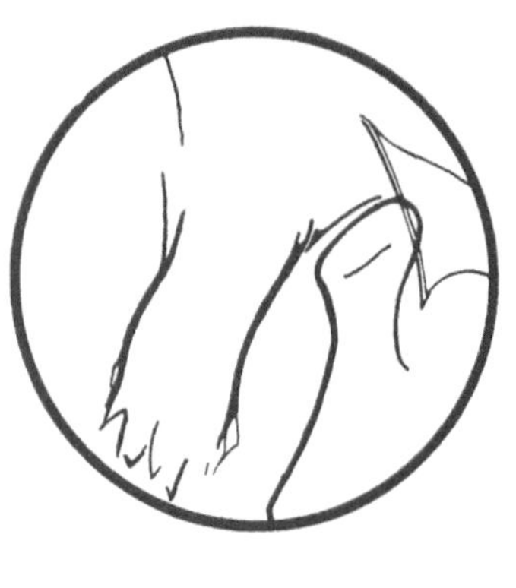

d. Hinter dem aufsteigenden Unterkieferast zieht eine dichte Schattenlinie schräg nach abwärts. Sie gibt uns die *vordere Grenze der Pyramide* an, doch werden die oberen $^2/_3$ dieser Linie vom *Os tympanicum* gebildet. Sie stellt im oberen Teil die *vordere Gehörgangswand* und die *vordere Paukenhöhlenwand* dar. Hinter ihr zieht fast parallel der *rückwärtige Kontur der Pyramide* schräg von oben nach unten. Er strahlt nach hinten oben in die seitliche Schädelwand aus und markiert hier die Lage des oberen *Sinuskniees*. Die Begrenzung der im Bilde durch die Projektion stark verbreiterten *Pyramidenspitze* ist im unteren Anteil des Bildes zwischen vorderem und hinterem Pyramidenkontur undeutlich zu erkennen.

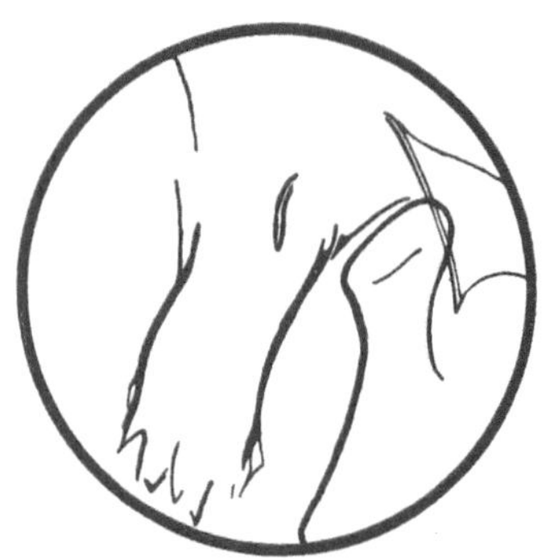

e. Hinter der vorderen Gehörgangswand liegt, von dieser durch eine intensive Aufhellung getrennt, die *hintere Gehörgangswand*, die in unserem Bilde durch zwei parallele Linien gekennzeichnet ist, von denen die eine dem *Os tympanicum*, die andere dem *vorderen Rand des Warzenteiles* entspricht.

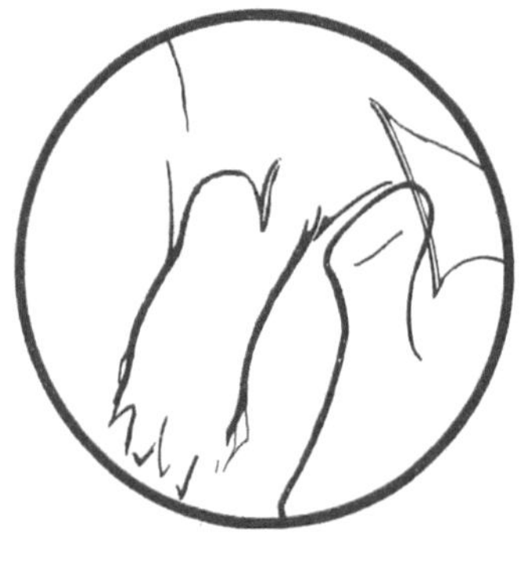

f. Eine nach oben konvexe Linie, welche von der hinteren Gehörgangswand zum hinteren Pyramidenkontur zieht, grenzt den kompakten Knochen der Pyramide gegen die Pars mastoidea ab, und zwar entspricht dieser Kontur dem Rande jenes Teiles des *Labyrinthkernes*, in welchem oberer und lateraler Bogengang gelegen sind.

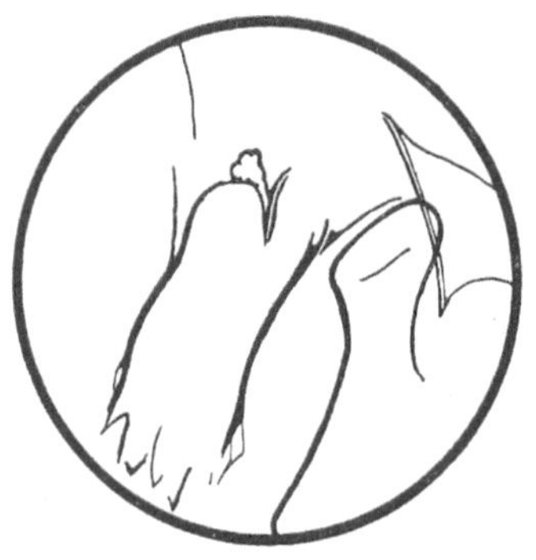

g. Gerade in der Kuppel der eben beschriebenen Grenzlinie liegt eine kleine, bogig begrenzte, intensive Aufhellung, das *Antrum mastoideum*. Es setzt sich nach unten in eine, zwischen hinterer Gehörgangswand und Labyrinthkern gelegenen Aufhellung fort, die durch den *Aditus ad antrum* hervorgerufen wird.

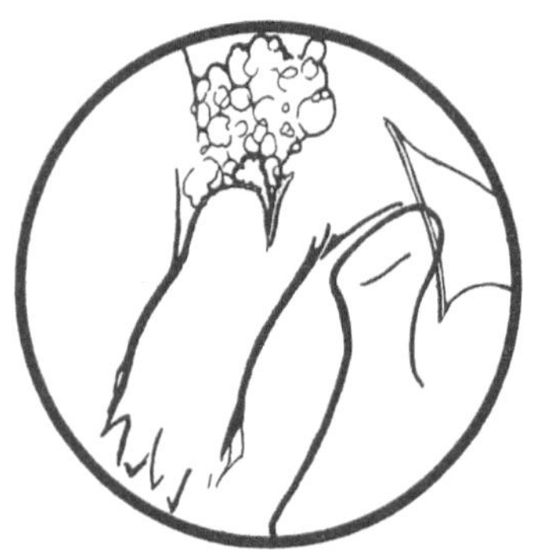

h. Über dem kompakten Pyramidenknochen ist reichlich *Zellstruktur* erkennbar, innerhalb welcher das Antrum mastoideum nur eine etwas größere und daher auch hellere Zelle darstellt. Die in dieser Aufnahmerichtung zur Ansicht gebrachten Zellen gehören dem oberen Teil des pneumatischen Systems an.

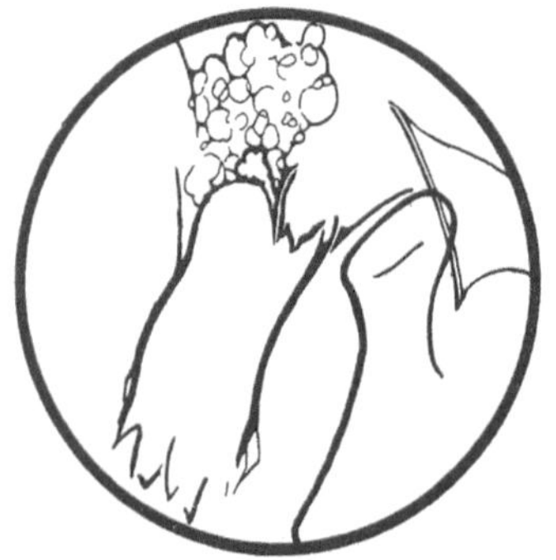

i. Zwischen vorderer und hinterer Gehörgangswand befindet sich eine intensive Aufhellung, welche durch den *äußeren Gehörgang* und die zum großen Teil darüber projizierte *Paukenhöhle* bedingt ist. Die untere, weniger helle Partie ist nach oben durch eine konkave, unregelmäßige Linie abgegrenzt, die von der vorderen zur hinteren Gehörgangswand zieht und den äußeren Rand des *Os tympanicum* darstellt.

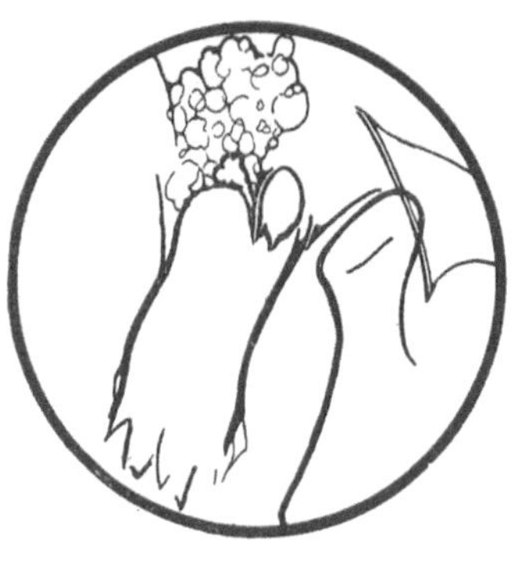

k. Unmittelbar an den äußeren Kontur des Os tympanicum anschließend ist die Aufhellung besonders stark. Diese Aufhellung ist nach oben durch eine konvex verlaufende Linie abgegrenzt, die wiederum von der vorderen zur hinteren Gehörgangswand zieht. Diese, meist scharfe Linie gibt die laterale Grenze des *Kuppelraums der Paukenhöhle* (Recessus epitympanicus, Attik) an.

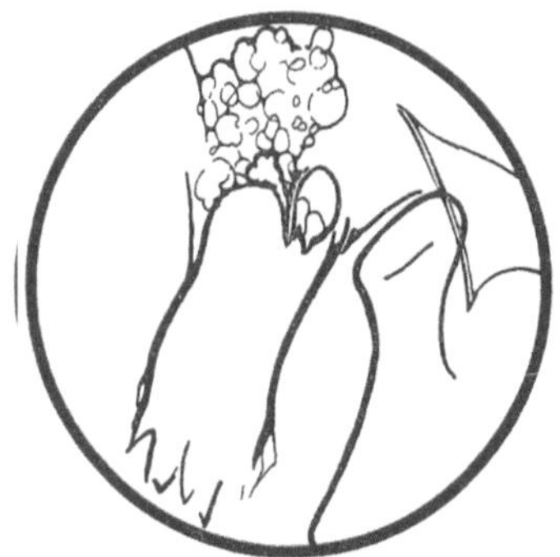

l. Ein etwas unterhalb, gegen die Pyramidenspitze zu, fast parallel verlaufender, meist undeutlicher Kontur wird durch den *Annulus tympanicus* gebildet. Der Bereich zwischen diesen beiden Linien entspricht der *lateralen Attikwand* (s. auch Abb. 23, Seite 37).

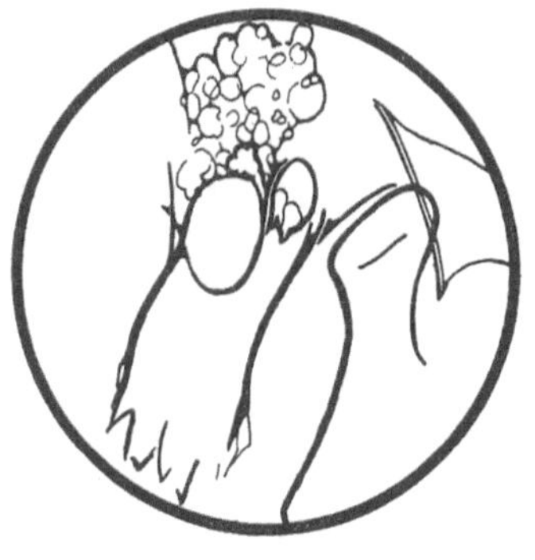

m. Ganz an die hintere Gehörgangswand angeschmiegt sieht man im Bereich des Attik oft — hier in der Reproduktion kaum kenntlich — die *Gehörknöchelchen*, d. h. in erster Linie den Hammerkopf, den langen Hammergriff und den Amboß.

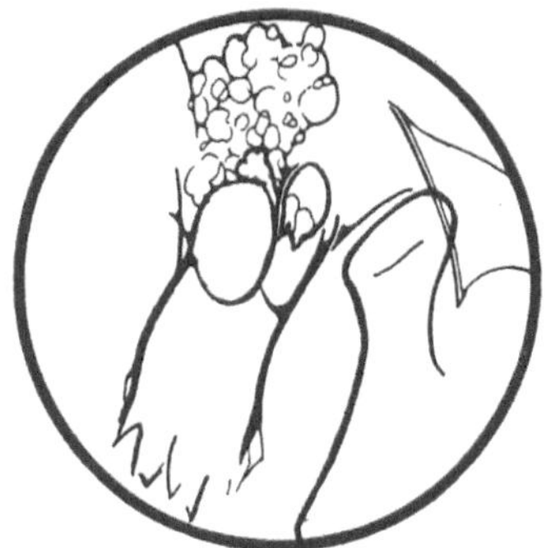

n. Von der hinteren Gehörgangswand aus, die ja zum Teil von der vorderen Wand des Warzenfortsatzes gebildet wird, läßt sich der *Kontur der Warzenfortsatzspitze* finden, die vom kompakten Labyrinthkern überlagert wird. Er verläuft erst in der Verlängerung der hinteren Gehörgangswand nach abwärts, bildet dann einen halbkreisförmigen Bogen und zieht endlich nach hinten-oben gegen die hintere Schädelgrube.

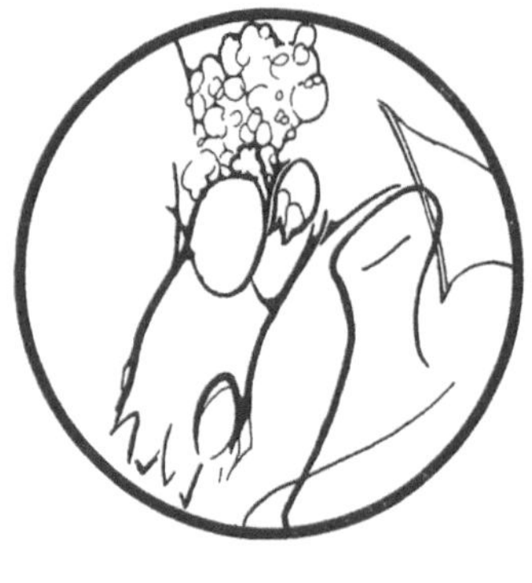

o. Die *mediale Wand der Paukenhöhle* ist durch eine Linie markiert, die den dichten Labyrinthknochen von der lateral davon gelegenen Aufhellung der Paukenhöhle und des äußeren Gehörganges trennt.

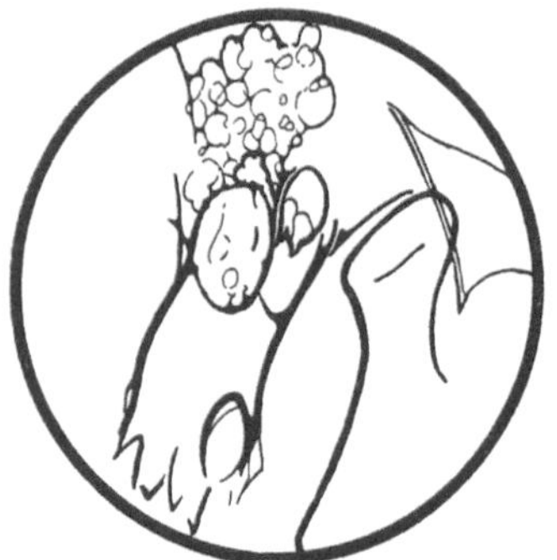

p. An der Vorderseite der Pyramidenspitze ist eine ovale, scharf umschriebene Aufhellung, das Lumen des *Canalis caroticus,* zu sehen.

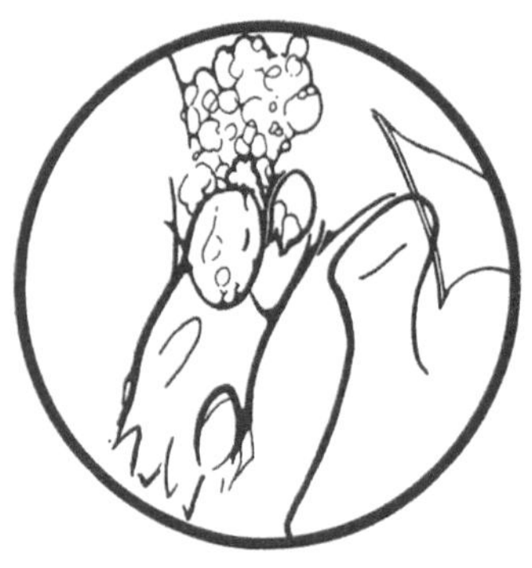

q. Derjenige Anteil des *kompakten Labyrinthkernes,* in welchem sich die Bogengänge befinden, überlagert die Warzenfortsatzspitze. Die Bogengänge sind normalerweise nur beim Kind zu erkennen. Die zahlreichen, unregelmäßigen Aufhellungen, die in unserem Bilde an jener Stelle zu sehen sind entsprechen den durchscheinenden Zellen der Warzenfortsatzspitze. Die nach oben konvexe Grenzlinie zwischen Labyrinthkern und pneumatischem System wird je nach der Neigung des Zielstrahles zur Pyramidenachse vom oberen oder lateralen Bogengang gebildet. Bei idealer Einstellung sollten beide Bogengänge genau übereinander projiziert werden.

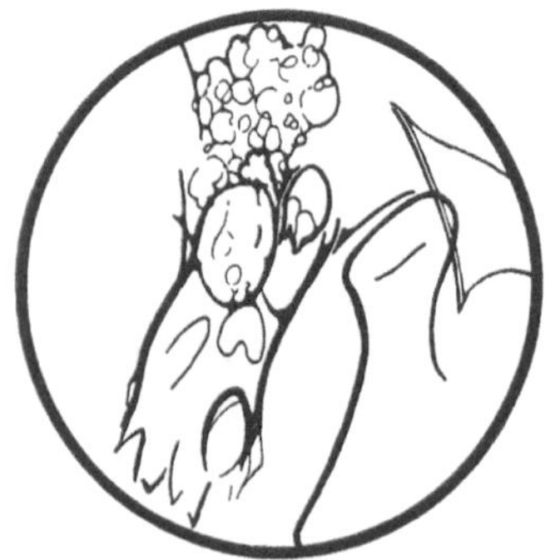

r. Gegen die Pyramidenspitze zu ist im rückwärtigen Anteil des Felsenbeines im kompakten Knochen eine längliche Aufhellung zu sehen, die dem *inneren Gehörgang* entspricht.

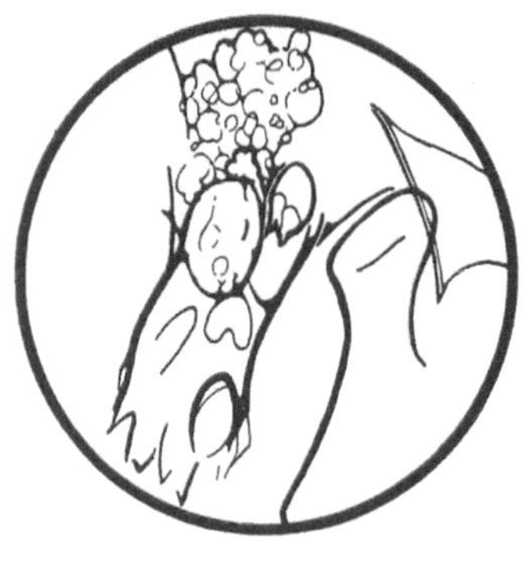

s. Vor dem inneren Gehörgang liegt gegen die Paukenhöhle zu, etwas über dem Canalis caroticus, eine zweite ziemlich scharf abgegrenzte Aufhellung, die der *Schnecke* angehört.

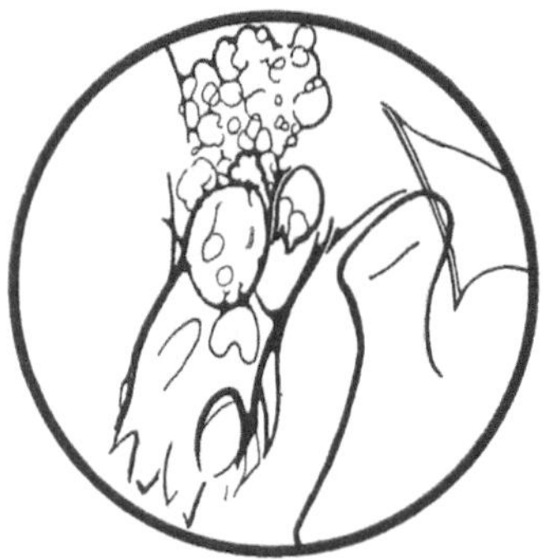

t. Vor der Pyramidenspitze kommt als länglicher, spitz zulaufender Schatten der *Processus styloideus* zur Darstellung.

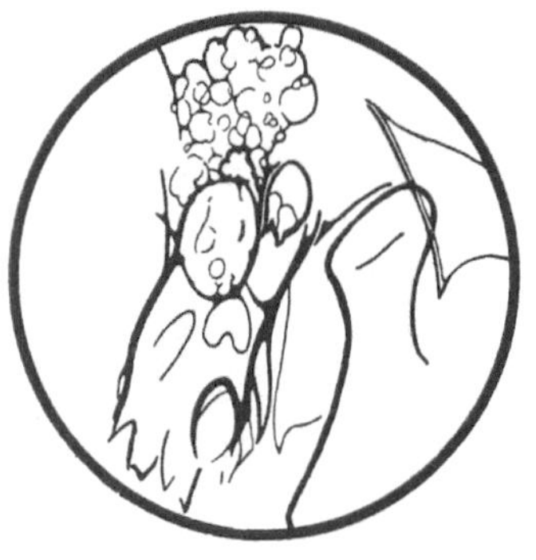

u. Zwischen Pyramide und Kieferköpfchen ist der *hintere Rand des großen Keilbeinflügels* als regelmäßige, fast senkrecht nach abwärts verlaufende Linie zu sehen.

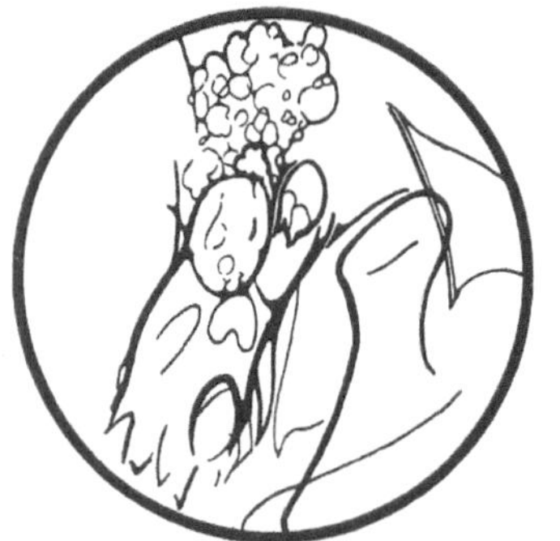

v. Rechts unten im Bilde kommt der *Rand des kleinen Keilbeinflügels* mit dem Processus clinoideus anterior zur Abbildung.

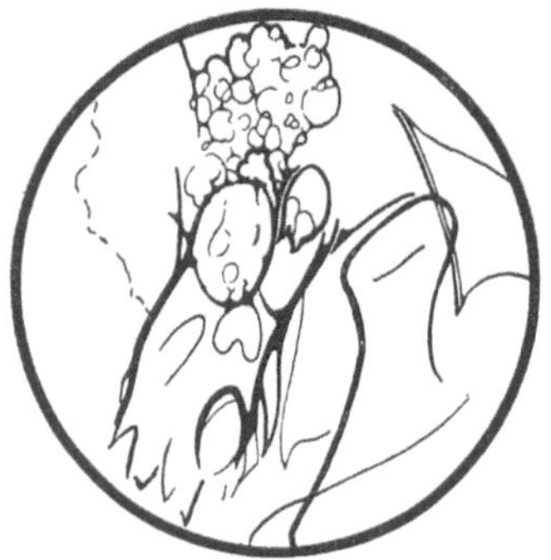

w. *Die Sutura occipito-mastoidea* zieht von links oben schräg nach abwärts und verschwindet unter der Pyramidenspitze.

Der Sinus sigmoideus ist in dieser Aufnahmerichtung nur in der Gegend des oberen Sinuskniees zu sehen. Der weitere Verlauf wird durch die Pyramide verdeckt. Die Fossa jugularis, die hier ebenfalls meist nicht zur Darstellung kommt, liegt in der Projektion innerhalb der Pyramide ungefähr an jener Stelle, wohin sich auf unserer Aufnahme auch der innere Gehörgang projiziert.

4. Die tangentiale Ansicht des Warzenfortsatzes in der Aufnahmerichtung nach Sonnenkalb.

Die tangentiale Aufnahme des Warzenfortsatzes nach Sonnenkalb ist ohne weiteres verständlich (s. Abb. 31). Staunig und Stupka haben darauf hingewiesen, daß man

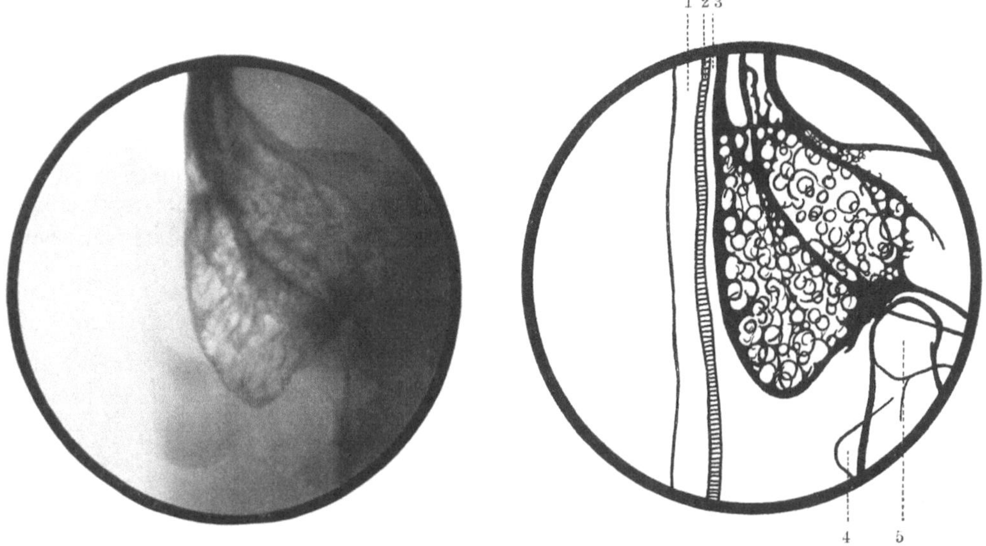

Abb. 31 und Skizze. Tangentiale Aufnahme des Warzenfortsatzes nach Sonnenkalb. Legende zur Skizze: 1 Hautschicht; 2 subcutanes Fettgewebe; 3 Periost-Muskelschicht; 4 Bogen des Atlas; 5 Unterkiefer.

bei sehr weichen Tangentialaufnahmen an den äußeren Weichteilen am Planum mastoideum 3 Schichten unterscheiden könne und zwar die äußere Hautschichte, eine mittlere, hellere, dem subcutanen Fettgewebe entsprechende und eine innere, dichtere, die Periost-Muskelschichte.

5. Die sagittale Ansicht beider Pyramiden in der Aufnahmerichtung nach SCHÜLLER.

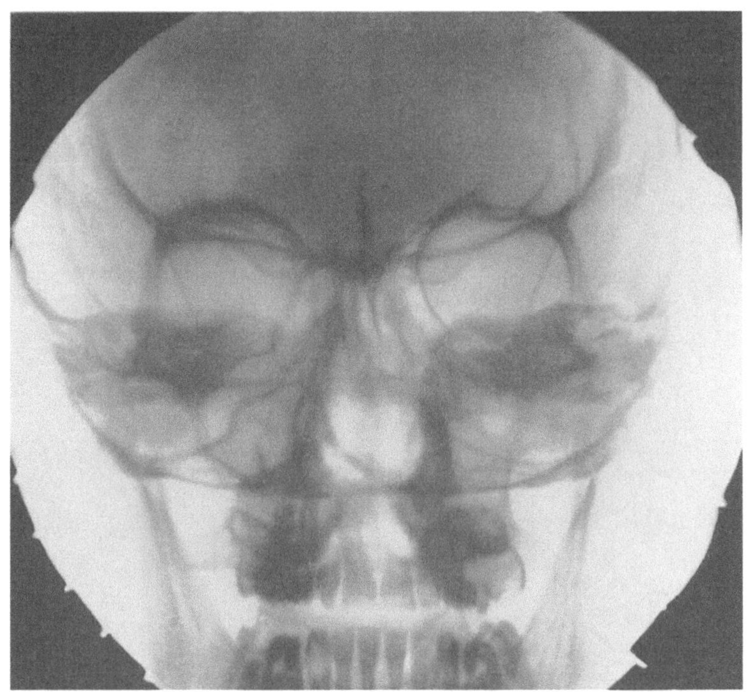

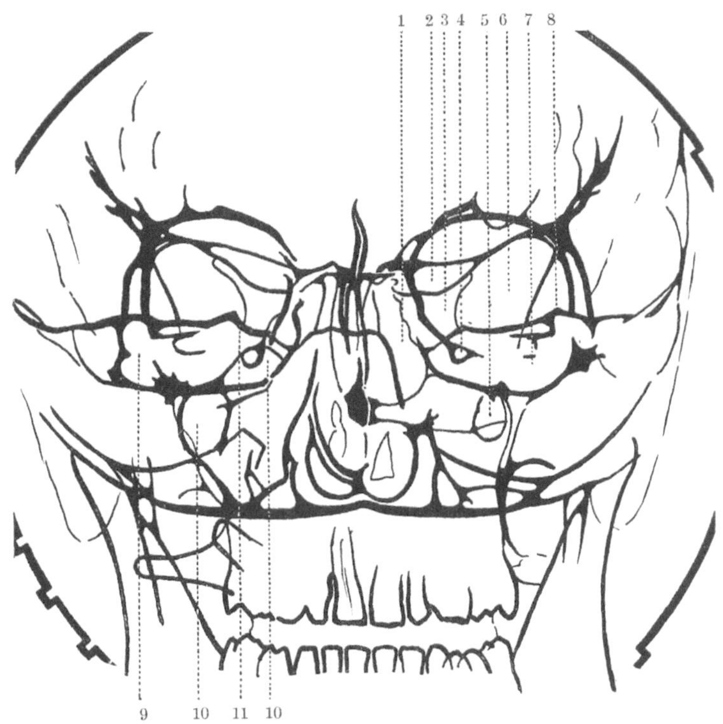

Abb. 32 und Skizze. Legende zur Skizze: 1 Siebbeinzellen; 2 kleiner Keilbeinflügel; 3 Fissura orbitalis superior; 4 Foramen rotundum; 5 Foramen jugulare; 6 großer Keilbeinflügel; 7 Pyramide; 8 Eminentia arcuata; 9 kompakter Labyrinthkern; 10 Kieferhöhle; 11 Incisura trigemini.

6. Die axiale Ansicht beider Schläfenbeine in der Aufnahmerichtung nach Schüller.

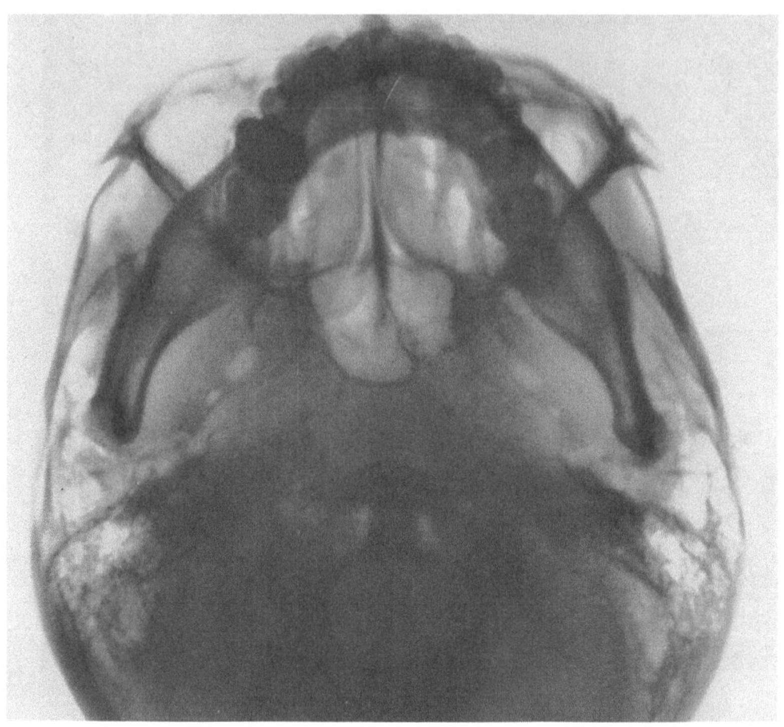

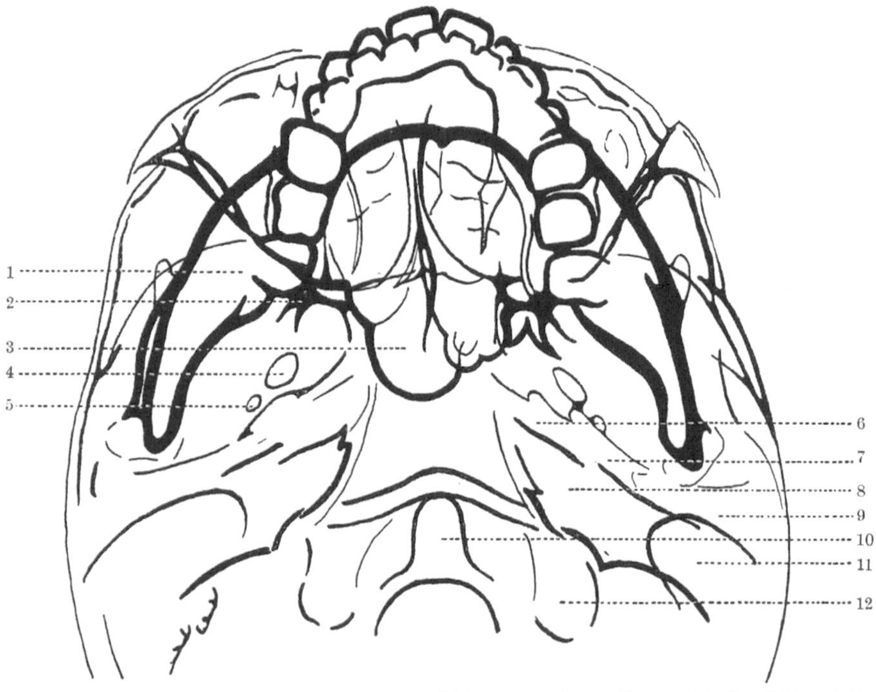

Abb. 33 und Skizze. Legende zur Skizze: 1 Mandibula; 2 Processus pterygoideus; 3 Keilbeinhöhle; 4 Foramen ovale; 5 Foramen spinosum; 6 Gegend der Tuben und des Foramen lazerum; 7 Cavum tympani; 8 Pyramide; 9 Meatus acusticus externus; 10 Dens epistrophei; 11 Pars mastoidea; 12 Pars condyloidea ossis occipitalis.

7. Die sagittale Ansicht der Warzenfortsätze in der Aufnahmerichtung nach Kühne-Plagemann.

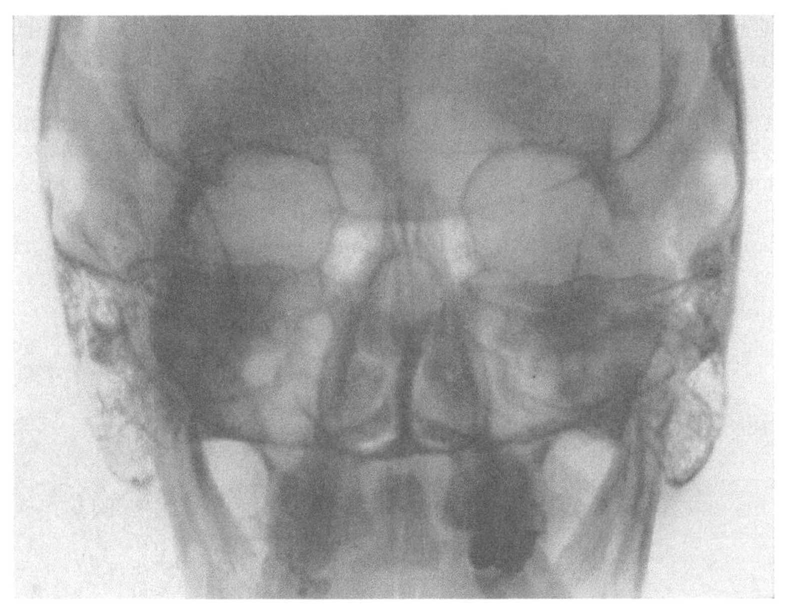

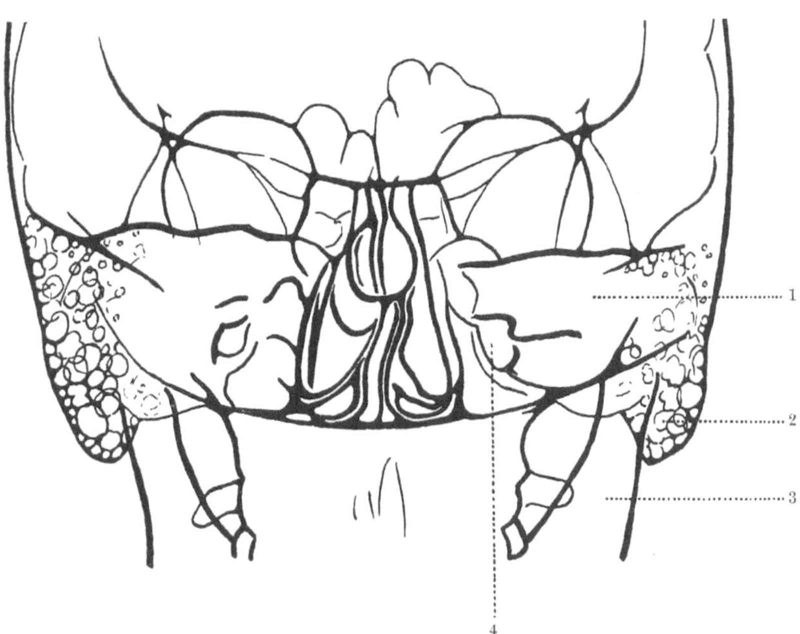

Abb. 34 und Skizze. Legende zur Skizze: 1 Pyramide; 2 Warzenfortsatz; 3 aufsteigender Unterkieferast; 4 Foramen jugulare.

Die axiale Ansicht des Schläfenbeines in der Aufnahmerichtung nach BUSCH.

In dem Kapitel über die kritische Wertung der einzelnen Projektionsrichtungen wurde die Schläfenbeinaufnahme nach Busch hinsichtlich ihrer Bedeutung für die Darstellung der Mittelohrräume der Schläfenbeinaufnahme nach E. G. Mayer gegenüber gestellt und hervorgehoben, daß sich die letztere zur Darstellung des Antrums und des Attik, also jenes Bereiches, auf dessen Darstellung bei Erkrankungen des Mittelohres besonders Wert gelegt werden muß, besser eignet. Da die Schläfenbeinaufnahme nach Busch jedoch unter Umständen ebenfalls gute Dienste leistet und insbesondere in Deutschland ziemlich häufig Anwendung findet, soll auch sie hier an Hand eines Normalbildes kurz erläutert werden, obwohl in den späteren Kapiteln nicht mehr auf diese Aufnahme zurückgegriffen wird.

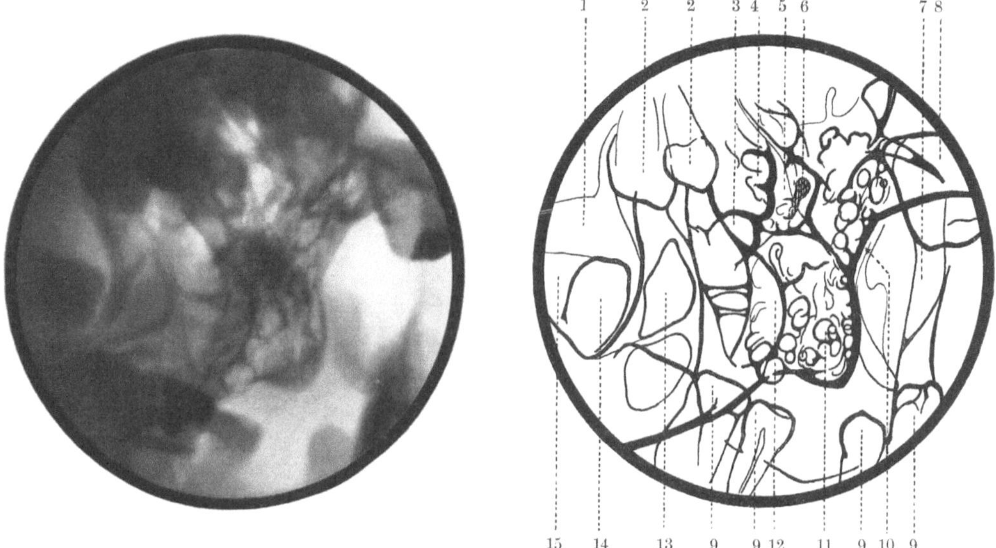

Abb. 35 und Skizze. Axiale Ansicht des Schläfenbeines nach Busch. Legende zur Skizze: 1 Foramen occipitale magnum; 2 Zähne des Oberkiefers; 3 Fossa jugularis; 4 Labyrinth; 5 Paukenhöhle; 6 Gehörknöchelchen; 7 Unterkiefer; 8 Processus zygomaticus; 9 Zähne des Unterkiefers; 10 äußerer Gehörgang; 11 Warzenfortsatz; 12 Sulcus sigmoideus; 13 Condylus articularis des Hinterhauptbeines; 14 Dens epistrophei; 15 Atlas.

3. Das Röntgenbild der Projektionsvarianten der Standardaufnahmen.

Es ist praktisch unmöglich, die Anordnung einer Aufnahme immer so zu bewerkstelligen, daß der Verlauf des Zielstrahles den Vorschriften in idealer Weise entspricht. *Projektionsvarianten* gehören daher zu den unvermeidlichen Fehlern. Ist die ungewollte Abweichung von der Norm nicht hochgradig, so wird in den meisten Fällen die Aufnahme trotzdem verwendbar sein, vorausgesetzt, daß wir durch die geänderte Projektion nicht die Orientierung im Bilde verlieren. Diese Möglichkeit ist dadurch gegeben, daß bei einem Gebilde, welches so kompliziert aufgebaut ist wie das Schläfenbein, geringfügige Projektionsänderungen im Röntgenbild schon wesentliche Unterschiede bedingen können. Wir müssen sie um so mehr erkennen und richtig analysieren lernen, als uns ihre genaue Kenntnis die Möglichkeit gibt, sie in besonderen Fällen, die mit Hilfe der typischen Aufnahmen nicht restlos zu erklären sind, bewußt und bisweilen mit Nutzen zur Anwendung zu bringen. Zur Orientierung auf einem Röntgenbilde ist es in erster Linie nötig, sich darüber klar zu werden, welchen *Verlauf der Zielstrahl* im gegebenen Falle durch das Untersuchungsobjekt genommen hat. Dies ist besonders bei atypischen Projektionen wichtig und kann jedoch nicht aus der Erinnerung, wie die Aufnahme angeordnet wurde, geschehen, sondern einzig und allein durch die genaue *Analyse* des vorliegenden Röntgenbildes. Bei dem Durchleuchtungsverfahren ist die Kenntnis der genauen Verlaufsrichtung der Strahlen im zu untersuchenden Objekt so selbstverständliche Voraussetzung, daß auf ihre Notwendigkeit kaum je eigens hingewiesen wird. Bei der Bildanalyse wird sie oft vernachlässigt, obwohl sie auch hier insbesondere bei Aufnahmen komplizierter Skeletteile zum vollen Verständnis des Projektionsbildes unbedingt erforderlich ist. Die Möglichkeit, aus letzterem den Strahlengang zu rekonstruieren, ist durch die *parallaktische Verschiebung* gegeben, welche die plattennahen und plattenfernen Gebilde zueinander bei geänderter Projektion erfahren. Wir berücksichtigen dabei in erster Linie die relativ leicht festzustellende Verschiebung solcher Gebilde, welche weit voneinander entfernt sind und dabei deutlich zur Darstellung gelangen, so z. B. bei der Untersuchung des einen Schläfenbeines seine Lage zum anderen, dem plattenfernen. Erst in zweiter Linie achten wir auf das spezielle Projektionsbild des zu untersuchenden Skeletteiles, weil an diesem die Verschiebung der einzelnen Abschnitte zueinander naturgemäß eine geringgradigere ist und ihr Erkennen und ihre richtige Deutung daher schwieriger sein kann und ein bis in die kleinsten Details gehende Kenntnis des Bildes der normalen Projektion erfordert. Wenn man sich also im Röntgenbild orientieren will, so soll man erst dann auf die Einzelheiten des Bildes eingehen, wenn man bereits eine allgemeine, orientierende Übersicht über das Bild als Ganzes gewonnen hat.

Das Verständnis der Bilder der einzelnen Projektionsvarianten wird dem Untersucher außerordentlich erleichtert, wenn er einen Skeletschädel in den typischen Projektionsrichtungen durchleuchtet und am Leuchtschirm die Verschiebung der einzelnen Skeletteile zueinander bei Verschiebung des Fokus der Röhre beobachtet. Im folgenden sind Bilder von Projektionsvarianten zur Abbildung gebracht, bei welchen die Abweichung von der Norm eine wesentliche ist, um so die Veränderungen gegenüber dem Bilde der typischen Projektion mit besonderer Deutlichkeit hervortreten zu lassen.

Die Bilder der Projektionsvarianten der Schläfenbeinaufnahme nach Schüller.

Die erste Orientierung erfolgt bei der Schläfenbeinaufnahme nach Schüller zweckmäßigerweise nach der *Lage des plattennahen Felsenbeines zum plattenfernen.* Bei typischer Projektion kommt das letztere knapp unter dem ersteren zur Abbildung. Wird nun der Fokus der Röhre kranialwärts verschoben, so daß der Winkel, welchen der Zielstrahl mit der Medianebene bildet, kleiner, der mit der Deutschen Horizontalen dementsprechend größer wird, so wandert das plattenferne Felsenbein im Bilde nach abwärts, sein Abstand vom plattennahen wächst und zwischen beiden kommt der mäßig dichte Schatten des Clivus zur Ansicht. Verschieben wir den Fokus der Röhre in entgegengesetzter Richtung, so rückt das plattenferne Felsenbein im Bilde allmählich höher, das plattennahe immer mehr verdeckend, um es endlich vollkommen zu überlagern, sobald der Winkel, welchen der Zielstrahl mit der Deutschen Horizontalen bildet, gleich 0° geworden ist, dieser also, in der Deutschen Horizontalen verlaufend, durch die äußeren Gehörgänge beider Seiten geht. Kehren wir zur typischen Projektion zurück und verschieben wir den Fokus der Röhre aus der Ohrvertikalen nach dorsal, so wandert das plattenferne Felsenbein nach vorne, verschieben wir ihn nach ventral, so wandert es nach hinten. Die gleichsinnige Verschiebung wie das plattenferne Felsenbein erfahren — wenn wir nun zur Betrachtung des Projektionsbildes des zu untersuchenden Schläfenbeines übergehen — die plattenfernen Teile des letzteren bei der Verschiebung des Röhrenfokus in den

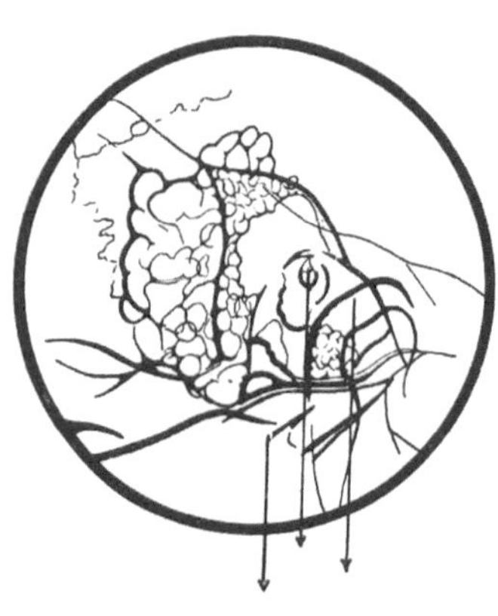

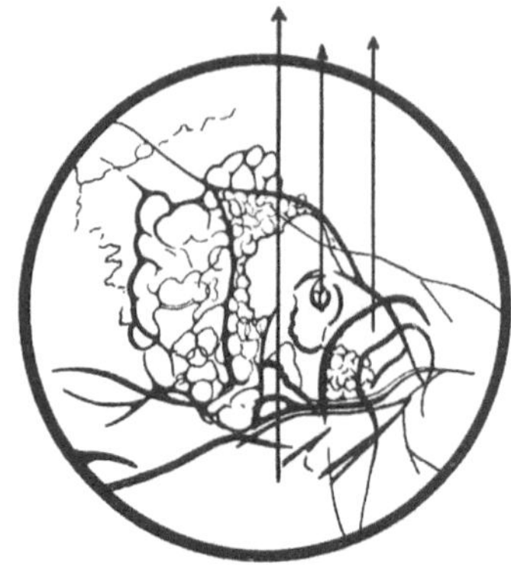

Abb. 36.   Abb. 37.

Abb. 36. Skizze einer Schläfenbeinaufnahme nach SCHÜLLER. Die Pfeile bezeichnen die Richtung, in welcher die plattenfernen Gebilde bei Verschiebung des Fokus der Röhre nach kranial verschoben werden.

Abb. 37. Skizze einer Schläfenbeinaufnahme nach SCHÜLLER. Die Pfeile bezeichnen die Richtung, in welcher die plattenfernen Gebilde bei Verschiebung des Fokus der Röhre nach caudal verschoben werden.

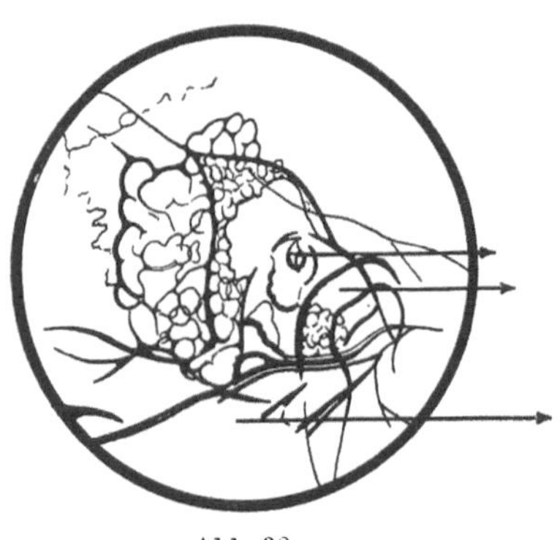

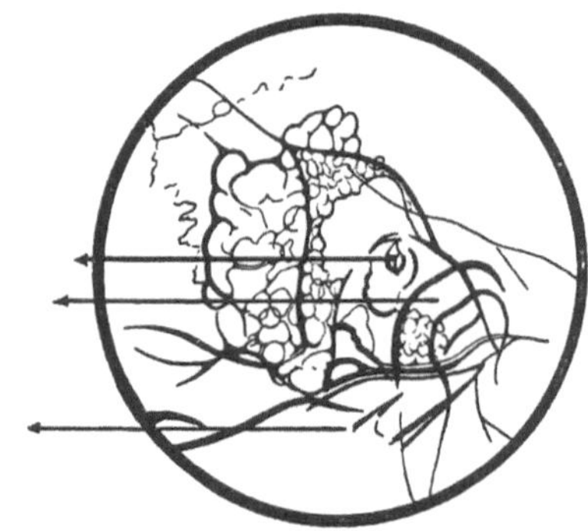

Abb. 38.   Abb. 39.

Abb. 38. Skizze einer Schläfenbeinaufnahme nach SCHÜLLER. Die Pfeile bezeichnen die Richtung, in welcher die plattenfernen Gebilde bei Verschiebung des Fokus der Röhre nach dorsal verschoben werden.

Abb. 39. Skizze einer Schläfenbeinaufnahme nach SCHÜLLER. Die Pfeile bezeichnen die Richtung, in welcher die plattenfernen Gebilde bei Verschiebung des Fokus der Röhre nach ventral verschoben werden.

verschiedenen Richtungen und zwar ist die Lageänderung um so stärker, je weiter das betreffende Detail von der Platte entfernt ist. Plattennahe und daher bei geringer Änderung der Projektion keinem wesentlichen Lagewechsel unterworfen sind die Schläfenbeinschuppe mit dem Processus zygomaticus, der Processus mastoideus, das Os tympanicum mit dem Meatus acusticus externus und das Kieferköpfchen. Die stärkste Exkursion macht dagegen die Spitze der Pyramide, eine etwas geringere der Porus acusticus internus, dann folgt der kompakte Labyrinthkern und endlich mit der geringsten Verschiebung die Basis der Pyramide (s. Abb. 36, 37, 38, 39). Verschieben wir den Fokus der

Röhre nach kranial und wandert infolgedessen die *Spitze der Pyramide* nach abwärts, so kommt nun über ihr das Kieferköpfchen in immer größerer Ausdehnung zur Darstellung. Gleichzeitig wird über der oberen Pyramidenkante der Einblick in den oberen Teil der Paukenhöhle und des äußeren Gehörganges frei (s. Abb. 40). Bei Verschiebung der Röhre in entgegengesetzter Richtung werden eben diese Skeletteile, insbesondere aber auch die Wurzel des Processus zygomaticus, vom medialen Teil des Felsenbeines überlagert und daher im Röntgenbild unkenntlich. Dagegen kann der untere Teil der Paukenhöhle und des äußeren Gehörganges deutlich hervortreten, zumal, wenn die Fossa jugularis, die in der Projektionsrichtung liegt, stark ausgeprägt ist und dadurch die überlagernde Knochenschichte eine Verminderung erfahren hat. Da die das Foramen occipitale magnum umgebenden Knochenleisten bei der Verschiebung der Röhre nach caudal ebenfalls etwas nach oben wandern, so gelangen sie meist in den Bereich des Processus mastoideus, diesen zum Teil verdeckend (s. Abb. 41). Wird die Röhre nach ventral verschoben und rückt infolgedessen die Spitze der Pyramide nach hinten, so wird ebenfalls der Einblick in die oberen Partien der Paukenhöhle und des äußeren Gehörganges frei und die Übersicht über den Kiefergelenksspalt und dessen unmittelbare Umgebung eine bessere, vor allem aber erfährt dadurch das Projektionsbild der Pyramide eine Verkürzung (s. Abb. 42). Auch wird die Überlagerung der Pars mastoidea durch die Pyramide stärker. Im Gegensatz dazu erscheint bei der Verschiebung der Röhre nach dorsal die Pyramide stark in die Länge gezogen und die Überlagerung der Pars mastoidea durch dieselbe wird geringer, so daß wir auch einen notdürftigen Einblick in den vordersten Teil des Warzenfortsatzes bekommen. Das Kieferköpfchen und mit ihm die angrenzenden Partien der Zygomaticuswurzel werden vom Felsenbein oft etwas stärker verdeckt als bei der typischen Projektion. Bemerkenswert ist auch, daß bei dorsal exzentrischem Strahlengang das Foramen jugulare und dessen Umgebung meist gut zur Ansicht kommt, wogegen der Verlauf des Sinus sigmoideus weniger deutlich hervortritt. Ebenso ist in dieser Projektion der äußere Gehörgang bisweilen nur sehr schlecht zu erkennen (s. Abb. 43). Die Darstellbarkeit des *inneren Gehörganges*, der bei kranial-exzentrischem Strahlengang unter, bei caudal-exzentrischem über, bei dorsal-exzentrischem vor, bei ventral-exzentrischem hinter die Paukenhöhle und den äußeren Gehörgang projiziert wird, leidet bei jeder Abweichung der Strahlen vom typischen Gang, einerlei in welcher Richtung sie erfolgt, da der Zielstrahl dann nicht mehr in der Richtung seiner Längsachse, sondern schräg zu derselben verläuft. Bisweilen kann es geschehen, daß wir bei etwas atypischer Projektion durch Verschiebung der Röhre nach kranial oder caudal in dem der Paukenhöhle und dem äußeren Gehörgang entsprechenden Aufhellungsbereich an Stelle der typischen kleinen, rundlichen, intensiven, durch den inneren Gehörgang hervorgerufenen Aufhellung zwei ähnliche sehen. Sind beide rundlich und beide innerhalb des Schattens der Pyramide gelegen, dann entspricht die obere dem inneren Gehörgang, während die untere durch Übereinanderprojizieren des unteren Anteiles des äußeres Gehörganges und der Paukenhöhle und des oberen Anteiles der Fossa jugularis zustande gekommen ist. Ist die obere Aufhellung nicht rundlich, sondern halbmondförmig und nach unten zu geradlinig durch die obere Kante der Pyramidenspitze abgegrenzt, liegt sie somit über dem Schatten der letzteren, dann ist sie durch den oberen Teil der Paukenhöhle und des äußeren Gehörganges bewirkt und dann entspricht die darunter gelegene kleine, rundliche, intensive Aufhellung dem inneren Gehörgang. Ersteres ist der Fall, wenn die Neigung des Zielstrahles zur Deutschen Horizontalebene zu gering war, letzteres, wenn sie etwas zu stark gewesen ist. Wird der Fokus der Röhre in der Ohrvertikalen nach kranial oder caudal verschoben, so erfährt der *obere Kontur der Pyramide* eine wesentliche Änderung. Derselbe entspricht bei typischer

5*

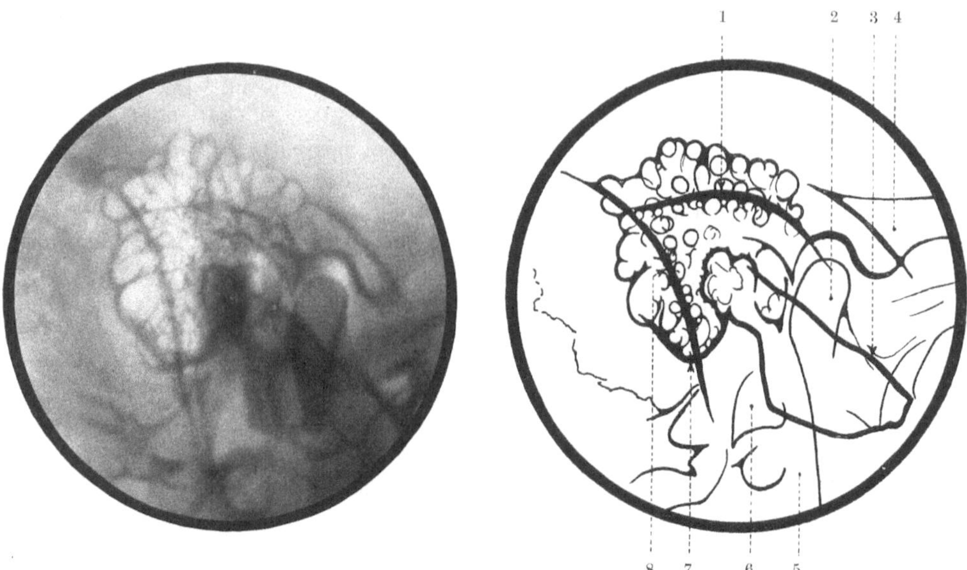

Abb. 40 und Skizze. Seitliche Aufnahme des Schläfenbeines nach SCHÜLLER bei zu starker Neigung des Zentralstrahles zur Deutschen Horizontalen. Legende zur Skizze: 1 Oberer Kontur der Pyramide im Bereiche des Tegmen, bzw. der Eminentia arcuata; 2 Kieferköpfchen; 3 oberer Kontur der Pyramide im Bereiche der Pyramidenspitze; 4 Zygomaticuswurzel; 5 Clivus; 6 Foramen jugulare; 7 Spitze des Warzenfortsatzes; 8 hinterer Kontur der Pyramide.

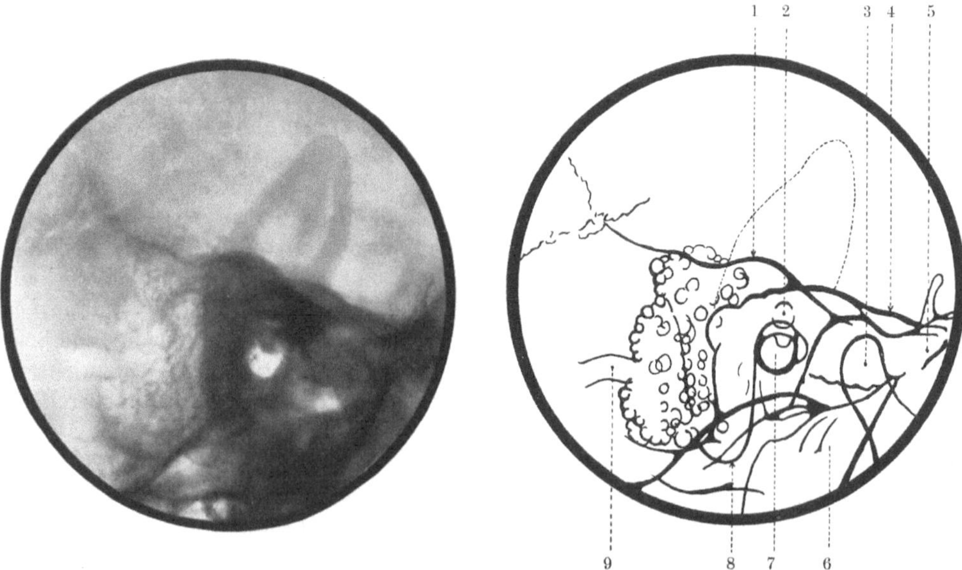

Abb. 41 und Skizze. Seitliche Aufnahme des Schläfenbeines nach SCHÜLLER bei zu geringer Neigung des Zentralstrahles zur Deutschen Horizontalen. Legende zur Skizze: 1 Oberer Kontur der Pyramide im Bereiche des Tegmens bzw. der Eminentia arcuata; 2 innerer Gehörgang; 3 Kieferköpfchen; 4 oberer Kontur der Pyramide im Bereiche der Pyramidenspitze; 5 Zygomaticuswurzel; 6 plattenferne Pyramide; 7 äußerer Gehörgang + Paukenhöhle + Fossa jugularis; 8 Spitze des Warzenfortsatzes; 9 Emissarium mastoideum. Die punktierte Linie bezeichnet den Rand des Schattens der nach vorne umgeklappten Ohrmuschel.

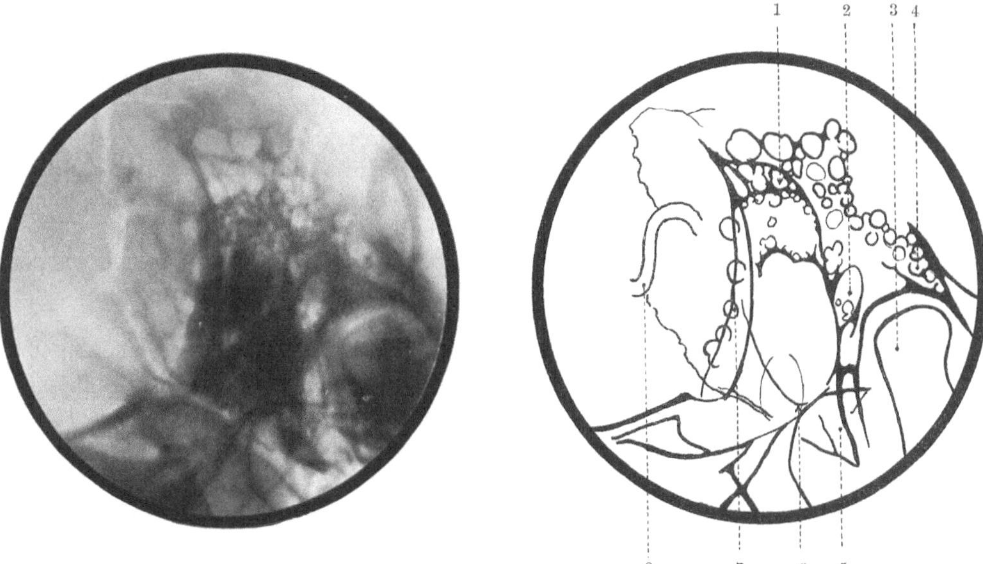

Abb. 42 und Skizze. Seitliche Aufnahme des Schläfenbeines nach SCHÜLLER bei Verschiebung des Fokus der Röhre aus der Ohrvertikalen nach ventral. Legende zur Skizze: 1 oberer Kontur der Pyramide im Bereiche des Tegmens bzw. der Eminentia arcuata; 2 äußerer Gehörgang + Attik; 3 Kieferköpfchen; 4 Zygomaticuswurzel (pneumatisiert); 5 Pyramidenspitze; 6 Spitze des Warzenfortsatzes; 7 hinterer Kontur der Pyramide; 8 Emissarium mastoideum.

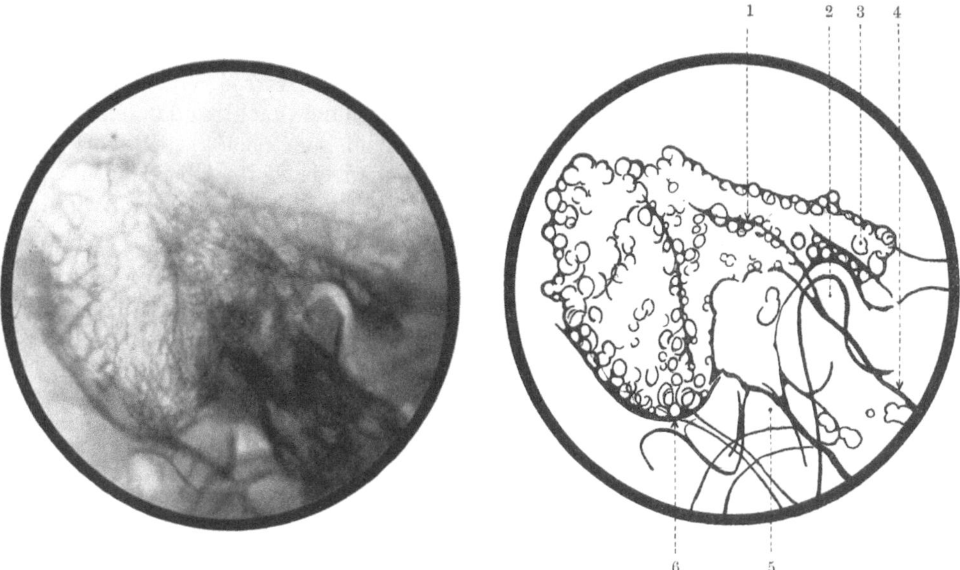

Abb. 43 und Skizze. Seitliche Aufnahme des Schläfenbeines nach SCHÜLLER bei Verschiebung des Fokus der Röhre aus der Ohrvertikalen nach dorsal (entspricht der Schläfenbeinaufnahme nach LANGE). Legende zur Skizze: 1 Oberer Pyramidenkontur im Bereiche des Tegmens bzw. der Eminentia arcuata; 2 Kieferköpfchen; 3 Zygomaticuswurzel (pneumatisiert); 4 oberer Kontur der Pyramide im Bereiche der Pyramidenspitze; 5 Foramen jugulare; 6. Spitze des Warzenfortsatzes.

Projektion zwar im lateralsten und im medialen Anteil, nicht aber im Bereiche der Eminentia arcuata der oberen Pyramidenkante. Diese Erhebung an der Vorderfläche des Felsenbeins überragt dessen obere Kante. Ihr Schatten verdeckt infolgedessen die letztere bis in die Gegend über dem inneren Gehörgang. Dadurch ist dieselbe in diesem Bereiche im Röntgenbild meist gar nicht oder nur undeutlich zu erkennen. Da aber der obere Kontur der Eminentia arcuata im typischen Projektionsbild meist in den der oberen Pyramidenkante übergeht, obwohl diese im Objekt räumlich distanziert sind, so erscheint im Röntgenbild die ganze Pyramide nach oben hin meist einheitlich abgegrenzt. Wird jedoch der mediale Teil des Felsenbeines infolge Verschiebung der Röhre nach kranial stärker nach abwärts projiziert als der plattennähere, laterale, dann sehen wir den oberen Kontur der Eminentia arcuata nach vorne zu in den Boden der mittleren Schädelgrube gegen das Dach des Kiefergelenkes ausstrahlen, während der obere Kontur der Pyramidenspitze tief nach abwärts gerückt ist und so der Zusammenhang zwischen ihm und dem ersteren fehlt. Auch hier ist die obere Pyramidenkante zwischen Eminentia arcuata und Fossa subarcuata nicht zu erkennen. Rückt die Pyramidenspitze nach aufwärts, weil der Fokus der Röhre caudalwärts verschoben wurde, dann überschneiden sich die oberen Konturen der Eminentia arcuata und der Pyramidenspitze immer mehr und mehr bis letztere in die Höhe der Kuppe der Eminentia arcuata gelangt und nun diese fast ganz verdeckt.

Aus den Bildern der verschiedenen Projektionsvarianten ergibt sich, daß einzelne derselben unter allen Umständen von *Nachteil* sind, während andere in bestimmten Fällen von *Vorteil* sein können. Wenn der Winkel, welchen der Zielstrahl mit der Deutschen Horizontalen bildet, zu klein ist, so wird dadurch die Verwertbarkeit der Aufnahme wesentlich beeinträchtigt, weil dann die Pyramide der Gegenseite schon in den Bereich des zu untersuchenden Schläfenbeines gelangt und weil die Pyramidenspitze der plattennahen Seite die mitzuuntersuchende Zygomaticuswurzel verdeckt. Ebenso unzweckmäßig ist es, wenn der Zielstrahl schräg von vorne her das Schläfenbein durchsetzt, weil dann die Pyramide einen großen Teil des Warzenfortsatzes verdeckt. Die Verschiebung des Fokus der Röhre aus der typischen Stellung nach caudal oder ventral ist daher unter allen Umständen zu vermeiden, die Verschiebung nach kranial stört wenig, die nach dorsal kann sogar zweckmäßig sein, wenn man eine gute Übersicht über das ganze pneumatische System, insbesondere aber über die Umgebung des Foramen jugulare bekommen will.

Die Bilder der Projektionsvarianten der Schläfenbeinaufnahme nach STENVERS.

Bei der Schläfenbeinaufnahme nach STENVERS erfolgt die erste Orientierung zweckmäßigerweise nicht nach der Lage der beiden Schläfenbeine zueinander, sondern nach der Lage der zu untersuchenden *Pyramide* zur *Orbita* der gleichen Seite. Denn da sich die erstere bei dieser Aufnahme in einer durchschnittlichen Distanz von etwa 8 cm von der Platte befindet, der äußere Rand der letzteren derselben jedoch fast unmittelbar anliegt, so kommt eine Abweichung von der typischen Anordnung an der geänderten Lage dieser beiden Skeletteile zueinander deutlich zum Ausdruck. Wird der Fokus der Röhre nach der zu untersuchenden Seite verschoben, so kommt die Spitze der Pyramide allmählich in den Bereich der Orbita und wird dann von den die laterale Begrenzung der Orbita bildenden Knochen verdeckt. Wird der Fokus der Röhre nach der entgegengesetzten Seite verschoben, so entfernt sich die Pyramidenspitze immer mehr vom lateralen Orbitalrand. Wird die Röhre nach caudal verschoben, so wandert die Pyramide im Verhältnis zum oberen Orbitalrand nach aufwärts; wird sie nach kranial verschoben, so wandert sie nach abwärts. Kommt bei extrem enger Blendung der Orbitalrand nicht mehr zur

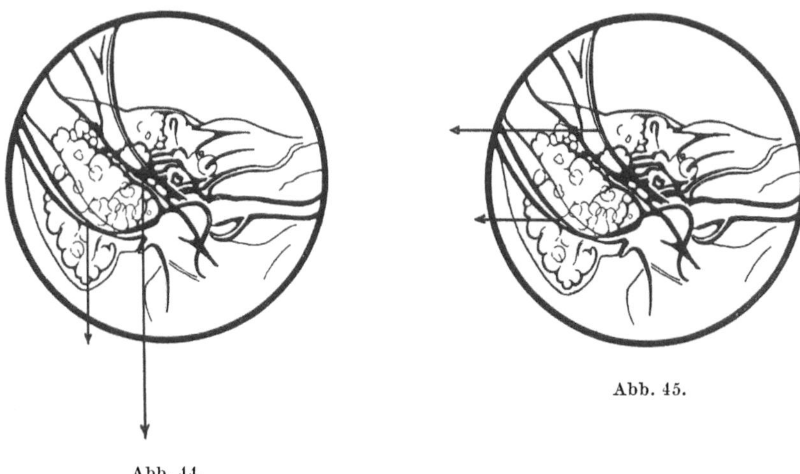

Abb. 44.

Abb. 45.

Abb. 44. Skizze einer Schläfenbeinaufnahme nach STENVERS. Die Pfeile bezeichnen die Richtung, in welcher die plattenfernen Gebilde bei Verschiebung des Fokus der Röhre nach kranial verschoben werden.

Abb. 45. Skizze einer Schläfenbeinaufnahme nach STENVERS. Die Pfeile bezeichnen die Richtung, in welcher die plattenfernen Gebilde bei Verschiebung des Fokus der Röhre nach der Seite des plattenfernen Schläfenbeines verschoben werden.

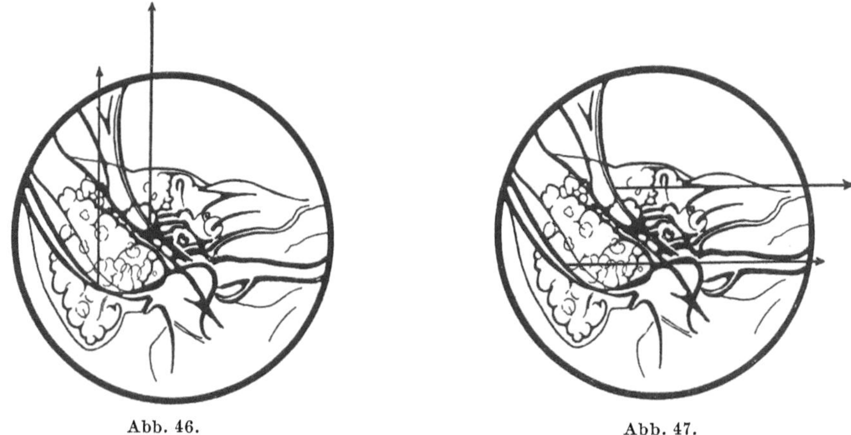

Abb. 46.

Abb. 47.

Abb. 46. Skizze einer Schläfenbeinaufnahme nach STENVERS. Die Pfeile bezeichnen die Richtung, in welcher die plattenfernen Gebilde bei Verschiebung des Fokus der Röhre nach caudal verschoben werden.

Abb. 47. Skizze einer Schläfenbeinaufnahme nach STENVERS. Die Pfeile bezeichnen die Richtung, in welcher die plattenfernen Gebilde bei Verschiebung des Fokus der Röhre nach der Seite des plattennahen Schläfenbeines verschoben werden.

Darstellung, so können wir uns über den Verlauf des Zielstrahles meist auch nach der Art und Weise, wie sich *Crista sagittalis* und *Pyramide* gegenseitig überlagern, orientieren. Je weiter der Fokus der Röhre kranialwärts und nach der plattenfernen Seite zu verschoben wird, desto mehr wird die Crista sagittalis nach außen und unten auf die lateralen Partien des Schläfenbeines projiziert. Je mehr wir mit der Röhre caudalwärts und nach

der zu untersuchenden Seite wandern, desto weiter rückt die Crista sagittalis nach medial
und oben in den Bereich der Pyramidenspitze (s. Abb. 45, 45, 46, 47). Ist der Winkel,
welchen der Zielstrahl mit der Medianebene bildet, infolge der Verschiebung der Röhre

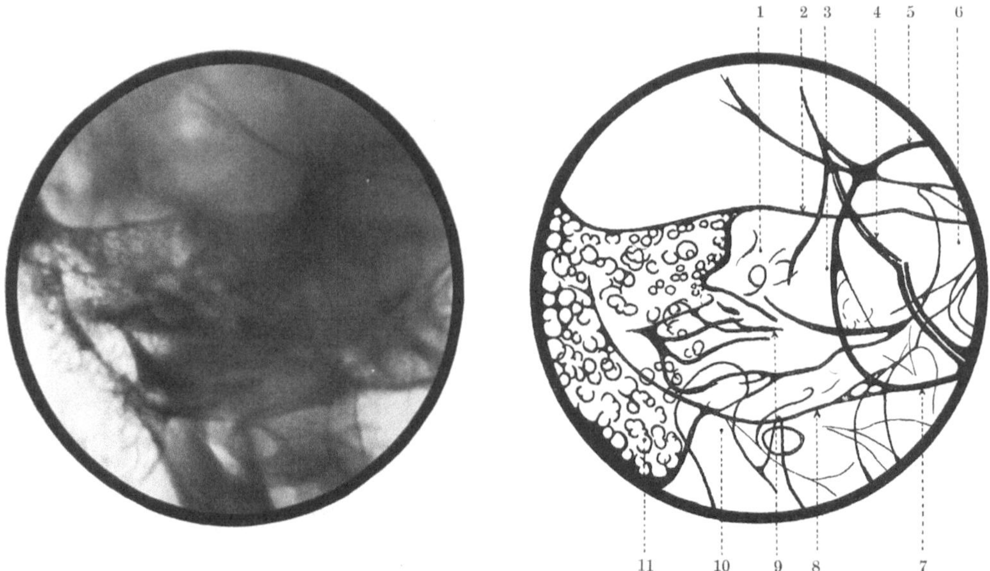

Abb. 48 und Skizze. Aufnahme des Schläfenbeines nach STENVERS bei Verschiebung des Fokus der Röhre nach
der Seite des plattennahen Schläfenbeines. Legende zur Skizze: 1 Kompakter Labyrinthkern; 2 oberer Kontur
der Pyramide; 3 Processus frontalis ossis zygomatici; 4 Crista sagittalis; 5 oberer Orbitalrand; 6 Pyramidenspitze; 7 unterer Orbitalrand; 8 Boden der hinteren Schädelgrube; 9 Boden der mittleren Schädelgrube;
10 Kieferköpfchen; 11 Warzenfortsatz.

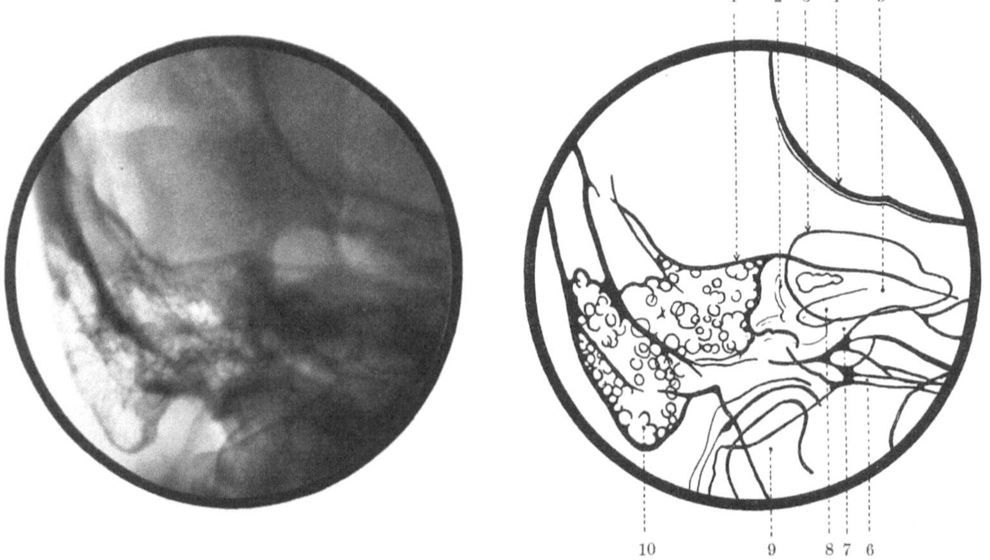

Abb. 49 und Skizze. Sagittale Aufnahme des Schläfenbeines nach STENVERS bei Verschiebung des Fokus der
Röhre nach caudal. Legende zur Skizze: 1 Oberer Kontur der Pyramide; 2 kompakter Labyrinhtkern mit
Labyrinth; 3 plattenferner Rand des Foramen occipitale magnum; 4 Crista sagittalis; 5 Pyramidenspitze;
6 Boden der mittleren Schädelgrube; 7 Boden der hinteren Schädelgrube; 8 innerer Gehörgang; 9 Kieferköpfchen;
10 Warzenfortsatzspitze.

nach der zu untersuchenden Seite zu klein, so gerät die Pyramidenspitze, wie schon erwähnt, in den Bereich der Orbita und wird von der lateralen Orbitalwand und dem Processus frontalis des Os zygomaticum verdeckt (s. Abb. 48). Ist der Winkel, welchen der Zielstrahl mit der Deutschen Horizontalen bildet, zu groß, weil der Fokus der Röhre nach caudal

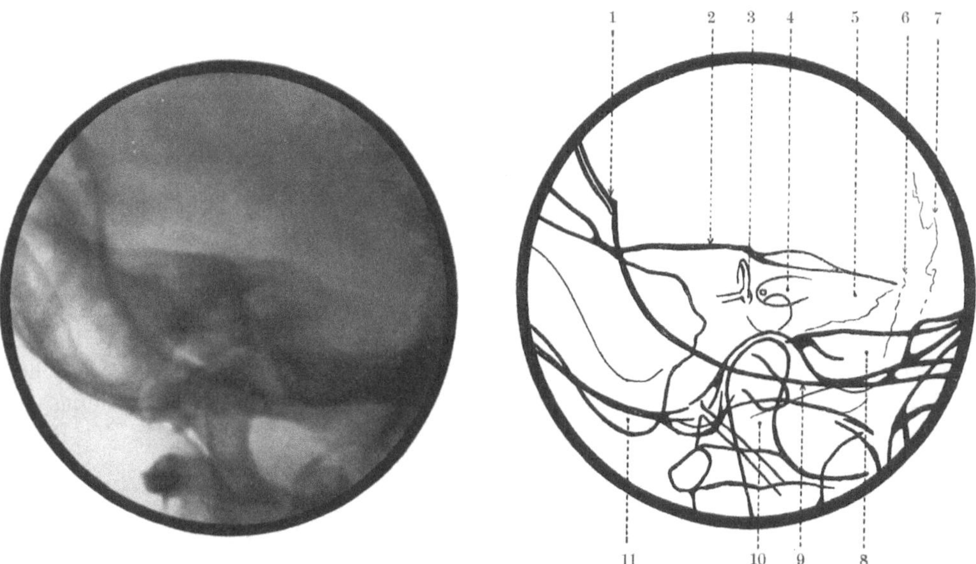

Abb. 50 und Skizze. Sagittale Aufnahme des Schläfenbeines nach STENVERS bei Verschiebung des Fokus der Röhre nach der Seite des plattenfernen Schläfenbeines. Legende zur Skizze: 1 Crista sagittalis; 2 oberer Pyramidenkontur; 3 kompakter Labyrinthkern mit Labyrinth; 4 innerer Gehörgang; 5 Pyramidenspitze; 6 Sutura spheno-squamosa; 7 Sutura parieto-occipitalis der plattenfernen Seite; 8 Boden der mittleren Schädelgrube; 9 Boden der hinteren Schädelgrube; 10 Kieferköpfchen; 11 Warzenfortsatzspitze.

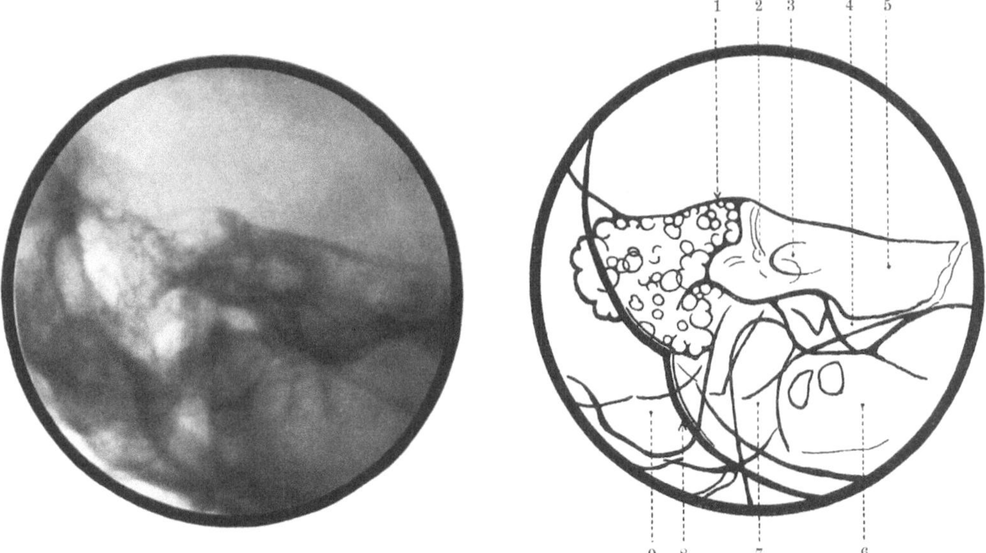

Abb. 51 und Skizze. Sagittale Aufnahme des Schläfenbeines nach STENVERS bei Verschiebung des Fokus der Röhre nach kranial. Legende zur Skizze: 1 Oberer Pyramidenkontur; 2 kompakter Labyrinthkern mit Labyrinth; 3 innerer Gehörgang; 4 Boden der mittleren Schädelgrube; 5 Pyramidenspitze; 6 Boden der hinteren Schädelgrube; 7 Kieferköpfchen; 8 Crista sagittalis; 9 Warzenfortsatzspitze.

verschoben wurde, dann verdecken die dichten Knochenleisten, die das Foramen occipitale magnum umgeben, einen großen Teil der medialen Partien des Felsenbeines und das Foramen occipitale magnum selbst kommt zum Teil zur Überlagerung mit der Pyramidenspitze (s. Abb. 49). Bei Verschiebung des Fokus der Röhre gegen die plattenferne Seite zu wird das Gesamtbild der Pyramide nur unwesentlich verändert (s. Abb. 50). Das gleiche gilt hinsichtlich der Pyramidenspitze bei Verschiebung des Fokus der Röhre nach kranial, doch wird in diesem Falle der Warzenfortsatz vollkommen von der Hinterhauptschuppe verdeckt (s. Abb. 51). Hinsichtlich der einzelnen Bilddetails innerhalb der Pyramide ist zu bemerken, daß die Darstellung des Labyrinthes bei jeder Abweichung von der normalen Anordnung leidet. Der innere Gehörgang und der Canalis caroticus sind insbesondere dann nur schlecht oder gar nicht erkennbar, wenn die Pyramidenspitze in den Bereich der Orbita oder den des Os basilare projiziert wird. Der Warzenfortsatz kommt um so besser zur Ansicht, je weiter wir mit dem Fokus der Röhre nach caudal und gegen die plattennahe Seite gehen. Verschieben wir den Fokus in entgegengesetzter Richtung, so wird der Warzenfortsatz vom Os occipitale mehr oder weniger stark überlagert. Da wir aber das Hauptaugenmerk auf die gute Darstellung der Pyramide zu legen haben, so sollen wir bei der Anordnung der Aufnahme zwei Abweichungen von der typischen Aufnahmerichtung unter allen Umständen vermeiden, und zwar die Verschiebung der Röhre nach caudal und die nach der plattennahen Seite. Die Verschiebung der Röhre nach kranial und gegen die plattenferne Seite zu stört relativ wenig.

Die Bilder der Projektionsvarianten der Schläfenbeinaufnahme nach E. G. MAYER.

Infolge der starken Verzerrung, welche das Bild des Schädels in der Projektion nach E. G. MAYER erfährt, kann hier die erste Orientierung nur nach dem speziellen Bild des

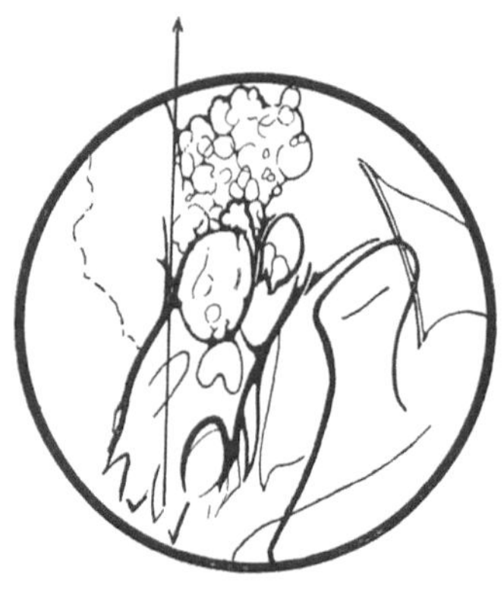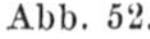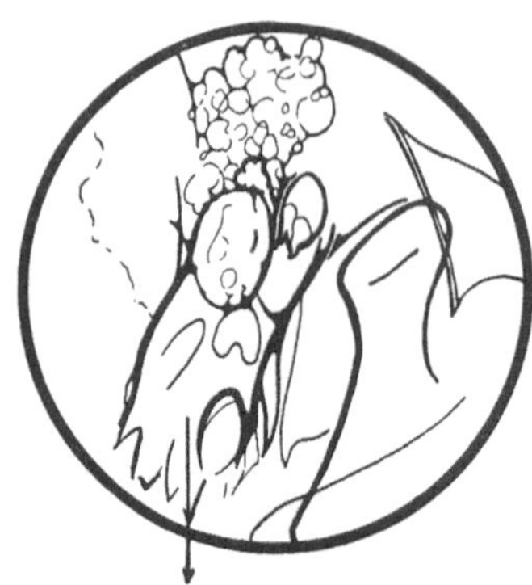

Abb. 52.
Abb. 53.

Abb. 52. Skizze einer Schläfenbeinaufnahme nach E. G. MAYER. Der Pfeil bezeichnet die Richtung, in welcher die Pyramidenspitze bei zu geringer Neigung des Zielstrahles zur Längsachse der Pyramide verschoben wird.

Abb. 53. Skizze einer Schläfenbeinaufnahme nach E. G. MAYER. Der Pfeil bezeichnet die Richtung, in welcher die Pyramidenspitze bei zu starker Neigung des Zielstrahles zur Längsachse der Pyramide verschoben wird.

Schläfenbeines, insbesondere der Lage und Konfiguration der Pyramide erfolgen (s. Abb. 52, 53, 54, 55). Da bei dieser Aufnahme der Zielstrahl so verläuft, daß er mit der Halbierungslinie jenes Winkels, welchen die Längsachse der Pyramide in der Projektionsrichtung mit der Platte einschließt, einen rechten Winkel bildet, so soll bei typischer Anordnung die Länge der Pyramide im Röntgenbild der tatsächlichen Länge entsprechen. Wird der Fokus der Röhre nach der plattenfernen Seite zu verschoben, so daß der Winkel

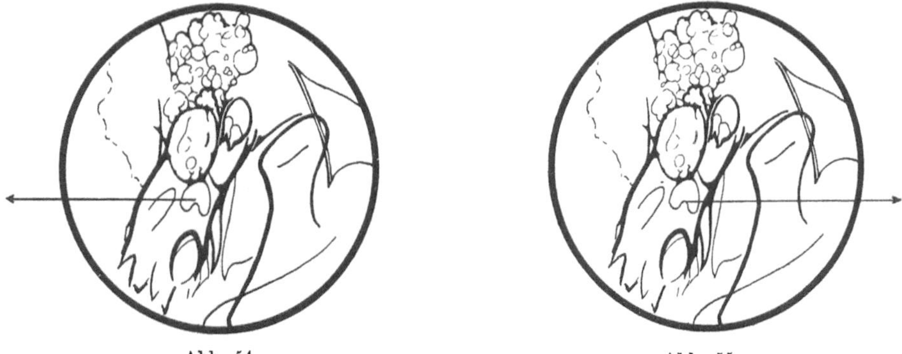

Abb. 54.   Abb. 55.

Abb. 54. Skizze einer Schläfenbeinaufnahme nach E. G. MAYER. Der Pfeil bezeichnet die Richtung, in welcher die Pyramidenspitze bei Verschiebung des Fokus der Röhre nach ventral verschoben wird.

Abb. 55. Skizze einer Schläfenbeinaufnahme nach E. G. MAYER. Der Pfeil bezeichnet die Richtung, in welcher die Pyramidenspitze bei Verschiebung des Fokus der Röhre nach dorsal verschoben wird.

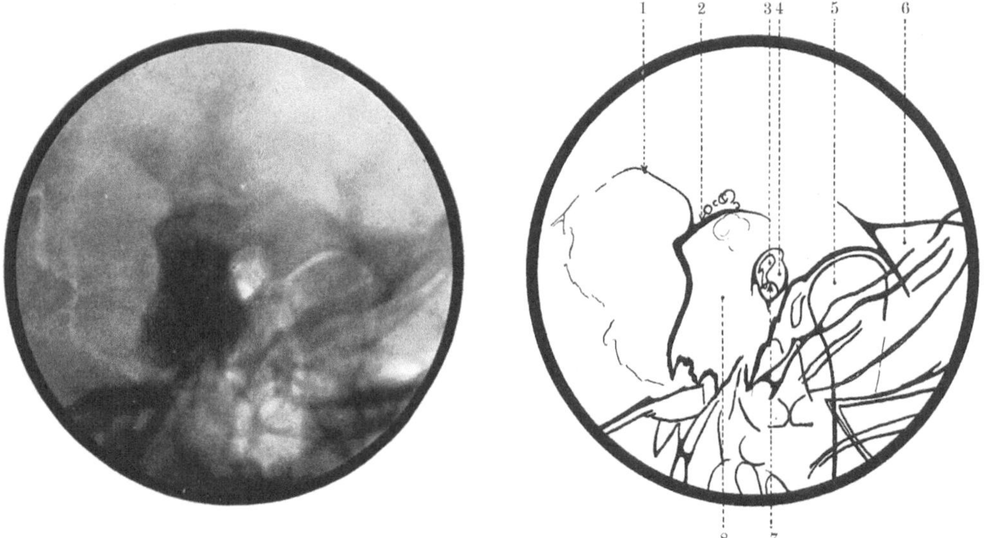

Abb. 56 und Skizze. Axiale Aufnahme des Schläfenbeines nach E. G. MAYER bei zu geringer Neigung des Zielstrahles zur Längsachse der Pyramide. Legende zur Skizze: 1 Sulcus sinus transversi; 2 Kontur der Eminentia arcuata; 3 Gehörknöchelchen; 4 Attik auf den äußeren Gehörgang projiziert; 5 Kieferköpfchen; 6 Zygomaticuswurzel; 7 oberer Rand des Annulus tympanicus; 8 Pyramide.

zwischen dem Zielstrahl und der Deutschen Horizontalen verringert wird, so erfährt die Pyramide im Röntgenbild eine Verkürzung (s. Abb. 56). Das Gegenteil ist der Fall, wenn der Fokus der Röhre in der Richtung der plattennahen Seite verschoben und dadurch der Winkel zwischen Zielstrahl und der Deutschen Horizontalen vergrößert wird. Die Pyramide erscheint dann im Röntgenbild in die Länge gezogen (s. Abb. 57). Die Verschiebung der Röhre nach ventral oder dorsal ist im Röntgenbild in erster Linie an der

Lage der Pyramide zum Warzenfortsatz erkennbar. So wie bei der Schläfenbeinaufnahme nach SCHÜLLER erfahren auch hier der Processus mastoideus, die Schuppe mit dem

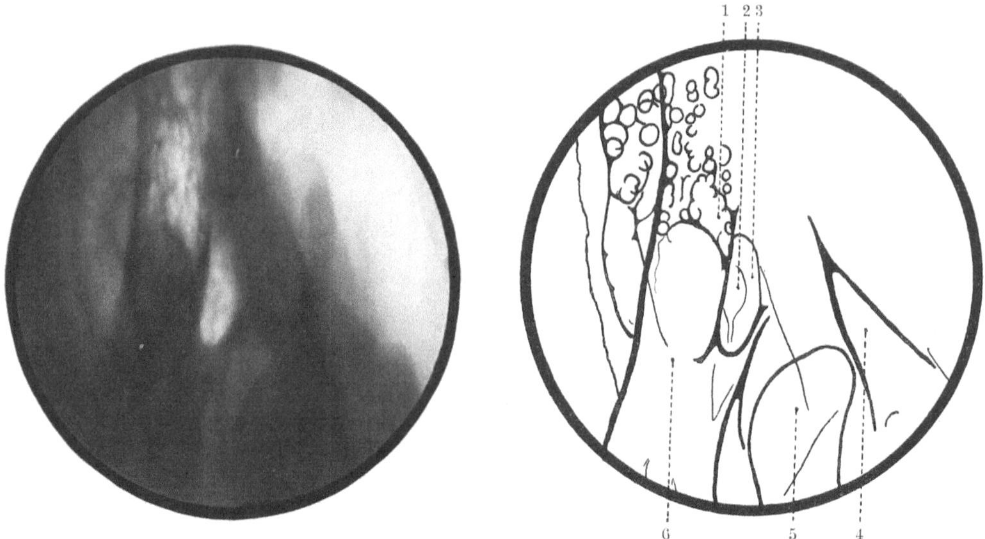

Abb. 57 und Skizze. Axiale Aufnahme des Schläfenbeines nach E. G. MAYER bei zu starker Neigung des Zielstrahles zur Längsachse der Pyramide. Legende zur Skizze: 1 Antrum mastoideum; 2 Gehörknöchelchen; 3 Attik; 4 Processus zygomaticus; 5 Kieferköpfchen; 6 Pyramide.

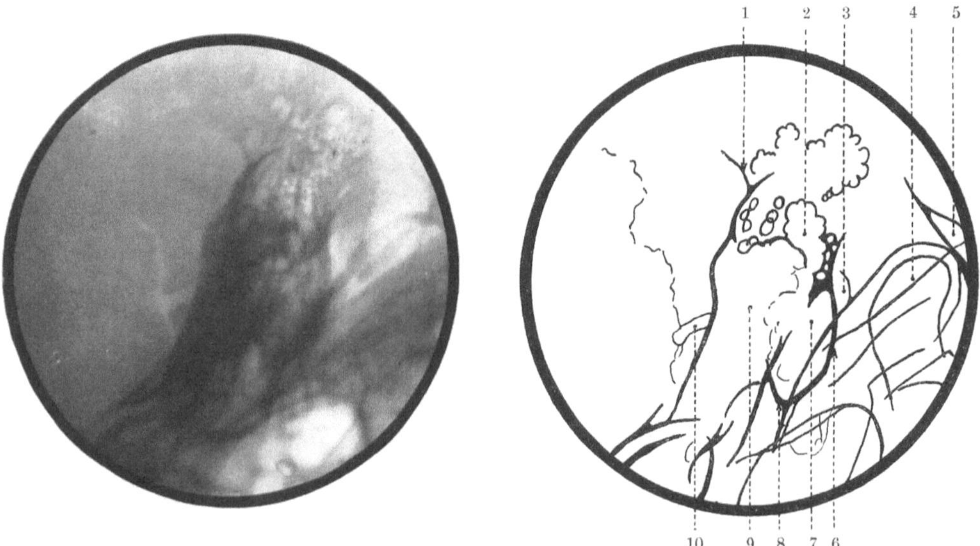

Abb. 58 und Skizze. Axiale Aufnahme des Schläfenbeines nach E. G. MAYER bei Verschiebung des Fokus der Röhre nach ventral. Legende zur Skizze: 1 Gegend des oberen Sinusknies; 2 Antrum mastoideum; 3 Attik; 4 Kieferköpfchen; 5 Zygomaticuswurzel; 6 vorderer Kontur des Warzenfortsatzes; 7 Paukenhöhle vom Warzenfortsatz überlagert; 8 Spitze des Warzenfortsatzes; 9 Pyramide; 10 Emissarium mastoideum.

Processus zygomaticus und das Kieferköpfchen bei geringen Änderungen der Projektion keinen wesentlichen Lagewechsel, da sie sich in nächster Nähe der Platte befinden, während die Pyramide unter den gleichen Umständen ihre Lage in deutlich erkennbarer Weise ändert. Wird der Fokus der Röhre nach ventral verschoben, so wird die Pyramide weiter nach links projiziert. Infolgedessen kommen dann diese und der Warzenfortsatz nicht mehr wie bei typischer Anordnung zu völliger Deckung, es wird vielmehr der Warzenfortsatz vor der Pyramide in der Weise kenntlich, daß er jetzt einen Teil des äußeren Gehörganges und die Paukenhöhle überlagert und sich seine Längsachse im Bilde nicht mehr mit der der Pyramide deckt, sondern beide einen nach vorne-unten zu offenen Winkel einschließen (s. Abb. 58). Wird der Fokus der Röhre nach dorsal verschoben, so wird die Pyramide nach vorne projiziert, der Warzenfortsatz wird hinter ihr im Bereich der hinteren Schädelgrube kenntlich und seine Längsachse bildet nun mit der Pyramide einen nach hinten-unten zu offenen Winkel (s. Abb. 59). War bei Verschiebung der Röhre nach ventral die

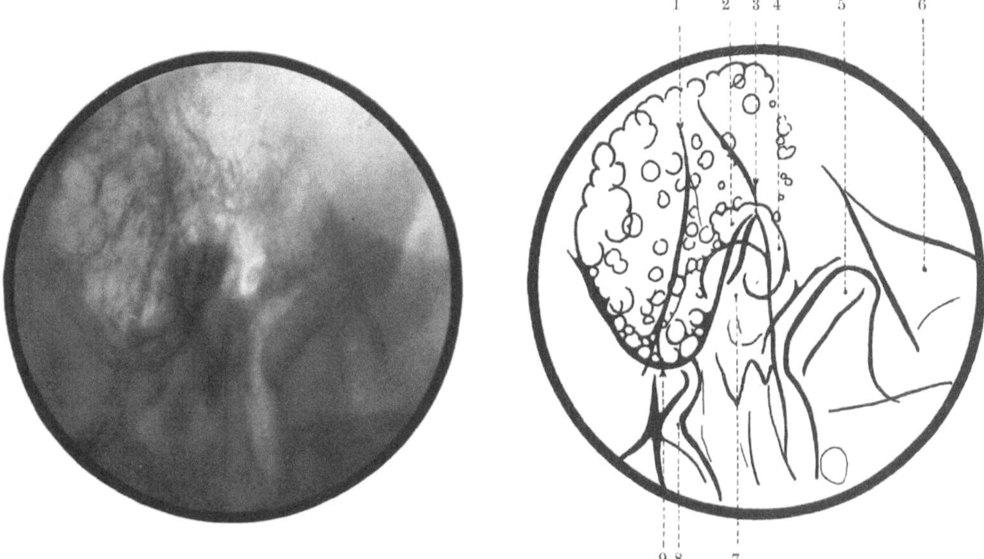

Abb. 59 und Skizze. Axiale Aufnahme des Schläfenbeines nach E. G. Mayer bei Verschiebung des Fokus der Röhre nach dorsal. Legende zur Skizze: 1 Gegend des oberen Sinusknies; 2 Antrum mastoideum; 3 oberer Kontur der Pyramide; 4 Attik; 5 Kieferköpfchen; 6 Zygomaticuswurzel; 7 Pyramide; 8 Foramen jugulare; 9 Spitze des Warzenfortsatzes.

Paukenhöhle vom Warzenfortsatz verdeckt, so ist sie es bei der Verschiebung nach dorsal durch den kompakten Labyrinthkern. Die optimale Projektion ist daher die typische, bei welcher der Processus mastoideus von der Pyramide völlig überlagert ist, da bei derselben die Paukenhöhle noch relativ am besten zur Darstellung gelangt. Bei dieser Projektion decken sich die hintere Gehörgangswand und der vordere Kontur des Warzenfortsatzes. Da die in der Richtung der Längsachse der Pyramide verlaufende hintere Gehörgangswand bei einer Verschiebung der Röhre eine gleichsinnige Veränderung erfährt wie die ganze Pyramide, nur in geringerem Ausmaß, so sehen wir, daß ihr mediales Ende bei Verschiebung der Röhre nach vorne vom vorderen Kontur des Warzenfortsatzes nach hinten abrückt, während es nach vorne verlagert wird, wenn man den Fokus der Röhre nach hinten verschiebt. Die Darstellbarkeit des Antrums erfährt durch diesen Projektionswechsel keine wesentliche Änderung. Anders verhält es sich jedoch bei einer Verschiebung der Röhre nach der plattennahen oder der plattenfernen Seite zu, bei Vergrößerung oder Verkleinerung des Winkels, welchen der Zielstrahl mit der Deutschen Horizontalen bildet. Je größer dieser Winkel ist, desto mehr verlaufen die Strahlen in der Richtung der größten räumlichen Ausdehnung des Antrum mastoideum und desto weniger wird das letztere vom kompakten Labyrinthkern überlagert. Je kleiner dieser Winkel ist, desto mehr rückt der letztere in den Bereich des Antrums bis er es endlich völlig überlagert. Ist dies der Fall, dann wird auch der Kontur der Eminentia arcuata als bogige, durch den oberen Teil des pneumatischen Systems verlaufende Schattenlinie sichtbar, die am rückwärtigen Pyramidenkontur beginnt und sich nach vorne zu, im Bereiche der mittleren Schädelgrube allmählich verliert. Diese Linie wird von der von den Strahlen tangential getroffenen lateralen Fläche der Eminentia arcuata hervorgerufen und tritt naturgemäß nur dann in Erscheinung, wenn sich letztere merklich über das Niveau der vorderen Pyramidenfläche erhebt. Während die Darstellbarkeit des Antrums darunter leidet, daß der Winkel zwischen dem Zielstrahl und der Deutschen Horizontalen zu klein bemessen wurde, sind unter den gleichen Umständen die Verhältnisse im Bereiche des Attik meist besser zu beurteilen, denn sowohl das Lumen desselben als auch die Gehörknöchelchen und der obere Rand des Annulus tympanicus sind dann besser zu erkennen. Im allgemeinen läßt sich hinsichtlich der Projektionsvarianten bei dieser Aufnahme sagen, daß eine Verschiebung der Röhre nach dorsal weniger nachteilig ist als eine solche nach ventral, eine Verschiebung nach der plattenfernen Seite weniger als eine solche nach der plattennahen.

IV. Die anatomischen Varianten des Schläfenbeines.

1. Variationen der Stellung der Pyramiden.

Die Längsachsen der Pyramiden verlaufen schräg von hinten-unten-lateral nach vorne-oben-medial. Sie schließen mit der Sagittal-, bzw. Frontalebene meist je einen Winkel von etwa 45^0, mit der Deutschen Horizontalen einen solchen von 5^0—10^0 ein. Bei langen Schädeln ist der mit der Sagittalebene gebildete Winkel etwas kleiner, bei kurzen etwas größer. Die Neigung der Längsachse der Pyramide zur Deutschen Horizontalen kann ziemlich stark schwanken. Dies kommt in der Verlaufsrichtung der oberen Felsenbeinkante zum Ausdruck, die im allgemeinen der Horizontalen entspricht. Der obere Pyramidenkontur kann jedoch bei entsprechender Konfiguration der ganzen Schädelbasis auch schräg von außen-oben nach innen-unten oder von außen-unten nach innen-oben verlaufen (s. Abb. 60 und 61). Ersteres findet sich meist bei Schädeln mit großem, letzteres bei solchen mit geringem Höhendurchmesser. Von besonderem Interesse sind die nicht selten zu beobachtenden Unterschiede in der Stellung beider Pyramiden zueinander, die mit Asymmetrien des ganzen Schädels in Zusammenhang stehen. So finden wir z. B. eine Parallelverschiebung in vertikaler Richtung, so daß die Pyramide der einen Seite wesentlich höher steht als die der anderen (s. Abb. 62). Oder wir sehen bisweilen, daß der Winkel, welchen die Pyramidenachse mit der Deutschen Horizontalen bildet, auf beiden Seiten verschieden ist. Meist verläuft dann der obere Kontur der einen Pyramide horizontal, der der anderen schräg von außen-unten nach innen-oben (s. Abb. 63). Diese Stellungsvarianten sind auf der postero-anterioren Übersichtsaufnahme des Schädels leicht zu erkennen. Eine weitere ist jedoch röntgenologisch kaum mit Sicherheit als solche feststellbar. Es ist dies die Drehung einer Pyramide um ihre Längsachse, so daß im Röntgenbild ein anderer Kontur randbildend wird als bei normaler Stellung und dadurch eine andere Konfiguration der oberen Pyramidenkante vorgetäuscht werden kann. Die Drehung erfolgt meist in der Weise, daß die vordere Pyramidenfläche mehr nach oben gerichtet wird und sich der Horizontalen nähert, während die hintere Fläche dann fast vertikal

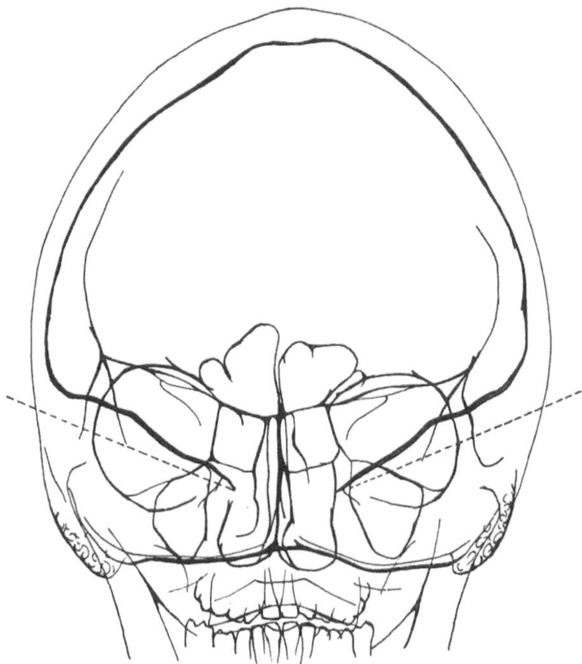

Abb. 60. Skizze einer sagittalen Vergleichsaufnahme beider Pyramiden von einem Falle, in welchem die oberen Pyramidenkanten steil von außen-oben nach innen-unten verlaufen. (Längsachse der Pyramiden punktiert.)

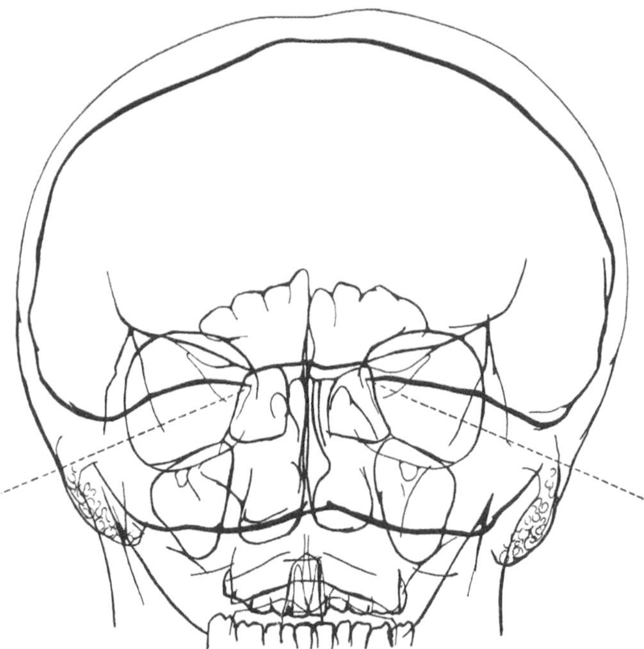

Abb. 61. Skizze einer sagittalen Vergleichsaufnahme beider Pyramiden von einem Falle, in welchem die oberen Pyramidenkanten schräg von außen-unten nach innen-oben verlaufen. (Längsachse der Pyramiden punktiert.)

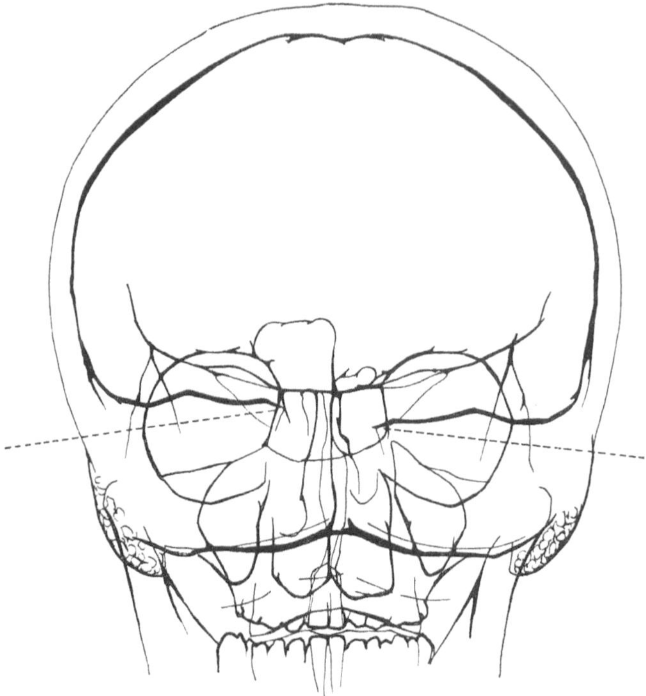

Abb. 62. Skizze einer sagittalen Vergleichsaufnahme beider Pyramiden von einem Falle, in welchem die rechte
Pyramide höher steht als die linke. (Längsachse der Pyramiden punktiert.)

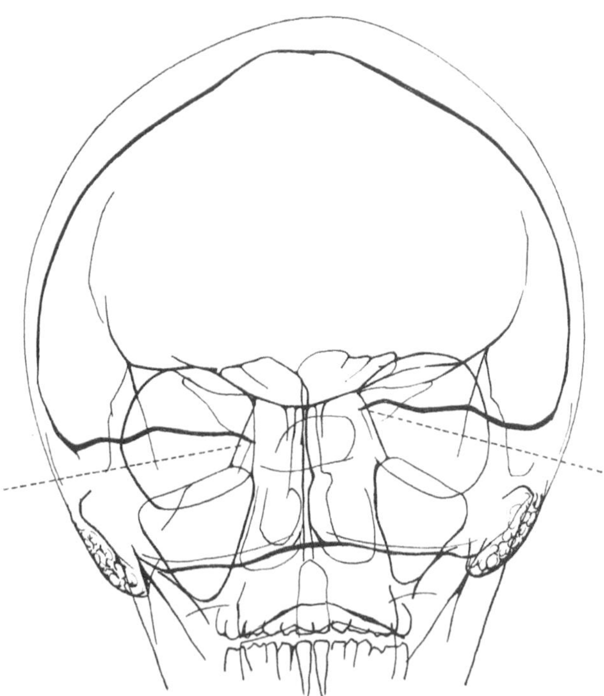

Abb. 63. Skizze einer sagittalen Vergleichsaufnahme beider Pyramiden von einem Falle, in welchem die rechte
Pyramide normal steht, während die linke schräg von außen-unten nach innen-oben gerichtet ist.
(Längsachse der Pyramiden punktiert.)

abfällt. Dadurch tritt auf der postero-anterioren Aufnahme auf der entsprechenden Seite die Eminentia arcuata und die Incisura trigemini stärker hervor als auf der anderen. Es kommt jedoch auch eine Drehung in entgegengesetzter Richtung als Variation zur Beobachtung.

2. Variationen der Konfiguration der Pyramiden.

Unterschiede in der Gestalt der Pyramide kommen am deutlichsten in der Konfiguration der oberen Kante des Felsenbeines zum Ausdruck, die wir auf der postero-anterioren Übersichtsaufnahme des Schädels oder noch besser auf der Schläfenbeinaufnahme nach STENVERS beurteilen können. Meist finden wir drei leichte Einsenkungen, und zwar die erste zwischen der seitlichen Schädelwand und der Eminentia arcuata, die zweite spitzenwärts von der letzteren in der Gegend über der Fossa subarcuata und die dritte entsprechend der Incisura trigemini. Diese Einsenkungen können verschieden tief sein, weshalb ein besonders deutliches Hervortreten derselben noch nicht zu der Annahme berechtigt, daß — wovon wir vorhin sprachen — eine Drehung der Pyramide um ihre Längsachse nach hinten vorliegt. In manchen Fällen verläuft die obere Pyramidenkante vollkommen flach, in anderen sind der eine oder der andere dieser Einschnitte, manchmal auch alle drei sehr stark ausgeprägt. Dann springt die Eminentia arcuata deutlich vor und oft auch ein kleines Tuberculum, welches sich hinten lateral von der Incisura trigemini

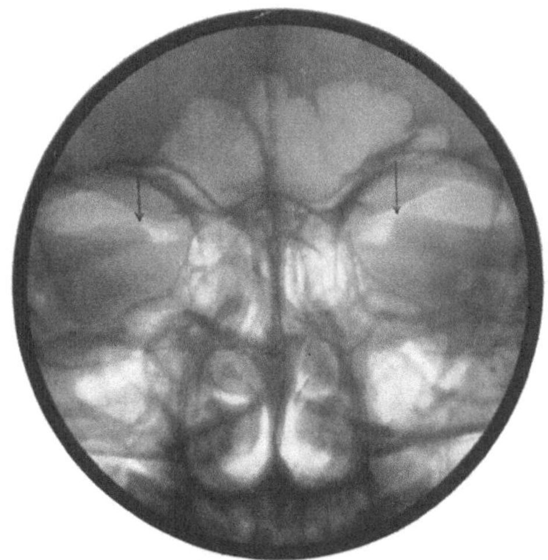

Abb. 64. Sagittale Vergleichsaufnahme beider Pyramiden. Auf beiden Seiten sieht man lateral der Incisura trigemini an der oberen Pyramidenkante einen Knochenwulst vorragen (siehe die Pfeile).

an der oberen Kante des Felsenbeines findet. Dieses ist besonders dann gut entwickelt, wenn der innere Gehörgang im oberen Anteil von einem mächtigen, meist dicht sklerosierten, ganz selten pneumatisierten Knochenwulst umgeben ist, der das Tuberculum mit einbezieht, eine Variante, die wir des öfteren beobachten können (s. Abb. 64). Wenn das Tentorium, welches an dieser Stelle inseriert, an seinem Ansatz verknöchert, so finden wir dort einen gegen die Processus clinoidei posteriores gerichteten Sporn, selten eine komplette Brückenbildung über die Incisura trigemini, die im Röntgenbild durch einen von diesem Tuberculum zum Processus ziehenden Schattenstreifen zum Ausdruck kommt. Es ist dies ein Befund, dem keinerlei pathologische Bedeutung zukommt und welchen wir in analoger Weise auch an der Ansatzstelle des Tentoriums am Dorsum sellae oft beobachten können. Die Gestalt der Spitze des Felsenbeines ist sehr wechselnd. Meist verläuft der obere Pyramidenkontur hier ziemlich flach. Manchmal fällt er jedoch entsprechend der Incisura trigemini bogenförmig steil ab, so daß das Ende der Pyramide abgestumpft erscheint. In anderen Fällen kommt eine Zuschärfung desselben dadurch zustande, daß sich die obere Kante des Felsenbeines, schon von der Eminentia arcuata angefangen, allmählich senkt. Bisweilen steigt der obere Pyramidenkontur knapp vor der Spitze der Pyramide wieder etwas auf, wodurch diese eine schnabelförmige Gestalt erhält.

3. Variationen der Stellung und Konfiguration von Schuppe, Mastoid, Os tympanicum und Processus styloideus.

a) *Schuppe:* Variationen der Stellung der Schuppe im Sinne eines steileren oder flacheren Verlaufes oder eines größeren oder geringeren Winkels zur Sagittalebene sind häufig, doch völlig bedeutungslos. Das gleiche gilt von stärkerer oder geringerer Wölbung der Schuppe. Als einzige bemerkenswerte Variation derselben ist der sog. Schuppenwall

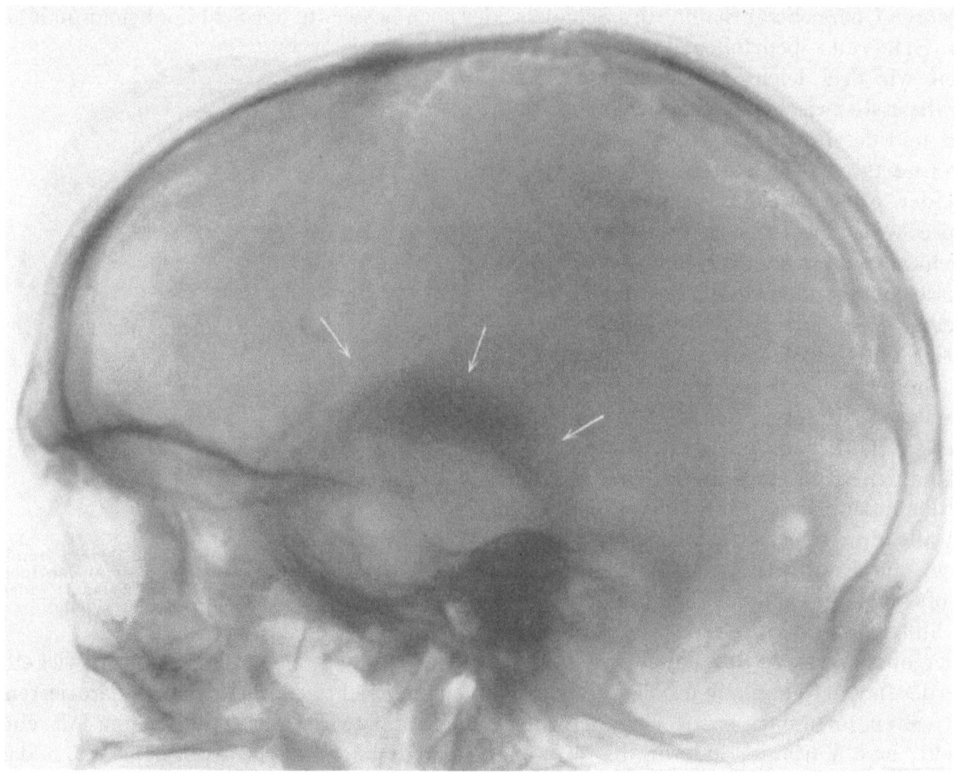

Abb. 65. Seitliche Übersichtsaufnahme des Schädels in einem Falle mit stark ausgeprägtem Schuppenwall (siehe die Pfeile).

zu erwähnen, eine Verdichtung und Verdickung in unmittelbarer Nachbarschaft der Naht, die auf seitlichen Aufnahmen als halbkreisförmiger Schatten deutlich hervortritt und sich speziell bei alten Leuten häufig findet (s. Abb. 65).

b) *Mastoid:* Die Größe des Warzenfortsatzes ist sehr verschieden, meist ist er bei guter Pneumatisation besser entwickelt als bei schlechter, ein Verhalten, welches wir auch bei anderen pneumatischen Knochen beobachten können. Auch seine Stellung ist wechselnd. Die Spitze kann mehr oder weniger stark aus der Schädelbasis vorragen und entweder mehr nach vorne oder nach unten gerichtet sein. Die Incisura mastoidea — in manchen Fällen kaum ausgesprochen — gräbt sich in anderen tief ein und verbreitet sich oft nach hinten muldenförmig. Medial der Incisura mastoidea kann sich wieder eine eventuell auch pneumatisierte Protuberanz an der Schädelbasis finden. Als Processus paramastoideus bezeichnet man jedoch nicht eine solche, sondern ein bisweilen zu beobachtendes warzenfortsatzähnliches Gebilde am Hinterhauptsbein neben dem Foramen jugulare. Das Planum mastoideum zeigt mitunter leistenförmige Erhabenheiten oder tiefe Rillen.

c) *Os tympanicum:* Vom Os tympanicum ist nur zu bemerken, daß seine vordere, dem Kiefergelenk zugekehrte Fläche bisweilen sehr stark eingedellt sein kann, wodurch

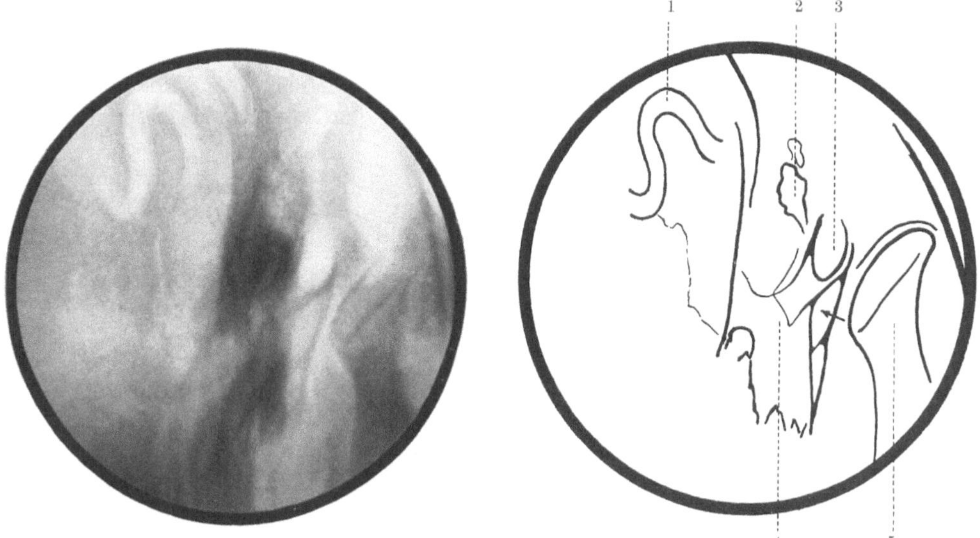

Abb. 66 und Skizze. Schläfenbeinaufnahme nach E. G. MAYER (typische Einstellung). An der Vorderseite der Pyramide sieht man den vorderen Kontur derselben in normaler Weise von der Gegend der Gelenkpfanne gegen die Pyramidenspitze zu ziehen. Nach rückwärts zu findet sich ein zweiter Kontur, der erst schräg nach hinten-unten und dann scharf abbiegend fast senkrecht nach abwärts verläuft. Dieser zweite Kontur kommt durch starke Eindellung der in diesem Bereiche von den Strahlen tangential getroffenen Vorderfläche des Os tympanicum zustande (siehe den Pfeil auf der Skizze). Legende zur Skizze: 1 Emissarium mastoideum; 2 Antrum mastoideum; 3 Attik + äußerer Gehörgang; 4 Kieferköpfchen; 5 Pyramide.

im Röntgenbild an dieser Stelle bei der Aufnahme nach E. G. MAYER ein doppelter Kontur entsteht (s. Abb. 66).

d) *Processus styloideus:* Die Länge, Dicke und Stellung des Processus styloideus ist sehr variabel, doch kommt diesem verschiedenen Verhalten solange keine Bedeutung zu, als es sich nicht um eine ausgesprochene Mißbildung handelt.

Zwei Gruppen von Varianten sollen ihrer besonderen Bedeutung wegen eingehender besprochen werden. Es sind dies die verschiedene Lage des Tegmens im Verhältnis zur oberen Gehörgangswand und die Variationen im Verlaufe der venösen Blutleiter. Sie sind für den Kliniker von großem Interesse, weil durch sie die Art seines operativen Vorgehens beeinflußt werden kann.

4. Der Tiefstand des Tegmens.

Die Lage des Tegmens im Verhältnis zur oberen Gehörgangswand, deren Kenntnis den Operateur davor bewahren kann, unvermutet bei der Operation die Dura der mittleren Schädelgrube freizulegen, läßt sich am zuverlässigsten aus der Aufnahme nach SCHÜLLER beurteilen, ein Umstand, der insoferne günstig ist, als wir diese in allen Fällen, in welchen eine Operation in Frage kommt, auch aus anderen Gründen anfertigen müssen. Soll die Lage des Tegmens genau anatomisch festgestellt werden, so müssen wir sie auf die Deutsche

Horizontale beziehen, d. h. auf eine Linie, die wir uns im Röntgenbild durch den oberen Rand des äußeren Gehörganges und den unteren Rand der gleichseitigen Orbita ziehen. Das Tegmen deckt sich in der Aufnahmerichtung nach SCHÜLLER meist mit dem Kontur der Eminentia arcuata. Ist jedoch die letztere stark ausgeprägt, dann kommt es unter dem Kontur derselben als feine Schattenlinie zur Darstellung. Wenn wir das Tegmen in dieser Weise sehen, so können wir seine Entfernung von der Deutschen Horizontalen sowohl im vorderen, als auch im rückwärtigen Anteil ohne weiteres messen. Wird aber seine Fläche von den Strahlen nicht tangential, sondern schräg getroffen, so kann es unter Umständen im Röntgenbild nicht deutlich zu differenzieren sein. Dann müssen wir zu einer indirekten Bestimmung seiner Lage greifen. Das Tegmen gehört dem lateralen Teil der vorderen

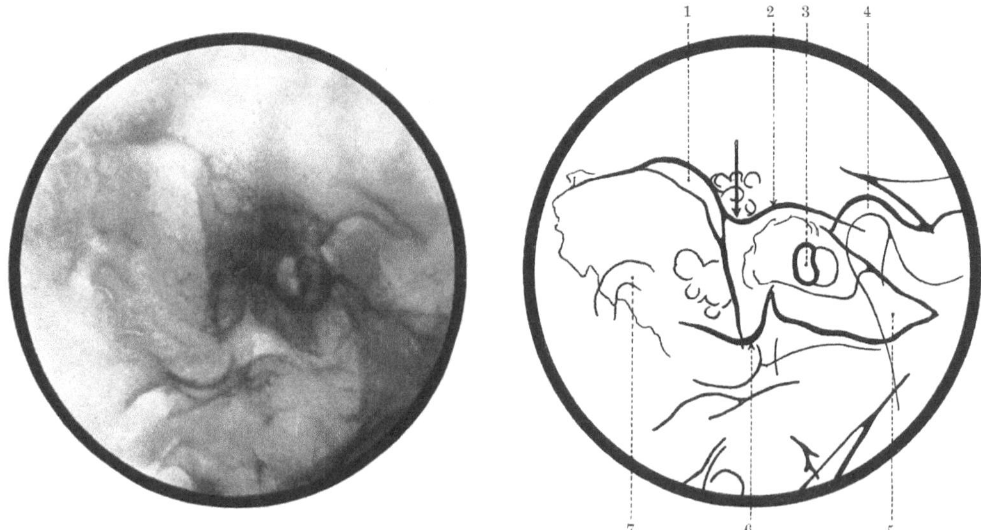

Abb. 67 und Skizze. Schläfenbeinaufnahme nach SCHÜLLER (die Neigung des Zielstrahles zur Deutschen Horizontalen war bei der Aufnahme etwas mehr als 30°. Kindliches Schläfenbein). *Tiefstand des Tegmen* hauptsächlich im rückwärtigen Anteil. Der obere Kontur der Pyramide fällt vom oberen Sinusknie erst steil nach abwärts (siehe den Pfeil auf der Skizze) bis unter das Niveau der Kiefergelenkspfanne und steigt dann in der Höhe der Eminentia arcuata nur wenig wieder an. Legende zur Skizze: 1 Gegend des oberen Sinusknies; 2 oberer Kontur der Pyramide im Bereiche des Tegmens bzw. der Eminentia arcuata; 3 äußerer Gehörgang + Paukenhöhle + innerer Gehörgang; 4 Kiefergelenkspalt; 5 Pyramidenspitze; 6 Warzenfortsatzspitze; 7 Emissarium mastoideum.

Pyramidenfläche an, der vom Boden der mittleren Schädelgrube nach hinten-oben zur oberen Pyramidenkante ansteigt. Ein Tiefstand der letzteren am Citelliwinkel bedingt daher einen flacheren Verlauf desselben und ist infolgedessen fast immer gleichbedeutend mit einem Tiefstand des Tegmens. Denn es kommt nur selten vor, daß sich dieses im Bereiche des Antrum und der Paukenhöhle wieder buckelig nach oben vorwölbt. Die Lage des Citelliwinkels läßt sich im Röntgenbild immer einwandfrei feststellen, da dieser Knotenpunkt, an welchem vordere und hintere Pyramidenfläche und seitliche Schädelwand zusammentreffen, auch bei stärkster Pneumatisation stets aus etwas dichterem Knochen besteht und sich dadurch von der Umgebung abhebt. Er liegt normalerweise mehrere Millimeter — 5 bis 10 — über dem Niveau der Deutschen Horizontalen. Liegt er in oder unter demselben, so haben wir einen ausgesprochenen Tiefstand des Tegmens vor uns. Ein solcher kann jedoch auch dann bestehen, wenn sich der Citelliwinkel in normaler Höhe befindet. Denn es kommt vor, daß die vordere Pyramidenfläche im lateralen Anteil von der oberen Felsenbeinkante an zuerst steil abfällt und dann in der Tiefe — in der

Gegend des Tegmens — flach weiter verläuft. Wir erkennen dies im Röntgenbild daran, daß der obere und hintere Kontur der Pyramide am Citelliwinkel nicht wie gewöhnlich in breitem Winkel aufeinanderstoßen, sondern der Scheitel dieses Winkels nach hinten-oben zipfelförmig ausgezogen erscheint (s. Abb. 67). Wir müssen dann von jener Stelle aus messen, von welcher an die beiden Pyramidenkonturen in nächster Nachbarschaft zueinander fast parallel nach hinten-oben verlaufen. Wenn es sich, was selten vorkommt, um einen Tiefstand des Tegmens nur im Bereiche der Paukenhöhle handelt, so sehen wir den oberen Kontur der Pyramide erst normal von hinten-oben nach vorne-unten verlaufen, dann aber über die Paukenhöhle fast senkrecht abfallen.

Wir hatten bisher zur Voraussetzung, daß wir uns im Röntgenbild den Verlauf der Deutschen Horizontalen rekonstruieren können. Dies ist jedoch nur dann der Fall, wenn wir nicht eng abblenden. Die Verwendung kleiner Blenden ist aber zum Nachweis pathologischer Veränderungen am Mastoid fast immer unumgänglich nötig. Der Orbitalbereich gelangt daher bei der gewöhnlichen Art der Untersuchung nicht zur Darstellung. Dieses Moment spielt jedoch keine allzu große Rolle. Denn auch dem weniger Geübten gelingt es bald, sich auf solchen Bildern die Lage der Horizontalebene in einer für die Praxis genügenden Weise vorzustellen. Wir richten uns dabei nach der Stellung des Mastoids, des Unterkiefers, des Jochbogens und beider Felsenbeine zueinander.

5. Variationen im Verlauf der venösen Blutleiter.

Die häufigste Variation im Verlaufe der venösen Blutleiter ist die *Vorlagerung* des Sinus sigmoideus. Wir verstehen darunter die Annäherung desselben an die hintere Gehörgangswand, die in extremen Fällen so hochgradig sein kann, daß der Sinus sigmoideus derselben direkt anliegt. Wie ein tiefliegendes Tegmen das Operationsfeld bei einer

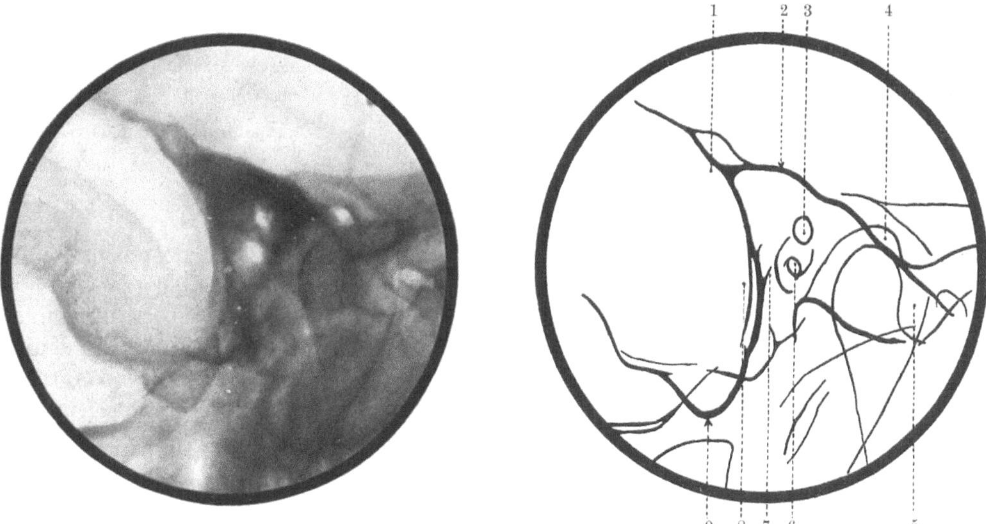

Abb. 68 und Skizze. Schläfenbeinaufnahme nach SCHÜLLER. Die Neigung des Zielstrahles zur Deutschen Horizontalen war etwas zu gering, so daß der innere Gehörgang in der Projektion zum Teil schon über dem äußeren Gehörgang zu liegen kommt. Extreme *Vorlagerung des Sinus sigmoideus* bei gleichzeitiger Verschmälerung der Pyramide im basalen Anteil. Der Sinus sigmoideus liegt der hinteren Gehörgangswand fast an. Legende zur Skizze: 1 Gegend des oberen Sinusknies; 2 oberer Pyramidenkontur im Bereiche des Tegmen bzw. der Eminentia arcuata; 3 innerer Gehörgang; 4 Kiefergelenkspalt; 5 Pyramidenspitze; 6 äußerer Gehörgang + Paukenhöhle; 7 hintere Gehörgangswand; 8 Sulcus sigmoideus; 9 Warzenfortsatzspitze.

Mittelohroperation von oben her einengt, so geschieht dies in analoger Weise von hinten her durch Vorlagerung des Sinus sigmoideus. Normalerweise verläuft derselbe in einer Entfernung von 10—15 mm von der hinteren Gehörgangswand schräg von hinten-oben nach vorne-unten, nur wenig von der Vertikalen abweichend. Seine Lage wird durch Messung von der Gegend der Spina supra meatum, der Übergangsstelle der hinteren in die obere Gehörgangswand, aus bestimmt. Diese Stelle ist im Röntgenbild zu finden, wenn man den vorderen Kontur des Warzenfortsatzes nach oben bis zur oberen Gehörgangswand weiter verfolgt. Wohl kann er im obersten Anteil des öfteren vom kompakten Labyrinthkern verdeckt sein, doch läßt sich seine Lage an dieser kleinen Stelle ohne

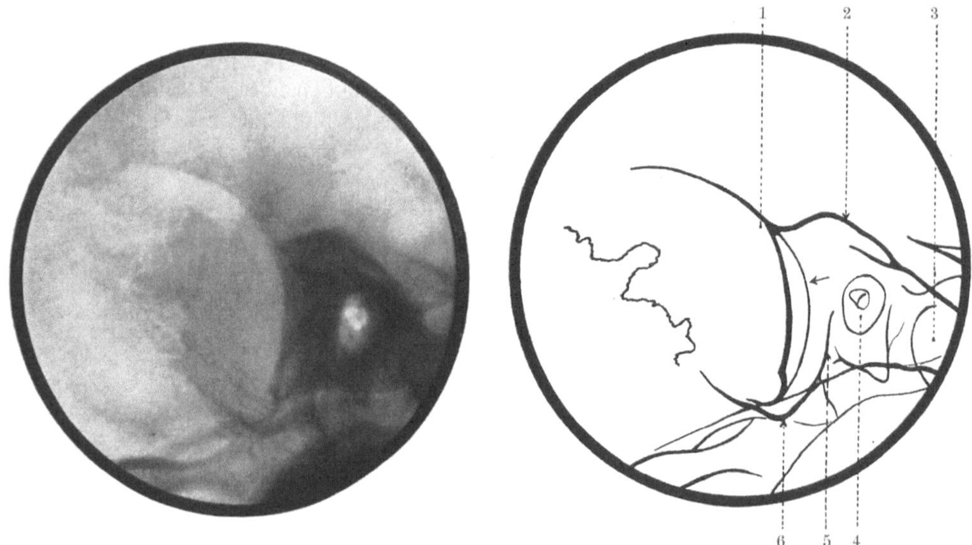

Abb. 69 und Skizze. Schläfenbeinaufnahme nach SCHÜLLER. (Typische Einstellung. Äußerer und innerer Gehörgang sind ineinander projiziert.) *Vorlagerung des Sinus sigmoideus* mit starkem Einschneiden des Sinus in die Pyramide ohne wesentliche Verschmälerung der Pyramide im basalen Anteil. Vor dem hinteren Pyramidenkontur sieht man innerhalb des dichten Schattens der Pyramide einen zweiten, ebenfalls regelmäßigen und nach vorne zu konvexen Kontur (siehe die Pfeile auf der Skizze), der dem vorderen Rande des tief in die Pyramide einschneidenden Sulcus sigmoideus entspricht. Legende zur Skizze: 1 Gegend des oberen Sinusknies; 2 oberer Kontur der Pyramide im Bereiche des Tegmens bzw. der Eminentia arcuata; 3 Pyramidenspitze, das Kieferköpfchen überlagernd; 4 äußerer Gehörgang + Paukenhöhle + innerer Gehörgang; 5 hintere Gehörgangswand; 6 Warzenfortsatzspitze.

Schwierigkeiten rekonstruieren, da ja die deutlich sichtbare vordere Begrenzung des Warzenfortsatzes kontinuierlich in die ebenfalls gut erkennbare obere Gehörgangswand übergeht. In der Mehrzahl der Fälle entspricht der rückwärtige Kontur der Pyramide dem vorderen Rand des Sinus sigmoideus und wir können dann am Röntgenbild die Entfernung desselben von der hinteren Gehörgangswand in der Höhe der oberen direkt abmessen (s. Abb. 68). Es kommt aber auch vor, daß der Sinus sigmoideus so tief in die Pyramide einschneidet, daß der vordere Kontur desselben im Röntgenbild vor dem hinteren der Pyramide zu liegen kommt. Wir sehen dann an dieser Stelle zwei nach vorne konvex verlaufende, bogige Konturen, von welchen der dem Sulcus sigmoideus entsprechende innerhalb der Pyramide gelegen ist und sich nach hinten-oben bis zum oberen Sinusknie verfolgen läßt, wo er in den oberen Kontur des Sulcus transversus übergeht (s. Abb. 69). Bisweilen ist jedoch in solchen Fällen der Sulcus sigmoideus vom dichten Pyramidenschatten vollkommen verdeckt und seine Lage daher im Röntgenbild unkenntlich. Dann kann die Tatsache der Sinusvorlagerung leicht übersehen werden, es sei denn, daß sie in

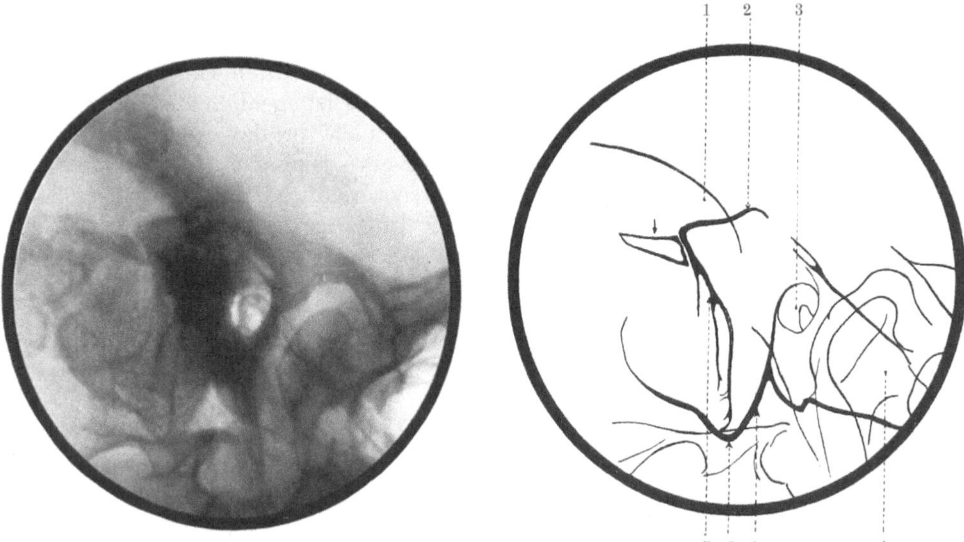

Abb. 70 und Skizze. Schläfenbeinaufnahme nach SCHÜLLER. (Etwas zu starke Neigung des Zielstrahles zur Deutschen Horizontalen.) *Sinusvorlagerung* mit starkem Einschneiden des Sinus in die Pyramide, vorwiegend im oberen Anteil ohne wesentliche Verschmälerung der Basis der Pyramide. Der vordere Kontur des Sulcus sigmoideus ist im Röntgenbild kaum zu erkennen, da er vom dichten Schatten der Pyramide verdeckt wird. Man erkennt jedoch die Sinusvorlagerung daran, daß der in der Gegend des oberen Sinusknies gut erkennbare Sulcus sigmoideus dort nach vorne verlagert ist und sein vorderer Kontur vor dem Scheitelpunkt des Winkels zwischen oberem und hinterem Pyramidenkontur zu liegen kommt. Der Sinus ist hier durch eine kleine Knochenplatte überdeckt (siehe den Pfeil auf der Skizze). Legende zur Skizze: 1 Gegend des oberen Sinusknies; 2 oberer Pyramidenkontur im Bereich des Tegmens bzw. der Eminentia arcuata; 3 äußerer Gehörgang + Paukenhöhle + innerer .Gehörgang; 4 Pyramidenspitze, das Kieferköpfchen überlagernd; 5 hintere· Gehörgangswand; 6 Warzenfortsatzspitze; 7 hinterer Pyramidenkontur.

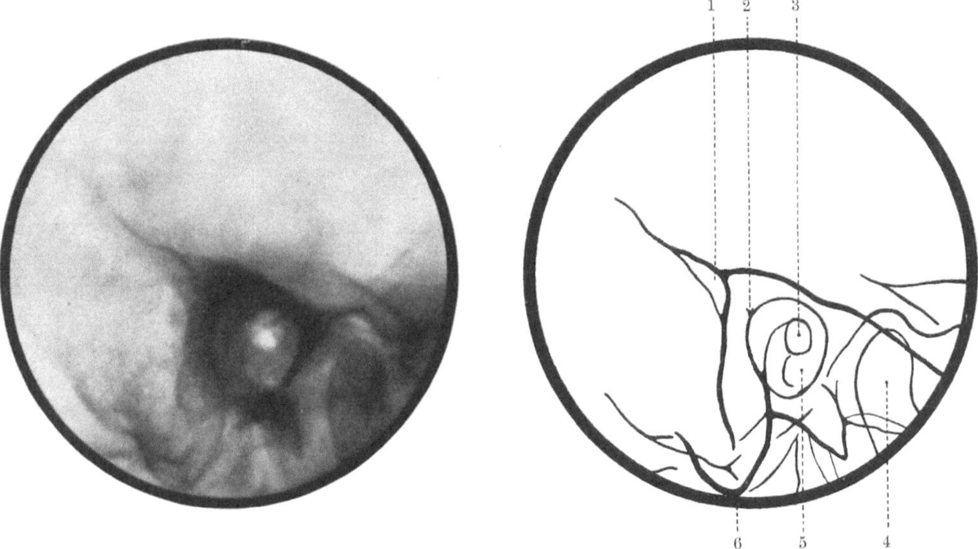

Abb. 71 und Skizze. Schläfenbeinaufnahme nach SCHÜLLER. (Typische Einstellung. Der innere Gehörgang projiziert sich in den äußeren Gehörgang.) Der Sinus sigmoideus ist der hinteren Gehörgangswand stark genähert, jedoch weniger infolge einer Vorlagerung, sondern vorwiegend dadurch, daß infolge Bestehens eines *abnorm weiten äußeren Gehörganges* die hintere Gehörgangswand zurückgerückt ist. Legende zur Skizze: 1 Gegend des oberen Sinusknies; 2 hintere Gehörgangswand; 3 äußerer Gehörgang + Paukenhöhle + innerer Gehörgang; 4 Pyramidenspitze, das Kieferköpfchen überlagernd; 5 äußerer Gehörgang + Paukenhöhle; 6 Warzenfortsatzspitze.

einer anderen Projektion besser zum Ausdruck kommt. Unter diesen Umständen kann sie auf der Aufnahme SCHÜLLERs nur dann feststellbar sein, wenn — wie in Abb. 70 — das tief in die Pyramide einschneidende obere Sinusknie den Citelliwinkel überragt und der Sulcus sigmoideus infolgedessen hier sichtbar ist. Es ist nicht immer der Fall, daß der ganze Sinus sigmoideus vorgelagert ist. Es kommt auch vor, daß er in seinem Verlauf stark von der Vertikalen abweicht und ohne Bildung eines typischen Knies, ohne scharfe Krümmung schräg von hinten-oben nach vorne-unten verläuft. Dann kann es geschehen, daß er nur im unteren Anteil vorgelagert ist, seine Entfernung von der hinteren Gehörgangswand jedoch im oberen der Norm entspricht. Wir dürfen auch ein solches Verhalten des Sinus sigmoideus nicht außer acht lassen und müssen es im Befund berücksichtigen.

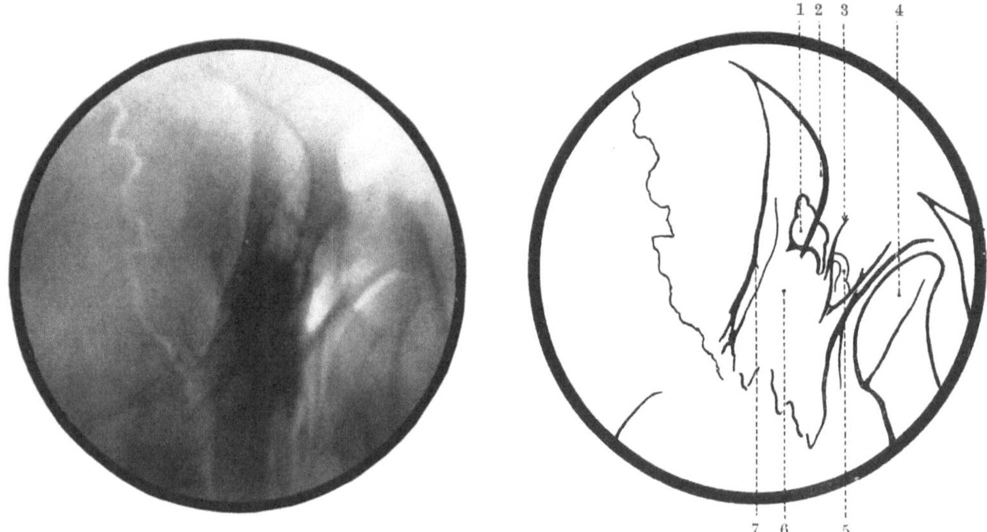

Abb. 72 und Skizze. Schläfenbeinaufnahme nach E. G. MAYER. (Typische Einstellung.) *Vorlagerung des Sinus sigmoideus.* Die Gegend des oberen Sinusknies liegt in der Projektion schon innerhalb der Pyramide. Der vordere Kontur des Sinus tritt als feine nach vorne konvexe im unteren Anteil das Antrum durchziehende Schattenlinie deutlich hervor. Er liegt knapp hinter der hinteren Gehörgangswand. Legende zur Skizze: 1 Antrum mastoideum; 2 Gegend des oberen Sinusknies; 3 hintere Gehörgangswand; 4 Kieferköpfchen; 5 Attik + äußerer Gehörgang; 6 Pyramide; 7 hinterer Kontur der Pyramide.

Seltener finden wir eine Vorlagerung, die sich auf das obere Sinusknie beschränkt. Bisweilen kann eine Annäherung desselben an die hintere Gehörgangswand dadurch zustande kommen, daß der äußere Gehörgang außerordentlich geräumig ist. Dann haben wir es nicht mit einer Sinusvorlagerung zu tun, doch ist auch hier das Operationsfeld mehr oder weniger stark eingeengt, und zwar durch das Zurückrücken der hinteren Gehörgangswand (s. Abb. 71). Auf der Schläfenbeinaufnahme nach E. G. MAYER läßt sich die Vorlagerung des Sinus sigmoideus, so wie bei der Aufnahme nach SCHÜLLER, gut erkennen, doch ausschließlich im Bereiche des oberen Knies, da der weitere Verlauf des Sinus sigmoideus in dieser Aufnahmerichtung infolge Überlagerung mit dem kompakten Labyrinthkern nicht zur Darstellung kommt. Die knöcherne Sinusschale bildet sich als dünne Schattenlinie, die von der Gegend des oberen Sinusknies im Bogen nach vorne und unten verläuft, meist die Aufhellung des Antrum durchsetzt und im Schatten des Labyrinthkernes verschwindet, gut ab. Es läßt sich auch hier ihre Entfernung von der hinteren Gehörgangswand einfach abmessen (s. Abb. 72). Dies ist bei der Schläfenbeinaufnahme nach STENVERS nicht der Fall, da sich bei derselben Sinus sigmoideus und äußerer Gehörgang überlagern. Auf dieser Aufnahme tritt die Vorlagerung des Sinus, die Vertiefung des Sulcus sigmoideus, als intensive, der seitlichen Schädelwand innen anliegende

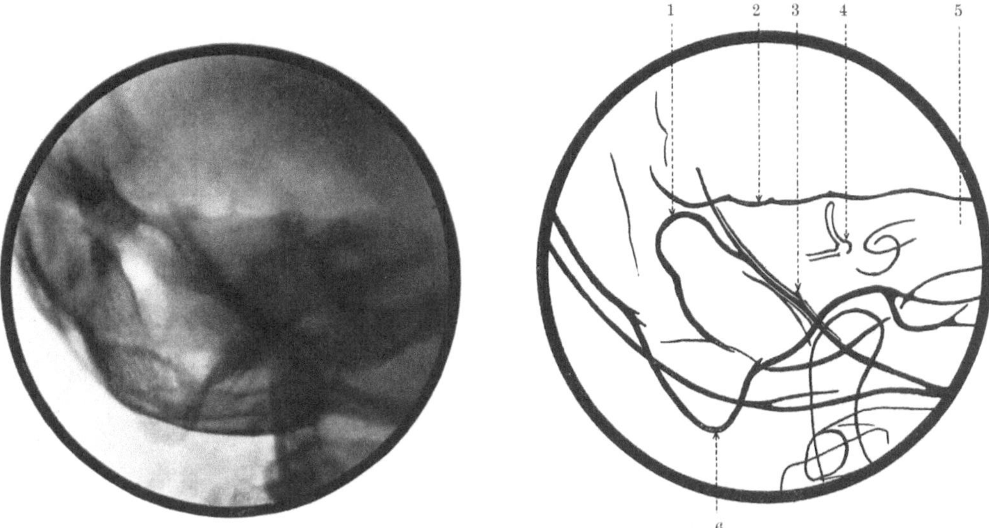

Abb. 73 und Skizze. Schläfenbeinaufnahme nach STENVERS. (Der Fokus der Röhre stand etwas zu weit kranial.) *Sinusvorlagerung.* Im Bereiche der Pars mastoidea ist eine intensive Aufhellung zu sehen, die im oberen Anteil von einer feinen Schattenlinie scharf abgegrenzt wird und durch das tiefe Einschneiden des Sinus sigmoideus in die Pyramide bedingt ist. Legende zur Skizze: 1 Kontur des tief ausgeprägten Sulcus sigmoideus; 2 oberer Kontur der Pyramide; 3 Crista sagittalis; 4 kompakter Labyrinthkern mit Labyrinth; 5 Pyramidenspitze; 6 Warzenfortsatzspitze.

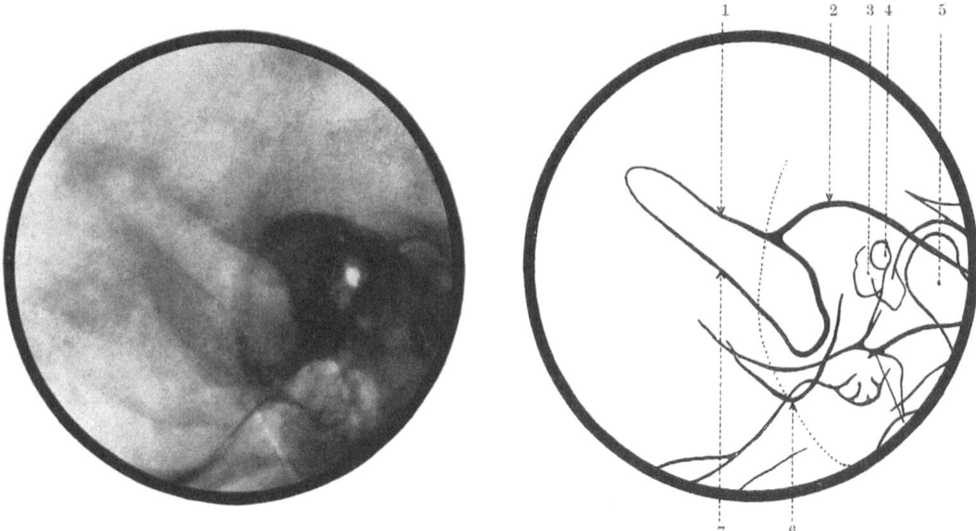

Abb. 74 und Skizze. Schläfenbeinaufnahme nach SCHÜLLER. (Der Fokus der Röhre stand etwas zu weit dorsal. Die Neigung des Zielstrahles zur Deutschen Horizontalen war etwas zu gering.) *Schräger Verlauf des Sinus sigmoideus und Lateralposition desselben.* Der Sinus sigmoideus verläuft ohne deutliche Ausbildung eines oberen Knies schräg von hinten-oben nach vorne-unten. Sein Verlauf ist durch einen breiten Aufhellungsstreifen markiert, der nicht nur wie normal nach vorne und oben scharf abgegrenzt ist, sondern auch nach hinten und unten; ein Befund, der durch tiefes Einschneiden des Sinus in die seitliche Schädelwand bedingt ist. Legende zur Skizze: 1 Oberer Kontur des Sulcus sigmoideus; 2 obere Kontur der Pyramide im Bereiche des Tegmens bzw. der Eminentia arcuata; 3 äußerer Gehörgang + Paukenhöhle; 4 innerer Gehörgang; 5 Pyramidenspitze, das Kieferköpfchen überlagernd; 6 Spitze des Warzenfortsatzes; 7 unterer Kontur des Sulcus sigmoideus. Die punktierte Linie bezeichnet die Kontur des Schattens der Ohrmuschel.

Aufhellung im Bereiche der Pars mastoidea in Erscheinung. Wenn der Sinus sigmoideus tief in die Pyramide einschneidet, dann ist die Aufhellung von länglicher Form und manchmal durch eine feine, scharfe Schattenlinie, die den tangential getroffenen Teilen der knöchernen Sinusschale entspricht, medial, oben und lateral abgegrenzt (s. Abb. 73).

Wenn sich der Sinus sigmoideus nicht nach vorne, sondern seitwärts in den Knochen eingräbt, so sprechen wir von einer *Lateralposition* des Sinus. Diese führt zu einer Verdünnung der Schädelkapsel dort wo ihr der Sinus anliegt. In seltenen Fällen kann diese an einer Stelle vollkommen durchbrochen sein, so daß der Sinus dort nur von den äußeren Weichteilen der Schädelkapsel bedeckt ist. Zum Nachweis der Lateralposition bedienen

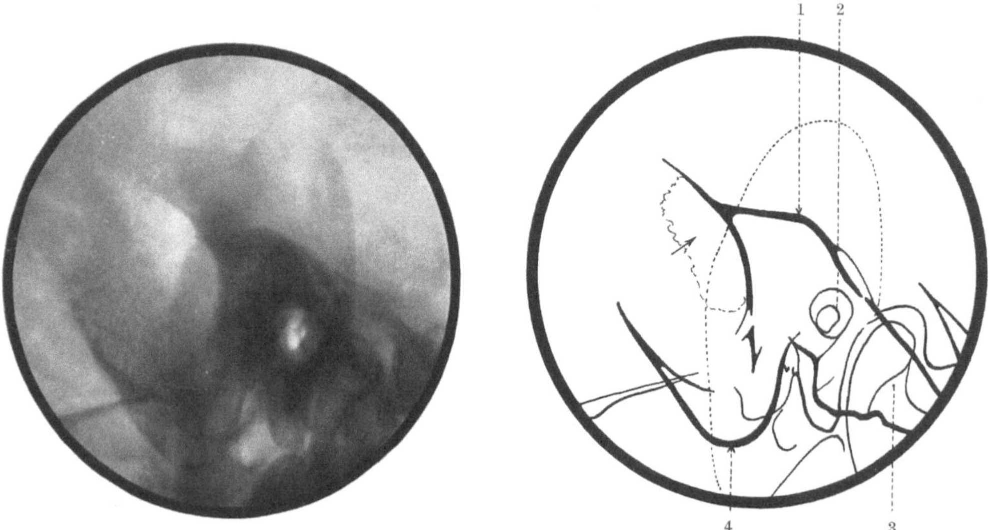

Abb. 75 und Skizze. Schläfenbeinaufnahme nach SCHÜLLER. (Typische Einstellung.) *Partielle Lateralposition und Vorlagerung des Sinus sigmoideus.* Im Bereiche des oberen Sinusknies ist eine durch starke Verdünnung der seitlichen Schädelwand an dieser Stelle bedingte intensive Aufhellung zu erkennen, die nach vorne-oben durch den Pyramidenschatten scharf abgegrenzt ist, während sie nach hinten-unten ohne deutliche Grenze in den normalen Knochenschatten übergeht (siehe den Pfeil auf der Skizze). Im Bereiche dieser Aufhellung ist im Gegensatz zu den übrigen Partien der Pars mastoidea keine Knochenstruktur zu sehen, da hier infolge der starken Verdünnung der Schädelwand die Diploe fehlt und die Lamina externa und interna sich berühren. Legende zur Skizze: 1 oberer Pyramidenkontur im Bereiche des Tegmens bzw. der Eminentia arcuata; 2 äußerer Gehörgang + Paukenhöhle + innerer Gehörgang; 3 Pyramidenspitze, das Kieferköpfchen überlagernd; 4 Warzenfortsatzspitze. Die punktierte Linie bezeichnet den Kontur des Schattens der Ohrmuschel.

wir uns wieder der Aufnahme SCHÜLLERs, welche sie daran erkennen läßt, daß sich der Verlauf des Sulcus im Röntgenbild als helles, oben und unten scharf abgegrenztes Band markiert, während wir gewöhnlich seine Lage nur aus dem Verlaufe jener Knochenleiste bestimmen können, die den oberen Rand des Sinus transversus und den vorderen des Sinus sigmoideus begleitet (s. Abb. 74). Die durch die Lateralposition des Sinus bedingte bandförmige Aufhellung ist auf der Seite der Konvexität immer scharf abgegrenzt. Sie ist es meist auch an der konkaven Seite, doch finden wir hier bisweilen auch ein diffuses Übergehen derselben in den Schatten des benachbarten, nicht verdünnten Knochens. Die Lateralposition kann sowohl den Sinus transversus und den Sinus sigmoideus als auch nur den letzteren allein betreffen. In manchen Fällen ist auch dieser nur partiell lateralponiert und dann meist in der Gegend des oberen, seltener in der des unteren Sinusknies. Auch dies kommt in einer mehr oder weniger intensiven Aufhellung des Knochens an der betreffenden Stelle infolge lokaler Verdünnung der Schädeldecke zum Ausdruck (s. Abb. 75).

Vorlagerung und Lateralposition bestehen oft gleichzeitig, doch kann sowohl die eine als auch die andere allein vorkommen.

Ein *Hochstand des Bulbus venae jugularis* liegt dann vor, wenn sich derselbe in die

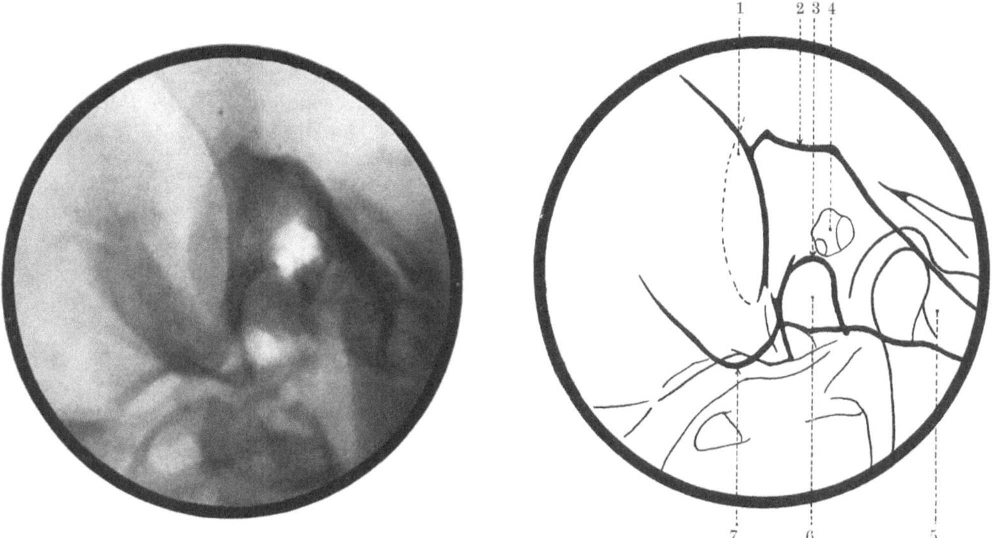

Abb. 76 und Skizze. Schläfenbeinaufnahme nach SCHÜLLER. (Typische Einstellung.) *Hochstand des Bulbus venae jugularis.* Unter der durch den äußeren Gehörgang, der Paukenhöhle und den inneren Gehörgang bedingten Aufhellung ist zum größten Teil noch innerhalb des Pyramidenschattens eine weitere Aufhellung von der Größe und Konfiguration einer Fingerkuppe zu sehen, die nach vorne leicht konkav, nach oben und hinten konvex scharf abgegrenzt ist und durch eine tiefe Fossa jugularis bedingt ist. Legende zur Skizze: 1 Gegend des oberen Sinusknies; 2 oberer Pyramidenkontur im Bereiche des Tegmens bzw. der Eminentia arcuata; 3 oberer Kontur der Fossa jugularis; 4 äußerer Gehörgang + Paukenhöhle + innerer Gehörgang; 5 Pyramidenspitze, das Kieferköpfchen überlagernd; 6 Fossa jugularis; 7 Warzenfortsatzspitze.

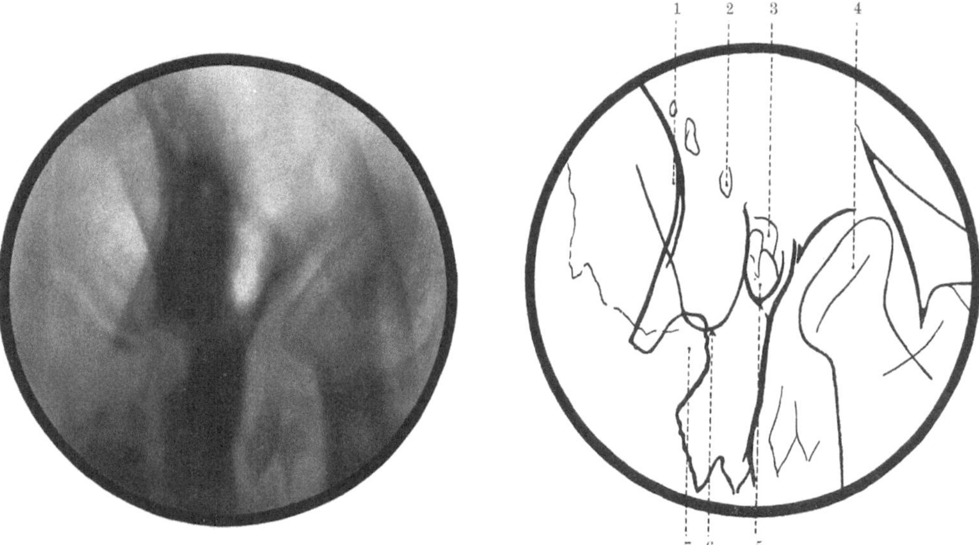

Abb. 77 und Skizze. Schläfenbeinaufnahme nach E. G. MAYER. (Typische Einstellung.) *Hochstand des Bulbus venae jugularis.* Im hinteren Anteil der Pyramidenspitze ist eine große nach hinten-unten nicht deutlich abgrenzbare Aufhellung zu erkennen, die durch eine tief ausgeprägte Fossa jugularis bedingt ist. Legende zur Skizze: 1 Gegend des oberen Sinusknies; 2 Antrum mastoideum; 3 Attik + äußerer Gehörgang; 4 Kieferköpfchen; 5 Paukenhöhle und äußerer Gehörgang; 6 Warzenfortsatzspitze; 7 Fossa jugularis.

untere Pyramidenfläche stark eingräbt und infolgedessen eine Vertiefung der Fossa jugularis zustande kommt. Ist letztere, die oft nur von einer seichten Delle dargestellt wird, stark ausgeprägt, so sehen wir auf der Aufnahme SCHÜLLERs eine scharf begrenzte, fingerkuppenförmige Aufhellung, die vom Foramen jugulare nach oben bis in die Gegend der Paukenhöhle reicht. Ihre schön abgerundete Kuppe weist etwas nach vorne, ihre seitlichen Ränder sind leicht nach hinten gekrümmt (s. Abb. 76). In der Aufnahme nach E. G. MAYER projiziert sich die Fossa jugularis auf den rückwärtigen Teil der Pyramidenspitze, ungefähr auf die Gegend des inneren Gehörganges. Ist die Fossa jugularis sehr tief, so erscheint hier im Bilde eine ziemlich gut abgegrenzte Aufhellung (s. Abb. 77).

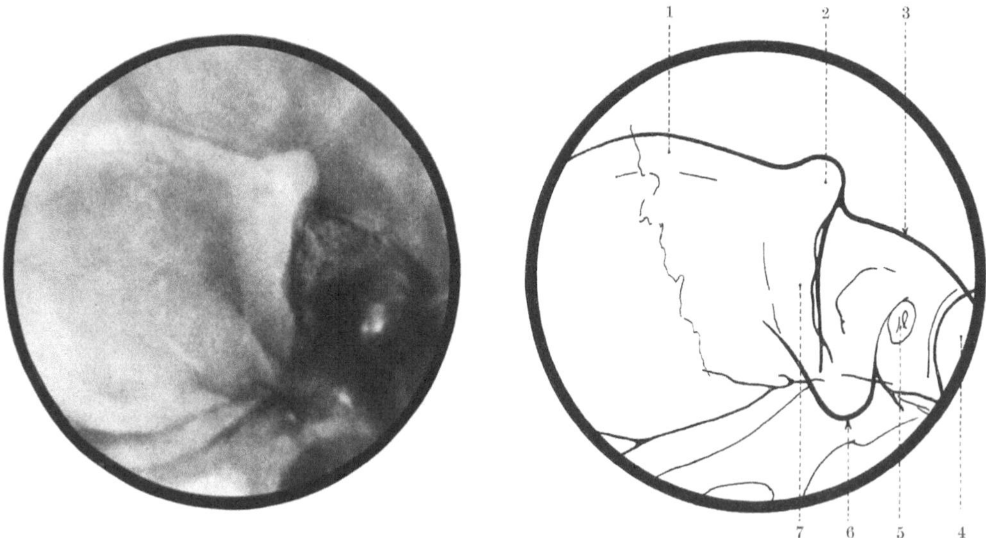

Abb. 78 und Skizze. Schläfenbeinaufnahme nach SCHÜLLER. (Typische Einstellung.) *Blindsackbildung am Sinus sigmoideus* im Bereiche des oberen Sinusknies. Der obere Kontur des Sinus transversus geht nicht wie normal kontinuierlich in den rückwärtigen Kontur der Pyramide über, sondern zeigt im Bereiche des oberen Sinusknies eine Ausbuchtung nach vorne-oben. Legende zur Skizze: 1 Sulcus transversus; 2 Gegend des Blindsackes; 3 oberer Pyramidenkontur, entsprechend der Eminentia arcuata bzw. dem Tegmen; 4 Pyramidenspitze, das Kieferköpfchen überlagernd; 5 äußerer Gehörgang + Paukenhöhle + innerer Gehörgang; 6 Warzenfortsatzspitze; 7 Sulcus sigmoideus.

Eine nicht allzu seltene Variation sind *Blindsäcke des Sinus*. Solche aneurysmaartige Ausstülpungen finden sich am häufigsten am oberen Knie des Sinus sigmoideus, und zwar an der konvexen Seite und an der Stelle der stärksten Krümmung. Der Kontur des Sinus zeigt dann an der betreffenden Stelle eine Ausbuchtung nach vorne-oben (s. Abb. 78). Der Sinus kann in solchen Fällen trotz normaler Lage infolge der partiellen Ausstülpung der hinteren Gehörgangswand genähert sein. Am absteigenden Teil des Sinus sind solche Blindsackbildungen seltener und unterscheiden sich im Röntgenbild meist nicht von einer partiellen Lateralposition in der Gegend des unteren Sinusknies (s. Abb. 79). Auch am Sinus transversus sind sie nur spärlich zu beobachten und daran zu erkennen, daß der Knochen an der betreffenden Stelle infolge seiner Verdünnung durch das Aneurysma eine rundliche, scharf begrenzte Aufhellung zeigt, deren Durchmesser den des normalen Sinus übersteigt (s. Abb. 80). STENVERS beschreibt einen von ihm röntgenologisch untersuchten Fall mit aneurysmaartiger Erweiterung des Sinus petrosus inferior.

Ein *atypisches Verhalten des Emissarium mastoideum* ist nur dann von Interesse, wenn die Abweichung von der Norm eine hochgradige ist. Gewöhnlich ist dieses Gefäß

2—3 mm breit und mündet nach kürzerem oder längerem, etwas geschlängeltem Verlauf im Knochen von hinten her in die Mitte des Sinus sigmoideus ein. Bisweilen kann es außerordentlich stark entwickelt sein und fast die Dicke des Sinus erreichen. Auch seine

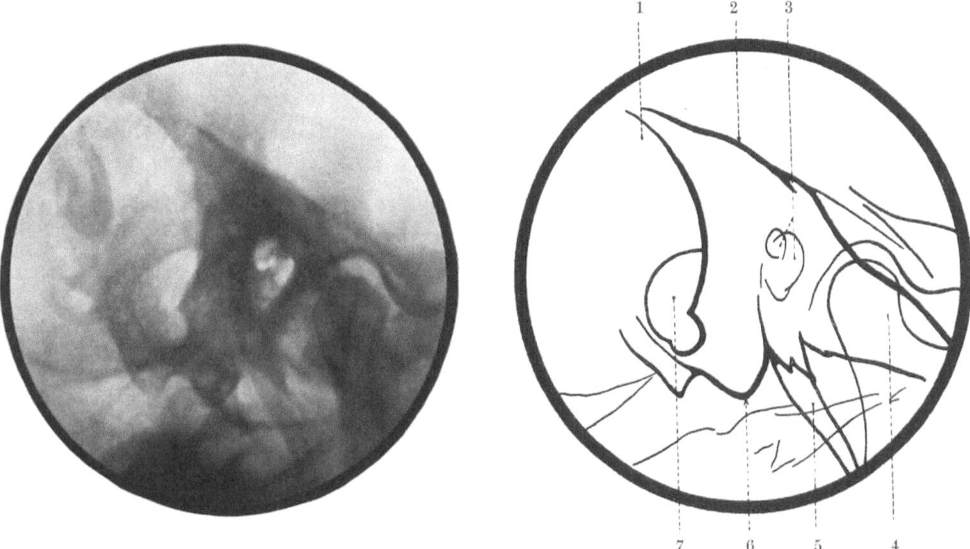

Abb. 79 und Skizze. Schläfenbeinaufnahme nach SCHÜLLER. (Typische Einstellung.) *Blindsackbildung am Sinus sigmoideus* in der Gegend des unteren Knies. Entsprechend der Gegend des unteren Sinusknies ist eine nach vorne zu vom hinteren-unteren Anteil der Pyramide zum Teil verdeckte, nach hinten und oben halbkreisförmig scharf abgegrenzte Aufhellung zu sehen, die durch eine lokale Verdünnung des Knochens an dieser Stelle infolge einer sackförmigen Erweiterung des Sinus sigmoideus bedingt ist. Legende zur Skizze: 1 Gegend des oberen Sinusknies; 2 oberer Pyramidenkontur im Bereiche des Tegmen bzw. der Emminentia arcuata; 3 äußerer Gehörgang + Paukenhöhle + innerer Gehörgang; 4 Pyramidenspitze, das Kieferköpfchen überlagernd; 5 Processus styloideus; 6 Spitze des Warzenfortsatzes; 7 Gegend des Blindsackes.

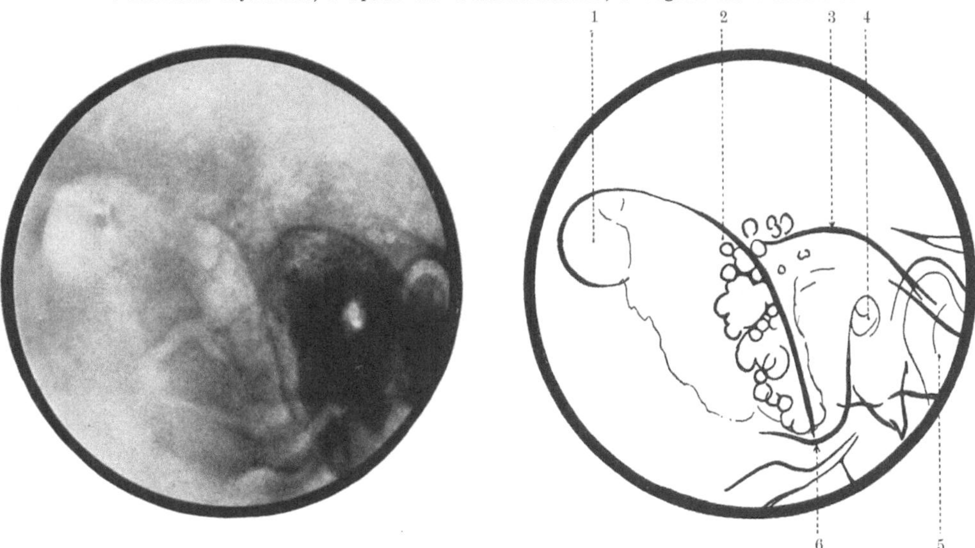

Abb. 80 und Skizze. Schläfenbeinaufnahme nach SCHÜLLER. (Typische Einstellung.) *Blindsackbildung im Bereiche des Sinus transversus.* Hinter der Gegend des oberen Sinusknies ist im Bereiche des Sinus transversus, gerade in der Gegend des Asterion, eine nach oben und hinten scharf begrenzte Aufhellung zu sehen, die durch lokale Verdünnung der Schädelwand durch eine aneurysmatische Erweiterung des Sinus transversus bedingt ist. Legende zur Skizze: 1 Gegend des Blindsackes am Sinus transversus; 2 Gegend des oberen Sinusknies; 3 oberer Pyramidenkontur im Bereiche des Tegmens bzw. der Eminentia arcuata; 4 äußerer Gehörgang + Paukenhöhle + innerer Gehörgang; 5 Pyramidenspitze, das Kieferköpfchen überlagernd; 6 Warzenfortsatzspitze.

Lage variiert. So finden wir es mitunter wesentlich höher gelegen, wodurch es in den Operationsbereich gelangen kann (s. Abb. 81).

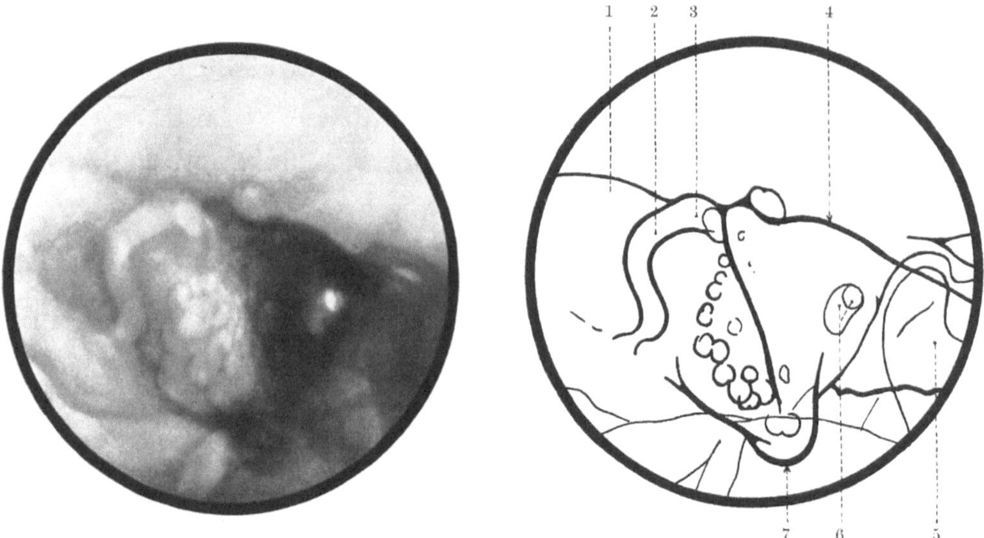

Abb. 81 und Skizze. Schläfenbeinaufnahme nach SCHÜLLER. (Der Fokus der Röhre stand etwas zu weit dorsal.) *Atypisch verlaufendes Emissarium mastoideum.* Der Kanal des Emissarium mastoideum ist als breites, scharf konturiertes Aufhellungsband am hinteren-oberen Anteil der Pars mastoidea deutlich zu erkennen. Der Kanal ist breiter als der Norm entspricht und zieht nicht wie gewöhnlich mehr oder weniger horizontal zum Sinus sigmoideus, sondern steil nach oben, umgreift den Sinus und mündet von vorne in dessen oberes Knie. Legende zur Skizze: 1 Sulcus transversus; 2 Emissarium mastoideum; 3 Gegend des oberen Sinusknies; 4 oberer Pyramidenkontur, entsprechend dem Tegmen bzw. der Eminentia arcuata; 5 Pyramidenspitze, das Kieferköpfchen überlagernd; 6 äußerer Gehörgang + Paukenhöhle + innerer Gehörgang; 7 Warzenfortsatzspitze.

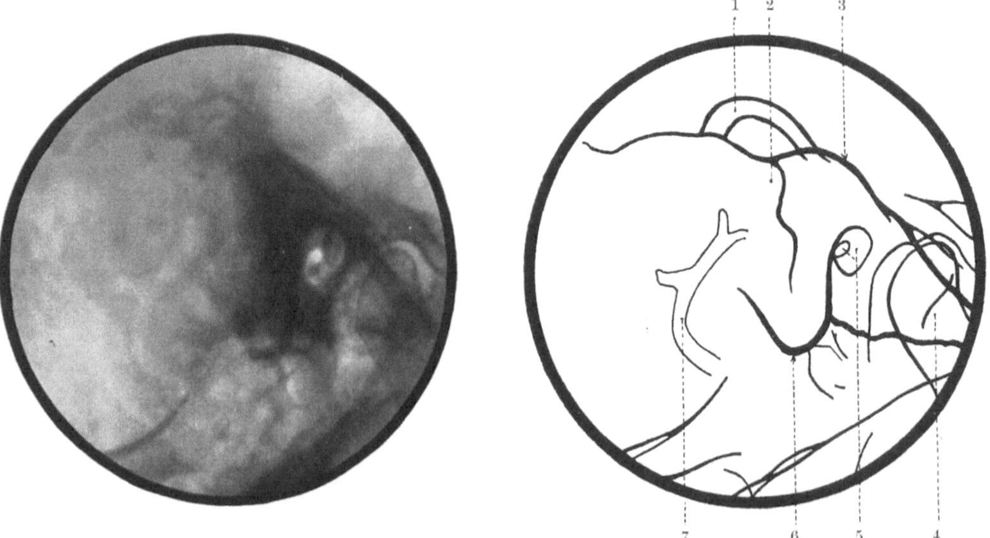

Abb. 82 und Skizze. Schläfenbeinaufnahme nach SCHÜLLER. (Typische Einstellung.) *Sinus petro-squamosus.* Von der Gegend des oberen Sinusknies zieht, dem Verlauf des Sinus petro-squamosus entsprechend, ein schmales Aufhellungsband erst schräg nach vorne-oben, biegt dann nach vorne-unten um und verschwindet hinter dem Schatten der Pyramide. Das Aufhellungsband ist beiderseits von einer dünnen Schattenlinie begleitet. Legende zur Skizze: 1 Kanal des Sinus petro-squamosus; 2 Gegend des oberen Sinusknies; 3 oberer Kontur der Pyramide, entsprechend dem Tegmen bzw. der Eminentia arcuata; 4 Pyramidenspitze, das Kieferköpfchen überlagernd; 5 äußerer Gehörgang + Paukenhöhle + innerer Gehörgang; 6 Warzenfortsatzspitze; 7 Emissarium mastoideum.

Der *Sinus petro-squamosus* stellt ein atypisches venöses Gefäß dar, welches vom oberen Sinusknie durch den Boden der mittleren Schädelgrube zum Sinus cavernosus verläuft. Es kann zur Gänze endokraniell gelegen sein oder aber im Bereiche der Pyramide im Knochen liegen und dadurch in das Operationsgebiet fallen. Wir erkennen diesen Sinus an einer schmalen, bandförmigen Aufhellung, die von der Gegend des oberen Sinusknies manchmal geradewegs, oft auch geschlängelt im Boden der mittleren Schädelgrube nach vorne-medial zieht. Die Aufhellung kann zu beiden Seiten von einer feinen Schattenlinie begleitet sein. Sie kommt entweder auf der Aufnahme nach SCHÜLLER oder auf der nach E. G. MAYER zur Darstellung (s. Abb. 82 und 83).

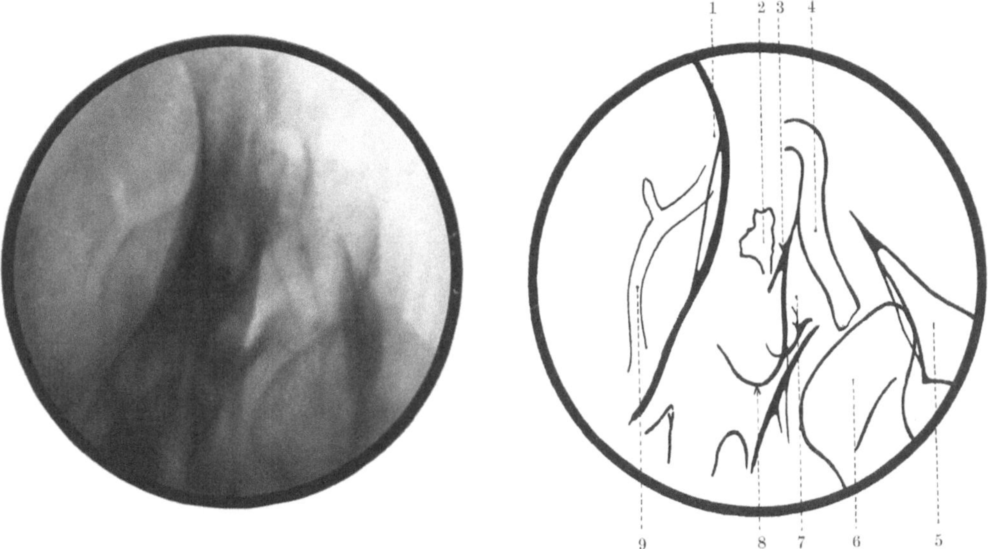

Abb. 83 und Skizze. Schläfenbeinaufnahme nach E. G. MAYER. (Der Fokus der Röhre stand etwas zu weit ventral, so daß der Warzenfortsatz den Attik verdeckt.) *Sinus petro-squamosus*. Entsprechend dem atypischen Emissarium sieht man ein Aufhellungsband im Bereiche der Schläfenbeinschuppe, welches im Bild rechts oben vom Antrum beginnt, und schräg nach vorne-unten verlaufend, bis in die Gegend des Kiefergelenkes zu verfolgen ist. Das Aufhellungsband ist beiderseits von einer feinen Schattenlinie begleitet. Legende zur Skizze: 1 Gegend des oberen Sinusknies; 2 Antrum mastoideum. 3 Hintere Gehörgangswand; 4 Sinus petro-squamosus; 5 Zygomaticuswurzel; 6 Kieferköpfchen; 7 äußerer Gehörgang; 8 Spitze des Warzenfortsatzes; 9 Emissarium mastoideum.

Ein *atypisches Verhalten des Sinus petrosus superior* ist weniger für den Kliniker, als für den Röntgenologen von Interesse. Dieser Sinus kann sich besonders im lateralen Anteil, ehe er in den Sinus sigmoideus einmündet, tief in die obere Pyramidenkante eingraben. Dadurch erhält der hintere Kontur der Pyramide an dieser Stelle im Röntgenbild eine eigenartige Konfiguration, wie es Abb. 84 zeigt.

Die Stelle, an welcher die hintere Pyramidenfläche in den Sulcus sigmoideus übergeht, ist im Röntgenbild meist gut erkennbar. Sie bildet die hintere Abgrenzung der Pyramide. Wenn nun die hintere Pyramidenfläche im lateralen Anteil eingedellt ist, so verschwindet diese Grenze sowohl am anatomischen Präparat als auch im Röntgenbild. Die hintere Pyramidenfläche geht dann kontinuierlich in den kaum angedeuteten Sulcus sigmoideus über und wir haben infolgedessen keine Möglichkeit, die hintere Grenze der Pyramide und damit die Lage des Sinus sigmoideus im Röntgenbild zu bestimmen (s. Abb. 85). In anderen Fällen — besonders wenn der Sinus vorgelagert ist — kann der Übergang der Pyramidenfläche in den Sulcus durch eine scharfe Kante markiert sein. Diese zeigt oft Unregelmäßigkeiten, so insbesondere Zackenbildung in der Gegend

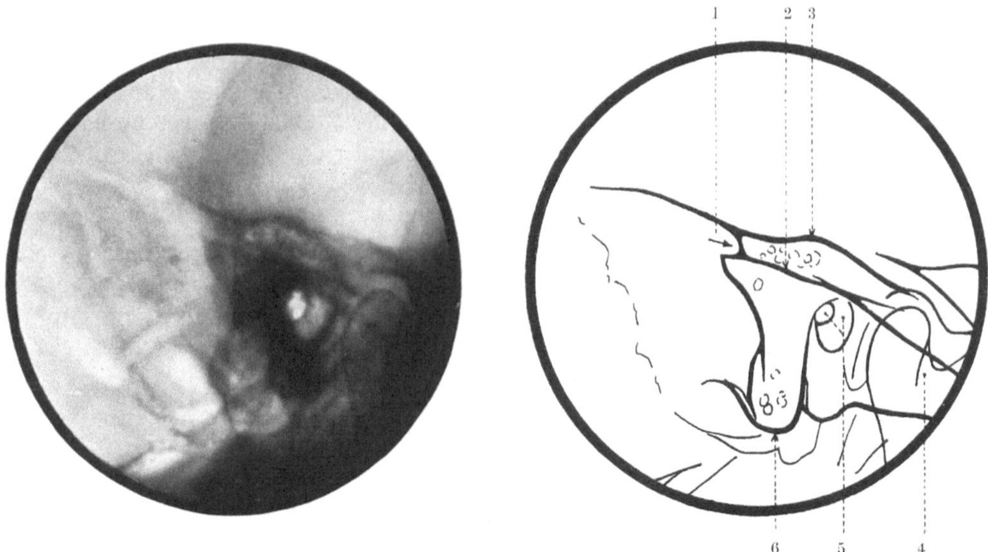

Abb. 84 und Skizze. Schläfenbeinaufnahme nach SCHÜLLER. (Typische Einstellung.) *Tief ausgeprägter Sulcus sinus petrosi superioris.* Unter dem oberen Kontur der Pyramide sieht man im Bereiche der Eminentia arcuata einen zweiten Kontur schräg von der Gegend des oberen Sinusknies nach vorne-unten verlaufen. Dieser Kontur ist durch das tiefe Einprägen des Sinus petrosus superior in die obere Pyramidenkante bedingt. Dort, wo dieser Sinus in das obere Knie des Sinus sigmoideus einmündet, zeigt der hintere Pyramidenkontur eine Eindellung (siehe den Pfeil auf der Skizze). Legende zur Skizze: 1 Gegend des oberen Sinusknies; 2 Sulcus sinus petrosi superioris; 3 oberer Pyramidenkontur im Bereiche der Eminentia arcuata bzw. des Tegmens; 4 Pyramidenspitze, das Kieferköpfchen überlagernd; 5 äußerer Gehörgang + Paukenhöhle + innerer Gehörgang; 6 Warzenfortsatzspitze.

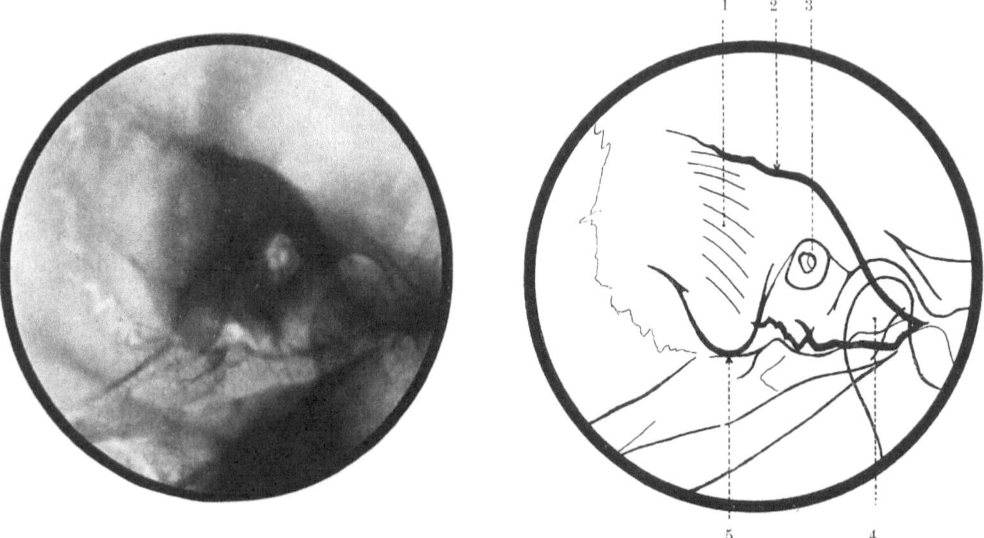

Abb. 85 und Skizze. Schläfenbeinaufnahme nach SCHÜLLER. (Typische Einstellung.) Undeutliches Hervortreten des Sulcus sigmoideus infolge *Eindellung der hinteren Pyramidenfläche.* Da sich infolge Eindellung der hinteren Pyramidenfläche der Sulcus sigmoideus am basalen Anteil der Pyramide nicht deutlich ausprägt, ist im Röntgenbild keine scharfe Abgrenzung der Pyramide nach hinten zu erkennen und daher auch der Verlauf des Sinus sigmoideus nicht sicher feststellbar. Der Schatten der Pyramide geht allmählich in den der seitlichen Schädelwand über. Legende zur Skizze: 1 Gegend des Sinus sigmoideus; 2 oberer Pyramidenkontur im Bereiche des Tegmens bzw. der Eminentia arcuata; 3 äußerer Gehörgang + Paukenhöhle + innerer Gehörgang; 4 Pyramidenspitze, das Kieferköpfchen überlagernd; 5 Warzenfortsatzspitze.

des oberen und unteren Sinusknies, wodurch die hintere Abgrenzung der Pyramide unregelmäßig gestaltet wird. Selten beobachtet man, daß sich ein solcher Vorsprung in der Nähe des oberen Sinusknies so stark ausgebildet hat, daß er zu einer knöchernen Überbrückung des Sinus führt. Dann verläuft dieser auf eine kurze Strecke durch einen von Knochen gebildeten Tunnel. Manchmal sehen wir, daß in der Gegend des Petrosuswinkels eine Knochenplatte von der oberen Pyramidenkante zur seitlichen Schädelwand zieht und dadurch das Sinusknie überdacht ist. In dieser Knochenplatte können sich mitunter auch pneumatische Zellen finden.

Die systematische Darstellung würde eine restlose Aufzählung der Variationen des Schläfenbeines an dieser Stelle erfordern. Aus didaktischen Gründen wurde jedoch die Besprechung eines Teiles derselben und zwar jener, welche besonders geeignet sind zu Irrtümern Anlaß zu geben, auf später verschoben, um sie dort vergleichend pathologischen Veränderungen gegenüberzustellen.

V. Pneumatisationstypen.

Der Aufbau des pneumatischen Systems zeigt bei verschiedenen, klinisch ohrgesunden Menschen außerordentlich große Unterschiede. Diese ausschließlich als Variationen aufzufassen, ist nach WITTMAACKs grundlegenden Arbeiten über die normale und pathologische Pneumatisation des Schläfenbeines nicht angängig. Denn wenn auch bei der ungleichen Verteilung und Anlage der pneumatischen Hohlräume —- Abweichungen, die wir als Pneumatisationsstörung und Pneumatisationshemmung bezeichnen — hereditäre, konstitutionelle Momente eine gewisse Rolle spielen mögen, so hat doch WITTMAACK gezeigt, daß sie ihre letzte Ursache in entzündlichen Vorgängen haben, die sich in den Mittelohrräumen zur Zeit ihrer Entwicklung abspielen. Wir haben daher in der Pneumatisationshemmung und -störung den Folgezustand pathologischer Prozesse während der Entwicklungsperiode zu sehen. Zum Verständnis ihres Zustandekommens ist es nötig, einige Bemerkungen über den normalen Pneumatisationsvorgang vorauszuschicken.

1. Der Aufbau des normalen pneumatischen Systems.

Die Pneumatisation des Schläfenbeines geht nach WITTMAACK in 3 Perioden vor sich.

1. Periode. Die erste Periode beginnt im 5. bis 6. Embryonalmonat und reicht bis an das Ende des 1. Lebensjahres. In dieser Zeit entsteht das Lumen der Paukenhöhle, des Recessus epitympanicus und des Antrums. Diese Haupträume des Mittelohres sind präformiert, doch ursprünglich mit embryonalem Bindegewebe ausgefüllt. Noch während des intrauterinen Lebens wird letzteres schrittweise von Epithel verdrängt, welches vom Tubenkanal her in die Paukenhöhle einwächst und diese unter gleichzeitiger Bildung eines freien Lumens auskleidet. Im Laufe des ersten Lebensjahres erstreckt sich dieser Prozeß auch auf den Kuppelraum der Paukenhöhle und das Antrum. Letzteres erfährt allmählich eine wesentliche Ausweitung auf Kosten des Knochens.

2. Periode. Diese reicht vom Ende des 1. bis zum 4. oder 5. Lebensjahr und ist durch die Ausbildung des Zellsystems gekennzeichnet. Bei der Bildung der einzelnen Zellen lassen sich 3 Etappen unterscheiden. Zuerst werden unter Erhaltenbleiben lumenwärts gerichteter Knochenspangen vom schon epithelisierten Hohlraum, z. B. vom Antrum aus, an verschiedenen Stellen mehrere Markräume zu einem einheitlichen Knochenraum zusammengeschmolzen, der nach Verdrängung des Knochenmarkes von subepithelialem Bindegewebe ausgefüllt wird (1. Etappe). In die so entstandenen Knochennischen senkt sich nach Rückbildung des sie ausfüllenden subepithelialen Gewebspolsters das Epithel von der anliegenden Schleimhautoberfläche aus hinein und kleidet sie aus, so daß der ursprünglich glattwandig begrenzte Hauptraum jetzt zahlreiche Ausbuchtungen aufweist. Von den Rändern der letzteren wachsen die Knochenspangen weiter lumenwärts, verschmelzen zum Teil miteinander und führen so zur Bildung zahlreicher neuer Hohlräume, der pneumatischen Zellen, die untereinander und mit dem präformierten Hauptraum oder der „Mutterzelle" nur durch kleine Lücken in ihren Wänden in Verbindung bleiben (2. Etappe). Ist die Zellbildung so weit fortgeschritten, so kommt es zur Umwandlung des ursprünglich hohen Schleimhautpolsters in eine ganz niedere Schleimhautschichte (3. Etappe). Die Bildung von Knochennischen mit sekundärer Einsenkung der Schleimhaut wird als „exzentrische Zellbildung", die Abschnürung durch Knochenspangen als „konzentrische Zellbildung" bezeichnet. Die erstere führt zu immer stärkerer Ausdehnung der Pneumatisation, die letztere zur Unterteilung der schon vorhandenen Hohlräume, so insbesondere auch zur Verkleinerung des zu Ende des 1. Lebensjahres außerordentlich geräumigen Antrums. Ein kleiner Teil der Zellen wird vom Recessus epitympanicus, die Mehrzahl vom Antrum aus gebildet. Diejenigen Zellen, welche an der Vorderseite des Warzenfortsatzes liegen und meist auch die terminalen Zellen sind von der Paukenhöhle her vorgeschoben. Pneumatische Räume der Pyramidenspitze nehmen ihren Ursprung entweder als peritubare Zellen von der Tubengegend oder sie sind von hinten und lateral über das Labyrinth spitzenwärts vorgedrungen. Im ersteren Fall liegen sie hauptsächlich an der Unterseite der Pyramidenspitze, in letzterem oben, insbesondere über dem inneren Gehörgang.

3. *Periode*. Ende des 4., spätestens 5. Lebensjahres soll der Warzenfortsatz vollkommen durchpneumatisiert sein. Der Pneumatisationsprozeß kommt jedoch normalerweise während des ganzen Lebens weder peripher noch zentral völlig zum Stillstand. Er geht in den späteren Jahren nur viel langsamer vor sich, so daß das Strukturbild des Warzenfortsatzes nach dem 5. Lebensjahr keine wesentliche Änderung mehr erfährt. Diese Ausbreitung der Pneumatisation im späteren Leben fassen wir als 3. Periode zusammen. Hier finden wir auch „interstitielle Zellbildung". Diese ist dadurch charakterisiert, daß sich in der Umgebung eines Gefäßes, besonders in den Knotenpunkten der Zellwände, durch Knochenarrosion ein erweiterter, bindegewebig ausgefüllter Knochenraum bildet, der dann von einer benachbarten Zelle aus in typischer Weise umgewandelt wird.

Die normale Pneumatisation ist im Röntgenbild durch folgende Merkmale gekennzeichnet:

1. Vom 5. Lebensjahr an ist der ganze Warzenfortsatz mit Zellen erfüllt.

2. Das pneumatische System ist gegen die Umgebung gleichmäßig abgegrenzt.

3. Die Zellen sind regelmäßig konfiguriert und gleichmäßig angeordnet. Sie sind meist an der Peripherie etwas größer als in den zentralen Partien.

4. Die Corticalis des Warzenfortsatzes ist dünn, die Zellbälkchen sind zart, die dem nicht pneumatisierten Knochen anliegende Wand der peripheren Zellen ist nach Art einer Corticalis leicht verdichtet.

5. Die Zellumina heben sich infolge ihres guten Luftgehaltes deutlich und klar vom Knochen ab.

2. Die Störung der Pneumatisation.

Aus den bisherigen Ausführungen ist zu ersehen, daß die Zellbildung eine Funktion des die Hohlräume des Mittelohres auskleidenden Gewebes ist. Eine dauernde Schädigung desselben während der Entwicklungsperiode muß daher zwangsläufig zu einer Störung der Pneumatisation führen. *Umgekehrt berechtigt der Nachweis einer Pneumatisationsstörung zur Annahme, daß die Schleimhaut der Mittelohrräume pathologisch verändert ist.* Als Ursache dafür kommen Entzündungen in Betracht, und zwar katarrhalische, abakterielle infolge Aspiration von Fruchtwasser bei der Geburt oder von Mageninhalt während des Brechaktes, oder bakterielle, eitrige Entzündungen. Erstere können zu *Schleimhauthyperplasie*, letztere zu *Schleimhautfibrose* führen. Je nach der Art der Entzündung, dem Grad der Schädigung und dem Zeitpunkt ihres Einsetzens resultieren verschiedene Pneumatisationstypen.

Die *pathologische Pneumatisation bei Schleimhauthyperplasie* ist im histologischen Bild dadurch charakterisiert, daß die Arrosion der Markräume, die Bildung der Knochennischen, keine Beeinträchtigung erfährt. Die 1. Etappe der 2. Periode ist also unverändert. Dagegen kann die Einsenkung der Schleimhaut und die Rückbildung des subepithelialen Gewebspolsters mehr oder minder stark gestört sein. Ist die Schädigung hochgradig, so bleibt die 2. und 3. Etappe und damit die weitere Bildung pneumatischer Hohlräume vollkommen aus. Der nicht pneumatisierte, ursprünglich spongiöse Knochen des Warzenteiles erfährt dann allmählich eine durchgreifende Änderung seiner Struktur. Da die Umwandlung der Markräume in bindegewebig erfüllte Knochenhöhlen weiter fortschreitet, die Rückbildung des Bindegewebes und die Einsenkung der Schleimhaut jedoch ausbleibt, so kommt es in demselben zu regressiven Veränderungen mit allmählicher Knochenneubildung, die im Laufe der Zeit zu vollkommener Eburneisierung führen kann. In extremen Fällen der Pneumatisationshemmung finden wir dann nur die drei Haupträume des Mittelohres ausgebildet, nämlich die Paukenhöhle, den Recessus epitympanicus und das Antrum, und den erhalten gebliebenen Knochen mehr oder weniger verdichtet. Je nach dem Zeitpunkt des Einsetzens der hyperplastischen Umwandlung der Schleimhaut werden wir ein kleines Antrum wie zur Zeit der Geburt, oder ein sehr geräumiges wie am Ende des ersten Lebensjahres finden. Eventuell können auch schon vereinzelte Zellen vorhanden sein, die sich dann in unmittelbarer Nachbarschaft der Ausgangsstellen der Pneumatisation finden. In leichteren Fällen von Schleimhauthyperplasie findet sich ein pneumatisches System von wechselnder Ausdehnung, bei welchem die *Irregularität* des Zellnetzes auffallend ist. Denn infolge ungleichartiger Beschaffenheit des Schleimhautcharakters in den verschiedenen Bezirken des Mittelohres und besonders auch im Antrum weichen die zur Entwicklung gekommenen Hohlräume in der Weite ihres Lumens vielfach in erheblichem Maße voneinander ab. Besonders terminal oder marginal finden sich oft sehr weite Endzellen, in welchen die Unterteilung durch Spangenbildung unterblieben ist. Da neben relativ stark hyperplastisch veränderten Bezirken auch solche mit etwas niedrigerem Schleimhautaufbau bestehen, von denen aus sich die Pneumatisation dementsprechend lebhafter, mehr nach der Art des absolut normalen Entwicklungsvorganges, fortpflanzt, so kommt es zu ganz unregelmäßiger Abgrenzung des ganzen pneumatischen Systems, bisweilen auch zur Ausbildung weit vorgeschobener Ausstrahlungen. Da auch die interstitielle Pneumatisation gehemmt ist, so bleiben die Wände der Hohlräume oft dick und dicht. Ist die Schädigung der Schleimhaut nur gering, so kann die Ausdehnung des pneumatischen Systems vollkommen der Norm entsprechen. Ja WITTMAACK gewinnt sogar den Eindruck, als ob gerade bei diesem Pneumatisationstyp die Ausdehnung des

Zellsystems ungewöhnlich hohe Grade annehmen könnte. Und wir finden tatsächlich bisweilen Fälle mit ganz abnorm starker Zellbildung.

Die *pathologische Pneumatisation bei Schleimhautfibrose* bekommt ihr charakteristisches Gepräge dadurch, daß sich die durch eine akute Otitis media hervorgerufene Schädigung relativ rasch entwickelt und infolgedessen die Unterbrechung des Pneumatisationsvorganges ziemlich plötzlich erfolgt. Das zu dieser Zeit bestehende Bild bleibt dann zeitlebens bestehen und wir haben hinsichtlich Ausdehnung und Anordnung der Pneumatisation gewissermaßen ein Normalbild vor uns, das nur mit dem Alter des Patienten nicht in Einklang steht. Wir werden auch hier bei den schwersten Formen komplette Hemmung finden, da aber auch die subepitheliale Schicht von der Schädigung betroffen ist, so bleibt die Umwandlung der Markräume und damit die sekundäre Sklerosierung aus, der nicht pneumatisierte Knochen bleibt spongiös. Die Größe des Antrums entspricht auch hier dem Zeitpunkt des Auftretens der Schädigung, ebenso wie die Ausdehnung eines eventuell schon vorhandenen Zellsystems. Leichtere Grade der fibrösen Schleimhautumwandlung, die nicht zu völligem Stillstand der Pneumatisation führen, äußern sich nur in einem langsameren Ablauf derselben.

Wenn sich in der Entwicklungsperiode ein akut entzündlicher Prozeß auf hyperplastischer Schleimhautgrundlage abspielt, so findet sich eine Kombination von hyperplastischer und fibröser Schleimhautumwandlung. Das Strukturbild des Warzenfortsatzes ist in solchen Fällen ausschließlich von der hyperplastischen Komponente abhängig und weist daher deren charakteristische Eigenschaften auf. Die fibröse Komponente kann sich nur in einer Verlangsamung oder in einem völligen Unterbrechen der Pneumatisation äußern und daher nur in auffallend geringer Ausdehnung des Zellsystems zum Ausdruck kommen, ein Moment, welches sich jedoch nicht ohne weiteres auf den akut entzündlichen Prozeß beziehen läßt, da ja eine Unterentwicklung des pneumatischen Systems auch durch reine Schleimhauthyperplasie bedingt sein kann.

Fassen wir die Ausführungen WITTMAACKs kurz zusammen und setzen wir sie in Beziehung zum Strukturbild des Warzenfortsatzes im Röntgenbild, so kommen wir zu folgendem Ergebnis:

1. Das Strukturbild des Warzenfortsatzes bei Pneumatisationsstörung, bedingt durch hyperplastische Umwandlung der Schleimhaut:

Bei kompletter Pneumatisationshemmung sind nur die 3 Haupträume des Mittelohres, Paukenhöhle, Attik und autrum mastoideum, ausgebildet. Das Antrum ist meist klein, seltener geräumig. Der nicht pneumatisierte Knochen ist oft verdichtet.

Liegt Zellbildung vor, so ist das pneumatische System von wechselnder Ausdehnung. Es kann klein sein, aber in seltenen Fällen kann seine Ausbreitung das normale Maß sogar weit überschreiten. Wesentlich ist die Irregularität des Zellsystems. Seine Abgrenzung gegen die Umgebung ist unregelmäßig, mitunter finden sich weit vorgeschobene Ausläufer. Es finden sich abnorm große Zellen, oder große und kleine in buntem Wechsel. Ihre Konfiguration ist unregelmäßig, ihre Wände sind verdickt. Liegt Pneumatisationshemmung vor, so ist der nicht pneumatisierte Knochen verdichtet, die Corticalis des Warzenfortsatzes verdickt. Der Kontrast der Zellen ist infolge verminderten Luftgehaltes meist herabgesetzt.

2. Das Strukturbild des Warzenfortsatzes bei Pneumatisationsstörung, bedingt durch fibröse Umwandlung der Schleimhaut:

Bei kompletter Pneumatisationshemmung sind auch hier nur die 3 Haupträume des Mittelohres ausgebildet. Das Antrum ist von wechselnder Größe. Der nicht pneumatisierte Knochen ist spongiös.

Geringere Grade der Pneumatisationshemmung oder spätes Einsetzen derselben äußern sich allein in einer Unterentwicklung des Zellsystems bei normaler, regelmäßiger Anordnung desselben. Auch hier bleibt der nicht pneumatisierte Knochen spongiös. Die Zellen sind normal hell.

Bei kombiniert hyperplastisch-fibröser Schleimhautumwandlung dominiert das Strukturbild des hyperplastischen Typus. Die fibröse Komponente kann sich nur in geringer Ausdehnung des pneumatischen Systems äußern. (Siehe Abb. 86—103.)

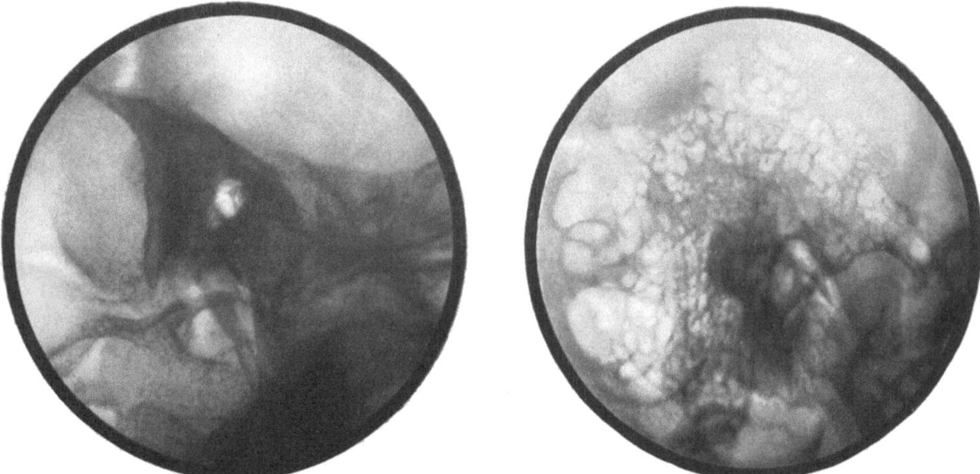

Abb. 86.   Abb. 87.

Abb. 86. Schläfenbeinaufnahme nach SCHÜLLER. (Typische Einstellung.) *Komplette Pneumatisationshemmung.* Es ist keine Zellstruktur nachweisbar. Der nicht pneumatisierte Knochen ist spongiös.
Abb. 87. Schläfenbeinaufnahme nach SCHÜLLER. (Die Neigung des Zielstrahles zur Deutschen Horizontalen ist etwas zu stark.) *Extrem starke Pneumatisation.* Die Zellen reichen nach vorne bis in die vordere Zygomaticuswurzel, nach hinten bis an die Sutura occipito-mastoidea. Nach oben reichen die Zellen im rückwärtigen Anteil hoch in die Schuppe hinein. Die ganze Pyramide, einschließlich der Spitze, ist durchpneumatisiert, so daß sich der Schatten des kompakten Labyrinthkernes hinter dem äußeren Gehörgang bzw. der Paukenhöhle deutlich vom Zellsystem abhebt.

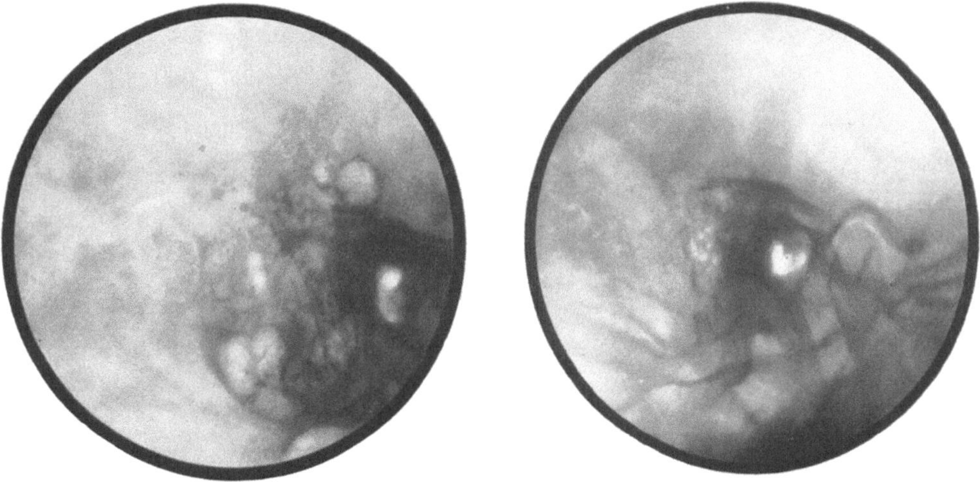

Abb. 88.   Abb. 89.

Abb. 88. Schläfenbeinaufnahme nach SCHÜLLER. (Die Neigung des Zielstrahles zur Deutschen Horizontalen war etwas zu gering.) *Pneumatisationsstörung vom hyperplastischen Typus.* Das Zellsystem ist etwas unterentwickelt, ganz unregelmäßig abgegrenzt und es finden sich große und kleine Zellen gemischt in unregelmäßiger Anordnung. (Man achte auf den Schatten der Ohrmuschel, der hinter dem rückwärtigen Kontur der Pyramide zu sehen ist.)
Abb. 89. Schläfenbeinaufnahme nach SCHÜLLER. (Typische Einstellung.) *Pneumatisationsstörung vom Typus der Schleimhautfibrose.* Das pneumatische System ist klein, die kleinen Zellen sind periantral angeordnet und ziemlich gut lufthaltig. Das terminale Gebiet ist nicht pneumatisiert. Der Knochen ist hier spongiös.

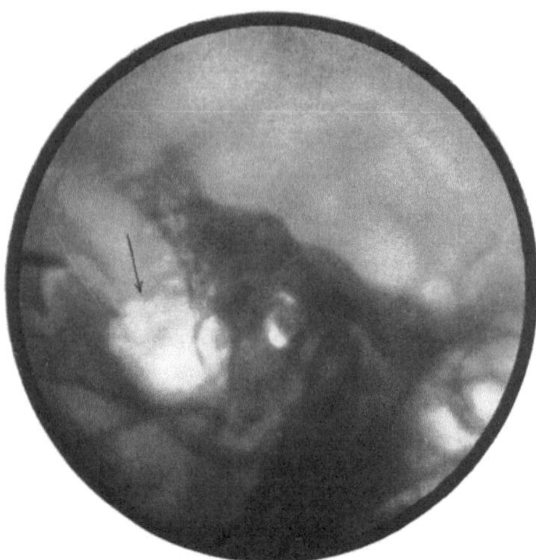 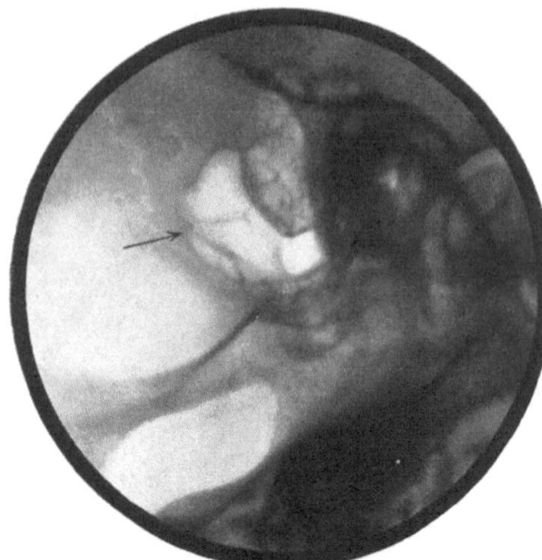

Abb. 90.   Abb. 91.

Abb. 90. Schläfenbeinaufnahme nach SCHÜLLER. (Die Neigung des Zielstrahles zur Deutschen Horizontalen war etwas zu gering.) Die Pneumatisationsstörung ist charakterisiert durch *Bildung einer kirschengroßen terminalen Zelle* (siehe den Pfeil), die dadurch in solcher Ausdehnung entstand, daß infolge der Pneumatisationsstörung die Unterteilung durch Spangenbildung unterblieb.

Abb. 91. Schläfenbeinaufnahme nach SCHÜLLER. (Typische Einstellung.) Die Pneumatisationsstörung ist charakterisiert durch *Bildung eines großen marginalen Hohlraumes,* der im Boden der hinteren Schädelgrube bis in die Nähe des Foramen jugulare reicht und in charakteristischer Weise nach oben zu konkav abgegrenzt ist (siehe den Pfeil).

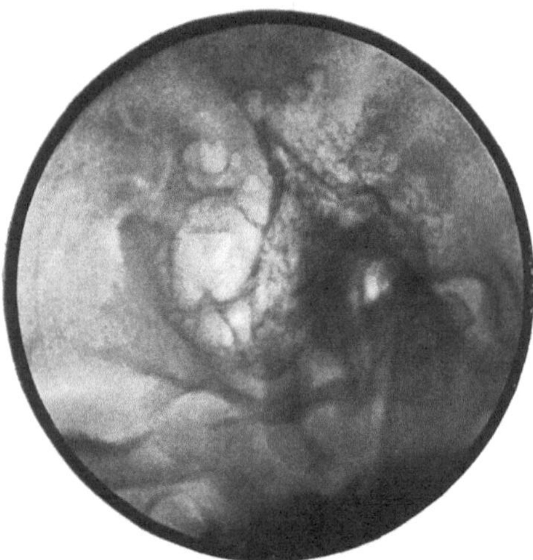 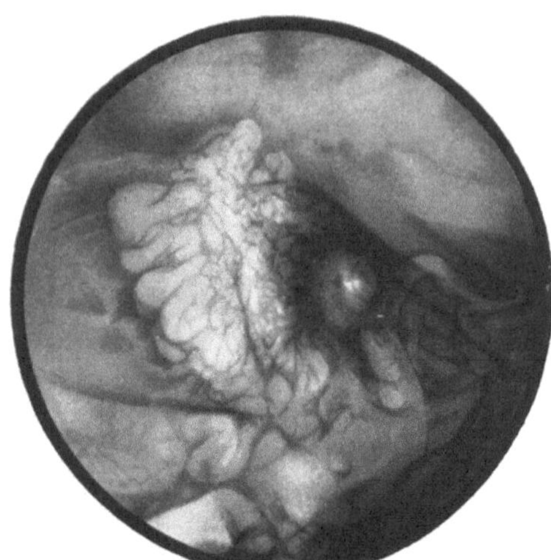

Abb. 92.   Abb. 93.

Abb. 92. Schläfenbeinaufnahme nach SCHÜLLER. (Typische Einstellung.) Pneumatisationsstörung geringen Grades bei normaler Ausdehnung des pneumatischen Systems, charakterisiert durch *unregelmäßige Zellenbildung,* insbesondere durch Bestehen eines großen marginalen Hohlraumes.

Abb. 93. Schläfenbeinaufnahme nach SCHÜLLER. (Typische Einstellung.) *Pneumatisationsstörung bei guter Entwicklung des pneumatischen Systems,* charakterisiert dadurch, daß im marginalen Anteil die Zellbälkchen statt zur Abschnürung neuer Zellen zu führen, gerade nach vorne in das Lumen der großen marginalen Hohlräume gewachsen sind.

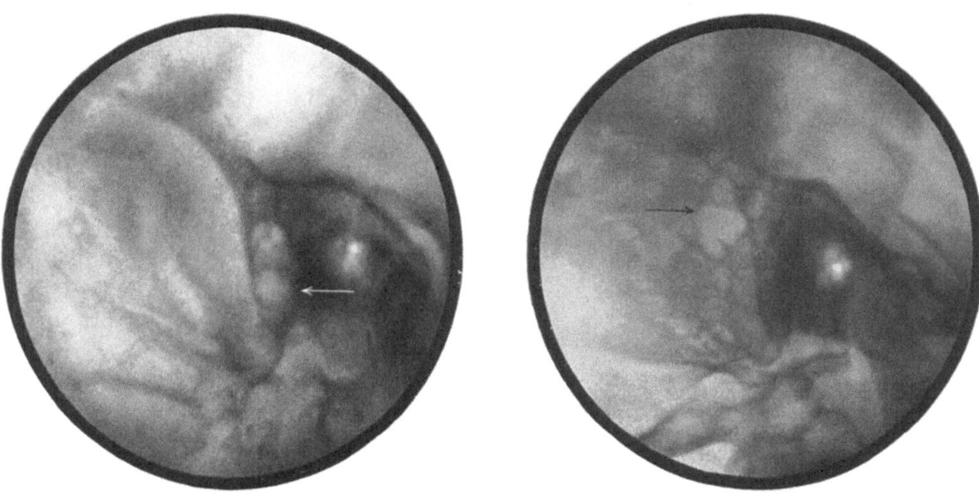

Abb. 94. | Abb. 95.

Abb. 94. Schläfenbeinaufnahme nach SCHÜLLER. (Typische Einstellung.) *Fast komplette Pneumatisationshemmung* mit Bildung eines großen, unregelmäßig begrenzten, retrofacial gelegenen Hohlraumes (siehe den Pfeil).

Abb. 95. Schläfenbeinaufnahme nach SCHÜLLER. (Typische Einstellung.) *Fast komplette Pneumatisationshemmung* mit Bildung eines lateral vom oberen Sinusknie gelegenen großen, ziemlich scharf und unregelmäßig begrenzten Hohlraumes, der keine deutliche Corticalis erkennen läßt (siehe den Pfeil).

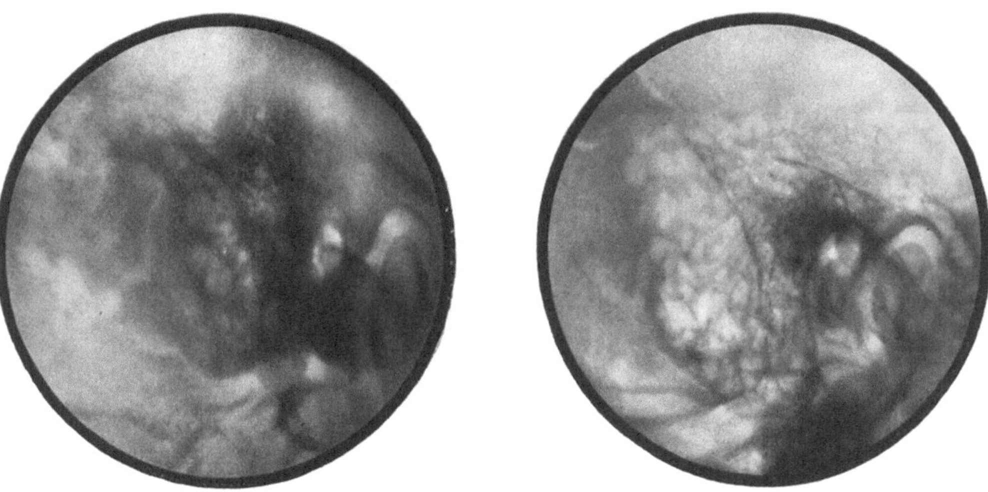

Abb. 96. | Abb. 97.

Abb. 96. Schläfenbeinaufnahme nach SCHÜLLER. (Die Neigung des Zielstrahles zur Deutschen Horizontalen war etwas zu stark.) *Mittelgradige Pneumatisationshemmung* mit unregelmäßiger Zellenbildung, teilweiser Verschattung der Zellen und starker Sklerosierung des nicht pneumatisierten Knochens.

Abb. 97. Schläfenbeinaufnahme nach SCHÜLLER. (Typische Einstellung.) Sehr gut entwickeltes pneumatisches System von mittelzelliger Struktur. *Pneumatisationsstörung geringen Grades*, vorwiegend dadurch charakterisiert, daß die Zellen im hinteren oberen Anteil, lateral vom Sinusknie statt durch zarte Wände, durch breite, wenig dichte Knochenbrücken getrennt sind und zum Teil keinen normalen Luftgehalt aufweisen.

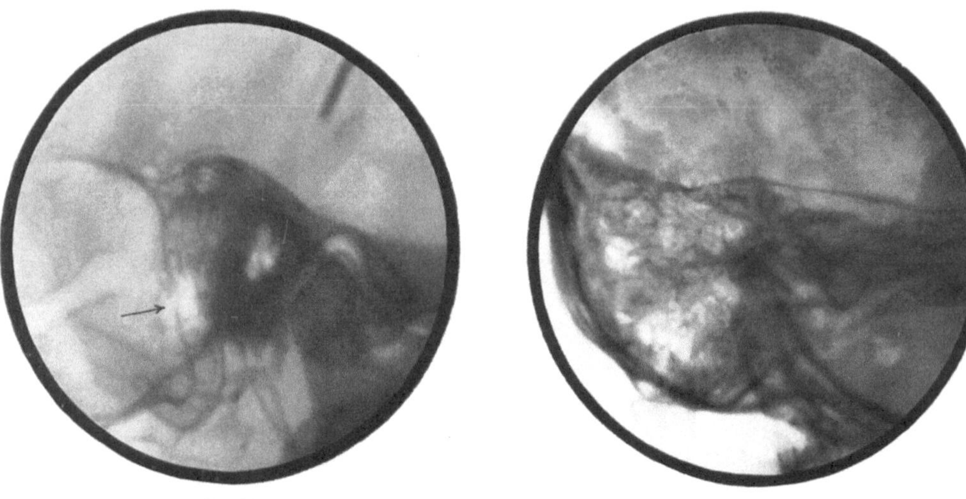

Abb. 98.   Abb. 99.

Abb. 98. Schläfenbeinaufnahme nach SCHÜLLER. (Typische Einstellung.) Ziemlich starke Pneumatisationshemmung mit Bildung eines unregelmäßig konfigurierten Hohlraumes von Haselnußgröße im unteren Anteil, der als Ausdruck eines *Durchbruches nach hinten* gegen die hintere Schädelgrube zu keine knöcherne Abgrenzung erkennen läßt (siehe den Pfeil).

Abb. 99. Schläfenbeinaufnahme nach STENVERS. (Der Fokus der Röhre stand etwas zu weit kranial und zu weit gegen die plattennahe Seite zu.) *Starke Pneumatisation der Pyramidenspitze,* kenntlich an der durch die Zellen bedingten Aufhellung über dem kompakten Labyrinthkern, die nach oben durch den schmalen Schattenstreifen der dünnen Corticalis der Pyramide im Bereich der oberen Pyramidenkante deutlich abgegrenzt ist.

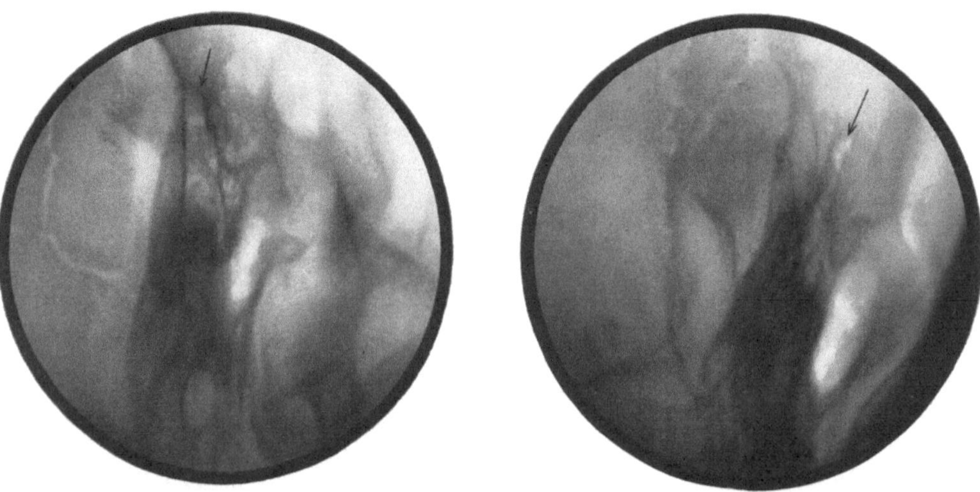

Abb. 100.   Abb. 101.

Abb. 100. Schläfenbeinaufnahme nach E. G. MAYER. (Typische Einstellung.) Pneumatisationsstörung, charakterisiert durch *Persistieren der den ersten Lebensjahren entsprechenden Größe und Form des Antrums,* die durch das Hinaufreichen bis in die Gegend des oberen Sinusknies charakterisiert ist (siehe den Pfeil).

Abb. 101. Schläfenbeinaufnahme nach E. G. MAYER. (Die Neigung des Zielstrahles zur Deutschen Horizontalen war etwas zu gering.) Komplette Pneumatisationshemmung. *Schmales, spaltförmig sich nach hinten-oben fortsetzendes Antrum* (siehe den Pfeil), das aus der ursprünglichen Form desselben durch gleichmäßige Einengung ohne Unterteilung entstanden ist.

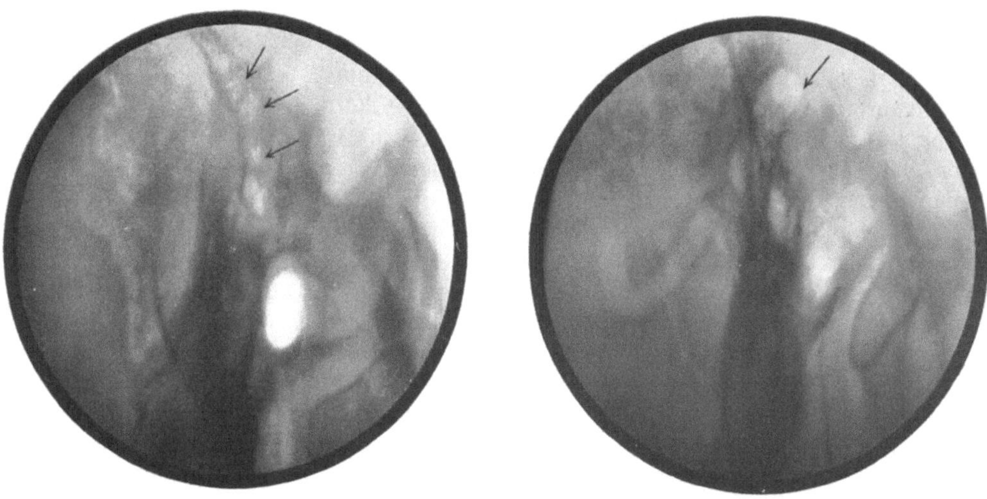

Abb. 102.   Abb. 103.

Abb. 102. Schläfenbeinaufnahme nach E. G. MAYER. (Die Neigung des Zielstrahles zur Deutschen Horizontalen war etwas zu gering.) Fast komplette Pneumatisationshemmung. Vom Antrum aus zieht eine *perlschnurartige Kette von Zellen* nach hinten-oben gegen das obere Sinusknie (siehe die Pfeile).

Abb. 103. Schläfenbeinaufnahme nach E. G. MAYER. (Typische Einstellung.) Fast komplette Pneumatisationshemmung. Das Antrum ist etwas größer als normal, vor dem oberen Sinusknie liegt, *fast isoliert, eine große Zelle* (siehe den Pfeil).

Die Untersuchungen WITTMAACKs, deren Ergebnis wir hier in kurzen Zügen wiedergegeben haben, erleichtern uns entschieden das Verständnis der Pneumatisationstypen. Wenn man aber im täglichen röntgenologischen Betrieb Gelegenheit hat, Tausende von Schläfenbeinen auf die Art ihrer Pneumatisation hin anzusehen, so stößt man doch recht häufig auf Typen, die sich in das WITTMAACKsche Schema nicht gut einreihen lassen. Ob bei Unterentwicklung des Zellsystems oder unregelmäßiger Anordnung desselben Schleimhautfibrose oder Schleimhauthyperplasie vorliegt, läßt sich natürlich röntgenologisch nicht entscheiden, doch läßt sich das Verhalten des nicht pneumatisierten Knochens oft recht gut beurteilen. Und hier können wir mancherlei Beobachtungen machen, die mit der Auffassung WITTMAACKs kaum in Einklang zu bringen sind. So läßt sich z. B. die Behauptung: „Die Osteosklerose ist also ein reaktiver Vorgang, der sich an die hyperplastische Umwandlung der Schleimhaut und den hierdurch bedingten Stillstand des Pneumatisationsvorganges anschließt" in der Form selbst dann nicht aufrecht erhalten, wenn wir dem Schläfenbein eine ganz besondere Stellung im Skeletsystem einräumen, wozu wir übrigens gar keinen Anlaß hätten. Denn wir kennen insbesondere am Schädeldach Sklerosierungsvorgänge, die zu weitgehender Verödung der Markräume führen und die wir, da wir ihre Ursache nicht kennen und sie mit keinen Krankheitserscheinungen verbunden sind, als Varianten auffassen und die mit Pneumatisationsstörungen deswegen nichts zu tun haben können, weil in den betreffenden Skeletteilen überhaupt keine pneumatischen Hohlräume vorkommen. Wir kennen ferner eine idiopathische, sklerosierende Hyperostose, die am häufigsten am Keilbein und am Oberkiefer zur Beobachtung gelangt, wo sie zur völligen Obliteration der pneumatischen Höhlen führen kann, und ihre Ursache vermutlich in einer fehlerhaften Keimanlage hat. Sie kommt sicher in gleicher Weise am Schläfenbein vor. Weiterhin finden wir als häufige Variante eine Nahthyperostose und sehen besonders am Schläfenbein gar nicht so selten, wie sich die sklerotische Zone vor allem von der Sutura occipito-mastoidea aus weit in das Mastoid hineinzieht. Daß

unregelmäßige Sklerosierung im Bereiche des Schädelskeletes eine häufige Alterserscheinung
ist, sei nebenbei bemerkt. Besonders zu betonen ist aber das auch am Schläfenbein häufige
Auftreten von Knochenverdichtung infolge von Entzündungen, eine Erscheinung, die uns
ja vom ganzen übrigen Skeletsystem her durchaus geläufig ist und deren Fehlen im
Bereiche des Mastoids schwerlich zu erklären wäre. Es soll damit durchaus nicht behauptet
werden, daß eine Sklerosierung des Knochens infolge hyperplastischer Umwandlung der
Schleimhaut nicht vorkommt, es muß nur betont werden, daß speziell die Osteosklerose
auch eine Reihe anderer Ursachen haben kann. Dies geht schon daraus hervor, daß wir
pneumatische Systeme von vollkommen regelmäßiger Abgrenzung und Anordnung finden,
welche nicht die normale Ausdehnung erreicht haben. Dies würde dem Typus der Schleimhautfibrose entsprechen. Wir finden in solchen Fällen aber des öfteren sowohl die Zellbälkchen als auch den Knochen in der Umgebung des pneumatischen Systems stark verdichtet, was zwar bei hyperplastischer, nicht aber bei fibröser Umwandlung der Schleimhaut vorkommen soll. Die Knochenverdichtung hier auf eine hyperplastische Komponente
zu beziehen, ist wegen der relativ guten und regelmäßigen Entwicklung des Zellsystems
nicht möglich. Sie muß also eine andere Ursache haben. Auch die Größe und Konfiguration
des Antrums scheint bei schwerer Pneumatisationsstörung durchaus nicht immer durch
den Zeitpunkt des Einsetzens der Schleimhautschädigung bestimmt, sondern auch durch
Knochenneubildungsvorgänge beeinflußt. So sehen wir oft am Ende der ersten
Entwicklungsperiode ein sehr geräumiges Antrum, welches nach hinten bis an den Citelliwinkel reicht. Diese Form kann bei leichter Pneumatisationshemmung längere Zeit
bestehen bleiben. Normalerweise wird insbesondere der rückwärtige Anteil durch
konzentrische Zellbildung vom Antrum abgetrennt. Bei hochgradiger Beeinträchtigung
der Pneumatisation finden wir nun bisweilen eine perlschnurartige Kette von Zellen,
die vom Antrum bis zum Petrosuswinkel zieht. In anderen Fällen fehlt die Zellbildung
überhaupt, das Antrum ist klein, doch hat es eine spaltförmige Fortsetzung nach hinten-
oben, oder aber wir finden einen isolierten Zellkomplex in der Gegend des oberen Sinusknies, der in keinem nachweisbaren Zusammenhang mehr mit dem Antrum steht. Das
Zustandekommen solcher Pneumatisationstypen können wir wohl nur so erklären, daß
infolge der Pneumatisationsstörung die Unterteilung des Antrums durch konzentrische
Zellbildung unterblieben ist und die entsprechende Region durch massive Knochenneubildung ganz oder zum Teil zur Obliteration gebracht wurde. Denn es ist kaum vorstellbar, daß die Schleimhautschädigung zu einer Zeit eintrat, da das Antrum klein war
und sich von einem weniger geschädigten Schleimhautbezirk aus ein langer, feiner Spalt
zum Petrosuswinkel hin entwickelte und dort eventuell noch zu einer an sich normalen
Zellbildung geführt hat. Und so wie die gesteigerte Bildung von Knochengewebe nicht
immer mit WITTMAACKs Auffassung in Einklang zu bringen ist, so verhält es sich oft auch
mit dem Fehlen von Knochenneubildung. Denn wir finden nicht selten pneumatische
Systeme von geringer Ausdehnung und ganz unregelmäßiger Abgrenzung entsprechend
dem Typus der hyperplastischen Schleimhautumwandlung, bei welchen jeder Anhaltspunkt für eine Sklerosierung des Knochens in der Umgebung der Zellen fehlt. Selbst die
dünne Corticalis, mit welcher sich das pneumatische System normalerweise gegen den nicht
pneumatisierten Knochen abgrenzt, kann nicht erkennbar sein. Solche Hohlräume, die für
den Röntgenologen von ganz besonderer Wichtigkeit sind, weil sie leicht übersehen werden
oder zu Fehldiagnosen Anlaß geben können, sind der Art ihrer Anordnung nach durchaus
nicht als bindegewebig erfüllte Knochenräume entsprechend der ersten Etappe der Zellbildung, sondern als richtige Zellen aufzufassen.

Auch das verschiedene Verhalten der Pneumatisation nach akuten Mittelohrentzündungen in der Entwicklungsperiode gibt zu denken. EISINGER konnte auf Grund von Röntgenbefunden des Verfassers zeigen, daß selbst nach schwersten Otitiden im Säuglingsalter, solchen mit nachgewiesener Knochennekrose, die Zellbildung normal weiterschreiten kann. Man könnte hier einwenden, daß die Entzündung eben zu keiner dauernden Schädigung geführt hat. Sieht man jedoch nach Otitiden, die klinisch viel benigner verlaufen, schwere Pneumatisationshemmung und fibröse Umwandlung der Schleimhaut, so muß man annehmen, daß letztere in beiden Fällen durchaus verschiedene Vitalität besaß. Da wir nun weiterhin mit WITTMAACK auf dem Standpunkt stehen, daß die normale Pneumatisation von normaler Beschaffenheit der Schleimhaut abhängig ist, so sind wir zu der Annahme berechtigt, daß die verschiedene Beschaffenheit derselben, die in ihrem differenten Verhalten der Entzündung gegenüber zum Ausdruck kommt, auch ohne Hinzutreten einer entzündlichen Noxe zu verschiedener Pneumatisation geführt hätte, daß es also auch ohne eine solche in der Zellbildung zu Abweichungen von der Norm kommen kann.

Es scheint daher angezeigt, sich vorläufig darauf zu beschränken, daß *bei Vorliegen einer ausgesprochenen Pneumatisationsstörung das Vorhandensein einer nicht normalen Schleimhaut anzunehmen ist.*

Mitteilungen über die Häufigkeit des Vorkommens von Pneumatisationsstörungen finden sich von TURNER, A. LOGAN und W. G. PORTER, ferner von TALPIS und LIBERMANN. Die ersteren fanden bei der Untersuchung von tausend Skeletschädeln in 20% Pneumatisationshemmung, und in 12% Unterschiede in der Entwicklung des pneumatischen Systems beider Seiten. Letztere fanden solche Unterschiede in 25%. Es dürften aber bei diesen Untersuchungen nur sehr starke Abweichungen von der Norm Berücksichtigung gefunden haben, da der ideale Pneumatisationstyp WITTMAACKs ziemlich selten zu finden ist.

VI. Spezielle pathologische Röntgenanatomie, Symptomatologie und Diagnostik.

1. Die entzündlichen Erkrankungen des Schläfenbeines.

A. Die akute Mittelohrentzündung (Otitis media exsudativa acuta).

a) Pathologisch-anatomische Vorbemerkungen.

Unter der Bezeichnung „akute Mittelohrentzündung (Otitis media exsudativa acuta)" werden klinisch alle Formen von akut entzündlich-exsudativen Veränderungen der Mittelohrschleimhaut zusammengefaßt, die sich durch deutliche Entzündungserscheinungen auch an der Trommelfellmembran zu erkennen geben. „Der pathologisch-anatomische Vorgang selbst deckt sich vollkommen mit den allgemein pathologisch-anatomisch bekannten Vorgängen der akuten exsudativen Entzündung, wie sie sich auch an anderen Schleimhäuten und analog zusammengesetzten Gewebsformationen abspielen. Wir finden die charakteristischen Veränderungen der Entzündung am Gefäßnetz, die starke Hyperämie und Erweiterung der Gefäße, die gesteigerte Exsudation von Blutflüssigkeit, die seröse und ödematöse Durchtränkung des Gewebes, die Auswanderung bzw. Vermehrung weißer Blutkörperchen, die Durchsetzung der subepithelialen Gewebsschichten mit diesen aus- und zugewanderten oder auch neu entstandenen Zellen und alle sonst noch in Betracht kommenden Erscheinungen eines exsudativen Entzündungsprozesses (Blutaustritt u. dgl.)

meist vollzählig in mehr oder weniger ausgesprochenem Maße (WITTMAACK)." Die
Intensität, der zeitliche Ablauf und der endgültige Ausgang des Prozesses ist außer-
ordentlich großen Schwankungen unterworfen, die sich als abhängig erweisen von der
Schleimhautkonstitution, dem Pneumatisationszustand, der Art der Infektion und dem
Allgemeinzustand des Patienten. Das Übergreifen der Entzündung von den oberflächlichen Schichten der Schleimhaut auf das subepitheliale Gewebe wird im allgemeinen
um so leichter erfolgen, je niedriger die Epithelschichte ist. Für die Ausbreitung und
Fortentwicklung der Entzündung im subepithelialen Gewebe sind die Bedingungen um so
günstiger, je gefäßreicher dasselbe ist und je zarter, lockerer sein Aufbau ist. Der
Pneumatisationszustand spielt nicht nur insoferne eine wesentliche Rolle im Verlauf
der akuten Mittelohrentzündung, als mit pathologischer Pneumatisation eine hyperplastische oder fibröse Umwandlung der Schleimhaut verbunden ist, sich also entweder
eine hohe Epithelschicht oder ein derbes, gefäßarmes Gewebe findet, sondern auch dadurch,
daß bei schweren Formen der Pneumatisationshemmung infolge der geringen Ausdehnung
des Zellsystems oder seines völligen Fehlens eine nennenswerte Ausbreitung des
Entzündungsprozesses in den Warzenfortsatz hinein kaum in Betracht kommt. Unter
den Infektionskeimen, welche bei der akuten exsudativen Entzündung der Mittelohrschleimhaut gefunden werden, überwiegen bei weitem die Eiterkokken (Streptokokken,
Pneumokokken und Staphylokokken). Am häufigsten finden sich Streptokokken. Von
diesen ist der Streptococcus mucosus von besonderem Interesse, da die Streptococcus
mucosus-Otitiden bisweilen einen ganz besonderen Verlauf zeigen. Diese Besonderheit
besteht darin, daß die entzündlichen Veränderungen am Trommelfell auffallend gering
bleiben, trotzdem aber sich in der Tiefe des pneumatischen Zellsystems schwere, eitrige
Entzündungsprozesse abspielen können. Zu ähnlichen Erscheinungen kann der in seiner
pathologischen Bewertung dem Streptococcus mucosus nahestehende FRIEDLÄNDERsche
Bacillus führen, doch ist sein Vorkommen wesentlich seltener.

Nach der räumlichen Ausdehnung des Entzündungsprozesses unterscheidet KÜMMEL
die vorwiegend in Tuben und Paukenraum lokalisierten Mittelohrentzündungen von den in
den Nebenräumen gelegenen und spricht dementsprechend von tubo-mesotympanalen und
epi-retrotympanalen Otitiden. WITTMAACK hat aus Gründen der Vereinfachung für erstere
die Bezeichnung vordere (anteriore), für letztere die Bezeichnung hintere (posteriore)
Otitiden vorgeschlagen. Da Prozesse, die sich ausschließlich in der Paukenhöhle und den
Tuben abspielen, keine eindeutigen röntgenologischen Symptome ergeben, so haben die
vorderen Otitiden für den Röntgenologen meist keinerlei Interesse. VOLPE und STENVERS
beschreiben zwar eine Verschattung der Paukenhöhle bei akuter Mittelohrentzündung,
doch ist dieser Befund so unzuverlässig, daß ihm selbst in Fällen, in welchen der Otologe
wegen eines Verschlusses des äußeren Gehörganges nicht otoskopieren kann, kaum
praktische Bedeutung zukommt. Um so wichtiger sind die hinteren, epi-retrotympanalen
Otitiden, weil es bei ihnen zu einer Komplikation im Warzenfortsatz im Sinne einer
Mastoiditis, einer Knocheneinschmelzung kommen kann und der Warzenfortsatz der
röntgenologischen Untersuchung meist gut, der direkten klinischen dagegen schlecht zugänglich ist. Der Begriff der „Mastoiditis" ist eigentlich ein klinischer, ein Krankheitsbegriff,
der den gesamten klinischen Symptomenkomplex dieser Erkrankung bezeichnet. KRAINZ hat
für ihre pathologisch-anatomischen Vorgänge — ausgehend von der Anschauung, daß die
Auskleidung der pneumatischen Zellen ein Endost darstelle — den Namen „Endostitis
mastoidea" vorgeschlagen. Da aber diese Bezeichnung noch nicht allgemein Anklang
gefunden hat, so soll weiterhin der Ausdruck „Mastoiditis" gebraucht werden. WITT-
MAACK versteht darunter „eine an die Miterkrankung der Schleimhaut der pneumatischen

Zellen des Warzenfortsatzes sich anschließende Knocheneinschmelzung und die hieraus resultierenden Folgezustände". Die Entstehung einer Mastoiditis ist daher an die Existenz eines pneumatischen Zellnetzes im Warzenfortsatz gebunden. Hinsichtlich des pathologisch-anatomischen Vorganges, welcher zur Einschmelzung führt, besteht noch keine einheitliche Auffassung. Nach SCHEIBE kommt es infolge der Entzündung zu einer starken Schwellung der Schleimhaut der pneumatischen Zellen, wodurch unter Umständen der Ausführungsgang der letzteren verschlossen werden kann. Erfolgt nun weiterhin in das Lumen solcher Zellen Eiterabsonderung, so entsteht infolge der Abflußbehinderung ein gesteigerter Druck in denselben. Die Folge davon sind lakunäre Resorptionsvorgänge an den knöchernen Zellwänden, wodurch nach Durchbrechung derselben benachbarte Räume in Mitleidenschaft gezogen werden können. Tritt keine Druckentlastung ein, so schreitet der Prozeß bis an die Corticalis des Warzenfortsatzes weiter, wo er zum Durchbruch führt. Wesentlich an der SCHEIBEschen Auffassung ist, daß das Bestehen eines „Empyems" der Zellen Voraussetzung einer Knochenarrosion ist und daß diese vom Zellumen ausgeht. Demgegenüber vertritt KRAINZ einen durchaus verschiedenen Standpunkt. Er schreibt: „Sie (die Mastoiditis) entsteht durch Übergreifen entzündlicher Drucksteigerung im Gefäßsystem vom Mittelohr auf die Pars mastoidea. Sie beginnt mit dadurch ausgelösten rarefizierenden Vorgängen in Form cellulärer und vasculärer Osteoklase in den Gefäß-kanälen des Warzenteiles. Ihr voraus geht ein entzündliches Ödem, das je nach der durch den Pneumatisationsgrad dargebotenen Gefäßwegezahl mehr oder minder rasch an das Periost der Warzenteiloberfläche sich fortsetzen kann. Bis dadurch der Krankheitszustand der klinischen Beobachtung bemerkbar wird, kann die Rarefikation bereits weitgehende Zerstörung des knöchernen Gebälkes verursacht haben. Zuerst werden die Gefäß- und kleinen Markräume in den Knochenabbau einbezogen. In den pneumatischen Zellen pflegt indessen eine entzündliche Schwellung der Auskleidung einzutreten. Letztere ist eine wesentlich dem Knochen zugehörende Endostlage, von einem dünnen Epithel überzogen. In den pneumatischen Räumen tritt erst dann Knochenabbau ein, wenn sie durch Erfüllung des Lumens Möglichkeit der Auswirkung gesteigerter Druckzustände auf die Knochen-wände darbieten. Das erfolgt aber immer erst später als in den Mark- und Gefäßräumen." KRAINZ sieht demnach das Ausschlaggebende nicht in dem SCHEIBEschen Empyem, sondern in den Veränderungen im Gefäßsystem und faßt die Arrosion des Knochens vom Zellumen aus als sekundär, den Knochenabbau in den Gefäß- und Markräumen als primär auf. WITTMAACK vertritt einen Standpunkt, der bis zu einem gewissen Grade beiden Auf-fassungen gerecht wird. Er schreibt: „Bei einem Teil der Fälle können wir deutlich fest-stellen, daß die Knocheneinschmelzungsvorgänge von der entzündlich infiltrierten bis in die tiefsten Lagen hinein mit Rundzellen durchsetzten mukös-periostalen Schleimhaut-auskleidung selbst ausgehen. Die knöcherne Wand zweier Mastoidzellen zeigt dann entweder nur auf der einen oder zuweilen auch auf beiden Seiten deutliche Annagung des Knochens mit Ausfüllung der hierdurch im Knochen entstandenen Lakunen durch infiltriertes Schleimhautgewebe — meist ohne Auftreten typischer Osteoklasten. Wenn auch, wie oben bereits hervorgehoben wurde, an der festen Knochenwand der Mittelohr-räume die entzündliche Infiltration der Schleimhaut keine tiefergehende Knochenarrosion hervorrufen kann, so kann wohl kaum in Abrede gestellt werden, daß die im ganzen recht dünne Knochenwand der Mastoidzellen durch Fortentwicklung dieses Einschmelzungs-vorganges an einzelnen Stellen zuweilen vollständig durchbrochen werden kann, so daß nunmehr zunächst zwei benachbarte Mastoidzellen durch eine mehr oder weniger breite Knochenlücke hindurch miteinander zusammenfließen. Es ist hierbei ferner zu berück-sichtigen, daß dort, wo die Arrosion des Knochens nur von der einen von zwei benachbart liegenden Zellen ausging, hierbei selbstverständlich die andere anliegende Zelle mit infiziert werden muß und daß hierbei der Entzündungsprozeß nicht von der Schleimhautoberfläche auf die Schleimhautauskleidung übergreift, sondern vielmehr in Form eines tiefen submukös gelegenen Entzündungsherdes diese in Mitleidenschaft zieht. Er wird infolgedessen sich meist sehr schnell flächenhaft in den tieferen Gewebsschichten ausbreiten und hierbei wieder anliegende Mastoidzellen in Mitleidenschaft ziehen ... Es ist weiterhin zu bedenken, daß der soeben beschriebene Vorgang meist nicht nur an einer einzigen Zelle des gesamten Zellsystems, sondern im Gegenteil wohl weit häufiger gleichzeitig in verschiedenen Bezirken desselben einsetzt. Es erscheint daher auf Grund dieser Überlegung leicht verständlich, daß es infolge dieser Vorgänge in einiger Zeit zur Umwandlung des pneumatischen Zellsystems in einen oder auch in mehrere größere aus Zusammenfließen einzelner Zellgruppen entstandene Hohlräume — sog. Einschmelzungsherde — kommen muß. Sie sind mit Eiter, geschwollener Schleimhaut und teilweise auch mit entzündlich verändertem Granulationsgewebe erfüllt. Damit hat der pathologisch-anatomische Prozeß seinen Höhepunkt erreicht. Bei einem anderen und wie es scheint sogar bei weitem dem größeren Teil der Fälle gestaltet sich der anatomische Entwicklungsgang der Mastoiditis deutlich andersartig. Die Knocheneinschmelzung erfolgt nicht von der mukös-periostalen Gewebsschicht aus, die die Auskleidung der Warzenzellen bildet, sondern sie entsteht zunächst innerhalb des anliegenden Knochengerüstes selbst. Ausgelöst wird dieser Vorgang durch einen eitrigen oder nekrotischen Zerfall der Schleimhautschicht der besonders schwer befallenen Zellen ... Die im Knochengerüst auftretenden Resorptionsherde stellen demnach wohl zweifellos einen auf bestimmter trophischer Reizübermittlung beruhenden reaktiven Vorgang dar, durch den eine neue Gewebsgrundlage, die an Stelle der zugrunde gegangenen treten kann, geschaffen werden soll. Der Beginn dieses Prozesses gibt sich durch das Auftreten zunächst ganz kleiner im Umkreis der Knochengefäße entstehender typischer Knochenresorptionsherde zu erkennen. Sie bestehen aus einem zunächst relativ lockeren, nur mäßig zellreichem Bindegewebe, das allermeist ausgesprochene Osteoklasten in sich einschließt und unter Bildung typischer HOWSHIPscher Lakunen die umgebende Knochensubstanz aufzehrt. Irgendeine stärkere entzündliche Rund- oder Eiterzellendurchsetzung zeigen diese im Knochen neu auftretenden Bindegewebsherde zunächst nicht. Im weiteren Verlauf des Prozesses schieben sich diese Resorptionsherde ganz analog den Vorgängen, die sich nach Nekrose der Schleimhaut der Mittelohrhaupträume abspielen, unter fortschreitender Arrosion der anliegenden Knochenschichten mehr und mehr gegen das Lumen der ihrer Schleimhaut entblößten Mastoidzellen vor und dringen schließlich häufig gleichzeitig von mehreren Stellen aus in dieses Lumen ein. Erst von diesem Zeitpunkt an treten nunmehr auch in ihnen deutliche Zeichen einer Gewebsentzündung in Form von Rund- und Eiterzellendurchsetzung und der weiteren hinzugehörigen Erscheinungen auf ... Dieser soeben beschriebene Knocheneinschmelzungsvorgang setzt in der Regel ebenso wie der zuvor beschriebene meist gleichzeitig in mehreren Bezirken des Warzenfortsatzes ein. Er vollzieht sich im ganzen noch ungemein lebhafter und intensiver als die Knochenarrosion durch die entzündlich infiltrierten Schleimhautschichten. Er führt daher auch meist in wesentlich kürzerer Zeit zu multiplen bzw. auch zu einem einzigen größeren Einschmelzungsherd des Warzenfortsatzes, der sich im Höhestadium des Erkrankungsprozesses von dem durch Arrosion von der Schleimhaut her ausgelösten Einschmelzungsherd nicht mehr deutlich unterscheidet."

Wenn der Einschmelzungsprozeß nicht rechtzeitig zum Stillstand kommt, so erreicht er allmählich die knöcherne Umrahmung des pneumatischen Systems und kann dieselbe durchbrechen. Erfolgt der Durchbruch der Eiterung nach innen in die Schädelhöhle, so entsteht zunächst ein extraduraler bzw. perisinuöser Absceß und im Anschluß daran eventuell weitere endokranielle Komplikationen wie Meningitis, Hirnabsceß und Sinusthrombose. In seltenen Fällen kann ein solcher extraduraler Absceß nach außen durchbrechen und spontan abheilen. Für den Durchbruch des Einschmelzungsherdes unter die äußeren Weichteile kommen verschiedene Möglichkeiten in Betracht. Er kann unter Bildung eines subperiostalen Abscesses am Planum mastoideum erfolgen oder durch die Warzenfortsatzspitze (BEZOLDsche Mastoiditis) mit Erguß des austretenden Eiters unter die Muskulatur des Sternocleidomastoideus. Als dritte Durchbruchstelle ist die hintere-obere knöcherne Gehörgangswand zu nennen, wobei es an dieser Stelle infolge Infiltration der Weichteile zu einer lokalen Vorwölbung, zu einer „Senkung" der hinteren-oberen Gehörgangswand kommt. Durchbrüche nach innen in die Schädelhöhle sind nach KRAINZ häufiger als Durchbrüche nach außen. Als wesentlich muß hervorgehoben werden, daß das Übergreifen des Entzündungsprozesses auf die äußeren Weichteile oder die des Schädelinneren nicht nur auf Grund des Durchbruches eines Einschmelzungsherdes erfolgen kann, sondern auch entlang präformierter Bahnen, so persistierender Nähte, Gefäßkanäle oder Dehiszenzen im Knochen. Als wichtiger Überleitungsweg in das Schädelinnere ist auch das Labyrinth zu nennen, da die Entzündung des Mittelohres auf dasselbe übergreifen und zu einer eitrigen Labyrinthitis führen kann, die dann ihrerseits wieder eine Infektion der Meningen zu bewirken imstande ist. In manchen dieser Fälle kann es auch zu Einschmelzungsvorgängen in der Labyrinthkapsel selbst kommen.

Von der Mastoiditis ist nach WITTMAACK die *Osteomyelitis* des Schläfenbeines zu trennen. Sie stellt eine seltene und meist schwere Komplikation der akuten Mittelohrentzündung dar. WITTMAACK spricht dann von einer Osteomyelitis, wenn die Entzündung, die Grenzen des pneumatischen Systems gegen die Diploe zu überschreitend, auf die Markräume des nicht pneumatisierten Knochens übergegriffen hat. Dabei kommt es fast regelmäßig zu einer Miterkrankung der Knochenvenen in Form einer thrombosierenden Phlebitis mit nachträglichem Zerfall der Thromben. Auch hierdurch wird der Entzündungsprozeß innerhalb der Marksubstanz weitergetragen und tritt sogar wahrscheinlich auf diesem Wege auch auf die benachbarten Schädelknochen über. Außerdem erfolgt auf diesem Wege meist auch eine Überleitung auf die anliegenden größeren Sinus der Schädelhöhle. Manchmal kann die Infektion auch den entgegengesetzten Weg gehen, indem sie von den äußeren Weichteilen aus, z. B. entlang dem Emissarium mastoideum auf das Schädelinnere und die Markräume der anliegenden Knochen übergreift und erst sekundär das pneumatische Zellsystem des Warzenfortsatzes in Mitleidenschaft zieht. Relativ am häufigsten findet sich die Osteomyelitis bei Kindern in den ersten Lebensjahren. Es scheint, daß zu dieser Zeit die anatomischen Vorbedingungen zu ihrer Entstehung günstigere sind.

Ein den bei der Mastoiditis auftretenden pathologisch-anatomischen Vorgängen analoger Prozeß kann sich auch in Zellsystemen des Schläfenbeines abspielen, welche nicht im Warzenfortsatz gelegen sind, sondern im Bereiche des Epitympanon, Hypotympanon oder der Pyramidenspitze. Letztere sind von besonderem Interesse, weil sie zu einer lokalisierten Meningitis über der Pyramidenspitze und dadurch zu dem nach GRADENIGO benannten klinischen Symptomenkomplex — Abducensparese und Trigeminusneuralgie oft mit Lokalisation der Schmerzen in das Auge — führen können. Auch eine Thrombose des Sinus cavernosus kann sich im Anschluß daran entwickeln. Die Einschmelzungsherde in der Pyramidenspitze nehmen ihren Ausgang von den peritubaren oder seltener von epi- bzw. hypotympanalen Zellen. Für das Übergreifen des Entzündungsprozesses auf das

Schädelinnere gilt das gleiche wie bei den analogen Vorgängen im Warzenfortsatz. Auch hier muß kein Durchbruch bestehen, die Entzündung kann vielmehr auch entlang präformierter Bahnen bis zu den Meningen fortschreiten. Welcher Art dieselben sind, ist jedoch noch ungeklärt. In erster Linie ist an das perivasculäre Gewebe des Carotiskanales zu denken.

Über die reparativen Vorgänge, welche sich bei spontaner Heilung einer Mastoiditis abspielen, ist naturgemäß wenig bekannt. Histologisch lassen sie sich nur indirekt aus Veränderungen erschließen, die sich in Fällen finden, welche zwar wegen der bestehenden Mastoiditis zur Operation kamen, bei denen aber die histologische Untersuchung neben destruktiven Vorgängen auch solche erkennen ließ, welche als reparativ aufzufassen waren. KRAINZ äußert sich darüber folgendermaßen: „Die Kondensierungsvorgänge setzen sehr bald nach Beginn der Rarefikation ein. An den Weichgeweben treten sie zuerst auf. Das alterative und exsudative Entzündungsstadium hat die pneumatischen Zellen zu völliger oder teilweiser Erfüllung ihrer Lumina kommen lassen. Es tritt nun vorerst eine reichliche Faserneubildung in den pneumatischen Endostlagen ein. Ebenso wird das meist zartfaserige, manchmal aber noch fettige oder myeloische Mark durch Faserneubildung verdichtet. Sodann leiten sich in den pneumatischen Zellen durch die Durchbruchstellen des Exsudates durch das Epithel Organisationsvorgänge desselben ein. Gefäße und Fibroblasten wandern ein. Letztere besiedeln das zarte Fibringerüst. Das Exsudat wird immobilisiert, granulationsgewebig durchwachsen und zu endostalem Gewebe. So werden die pneumatischen Lumina endostgewebig erfüllt, die pneumatischen Zellen in Markräume verwandelt. Doch wird ein solcher Vorgang oft durch das Epithel gehindert. Dieses wird an den Rißstellen kubisch, überkriecht rasch die neugebildeten Brücken, überkleidet die nackten Gewebsflächen, schafft an Stelle des verloren gegangenen großen Lumens zahlreiche kleinere Lumina. Es sucht sichtlich möglichst viel Luftraum zu erhalten („plastische Vorgänge"). Es hängt von der Dauer und Stärke des Exsudations- bzw. Proliferationsreizes ab, ob das Gleichgewicht zwischen diesen und der formerhaltenden Epitheltätigkeit sich im Zustande perlschnurartiger, pneumatischer Lumina im organisationspfropferfüllten pneumatischen Raum oder erst bei völliger endostgewebiger Erfüllung desselben einstellt. Im ersteren Falle bleibt solche Gestaltung dauernd als teilweise erhaltener Luftraum, im letzteren erinnert solch sekundärer Markraum nur mehr durch die Anordnung seines Faserverlaufes — an der Zellwand zirkulär, in der Mitte ungeordnet — an seine ehemalige, lufthaltige Form. Mit solcher Umwandlung lufthaltiger Zellen schafft die Entzündung die Bedingungen zur Auswirkung gesteigerter Druckzustände und zum Einsetzen der Rarefikation in diesen Räumen, zugleich auch die Vorbedingungen für die knöcherne Kondensierung. Die Knochenneubildung rückt von der Tiefe her der Rarefikation nach. Sie setzt nicht nur an deren Spuren, sondern, weit über deren Ausdehnung hinausgreifend, in bisher noch nicht erkennbar ergriffenen Bereichen ein. Sie beginnt zuerst in größeren Räumen der Tiefe, zuletzt in den Gefäßkanälen der Decke. Sie formt kalklose Säume durch Tätigkeit der Osteoblasten, sowie geflechtartig ungeordnete, unter Einbezug präformierter Endostfaserbündel gebaute Bälkchen. Sie kondensiert solcher Art die Markräume, produziert Knochenbälkchen in der Auskleidung noch lumenführender, pneumatischer Räume und durchsetzt endostgewebig erfüllte Luftzellen mit jungem, knöchernem Gebälke. Durch allzu lebhaften Knochenanbau können Druckintermissionen und damit neuerliche Resorptionsvorgänge hervorgerufen werden. Die Knochenneubildung verursacht so die Spongiosierung großer Räume und stellt dadurch die Struktur des Warzenteiles wieder her, wie sie ehemals, vor der Pneumatisation, bestand. Sie leitet damit die Sklerosierung ausgedehnt pneumatisierter Warzenteile ein. Der

Knochenanbau dringt bis zur Decke vor und überbaut manchmal auch die Fistelkanäle, bildet wurzelstockähnliche Osteophyten unterm Periost." Diese Ausführungen von KRAINZ stehen, soweit sie die Knochenneubildung betreffen, in striktem Widerspruch mit den Ansichten WITTMAACKs, der die Sklerosierung eines Warzenfortsatzes ausschließlich als sekundäre Begleiterscheinung der vollständigen Pneumatisationshemmung bei hyperplastischer Schleimhaut gelten lassen will. Eine Sklerosierung auf entzündlicher Basis erkennt WITTMAACK nicht an. Er schreibt: „Daß ein ganzes System mit Schleimhaut und Epithel ausgekleideter, von knöchernen, nicht kollapsfähigen Wänden eingeschlossener Hohlräume im Anschluß an entzündliche Prozesse ... symptomlos und restlos obliterieren sollte, wäre meines Wissens pathologisch-anatomisch ein völliges Unikum." „Vor allem aber ist diese Auffassung über die Entwicklung der Sklerose des Warzenfortsatzes deswegen gänzlich unhaltbar, weil es nicht gelingt, überzeugende Übergangsstadien zwischen dem einen zu dem anderen so außerordentlich differenten Zustand des Warzenfortsatzes aufzufinden." Wir werden auf diese Streitfrage ebenso wie auf einige andere noch strittige Punkte in der pathologischen Anatomie der akuten Mittelohrentzündung an Hand von röntgenologischen Befunden noch einmal zurückkommen.

b) Der Gang der Untersuchung.

Der Gang der Untersuchung richtet sich naturgemäß nach der klinischen Fragestellung. In den meisten Fällen handelt es sich darum, bei einer klinisch diagnostizierten Mittelohrentzündung festzustellen, ob und in welchem Grade das Zellsystem des Warzenfortsatzes an der Erkrankung mitbeteiligt ist. Dementsprechend haben wir bei der Untersuchung unser Augenmerk in erster Linie der Pars mastoidea zuzuwenden. Die optimale Aufnahme zur Darstellung des Zellsystems ist die seitliche Schrägaufnahme des Schläfenbeines nach LANGE. Da diese aber die topographischen Verhältnisse nicht zuverlässig beurteilen läßt und bei Verdacht auf Mastoiditis immer eine Operation in Frage kommt, so ist ihr in der Praxis die Aufnahme SCHÜLLERs vorzuziehen. Diese Aufnahme zeigt meist das pneumatische System mit genügender Deutlichkeit und orientiert uns auch in exakter Weise über die Topographie des Schläfenbeines, soweit sie für eine etwaige Operation von Interesse ist. Ein Vergleich mit der gesunden Seite unter möglichst gleichen Aufnahmebedingungen ist vorteilhaft. Er soll hauptsächlich zur Beurteilung eventuell vorhandener technischer Mängel der Aufnahme der kranken Seite dienen, weniger zum Vergleich der Art der Pneumatisation beider Seiten, da diese nicht selten verschieden und infolgedessen eine in dieser Hinsicht vergleichende Betrachtung unter Umständen irreführend ist. Da das periantrale Gebiet in der Aufnahmerichtung SCHÜLLERs von der Pyramide verdeckt wird, so ist es zweckmäßig, zur Darstellung desselben auch die Aufnahme nach E. G. MAYER heranzuziehen. Eine Aufnahme der gesunden Seite in der gleichen Richtung ist hier meist unnötig, weil bei dieser Aufnahme technische Mängel weniger geeignet sind, pathologische Veränderungen vorzutäuschen. Denn es handelt sich ja hier vorwiegend um die Feststellung der Größe und Konfiguration des Antrums bzw. um den Nachweis circumscripter Veränderungen im periantralen Gebiet. Mit diesen drei Aufnahmen werden wir in der überwiegenden Mehrzahl der Fälle unser Auslangen finden. Unklar können dabei bleiben: die Verhältnisse in der Warzenfortsatzspitze, am Foramen jugulare und in der Pyramidenspitze. Kommt die Warzenfortsatzspitze in der Aufnahme nach SCHÜLLER nicht mit der gewünschten Deutlichkeit zur Darstellung und besteht der Verdacht, daß sich eben dort pathologische Veränderungen abspielen, so kommt als ergänzende Aufnahme eine solche der Warzenfortsatzspitze in tangentialer Richtung in Betracht. Für die Darstellung des epibulbären Gebietes, also der Gegend am Foramen jugulare, ist die Aufnahme nach LANGE zu empfehlen, für die Darstellung der Pyramidenspitze die Aufnahme nach STENVERS. Besteht der Verdacht, daß sich in letzterer entzündliche Veränderungen abspielen, so ist immer auch eine einzeitige Vergleichsaufnahme der Pyramiden in sagittaler Richtung anzufertigen. Eine einzeitige Vergleichsaufnahme der Warzenfortsätze werden wir nur selten benötigen und zwar ausschließlich in jenen Fällen, in welchen der Otologe wegen einer Stenose des äußeren Gehörganges nicht otoskopieren kann, die Frage dahin geht, ob überhaupt eine Otitis media vorliegt und wir uns darüber auf Grund der Spezialaufnahmen kein Urteil zu bilden vermögen. Besteht in einem Falle eine Schwellung der äußeren Weichteile am Planum mastoideum, so kann unter Umständen eine tangentiale Weichteilaufnahme dieser Gegend nötig sein, die in gleicher Weise angeordnet wird wie die Tangentialaufnahme des Warzenfortsatzes und wobei nur hinsichtlich der zur Anwendung gelangenden Strahlenqualität auf die Darstellung der Weichteile Rücksicht genommen wird.

Jeder Röntgenbefund soll bei Vorliegen einer akuten Otitis in erster Linie über folgende Fragen Aufklärung geben:

1. Welche Ausdehnung hat das pneumatische System? (Insbesondere sind bei starker Pneumatisation die äußeren Grenzen desselben genau anzugeben.)

2. Ist die Abgrenzung des pneumatischen Systems regel- oder unregelmäßig? (Besonders zu vermerken sind atypische Ausläufer und isolierte Zellkomplexe.)

3. Wie ist die Struktur des pneumatischen Systems? (Mittel-, groß-, kleinzellig?, regelmäßig oder unregelmäßig?, sind die Zellbälkchen zart oder verdickt?, findet sich innerhalb des Zellsystems, z. B. periantral, nicht pneumatisierter Knochen in größerem Ausmaß? Sind atypische, große Hohlräume vorhanden und wo liegen dieselben?)

4. Zeigt das Zellsystem normale Helligkeit oder ist diese vermindert? Ist diese Verminderung der Helligkeit der Zellen gering oder hochgradig?

5. Bestehen Anzeichen resorptiver Knochenveränderungen? Wo und in welchem Ausmaß?

6. Bestehen Anzeichen reparativer Knochenveränderungen?

7. Wie verläuft das Tegmen und der Sinus sigmoideus?

Weitere Fragen richten sich nach den Besonderheiten des Einzelfalles.

c) Das röntgenologische Bild der akuten Mittelohrentzündung.

α) Die unkomplizierte Mittelohrentzündung.

VOLPE und neuerdings auch STENVERS beschreiben eine Verschattung der Paukenhöhle bei akuter Mittelohrentzündung. Wenn der Otologe nicht durch eine Stenose des äußeren Gehörganges am Otoskopieren verhindert ist, so vermag das Trommelfellbild über die Vorgänge in der Paukenhöhle wesentlich bessere Aufschlüsse zu geben als das Röntgenbild, denn die Paukenhöhle ist von allen Teilen des Schläfenbeines der röntgenologischen Untersuchung am wenigsten zugänglich. Deswegen ist der Befund einer Verschattung der Paukenhöhle nur mit größter Vorsicht als pathologisch zu werten und dem Rechnung tragend beschränkten sich alle übrigen Autoren, die sich mit den Röntgensymptomen der akuten Mittelohrentzündung befaßten, fast ausschließlich auf die Beobachtung jener Veränderungen, welche bei dieser Erkrankung im Zellsystem des Warzenfortsatzes auftreten.

Das erste Symptom eines krankhaften Vorganges in den Warzenzellen ist eine *Verschattung* derselben. Diese läßt in der überwiegenden Mehrzahl der Fälle den Schluß zu, daß sich auch in den Haupträumen des Mittelohres pathologische Prozesse abspielen, da eine isolierte Erkrankung der Zellen des Warzenfortsatzes nur selten zur Beobachtung kommt und sich dann meist die Ursache einer solchen Erscheinung klinisch oder röntgenologisch feststellen läßt. Wenn daher der Otologe aus den oben angeführten Gründen nicht otoskopieren kann und auf Grund verschiedener klinischer Symptome den Verdacht hegt, daß eine akute Mittelohrentzündung vorliegt, so beweist der röntgenologische Befund der Verschattung des pneumatischen Systems des Warzenfortsatzes mit Einschluß des Antrums mit fast an Sicherheit grenzender Wahrscheinlichkeit, daß sich auch in der Paukenhöhle ein krankhafter Prozeß abspielt, vorausgesetzt, daß andere Ursachen, in erster Linie eine Pneumatisationsstörung oder z. B. eine auf das pneumatische System von der Umgebung übergreifende Osteomyelitis oder ein posttraumatisches Hämatom bei einer Fissur des Schläfenbeines ausgeschlossen werden können. Auch bei der Otitis externa kann es, allerdings selten, zu einer Verschattung von Zellen kommen, die sich dann auf jene in der Nachbarschaft des Planum mastoideum beschränkt und keinesfalls das Antrum mastoideum mit einbezieht. Meist werden wir bei der Otitis externa, die am häufigsten Anlaß zu der Frage gibt, ob zugleich auch eine Otitis media vorhanden ist — gute Pneumatisation vorausgesetzt — ein normal helles Zellsystem finden. Dieser Umstand ermöglicht uns eine Differenzierung zwischen Otitis externa und Otitis media als Ursache einer retroaurikulären Schwellung. Denn ist eine solche durch einen Mittelohrprozeß bedingt, dann muß zum mindesten eine ausgedehnte Verschattung des pneumatischen Systems mit Einschluß des Antrum mastoideum bestehen. Die Tangentialaufnahme der Weichteile am Planum mastoideum nach STAUNIG und STUPKA, die erkennen lassen soll, ob eine retroaurikuläre Schwellung durch Verbreiterung der oberflächlichen Weichteile (Otitis externa) oder der tiefen (Subperiostalabsceß bei Durchbruch einer Mastoiditis nach außen) bedingt ist, erweist sich nur selten als aufschlußreich. Insbesondere dann, wenn die Schwellung nur gering ist, läßt sie keine sicheren Schlüsse zu. Wir sollen uns daher in solchen Fällen in erster Linie an das wesentlich verläßlichere Warzenfortsatzbild halten. Denn wenn auch das Fehlen einer Verschattung des Zellsystems noch kein Beweis für das Fehlen einer Mittelohrerkrankung ist, da sich eine solche allein auf die Paukenhöhle beschränken kann und nur besagt, daß die Zellen des Warzenfortsatzes noch nicht ergriffen sind, so müssen sich bei Bestehen eines Subperiostalabscesses doch auch an letzteren deutliche Veränderungen finden.

Die Verschattung des Zellsystems des Warzenfortsatzes kann in verschiedener Weise auftreten. In den einen Fällen sehen wir sie mit einer leichten Schleierung beginnen, die gleichmäßig das ganze Zellsystem betrifft und in kürzerer oder längerer Zeit, je nach dem Verlauf des Entzündungsprozesses, an Intensität zunimmt und allmählich in eine ausgesprochene Verschattung übergeht (s. Abb. 104 a und b). In anderen Fällen sehen wir die Verschattung an einer oder mehreren Stellen des pneumatischen Systems auftreten und sich dann meist im Zeitraum weniger Tage über sämtliche Zellen des Warzenfortsatzes ausbreiten. Möglicherweise kann dieser Vorgang bei stürmischen Entzündungserscheinungen auch nur kurze Zeit in Anspruch nehmen. Aus der Tatsache der Verschattung allein, die sich nach LANGE in über 50% unkomplizierter Mittelohrentzündungen findet, läßt sich kein Rückschluß auf das Substrat derselben ziehen. Dieses kann Exsudat, geschwellte Schleimhaut oder Eiter sein. Der weitere Verlauf kann sich in solchen Fällen verschieden gestalten. Die Verschattung des Zellsystems kann unter gleichzeitigem Abklingen der klinischen Symptome wieder normaler Helligkeit weichen, und zwar kann dies manchmal der Fall sein, noch ehe klinisch eine vollkommene Heilung der Mittelohrentzündung eingetreten ist. Meist werden wir aber die Verschattung erst später, erst nach dem Verschwinden der klinischen Symptome allmählich zurückgehen sehen.

In welchem Zeitraume es zu einer Restitutio ad integrum kommt, ist ganz verschieden und hängt naturgemäß von der Intensität und möglicherweise auch von der Natur des zugrunde liegenden Prozesses ab. Es kann viele Wochen und Monate dauern, bis wir wieder ein normales Bild vor uns haben. Eine weitere Möglichkeit des ferneren Verhaltens

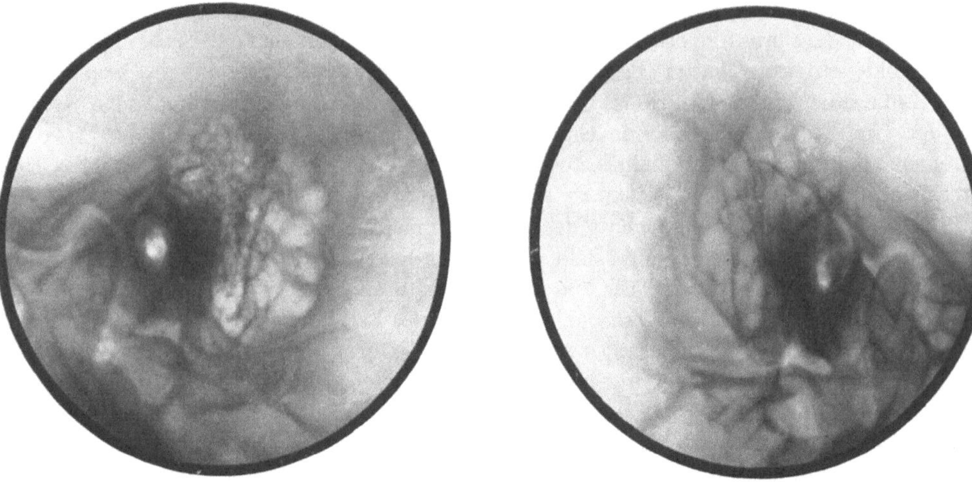

Abb. 104a.   Abb. 104b.

Abb. 104a und b. Schläfenbeinaufnahmen nach SCHÜLLER. (Links typische Einstellung, rechts ist die Neigung des Zielstrahles zur Deutschen Horizontalen etwas stärker als links.) a — links — gesunde, b — rechts — kranke Seite. *Akute Mittelohrentzündung.* Das pneumatische System ist rechts von normaler Ausdehnung, etwas weniger stark entwickelt als links und mittelzellig strukturiert. Die Zellen sind etwas verschattet, Zeichen einer Knochenaffektion bestehen nicht. Die Struktur ist durchwegs scharf, ein Befund, wie er häufig auch bei unkomplizierter Mittelohrentzündung erhoben wird. Der Sinus befindet sich in normaler Lage.

ist die, daß die Verschattung in gleicher Intensität dauernd bestehen bleibt und der Prozeß klinisch zwar abklingt, doch nicht zur völligen Ausheilung kommt. Ein solches Verhalten ist selten. Häufiger beobachten wir dagegen bei Fortbestehen der Verschattung ein Übergreifen des Prozesses auf den Knochen.

β) Die Mastoiditis.

Das Auftreten einer *Knochenaffektion,* das Entstehen einer *Mastoiditis,* kann sich im Röntgenbild in verschiedener Weise manifestieren, und zwar sowohl hinsichtlich der räumlichen Ausdehnung derselben, als auch hinsichtlich der Art und Weise, in der sie kenntlich wird. In manchen Fällen sehen wir die Zeichen einer Knochenusur gleichzeitig und gleichmäßig fast im ganzen pneumatischen System auftreten. Wesentlich häufiger zeigen sie sich jedoch circumscript an einer oder mehreren Stellen — in letzteren Fällen meist gleichzeitig oder in kurzen Zeitintervallen — und breiten sich dann von diesen Stellen allmählich oder rasch, zugleich an Intensität zunehmend, aus. Entsprechend den verschiedenen pathologisch-histologischen Befunden am Knochen bei der akuten Mastoiditis können auch die röntgenologischen Symptome derselben verschieden sein. Es finden sich hier zwei prinzipiell zu trennende Formen, die jedoch nur selten, nur in extremen Fällen rein zur Ansicht gelangen. Die Mehrzahl stellt Mischformen dar, in welchen beide gleichzeitig vertreten sind und nur bisweilen die eine oder andere Erscheinungsform überwiegt. Der prinzipielle Unterschied in diesen beiden Arten der Knochenusur besteht in folgendem: Normalerweise sind die Zellbälkchen scharf und regelmäßig begrenzt und geben dort, wo sie von den Strahlen tangential oder in der Richtung ihrer Flächenausdehnung durchsetzt werden, einen intensiven, scharf konturierten Schatten, wodurch im Röntgenbild

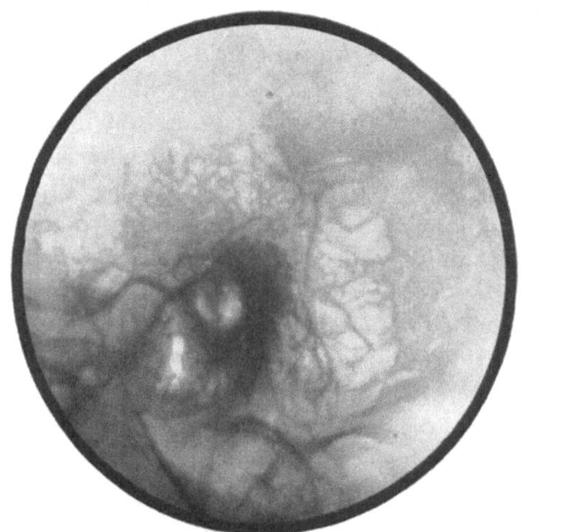

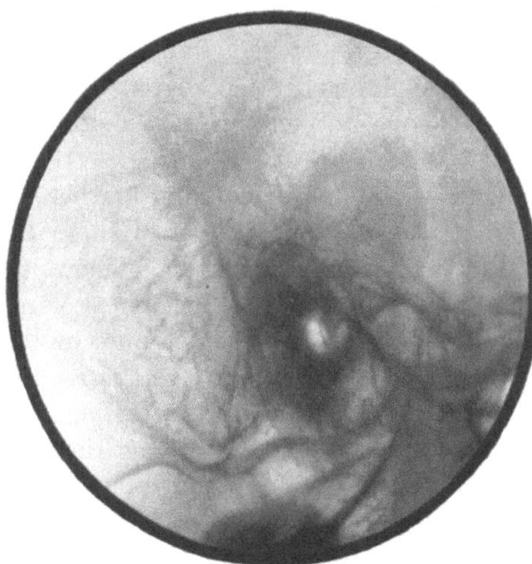

Abb. 105 a. Abb. 105 b.

Abb. 105 a und b. Schläfenbeinaufnahmen nach SCHÜLLER. (Beiderseits typische Einstellung.) a — links — gesunde, b — rechts — kranke Seite. *Akute Mittelohrentzündung.* Das pneumatische System ist beiderseits gut entwickelt und etwas unregelmäßig mittel- bis großzellig strukturiert. Die Zellen reichen nach vorne bis in die vordere Zygomaticuswurzel, nach hinten, insbesondere links, bis an die Sutura occipito-mastoidea. Die Zellen sind rechterseits dicht verschattet. Die Zellbälkchen sind zwar größtenteils von normaler Schattendichte, doch unregelmäßig begrenzt, stellenweise unterbrochen. Der Sinus ist etwas vorgelagert. Der Röntgenbefund spricht für eine vom Zellumen ausgehende Arrosion der Zellbälkchen im größten Teil des pneumatischen Systems.

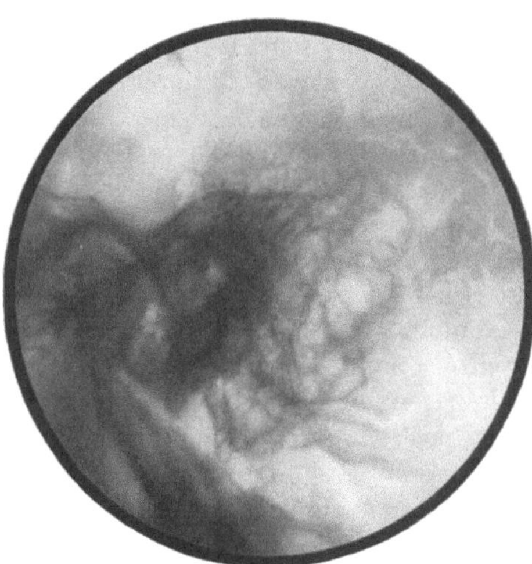

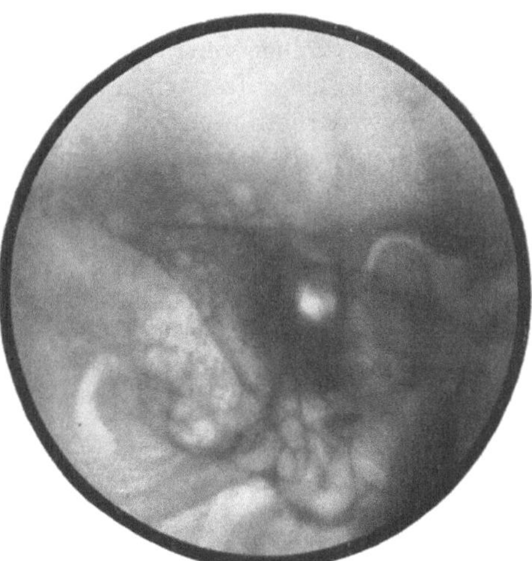

Abb. 106 a. Abb. 106 b.

Abb. 106 a und b. Schläfenbeinaufnahmen nach SCHÜLLER. (Beiderseits typische Einstellung.) a — links — gesunde, b — rechts — kranke Seite. *Akute Mittelohrentzündung.* Das pneumatische System ist beiderseits von normaler Ausdehnung und mittelzelliger Struktur. Die Corticalis des Warzenfortsatzes ist dünn. Die Zellen sind rechts verschattet, jedoch auch links nicht ideal hell. Die Zellstruktur ist rechts fast im ganzen marginalen Bereich undeutlich, an Stelle der Zellbälkchen sieht man vielfach nur kleinste fleckige Kalkschatten (,,körnige Struktur'' nach SONNENKALB), die durch weitgehende Arrosion des Knochens mit Sequestrierung der Zellbälkchen bedingt ist. Der Sinus befindet sich in normaler Lage.

die charakteristische, feine, wabenartige Zeichnung des normalen Zellsystems zustande kommt. Bei Auftreten einer Knochenaffektion können wir nun in den einen Fällen beobachten, daß zwar die Schattendichte der Zellbälkchen unverändert bleibt, ihre Konturierung jedoch unregelmäßig wird. Die Zellen sehen wie angenagt aus, werden verschmälert, allmählich stellenweise durchbrochen (s. Abb. 105 a und b) und endlich kann ein Bild resultieren, welches durch seine „körnige Struktur" (SONNENKALB) charakterisiert ist. Es findet sich dann im erkrankten Bereiche als Ausdruck des Destruktionsherdes eine unregelmäßig begrenzte Aufhellung, innerhalb welcher multiple kleine und kleinste, Sequestern entsprechende, kalkdichte Schatten zu sehen sind (s. Abb. 106 a und b). Handelt es sich um einen einzelnen Herd, so ist er gegen die noch normale Zellstruktur zeigende Umgebung ziemlich deutlich abgegrenzt. In anderen Fällen ist das ganze pneumatische System gleichmäßig betroffen und die Knochenaffektion dann, insbesondere im Anfangsstadium, wegen der gleichzeitigen Beteiligung sämtlicher Hohlräume und der dadurch fehlenden Möglichkeit eines Vergleiches mit der Umgebung schwer zu erkennen, um so mehr als ja die Abweichung von der Norm im Röntgenbild eine relativ geringe ist. Das eigenartige, unregelmäßige, zernagte Aussehen des Zellsystems wird beim Vergleich mit der gesunden Seite meist die Diagnose ermöglichen. Doch kann sich manchmal selbst eine ausgedehnte Sequestrierung dem Nachweis entziehen, da die dabei auftretende Unregelmäßigkeit in der Anordnung der Zellwände noch nicht unbedingt für das Bestehen einer Knochenaffektion beweisend sein muß, da sich eine solche bisweilen auch bei einer Störung der Pneumatisation finden kann. Das plötzliche, unvermittelte Aufhören von Zellwänden, das bei sorgfältigem Absuchen des ganzen pneumatischen Systems stellenweise zu erkennen ist und nur durch eine Arrosion der Zellwände bedingt sein kann, wird in manchen Fällen die Knochenaffektion erkennen lassen. Hat man Gelegenheit, solche Fälle von dem Beginn der Erkrankung in ihrem Verlauf durch Aufnahmen in verschiedenen Stadien der Erkrankung zu beobachten, so kann man bisweilen als erstes Zeichen des Übergreifens des Entzündungsprozesses auf den Knochen im Röntgenbild, wie RUNGE in seiner Arbeit hervorhebt, das völlige oder teilweise Verschwinden einzelner Zellbälkchen oder Teile von solchen frühzeitig feststellen (s. Abb. 107 a und b). In welchen Zeitintervallen die Aufnahmen wiederholt werden sollen, richtet sich vorwiegend nach dem klinischen Befund. Meist werden wir bei nicht allzu stürmischem Verlauf Veränderungen erst von 8 zu 8 Tagen finden, doch gibt es manchmal auch Fälle, bei welchen selbst Aufnahmen in zweitägigen Intervallen ein deutliches Fortschreiten des Prozesses erkennen lassen. Als durchaus verschieden von dieser Art der Knochenusur sind jene Fälle anzusehen, in welchen die Zellstruktur scharf und regelmäßig begrenzt bleibt, jedoch die Schattendichte der Zellbälkchen allmählich abnimmt (siehe Abb. 108 a und b), bis wir letzten Endes an Stelle der wabigen Zellzeichnung im erkrankten Bereich eine fast strukturlose, Aufhellung finden, die sich gegen die Umgebung meist nicht scharf abgrenzt, sondern diffus in den Schatten der noch intakten Zellbälkchen übergeht (s. Abb. 109 a und b). Wir haben also im ersteren Fall *unveränderte Schattendichte* der Zellbälkchen bei *geänderter Konturierung*, im zweiten Fall *verminderte Schattendichte* bei *unverändert scharfer Begrenzung*. Es ist selbstverständlich, daß diesem verschiedenartigen Verhalten ein verschiedenartiger pathologisch-anatomischer Prozeß zugrunde liegen muß. Wenn die Zellbälkchen ihre normale Dichte behalten, aber unregelmäßig begrenzt, verschmälert und unter Umständen durchbrochen werden, so spricht dieser Befund wohl dafür, daß die Arrosion vom Zellumen aus erfolgt, wie es von SCHEIBE auch histologisch beschrieben wurde. Bleibt die Konturierung scharf, wird dagegen die Schattendichte durch Osteoporose des Knochens vermindert, so muß ein Prozeß vorliegen, wie ihn KRAINZ in seinen histologischen Bildern gefunden hat, eine Arrosion von den Gefäß- und Markräumen aus. Es zeigen also auch die röntgenologischen Beobachtungen in

Übereinstimmung mit den Ausführungen Wittmaacks über die pathologische Anatomie der akuten Otitis, daß die Wege, auf welchen die Entzündung auf den Knochen übergreift,

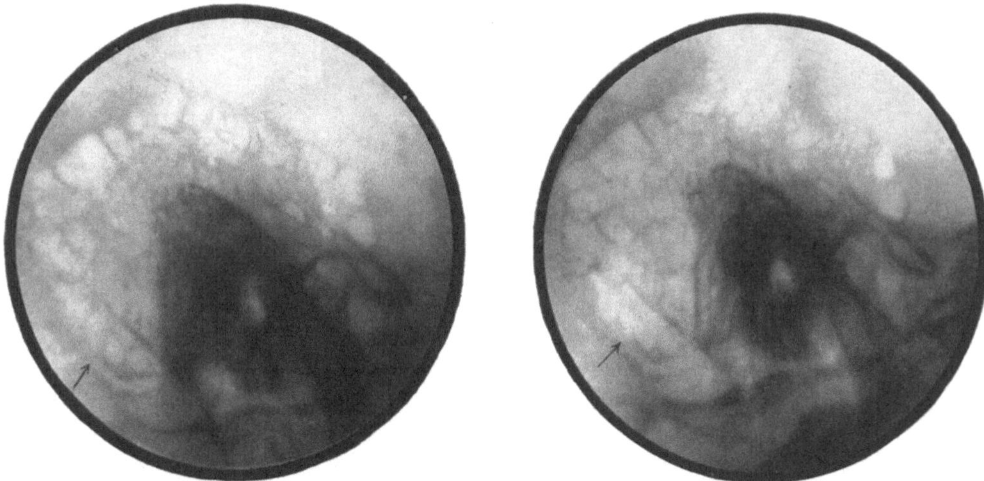

Abb. 107 a.   Abb. 107 b.

Abb. 107 a und b. Schläfenbeinaufnahmen nach Schüller. (Typische Einstellung.) Beide Aufnahmen vom gleichen Schläfenbein. *Akute Mittelohrentzündung. Aufnahme a:* Gut entwickeltes pneumatisches System von mittelzelliger Struktur mit größeren Zellen an der Peripherie. Die Zellen sind verschattet. Zeichen einer Knochenaffektion sind nicht nachweisbar. Der Sinus befindet sich in normaler Lage. *Aufnahme b* (3 Wochen später): Diese Aufnahme zeigt im größten Teil des pneumatischen Systems den Befund ziemlich unverändert. Im unteren marginalen Anteil ist es jedoch als Ausdruck einer inzwischen eingetretenen Knochenresorption zu starker Aufhellung der Zellbälkchen gekommen, so daß diese hier kaum mehr kenntlich sind (siehe den Pfeil).

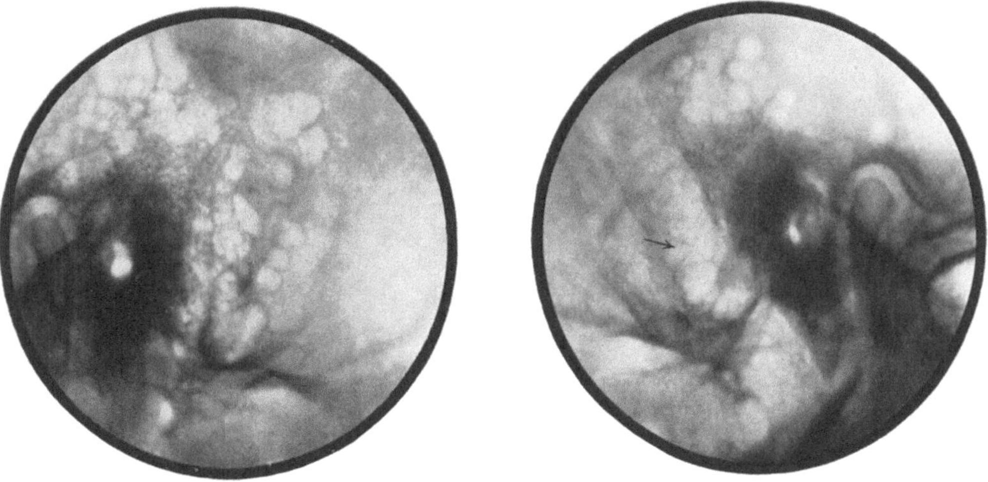

Abb. 108 a.   Abb. 108 b.

Abb. 108 a und b. Schläfenbeinaufnahmen nach Schüller. (Beiderseits typische Einstellung.) a — links — gesunde, b — rechts — kranke Seite. *Akute Mittelohrentzündung.* Gut entwickeltes, unregelmäßig abgegrenztes, gemischtzellig strukturiertes pneumatisches System. Die Zellen sind links normal hell, rechts verschattet. Im unteren und mittleren marginalen Anteil und im terminalen Gebiet ist rechterseits die Zellstruktur stark aufgehellt, kaum mehr zu erkennen, als Ausdruck einer ziemlich lokalisierten, schon deutlich ausgesprochenen, entzündlichen, vorwiegend von den Mark- und Gefäßräumen ausgehenden Knochenresorption (siehe den Pfeil).

verschieden sein können und daß sowohl die Annahme von Scheibe als auch die von Krainz zu Recht besteht, daß aber keiner derselben Allgemeingültigkeit zuzusprechen ist.

In der weitaus überwiegenden Mehrzahl der Fälle manifestiert sich die Knochenaffektion in ihrem Beginn im Röntgenbilde dadurch, daß *gleichzeitig eine unscharfe Konturierung der Zellbälkchen und eine Verminderung ihrer Schattendichte auftritt*, also beide Prozesse

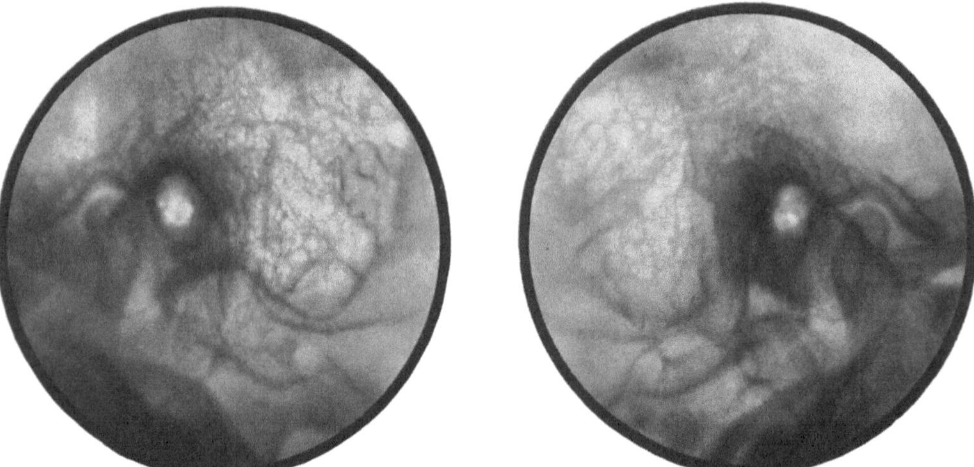

Abb. 109 a.   Abb. 109 b.

Abb. 109 a und b. Schläfenbeinaufnahmen nach SCHÜLLER. (Beiderseits typische Einstellung.) a — links — gesunde, b — rechts — kranke Seite. *Akute Mittelohrentzündung.* Das pneumatische System ist beiderseits sehr gut entwickelt, unregelmäßig klein- bis großzellig strukturiert. Die Zellen sind rechts verschattet, links normal hell. Die Zellbälkchen sind rechts im größten Teil der Pars mastoidea etwas aufgehellt und unscharf, als Ausdruck einer geringgradigen, vorwiegend von den Mark- und Gefäßräumen ausgehenden diffusen Knochenresorption.

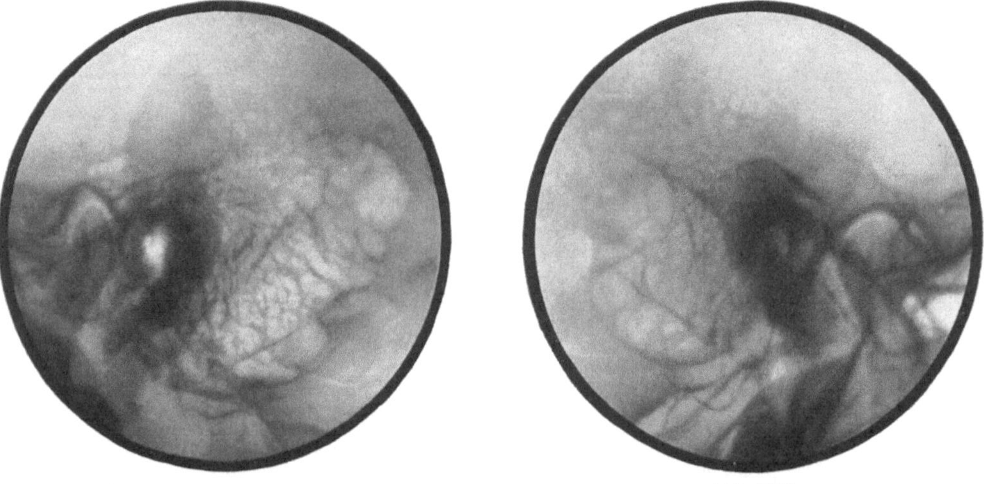

Abb. 110 a.   Abb. 110 b.

Abb. 110 a und b. Schläfenbeinaufnahmen nach SCHÜLLER. (Beiderseits typische Einstellung.) a — links — gesunde, b — rechts — kranke Seite. *Akute Mittelohrentzündung.* Das pneumatische System ist beiderseits sehr gut entwickelt, gemischtzellig. Die Zellen reichen nach vorne bis über das Kieferköpfchen, nach hinten bis an die Sutura occipito-mastoidea. Die Zellen sind rechts dicht verschattet. Die Zellstruktur ist undeutlich, etwas aufgehellt und unscharf. Der Sinus befindet sich in normaler Lage.

mehr oder weniger parallel laufen. Betrifft diese Veränderung einen größeren Teil des pneumatischen Systems, so fällt uns in demselben die Kontrastarmut und undeutliche Zeichnung der Zellbälkchen auf, ein Befund, der von den meisten Autoren (LANGE,

Sonnenkalb u. a.) nicht sehr glücklich als „Verwaschenheit" der Struktur bezeichnet wird (s. Abb. 110a und b).

Die ersten Zeichen einer Knochenaffektion finden wir beim Erwachsenen meist an

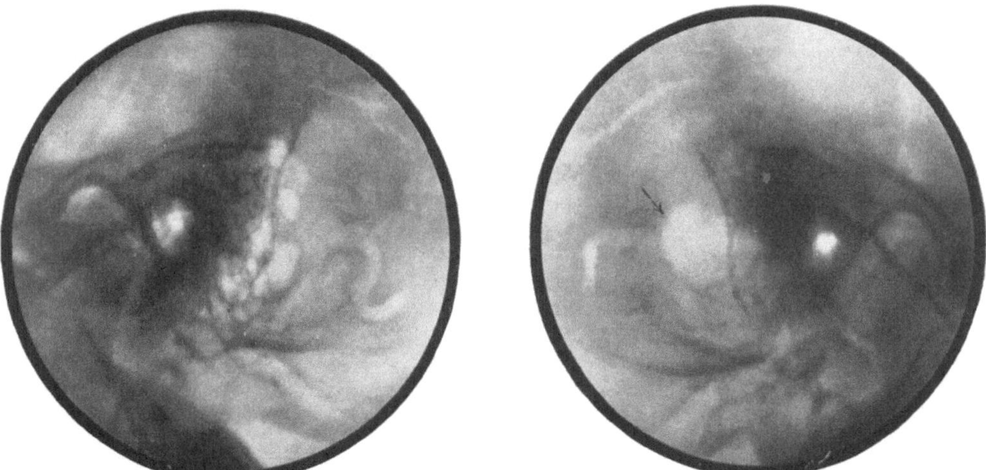

Abb. 111a.   Abb. 111b.

Abb. 111a und b. Schläfenbeinaufnahmen nach Schüller. (Beiderseits typische Einstellung.) a — links — gesunde, b — rechts — kranke Seite. *Akute Mittelohrentzündung.* Die Pneumatisation ist beiderseits von mittlerer Ausdehnung und mittelzelliger Struktur. Rechts sind die Zellen verschattet. Lateral vom Sinus befindet sich hier in der Höhe des Emissariums ein kleinkirschengroßer Destruktionsherd, der an einer ziemlich scharf und regelmäßig begrenzten Aufhellung daselbst zu erkennen ist. Der Sinus befindet sich in normaler Lage.

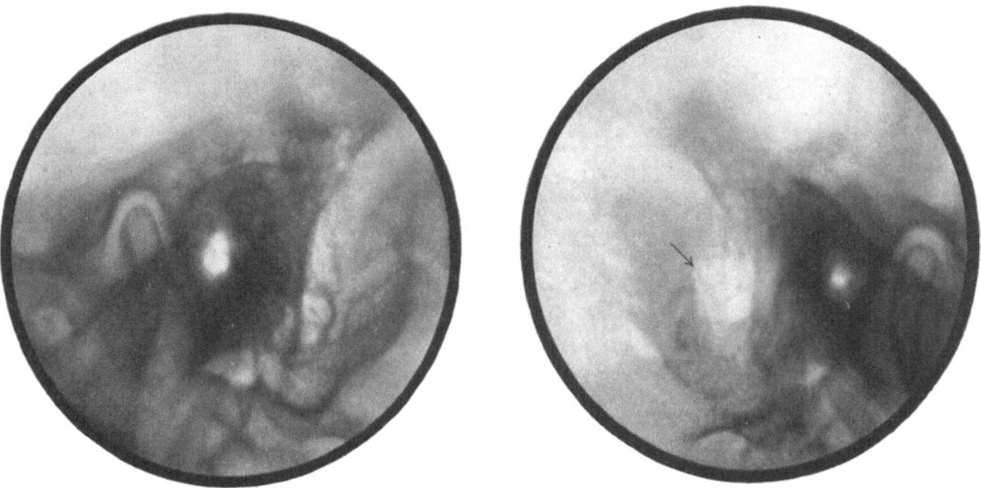

Abb. 112a.   Abb. 112b.

Abb. 112a und b. Schläfenbeinaufnahmen nach Schüller. (Beiderseits typische Einstellung.) a — links — gesunde, b — rechts — kranke Seite. *Akute Mittelohrentzündung.* Die Pneumatisation ist beiderseits etwas gehemmt. Die Zellen sind rechts verschattet. Lateral vom Sinus befindet sich rechterseits in der Höhe des Emissariums ein kleinkirschengroßer unregelmäßig und unscharf begrenzter Destruktionsherd, der an einer unregelmäßigen Aufhellung daselbst zu erkennen ist (siehe den Pfeil). Der Sinus ist lateral poniert.

der Peripherie des Zellsystems marginal oder terminal, wesentlich seltener zentral in der Umgebung des Antrums, ein Befund, der nicht nur dadurch bedingt ist, daß das marginale Gebiet der Röntgenuntersuchung besser zugänglich ist als das periantrale.

Beginnt die Knochenaffektion an der Peripherie, so sind hier wieder die großen Zellräume bevorzugt, die zuerst ein Unscharfwerden ihrer Corticalis und eine geringe Aufhellung ihrer Umgebung aufweisen. Steht eine Aufnahme zur Verfügung, die in gleicher Projektion zu einem Zeitpunkt gemacht wurde, da das pneumatische System noch keine pathologischen Veränderungen erkennen ließ, so erleichtert der Vergleich mit einer solchen das frühzeitige Erkennen einer Knochenaffektion mitunter wesentlich. Schreitet der Prozeß weiter, so sehen wir entweder, daß die Zellwände im erkrankten Bereich ganz oder zum Teil destruiert werden und mehrere Zellen konfluieren, wodurch im pneumatischen System eine meist unregelmäßig, seltener regelmäßig konfigurierte, ziemlich gut abgrenzbare, mehr oder weniger homogene, dem Destruktionsherd entsprechende Aufhellung entsteht (s. Abb. 111a und b), oder daß sich die Aufhellung der Zellbälkchen auf

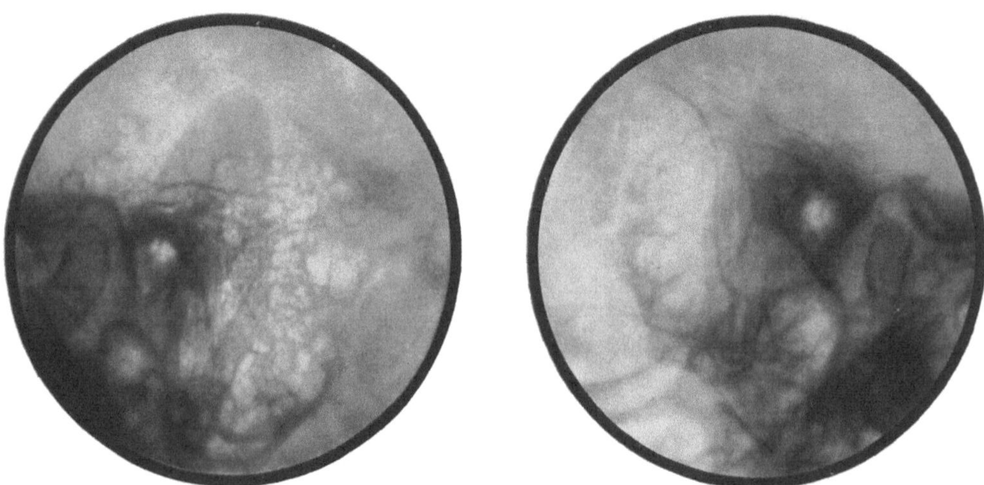

Abb. 113 a.   Abb. 113 b.

Abb. 113 a und b. Schläfenbeinaufnahmen nach SCHÜLLER. (Beiderseits typische Einstellung.) a — links — gesunde, b — rechts — kranke Seite. *Akute Mittelohrentzündung.* Sehr gut entwickeltes pneumatisches System von unregelmäßiger mittelzelliger Struktur. Die Zellen reichen nach vorne bis über das Kieferköpfchen, nach hinten bis nahe an die Sutura occipito-mastoidea. Die Zellen sind rechterseits verschattet, die Zellstruktur ist im Bereiche des ganzen Warzenfortsatzes nur mehr schlecht erkennbar, als Ausdruck einer weit vorgeschrittenen Knochenarrosion. Der Sinus befindet sich in normaler Lage.

einen größeren Bereich ausdehnt und an Intensität zunimmt und dann letzten Endes ebenfalls eine größere, strukturlose Aufhellung im pneumatischen System zustande kommt, die sich jedoch gegen die Umgebung nicht so deutlich abgrenzen läßt wie im ersteren Falle (s. Abb. 112a und b). Hat die Knochendestruktion gleichzeitig an mehreren Stellen begonnen, so können die einzelnen Destruktionsherde allmählich konfluieren und eine gemeinsame große Höhle bilden (s. Abb. 113a und b).

Die dünne Kompaktaschicht, welche das pneumatische System normalerweise gegen die Diploe des benachbarten Knochens abtrennt, bleibt in den meisten Fällen auch bei ausgedehnter Destruktion relativ gut erhalten, so daß die Grenze des Zellnetzes gegen den nicht pneumatisierten Knochen erkennbar bleibt. Wird diese Knochenschicht in größerer Ausdehnung durchbrochen und greift die Entzündung auf die Markräume außerhalb der Warzenzellen über, so daß es zu einer *Osteomyelitis* kommt, dann sehen wir auch hier eine undeutliche, schlecht abgrenzbare Aufhellung auftreten, die meist homogen, seltener von kleinen, unregelmäßigen, dichten Schatten, kleinen Sequestern entsprechend, durchsetzt ist (s. Abb. 114a und b). In seltenen Fällen kann eine solche Osteomyelitis

außerhalb des pneumatischen Systems entstehen und erst sekundär auf dasselbe übergreifen. Dies ist dann der Fall, wenn ein Entzündungsprozeß von den äußeren Weichteilen auf dem Wege einer Thrombophlebitis, beispielsweise entlang dem Emissarium
mastoideum, auf die knöcherne Schädeldecke und das Schädelinnere übergreift. Dann
sehen wir außerhalb des pneumatischen Systems innerhalb der Diploe unregelmäßige
Aufhellungen, analog den früher beschriebenen, auftreten und erkennen das Übergreifen
des Prozesses auf das Zellsystem daran, daß vorerst in der Nachbarschaft des erkrankten
Knochens eine Verschattung der Zellen auftritt, später eventuell, falls die Erkrankung

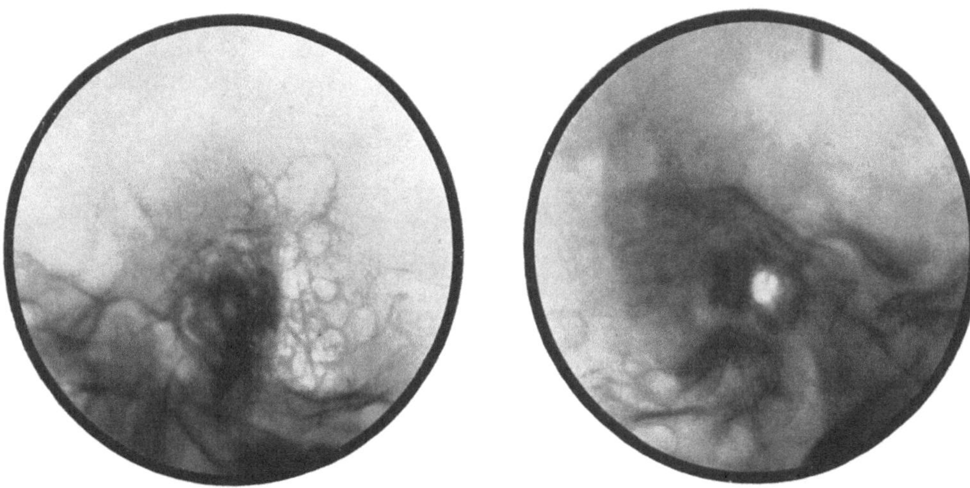

Abb. 114a.   Abb. 114b.

Abb. 114a und b. Schläfenbeinaufnahmen nach SCHÜLLER. (Beiderseits typische Einstellung.) a — links — gesunde,
b — rechts — kranke Seite. *Akute Mittelohrentzündung.* Links besteht ein pneumatisches System von normaler Ausdehnung mit normalem Luftgehalt der Zellen. Rechts könnte man bei oberflächlicher Betrachtung
an eine komplette Pneumatisationshemmung denken, da keine Zellstruktur zu erkennen ist und auch keine Schattenlinie, die der peripheren Grenze des pneumatischen Systems entsprechen könnte. Bei genauerer Betrachtung
sieht man jedoch im Bereiche der Pars mastoidea, teils weit nach rückwärts reichend, unregelmäßige fleckige
Aufhellungen, in deren Bereich kleine, ebenfalls unregelmäßig begrenzte kalkdichte Schatten liegen. Diese letzteren
entsprechen Sequestern, Resten von Zellwänden, die Aufhellungen Destruktionsherden. Die äußere Grenze des
pneumatischen Systems ist nicht mehr erkennbar, weil die Destruktion auf die Diploe des nicht pneumatisierten
Knochens übergegriffen hat. Es liegt demnach schon eine Osteomyelitis im Bereiche des nicht pneumatisierten
Knochens vor.

nicht früher zum Exitus letalis geführt hat, auch die Knochendestruktion auf die Zellwände übergreift. Die Thrombophlebitis im Bereiche des Emissariums ist, falls sie schon
zu einer Erkrankung des benachbarten Knochens geführt hat, im Röntgenbild daran zu
erkennen, daß die durch das Emissarium bedingte, bandförmige und normalerweise scharf
begrenzte Aufhellung unscharfe und undeutliche Konturen aufweist. Sie kann sich
sowohl im Anschluß an eine primäre Mastoiditis entwickeln, als auch beim sekundären
Übergreifen eines primären Entzündungsprozesses der äußeren Weichteile auf den Knochen
und das Schädelinnere.

Beginnt die *Knochendestruktion periantral*, ein Befund, der beim Kinde wesentlich
häufiger ist als beim Erwachsenen, so fällt in erster Linie die Erweiterung des Antrums
und seine unregelmäßige Konfiguration, eventuell auch seine unscharfe Konturierung auf,
doch ist die Arrosion des Knochens vom Antrum aus meist schwerer zu erkennen als die
der peripher gelegenen Zellen (s. Abb. 115 und 116). Auch bei der zentral beginnenden
Knochendestruktion sehen wir entweder die noch erhaltenen Zellbälkchen normal dicht,
bisweilen unregelmäßig begrenzt, vor allem aber oft unvermittelt aufhörend und gegen

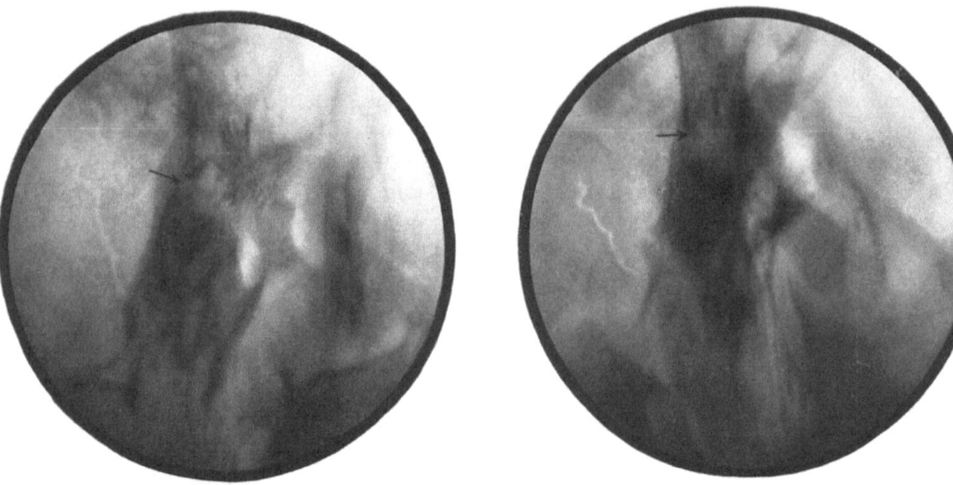

Abb. 115.   Abb. 116.

Abb. 115. Schläfenbeinaufnahme nach E. G. MAYER. (Typische Einstellung.) *Akute Mittelohrentzündung.* Die Pneumatisation ist im oberen Anteil des Zellsystems etwas gehemmt. Die durch das Antrum bewirkte Aufhellung ist sehr deutlich. Im Bereiche derselben ist keine Struktur zu sehen. Von den Wänden des Antrums ragen einzelne dicke Knochenbälkchen gegen das Lumen zu vor. Die Abgrenzung des Antrums ist etwas unscharf. Dieses ist etwas größer als der Norm entspricht. Der Befund läßt an eine geringe, vom Antrum ausgehende Knochenusur denken, ist jedoch dafür noch nicht beweisend (siehe den Pfeil).

Abb. 116. Schläfenbeinaufnahme nach E. G. MAYER. (Die Neigung des Zielstrahles zur Deutschen Horizontalen war etwas zu gering.) *Akute Mittelohrentzündung.* Das pneumatische System ist im oberen Anteil schlecht ausgebildet. An der Stelle des Antrums sieht man eine ziemlich große, unregelmäßig und unscharf begrenzte Aufhellung. Die Größe und Konfiguration des Antrums und seine unscharfe Begrenzung sprechen dafür, daß es zu einer Ausweitung desselben durch Arrosion der Wände gekommen ist (siehe den Pfeil).

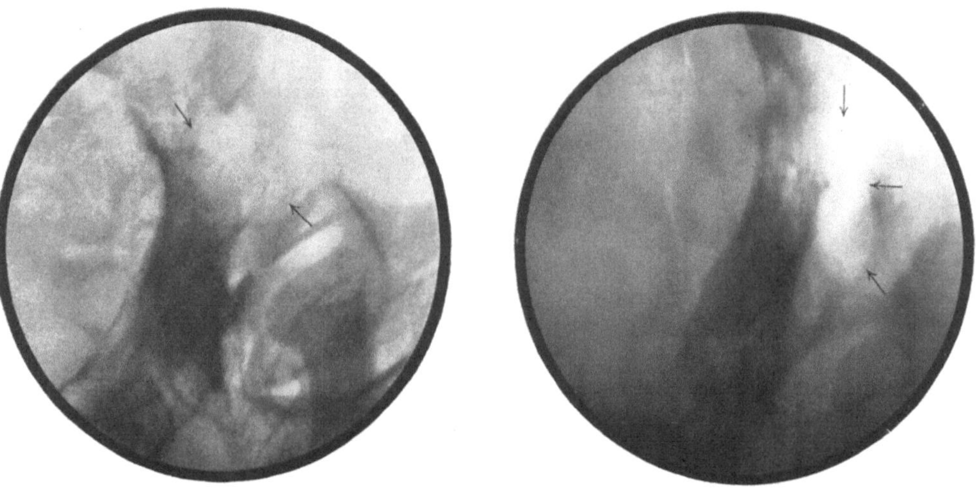

Abb. 117.   Abb. 118.

Abb. 117. Schläfenbeinaufnahme nach E. G. MAYER. (Die Neigung des Zielstrahles zur Deutschen Horizontalen war etwas zu gering.) *Akute Mittelohrentzündung.* Im oberen Anteil der Pars mastoidea ist keine Zellstruktur erkennbar. An Stelle des Antrums sieht man eine große Aufhellung, die unscharf abgegrenzt ist, weit in die Schuppe hineinreicht und einer ausgedehnten Knochendestruktion entspricht, die, vom Antrum ausgehend, die vordern oberen Partien des pneumatischen Systems erfaßt hat (siehe die Pfeile).

Abb. 118. Schläfenbeinaufnahme nach E. G. MAYER. (Typische Einstellung.) *Akute Mittelohrentzündung.* Soweit Zellen sichtbar sind, sind dieselben verschattet. Vom Antrum gegen die Schuppe zu, zum Teil im Bereich der oberen Gehörgangswand liegend, sieht man, vom Antrum getrennt, eine große, im oberen Anteil unscharf, im unteren Anteil ziemlich scharf begrenzte Aufhellung, die einer ausgedehnten Destruktion entspricht, und zwar in jenem Bereich des pneumatischen Systems, der vorne-oben-lateral vom Antrum in der Schuppe und der oberen Gehörgangswand gelegen ist (siehe die Pfeile).

das Lumen des Antrums vorragend, oder aber die Umgebung des Antrums diffus aufgehellt (s. Abb. 117). Manchmal beginnt die Destruktion in jenem Zellbereiche, der in die Zygomaticuswurzel vorgeschoben ist (s. Abb. 118).

Als besondere Seltenheit sind solche Fälle zu betrachten, in welchen es in einem kleinen Teil des pneumatischen Systems zu einer Verschattung kommt und anschließend daselbst Zeichen einer Knochenusur auftreten, ohne daß sich in den übrigen Zellen pathologische

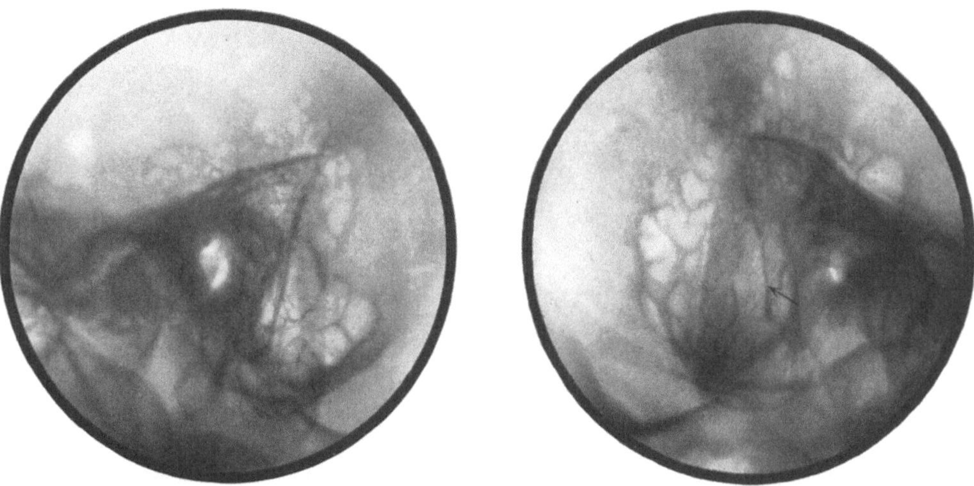

<table>
<tr><td>Abb. 119a.</td><td>Abb. 119b.</td></tr>
</table>

Abb. 119a und b. Schläfenbeinaufnahmen nach SCHÜLLER. (Beiderseits typische Einstellung, nur war bei beiden Aufnahmen, insbesondere aber bei der der rechten Seite, die Ohrmuschel nicht gut nach vorne umgelegt, so daß ihr Schatten den vorderen und unteren Anteil des pneumatischen Systems überlagert. a — links — gesunde Seite, b — rechts — kranke Seite. *Akute Mittelohrentzündung.* Beiderseits gut entwickeltes pneumatisches System von etwas unregelmäßiger, mittelzelliger Struktur. Die Zellen sind links normal hell, rechts zum Teil noch annähernd normal hell, in den unteren und vorderen Partien des Warzenfortsatzes jedoch deutlich verschattet. Lateral vom Sinus sigmoideus ist im unteren Anteil die Zellstruktur sehr undeutlich, als Ausdruck einer entzündlichen Knochenarrosion daselbst. Der Sinus ist etwas vorgelagert (siehe den Pfeil).

Veränderungen nachweisen ließen, es also in einem kleinen Bereich schon zu einer Knochendestruktion kommt, ehe noch das übrige Zellsystem eine völlige Verschattung zeigt (s. Abb. 119a und b).

γ) Die akut entzündliche Erkrankung der Pyramidenspitze.

Von besonderem Interesse sind die bisweilen im Verlaufe einer akuten Mittelohrentzündung an der Pyramidenspitze auftretenden Zeichen eines sich daselbst abspielenden Entzündungsvorganges. Sie sind in der Mehrzahl der Fälle analog denen im Warzenfortsatz und treten gleichzeitig mit den als GRADENIGO-Komplex bekannten klinischen Symptomen auf. Wir finden in der Pyramidenspitze als Zeichen der entzündlichen Knochendestruktion eine unscharf begrenzte Aufhellung. Bisweilen kann diese in Erscheinung treten noch ehe klinische Symptome auf das Bestehen einer Spitzeneiterung hinweisen (s. Abb. 120a und b). Im weiteren Verlauf kann der Destruktionsherd gegen das Schädelinnere durchbrechen, wobei an der betreffenden Stelle der obere Pyramidenkontur im Röntgenbild verschwindet (s. Abb. 121). In anderen Fällen, insbesondere in solchen mit starker Pneumatisation der Pyramidenspitze kann es zu einer diffusen Aufhellung der letzteren kommen, die so hochgradig sein kann, daß auch bei bester Aufnahmetechnik die medial vom Labyrinth gelegenen Partien des Felsenbeines nur mehr als ganz zarte Schatten zur Darstellung gelangen (s. Abb. 122 und 123). Interessanterweise kann dabei eine hochgradige Diskrepanz zwischen den schweren Veränderungen im Röntgenbild und

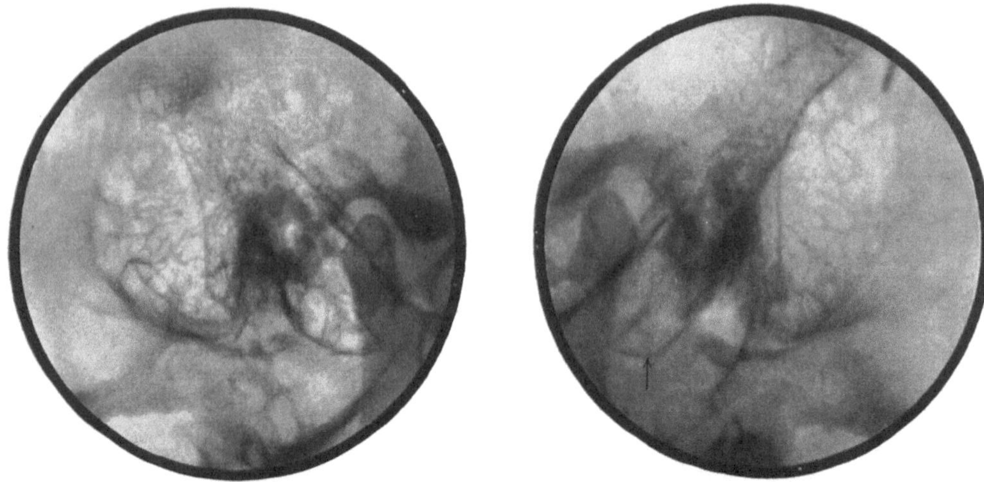

Abb. 120a.Abb. 120b.

Abb. 120a und b. Schläfenbeinaufnahmen nach SCHÜLLER. (Beiderseits typische Einstellung.) a — links — gesunde, b — rechts — kranke Seite. 14 Tage alte akute Otitis media. Beiderseits ist das pneumatische System sehr gut entwickelt und etwas unregelmäßig mittelzellig strukturiert. Rechterseits sind die Zellen verschattet und die Zellstruktur ist hier etwas undeutlich, als Ausdruck einer geringen diffusen Knochenaffektion. Links zeigt die Pyramidenspitze starke Pneumatisation, die an der charakteristischen wabigen Zellzeichnung daselbst gut erkennbar ist. Rechterseits ist innerhalb der Pyramidenspitze keine Zellstruktur zu erkennen. Es findet sich hier eine homogene unscharf begrenzte Aufhellung, die von der dünnen Schattenlinie der Corticalis der Pyramidenspitze und nach lateral vom Labyrinthkern begrenzt ist. Sie weist auf einen großen *Einschmelzungsherd in der Pyramidenspitze* hin, für dessen Bestehen zur Zeit der Untersuchung klinisch kein Anhaltspunkt vorhanden war.

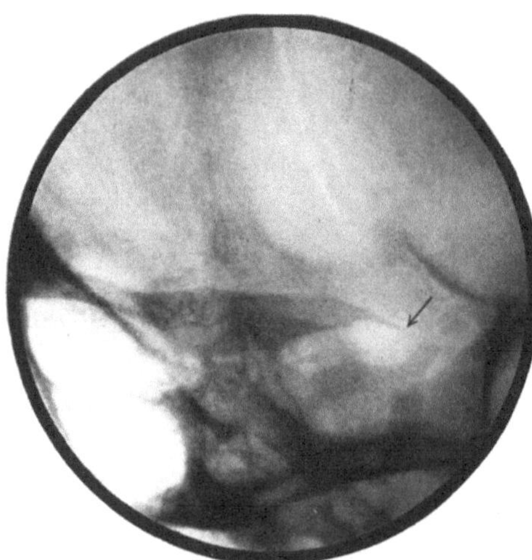

Abb. 121. Schläfenbeinaufnahme nach STEVENS. (Typische Einstellung.) Akute Mittelohrentzündung mit *Gradenigo-Komplex*. Spitzenwärts vom inneren Gehörgang sieht man in der Pyramidenspitze eine bohnengroße, unscharf begrenzte Aufhellung, die im Bereich der Incisura trigemini den oberen Pyramidenkontur unterbricht und durch einen entzündlichen Destruktionsherd daselbst bedingt ist (siehe den Pfeil.)

den geringen klinischen Symptomen bestehen. Eine Erklärung dafür geben uns die histologischen Befunde bei Mastoiditiden, welche zeigen, daß eine weitgehende Knochenusur von den Gefäß- und Markräumen aus auf reaktivem Wege, entfernt vom eigentlichen

Entzündungsherd auftreten kann. Wir sehen also auch hier wieder das verschiedene Verhalten des Knochens bei entzündlichen Vorgängen. Zeigt auch die Mehrzahl der Fälle

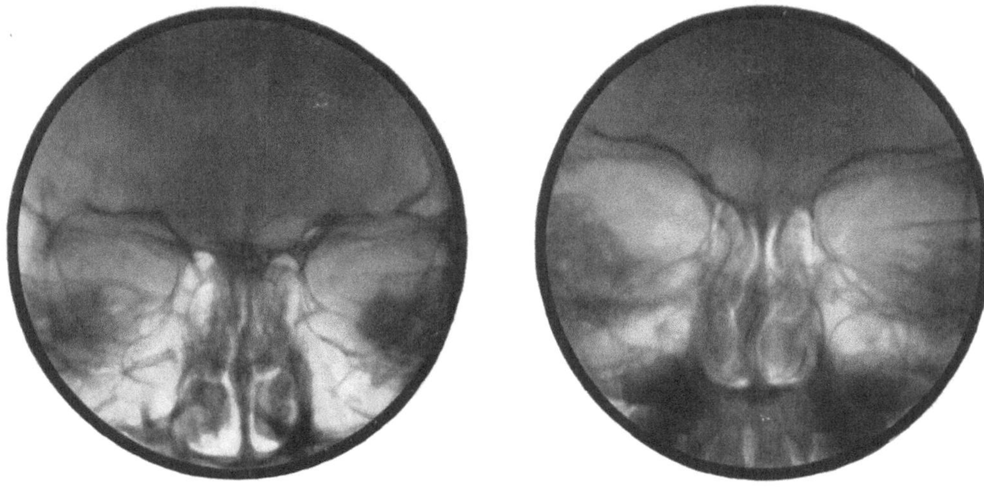

Abb. 122. Abb. 123.

Abb. 122. Sagittale Vergleichsaufnahme der Pyramidenspitzen. Leichte Entkalkung der linken (im Bilde rechten) Pyramidenspitze in einem Fall mit *Gradenigo-Komplex,* als Ausdruck eines entzündlichen Prozesses in der Pyramidenspitze.

Abb. 123. Sagittale Vergleichsaufnahme der Pyramidenspitzen. Hochgradige Entkalkung der rechten (im Bilde linken) Pyramidenspitze in einem Fall mit *Gradenigo-Komplex,* als Ausdruck einer ausgedehnten entzündlichen Osteoporose im Bereiche der linken Pyramidenspitze. Die Konturen der letzteren sind im Röntgenbild kaum mehr zu erkennen.

mit GRADENIGO-Komplex eine Pneumatisation der Pyramide, so finden wir doch auch solche, in welchen daselbst keine Zellbildung nachweisbar ist. Dann sehen wir röntgenologisch entweder überhaupt keine Veränderungen an der Pyramidenspitze oder nur eine ganz leichte Aufhellung als Zeichen dafür, daß in ihrer Nachbarschaft ein entzündlicher Prozeß im Gange ist, der sekundär zu einer Osteoporose in der Pyramidenspitze geführt hat.

δ) Die Abheilung der Mastoiditis.

Auf Grund der Röntgenuntersuchung wissen wir, daß eine *Mastoiditis* selbst dann, wenn schon weit vorgeschrittene Knochenveränderungen bestehen, noch *spontan abheilen* kann, doch ist die Tendenz zu einer Spontanheilung je nach der Art des vorliegenden pathologisch-anatomischen Prozesses verschieden. Das SCHEIBEsche Empyem mit der Arrosion der Zellwände vom Lumen aus heilt selten spontan. Wir sehen zwar in solchen Fällen bisweilen lang dauernde Remissionen, doch stellt sich bald ein Rezidiv ein. Protrahierter Verlauf, langsames, aber kontinuierliches Fortschreiten des Prozesses charakterisiert meist diesen Typus der Mastoiditis. Im Gegensatz dazu verlaufen jene Fälle, in welchen die Arrosion des Knochens von den Gefäß- und Markräumen aus erfolgt, oft stürmisch, die Veränderungen im Röntgenbild sind viel ausgebreiteter und doch sehen wir gerade in diesen Fällen viel eher eine Spontanheilung einsetzen. Wir können daher im allgemeinen sagen: je deutlicher sich der Krankheitsherd gegen die Umgebung absetzt, desto weniger wahrscheinlich ist eine Spontanheilung, desto protrahierter ist der klinische Verlauf. Die Ursache dieses differenten Verhaltens ist unschwer einzusehen. Bei der Abwehr einer entzündlichen Noxe durch den Organismus spielen die Blutbahnen eine überragende Rolle. Hat die Entzündung das Gefäßsystem in Mitleidenschaft gezogen — eine Tatsache, die wir an dem Auftreten einer diffusen Osteoporose erkennen —, so ist

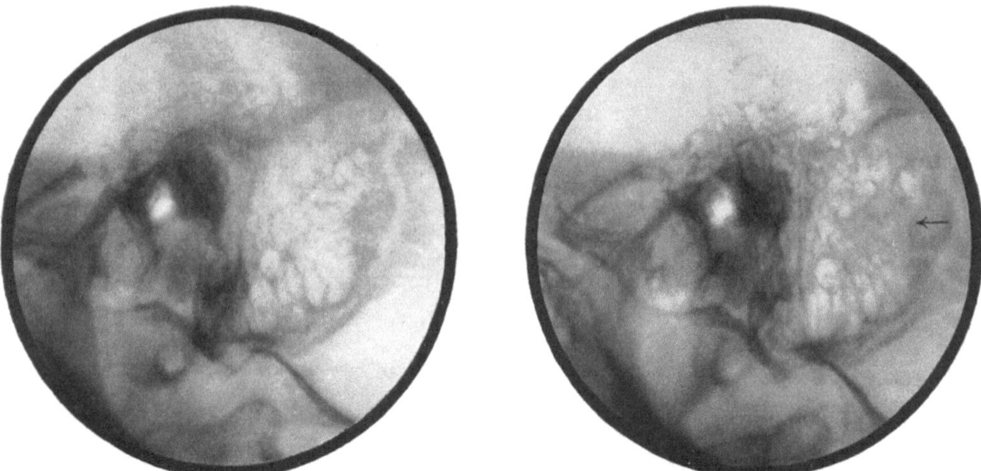

Abb. 124 a.   Abb. 124 b.

Abb. 124 a und b. Schläfenbeinaufnahmen nach SCHÜLLER. *Akute Mittelohrentzündung.* a — links — im Stadium der akuten Entzündung, b — rechts — nach klinischer Heilung. Die Aufnahme a zeigt ein gut entwickeltes pneumatisches System von mittelzelliger Struktur. Die Zellen sind verschattet. Im marginalen Anteil sind die Zellen als Ausdruck einer leichten entzündlichen Knochenaffektion etwas unscharf begrenzt. Die Aufnahme b (4 Wochen später) zeigt die Zellen im größten Teil des Warzenfortsatzes wieder wesentlich heller. Nur im marginalen Anteil ist als Ausdruck der allmählichen Verkalkung des neugebildeten osteoiden Gewebes die Verschattung dichter geworden und die Zellstruktur undeutlicher (Pfeil).

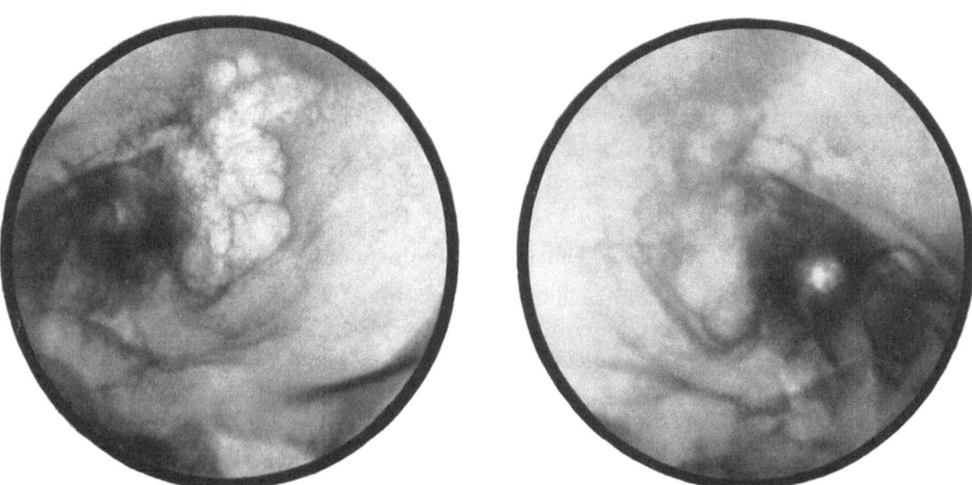

Abb. 125 a.   Abb. 125 b.

Abb. 125 a und b. Schläfenbeinaufnahmen nach SCHÜLLER. (Rechts typische Einstellung, links war der Fokus der Röhre etwas nach dorsal verschoben.) a — links — gesunde, b — rechts — kranke Seite. *Akute Mittelohrentzündung.* Das pneumatische System ist beiderseits von normaler Ausdehnung, links unregelmäßig klein- bis mittelzellig strukturiert, mit großen marginalen Hohlräumen, rechts ist kaum mehr Zellstruktur zu erkennen. Der Warzenfortsatz ist von einer großen, bogig und unscharf begrenzten Aufhellung eingenommen, die einer ausgedehnten Knocheneinschmelzung daselbst entspricht. Nur im hinteren-oberen Anteil ist noch undeutlich Zellstruktur zu sehen. Die Zellen sind hier, als Ausdruck reparativer Knochenneubildung, sehr dicht verschattet.

einerseits die Möglichkeit gegeben, daß die Entzündung auf diesem Wege propagiert wird und einen stürmischen Verlauf nimmt. Andererseits aber können gerade dadurch die

Abwehrkräfte des Organismus gegen die Noxe in Aktion treten. Heilt eine Mastoiditis spontan, so kehrt der Luftgehalt jener Zellen, in deren Bereich der Knochen nicht affiziert war, nach einiger Zeit wieder zur Norm zurück, so daß sie wieder normale Helligkeit zeigen. SONNENKALB gibt zwar an, daß die Verhältnisse im Röntgenbild nie mehr ganz normal werden, doch dürfte diese Feststellung nur auf zu wenig lange Beobachtung zurückzuführen sein, da nach der Erfahrung des Verfassers ein großer Teil der Fälle auch röntgenologisch mit einer vollkommenen Restitutio ad integrum ausheilt. Dort wo eine Knochenusur zu erkennen war, nimmt dagegen die Verschattung an Dichte zu (s. Abb. 124 a und b). Da sich in diesen Zellen auch vorher naturgemäß keine Luft mehr befand, so kann das Dichterwerden der Verschattung nur durch Kalkablagerung in dem lumenfüllenden Gewebe erklärt werden und wir wissen tatsächlich aus den histologischen Befunden, daß sich als Reaktion auf den Entzündungsprozeß in den Zellen bald reichlich osteoides Gewebe bildet, welches allmählich Kalk einlagert. Diese dichte Verschattung ist ein charakteristisches Zeichen reparativer Vorgänge, doch zeigt die Beobachtung, daß sich in unmittelbarer Nachbarschaft derselben auch destruktive Prozesse abspielen können, so daß sich dann in den einen Zellen Knochenapposition, in den anderen Knochendestruktion findet (s. Abb. 125). Verfolgen wir in jenen Fällen, in welchen keine weitere Knochenzerstörung stattfindet, das Verhalten der ursprünglich erkrankten Knochenpartien weiter, so finden wir, daß die dichte Verschattung, innerhalb welcher noch der Schatten einzelner Reste von Zellbälkchen zu erkennen ist, meist längere Zeit hindurch unverändert bestehen bleibt. Dann kommt es allmählich entweder zu völliger *Sklerosierung* in diesem Bereiche, oder zu einer starken Einengung des Lumens der Zellen, welche verschattet bleiben (s. Abb. 126a, b und c), durch Knochenneubildung, oder wir sehen, daß diese Gebiete, in denen sich schon reichlich osteoides, kalkhaltiges Gewebe gebildet hatte, jedoch noch keine Zeichen einer Sklerosierung vorhanden waren, ganz langsam neuerdings pneumatisiert werden, so daß wir nach Ablauf einiger Jahre wieder ein *vollkommen normales Bild* vor uns haben (s. Abb. 127 a, b und c). Die Ausheilung einer Mastoiditis schwereren Grades mit einer Restitutio ad integrum ist anscheinend selten und nur in jenen Fällen zu beobachten, in welchen als Reaktion auf die Knochenerkrankung keine Sklerosierung einsetzte. WITTMAACK hat auf Grund seiner histologischen Befunde das Auftreten einer Knochenverdichtung mit Verödung von Zellen als direkte Folge einer Mastoiditis geleugnet und als wesentlichstes Argument für seine Behauptung angeführt, daß er an seinem großen Material derartige Fälle nie sehen konnte. Es muß ein merkwürdiger Zufall vorgelegen sein, denn es sind solche röntgenologisch gar nicht selten zu beobachten. Es ist auch möglich, daß WITTMAACK die betreffenden histologischen Befunde irrigerweise mit einer Pneumatisationsstörung in Zusammenhang gebracht. Daß ein normal entwickeltes pneumatisches System infolge sekundärer Sklerosierung vollkommen verödet — eine Möglichkeit, die KRAINZ annimmt — konnte Verfasser bisher nicht beobachten. Denn auch dann, wenn die Mastoiditis ziemlich ausgedehnt war, sehen wir zwar einen großen Teil, aber nicht alle Zellen durch Sklerosierung verschwinden. Ein Teil bleibt — meist verschattet und unscharf begrenzt — erhalten oder es bilden sich einzelne neue Zellen. Am häufigsten ist der Befund einer Sklerosierung in einem nur kleinen Bereiche, und zwar in Fällen, in welchen eine mehr oder weniger latente, oft nur röntgenologisch mit Sicherheit erkennbare Mastoiditis vorgelegen ist. Aber selbst in Fällen mit ausgedehnter Knochendestruktion kann es noch unter Einengung des Destruktionsherdes durch neugebildetes Knochengewebe zu einer Spontanheilung kommen (s. Abb. 128 a und b). Von den seltenen Fällen klinisch und röntgenologisch schwerer Mastoiditiden, bei welchen die Einwilligung zur Operation verweigert wurde, konnte Verfasser einen Fall über ein Jahr weiter beobachten. Hier kam es zur Verödung aller peripher gelegenen Zellen durch Sklerosierung, während die ganzen zentral gelegenen Partien der Knochendestruktion zum Opfer fielen (s. Abb. 129 a und b). Bei der fortlaufenden Beobachtung von Fällen mit entzündlichen Veränderungen am Mastoid durch Aufnahmen in verschiedenen Stadien der Erkrankung

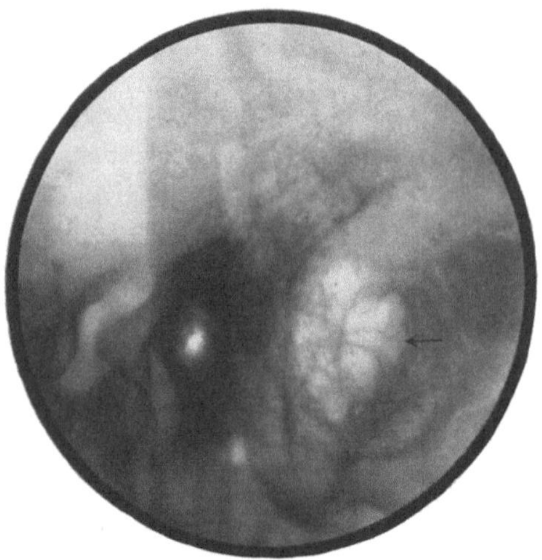

Abb. 126 a.

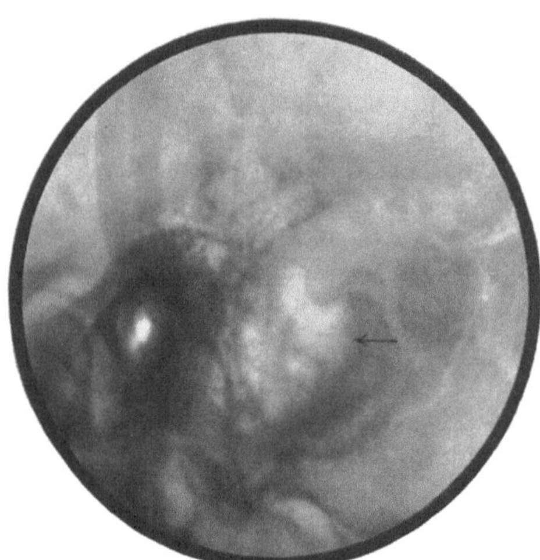

Abb. 126 b.

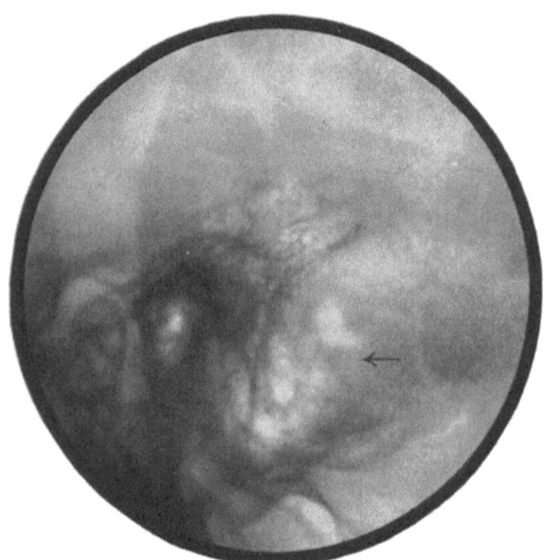

Abb. 126 c.

Abb. 126a—c. Schläfenbeinaufnahmen nach SCHÜLLER. (Typische Einstellung.) *Akute Mittelohrentzündung.* a im Stadium der akuten Entzündung, b nach klinischer Heilung (2 Monate später), c 9 Monate später. Die Aufnahme a zeigt ein pneumatisches System von normaler Ausdehnung und ziemlich kleinzelliger Struktur mit größeren Hohlräumen marginal. Die Zellen sind verschattet, im Bereich der ganzen marginalen Hohlräume sind die Zellbälkchen als Ausdruck einer leichten, entzündlichen Knochenaffektion etwas aufgehellt und unscharf begrenzt. Die Aufnahme b — 2 Monate später — zeigt den größten Teil des Zellsystems fast normal hell. Im Bereich der großen marginalen Hohlräume sind die Zellwände undeutlich geworden und von einem breiten, dichten Begleitschatten umgeben, ein Befund, der für beginnende Kalkablagerung im neugebildeten osteoiden Gewebe spricht. Die Aufnahme c — 9 Monate später — zeigt im größten Teil des pneumatischen Systems normale Verhältnisse. Die ursprünglich großen marginalen Hohlräume sind durch Knochenneubildung stark eingeengt (siehe die Pfeile).

kann man des öfteren eine gewisse Diskrepanz zwischen klinischen und röntgenologischen Befunden erkennen, eine Erscheinung, die zum Teil ihre Ursache darin hat, daß die klinischen Symptome rascher abklingen können als die röntgenologischen. Es ist infolgedessen häufig der Fall, daß klinisch schon eine deutliche Besserung des Zustandes erkennbar ist, während der röntgenologische Befund noch keine Veränderung zeigt. Es kann aber auch geschehen, daß, wenn die Aufnahmen im Intervall von mehreren Tagen oder auch im Intervall von 1 oder 2 Wochen gemacht wurden, klinisch eine deutliche Besserung besteht, röntgenologisch dagegen beim Vergleich der Abbildungen eine Progredienz des

Berichtigung.

Seite 131: Die Abbildungen 127a und 127c sind gegeneinander auszutauschen.

MAYER, Röntgendiagnostik (Otologie).   Verlag Julius Springer in Wien.

Prozesses zu bestehen scheint. Es kann zwar sein, daß trotz klinischer Besserung des Befundes der Prozeß im Warzenfortsatz tatsächlich weiterschreitet. In den meisten Fällen aber liegt die Erklärung für dieses Verhalten darin, daß in der Zeit zwischen den beiden Untersuchungen der Prozeß noch etwas vorgeschritten ist, die Besserung jedoch, die

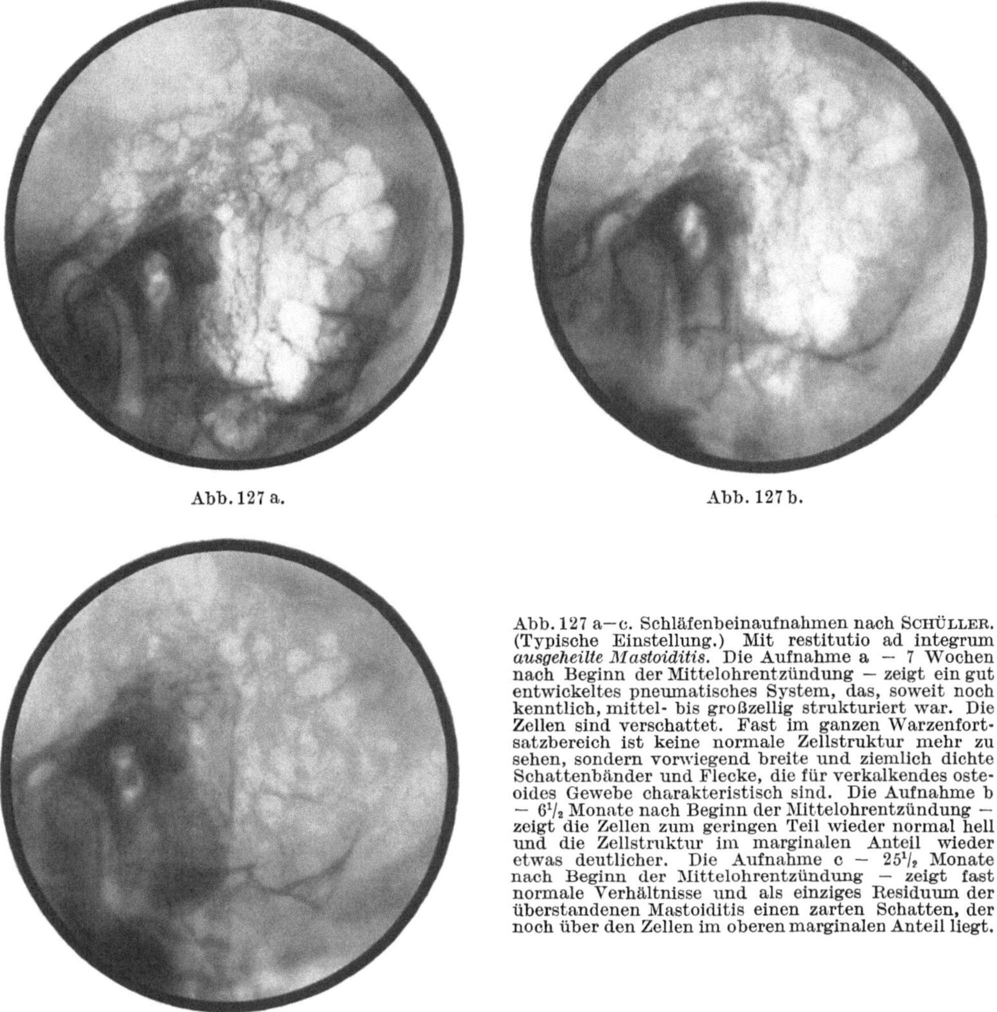

Abb. 127 a.

Abb. 127 b.

Abb. 127 c.

Abb. 127 a—c. Schläfenbeinaufnahmen nach SCHÜLLER. (Typische Einstellung.) Mit restitutio ad integrum *ausgeheilte Mastoiditis*. Die Aufnahme a — 7 Wochen nach Beginn der Mittelohrentzündung — zeigt ein gut entwickeltes pneumatisches System, das, soweit noch kenntlich, mittel- bis großzellig strukturiert war. Die Zellen sind verschattet. Fast im ganzen Warzenfortsatzbereich ist keine normale Zellstruktur mehr zu sehen, sondern vorwiegend breite und ziemlich dichte Schattenbänder und Flecke, die für verkalkendes osteoides Gewebe charakteristisch sind. Die Aufnahme b — $6^{1}/_{2}$ Monate nach Beginn der Mittelohrentzündung — zeigt die Zellen zum geringen Teil wieder normal hell und die Zellstruktur im marginalen Anteil wieder etwas deutlicher. Die Aufnahme c — $25^{1}/_{2}$ Monate nach Beginn der Mittelohrentzündung — zeigt fast normale Verhältnisse und als einziges Residuum der überstandenen Mastoiditis einen zarten Schatten, der noch über den Zellen im oberen marginalen Anteil liegt.

klinisch schon in Erscheinung tritt, sich im Röntgenbild noch nicht manifestiert. Wir müssen daher bei der Wertung eines solchen Befundes vorsichtig sein.

Wir hatten bei den bisherigen Besprechungen zur Voraussetzung, daß sich der akut entzündliche Prozeß in einem gut entwickelten pneumatischen System abspiele. In der überwiegenden Mehrzahl der Fälle verhält es sich auch so, da nach WITTMAACK eine Mastoiditis ausschließlich in solchen Warzenfortsätzen auftritt, die normale Entwicklung des pneumatischen Systems oder nur geringe Zeichen einer Pneumatisationsstörung

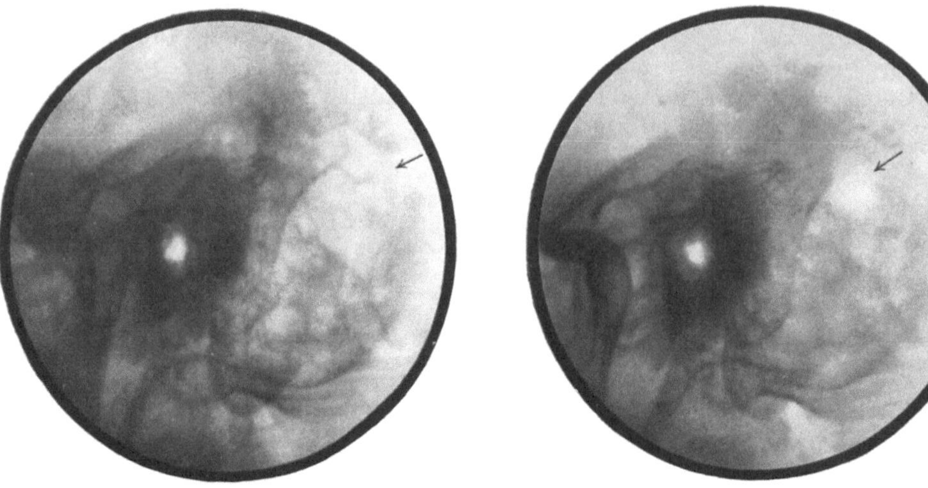

Abb. 128 a.Abb. 128 b.

Abb. 128 a und b. Schläfenbeinaufnahmen nach SCHÜLLER. (Beiderseits typische Einstellung.) *Akute Mittelohrentzündung.* a im Stadium der akuten Entzündung bei Bestehen des klinischen Bildes einer Mastoiditis (Operation verweigert). b dasselbe Schläfenbein 4 Wochen später. Die Aufnahme a zeigt ein gut entwickeltes pneumatisches System von mittelzelliger Struktur. Die Zellen sind dicht verschattet und unscharf begrenzt. Im oberen marginalen Anteil sind, lateral vom oberen Sinusknie, in einem großen Bereich die Zellbälkchen als Ausdruck einer vorgeschrittenen Knochenerkrankung, nicht mehr zu erkennen. Hier besteht infolge der Knochenarrosion eine sekundäre Aufhellung. Die Aufnahme b zeigt im größten Teil des Warzenfortsatzes das typische Bild einer in Gang befindlichen sekundären Sklerosierung und Verödung der Zellen durch neugebildetes osteoides Gewebe. Die Zellstruktur ist kaum mehr erkennbar. An ihrer Stelle findet sich fast knochendichter Schatten. Am oberen Sinusknie sieht man als Rest des Destruktionsherdes einen haselnußgroßen, unscharf begrenzten Hohlraum, der dort eine intensive Aufhellung erzeugt. Der Destruktionsherd wurde demnach durch Knochenneubildung hochgradig eingeengt (siehe die Pfeile).

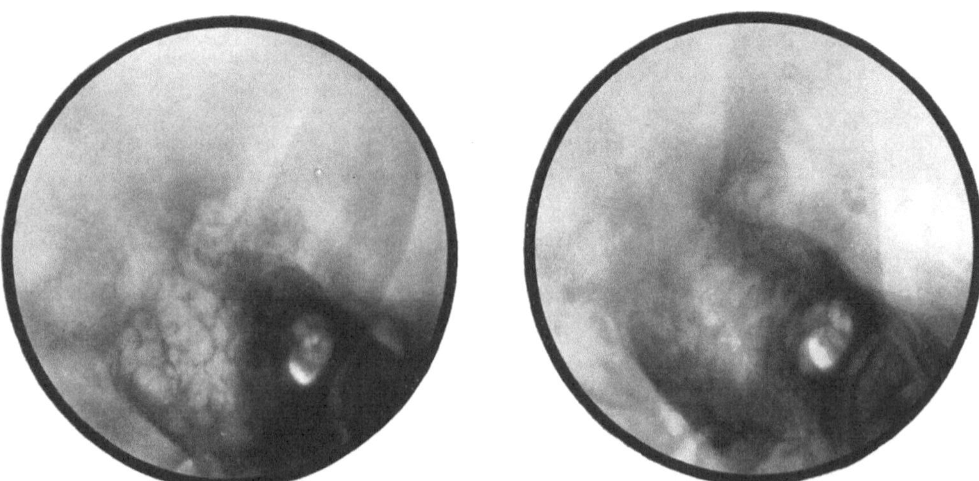

Abb. 129 a.Abb. 129 b.

Abb. 129 a und b. Schläfenbeinaufnahmen nach SCHÜLLER. (Beiderseits typische Einstellung.) *Akute Mittelohrentzündung.* a Aufnahme im Stadium der akuten Entzündung bei klinischem Verdacht auf Mastoiditis (Operation verweigert). b Aufnahme 13 Monate später. Die Aufnahme a zeigt ein gut entwickeltes pneumatisches System von unregelmäßiger mittel- bis großzelliger Struktur. Die Zellen sind verschattet. Im unteren Anteil sind die Zellbälkchen als Zeichen der beginnenden Knochenaffektion etwas aufgehellt und unscharf begrenzt. Die Aufnahme b zeigt einerseits in den peripheren Gebieten eine weitgehende Sklerosierung und Verödung der Zellen durch Knochenneubildung, charakterisiert durch Verschwinden der Zellstruktur in diesem Bereich und Auftreten ganz dichten Schattens an ihrer Stelle, andererseits in den mittleren Partien als Ausdruck einer großen, zentral gelegenen Destruktion, eine unregelmäßig und unscharf begrenzte Aufhellung, in deren Bereich keine Zellstruktur mehr zu erkennen ist.

aufweisen. Bei schweren Graden einer Pneumatisationshemmung finden wir daher bei akuten Otitiden meist nur eine Verschattung der wenigen vorhandenen Hohlräume, ohne uns darüber äußern zu können ob dieselbe durch den Entzündungsprozeß oder die Störung des Pneumatisationsvorganges bedingt ist. Auch die unscharfe Begrenzung solcher Hohlräume läßt keinen Schluß auf einen akut entzündlichen Prozeß zu, da sich eine solche auch bei manchen Pneumatisationstypen findet.

ε) Die häufigsten Ursachen röntgendiagnostischer Irrtümer.

Röntgenologische Fehldiagnosen bei Mastoiditis können mancherlei Ursachen haben. Als erste und wichtigste sind *technische Fehler* zu nennen, wobei alle jene in Betracht kommen, welche zu einer Verminderung der Kontraste und der Schärfe der Zeichnung führen, also vor allem zu harte Strahlung, insbesondere bei schlechter Blendung, fehlerhaftes Entwickeln, Verwendung alter Verstärkungsschirme, partielles Abstehen der letzteren vom Film, Verwackeln der Aufnahme usw. (s. Abb. 130). Das Erkennen solcher Fehler kann unter Umständen recht schwierig sein, da wir so eng blenden sollen, daß fast nur das Schläfenbein zur Darstellung gelangt und von diesem nur der zu untersuchende Bereich, nämlich das Mastoid, normalerweise scharf und deutlich hervortritt, so daß uns die Möglichkeit fehlt, eben diesen, in dem wir Veränderungen vermuten, die zu einer Verminderung der Kontraste und der Schärfe der Zeichnung führen, mit der Umgebung zu vergleichen und so eventuell bestehende Veränderungen als durch technische Fehler bedingt, zu erkennen. Wir helfen uns hier damit, daß wir unter möglichst gleichen Bedingungen

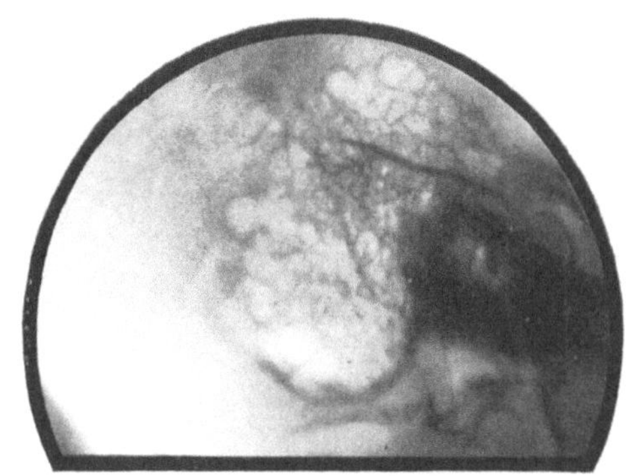

Abb. 130. Schläfenbeinaufnahme nach SCHÜLLER. (Der Fokus der Röhre stand etwas zu weit dorsal.) Gut entwickeltes pneumatisches System von mittelzelliger Struktur. In den unteren Partien des pneumatischen Systems ist die Zellstruktur außerordentlich unscharf und undeutlich. Diese Unschärfe der Zellzeichnung ist jedoch nicht durch eine entzündliche Mittelohrerkrankung bedingt, sondern durch Nichtanliegen des Verstärkungsschirmes an den Film in diesem Bereich. Dementsprechend ist die Knochenzeichnung im unteren Teil des Bildes auch außerhalb des Warzenfortsatzes unscharf.

eine Aufnahme von der klinisch gesunden Seite machen und sie mit der kranken vergleichen. Wir müssen aber dabei immer berücksichtigen, daß ein zweizeitiger Vergleich, wie wir ihn hier zu machen gezwungen sind, nie von der gleichen Exaktheit sein kann wie ein einzeitiger.

Eine zweite bei Untersuchung von Kindern sich zeigende Fehlermöglichkeit liegt in der *Kontrastarmut des kindlichen Schläfenbeines*. Hier sind insbesondere bis zur vollen Entwicklung des pneumatischen Systems nach unseren Erfahrungen die Ergebnisse der Röntgenuntersuchung oft wenig befriedigend. Sind noch kaum Zellen vorhanden, so können wir uns nur nach dem Verhalten des Antrums richten. Die Größe desselben ist aber beim Kind sehr wechselnd und seine Konturierung auch in Normalfällen durchaus nicht immer scharf. Eher kann uns seine Konfiguration einen Hinweis geben. Das kindliche Antrum zeigt im Röntgenbild meist eine längliche Form, wobei es zipfelförmig gegen das obere Sinusknie hinzieht. Ein großes, rundliches, unscharf begrenztes Antrum ist auf Destruktion des periantralen Knochens verdächtig. Aber auch dann, wenn Zellen schon in größerem Ausmaß angelegt sind, können wir auf Schwierigkeiten stoßen. Denn solange der

Pneumatisationsvorgang noch lebhaft im Gange ist sind die Zellen, insbesondere an der Peripherie häufig nicht ideal hell und manchmal gerade hier auch unscharf begrenzt. Als erschwerend kommt noch hinzu, daß naturgemäß der zarte kindliche Knochen wenig Kontraste gibt. Dadurch kann es z. B. geschehen, daß wir das Bestehen einer Osteomyelitis nach ausgedehnter Destruktion des Zellsystems kaum zu erkennen vermögen, weil der Kontrastunterschied zwischen der durch den Destruktionsherd bedingten Aufhellung und dem noch gesunden Knochen zu gering ist. Der gleiche Umstand kann auch Ursache einer Fehldiagnose im entgegengesetzten Sinne sein. Die Spongiosazeichnung des nicht pneumatisierten Knochens kommt beim Kinde kaum zur Darstellung. Der Knochen erscheint hier gleichmäßig hell. Leisten in der Außenseite des Warzenfortsatzes oder eine stärker ausgesprochene Nahthyperostose können nun der normalen Abgrenzung des pneumatischen Systems durch etwas kompakteren Knochen außerordentlich ähnlich sein. So kann es geschehen, daß der Warzenfortsatz, obwohl er nicht pneumatisiert ist, heller erscheint als die Umgebung und sich in seinem rückwärtigen Anteil dichtere Partien finden, die Zellgrenzen vortäuschen und so der Eindruck erweckt wird, als läge eine ausgedehnte Destruktion vor. In solchen unklaren Fällen, in welchen wir zwischen der Diagnose kompletter Pneumatisationshemmung und ausgedehnte Destruktion schwanken, kann die Aufnahme nach E. G. MAYER ausschlaggebend sein. Wenn wir auf derselben kein Antrum nachzuweisen vermögen, sondern die Pars mastoidea an dessen Stelle einen homogenen, nur mäßig dichten Schatten zeigt, so spricht dieser Befund für das Vorliegen einer ausgedehnten Destruktion. Im entgegengesetzten Falle können wir eine solche ausschließen. Verfasser kann auf Grund seiner Erfahrungen den optimistischen Standpunkt amerikanischer Autoren hinsichtlich der Röntgenuntersuchung kindlicher Schläfenbeine bei akuten Entzündungsprozessen nicht teilen. Die Sicherheit der Diagnose nimmt bei dem Kinde mit dem Alter des Patienten rapid ab und durchaus nicht nur deswegen, weil bei demselben wegen seiner Unruhe bei der Aufnahme schwer gute Röntgenbilder zu erzielen sind. Man muß es sich daher auch gut überlegen, ob bei kleinen, ungebärdigen Patienten die Verabreichungen eines Sedativums durch das zu erwartende Ergebnis der Röntgenuntersuchung gerechtfertigt ist.

Auch bei zunehmendem Alter kann die Wertung der Röntgenbilder infolge *seniler Veränderungen* am Schläfenbein auf Schwierigkeiten stoßen. Wir finden bei alten Leuten nicht allzu selten eine mehr oder minder deutliche Verschattung des Zellsystems auch bei klinisch negativem Befund. Außerdem kann es im Senium, wie am übrigen Schädel so auch im Warzenteil, zu unregelmäßiger Sklerosierung kommen, wodurch manche Zellkomplexe verschattet und unscharf begrenzt erscheinen, ähnlich wie bei beginnender Knochen-

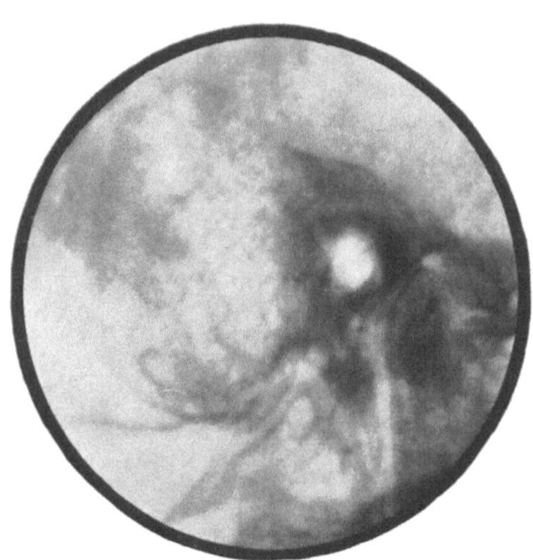

Abb. 131. Schläfenbeinaufnahme nach SCHÜLLER. (Typische Einstellung.) Klinisch gesundes Ohr. Das pneumatische System ist von annähernd normaler Ausdehnung und unregelmäßiger, klein- bis mittelzelliger Struktur. Am oberen Sinusknie befindet sich ein großer, unscharf begrenzter Hohlraum, in dessen Umgebung der Knochen ziemlich stark sklerosiert ist. Die Zellen sind durchwegs verschattet, die Zellbälkchen sind undeutlich. Es handelt sich jedoch nicht um Veränderungen infolge eines entzündlichen Mittelohrprozesses, sondern um senile Veränderungen, bedingt durch senile Osteoporose und Hyperostose.

affektion (s. Abb. 131). Finden wir gleiches Verhalten auch am klinisch gesunden Ohr, so werden wir es als senile Veränderungen aufzufassen berechtigt sein.

Neben technischen Fehlern geben *Störung der Pneumatisation* am häufigsten zu Irrtümern Anlaß. Je großzelliger ein Warzenfortsatz pneumatisiert ist, desto leichter sind an ihm im allgemeinen pathologische Veränderungen zu erkennen. Je kleinzelliger die Pneumatisation ist, desto eher kann ein kleiner Destruktionsherd der röntgenologischen Wahrnehmung entgehen. Daß bei Bestehen einer starken Pneumatisationshemmung die Verschattung und unscharfe Begrenzung der vorhandenen Hohlräume sowohl durch einen akuten Entzündungsprozeß, als auch durch die Pneumatisationsstörung, also einen weit zurückliegenden Entzündungsvorgang bedingt sein kann, haben wir bereits besprochen.

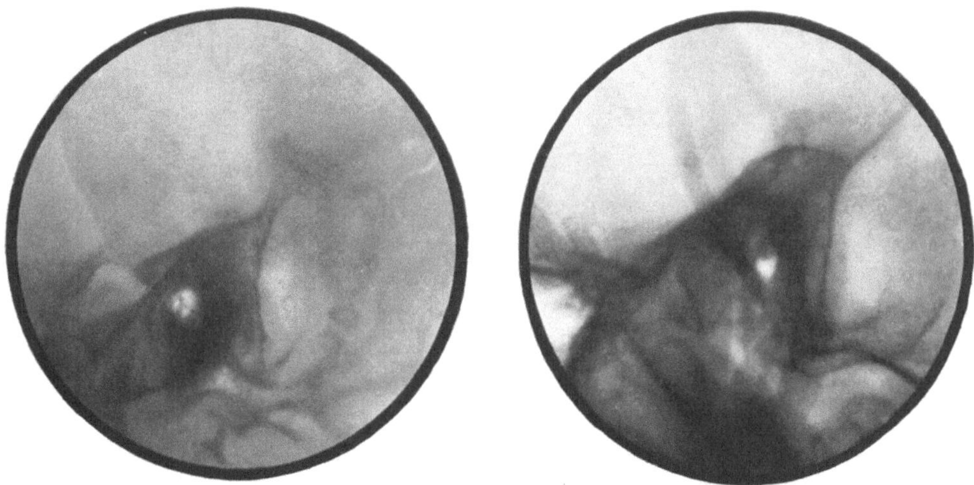

Abb. 132 a.   Abb. 132 b.

Abb. 132a und b. Schläfenbeinaufnahmen nach Schüller. (Beiderseits typische Einstellung.) a von einem klinisch gesunden Ohr, b von einem Patienten mit akuter Mittelohrentzündung. Beide Aufnahmen zeigen das Bestehen einer ziemlich starken Pneumatisationsstörung. Auf b ist im unteren terminalen Gebiet eine große, unregelmäßig und unscharf begrenzte, nicht sehr intensive Aufhellung zu sehen, die durch *Knochendestruktion* bedingt ist. Die Aufnahme a zeigt einen ziemlich hellen Warzenfortsatz, der nach hinten und oben von verdichtetem Knochen umgeben ist. Lateral vom Sinus ist knapp unter dem oberen Sinusknie eine intensive Aufhellung zu sehen, die durch einen pneumatischen Raum bedingt ist. Die auffallende Helligkeit des Warzenfortsatzes, die durch die Verdichtung des Knochens am hinteren und oberen Anteil besonders deutlich hervortritt, hat ihre Ursache nicht in einem entzündlichen Prozeß, sondern im lockeren spongiösen Aufbau des Knochens in diesem Bereiche. Das Ausschließen einer Knochendestruktion ermöglicht in einem solchen Falle ausschließlich den Nachweis der Spongiosazeichnung im hellen Knochenbereich.

Bei Bestehen einer hochgradigen Hemmung der Zellbildung ist es von besonderem Interesse, daß bisweilen der Warzenfortsatz von lockerem spongiösem Knochen erfüllt sein und dadurch im Röntgenbild verhältnismäßig wenig Schatten geben kann. Wenn nun gleichzeitig im rückwärtigen Anteil der Pars mastoidea Leisten dichten Knochens vorhanden sind, so kann ein solcher Warzenfortsatz, sofern es nicht gelingt die Spongiosazeichnung zur Darstellung zu bringen, bei der Aufnahme nach Schüller als von einem großen Destruktionsherd eingenommen imponieren, wobei die erwähnten Knochenleisten die periphere Grenze eines pneumatischen Systems vortäuschen. Eine Unterscheidung zwischen Destruktion und nicht pneumatisiertem Warzenfortsatz kann hier bisweilen außerordentlich schwierig sein (s. Abb. 132a und b). Wir haben auf diesen Umstand schon bei Besprechung der Fehldiagnosen bei Kindern hingewiesen. Aber nicht nur bei stärkerer Pneumatisationshemmung, sondern auch bei relativ guter Pneumatisation kann es vorkommen, daß infolge einer Störung der letzteren Zellen in größerem oder geringerem

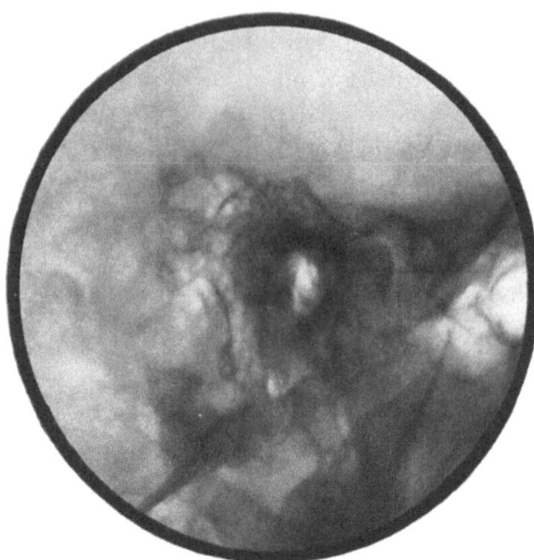

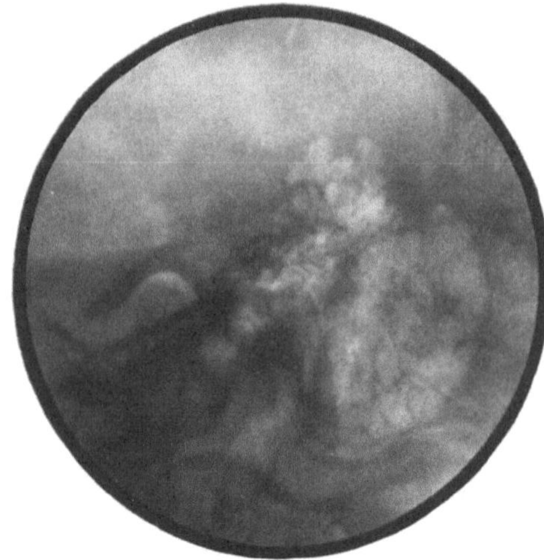

Abb. 133.   Abb. 134.

Abb. 133. Schläfenbeinaufnahme nach SCHÜLLER. (Typische Einstellung.) Klinisch gesundes Ohr. Das pneumatische System ist von normaler Ausdehnung, zum größten Teil kleinzellig und lufthältig. Marginal befinden sich große verschattete und unscharf begrenzte Hohlräume. Im Falle des Bestehens einer akuten Mittelohrentzündung und einer Verschattung des ganzen Zellsystems würde das Bestehen einer akuten entzündlichen Knochenaffektion im Bereiche der marginalen Hohlräume durch die unscharfe Begrenzung derselben vorgetäuscht werden.

Abb. 134. Schläfenbeinaufnahme nach SCHÜLLER. (Der Fokus der Röhre stand etwas zu weit dorsal.) Klinisch gesundes Ohr. In der Anamnese keine Ohrenerkrankung. Gut entwickeltes pneumatisches System. Der vordere Anteil des Zellsystems zeigt normale Helligkeit. Die Zellen des Warzenfortsatzes sind fast durchwegs verschattet und unscharf begrenzt. Die Zellstruktur ist zum Teil kaum kenntlich. Im Falle eines Bestehens einer akuten Mittelohrentzündung und einer Verschattung der Zellen, auch im vorderen Anteil, würde eine diffuse, akut entzündliche Knochenaffektion vorgetäuscht werden.

Ausmaß verschattet und unscharf begrenzt sind (s. Abb. 133 und 134). Auch die Unterscheidung eines großen pneumatischen Raumes von einem Einschmelzungsherd kann

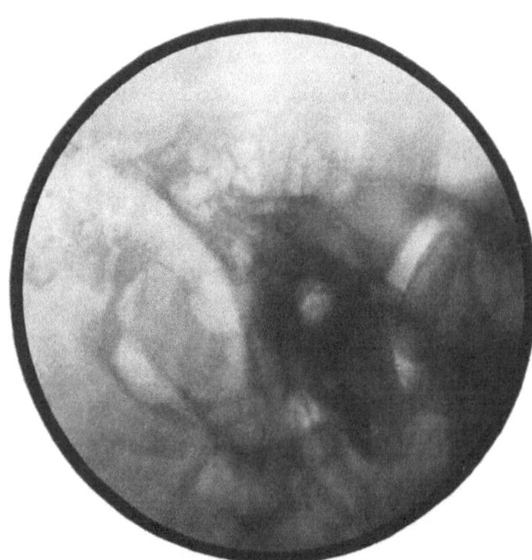

Abb. 135. Schläfenbeinaufnahme nach SCHÜLLER. (Typische Einstellung.) Das pneumatische System ist im vorderen Anteil normal entwickelt. Im rückwärtigen Anteil besteht eine große, durch etwas verdichteten Knochen bogig begrenzte Aufhellung, die durch einen großen marginal gelegenen pneumatischen Raum bedingt ist.

Schwierigkeiten bereiten. Solche Räume zeigen meist eine regelmäßige Konfiguration (s. Abb. 135). Ist ihre Begrenzung außerdem scharf und ihre Corticalis deutlich, so werden wir sie kaum mit einem Einschmelzungsherd verwechseln. Ist dagegen ihre Begrenzung unscharf und ihre Corticalis kaum zu erkennen, so spricht dieser Befund mit großer Wahrscheinlichkeit für eine Knochenaffektion in diesem Bereiche. Die Unterscheidung aber, ob ein solcher Hohlraum durch Konfluieren mehrerer Zellen entstanden ist oder präformiert war, ist kaum möglich. Allerdings gelingt dies oft auch intra operationem nicht. Wenn ein Einschmelzungsherd — was bisweilen vorkommen kann — ziemlich scharfe Grenzen aufweist, dann kann die Unregelmäßigkeit im Konturverlaufe des Hohlraumes entscheidend sein. Als seltene Variante kommen präformierte Hohlräume vor, bei welchen

Zellbälkchen weit gegen das Lumen konzentrisch vorragen. Solche können unter Umständen, wenn letzteres verschattet ist, von Zerstörungsherden nicht zu unterscheiden

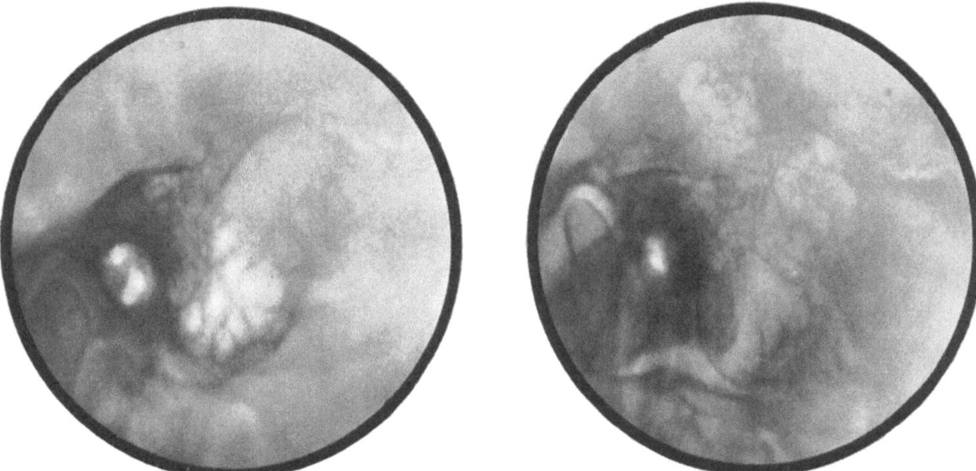

Abb. 136 a.   Abb. 136 b.

Abb. 136a und b. Schläfenbeinaufnahmen nach SCHÜLLER. (Typische Einstellung.) a von einem klinisch gesunden Ohr, b in einem Fall von akuter Mittelohrentzündung. Die Aufnahme a zeigt terminal einen großen, unregelmäßig konfigurierten Hohlraum, gegen dessen Lumen Septen vorragen und der im Falle einer Verschattung geeignet wäre, ein Konfluieren mehrerer Zellen durch Knochendestruktion vorzutäuschen. Es handelt sich jedoch nur um eine *Pneumatisationsstörung*. Die Aufnahme b zeigt einen ähnlich konfigurierten Hohlraum bei gleichzeitiger Verschattung des pneumatischen Systems in einem Fall von *akuter Mittelohrentzündung*. Ob es sich hier ebenfalls um eine Pneumatisationsstörung handelt, oder ob dieser Hohlraum durch Konfluieren mehrerer Zellen entstanden ist, läßt sich nicht mit Sicherheit entscheiden.

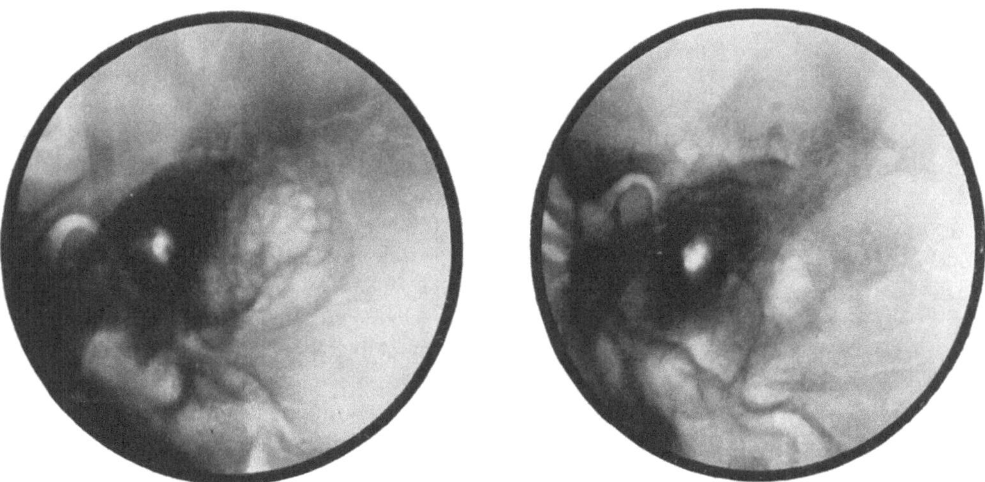

Abb. 137 a.   Abb. 137 b.

Abb. 137a und b. Schläfenbeinaufnahmen nach SCHÜLLER. (Typische Einstellung.) a bei einem klinisch gesunden Ohr, b in einem Fall von akuter Mittelohrentzündung. Die Aufnahme a zeigt ein mittelzellig strukturiertes pneumatisches System von normaler Ausdehnung. Marginal befindet sich ein etwas unregelmäßig begrenzter Hohlraum, der seine Entstehung einer lokalen *Pneumatisationsstörung* verdankt und im Falle einer Verschattung des ganzen Zellsystems geeignet sein kann, einen Destruktionsherd vorzutäuschen. Die Abb. b zeigt ebenfalls im marginalen und terminalen Gebiet einen großen, unscharf begrenzten Hohlraum, in dessen Bereich keine Knochenzeichnung nachweisbar ist und seine der Entstehung einer ausgedehnten *Knochendestruktion* verdankt.

sein (s. Abb. 136a und b). Auch größere Hohlräume, welche in der Tiefe gelegen und von kleineren Zellen überlagert sind, können resorptive Knochenveränderungen dadurch

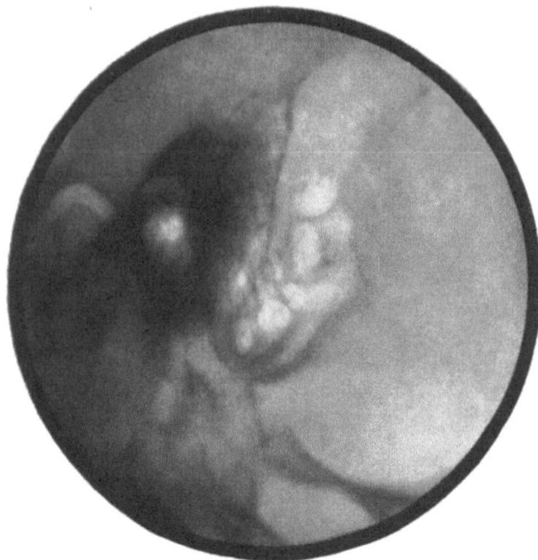

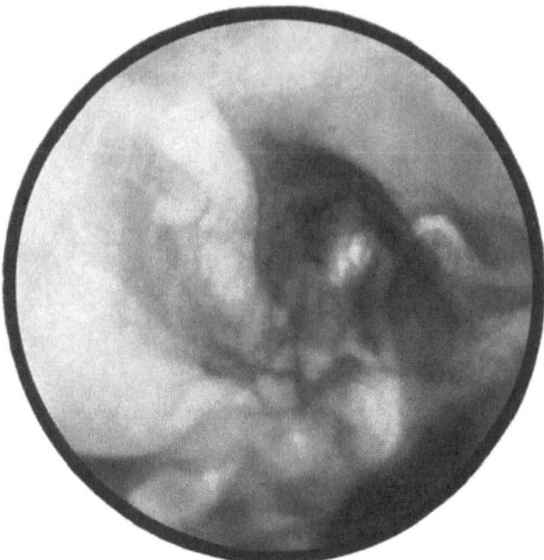

Abb. 138 a.   Abb. 138 b.

Abb. 138a und b. Schläfenbeinaufnahme nach SCHÜLLER. (Rechts war der Fokus der Röhre etwas nach dorsal verschoben, links typische Einstellung.) a — links — gesunde, b — rechts — kranke Seite. *Akute Mittelohrentzündung.* Das pneumatische System ist beiderseits von mittlerer Ausdehnung, rechts schlechter entwickelt als links. Die Zellen sind rechts verschattet. Die Zellstruktur ist rechterseits im unteren marginalen Gebiet hell, aber nicht infolge entzündlicher Knochenresorption, sondern infolge partieller Überexposition. Diese ist dadurch bedingt, daß rechterseits eine starke Lateralposition des Sinus sigmoideus vorliegt, wodurch im betreffenden Bereich die seitliche Schädelwand stark verdünnt ist.

vortäuschen, daß in ihrem Bereich die Bälkchen der überlagernden Zellen infolge der lokalen durch die im Strahlenweg dahinter liegende große Zelle bedingten Überexposition heller erscheinen und weniger Kontrast geben als die der Umgebung (s. Abb. 137). Ähnliches beobachten wir bisweilen bei Zellen im vorderen-oberen Anteil des pneumatischen Systems, jenem, der dem Boden der mittleren Schädelgrube benachbart ist. Hier finden sich des öfteren vertiefte Impressiones digitatae und auch durch die dadurch bedingte stellenweise Verdünnung des Knochens kann es zu einer lokalen Überexposition und damit wieder zu einer relativ starken Helligkeit von Zellwänden kommen, die an solchen verdünnten Stellen des Schädels gelegen sind. Daß bisweilen infolge einer Störung der Pneumatisation die Unregelmäßigkeit in der Anordnung und Konfiguration der Zellen eine solche ist, daß sie große Ähnlichkeit mit dem Bilde einer im Gang befindlichen ausgedehnten Sequestrierung der Zellwände haben kann, wurde ebenfalls schon besprochen.

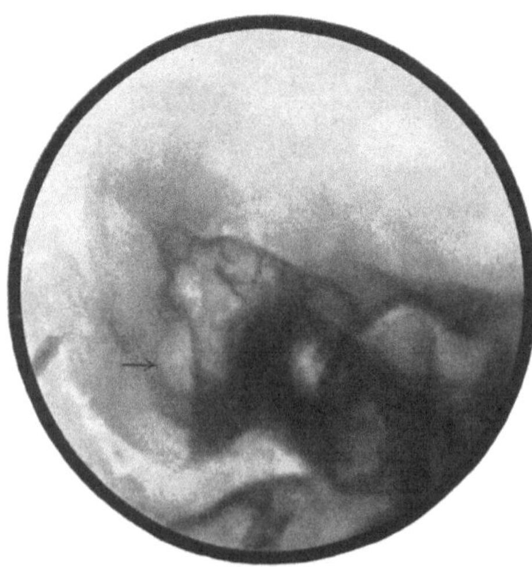

Abb. 139. Schläfenbeinaufnahme nach SCHÜLLER. (Typische Einstellung.) *Akute Mittelohrentzündung.* Die Pneumatisation ist etwas gehemmt. Terminal befindet sich eine kleinkirschgroße Zelle. Alle Zellen sind verschattet. Im Bereiche der terminalen Zelle ist als Zeichen beginnender Knochenarrosion die Abgrenzung unscharf und die Corticalis undeutlich.

Auch das *Verhalten des Sinus sigmoideus* kann zu Fehldiagnosen führen. Wenn der Sinus — was übrigens selten der Fall ist — bei Bestehen guter Pneumatisation lateralponiert ist, so erscheinen die Wände der dem Sinus anliegenden Zellen infolge der verminderten Dichte des sie überlagernden Knochens aufgehellt, denn es kommt auch hier wegen der lokal geringeren Strahlenabsorption zu einer relativen Überexposition. Wir werden daher in Fällen, in welchen wir die Lateralposition an der bandförmigen Aufhellung des Knochens, entsprechend dem tiefen Sulcus sigmoideus, außerhalb des Bereiches des

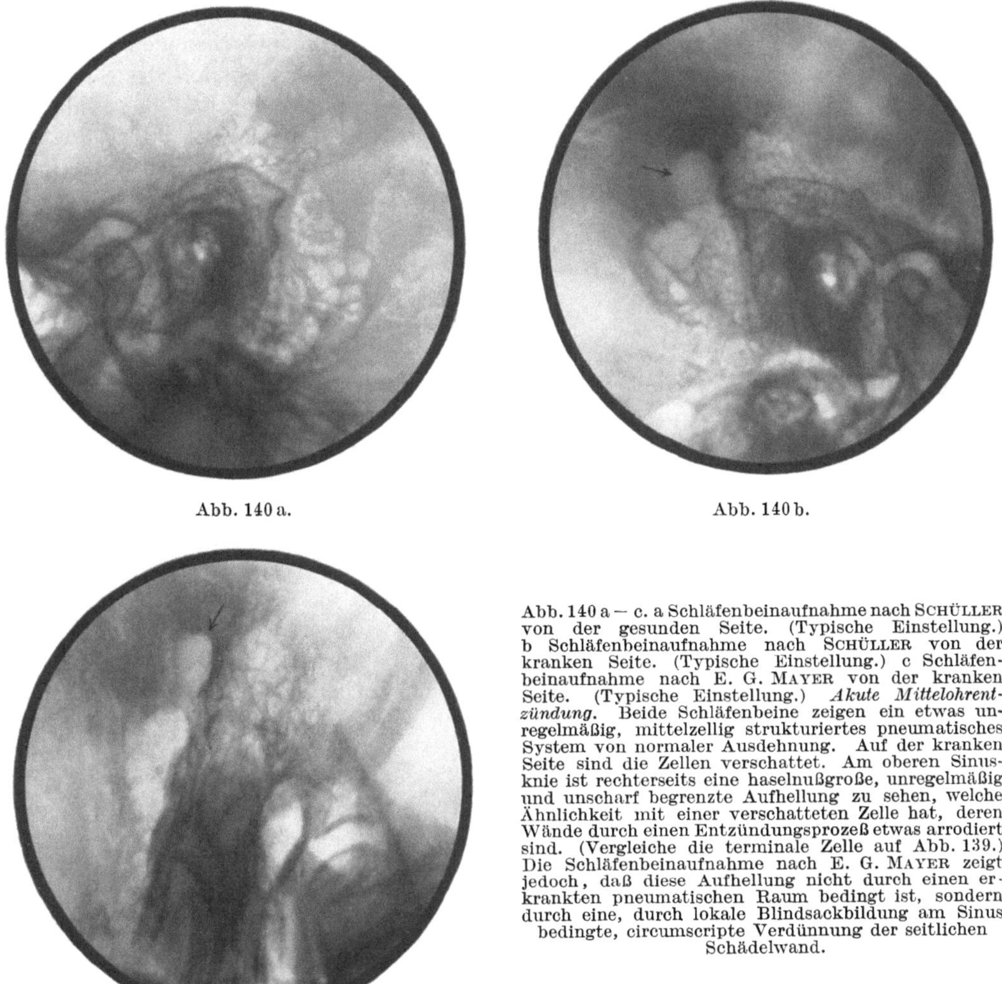

Abb. 140 a.

Abb. 140 b.

Abb. 140 c.

Abb. 140 a — c. a Schläfenbeinaufnahme nach SCHÜLLER von der gesunden Seite. (Typische Einstellung.) b Schläfenbeinaufnahme nach SCHÜLLER von der kranken Seite. (Typische Einstellung.) c Schläfenbeinaufnahme nach E. G. MAYER von der kranken Seite. (Typische Einstellung.) *Akute Mittelohrentzündung.* Beide Schläfenbeine zeigen ein etwas unregelmäßig, mittelzellig strukturiertes pneumatisches System von normaler Ausdehnung. Auf der kranken Seite sind die Zellen verschattet. Am oberen Sinusknie ist rechterseits eine haselnußgroße, unregelmäßig und unscharf begrenzte Aufhellung zu sehen, welche Ähnlichkeit mit einer verschatteten Zelle hat, deren Wände durch einen Entzündungsprozeß etwas arrodiert sind. (Vergleiche die terminale Zelle auf Abb. 139.) Die Schläfenbeinaufnahme nach E. G. MAYER zeigt jedoch, daß diese Aufhellung nicht durch einen erkrankten pneumatischen Raum bedingt ist, sondern durch eine, durch lokale Blindsackbildung am Sinus bedingte, circumscripte Verdünnung der seitlichen Schädelwand.

pneumatischen Systems erkennen, mit der Wertung des Befundes der Aufhellung der Zellbälkchen lateral vom Sinus vorsichtig sein müssen (s. Abb. 138). Größere Schwierigkeiten kann eine umschriebene Lateralposition des Sinus, wie wir sie bisweilen am unteren Knie finden und eine Blindsackbildung verursachen. Die Delle, welche ein solcher Blindsack im Knochen eingräbt, hebt sich von der Umgebung als regelmäßig abgegrenzte, etwas unscharf begrenzte Aufhellung ab, die meist von einem schmalen Saum dichten Schattens umgeben ist und infolgedessen in der Aufnahmerichtung SCHÜLLERs von einer verschatteten, unscharf begrenzten großen Zelle nicht zu unterscheiden sein kann. Liegt der Blindsack am oberen Sinusknie, so wird er auf der Aufnahme nach E. G. MAYER an der charakteristischen Eindellung des Pyramidenkonturs an der betreffenden Stelle als solcher zu erkennen sein (s. Abb. 139 und 140a, b und c). Liegt der Blindsack tiefer unten oder handelt es sich hier um eine circumscripte Lateralposition, so kann eine Differenzierung unmöglich werden. Einen Anhaltspunkt gibt bisweilen der Umstand, daß die durch das Verhalten des Sinus bedingte Aufhellung manchmal nicht allseits so deutlich abgegrenzt erscheint, wie dies bei großen Hohlräumen der Fall zu sein pflegt (s. Abb. 141).

Zum Schlusse sei noch auf eine Verwechslung hingewiesen, welche mitunter vorkommen kann. Der *Sulcus digastricus* zeigt bisweilen nicht nur nach oben und unten, sondern auch nach hinten eine regelmäßige und hier bogenförmige Abgrenzung, so daß er in der Aufnahmerichtung nach SCHÜLLER mit einer großen, verschatteten und etwas unscharf begrenzten Zelle verwechselt werden kann. Das spitzwinkelige Zusammenlaufen des oberen und unteren Konturs dieser Aufhellung nach vorne-unten wird in den meisten Fällen auf die Natur derselben hinweisen. Bleibt sie jedoch unklar, so muß eine andere Projektion, entweder die LANGES oder eine tangentiale zur Klärung herangezogen werden.

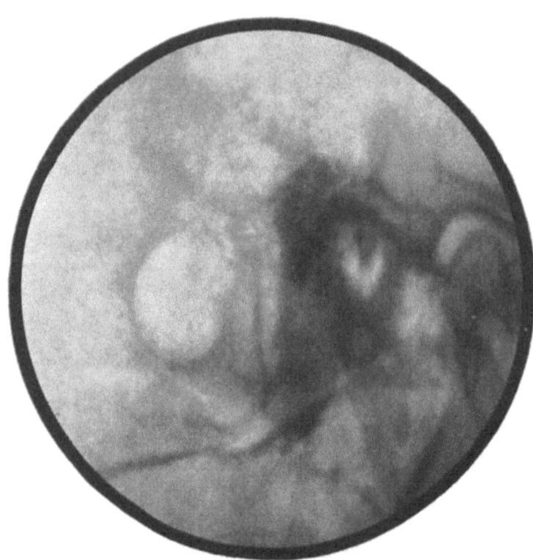

Abb. 141. Schläfenbeinaufnahme nach SCHÜLLER. (Typische Einstellung.) *Akute Mittelohrentzündung.* Die Pneumatisation ist leicht gehemmt. Die Zellen sind verschattet und unscharf begrenzt. Im marginalen Anteil sieht man eine große, vollkommen regelmäßig begrenzte Aufhellung, die im hinteren und unteren-vorderen Anteil vom Schatten leicht verdichteten Knochens umgeben ist. Diese Aufhellung ist durch einen Blindsack am Sinus sigmoideus bedingt und hat große Ähnlichkeit mit einer großen terminalen Zelle. Für die Diagnose „Blindsack" spricht der Umstand, daß sie in keinem deutlichen Zusammenhang mit der Zellstruktur des Warzenfortsatzes steht und daß sie nach vorne-oben zu keine deutliche Abgrenzung aufweist.

B. Die chronische Mittelohrentzündung (Otitis media exsudativa chronica).

a) Pathologisch-anatomische Vorbemerkungen.

Die *einfache, chronische Schleimhauteiterung* entwickelt sich aus einer vorangegangenen akuten Mittelohrentzündung. Die Neigung einer solchen zum Übergang in eine chronische Eiterung ist in erheblichem Maße von dem Grade der bestehenden Pneumatisationsstörung abhängig. Sie wird sich um so leichter und häufiger geltend machen, je stärker die hyperplastische Umwandlung der Schleimhaut und dementsprechend auch die Hemmung der Pneumatisation ist. Daraus erklärt sich, daß wir in der überwiegenden Mehrzahl der Fälle von chronischen Mittelohrentzündungen einen kompakten Warzenfortsatz oder nur eine ganz geringe Pneumatisation finden. Bei der einfachen chronischen Schleimhauteiterung beruhen die pathologisch-anatomischen Charakteristica nur in der Fortdauer des exsudativen Entzündungsprozesses in der oberflächlichen Schicht der hochgradig hyperplastisch veränderten Schleimhaut. Unterschiede gegenüber dem Stadium der akuten exsudativen Otitis sind, wenn überhaupt vorhanden, nicht prinzipieller, sondern rein gradueller Natur.

Von der einfachen chronischen Schleimhauteiterung sind die verschiedenen Formen der „epidermisierenden" chronischen Mittelohrentzündungen zu trennen, deren gemeinsames pathologisch-anatomisches Charakteristicum in der Umwandlung des ursprünglichen Schleimhautepithels der Mittelohrräume in ein reguläres Plattenepithel besteht. Dies kann — wohl aber nur ganz selten — auf Grund typischer Metaplasierungsvorgänge geschehen. In der weitaus überwiegenden Mehrzahl der Fälle kommt diese Umwandlung durch Eindringen von Plattenepithel vom Gehörgang aus zustande. Die hieraus resultierenden Folgezustände gestalten sich je nach der Eigenart des Vorganges verschiedenartig. Es ergeben sich daher auch voneinander abweichende pathologisch-anatomische Befunde, denen naturgemäß auch klinisch differente Krankheitsbilder entsprechen.

Die eine Art der epidermisierenden, chronischen Mittelohrentzündung wird als *desquamative Mittelohrentzündung* bezeichnet. Diese Form entwickelt sich in der Regel auf ähnlicher Grundlage wie die zuvor besprochene einfache Schleimhauteiterung. Wir finden also auch hier wieder schwere und schwerste Pneumatisationshemmung bei hyperplastischer Schleimhaut. Das Eindringen des Plattenepithels in die Mittelohrräume erfolgt durch eine Perforation des Trommelfelles. Es handelt sich dabei nicht um ein einfaches Überwachsen desselben auf eine granulierende, d. h. epithelentblößte Fläche, sondern vielmehr um einen ausgesprochenen Kampf zweier differenter Epithelformen miteinander, wobei sich im Laufe der Zeit das Plattenepithel fast durchgehend als das stärkere erweist und ganz allmählich die Mittelohrräume auskleidet. An seiner Oberfläche finden sich vielfach Zeichen einer starken Epitheldesquamation in Form weißlicher Schuppen, denen der Prozeß die Beiwortbezeichnung „desquamativa" verdankt. Die an das eindringende Plattenepithel angrenzende Schleimhaut zeigt vielfach eine höckerige, papilläre, „granulierende" Beschaffenheit. In einzelnen Fällen kommt es — und zwar vorwiegend dort, wo Epitheldefekte vorliegen — zu reichlicher Granulationsbildung in Form hochroter, leicht blutender, schon makroskopisch deutlich hervortretender Gewebsmassen. Diese Granulationspolypen, wie sie nicht ganz mit Recht bezeichnet werden, entwickeln sich bisweilen bis weit in den äußeren Gehörgang hinein. Sie zeigen meist keinen Epithelüberzug und bestehen aus einem in der Regel sehr gefäß- und zellreichen Granulationsgewebe, das reichlich von Leukocyten und Lymphocyten durchsetzt ist. Sie entstammen dem subepithelialen Bindegewebe oder jenem, welches sich zur Resorption kleinerer, bzw. zur Demarkation größerer Nekrosen innerhalb der Gefäßkanäle der lebensfähig gebliebenen, anliegenden Knochenregionen gebildet hat. Nach Resorption oder Ausstoßung des nekrotischen Gewebes, bei Knochengewebe eventuell in Form von Sequestern, setzt vielfach ein Rückbildungsvorgang in der Granulationsgewebsbildung ein. Es kann späterhin zu Epithelisierung desselben, und zwar meist mit Plattenepithel kommen. Solche Gebilde lassen sich dann nicht mehr deutlich von echten Polypen abgrenzen, die entweder aus Schleimhautprolapsen oder aus Organisationsgewebspfröpfen hervorgegangen sind.

Die zweite Art der epidermisierenden, chronischen Mittelohrentzündungen ist die *Cholesteatomeiterung.* Mit der einfachen, chronischen, desquamativen Otitis haben die Cholesteatomeiterungen gemeinsam, daß auch bei ihnen das hervorstechendste pathologisch-anatomische Charakteristicum die Plattenepitheleinwanderung darstellt. Sie unterscheiden sich jedoch von ihr dadurch, daß es infolge der Plattenepitheleinwanderungen in die Nebenräume des Mittelohres zu mindestens vorübergehender vollständiger Ausfüllung dieser Räume mit Desquamationsprodukten des Plattenepithels kommt und vielfach auch zu einem ausgesprochenem Größenwachstum der in dieser Weise umgewandelten Hohlräume. Hierdurch erhält der pathologische Befund sein ganz eigenartiges Gepräge, insofern als wir bei der Sektion der Felsenbeine auf einen mehr oder weniger großen, glattwandigen Hohlraum im Warzenteil des Schläfenbeines, die sog. „Cholesteatomhöhle", stoßen. Sie weist in ihrem Inneren einen eigentümlich grauweißen, perlmutterähnlich glänzenden Inhalt auf, der aus Epithellamellen, Fettropfen und Fettnadeln und Cholestearinkrystallen besteht und ist mit einer blaßgrauen, derben Plattenepithelfläche ausgekleidet. Der Warzenfortsatz zeigt, soweit er vom Hohlraum nicht eingenommen wird, kompakte, meist auffallend derbe „sklerosierte" Beschaffenheit des Knochens. Nur in einzelnen Fällen finden sich noch einige Überreste des pneumatischen Zellnetzes in der Umgebung dieser Hohlräume. Auch sie zeigen freilich niemals mehr den normaliter in ihnen befindlichen Luftinhalt, sondern sind unter Ausfüllung mit einem mehr oder weniger zähflüssigen Inhalt in cystenähnliche Räume übergegangen. Wir haben in diesem ausgebildeten Krankheitsbefund einen Zustand vor uns, den man wegen seiner großen Ähnlichkeit mit dem Verhalten der sog. wahren Cholesteatome der Schädelhöhle ebenfalls seit längerer Zeit als Cholesteatom des Mittelohres bezeichnet hat. Die besondere Bedeutung dieser Cholesteatombildung und der meist mit ihr verbundenen Eiterungen ist darin zu sehen, daß neben den entzündlichen exsudativen Veränderungen, die in ähnlicher Weise wie bei der einfachen desquamativen Otitis entstehen und unterhalten werden, gleichzeitig und Hand in Hand mit der Ausfüllung der Mittelohrräume durch die Ausstoßungsprodukte des Plattenepithels ein tumorähnliches Wachstum der entstehenden Cholesteatomhöhle und damit eine fortschreitende Ausbreitungstendenz des Erkrankungsprozesses eintritt. Infolgedessen stößt man bei vollausgebildetem Krankheitsprozeß bei Eröffnung des Warzenfortsatzes auf eine glattwandige Höhle im Recessus-Antrumraum, die bisweilen tief in den Warzenfortsatz hinabreicht und deren Ausdehnung zur Zerstörung der hinteren-oberen Gehörgangswand, mitunter auch des Tegmens und der knöchernen Sinusschale geführt haben kann, während der Tubenpaukenraum durch quere Gewebsbrücken von der Cholesteatomhöhle oft abgetrennt und als selbständiger Hohlraum erhalten geblieben ist. Wenn es im Gegensatz zur einfachen desquamativen Otitis im Verlaufe der Einwachsungsvorgänge des Plattenepithels zu einer vollständigen Ausfüllung des Antrum-Recessusraumes mit den Desquamationsprodukten des Plattenepithels und ferner zu einer Art Tumorbildung mit Tumorwachstumsneigung kommt, so hat dies teils einen rein mechanischen, teils aber auch einen besonderen biologischen Grund. Zunächst ist als mechanischer Grund hierfür das räumliche Mißverhältnis anzusehen, das zwischen der Weite des Antrum-Recessusraumes einerseits und der Größe der Perforationsöffnung des Trommelfelles, die für die Ausstoßung der Desquamationsprodukte in Frage kommt, andererseits gegeben ist. Es ist bis zu einem gewissen Grade durchaus einleuchtend, daß hierdurch die Anhäufung der Desquamationsprodukte im Antrum-Recessusraum und damit die Cholesteatombildung begünstigt werden muß. Doch kann wohl kaum dieser Grund für sich allein als ausreichend angesehen werden, die häufig vorhandene Wachstumsneigung der Cholesteatomhöhle zu erklären. Als Ursache derselben kommen vielmehr — vielleicht ausschließlich — biologische Faktoren in Betracht. Sie beruhen einerseits auf den hier meist ungemein viel günstigeren Bedingungen für die Verdrängung des Schleimhautepithels durch das Plattenepithel und andererseits auf wesentlichen Unterschieden im Verhalten des subepithelialen Bindegewebssubstrates in diesen Fällen gegenüber jenen von einfacher desquamativer Otitis. Dieses subepitheliale Bindegewebe, welches beim Cholesteatom die sog. „Cholesteatommatrix" bildet, bietet hier in mancherlei Hinsicht dem einwachsenden Plattenepithel ein zu üppiger Proliferation und lebhafter Funktion weit stärker anregendes Substrat dar als es bei der einfachen desquamativen Otitis der Fall ist. Denn meist handelt es sich bei der Cholesteatomentwicklung um ein besonders stark hyperplastisches, lockeres, zartes und gefäßreiches

Gewebe, das sich im weiteren Verlauf insoferne den geänderten Bedingungen anpaßt, als es analoge Differenzierungen eingeht, wie sie sich auch sonst im Corium der Oberhaut finden, nämlich Ausbildung einer Grenzmembran, Auftreten von elastischen Fasern u. dgl. Auf dieser Gewebsgrundlage entfaltet infolgedessen das eingewachsene Plattenepithel besonders lebhafte Lebensäußerungen. Sie werden sich einerseits in einer besonders hohen Schichtung der einzelnen Epithellagen und einer damit verbundenen besonders starken Desquamationstendenz zu erkennen geben, andererseits muß diesen gesteigerten Lebensvorgängen des Plattenepithels auch eine besonders starke Ausbreitungstendenz desselben entsprechen. Hierauf beruht wohl hauptsächlich das Größenwachstum der Cholesteatomhöhle. Sobald infolge der besonders günstigen Entwicklungsbedingungen, die das Plattenepithel auf dem neuen Bindegewebssubstrat der ursprünglichen Schleimhautauskleidung des Antrum-Recessusraumes findet, mit der gesteigerten Funktion auch eine gesteigerte Proliferation einsetzt, kann sich diese nur durch exzentrische Ausbreitung der Epithelschicht Luft machen. Diese muß auf Kosten des subepithelialen Gewebes erfolgen und wird wiederum eine entsprechende Regenerationsneigung des subepithelialen Substrates zur Folge haben müssen. Diese Regeneration erfolgt nun ganz ähnlich wie bei dem eitrigen Zerfall des subepithelialen Gewebes, aus dem perivasculären Bindegewebe der Gefäßkanäle der anliegenden Knochenschichten. Es treten hierbei zunächst im Umkreis dieser Gefäßkanäle die charakteristischen Knochenarrosionsherde in Form lockeren, gefäßreichen Bindegewebes unter Bildung typischer HOWSHIPscher Lakunen auf, die allmählich die dazwischenliegenden Knochenschichten aufsaugen, bis in das subepitheliale Gewebe vordringen und mit ihm zusammenfließen. Infolge dieser Vorgänge kann sich die ganze Cholesteatomhöhle um ein Beträchtliches auf Kosten des anliegenden Knochens ausdehnen. Es zeigt sich hierbei ferner, daß dieser Vorgang um so leichter vor sich geht, je zarter und gefäßreicher die anliegenden Knochenschichten sind, um so langsamer, je fester gefügte Knochenmassen die Cholesteatomhöhle einschließen. Die Vorbedingungen für das Größenwachstum des Cholesteatoms sind daher um so günstiger, je geringer die Sklerosierung des umgebenden Knochens ist. Daß das Auftreten der Knochenresorptionsherde eine direkte Folge des entzündlichen Prozesses sei, ist wenig wahrscheinlich, da bei unkomplizierten Fällen von Cholesteatombildung kaum je so starke infiltrative Vorgänge zu beobachten sind, daß sie bis unmittelbar an die Knochen-Cholesteatommembrangrenze heranreichen. Man muß daher bei den in Frage stehenden Erscheinungen im Umkreis einer Cholesteatomhöhle doch an eine andersartige auslösende Ursache denken und sie kann wohl nur in der Wachstums- und Ausbreitungstendenz des eingedrungenen Plattenepithels liegen. Hierfür spricht auch bis zu einem erheblichen Grade die Tatsache, daß wir zuweilen in noch viel ausgesprochenerem Maße ganz analoge Vorgänge in den anliegenden Knochenschichten feststellen können, wenn es sich um Ausbreitungserscheinungen malign degenerierten Plattenepithels, d. h. also um Carcinomwachstum in unmittelbarer Nachbarschaft von Knochengewebe handelt. Daß das Plattenepithel selbst imstande wäre, Knocheneinschmelzungsvorgänge herbeizuführen, erscheint kaum wahrscheinlich. Auf die soeben besprochene Weise kann im Laufe der Zeit der Knochen im Umkreis der Cholesteatomhöhle in ausgedehnter Weise eingeschmolzen werden und damit eine Vergrößerung der Cholesteatomhöhle erfolgen. Es kann hierbei unter Umständen zu vollständigen Defekten der lateralen Recessuswand, ja in manchen Fällen sogar der ganzen hinteren-oberen Gehörgangswand kommen, so daß sich die Cholesteatomhöhle nunmehr frei in den Gehörgang hinein öffnet und ihren Inhalt in diesen entleeren kann, einen Zustand, den wir als „natürliche Radikaloperation" bezeichnen. Auch der Hammerkopf und der Amboßkörper werden vielfach auf diese Weise mehr oder weniger vollständig resorbiert.

Ebenso können das Tegmen und die knöcherne Sinusschale der Knochenzerstörung zum Opfer fallen. Ähnlich wie bei der Mastoiditis werden im weiteren Verlauf der Erkrankung die auf Grund der Wachstumsneigung des Cholesteatoms entstehenden Knochenresorptionsherde vielfach sekundär vom entzündlichen Prozeß mitbefallen. Es gilt dies vor allem für die Herde im Umkreis der Schleimhaut-Plattenepithelgrenzzone, in der der entzündliche Prozeß besonders stark zu sein pflegt. Es kann auch hier so wie bei der einfachen desquamativen chronischen Otitis zu lebhafter Bildung von Granulationsgewebe kommen. Auf Grund einer frischen Infektion mit virulenten Keimen kann eine akute Exacerbation der Eiterung mit tiefergreifenden Entzündungsprozessen entstehen. Naturgemäß wird besonders die granulierende Zone der Schleimhaut, die der Grenze zwischen epidermisiertem und nicht epidermisiertem Bezirk entspricht, oder zuweilen auch die erhalten gebliebene Schleimhautzone selbst bei einer solchen von schweren entzündlichen Erscheinungen befallen, während die epidermisierten Bezirke sich als wesentlich widerstandsfähiger erweisen. Der Verlauf dieses Prozesses und die Art der reaktiven Vorgänge beim eitrigen Gewebszerfall gestalten sich im ganzen analog den bei akuten Prozessen auftretenden Veränderungen. Besondere Bedingungen liegen jedoch bei Eintritt einer akuten Exacerbation, vor allem in den Nebenräumen des Mittelohres vor, sobald es sich um Cholesteatome handelt, die noch vollständig mit Desquamationsprodukten ausgefüllt sind und tumorähnliches Wachstum zeigen, in deren Umkreis sich also Knochenresorptionszonen finden. Bei solchen kann es selbstverständlich infolge der akut einsetzenden profusen Exsudation, die von den tiefergelegenen epidermisierten Schleimhautbezirken ausgeht, und ganz besonders auch infolge der Verlegung des Abflußweges für das Exsudat durch den Cholesteatominhalt zu einer vorübergehenden, sehr erheblichen Drucksteigerung innerhalb der Cholesteatomhöhle kommen. Infolgedessen wird im Anschluß an ein derartiges Ereignis auch häufig der Cholesteatominhalt durch die profuse Exsudation zur Erweichung und Quellung gebracht und gleichzeitig aus der mehr oder weniger weiten Kommunikationsöffnung, die zwischen Cholesteatomhöhle und Gehörgang besteht, teilweise oder auch vollständig herausgepreßt und im Gehörgang abgelagert. Die akute Exacerbation kann so zuweilen heilungsfördernd wirken, vorausgesetzt, daß sie sonst komplikationslos abklingt. Es kann aber gleichzeitig unter Umständen auch in einigen besonders disponierten Bezirken, zu denen vor allem der Wulst des horizontalen Bogenganges gehört, zu einer umschriebenen Drucknekrose, zur Ausbildung einer Labyrinthfistel und damit zu Komplikationen von seiten des Labyrinthes kommen. Greift der akute Schub des entzündlichen Prozesses durch die Weichteilschichten vordringend, auf die Knochenresorptionsherde über, so kann er zu einem eitrigen Zerfall derselben führen und wir haben dann die Erscheinungen vor uns, die von alters her als Knochencaries bezeichnet werden. Im Anschluß an einen derartig eitrigen Zerfall des Knochenarrosionsgewebes kann sich weiterhin wieder, ähnlich wie bei der akuten Otitis, eine mehr oder weniger tiefgehende Knochennekrose mit Sequesterbildung entwickeln. Dadurch kann der Prozeß in wichtige Nachbarregionen fortgeleitet werden, so daß infolgedessen eine Mitbeteiligung des Labyrinthknochens eintritt, oder auch eine Überleitung auf die Schädelhöhle, mit Ausbildung eines perisinuösen oder extraduralen Abscesses, einer Meningitis oder eines Hirnabscesses erfolgt. Außerdem kann man auch im Verlaufe der chronischen Mittelohreiterungen, ähnlich wie bei der akuten, zuweilen einen Durchbruch des Entzündungsprozesses nach außen unter das Periost beobachten.

Wenn auch im allgemeinen das Wachstum des Cholesteatoms vorwiegend in den Warzenfortsatz erfolgt, so kommen zuweilen doch auch Fälle vor, bei denen sich die Cholesteatomhöhle auffallenderweise mehr nach vorne in die Pyramidenspitze hinein ausdehnt oder gar die vordere Gehörgangswand bis zur Cavitas glenoidalis aufsaugt. Als ein im ganzen recht seltenes Ereignis muß an dieser Stelle noch die Cholesteatombildung am Paukenboden erwähnt werden. Das gleiche gilt von der Entstehung sog. Anhangscholesteatome, die in unmittelbarer Nachbarschaft der eigentlichen Cholesteatomhöhle nach Art pneumatischer Zellräume in Erscheinung treten.

b) Der Gang der Untersuchung.

Die Fragen, welche bei Bestehen einer chronischen Otitis mit Hilfe des Röntgenbildes beantwortet werden sollen, sind folgende:

1. Welche Ausdehnung hat das pneumatische System? Insbesondere ist hierbei wegen des häufigen Vorkommens schwerer Pneumatisationshemmung auf isoliert liegende Zellen zu achten.

2. Welche Struktur zeigt der nicht pneumatisierte Knochen? Ist er spongiös oder sklerotisch?

3. Welche Veränderungen lassen sich an eventuell vorhandenen Zellen nachweisen?

4. Ist im Bereiche der Mittelohrräume eine Knochendestruktion zu erkennen und wodurch ist sie gegebenenfalls charakterisiert?

5. Läßt sich eine Usur des Tegmens und der knöchernen Sinusschale feststellen?

6. Wie verläuft das Tegmen und der Sinus sigmoideus?

Zur Beantwortung der Fragen 1, 2, 3, 5, 6 wird die Schläfenbeinaufnahme nach SCHÜLLER herangezogen. Zur Beantwortung der Frage 4 eignet sich am besten die Aufnahme nach E. G. MAYER. Soll das Labyrinth zur Darstellung gebracht werden, was in seltenen Fällen nötig ist, so wird zu diesem Zweck die Aufnahme nach STENVERS angefertigt. Ein Vergleich des kranken Schläfenbeines mit dem gesunden erübrigt sich fast immer wegen der meist bestehenden starken Pneumatisationshemmung. Ist diese vollständig, so ist ein Vergleich unnötig, weil geringe Differenzen in der Ausdehnung der Mittelohrräume und in der Art ihrer Begrenzung noch keine sicheren Rückschlüsse auf das Bestehen einer Knochenusur zulassen und wir eine solche erst dann annehmen können, wenn sie so hochgradig ist, daß differentialdiagnostisch eine Pneumatisationsstörung allein nicht mehr in Frage kommt. Ist sie unvollständig, so zeigen meist die pneumatischen Räume beider Schläfenbeine verschiedenen Aufbau, so daß eine Vergleichsmöglichkeit fehlt. Als ergänzende Aufnahme zur Darstellung des Tegmens und der knöchernen Sinusschale kommt in unklaren Fällen die Aufnahme nach BUSCH in Frage.

c) Das röntgenologische Bild der chronischen Mittelohrentzündung.

α) Die einfache chronische Schleimhauteiterung.

Die einfache chronische Schleimhauteiterung unterscheidet sich im Röntgenbild von der akuten in der überwiegenden Mehrzahl der Fälle durch das Bestehen einer deutlichen *Pneumatisationshemmung*. Chronische Eiterungen bei normaler oder annähernd normaler Pneumatisation sind selten. Es handelt sich dann um Fälle, in welchen der Entzündungsprozeß ausschließlich in der Paukenhöhle lokalisiert ist und das Mastoid nicht in Mitleidenschaft gezogen wurde. Dagegen findet sich häufig eine komplette Pneumatisationshemmung, wobei der nicht pneumatisierte Knochen spongiös oder sklerotisch sein kann (s. Abb. 142 und 143). Sind Zellen in geringer Zahl vorhanden, so sind sie meist entsprechend dem Pneumatisationstypus bei hyperplastischer Schleimhaut unregelmäßig angeordnet, bisweilen im ganzen Warzenfortsatz verstreut. Erstreckt sich der chronische Entzündungs-

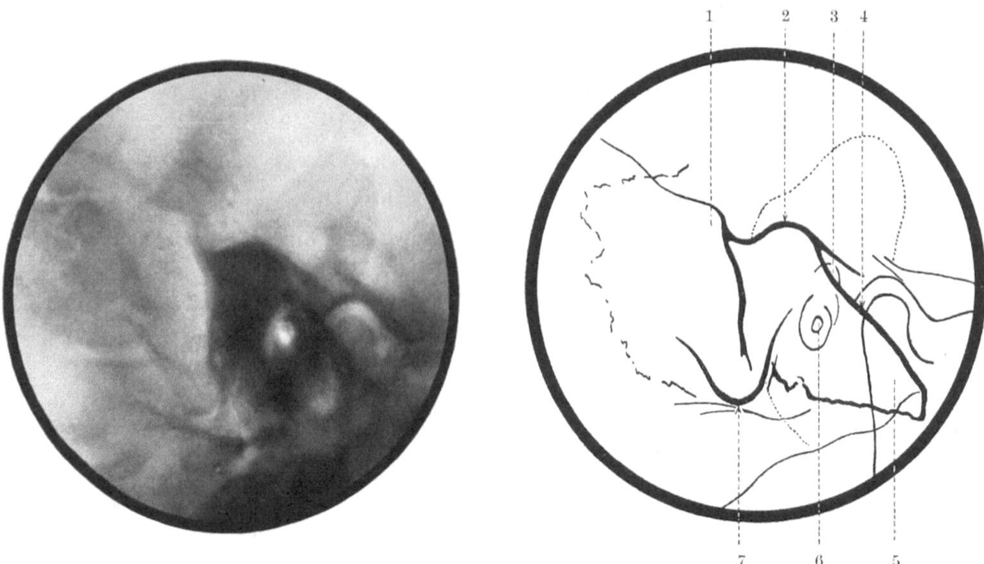

Abb. 142 und Skizze. Schläfenbeinaufnahme nach SCHÜLLER. (Typische Einstellung.) *Chronische Otitis.* Komplette Pneumatisationshemmung, Antrum nicht erkennbar, es kann daher nicht wesentlich erweitert sein. Über der durch äußeren Gehörgang und Paukenhöhle bedingten Aufhellung sieht man, vom oberen Kontur der Pyramide durchzogen, die Aufhellung des Attik. Der Sinus ist etwas vorgelagert und lateralponiert. Legende zur Skizze: 1 Gegend des oberen Sinusknies; 2 oberer Pyramidenkontur im Bereiche der Eminentia arcuata; 3 Attik; 4 oberer Pyramidenkontur im Bereiche der Pyramidenspitze; 5 Pyramidenspitze, über den Unterkiefer projiziert; 6 äußerer Gehörgang + Paukenhöhle + innerer Gehörgang; 7 Spitze des Warzenfortsatzes. (Die punktierte Linie bezeichnet den äußeren Kontur des Schattens der Ohrmuschel.)

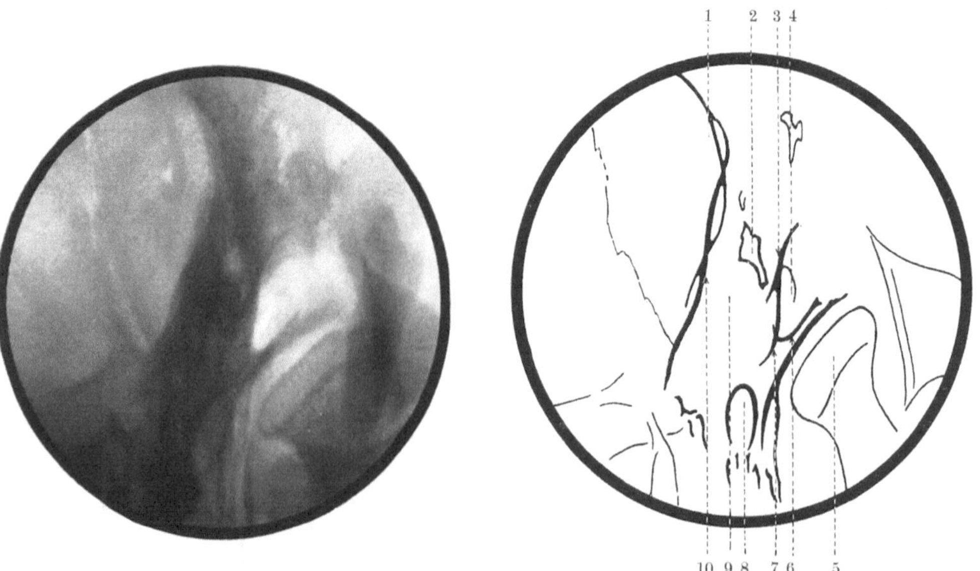

Abb. 143 und Skizze. Schläfenbeinaufnahme nach E. G. MAYER. (Typische Einstellung.) *Chronische Otitis.* Komplette Pneumatisationshemmung, Antrum nicht erweitert, periantral der Knochen stark verdichtet, röntgenologisch keine Zeichen einer Knochenusur nachweisbar. Legende zur Skizze: 1 Gegend des oberen Sinusknies. 2 Antrum mastoideum; 3 hintere Gehörgangswand; 4 Attik; 5 Kieferköpfchen; 6 äußerer Rand des Os tympanicum; 7 vorderer Kontur des Warzenfortsatzes; 8 Canalis caroticus; 9 kompakter Labyrinthkern; 10 hinterer Kontur der Pyramide.

prozeß auch auf die Hohlräume des Mastoids, dann ist das Antrum, ebenso wie eventuell vorhandene Zellen, immer dicht verschattet. Diese Verschattung kann jedoch allein durch hyperplastische Schleimhaut bedingt, also nur Folge der Pneumatisationsstörung sein und läßt daher noch nicht den Schluß zu, daß sich in den Hohlräumen des Warzenfortsatzes tatsächlich ein Entzündungsprozeß abspielt. Ist dagegen das Antrum gut hell, mithin lufthaltig, so ist das Bestehen eines solchen daselbst unwahrscheinlich. Knochenveränderungen, die auf die Entzündung zurückgeführt werden könnten, finden sich bei dieser Form der chronischen Otitis nicht, da ja die entzündlichen Erscheinungen nur die oberflächlichen Schichten der stark verdickten Schleimhaut betreffen.

β) Die desquamative Mittelohrentzündung.

Die desquamative Mittelohrentzündung unterscheidet sich in den Anfangsstadien im Röntgenbild durch nichts von der einfachen chronischen Schleimhauteiterung. Auch hier gilt, daß wir in der überwiegenden Mehrzahl der Fälle eine schwere Pneumatisationshemmung finden, daß es aber auch vereinzelt Ausnahmen gibt, bei welchen eine gute

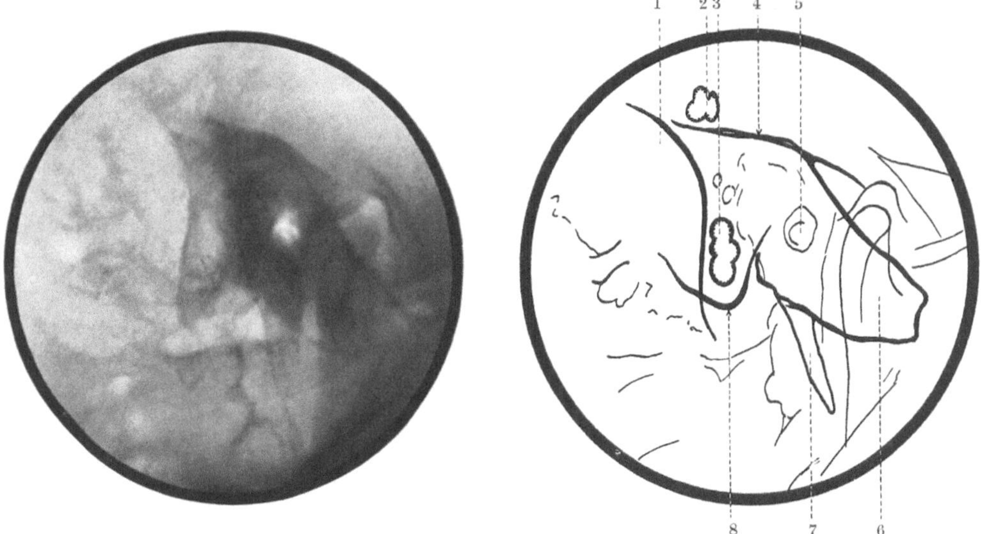

Abb. 144 und Skizze. Schläfenbeinaufnahme nach Schüller. (Typische Einstellung.) *Chronische Otitis.* Hochgradige Pneumatisationshemmung. Ein größerer Hohlraum ist retrofacial zu sehen, mehrere kleine Zellen liegen vor dem oberen Sinusknie. Die Zellen sind verschattet und unscharf begrenzt, doch kann daraus noch nicht der Schluß auf eine Knochenusur gezogen werden, weil die Ursache möglicherweise allein in der Pneumatisationsstörung liegt. Der Sinus befindet sich in normaler Lage. Legende zur Skizze: 1 Gegend des oberen Sinusknies; 2 isolierter kleiner Zellkomplex; 3 retrofacial gelegener kleiner Hohlraum; 4 oberer Pyramidenkontur im Bereiche der Eminentia arcuata; 5 äußerer Gehörgang + Paukenhöhle + innerer Gehörgang; 6 Pyramidenspitze, auf den Unterkiefer projiziert; 7. Processus styloideus; 8. Spitze des Warzenfortsatzes.

Pneumatisation vorliegt und sich der entzündliche Prozeß dann auf die Paukenhöhle beschränkt. So wie bei der einfachen, chronischen Schleimhauteiterung, läßt auch hier der Befund einer *Verschattung* noch nicht den sicheren Schluß zu, daß dieselbe durch den Entzündungsprozeß bedingt sei, da die Luft aus den Zellen und dem Antrum sowohl durch Eiter und Granulationsgewebe, als auch durch hyperplastische Schleimhaut verdrängt sein kann. Gute Helligkeit des Antrums und der Zellen spricht auch hier gegen einen Entzündungsprozeß im Mastoid. Zur Annahme eines solchen berechtigt einzig und allein der sichere Nachweis einer *Knochenusur.* Dieser äußert sich zuerst darin, daß Attik, Antrum

10*

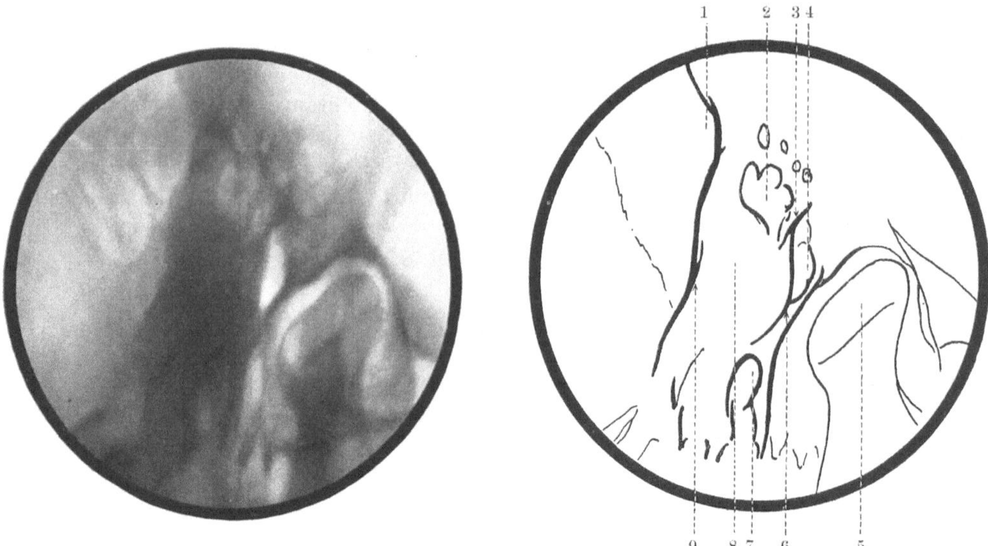

Abb. 145 und Skizze. Schläfenbeinaufnahme nach E. G. MAYER. (Typische Einstellung.) *Chronische Otitis.* Starke, aber nicht komplette Pneumatisationshemmung. Es sind nur wenige Zellen periantral zu erkennen; das Antrum mastoideum ist ziemlich groß und unregelmäßig begrenzt. Das Antrum und die Zellen sind verschattet. Aus der Größe des Antrums läßt sich noch nicht der Schluß auf eine Knochenusur ziehen, weil die Pneumatisationshemmung zu einem Zeitpunkt eingesetzt haben kann, da das Antrum groß war. Legende zur Skizze: 1 Gegend des oberen Sinusknies; 2 Antrum; 3 hintere Gehörgangswand; 4 Attik; 5 Kieferköpfchen; 6 vorderer Kontur des Warzenfortsatzes; 7 Canalis caroticus; 8 kompakter Labyrinthkern; 9 hinterer Kontur der Pyramide.

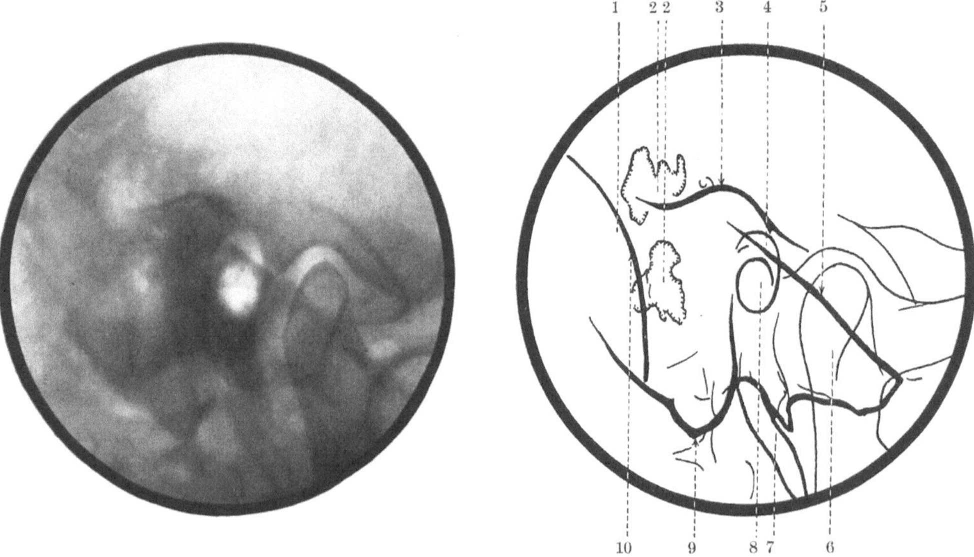

Abb. 146 und Skizze. Schläfenbeinaufnahme nach SCHÜLLER. (Typische Einstellung.) *Chronische Otitis.* Starke, aber nicht komplette Pneumatisationshemmung. Es befindet sich je ein unregelmäßig konfigurierter, großer Hohlraum vor dem oberen Sinusknie und vor der Mitte des Sinus sigmoideus, also hinten-oben und hinten-unten vom Antrum mastoideum. Diese Hohlräume sind verschattet und unscharf begrenzt. Sie sind wahrscheinlich durch Konfluieren mehrerer Zellen auf Grund entzündlicher Knochenresorption entstanden. In ihrer Umgebung ist der Knochen verdichtet. Der Sinus befindet sich in normaler Lage. Legende zur Skizze: 1 Gegend des oberen Sinusknies; 2 Hohlräume im Warzenfortsatz; 3 oberer Pyramidenkontur im Bereiche der Eminentia arcuata; 4 Attik; 5 oberer Kontur der Pyramide im Bereiche der Pyramidenspitze; 6 Pyramidenspitze über das Kieferköpfchen projiziert; 7 Processus styloideus; 8 äußerer Gehörgang + Paukenhöhle + innerer Gehörgang; 9 Spitze des Warzenfortsatzes; 10 hinterer Kontur der Pyramide.

und eventuell vorhandene Zellen, die selbstverständlich infolge des Entzündungsprozesses verschattet sind, unscharf begrenzt werden und daß vorwiegend erstere auch eine *Erweiterung* erfahren, die auf Knochenabbau zurückzuführen ist. Sind die Veränderungen nicht stark ausgesprochen, so lassen sie noch nicht die Annahme einer Knochenarrosion auf chronisch entzündlicher Basis zu, denn die Unschärfe der Begrenzung der Hohlräume und selbst das Unkenntlichsein der sie normalerweise umgebenden Corticalis kann eine Folge der Pneumatisationsstörung sein (s. Abb. 144). Auch das Vorhandensein eines großen, verschatteten und unscharf begrenzten Antrums berechtigt, solange seine Ausdehnung eine gewisse Grenze nicht überschritten hat, noch nicht zu der Annahme einer

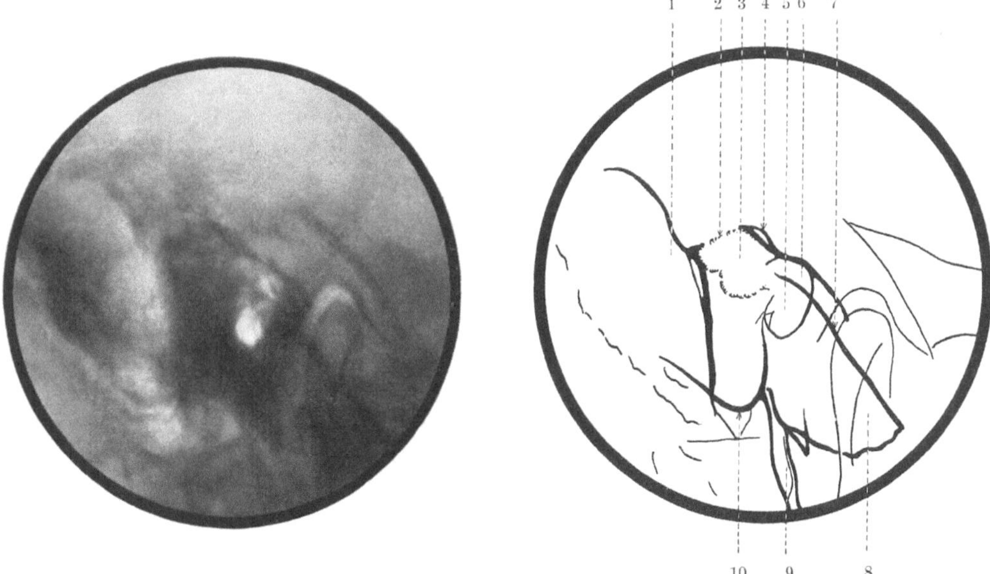

Abb. 147 und Skizze. Schläfenbeinaufnahme nach SCHÜLLER. (Typische Einstellung.) *Chronische Otitis.* Fast komplette Pneumatisationshemmung. Hinten-oben vom äußeren Gehörgang und der Paukenhöhle ist eine dem erweiterten und unregelmäßig konfigurierten Antrum entsprechende Aufhellung zu sehen. Der obere Pyramidenkontur, der hier dem Tegmen antri entspricht, ist an dieser Stelle infolge Knochenusur undeutlich. Der Sinus befindet sich in normaler Lage. Legende zur Skizze: 1 Gegend des oberen Sinusknies; 2 usuriertes Tegmen antri; 3 Antrum mastoideum; 4 oberer Pyramidenkontur im Bereiche der Eminentia arcuata; 5 äußerer Gehörgang + Paukenhöhle + innerer Gehörgang; 6 Attik; 7 oberer Kontur der Pyramide im Bereiche der Pyramidenspitze; 8 Pyramidenspitze, auf den Unterkiefer projiziert; 9 Processus styloideus; 10 Spitze des Warzenfortsatzes.

Ausweitung desselben durch Knochenarrosion. Denn, wenn die Pneumatisationsstörung erst am Ende des ersten Lebensjahres eingesetzt hat, dann ist die Unterteilung des Antrums unterblieben und dieses kann zeitlebens groß bleiben (s. Abb. 145). Ein ganz gleiches Bild können wir aber auch dann vor uns haben, wenn die Pneumatisationsstörung zu Beginn des ersten Lebensjahres einsetzte, zu einem Zeitpunkt also, in welchem das Antrum klein war, und dieses später durch Usurierung seiner Wände im Verlaufe einer chronischen, desquamativen Mittelohrentzündung ausgeweitet wurde. Es läßt sich in solchen Fällen meist nicht sagen, ob das Antrum zur Zeit der Untersuchung infolge einer Pneumatisationsstörung oder einer Knochenusur weit ist. Das Röntgenbild der chronischen Mittelohrentzündung unterscheidet sich demnach in vielen Fällen auch bei Bestehen einer Knochenaffektion noch nicht von solchen Bildern, wie wir sie bisweilen auf Grund einer Pneumatisationshemmung sehen können. Wir können die Knochenusur meist auch nicht durch Aufnahmen in verschiedenen Stadien der Erkrankung feststellen, da sie, falls keine akute Exacerbation der Eiterung zu einer raschen Knocheneinschmelzung führt, nur sehr langsam fortschreitet und wir selbst in Zeiträumen von einem oder mehreren Jahren, besonders bei Patienten, die wegen ihrer chronischen Mittelohrentzündung in Behandlung stehen, von Untersuchung zu Untersuchung röntgenologisch kaum eine Veränderung finden. Um also bei einer chronischen, desquamativen Mittelohrentzündung röntgenologisch die Diagnose eines Entzündungsprozesses stellen zu können, ist es nötig, daß eine Knochenaffektion vorliegt, die entweder ziemlich weit vorgeschritten ist, oder aber an einer Stelle des Schläfenbeines zum Ausdruck kommt, die der Röntgenuntersuchung gut zugängig ist und sich hier in einer Weise manifestiert, die ein frühzeitiges Unterscheiden von dem Bilde reiner Pneumatisationshemmung ermöglicht. Dabei spielt die Beschaffenheit des Warzenfortsatzes eine wesentliche Rolle. Besteht eine relativ gute Pneumatisation, so kann an den Zellwänden die Knochenusur wesentlich früher zum Ausdruck kommen als bei kompletter Hemmung an der Wand des Antrums. Übrigens ist das Antrum bei dieser Form der chronischen Otitis relativ selten stark erweitert. Die Knochenzerstörung im Bereiche der Zellen erkennen wir, ähnlich wie bei der Mastoiditis, an dem Auftreten größerer, unregelmäßig und unscharf begrenzter Hohlräume, die durch Konfluieren mehrerer Zellen entstanden sind, nachdem durch langsam fortschreitenden Knochenabbau vom Zellumen aus die trennenden Zellwände zerstört wurden (s. Abb. 146). Im Gegensatz zur Mastoiditis fehlt jedoch die hier meist vorhandene Aufhellung des umgebenden Knochens. Solche Destruktionsherde, die durch eine unregelmäßig und etwas unscharf begrenzte größere Aufhellung im Mastoid charakterisiert sind, treten häufig multipel, entsprechend den einzelnen Zellkomplexen, von welchen sie ausgehen, auf. Seltener sieht man nur eine einheitliche, große Höhle. Geht die Zerstörung des Knochens, über die äußersten Grenzen des Zellkomplexes hinausgreifend, in der Diploe des nicht pneumatisierten Knochens weiter, so kann die Abgrenzung der dem Destruktionsherd entsprechenden Aufhellung sehr undeutlich werden. Wird das *Tegmen* und die *knöcherne Sinusschale* usuriert, so erfährt deren Kontur an der betreffenden Stelle eine, oder häufiger mehrere kurze Unterbrechungen durch Aufhellungen, die mit der dem Destruktionsherd oder den erkrankten Zellen entsprechenden Aufhellung in Zusammenhang stehen (s. Abb. 147), vorausgesetzt, daß der Defekt am Tegmen oder der knöchernen Sinusschale so gelegen ist, daß diese an der betreffenden Stelle von den Strahlen tangential getroffen werden. Da dies nicht immer der Fall ist und speziell das Tegmen im Röntgenbild mitunter recht schlecht zur Darstellung gelangt, so ist insbesondere der *negative röntgenologische Befund* in solchen Fällen *nicht* als *beweisend* für das Fehlen einer Erkrankung des Tegmens oder der knöchernen Sinusschale anzusehen.

Bisweilen kann eine durch Blindsackbildung am oberen Sinusknie bedingte Aufhellung als isolierte Zelle, deren Wand gegen den Sinus zu zerstört ist, imponieren. Die Differentialdiagnose ermöglicht hier der Umstand, daß bei der Aufnahme nach E. G. Mayer der Kontur des Sinus in den des Blindsackes in bogenförmiger Krümmung übergeht, während bei Vorliegen einer Zelle die Reste der noch erhaltenen medialen Zellwand in dieser Aufnahmerichtung sich spornförmig an der Grenze zwischen Sinus und Zelle vorschieben (s. Abb. 148 a und b und 149 a und b). Eine Erweiterung des Antrums nach hinten-oben zu kann in der Aufnahmerichtung nach E. G. Mayer dadurch vorgetäuscht werden, daß das obere Sinusknie von einer Knochenplatte überdeckt ist. Eine solche zeigt nämlich einen verdickten und verdichteten freien Rand, während die übrige Platte dünn und daher wenig schattengebend ist. Reicht nun das Antrum bis an die hintere Pyramidenfläche, so ist seine Aufhellung nur durch den schmalen Schattenstreifen der dünnen knöchernen Sinusschale von jener der hinteren Schädelgrube

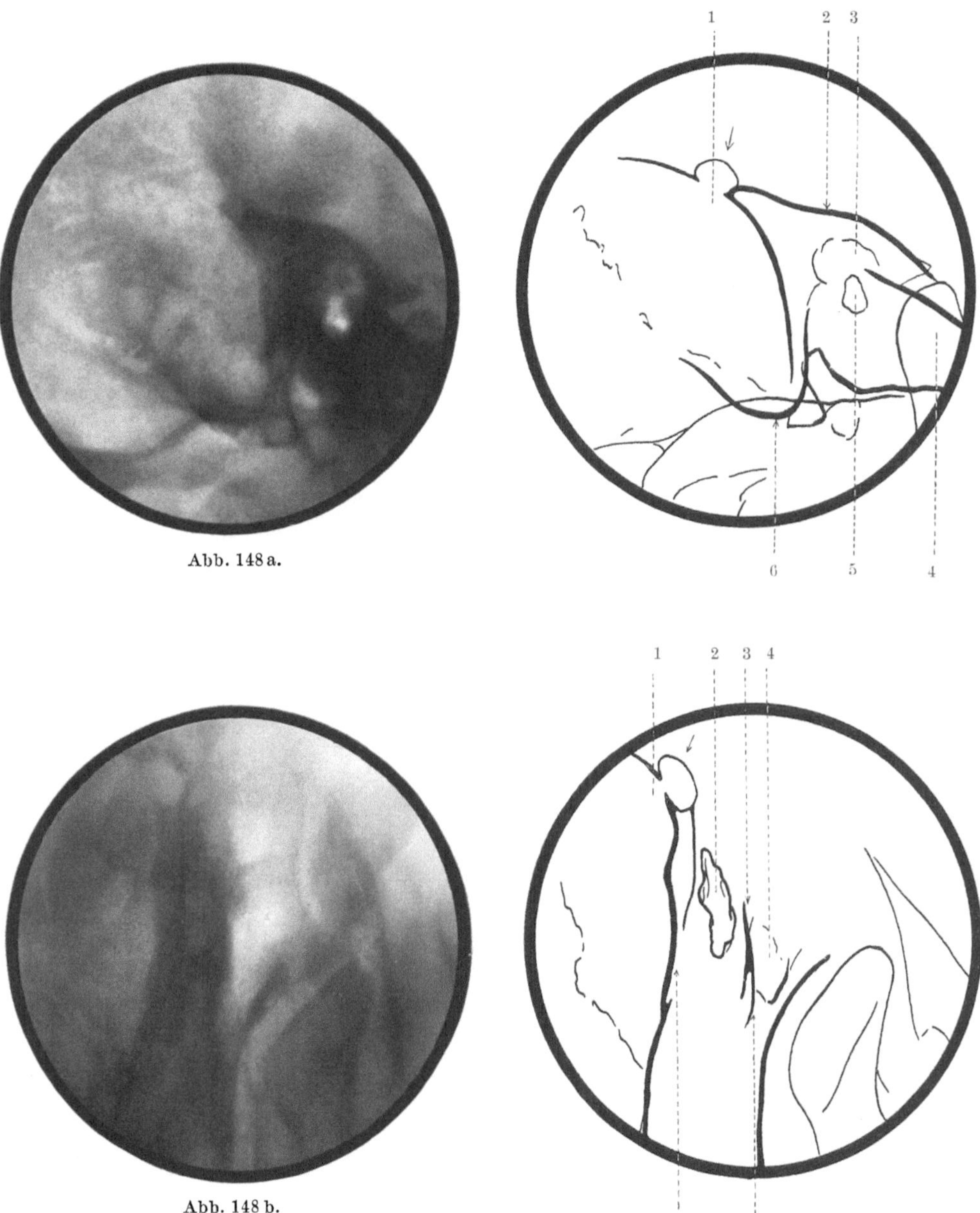

Abb. 148 a.

Abb. 148 b.

Abb. 148a, b und Skizzen. a Schläfenbeinaufnahme nach Schüller. (Typische Einstellung.) b) Schläfenbeinaufnahme nach E. G. Mayer. (Typische Einstellung.) *Chronische Otitis.* Beide Aufnahmen zeigen in der Gegend des oberen Sinusknies eine über dem Sulcus sigmoideus gelegene, kleinbohnengroße, etwas unscharf begrenzte Aufhellung, durch welche der obere Kontur des Sulcus sigmoideus unterbrochen wird. Diese Aufhellung entspricht einer, am oberen Sinusknie gelegenen, isolierten Zelle, in deren Bereich die knöcherne Sinusschale usuriert ist. Der Sinus ist vorgelagert. Das Antrum mastoideum ist weit, ebenso der Attik. Legende zur Skizze a: 1 Gegend des oberen Sinusknies; 2 oberer Kontur der Pyramide im Bereiche der Eminentia arcuata; 3 Attik; 4 Pyramidenspitze, auf den Unterkiefer projiziert; 5 äußerer Gehörgang + Paukenhöhle + innerer Gehörgang; 6 Spitze des Warzenfortsatzes. (Der Pfeil weist auf die Zelle über dem oberen Sinusknie.) Legende zur Skizze b: 1 Gegend des oberen Sinusknies; 2 Antrum mastoideum; 3 hintere Gehörgangswand; 4 Attik, auf den äußeren Gehörgang projiziert; 5 vorderer Kontur des Warzenfortsatzes; 6 hinterer Kontur der Pyramide. (Der Pfeil weist auf die Zelle über dem oberen Sinusknie.)

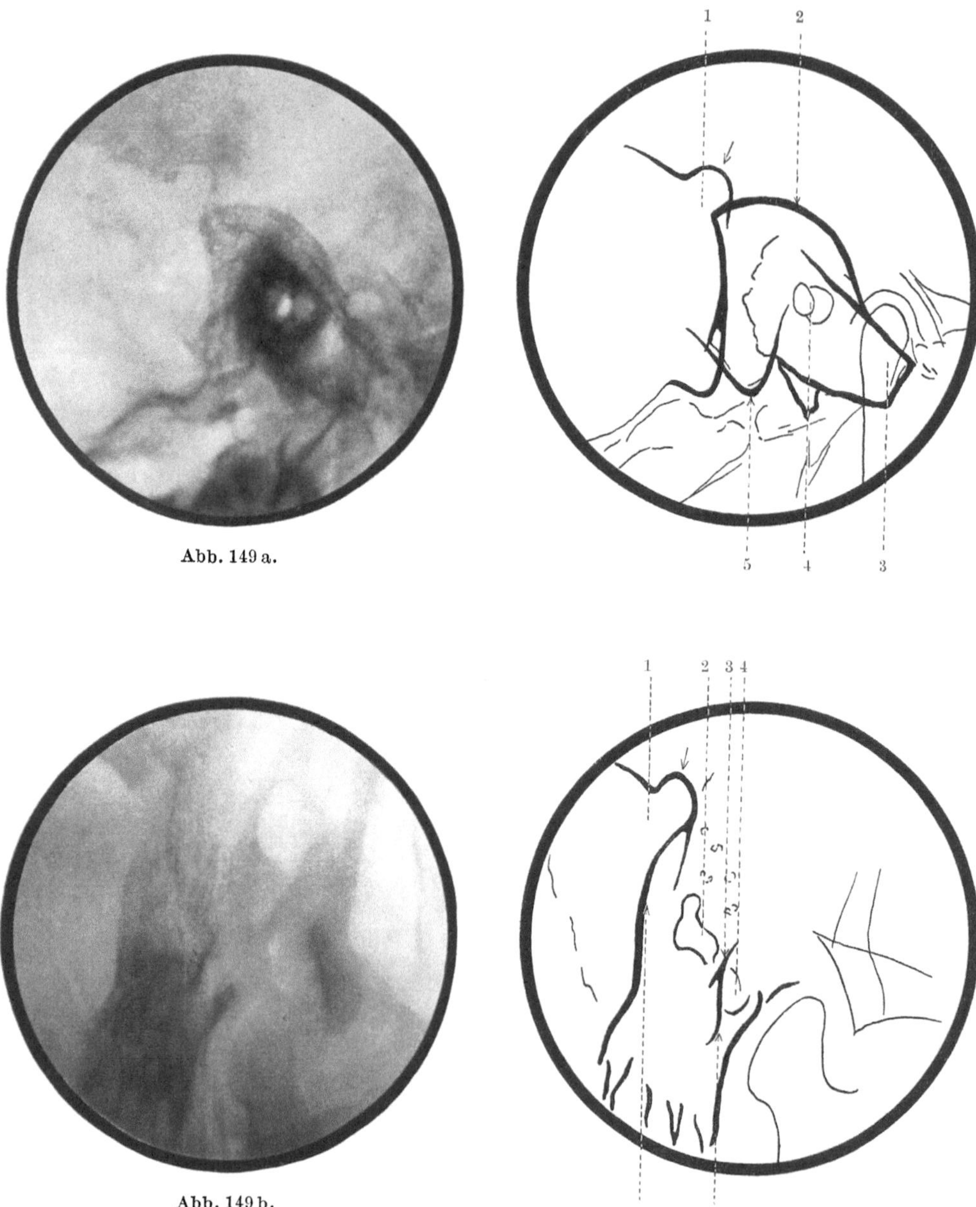

Abb. 149 a.

Abb. 149 b.

Abb. 149a, b und Skizzen. a Schläfenbeinaufnahme nach SCHÜLLER. (Typische Einstellung.) b Schläfenbeinaufnahme nach E. G. MAYER. (Typische Einstellung.) Beide Aufnahmen zeigen, ähnlich wie die korrespondieren-
den Abb. 113a und b, am oberen Sinusknie eine kleinbohnengroße Aufhellung, durch welche der obere Kontur
des Sulcus sigmoideus scheinbar unterbrochen ist. Es handelt sich hier um einen *Blindsack des Sinus sigmoideus*
im Bereiche des oberen Knies und nicht um eine isolierte Zelle mit Zerstörung der knöchernen Sinusschale, denn
der Kontur des Sulcus sigmoideus geht kontinuierlich über in die durch den Blindsack bedingte Delle der seitlichen Schädelwand. Der Sinus befindet sich in normaler Lage. Legende zur Skizze a: 1 Gegend des oberen
Sinusknies; 2 oberer Kontur der Pyramide im Bereiche der Eminentia arcuata; 3 Pyramidenspitze, auf das
Kieferköpfchen projiziert; 4. äußerer Gehörgang + Paukenhöhle + innerer Gehörgang; 5 Spitze des Warzenfortsatzes. (Der Pfeil weist auf die Stelle des Blindsackes.) Legende zur Skizze b: 1 Gegend des oberen Sinusknies; 2 Antrum mastoideum; 3 hintere Gehörgangswand; 4 Attik, auf den äußeren Gehörgang projiziert;
5 vorderer Kontur des Warzenfortsatzes; 6 hinterer Kontur der Pyramide.

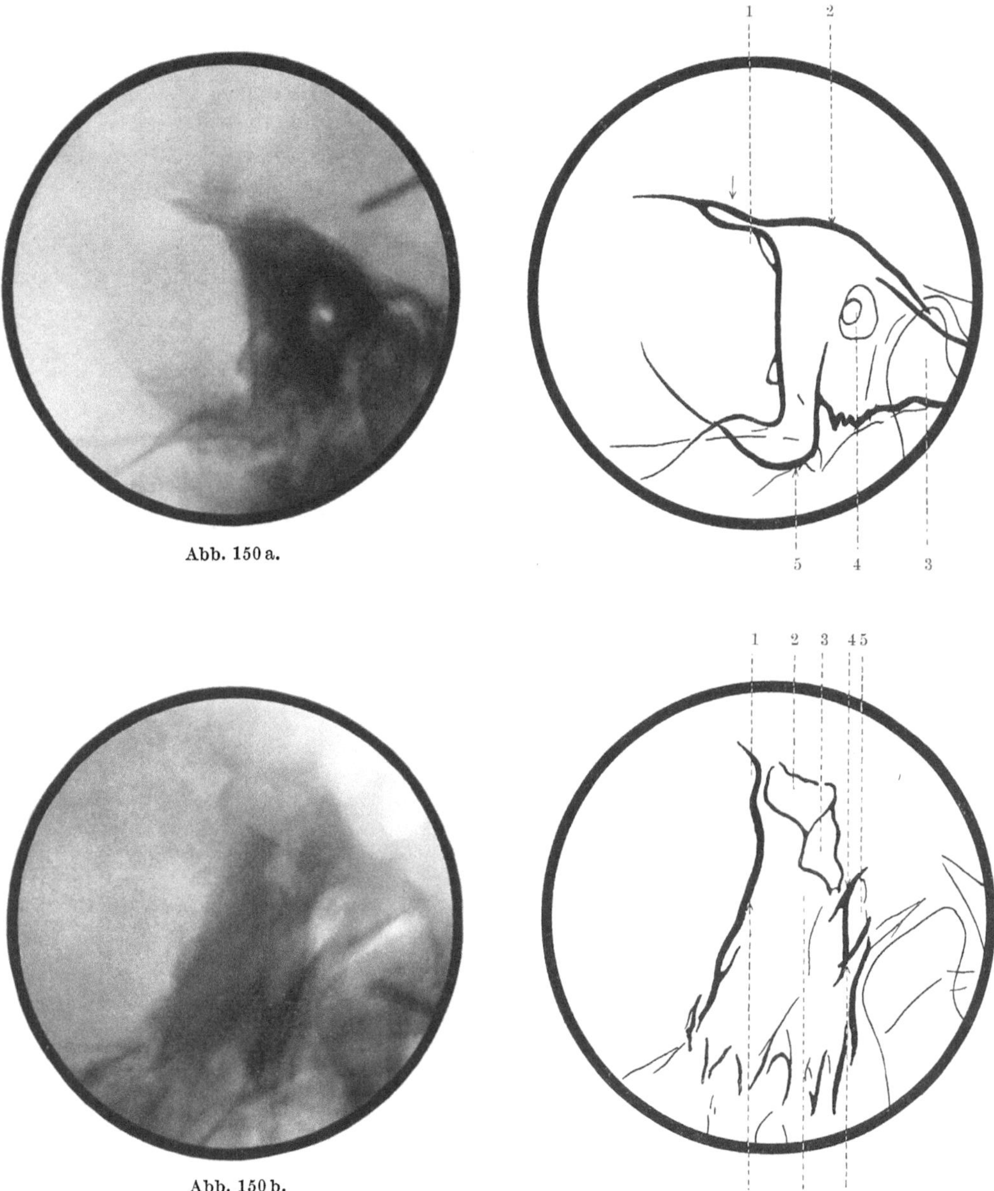

Abb. 150 a.

Abb. 150 b.

Abb. 150a, b und Skizzen. a Schläfenbeinaufnahme nach Schüller. (Typische Einstellung.) b Schläfenbeinaufnahme nach E. G. Mayer. (Der Fokus der Röhre stand etwas zu weit ventral, die Neigung des Zielstrahles
zur Deutschen Horizontalen war etwas zu gering.) Die Aufnahme nach Schüller (a) zeigt eine *Knochenplatte*
über dem oberen Sinusknie. Der Sinus ist gleichzeitig vorgelagert und schneidet ziemlich tief in die Pyramide
ein. In der Aufnahmerichtung nach E. G. Mayer (b) geht die Aufhellung des Antrum mastoideum in eine
große Aufhellung über, die gegen das obere Sinusknie zu gelegen ist, aber nicht einer Ausweitung des Antrums
entspricht, sondern dadurch bedingt ist, daß die Knochenplatte, welche das obere Sinusknie überdeckt, in den
lateralen, an das Antrum angrenzenden Partien sehr dünn ist. Legende zur Skizze a: 1 Gegend des oberen
Sinusknies; 2 oberer Pyramidenkontur im Bereiche der Eminentia arcuata; 3 Pyramidenspitze, das Kieferköpfchen überlagernd; 4 äußerer Gehörgang + Paukenhöhle + innerer Gehörgang; 5 Spitze des Warzenfortsatzes. (Der Pfeil weist auf die Knochenplatte über dem oberen Sinusknie.) Legende zur Skizze b: 1 Gegend
des Sinus transversus im vorderen Anteil; 2 Gegend des oberen Sinusknies durch die das obere Sinusknie über-
deckende Knochenplatte gesehen; 3 Antrum mastoideum; 4 hintere Gehörgangswand; 5 Attik; 6 vorderer
Rand des Warzenfortsatzes; 7 kompakter Labyrinthkern; 8 rückwärtiger Kontur der Pyramide.

getrennt. Von dieser letzteren Aufhellung ist aber ein kleiner, unmittelbar an das Antrum angrenzender Teil in der Gegend des oberen Sinusknies durch einen dichten Schattenstreifen, der vom verdickten freien Rand der das obere Sinusknie überdachenden Knochenplatte gebildet wird, solcherart abgetrennt, daß dieser Teil als zum Antrum gehörig imponiert und so eine starke Erweiterung des Antrums vorgetäuscht wird (s. Abb. 150 a und b). Denn daß die knöcherne Sinusschale als feine Schattenlinie diese beiden Aufhellungen trennt, schützt nicht vor diesem Irrtum, da auch unter anderen Verhältnissen die nur vom Antrum bewirkte Aufhellung in ganz analoger Weise von der Schattenlinie der knöchernen Sinusschale durchzogen sein kann, und zwar dann, wenn sich der Sinus etwas in die hintere Pyramidenfläche eingegraben hat. Die SCHÜLLERsche

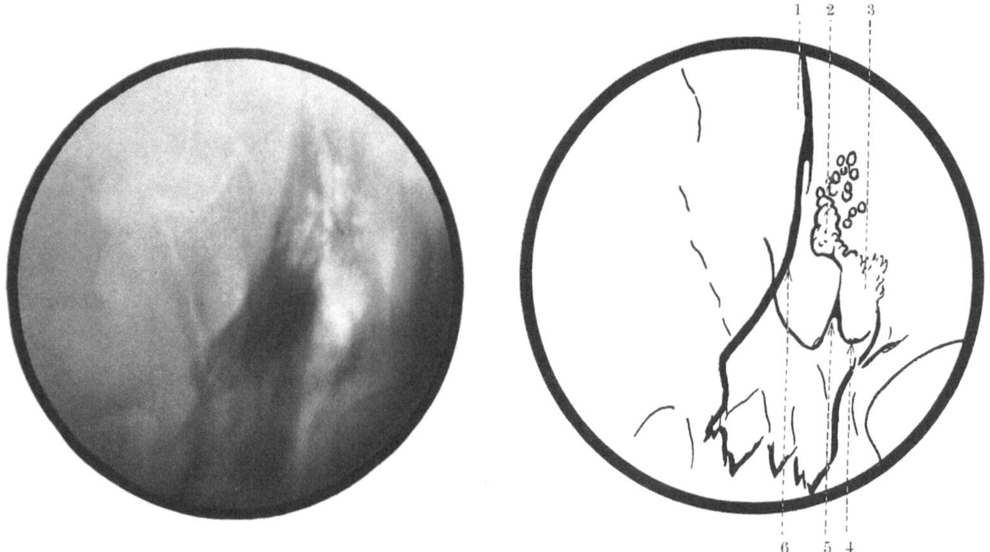

Abb. 151 und Skizze. Schläfenbeinaufnahme nach E. G. MAYER. (Typische Einstellung.) *Chronische Otitis.* Das pneumatische System ist ziemlich schlecht entwickelt. Die Zellen sind etwas verschattet. Der Attik ist sehr geräumig. Die laterale Attikwand ist nicht erkennbar, an ihrer Stelle befindet sich eine unregelmäßige Aufhellung als Ausdruck einer Knochenusur in diesem Bereiche. Legende zur Skizze: 1 Gegend des oberen Sinusknies; 2 Antrum mastoideum; 3 Attik; 4 äußerer Rand des Os tympanicum; 5 vorderer Kontur des Warzenfortsatzes; 6 hinterer Kontur der Pyramide.

Aufnahme wird uns in solchen Fällen Aufklärung bringen, da wir auf dieser die Existenz einer solchen Knochenplatte leicht festzustellen vermögen.

In ganz analoger Weise wie in den pneumatischen Räumen des Warzenfortsatzes kann sich eine Knochenusur auch im Bereiche des Attik abspielen. Sie kann auch hier schlecht zu erkennen sein. Das Verhalten des Tegmens, der lateralen Attikwand und der Gehörknöchelchen ist für ihren Nachweis maßgebend. Für ersteres gelten die schon vorhin besprochenen Gesichtspunkte. Die laterale Attikwand kommt bei der Aufnahme nach E. G. MAYER und hier nur flächenhaft zur Darstellung. Eine Usur in ihrem Bereiche kann sich infolgedessen allein darin äußern, daß die dem Attik entsprechende Aufhellung an Intensität zunimmt. Da aber die Schattendichte in diesem Bereiche infolge der sehr variablen Höhe des Attik von Fall zu Fall sehr verschieden ist und auch die durch einen normalen Attik bewirkte Aufhellung ganz unregelmäßig abgegrenzt sein kann, so läßt sich hier ebenfalls eine Usur des Knochens durch einen entzündlichen Prozeß nur dann röntgenologisch feststellen, wenn sie hochgradig ist und dadurch im Röntgenbild in diesem

Bereiche eine große, intensive, unscharf abgegrenzte Aufhellung hervorgerufen wird, die den oberen Teil des Annulus tympanicus mit einbezieht und die gleiche Schattendichte aufweist wie jener Bereich, in welchen wir normalerweise unter dem Annulus tympanicus durch den äußeren Gehörgang und die Paukenhöhle hineinsehen (s. Abb. 151).

Das völlige oder teilweise Fehlen des Schattenbildes der Gehörknöchelchen im Röntgenbild, das wir bei chronischen Otitiden, die mit einer Knochenresorption einhergehen, oft finden, ist diagnostisch von minderer Bedeutung. Die Gehörknöchelchen können bei den typischen Aufnahmen auch in Normalfällen nicht kenntlich sein und ihre Darstellung dann eine atypische Projektion erfordern. Die Anwendung einer solchen allein zu diesem Zwecke wird jedoch in den meisten Fällen überflüssig sein. Manchmal bilden sich im

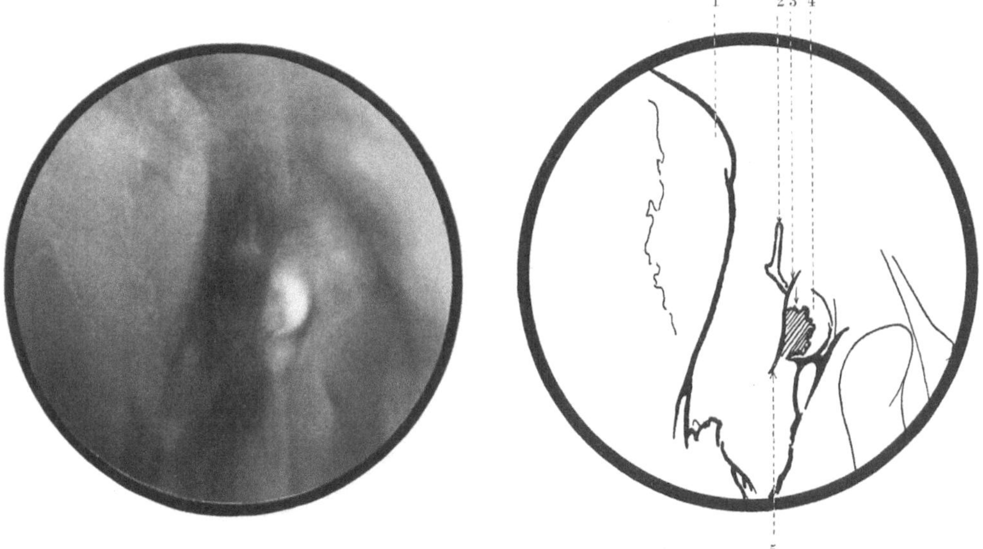

Abb. 152 und Skizze. Schläfenbeinaufnahme nach E. G. MAYER. (Typische Einstellung.) *Chronische Otitis.* Osteophytenbildung im Attik. Komplette Pneumatisationshemmung. Das Antrum ist schmal. Der Knochen ist periantral stark verdichtet. Im Bereiche des Attik sieht man einen unregelmäßig konfigurierten, durch Osteophytenbildung bedingten, kalkdichten Schatten. Legende zur Skizze: 1 Gegend des oberen Sinusknies; 2 Antrum mastoideum; 3 hintere Gehörgangswand; 4 Attik; 5 vorderer Kontur des Warzenfortsatzes. (Der Pfeil weist auf die Osteophytenbildung [schraffiert].)

Attik große Osteophyten, die im Röntgenbild eine gewisse Ähnlichkeit mit Gehörknöchelchen aufweisen können. Sie unterscheiden sich von diesen jedoch meist durch größere Schattendichte und durch ganz unregelmäßige, zackige Konturierung (s. Abb. 152).

γ) Die Cholesteatomeiterung.

Im vorgeschrittenen Stadium der Knochenzerstörung finden wir beim Cholesteatom typische, von den eben beschriebenen völlig differente Röntgenbilder. Im Anfangsstadium fehlen jedoch auch hier charakterisierende Momente. Es findet sich meist ein geräumiges, verschattetes, ziemlich regelmäßig, aber unscharf begrenztes Antrum und, seltener als bei der desquamativen, chronischen Otitis, auch Zellen, die dann meist analoge Veränderungen aufweisen. Mit zunehmendem Wachstum des Cholesteatoms treten sowohl im Antrum, als auch im Attik wesentliche Veränderungen auf. Die Knochenzerstörung kann in diesen beiden Hohlräumen parallel gehen. Oft aber überwiegt sie im Antrumraum oder im Attik, so daß wir nur den einen oder den anderen verändert finden. Am Antrum können

wir auf der Aufnahme nach E. G. MAYER feststellen, daß die Knochenusur allmählich
zu einer gleichmäßigen Ausweitung desselben führt und zugleich mit der Größenzunahme
des Hohlraumes seine Begrenzung regelmäßiger und schärfer wird, so daß endlich eine
große, intensive, vollkommen scharf konturierte, meist rundliche, seltener buchtig aus-
ladende Aufhellung, die die Gegend des Antrums und seine Umgebung einnimmt, resultiert.
Die Ausdehnung des Hohlraumes erfolgt in der Pars mastoidea meist ohne vorerst den
kompakten Labyrinthknochen in erkennbarer Weise in Mitleidenschaft zu ziehen. Dagegen
kann es zu einer Usur der hinteren-oberen Gehörgangswand kommen, und zwar meist im
innersten Anteil derselben, seltener weiter lateral. Dadurch wird der Antrum und Attik
trennende Knochen zerstört, so daß diese beiden Räume nun eine gemeinsame, in den

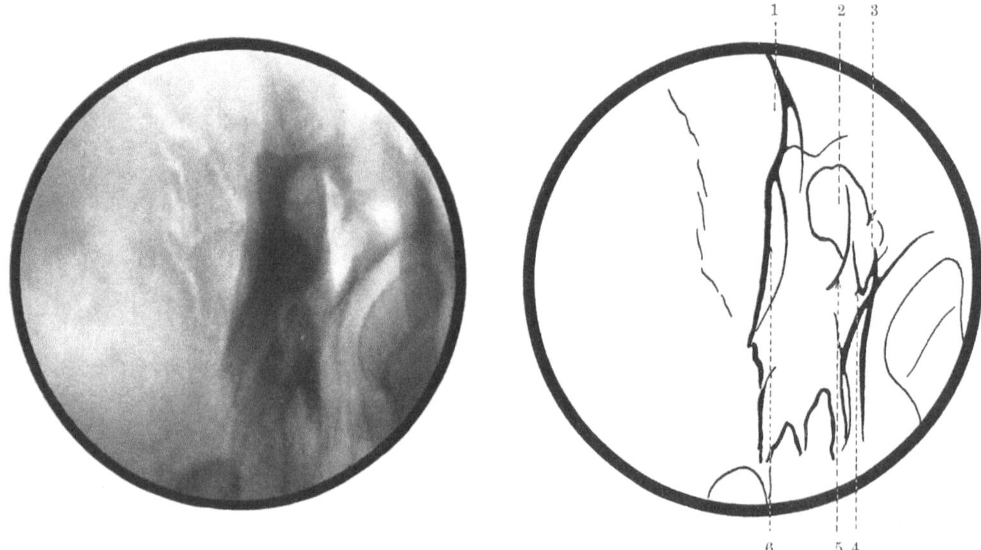

Abb. 153 und Skizze. Schläfenbeinaufnahme nach E. G. MAYER. (Typische Einstellung.) *Chronische Otitis.* Cholesteatom mit „natürlicher Radikaler". Komplette Pneumatisationshemmung. Das Antrum ist stark erweitert,
ziemlich regelmäßig begrenzt und geht breit in den Attik über. Die hintere-obere Gehörgangswand ist zerstört.
Legende zur Skizze: 1 Gegend des oberen Sinusknies; 2 stark erweitertes Antrum; 3 Attik; 4 äußerer Rand
des Os tympanicum; 5 vorderer Rand des Warzenfortsatzes; 6 hinterer Kontur der Pyramide.

äußeren Gehörgang mündende, große Höhle bilden, ein Vorgang, der als „natürliche
Radikaloperation" bezeichnet wird (s. Abb. 153). Die Aufhellung, die durch die Chole-
steatomhöhle im Warzenteil bedingt ist, läßt sich dann nach vorne-medial bis in die
Paukenhöhle hinein verfolgen, wobei sie im Bereiche des Attik infolge der Destruktion
der hinteren-oberen Gehörgangswand, bzw. lateralen Attikwand, eine besonders große
Intensität aufweist. Wie bei der zuvor besprochenen Zerstörung der lateralen Attikwand
durch entzündliches Gewebe, so verschwindet in analogen Fällen auch hier der obere
Teil des Annulus tympanicus. Während aber dort die Aufhellung im Bereiche des
Attik unscharfe und undeutliche, unregelmäßige Grenzen aufwies, zeigt sie hier einen
scharfen, regelmäßigen, nach vorne-lateral konvexen Kontur. Nur wenn von der Corticalis des äußeren Gehörganes an Stelle des Defektes noch kleine Reste erhalten sind,
so können diese dadurch, daß sie spornartig vorragen, einen etwas unregelmäßigen
Kontur bedingen. Daß bei so ausgedehnter Destruktion auch die Gehörknöchelchen
zerstört werden und ihr Schatten daher im Röntgenbild fehlt, ist naheliegend. Das Bild
der „natürlichen Radikaloperation" kann sich auch in anderer Weise entwickeln, und

zwar so, daß die Destruktion der hinteren-oberen Gehörgangswand, durch welche die breite Kommunikation zwischen Antrum, Paukenhöhle und äußerem Gehörgang geschaffen wird, vom Attik aus vor sich geht. Dann sehen wir als erstes, wie sich die Aufhellung des Gehörganges und der Paukenhöhle, welche der Annulus tympanicus nach oben begrenzt, nach lateral vorbuchtet und so an der betreffenden Stelle der Kontur des Annulus tympanicus verschwindet (s. Abb. 154). Mit fortschreitender Destruktion der lateralen Attikwand wächst diese Aufhellung, bis sie das ganze Areal derselben einnimmt. Im Gegensatz zum Bilde der Zerstörung dieser Knochenpartie durch entzündliches

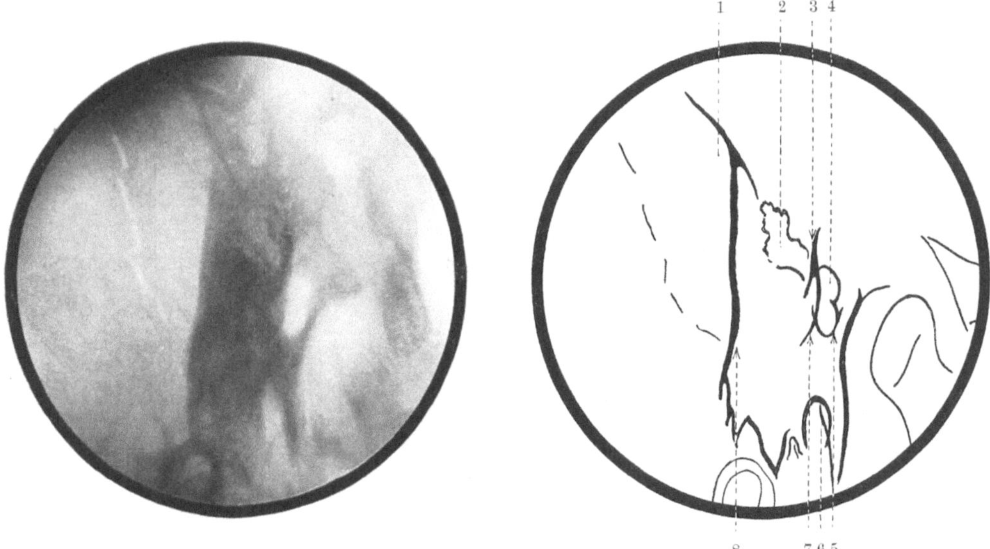

Abb. 154 und Skizze. Schläfenbeinaufnahme nach E. G. MAYER. (Typische Einstellung.) *Chronische Otitis.* Cholesteatom mit Defekt der lateralen Attikwand. Komplette Pneumatisationshemmung. Das Antrum mastoideum ist etwas erweitert, unregelmäßig begrenzt und verschattet. An Stelle des Schattens der lateralen Attikwand sieht man eine scharf begrenzte Aufhellung, die breit in die durch den äußeren Gehörgang und die Paukenhöhle bedingte und nach oben durch den oberen Teil des Annulus tympanicus scharf abgegrenzte Aufhellung übergeht. Sie entspricht einem Defekt der lateralen Attikwand. Legende zur Skizze: 1 Gegend des oberen Sinusknies; 2 Antrum mastoideum; 3 hintere Gehörgangswand; 4 Defekt der lateralen Attikwand, darunter die durch äußeren Gehörgang und Paukenhöhle bedingte Aufhellung; 5 äußerer Rand des Os tympanicum; 6 Canalis caroticus; 7 vorderer Kontur des Warzenfortsatzes; 8 hinterer Kontur der Pyramide.

Gewebe bleibt hier die Begrenzung der Aufhellung in charakteristischer Weise scharf und regelmäßig, der Defekt erscheint wie ausgestanzt. Daher ist er auch leichter als solcher zu erkennen. Doch kann es auch hier wie bei jeder Defektbildung in einem wenig schattenden, flächenhaft zur Darstellung gebrachten Gebilde geschehen, daß die Tatsache der Defektbildung röntgenologisch nicht mit Sicherheit festzustellen ist. Insbesondere kann ein glattwandiger, hoher Attik, in dem die Gehörknöchelchen fehlen, ein ganz ähnliches Bild geben. Schreitet die Knochenzerstörung weiter, so fällt ihr allmählich die ganze hintere-obere, selten auch Teile der vorderen Gehörgangswand zum Opfer und es resultiert dann wieder das Bild einer natürlichen Radikaloperation, das sich nur bisweilen von dem früheren dadurch unterscheidet, daß die Ausweitung des Antrums vorerst eine geringere ist (s. Abb. 155). Doch erfolgt auch hier das Größenwachstum der Cholesteatomhöhle weiterhin vorwiegend auf Kosten des Knochens des Warzenteiles. Hat die Destruktion in diesem Bereiche große Ausdehnung erreicht, so finden wir — einerlei ob das Cholesteatom dort oder im Attik entstanden ist — ein weiteres, das Cholesteatom charakterisierendes

röntgenologisches Symptom, nämlich das Auftreten einer schmalen, dichten Schattenlinie, welche die der Cholesteatomhöhle entsprechende Aufhellung abgrenzt und einer
dünnen Schicht sklerotischen Knochens entspricht, die sich dort bildet, wo Cholesteatommatrix und Knochen sich berühren (s. Abb. 156). Wir finden mithin bei einem größeren
Cholesteatom meist folgende charakteristischen Veränderungen im Röntgenbild: 1. eine
scharf und regelmäßig umschriebene, einem Knochendefekt entsprechende Aufhellung
im Bereiche der lateralen Attikwand oder des Warzenteiles, hier von der Gegend des
Antrums ausgehend, 2. einen schmalen Schattenstreifen, welcher diese Aufhellung im

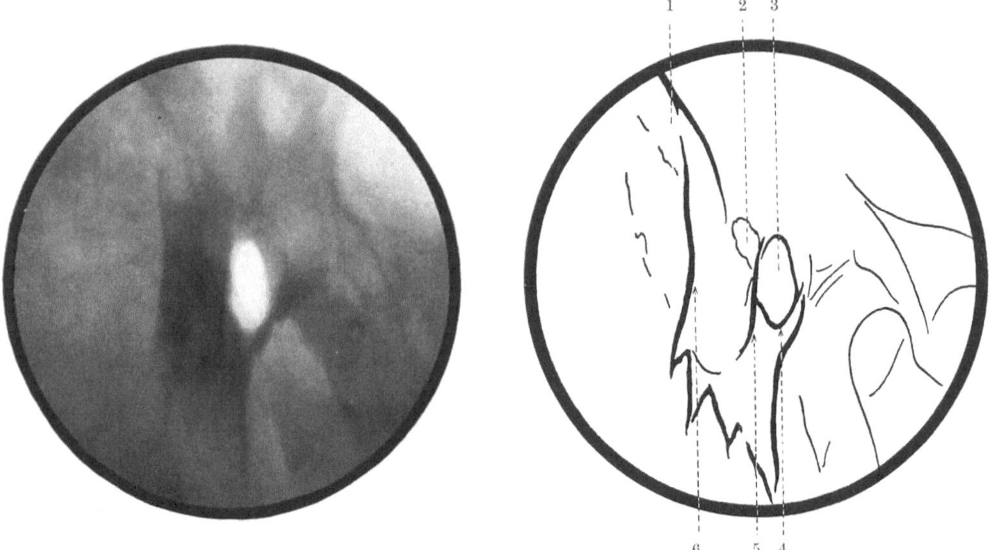

Abb. 155 und Skizze. Schläfenbeinaufnahme nach E. G. MAYER. (Typische Einstellung.) *Chronische Otitis.* Cholesteatom mit Totaldestruktion der hinteren-oberen Gehörgangswand. Komplette Pneumatisationshemmung.
Das Antrum ist nicht wesentlich erweitert. Die ganze hintere-obere Gehörgangswand ist destruiert. An Stelle
ihres Schattens sieht man eine scharf umschriebene intensive Aufhellung, ähnlich wie in Abb. 154, doch von
größerer Ausdehnung. Legende zur Skizze: 1 Gegend des oberen Sinusknies; 2 Antrum; 3 Defekt der hinteren-
oberen Gehörgangswand; 4 äußerer Rand des Os tympanicum; 5 vorderer Rand des Warzenfortsatzes; 6 hinterer
Rand der Pyramide.

Warzenteil begrenzt und 3. das Fehlen des Schattens der hinteren-oberen Gehörgangswand und das dadurch bedingte Konfluieren der dem Attik und der dem erweiterten
Antrum entsprechenden Aufhellung als Ausdruck einer natürlichen Radikaloperation.
Diese wird durch größere Cholesteatome sehr häufig hervorgerufen, doch kommt es bisweilen auch vor, daß eine Cholesteatomhöhle fast den ganzen Warzenfortsatz einnimmt
ohne nach vorne zu in den äußeren Gehörgang durchzubrechen (s. Abb. 157).

Um festzustellen, ob die Knochendestruktion zu einem Durchbruch in die mittlere
oder hintere Schädelgrube geführt hat, was bei fortschreitendem Wachstum des Cholesteatoms auch ohne akute Exacerbation der begleitenden Eiterung eintreten kann, ist
die seitliche Schläfenbeinaufnahme nach SCHÜLLER anzufertigen. Diese zeigt, sobald das
Antrum vergrößert ist, in dem Winkel zwischen oberem und hinterem Kontur der Pyramide
eine undeutliche Aufhellung (s. Abb. 158), die mit zunehmender Erweiterung des Antrums
größer und intensiver wird. Bisweilen nimmt sie den ganzen Warzenfortsatz ein
(s. Abb. 159). Wir können oft ihren oberen Rand nach vorne zu bis zur Aufhellung
des Attik, die über dem äußeren Gehörgang zur Ansicht kommt und in welche sie
übergeht, verfolgen. Eine Destruktion der hinteren-oberen Gehörgangswand läßt sich

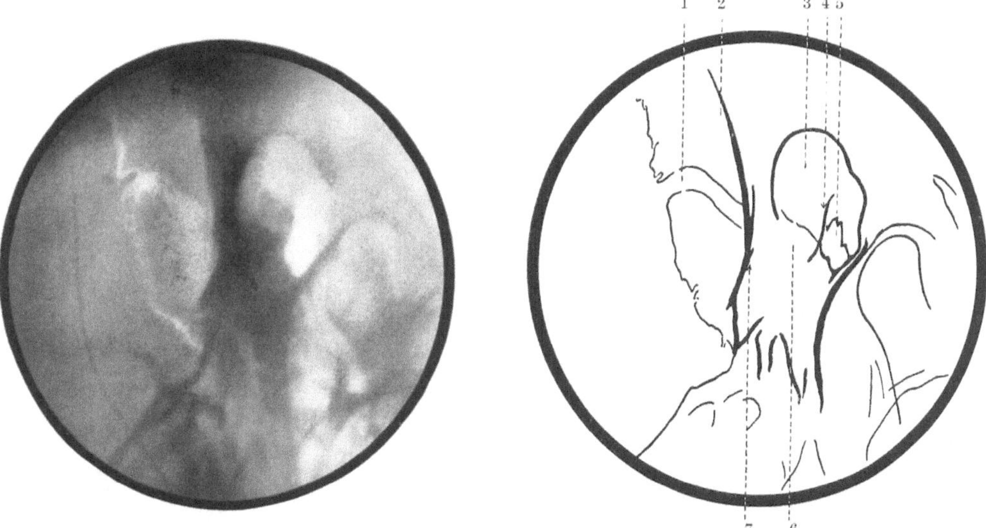

Abb. 156 und Skizze. Schläfenbeinaufnahme nach E. G. MAYER. (Die Neigung des Zielstrahles war etwas zu gering.) *Chronische Otitis.* Cholesteatom mit „natürlicher Radikaler". Der Befund ist ähnlich wie im Falle der Abb. 153, doch ist hier der Defekt im Bereiche der Pars mastoidea und der hinteren-oberen Gehörgangswand größer. Er ist vollkommen scharf und regelmäßig begrenzt und von einer dünnen Zone verdichteten Knochens umgeben, die im Röntgenbild als feine Schattenlinie zum Ausdruck kommt. Der Defekt geht breit in die Paukenhöhle über. Die hintere-obere Gehörgangswand ist zum größten Teil zerstört. Legende zur Skizze: 1 Emissarium mastoideum; 2 Gegend des oberen Sinusknies; 3 Cholesteatomhöhle im Bereiche der Pars mastoidea; 4 vorderer Kontur des Warzenfortsatzes; 5 Defekt der lateralen Attikwand; 6 kompakter Labyrinthkern; 7 hinterer Kontur der Pyramide.

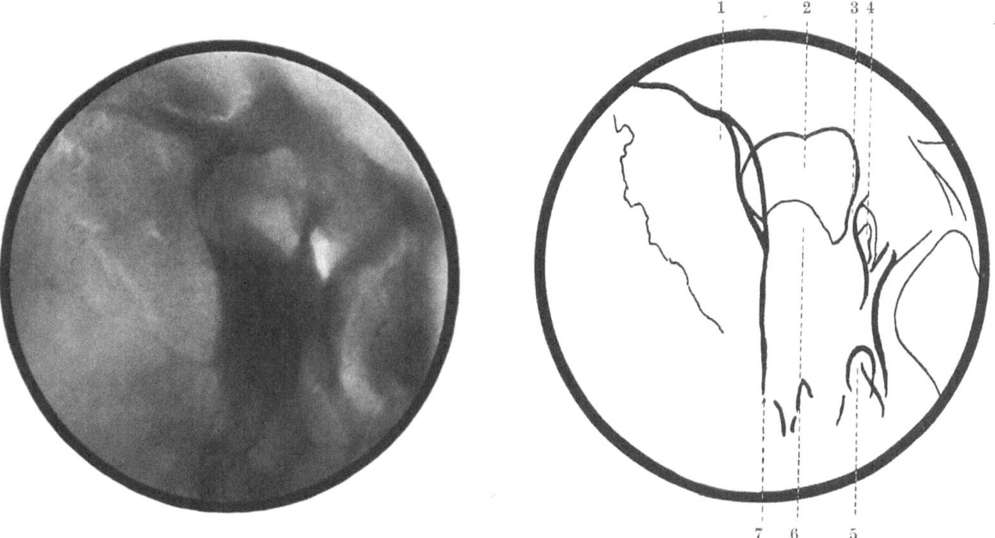

Abb. 157 und Skizze. Schläfenbeinaufnahme nach E. G. MAYER. (Typische Einstellung.) *Chronische Otitis.* Cholesteatom. Im Bereiche der lateralen Attikwand sieht man eine hirsekorngroße Aufhellung, die einem kleinen Defekt der lateralen Attikwand entspricht. Die Pars mastoidea ist von einer großen und scharf begrenzten, einem Defekt entsprechenden Aufhellung eingenommen. Im Gegensatz zum Falle der Abb. 156 ist hier die hintere-obere Gehörgangswand nicht zerstört, sondern als starke Schattenlinie hinter dem Attik deutlich erkennbar. Es liegt demnach hier ein Cholesteatom vor, das trotz großer Ausdehnung im Bereiche der Pars mastoidea nicht zum Durchbruch in den äußeren Gehörgang und die Paukenhöhle, somit nicht zur Ausbildung einer „natürlichen Radikalen" geführt hat. Legende zur Skizze: 1 Gegend des oberen Sinusknies; 2 Cholesteatomhöhle im Bereiche der Pars mastoidea; 3 hintere Gehörgangswand; 4 kleiner Defekt der lateralen Attikwand; 5 Canalis caroticus; 6 kompakter Labyrinthkern; 7 hinterer Kontur der Pyramide.

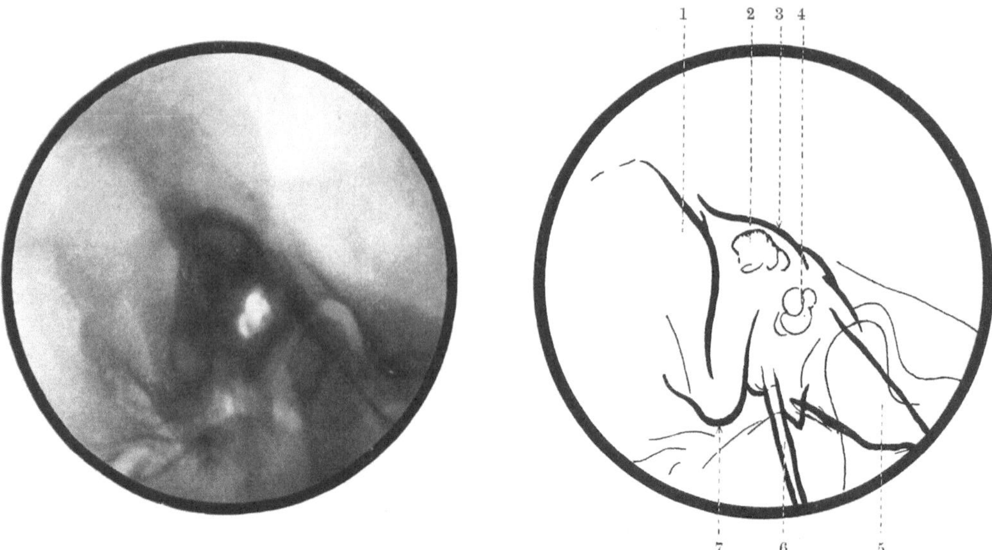

Abb. 158 und Skizze. Schläfenbeinaufnahme nach SCHÜLLER. (Typische Einstellung.) *Chronische Otitis.* Im Winkel zwischen oberem und hinterem Kontur der Pyramide ist das erweiterte Antrum als undeutliche Aufhellung über dem kompakten Labyrinthkern sichtbar. Das Tegmen und die knöcherne Sinusschale sind nicht nachweisbar verändert. Legende zur Skizze: 1 Gegend des oberen Sinusknies; 2 Antrum mastoideum; 3 oberer Kontur der Pyramide im Bereiche der Pars mastoidea; 4 äußerer Gehörgang + Paukenhöhle + innerer Gehörgang; 5 Pyramidenspitze, über das Kieferköpfchen projiziert; 6 Processus styloideus; 7 Spitze des Warzenfortsatzes.

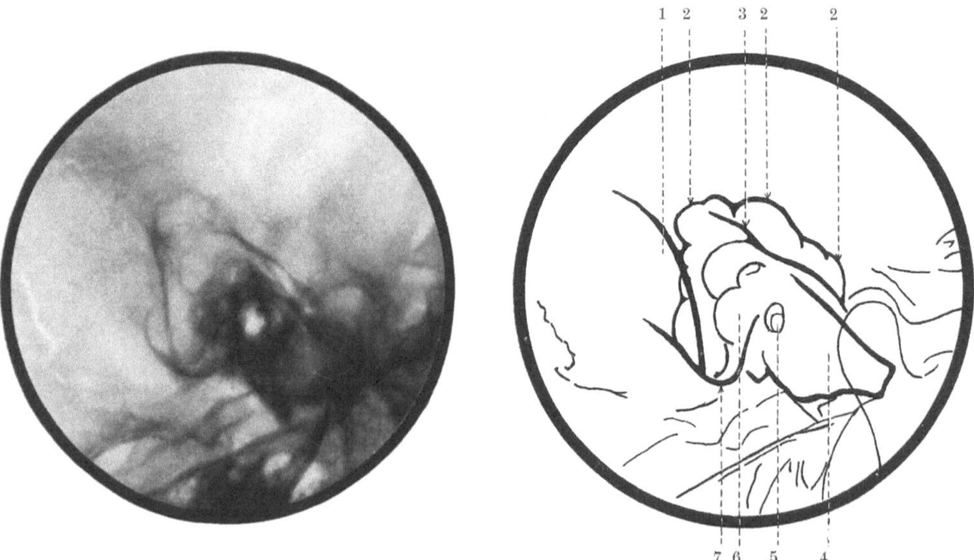

Abb. 159 und Skizze. Schläfenbeinaufnahme nach SCHÜLLER. (Typische Einstellung.) *Chronische Otitis.* Cholesteatom mit unregelmäßiger, bogiger Begrenzung. Die ganze Pars mastoidea ist von einer großen Aufhellung eingenommen, die von einer dünnen Schattenlinie bogig begrenzt wird und einer großen Cholesteatomhöhle entspricht. Die dünne knöcherne Sinusschale ist gut erkennbar, ebenso das Tegmen tympani. Das Tegmen antri ist im rückwärtigen Anteil undeutlich. Legende zur Skizze: 1 Gegend des oberen Sinusknies; 2 obere Grenze der Cholesteatomhöhle; 3 oberer Kontur der Pyramide im Bereiche der Eminentia arcuata; 4 Pyramidenspitze, zum Teil auf den Unterkiefer projiziert; 5 äußerer Gehörgang + innerer Gehörgang + Paukenhöhle; 6 kompakter Labyrinthkern; 7 Spitze des Warzenfortsatzes.

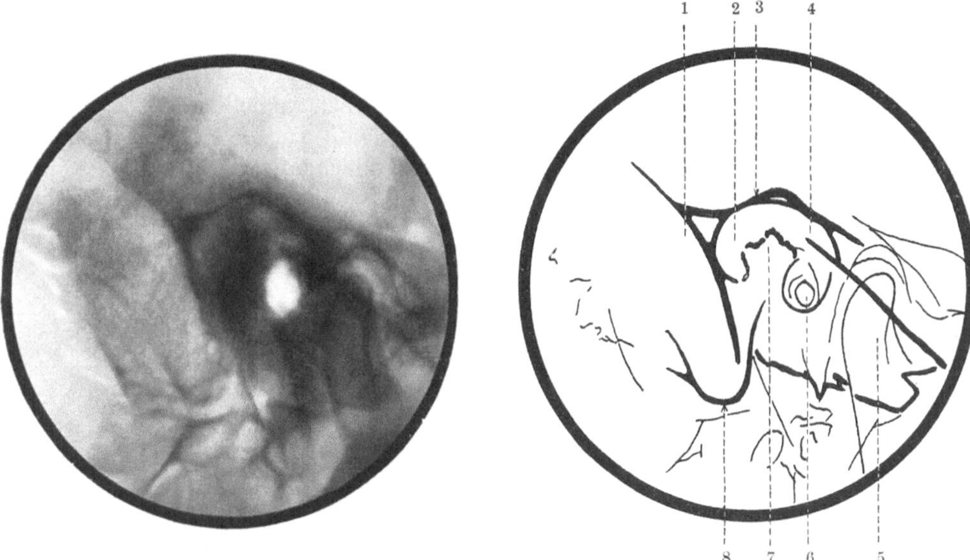

Abb. 160 und Skizze. Schläfenbeinaufnahme nach SCHÜLLER. (Typische Einstellung.) *Chronische Otitis.* Cholesteatom. Im Winkel zwischen oberer und hinterer Pyramidenkante ist die Aufhellung des stark erweiterten
Antrums deutlich erkennbar. Sie ist ziemlich scharf begrenzt und läßt sich nach vorne weiter verfolgen bis über
den äußeren Gehörgang, also bis in den Bereich des Attik. Über dieser Aufhellung tritt die Schattenlinie des
Tegmens sowohl im Bereiche des Antrums als auch in dem der Paukenhöhle deutlich hervor. Das Tegmen ist im
rückwärtigen Anteil, also im Bereiche des Antrums etwas verdünnt. In analoger Weise wie das Tegmen ist hinter
der Aufhellung des erweiterten Antrums die knöcherne Sinusschale erkennbar. Sie trennt das Antrum von der
hinteren Schädelgrube und ist nicht verdünnt. Der Sinus ist besonders im unteren Anteil etwas vorgelagert.
Legende zur Skizze: 1 Gegend des oberen Sinusknies; 2 erweitertes Antrum; 3 oberer Kontur der Pyramide
im Bereiche der Eminentia arcuata, gleichbedeutend mit dem Tegmen; 4 Attik; 5 Pyramidenspitze, über den
Unterkiefer projiziert; 6 äußerer Gehörgang + Paukenhöhle + innerer Gehörgang; 7 kompakter Labyrinthkern,
und zwar jener Teil, welcher die Bogengänge enthält; 8 Spitze des Warzenfortsatzes.

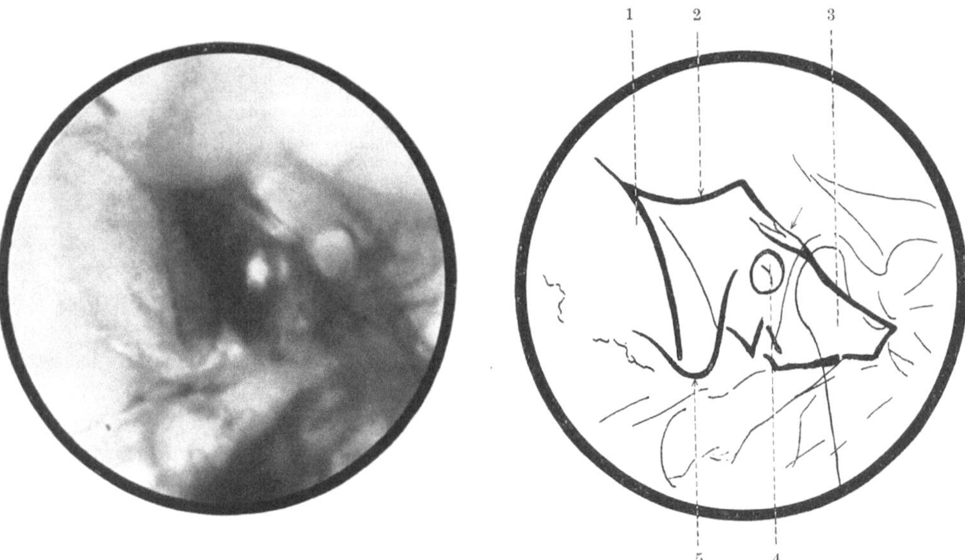

Abb. 161 und Skizze. Schläfenbeinaufnahme nach SCHÜLLER. (Typische Einstellung.) *Chronische Otitis.* Das
Antrum mastoideum ist nicht deutlich erkennbar, dagegen sieht man über dem äußeren Gehörgang, über der
oberen Kante der Pyramidenspitze die Aufhellung des Attik und über derselben die undeutliche Schattenlinie
des Tegmens. Das Undeutlichsein dieser Linie spricht für eine Usur des letzteren. Legende zur Skizze: 1 Gegend
des oberen Sinusknies; 2 oberer Pyramidenkontur im Bereiche der Eminentia arcuata; 3 Pyramidenspitze
über das Kieferköpfchen projiziert; 4 äußerer Gehörgang + Paukenhöhle + innerer Gehörgang; 5 Spitze des
Warzenfortsatzes. (Der Pfeil weist auf das usurierte Tegmen tympani, durch welches man den Attik sieht.)

jedoch in dieser Aufnahmerichtung nicht erkennen. Dagegen tritt in den meisten Fällen die kompakte Knochenschicht, welche die Cholesteatomhöhle von der mittleren und hinteren Schädelgrube trennt, als dichter Schattenstreifen über bzw. hinter der durch das Cholesteatom bedingten scharf und regelmäßig begrenzten Aufhellung deutlich hervor, so daß wir seine Dicke messen können (s. Abb. 160). Mit zunehmender Knochenusur wird dieser Schattenstreifen immer schmäler und kann endlich an einer Stelle als Ausdruck eines Durchbruches des entzündlichen Prozesses in das Schädelinnere eine Unterbrechung erfahren (s. Abb. 161 und 162). Bei großen Cholesteatomen kann auf diese Weise der ganze

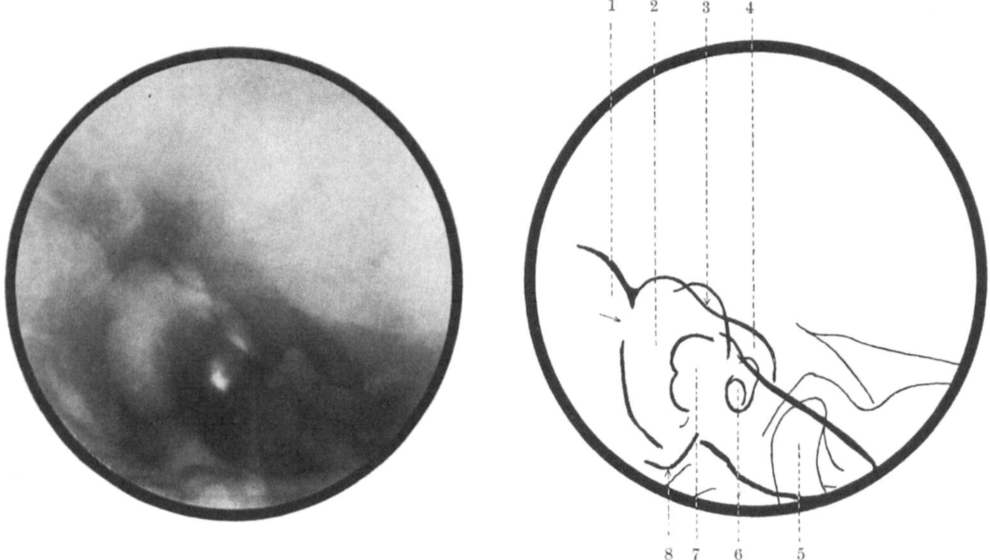

Abb. 162 und Skizze. Schläfenbeinaufnahme nach Schüller. (Typische Einstellung.) *Chronische Otitis.* Cholesteatom mit Durchbruch in die hintere Schädelgrube. Die ganze Pars mastoidea ist von einer großen Aufhellung eingenommen, die durch eine dünne Schattenlinie vollkommen scharf abgegrenzt ist und einer großen Cholesteatomhöhle entspricht. Knapp unter dem oberen Sinusknie ist der hintere Kontur der Pyramide, der sich mit dem rückwärtigen Kontur der Cholesteatomhöhle deckt, auf einer Strecke von mehreren Millimetern unterbrochen, als Ausdruck eines Durchbruches des Cholesteatoms in die hintere Schädelgrube. Legende zur Skizze: 1 Gegend des oberen Sinusknies; 2 Cholesteatomhöhle; 3 oberer Kontur der Pyramide im Bereiche der Eminentia arcuata, zugleich Kontur des Tegmens; 4 Attik; 5 Kieferköpfchen, über den Unterkiefer projiziert; 6 äußerer Gehörgang + innerer Gehörgang + Paukenhöhle; 7 kompakter Labyrinthkern; 8 Spitze des Warzenfortsatzes. (Der Pfeil weist auf die Stelle des Durchbruches der Cholesteatomhöhle in die hintere Schädelgrube.)

Kontur der knöchernen Sinusschale verschwinden (s. Abb. 163). Die Verhältnisse für den Nachweis eines solchen Durchbruches liegen bei Cholesteatomen wesentlich günstiger als bei jenen Otitiden, bei welchen er infolge unregelmäßiger Arrosion des Knochens durch entzündliches Gewebe erfolgt. Denn die scharfe Abgrenzung der vom Cholesteatom hervorgerufenen Aufhellung läßt die Verhältnisse klarer erfassen. Doch müssen wir auch hier daran denken, daß wir den Defekt nur dann gut zu erkennen vermögen, wenn er von den Strahlen tangential getroffen und nicht durch dichten Knochen verdeckt wird. Dies ist bei der Aufnahmerichtung nach Schüller zwar oft, aber doch nicht immer der Fall. Gräbt sich der Sinus tief in die Pyramide ein, so ist selbst ein ausgedehnter Defekt an seiner knöchernen Schale kaum zu erkennen, da er vom kompakten Knochen des Felsenbeines verdeckt wird. Ist in einem solchen Falle der Defekt hoch oben, in der Gegend des oberen Sinusknies gelegen, so kann er unter günstigen Umständen in der Aufnahmerichtung nach E. G. Mayer nachzuweisen sein. Bisweilen bricht ein großes Cholesteatom durch das Planum mastoideum nach außen durch. Wir können dies manchmal an einer Tangentialaufnahme des Warzenfortsatzes erkennen. Der ganze Warzenfortsatz ist dann von einer strukturlosen, intensiven Aufhellung eingenommen, die der Cholesteatomhöhle entspricht und die nach außen hin von einem schmalen, dichten, scharfrandigen Schattenstreifen, dem der noch erhaltenen Corticalis, deutlich abgegrenzt ist. An der Durchbruchsstelle ist diese Schattenlinie unterbrochen (s. Abb. 275, S. 320). Viel seltener als zur hinteren oder mittleren Schädelgrube tritt eine Cholesteatomhöhle in röntgenologisch erkennbarer Weise zum Labyrinth in Beziehung. Bisweilen können wir das Bestehen einer Labyrinthfistel in der Aufnahmerichtung nach STENVERS daran erkennen, daß die Aufhellung des

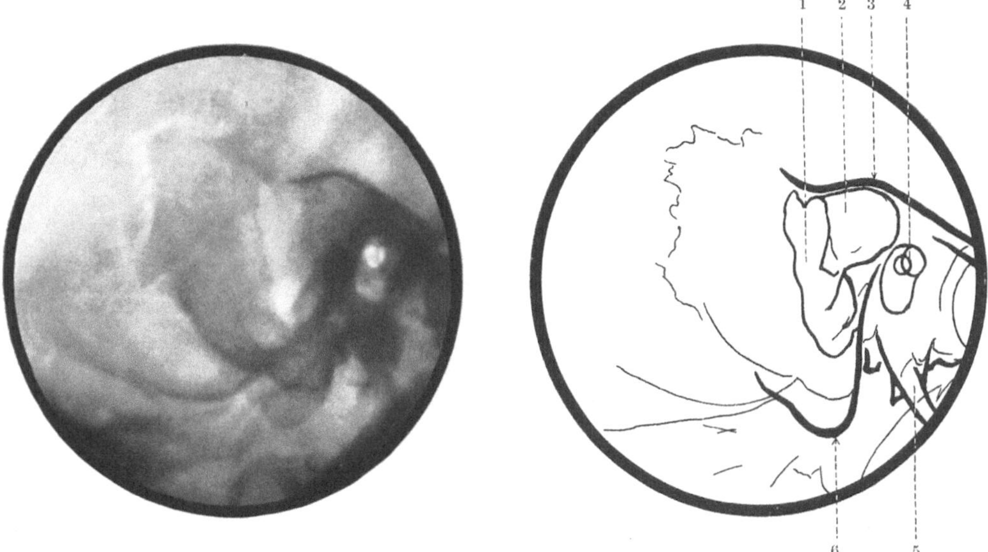

Abb. 163 und Skizze. Schläfenbeinaufnahme nach SCHÜLLER. (Typische Einstellung.) *Chronische Otitis.* Cholesteatom mit breitem Durchbruch in die hintere Schädelgrube. Ein Teil der Pars mastoidea ist von einer scharf begrenzten Aufhellung eingenommen, die nach hinten bis lateral vom Sinus reicht. Der normale rückwärtige Kontur der Pyramide fehlt vollkommen, als Ausdruck eines breiten Durchbruches des Cholesteatoms in die hintere Schädelgrube. Statt dessen sieht man einen etwas weiter vorn gelegenen atypischen Kontur, der dem medialen Rand des Defektes an der rückwärtigen Fläche der Pyramide entspricht. Legende zur Skizze: 1 Rückwärtiger Anteil der Cholesteatomhöhle; 2 vorderer Anteil der Cholesteatomhöhle, von der hinteren Pyramidenfläche verdeckt; 3 oberer Pyramidenkontur im Bereiche der Eminentia arcuata, zugleich Kontur des Tegmens; 4 äußerer Gehörgang + Paukenhöhle + innerer Gehörgang; 5 Processus styloideus; 6 Spitze des Warzenfortsatzes. (Die Spitze der Pyramide liegt außerhalb des Bildbereiches.)

lateralen Bogenganges ohne trennenden Knochenschatten direkt in die der Cholesteatomhöhle übergeht, doch ist die röntgenologische Darstellung einer solchen Labyrinthfistel nur als günstiger Zufall zu werten. Eine ausgedehnte Destruktion des Labyrinthes durch ein Cholesteatom kommt vor, doch ist sie zumindest in Gegenden, in welchen ein Operateur in erreichbarer Nähe ist, sehr selten. Verfasser hatte ein einziges Mal Gelegenheit, einen Fall von Cholesteatom zu untersuchen, bei welchem dieses nach Zerstörung des ganzen Labyrinthes und nach Aushöhlung des ganzen Warzenteiles und des Felsenbeines bis an die Pyramidenspitze vorgedrungen war (s. Abb. 164).

Wir haben bereits hervorgehoben, daß das Cholesteatom nur dann charakteristische Befunde ergibt, wenn entweder eine große Destruktion im Bereiche der Pars mastoidea vorliegt oder die laterale Attikwand einen scharfrandigen Defekt erkennen läßt. In den Anfangsstadien finden wir beim Cholesteatom genau so wie bei der desquamativen, chronischen Mittelohrentzündung Bilder, die von denen reiner Pneumatisationshemmung nicht zu unterscheiden sind. Daß beim Cholesteatom eine Knochenusur im Röntgenbild schon

11*

erkennbar ist, diese sich aber in gleicher Weise äußert wie bei der desquamativen, chronischen Entzündung, nämlich in einer von Zellkomplexen ausgehenden Knochenzerstörung mit unregelmäßiger und unscharfer Begrenzung des Destruktionsherdes, kommt nur in ganz seltenen Ausnahmefällen zur Beobachtung.

RUTTIN und später ALBRECHT haben zur besseren Darstellung des Attik-Antrumraumes, besonders bei Cholesteatomen, die Jodölfüllung dieser Hohlräume empfohlen. Die technische Durchführung dieser Füllung geschieht nach RUTTIN folgendermaßen. Mit der von ihm angegebenen Attikspritze läßt sich eine dosierte Menge des Jodöles mit

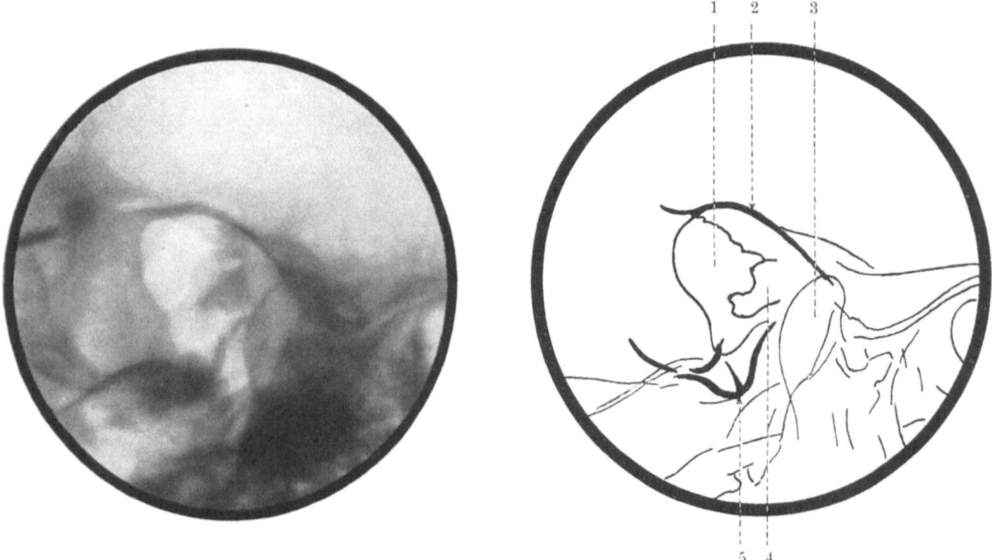

Abb. 164 und Skizze. Schläfenbeinaufnahme nach SCHÜLLER. (Typische Einstellung.) *Chronische Otitis.* Cholesteatom mit fast völliger Destruktion der Pars mastoidea und der Pyramide. Die Pars mastoidea ist von einer großen, regelmäßig und scharf begrenzten Aufhellung eingenommen, die nach oben von der Schattenlinie des Tegmens bzw. des oberen Pyramidenkonturs begrenzt ist. Diese Aufhellung entspricht einer großen Cholesteatomhöhle. Es fehlt fast der ganze Schatten der Pyramide, insbesondere der des kompakten Labyrinthkernes. An seiner Stelle sind nur einige zarte, unregelmäßig konfigurierte, Sequestern entsprechende Schatten zu sehen. Auch das Os tympanicum ist zum Teil destruiert. Der rückwärtige Kontur der Pyramide fehlt ebenfalls. Legende zur Skizze: 1 Cholesteatomhöhle; 2 oberer Kontur der Pyramide im Bereiche der Eminentia arcuata bzw. des Tegmens; 3 Unterkieferköpfchen; 4 Schatten von Sequestern; 5 Reste des Os tympanicum und der Warzenfortsatzspitze.

großer Kraft in den Attik und das Antrum einspritzen. Um zu verhindern, daß die dicke, schwere Flüssigkeit, kaum eingespritzt, wieder aus Attik und Antrum abfließt, wird die Einspritzung bei auf die entgegengesetzte Seite geneigtem Kopfe vorgenommen und der Gehörgang sofort in seiner ganzen Länge durch in Jodöl getauchte Wattepfropfen verschlossen. Auf dem Bilde erscheinen dann nicht nur Attik und Antrum, sondern auch Gehörgang und Trommelhöhle gefüllt. Nach BERBERICH gelingt die Füllung in vollkommenerer Weise bei Verwendung einer wässerigen 50%igen Lösung von Strontium jodatum. Der Zweck der Füllung soll der sein, eine bessere Klärung der Verhältnisse im Attik-Antrumraum zu erzielen, als dies bei gewöhnlicher Untersuchung möglich ist. Es scheint jedoch sehr zweifelhaft, ob diese Kontrastfüllung dem Erfahrenen tatsächlich Vorteile bringt. Wir dürfen in erster Linie nicht übersehen, daß uns diese dichtschattenden Kontrastmittel manches verdecken, was wir ohne Zuhilfenahme derselben gut sehen könnten. Wir haben ferner nie die Gewißheit, daß die Füllung tatsächlich eine vollständige ist und wissen daher auch nicht, ob die Ausbreitung des Kontrastschattens der tatsächlichen

Ausdehnung von Destruktionshöhlen entspricht. So kann einerseits der Kontrastschatten z. B. einen Defekt der lateralen Attikwand, den wir in der Projektion nach E. G. MAYER sonst sehen könnten, vollkommen verdecken, andererseits kann bei pathologisch erweitertem Attik eine mangelhafte Füllung zu der Annahme führen, daß keine Erweiterung vorliege. Besonders zu betonen ist auch, daß wir aus regelmäßiger oder unregelmäßiger Abgrenzung des Kontrastschattens im Röntgenbild keine zu weitgehenden Schlüsse ziehen dürfen. Die Konfiguration der Hohlräume des Mittelohres, insbesondere des Attik, ist auch in normalen Fällen außerordentlich verschieden und seine Wand bald glatt, bald unregelmäßig. Für die praktische Anwendung der Kontrastfüllung des Attik und des Antrums ist es daher notwendig, daß der Beweis für die Vorteile dieser Methode noch durch kritische Gegenüberstellung der mit und der ohne ihr erzielten Erfolge erbracht wird.

δ) Die akute Exacerbation der Eiterung.

Bei der Untersuchung chronischer Otitiden ist auch darauf zu achten, ob sich im Röntgenbild Veränderungen finden, die auf eine *akute Exacerbation* der Eiterung hinweisen. In jenen seltenen Fällen, in welchen der chronisch entzündliche Prozeß in der Paukenhöhle lokalisiert war und wir im Warzenteil röntgenologisch normale Verhältnisse vor uns hatten, können hier im Verlaufe einer akuten Exacerbation Veränderungen auftreten, die jenen bei einer akuten Mittelohrentzündung völlig analog sind und daher nicht weiter besprochen werden sollen. In den übrigen Fällen macht sich eine akute Exacerbation röntgenologisch erst dann bemerkbar, wenn sie zu einem stark vermehrten Knochenabbau führt. Die Gesichtspunkte, nach welchen wir hier urteilen, sind ähnlich jenen bei der Mastoiditis. Da aber die unscharfe Begrenzung der vorhandenen Hohlräume — von typischen Chole- steatomhöhlen abgesehen — auch durch eine vorliegende Pneumatisationsstörung bedingt sein kann, so müssen wir das Hauptgewicht auf die Aufhellung des Knochens in der unmittelbaren Umgebung des Entzündungsherdes legen. Diese findet sich in gleicher Weise sowohl bei Cholesteatomhöhlen als auch bei Zellen, sobald der Entzündungsprozeß akut auf den Knochen übergreift. Wir sehen dann z. B. bei einem Cholesteatom die dünne Kompaktaschicht, die es als feine Schattenlinie umgrenzte, verschwinden und einer Auf- hellung Platz machen, die bisweilen an Intensität geringer ist, als die der Cholesteatom- höhle, sich aber noch deutlich von dem dichteren Schatten des noch nicht in Mitleidenschaft gezogenen Knochens abhebt. Das Gleiche können wir beobachten, wenn die Eiterung von Zellen ausgeht. Erst wenn der Knochen in größerer Ausdehnung erkrankt, dann geht der Schatten des noch gesund gebliebenen Knochens ganz allmählich in die Auf- hellung des ursprünglichen Hohlraumes über, so daß diese jetzt keine deutliche Abgrenzung mehr erkennen läßt, sondern diffus verbreitert erscheint (s. Abb. 165). Auch an der knöchernen Sinusschale kann sich die akute Knochenaffektion in dieser Weise bemerkbar machen. Hat der Durchbruch des Cholesteatoms hier in charakteristischer Weise zu einer Unterbrechung des Konturs der Sinusschale durch eine gegen den Knochenschatten scharf abgegrenzte Aufhellung geführt, so gibt sich die akute, entzündliche Knochen- erkrankung in diesem Bereiche dadurch zu erkennen, daß der Kontur der knöchernen Sinusschale zunehmend heller wird und endlich völlig verschwindet (s. Abb. 166). Im ersteren Fall haben wir es mit einer circumscripten Defektbildung zu tun, im anderen dagegen mit einer diffusen, entzündlichen Knochenarrosion. Zeigt die knöcherne Sinus- schale diese Veränderung im Röntgenbild, so können wir mit einiger Wahrscheinlichkeit auf das Bestehen eines perisinuösen Abscesses schließen. Mit ziemlicher Sicherheit können wir dies, wenn wir durch Aufnahmen in verschiedenen Stadien der Erkrankung die ganze

Entwicklung des Prozesses röntgenologisch verfolgen konnten. Dagegen können sich
große Schwierigkeiten ergeben, wenn wir den Patienten erst dann zur Untersuchung

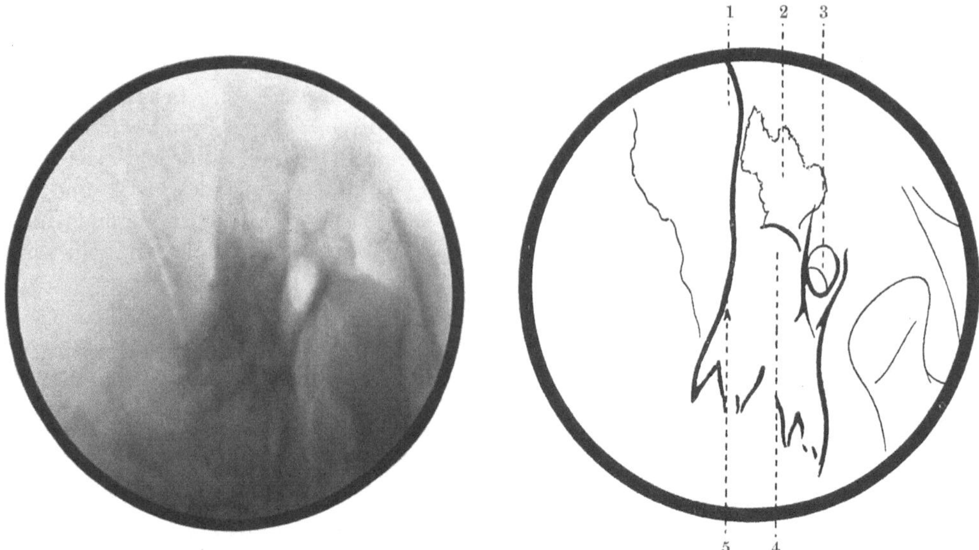

Abb. 165 und Skizze. Schläfenbeinaufnahme nach E. G. MAYER. (Typische Einstellung.) *Chronische Otitis*. Cholesteatom. Akute Exacerbation der Eiterung mit Knochenarrosion. An Stelle des Antrums sieht man eine große,
unscharf begrenzte Aufhellung, die sich nur wenig von der Umgebung abhebt. Legende zur Skizze: 1 Gegend
des oberen Sinusknies; 2 hochgradig erweitertes Antrum; 3 Attik + äußerer Gehörgang; 4 kompakter
Labyrinthkern; 5 rückwärtiger Kontur der Pyramide.

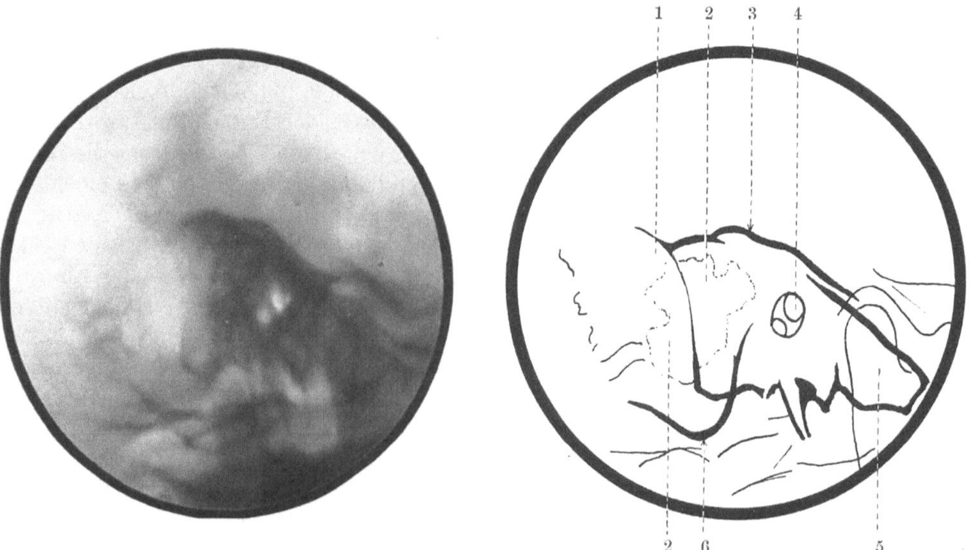

Abb. 166 und Skizze. Schläfenbeinaufnahme nach SCHÜLLER. (Typische Einstellung.) *Cholesteatom*. Akute
Exacerbation. Im Bereiche der Pars mastoidea ist eine große, undeutlich abgegrenzte Aufhellung zu sehen,
die nach hinten bis lateral vom Sinus sigmoideus reicht. In ihrem Bereiche ist als Ausdruck der Erkrankung
der knöchernen Sinusschale der hintere Kontur der Pyramide außerordentlich undeutlich. Legende zur Skizze:
1 Gegend des oberen Sinusknies; 2 Cholesteatomhöhle; 3 oberer Kontur der Pyramide im Bereiche der
Eminentia arcuata; 4 äußerer Gehörgang + Paukenhöhle + innerer Gehörgang; 5 Pyramidenspitze, auf den
Unterkiefer projiziert; 6 Spitze des Warzenfortsatzes.

bekommen, wenn schon ein großer perisinuöser Absceß mit ausgedehnter Erkrankung
der ganzen knöchernen Sinusschale vorliegt. Dann erkennen wir den Kontur derselben

im Röntgenbild überhaupt nicht mehr. Wir wissen aber, daß wir diesen Kontur auch in Normalfällen dann nicht sehen, wenn die hintere Pyramidenfläche im lateralen Teil eingedellt ist und sich dadurch der Sulcus sigmoideus nicht ausprägt (s. Abb. 167). Diese beiden Ursachen des im Röntgenbild *Nichtkenntlichseins der knöchernen Sinusschale* auseinanderzuhalten, kann unter Umständen unmöglich sein. Auch das von LAW bei perisinuösen Abscessen beschriebene Symptom — auffallende Helligkeit des dem Sinus benachbarten Knochens der Pars mastoidea — hilft uns nicht weiter. Es ist richtig, daß die seitliche Aufnahme des Schläfenbeines bei Bestehen eines perisinuösen Abscesses des öfteren zeigt, daß der lateral vom Sinus sigmoideus gelegene Knochen sehr hell ist, aber

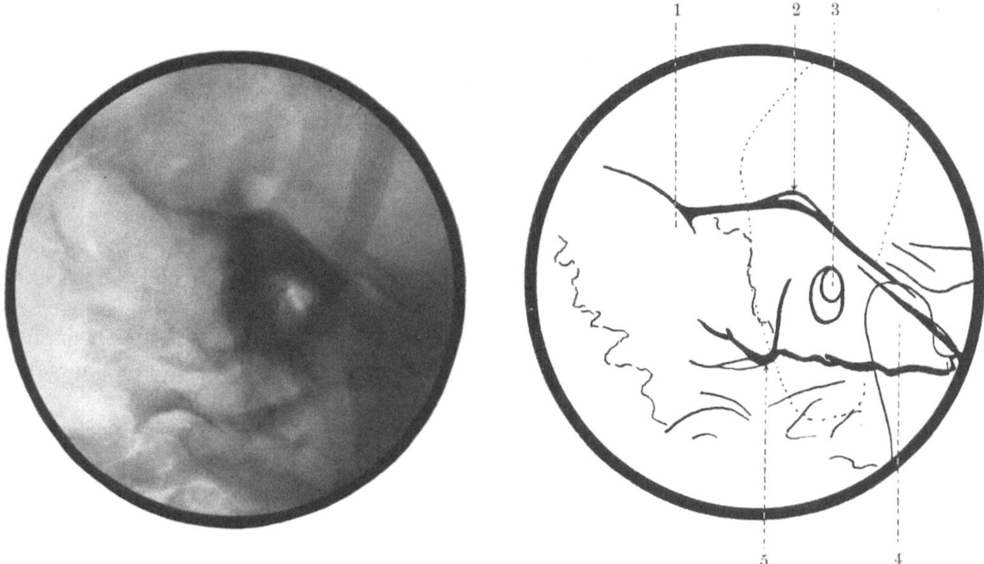

Abb. 167 und Skizze. Schläfenbeinaufnahme nach SCHÜLLER. (Typische Einstellung.) *Klinisch gesundes Ohr.* Komplette Pneumatisationshemmung. Der hintere Kontur der Pyramide ist infolge Eindellung der hinteren Pyramidenfläche im lateralen Anteil nicht zu erkennen. Das Bild hat große Ähnlichkeit mit dem des Falles 166, in welchem das Nichtkenntlichsein des rückwärtigen Pyramidenkonturs durch entzündliche Osteoporose bedingt war. Legende zur Skizze: 1 Gegend des oberen Sinusknies; 2 oberer Kontur der Pyramide im Bereiche der Eminentia arcuata, darunter die Schattenlinie des Tegmens; 3 äußerer Gehörgang + Paukenhöhle + innerer Gehörgang; 4 Pyramidenspitze, auf den Unterkiefer projiziert; 5 Spitze des Warzenfortsatzes. (Die punktierte Linie entspricht dem Kontur des Ohrmuschelschattens.)

einerseits kann dieses Symptom auch fehlen, andererseits finden wir auch in Normalfällen bisweilen eine sehr helle Pars mastoidea, und zwar dann, wenn die Corticalis derselben sehr dünn und die Spongiosa, welche sie erfüllt, sehr locker aufgebaut ist. Wir haben daher kein verläßliches Symptom, welches uns einen floriden perisinuösen Abaceß anzeigen würde. Ein einziger Umstand kann uns manchmal zu Hilfe kommen. Liegt eine anatomische Variante vor, die uns die Pars mastoidea hell erscheinen und den Sinuskontur nicht erkennen läßt, also das gleiche Bild macht wie ein perisinuöser Absceß, dann ist fast der ganze hintere Pyramidenkontur von der oberen Pyramidenkante bis zum Boden der hinteren Schädelgrube nicht zu erkennen. Bei Erkrankung der knöchernen Sinusschale kommt es dagegen vor, daß wir den Sinuskontur in der Gegend des oberen und unteren Knies noch gut sehen und er nur in den mittleren Partien in einem kleinen Bereich unkenntlich ist, ein Bild, das keiner anatomischen Variante entspricht. Die Erkrankung der knöchernen Sinusschale ist auch unter anderen Umständen röntgenologisch nicht zu erkennen, so einmal dann, wenn der Sinus tief in die Pyramide einschneidet und sein vorderer Rand vor dem hinteren Kontur der Pyramide liegt und so der ganze Sulcus sigmoideus von kompaktem Pyramidenknochen verdeckt wird. Ferner werden wir sie dann nicht erkennen, wenn die Arrsosion von Zellen ausgeht, welche lateral vom Sinus gelegen sind. Denn dann sehen wir flächenhaft auf die erkrankte Partie und finden sie hell, ohne jedoch sagen zu können, ob diese Helligkeit allein durch die in der Aufnahmerichtung hinter dem Sinus gelegene Zelle bedingt ist oder durch eine Usur desjenigen Knochens, welcher sie noch vom Sinus trennt. Wir müssen uns hier mit dem Nachweis begnügen, daß Zellen in unmittelbarer Nachbarschaft des Sinus gelegen sind und daß sie eventuell Zeichen frischer Knochenresorption erkennen lassen. Günstiger liegen die Verhältnisse, wenn es sich um Zellen handelt, die etwas über dem oberen Sinusknie gelegen sind. Wir finden hier ja häufig einen isolierten Zellkomplex. Bei diesen Zellen kann es eher gelingen, die kranke Stelle der knöchernen Sinusschale so darzustellen, daß sie von den Strahlen in tangentialer Richtung getroffen wird, und zwar in der Aufnahmerichtung nach SCHÜLLER oder nach E. G. MAYER. Manchmal können sich jedoch auch hier, ähnlich wie wir es schon bei der akuten Otitis und auch vorhin bei der chronischen, besprochen haben, Schwierigkeiten in der Differentialdiagnose zwischen einem kleinen Blindsack des Sinus, der die knöcherne Sinusschale eindellt und einer Zelle, deren Scheidewand vom Sinus zerstört ist, ergeben. Über deren Differenzierung haben wir schon früher gesprochen. Eine größere Destruktion im Bereiche der Pars mastoidea mit Erkrankung der knöchernen Sinusschale kann auch dann vorgetäuscht werden, wenn die *Ohrmuschel* nicht nach vorne umgelegt wurde. Dann erzeugt die in derselben befindliche Luft eine Aufhellung, die sich gerade auf den mittleren Anteil des Sinus projiziert und nach vorne bis zum äußeren Gehörgang verfolgen läßt. Sie ist regelmäßig begrenzt und von runder Form und kann einer durch ein größeres Cholesteatom bewirkten Aufhellung außerordentlich ähnlich sein. Bei einiger Aufmerksamkeit wird man aber immer den charakteristischen ovalen, scharf begrenzten Schatten der Ohrmuschel, der diese Aufhellung umgibt, wahrnehmen und so die Ursache derselben leicht erkennen (siehe Abb. 30, Seite 48).

In seltenen Fällen kann es vorkommen, daß wir z. B. nach einer *Infektionskrankheit* Zeichen einer akuten Knochenresorption in der Spongiose des Warzenfortsatzes, entfernt von pneumatischen Räumen zu einem Zeitpunkt finden, da klinisch noch keine Zeichen einer akuten Exacerbation vorhanden sind. Wir sehen dann an der betreffenden Stelle eine unscharf und undeutlich umschriebene Aufhellung im nicht pneumatisierten Knochen auftreten, die allmählich an Größe und Intensität zunimmt (s. Abb. 168 a und b). Liegt ein solcher osteomyelitischer Herd nahe dem Sinus sigmoideus, so ist natürlich mit der Möglichkeit einer endokraniellen Komplikation zu rechnen, die sich jedoch direkt nicht nachweisen läßt. Erfolgt bei einer akuten Exacerbation ein Durchbruch der Eiterung unter Bildung einer Fistel durch das Planum mastoideum nach außen, so gibt sich diese Tatsache auf der Schläfenbeinaufnahme nach SCHÜLLER dadurch zu erkennen, daß wir an der Stelle der Fistel im Bereiche der Pars mastoidea eine kleine, runde, intensive Aufhellung sehen (s. Abb. 169). Wir können den Fistelgang in dieser Weise allerdings nur dann erkennen, wenn die Strahlen annähernd die gleiche Verlaufsrichtung haben wie er und wenn keine Überlagerung durch dichte Knochenpartien, z. B. durch den kompakten Labyrinthkern, stattfindet. Die Tangentialaufnahme der äußeren Weichteile des Planum mastoideum kann in solchen Fällen analoge Veränderungen wie bei einem Subperiostalabsceß im Verlaufe einer akuten Mittelohrentzündung, nämlich einer Verbreiterung des Schattens der tiefen Weichteile zeigen.

Im Verlaufe der akuten Exacerbation einer chronischen Otitis kann es zur Bildung eines *Hirnabscesses* kommen. Hat ein Hirnabsceß schon längere Zeit bestanden, so kann

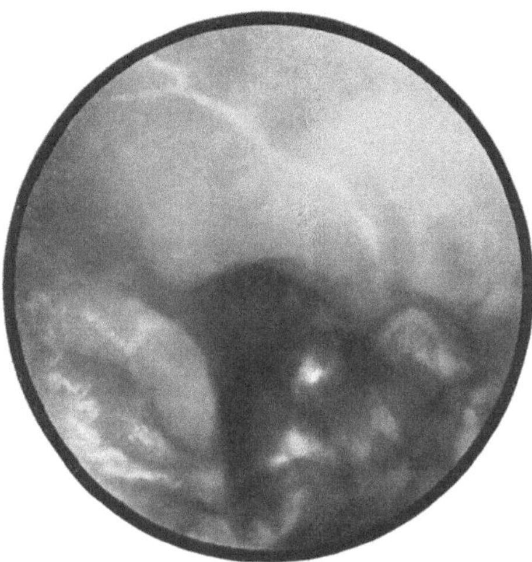

Abb. 168 a.

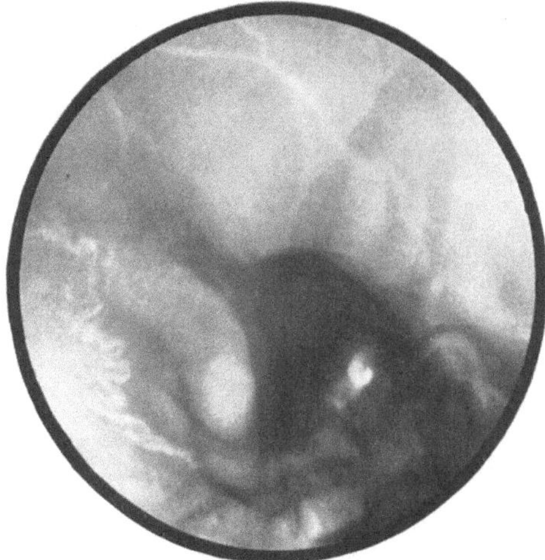

Abb. 168 b.

Abb. 168 a und b. Schläfenbeinaufnahmen nach SCHÜLLER. (Beiderseits typische Einstellung.) *Chronische Otitis.* Die Aufnahme a zeigt komplette Pneumatisationshemmung. Das erweiterte Antrum ist als undeutliche Aufhellung am hinteren-oberen Anteil innerhalb der Pyramide zu sehen. Sonst keine Besonderheiten. Die Aufnahme b vom gleichen Fall 4 Monate später im Stadium akuter Exacerbation zeigt im unteren Teil der Pars mastoidea, lateral vom Sinus sigmoideus, eine unscharf begrenzte Aufhellung, als Ausdruck einer akuten entzündlichen Osteoporose daselbst.

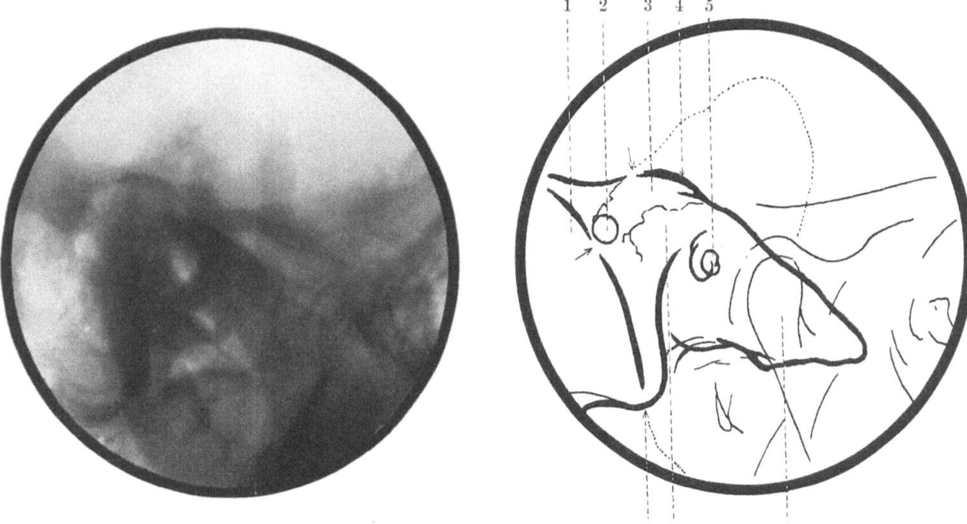

Abb. 169 und Skizze. Schläfenbeinaufnahme nach SCHÜLLER. (Typische Einstellung.) *Chronische Otitis.* Cholesteatom mit Durchbruch in die mittlere und hintere Schädelgrube und nach außen. Im hinteren-oberen Anteil des Schläfenbeines ist zwischen oberem und hinterem Kontur der Pyramide die etwas unscharf begrenzte Aufhellung des stark erweiterten Antrums zu sehen. Der hintere Kontur der Pyramide ist knapp unter dem oberen Sinusknie auf einer kurzen Strecke nicht zu erkennen, ebenso der obere Kontur der Pyramide im Bereiche des Tegmen antri, als Ausdruck eines Durchbruches des Cholesteatoms nach hinten und oben. Knapp vor dem Sinus sieht man an jener Stelle, wo der Durchbruch des Cholesteatoms nach hinten erfolgte, eine kleinerbsengroße, intensive, ziemlich regelmäßig begrenzte Aufhellung, die durch eine Fistel im Planum mastoideum bedingt ist. Der Sinus ist stark vorgelagert. Legende zur Skizze: 1 Gegend des oberen Sinusknies; 2 Fistel am Planum mastoideum; 3 stark erweitertes Antrum; 4 oberer Kontur der Pyramide im Bereiche der Eminentia arcuata, zugleich Kontur des Tegmens; 5 äußerer Gehörgang + Paukenhöhle + innerer Gehörgang; 6 Pyramidenspitze, auf den Unterkiefer projiziert; 7 kompakter Labyrinthkern; 8 Spitze des Warzenfortsatzes. (Die beiden Pfeile weisen auf die Durchbruchsstelle in die hintere bzw. mittlere Schädelgrube. Die punktierte Linie entspricht dem Kontur des Ohrmuschelschattens.)

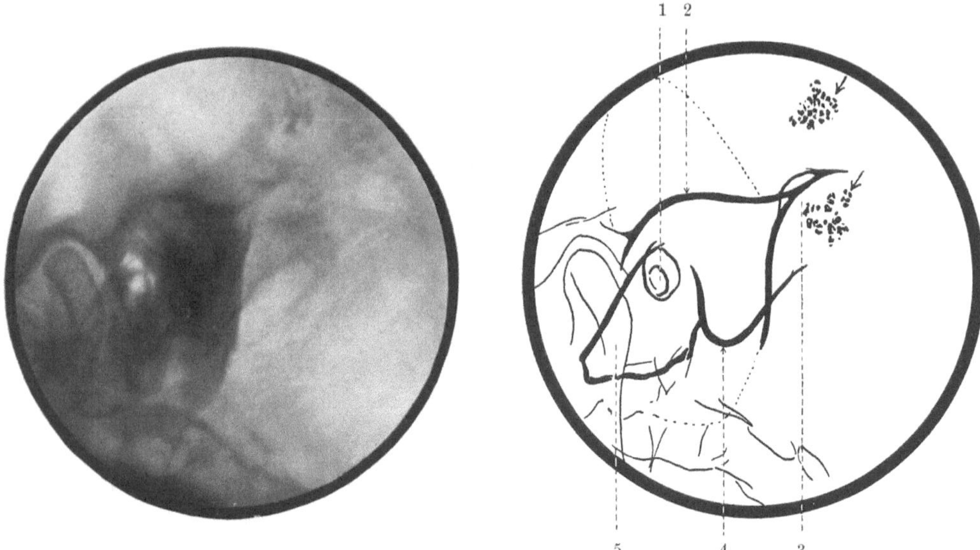

Abb. 170 und Skizze. Schläfenbeinaufnahme nach SCHÜLLER. (Typische Einstellung.) *Verkalkungen im Plexus chorioideus.* Hinten-oben von der Pyramide, über dem oberen Sinusknie sind unregelmäßige, zarte, kleine, kalkdichte Schatten zu erkennen, die durch Verkalkungen im Plexus chorioideus bedingt sind. Ähnliche Schatten projizieren sich etwas unter das obere Sinusknie. Legende zur Skizze: 1 Äußerer Gehörgang + Paukenhöhle + innerer Gehörgang; 2 oberer Pyramidenkontur im Bereiche der Eminentia arcuata; 3 Gegend des oberen Sinusknies; 4 Spitze des Warzenfortsatzes; 5 Pyramidenspitze, auf den Unterkiefer projiziert. (Die Pfeile weisen auf die Verkalkungen im Plexus. Die punktierte Linie entspricht dem Kontur des Schattens der Ohrmuschel.)

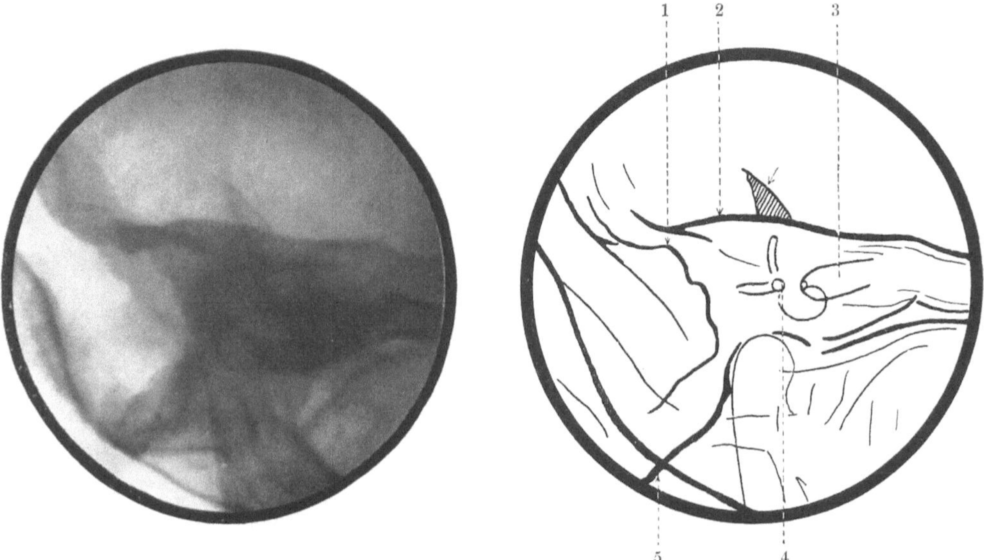

Abb. 171 und Skizze. Schläfenbeinaufnahme nach STENVERS. (Die Neigung des Zielstrahles zur Deutschen Horizontalen war etwas zu gering, ebenso die Drehung des Kopfes, der Fokus der Röhre stand daher zu weit gegen die plattennahe Seite zu.) *Endokranielle Narbenverkalkung.* Die ganze Pars mastoidea ist von einer großen Aufhellung eingenommen, die durch einen Operationsdefekt bedingt ist. Über der Pyramide sieht man, und zwar gerade über dem oberen Bogengang, einen splitterförmigen zarten, ziemlich scharf abgegrenzten, kalkdichten Schatten, der durch Narbenverkalkung nach einem geheilten Schläfenlappenabsceß bedingt ist. Legende zur Skizze: 1 Kontur des Operationsdefektes; 2 oberer Pyramidenkontur; 3 innerer Gehörgang; 4 Labyrinth (Vestibulum); 5 Warzenfortsatz. (Der Pfeil weist auf die endokranielle Verkalkung [schraffiert].)

sich innerhalb desselben Kalk ablagern, wodurch im Röntgenbild an der betreffenden Stelle kleine, krümmelige, unscharf begrenzte, mäßig dichte Schatten in Erscheinung treten. Diese können außerordentlich ähnlich jenen sein, welche durch Kalkablagerungen im *Plexus chorioideus* hervorgerufen werden (s. Abb. 170). Doch finden sich letztere durchwegs symmetrisch auf beiden Seiten in jener Gegend, die dem hinteren Teil der Seitenventrikel entspricht. Gelingt es, einen Hirnabsceß zur Abheilung zu bringen, so kann es auch in dem sich bildenden Narbengewebe zu zarten Verkalkungen kommen, die jedoch meist nur vereinzelt sind, sich deutlich abgrenzen lassen und ihrer Form nach an kleine Knochensplitter erinnern (s. Abb. 171).

ε) Reparative Veränderungen bei chronischer Mittelohreiterung.

In gleicher Weise wie eine Mastoiditis, kann auch eine den Knochen in Mitleidenschaft ziehende, akute Exacerbation einer chronischen Otitis in seltenen Fällen ohne operativen Eingriff selbst dann noch abheilen, wenn es schon zu einer endokraniellen

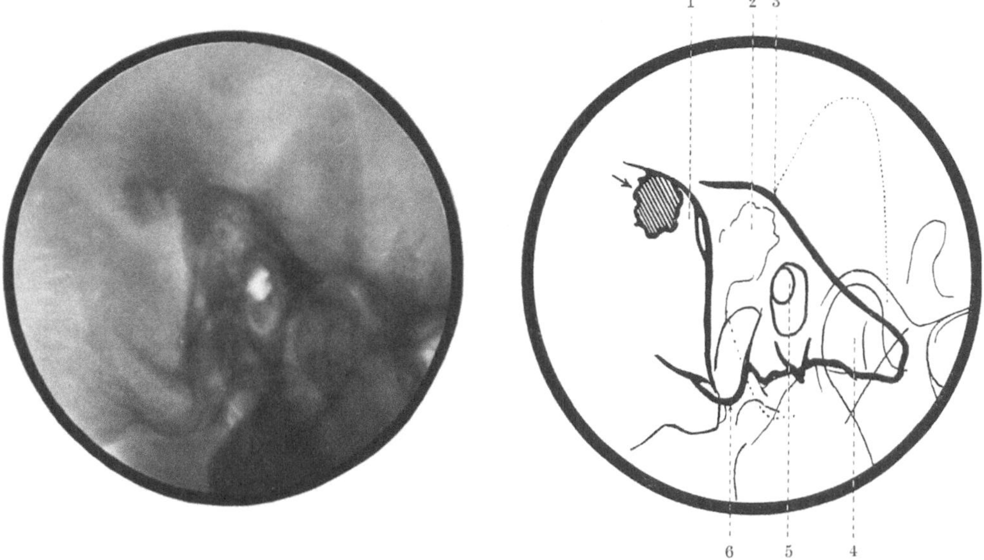

Abb. 172 und Skizze. Schläfenbeinaufnahme nach SCHÜLLER. (Typische Einstellung.) Operation wegen chronischer Otitis. *Thrombusverkalkung* im Sinus sigmoideus. Zwischen oberem und hinterem Pyramidenkontur ist eine große, dem Operationsdefekt entsprechende, intensive Aufhellung zu sehen. Im Bereiche des oberen Sinusknies sieht man einen haselnußgroßen, unregelmäßig begrenzten kalkdichten Schatten, der sich in keiner Aufnahmerichtung aus dem Bereiche des Sinus herausprojizieren läßt und einer Verkalkung im thrombisierten Sinus sigmoideus entspricht. Legende zur Skizze: 1 Gegend des oberen Sinusknies; 2 Operationsdefekt; 3 oberer Pyramidenkontur im Bereiche der Eminentia arcuata; 4 Pyramidenspitze, auf den Unterkiefer projiziert; 5 äußerer Gehörgang + Paukenhöhle + innerer Gehörgang; 6 Spitze des Warzenfortsatzes. (Der Pfeil weist auf die Verkalkung im Thrombus [schraffiert]). Die punktierte Linie entspricht dem Kontur des Ohrmuschelschattens.

Komplikation gekommen ist. Während aber die spontan geheilte Mastoiditis einen charakteristischen Röntgenbefund ergibt, ist dies bei der akuten Exacerbation einer chronischen Otitis nur dann der Fall, wenn eine endokranielle Komplikation vorgelegen hat. Denn die *Verdichtung des Knochens* in der Umgebung entzündlich veränderter Zellen kann, muß aber nicht auf reaktive Vorgänge im Knochen zurückzuführen sein, sondern kann nach WITTMAACKs Angaben auch durch Pneumatisationsstörung bedingt sein. Allerdings ist der extreme Standpunkt dieses Autors, daß nur diese zu einer Sklerosierung führe, unhaltbar, wie wir schon bei der Besprechung der Heilungsvorgänge bei der

Mastoiditis hervorgehoben haben. Im Einzelfall läßt sich jedoch die Ursache der Knochenverdichtung nicht einwandfrei feststellen, es sei denn, daß wir zufällig Gelegenheit hätten,
sie einmal im Laufe der Jahre in ihrer Entwicklung als Folge einer Knochenaffektion
zu beobachten. Das gleiche gilt für das Verhalten des Knochens in der Umgebung von
Cholesteatomhöhlen. Die dünne Sklerosaschicht, welche eine solche Höhle umgibt, entsteht
sicher durch den direkten Einfluß des Cholesteatoms auf den Knochen, denn wir finden
sie auch bei echten Cholesteatomen in der Schädelhöhle, bei welchen die sekundäre
Cholesteatome begleitende Entzündung fehlt. Besteht aber bei einem Cholesteatom des

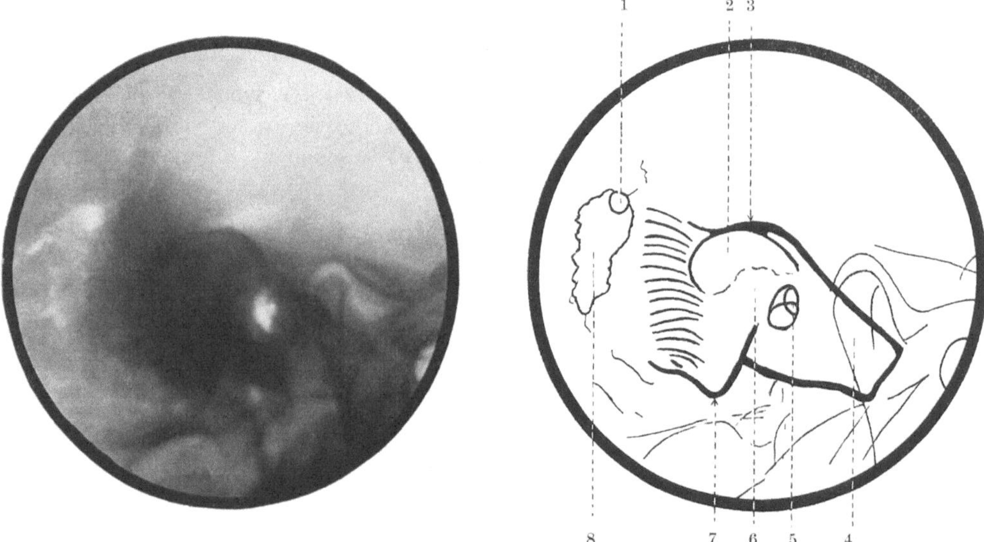

Abb. 173 und Skizze. Schläfenbeinaufnahme nach SCHÜLLER. (Typische Einstellung.) *Chronische Otitis.* Alter
perisinuöser, spontan geheilter Absceß. Im hinteren-oberen Anteil des Pyramidenschattens ist undeutlich die
durch das stark erweiterte Antrum bedingte, regelmäßig begrenzte Aufhellung zu sehen. Der hintere Pyramidenkontur ist nicht erkennbar. Es findet sich in seinem Bereiche unregelmäßig abgegrenzter dichter Schatten,
der zum Teil wohl durch Kalkeinlagerungen im thrombosierten Sinus sigmoideus, zum Teil durch Knochenneubildung bedingt ist. Etwas über der Gegend des oberen Sinusknies ist eine kleinerbsengroße, runde Aufhellung zu sehen, die einer Fistel entspricht, die von der hinteren Schädelgrube nach außen führt. Unterhalb
dieser Fistel ist der Knochen in einem pflaumenkerngroßen Bereich infolge geringer flächenhafter Usur aufgehellt. Legende zur Skizze: 1 Fistel; 2 erweitertes Antrum; 3 oberer Pyramidenkontur im Bereiche der Eminentia arcuata; 4 Pyramidenspitze, auf den Unterkiefer projiziert; 5 äußerer Gehörgang + Paukenhöhle +
innerer Gehörgang; 6 kompakter Labyrinthkern; 7 Spitze des Warzenfortsatzes; 8 Stelle der geringen Usur
der lateralen Schädelwand.

Mittelohres eine tiefergreifende Sklerosierung des Knochens, so kann diese sowohl durch
Pneumatisationshemmung, als auch durch entzündlich bedingte, reaktive Vorgänge im
Knochen hervorgerufen sein. Auch hier haben wir keine Möglichkeit, die Ursache zu
erkennen. Anders liegen die Verhältnisse, wenn eine endokranielle Komplikation bestanden
hat. Dann können einerseits endokranielle Verkalkungen, andererseits Knochenveränderungen an der Schädelbasis darauf hinweisen, daß sich hier ein entzündlicher
Prozeß abgespielt hat, der nur die Folge einer akuten Exacerbation einer chronischen
Otitis gewesen sein kann. Unter den *endokraniellen Verkalkungen* sind jene im Bereiche
des Sinus zu nennen. Sie bilden sich in Thromben und ihr Vorhandensein ist ein Beweis
dafür, daß ein entzündlicher Prozeß zu einer Sinusthrombose geführt hat (s. Abb. 172).
Sie sind meist ziemlich klein, dicht, bizarr geformt und — worauf besonders zu achten ist —
in keiner Projektionsrichtung aus dem Sulcus sigmoideus herauszuprojizieren. In manchen
Fällen verschwindet in der Aufnahmerichtung SCHÜLLERs der ganze hintere Pyramiden-

kontur in dichtem Schatten. Wir finden solche Bilder nur bei chronischen Otitiden, die in der frühesten Kindheit begonnen haben und müssen annehmen, daß dieser Schatten nicht nur durch ausgedehnte Verkalkung eines großen Thrombus, sondern auch durch starke reaktive Knochenverdichtung in der Umgebung des Sinus als Folge eines in der Kindheit aufgetretenen perisinuösen Abscesses bedingt ist. Daß wir den Zeitpunkt des Auftretens der endokraniellen Komplikation in solchen Fällen soweit zurückverlegen, hat seine Ursache darin, daß erfahrungsgemäß die Tendenz zur Knochenbildung infolge eines entzündlichen Reizes beim Kinde größer ist als beim Erwachsenen und wir dementsprechend solche Bilder in Fällen, in welchen die Mittelohrentzündung erst im späteren

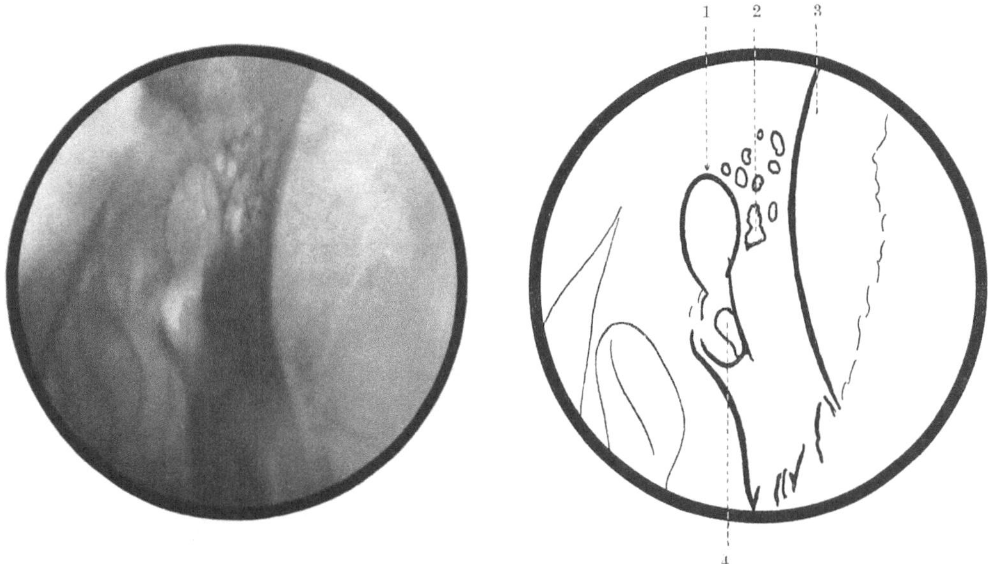

Abb. 174 und Skizze. Schläfenbeinaufnahme nach E. G. MAYER. (Typische Einstellung.) *Chronische Otitis.* Pseudomucocele. Die Pneumatisation ist etwas gehemmt. Das Antrum ist klein, gut hell, daher anscheinend lufthaltig. Die hintere Gehörgangswand ist nicht erkennbar. Vor dem Antrum sieht man in der Gegend der hinteren Gehörgangswand eine pflaumkerngroße regelmäßig begrenzte Aufhellung, die von einem schmalen, durch etwas verdichteten Knochen bedingten Schattenstreifen umgrenzt ist und der Pseudomucocele entspricht. Darunter ist die Aufhellung des Attik zu sehen, in dem sich die Schatten der Gehörknöchelchen erkennen lassen. Legende zur Skizze: 1 Wand der Pseudomucocele; 2 Antrum mastoideum; 3 Gegend des oberen Sinusknies; 4 Gehörknöchelchen.

Leben aufgetreten ist, nicht finden. Usuriert ein persinuöser Absceß den Knochen und entleert er sich unter Bildung einer Fistel nach außen, so sehen wir dann an der Stelle der letzteren, ebenso wie bei einem Durchbruch durch das Planum mastoideum, eine kleine, runde, intensive Aufhellung, die aber jetzt im Bereiche der hinteren Schädelgrube liegt (s. Abb. 173).

Als ein seltenes Vorkommnis haben L. DEUTSCH und E. G. MAYER das Auftreten einer Pseudomucocele im Verlaufe einer chronischen Otitis beschrieben. Cystische Degeneration der Schleimhaut und Verschluß des Ausführungsganges ist als auslösende Ursache anzusehen. In dem von diesen Autoren beschriebenen Falle fand sich zwischen dem äußeren Gehörgang und dem Antrum in der Aufnahmerichtung nach E. G. MAYER eine ganz regelmäßig und scharf begrenzte Aufhellung von der Größe eines kleinen Pflaumenkernes, die von einem, einer Corticalis entsprechenden, schmalen, dichten Schattenstreifen umgrenzt war, mithin das Aussehen einer großen, regelmäßig geformten Zelle hatte (s. Abb. 174).

C. Die spezifischen Mittelohrentzündungen.

a) Die Tuberkulose des Mittelohres.

α) Pathologisch-anatomische Vorbemerkungen.

Die Tuberkulose des Mittelohres nimmt in den allermeisten Fällen ihren Ausgang von der Oberfläche der Schleimhaut und dringt erst von hier in die tieferen Schichten der Weichteile und in den Knochen hinein vor. Dies gilt sowohl bei tubarer Infektion, als auch bei hämatogenem Ursprung der Erkrankung. Das Vorkommen einer primär ossalen Form der Tuberkulose des Mittelohres, einer primären Osteomyelitis tuberculosa im Mark der Felsenbeinpyramide oder in der Spongiosa des Schläfenbeines ist nach MANASSE bisher noch nie einwandfrei festgestellt worden. Wir unterscheiden wie an den übrigen Organen des Körpers so auch am Mittelohr eine rein oder vorwiegend *infiltrativ-indurative* Form der Mittelohrtuberkulose von einer *exsudativen, bzw. ulcerös-nekrotisierenden.* Die benignere, infiltrativ-indurative Form finden wir nach WITTMAACK häufig als sekundäre Erkrankung bei akuten oder unspezifischen subakuten, bzw. chronischen Mittelohrentzündungen tuberkulöser Individuen, insbesondere der Kinder. Diese Aufpfropfung der tuberkulösen Infektion auf eine vorhergegangene Eiterkokkeninfektion ändert den Ablauf des Entzündungsprozesses vielfach nur im Sinne einer Verzögerung. Im mikroskopischen Bild finden sich — neben den diffusen, unspezifischen, entzündlichen Veränderungen in der Schleimhaut — nicht oder nur vereinzelt verkäsende, tuberkulöse Herde. Bei primärer Entstehung der infiltrativ indurativen Mittelohrtuberkulose sind die Veränderungen oft örtlich begrenzt, greifen selten auf das Zellsystem über und führen zu keinen wesentlichen Knochenveränderungen. Die ulcerös-nekrotisierende Form entwickelt sich oft aus der ersteren unter Zunahme der Krankheitserscheinungen bzw. Abnahme der Abwehrkräfte des Organismus. In schweren Fällen kann dabei das infiltrative Stadium, wenn es überhaupt zur vollen Entwicklung kommt, nur so kurze Zeit bestehen, daß es als besonderer Krankheitsabschnitt nicht in Erscheinung tritt. Die exsudative Form der Mittelohrtuberkulose zeigt die Tendenz zu ziemlich rascher flächenhafter Ausbreitung über das ganze pneumatische System und zu ausgedehnter Knochenzerstörung. Sie ist dadurch gekennzeichnet, daß es zu ausgedehnten Schleimhautnekrosen infolge des käsigen Zerfalles der tuberkulösen Krankheitsherde kommt. Hierdurch wird gleichzeitig der Knochen seiner ernährenden Periostschicht beraubt und verfällt ebenfalls auf mehr oder weniger weite Bezirke, ganz besonders an der knöchernen Labyrinthkapsel der Nekrose. Dieser Zustand ausgedehnter Gewebsnekrose kann sich viele Wochen hindurch unverändert erhalten. In manchen Fällen schließt sich ein Stadium der Reaktion an, das vor allem durch die Entwicklung reichlichen Granulationsgewebes gekennzeichnet ist. Diese Reaktion führt im Laufe der Zeit häufig zur Loslösung der nekrotischen Knochenpartien in Form von Sequestern, die ganz besonders häufig aus Teilen, unter Umständen auch aus der ganzen Labyrinthkapsel bestehen können. Die bei tuberkulösen Eiterungen zuweilen vorkommende Ausstoßung ungewöhnlich großer Sequester erklärt sich naturgemäß dadurch, daß der nekrotisierende Vorgang gerade bei der Tuberkulose besonders tief greift und damit insbesondere die die Labyrinthkapsel ernährenden Gefäßbahnen fast restlos in Mitleidenschaft zieht. Es kann dann unter günstigen Umständen die tuberkulöse Infektion nach Ausstoßung der Sequester im infiltrativen Stadium verharren und der Krankheitsprozeß allmählich in Schrumpfung und Vernarbung übergehen. Im Verlaufe dieses Vorganges kommt es häufig zu sehr ausgedehnter Knochenapposition, denn das ursprüngliche Knochenresorptionsgewebe bewirkt mit dem Übergang in die regressive Metamorphose wiederum ausgedehnte Knochenneubildungen, die zu einer erheblichen Verdickung der knöchernen Wandungen der Mittelohrräume, ja eventuell zur knöchernen Obliteration derselben führen können. In anderen, und zwar den häufigeren Fällen erfolgt innerhalb des neugebildeten demarkierenden Granulationsgewebes nach seiner Infektion mit Tuberkulose wiederum Verkäsung und nekrotischer Gewebszerfall. Wir haben damit das Krankheitsbild der tuberkulösen Knochencaries vor uns. Hierdurch muß selbstverständlich der Einschmelzungsvorgang immer weitere Kreise ziehen und an Ausdehnung und Umfang zunehmen, bis durch immer weiteres Fortschreiten der Prozeß bis an die Dura, den Bulbus der Vena jugularis oder den Sinus sigmoideus herangetragen wird und damit weitere endokranielle oder sonstige tödliche Komplikationen auftreten. Im Verlaufe der Erkrankung kommen analoge Durchbruchs- und Senkungserscheinungen des Entzündungsprozesses wie bei Eiterkokkeninfektionen zur Beobachtung, insbesondere dann, wenn eine gute Pneumatisation des Warzenfortsatzes vorliegt. Der tuberkulöse Prozeß kann auch auf die diploetischen Knochenräume der Schädelkapsel, nach Analogie der eitrigen Osteomyelitis, übergreifen und dort große Ausdehnung annehmen.

β) Der Gang der Untersuchung.

So wie bei den anderen entzündlichen Erkrankungen des Schläfenbeines, so soll auch hier die Röntgenuntersuchung in erster Linie Aufschluß über das Vorhandensein und die Ausdehnung einer Knochenaffektion geben. Außerdem sind, da eine Operation in Frage kommen kann, die topographischen Verhältnisse des Schläfenbeines zu berücksichtigen. Wir benötigen zur Untersuchung eine Aufnahme des kranken Schläfenbeines in der Projektion Schüllers und E. G. Mayers. Handelt es sich nur um ganz geringfügige Knochenveränderungen und liegt eine gute Pneumatisation des Warzenfortsatzes vor, so kann eine Vergleichsaufnahme der gesunden Seite und zwar ebenfalls in der Projektion Schüllers zweckdienlich sein. Um Veränderungen am Labyrinth und im Bereiche der Pyramidenspitze zu erkennen, ist es nötig, eine Aufnahme nach Stenvers herzustellen. Sind diese Veränderungen wenig ausgesprochen und auf der Spezialaufnahme nicht sicher zu erkennen, so kann eine einzeitige Vergleichsaufnahme beider Pyramiden gute Dienste leisten.

γ) Das röntgenologische Bild der Tuberkulose des Mittelohres.

Tritt die Tuberkulose als sekundäre Erkrankung bei akuten oder nicht spezifischen subakuten, bzw. chronischen Mittelohrentzündungen tuberkulöser Individuen auf, so ändert diese Aufpfropfung auf die Eiterkokkeninfektion das Röntgenbild der unspezifischen Erkrankung vorerst in keiner Weise und ist daher an diesem nicht zu erkennen. Handelt es sich um einen akut einsetzenden Prozeß in einem Schläfenbein mit guter Pneumatisation — wir finden bei der Tuberkulose des Mittelohres ziemlich häufig annähernd normale Ausdehnung des Zellsystems — und ist es zu einer Verschattung der Zellen gekommen, so kann uns allerdings bei längere Zeit hindurch fortgesetzter Beobachtung auffallen, daß die Verschattung andauernd bestehen bleibt, eventuell auch eine geringe Unschärfe der Bälkchenzeichnung zu erkennen ist, sich jedoch das Bild auch bei Monate hindurch fortgesetzter Beobachtung in keiner Weise ändert, was bei unspezifischer Erkrankung eines gut entwickelten pneumatischen Systems nicht der Fall zu sein pflegt. Auch bei primärer Entstehung führt die infiltrative Form der Mittelohrtuberkulose zu keinen charakteristischen Veränderungen im Röntgenbild. Denn einerseits hat sie im ganzen mehr die Neigung örtlich begrenzt zu bleiben und greift daher nur selten auf das Zellsystem über, andererseits führt sie auch bei Lokalisation im Zellsystem zu keinen deutlichen Knochenveränderungen, so daß nur eine Verschattung der erkrankten Zellen und unter Umständen eine ganz geringe Unschärfe ihrer Begrenzung auftritt. Anders verhält sich die exsudative Form, die die Tendenz zu rascher Ausbreitung auf das ganze pneumatische System und zu ausgedehnter Knochenzerstörung zeigt. Liegt gute Pneumatisation vor, so sehen wir als erste pathologische Veränderung im Röntgenbild die Verschattung der Zellen. Je weiter der nekrotisierende Prozeß von der Schleimhautoberfläche in die Tiefe dringt, je mehr er das den Knochen ernährende Peri- und Endost in Mitleidenschaft

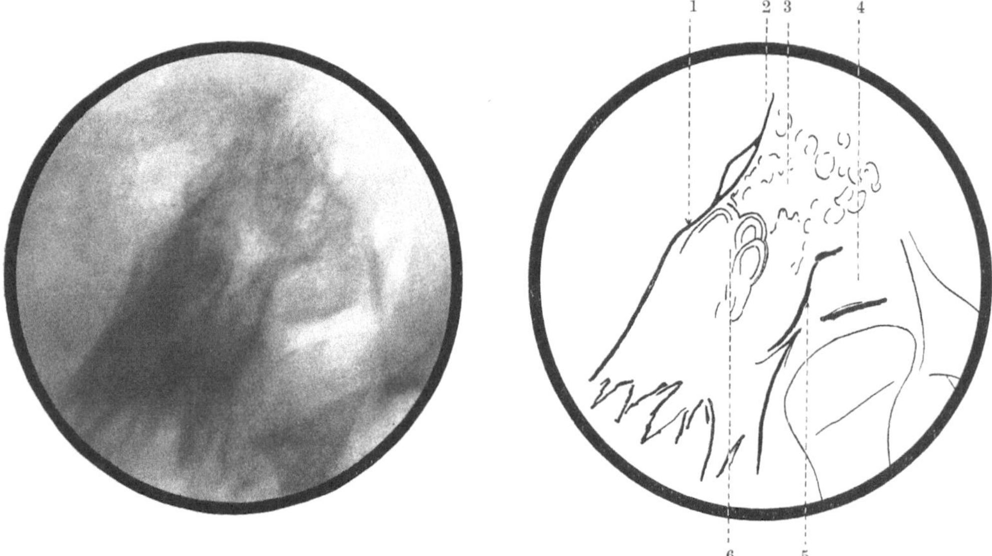

Abb. 175 und Skizze. Schläfenbeinaufnahme nach E. G. MAYER. (Der Fokus der Röhre stand etwas zu weit ventral.) *Tuberkulose des Mittelohres.* Das pneumatische System ist, soweit es auf dieser Aufnahme in Erscheinung tritt, gut entwickelt. Die Zellbälkchen sind außerordentlich undeutlich. Das Antrum ist nicht deutlich differenzierbar, es hebt sich von der Umgebung kaum ab. Es scheint erweitert zu sein. Die Dichte des kompakten Labyrinthkernes ist vermindert, so daß die Bogengänge innerhalb desselben kenntlich sind. Legende zur Skizze: 1 Hinterer Kontur der Pyramide; 2 Gegend des oberen Sinusknies; 3 Gegend des Antrum mastoideum; 4 äußerer Gehörgang; 5 vorderer Kontur des Warzenfortsatzes; 6 kompakter Labyrinthkern, innerhalb welchem die Bogengänge kenntlich sind.

zieht, um so deutlicher treten im Röntgenbild Knochenveränderungen zutage. Wir finden dann eine geringe Unschärfe der Bälkchenzeichnung und eine diffuse Aufhellung derselben. Eine stärkere Knochenarrosion wird meist sowohl bei guter als auch bei schlechter Pneumatisation zuerst durch Ausweitung des Antrums kenntlich. Ihr Erkennen als durch den spezifischen Entzündungsprozeß bedingt, stößt bei schweren Graden der Pneumatisationshemmung in den Anfangsstadien auf die gleichen Schwierigkeiten wie bei der unspezifischen chronischen Otitis. Auch hier können wir, solange die Ausweitung des Antrums nicht hochgradig ist, schwer entscheiden, ob die Abweichung von der Norm durch die Pneumatisationshemmung oder den entzündlichen Vorgang bedingt ist. Erst das Auftreten einer diffusen Atrophie des nicht pneumatisierten Knochens läßt den spezifischen Prozeß erkennen. Sie kann sich zuerst am Labyrinth dadurch bemerkbar machen, daß wir bei der Aufnahme nach E. G. MAYER oder nach SCHÜLLER die Bogengänge mit auffallender Deutlichkeit hervortreten sehen, da die Schattendichte der Labyrinthkapsel vermindert ist (s. Abb. 175). Hat bei fehlender Pneumatisation die durch die Atrophie bedingte Aufhellung auch den Knochen der Pars mastoidea in Mitleidenschaft gezogen, so finden wir bei der Aufnahme nach SCHÜLLER bisweilen ein Bild, das in gewisser Hinsicht an die Schalenatrophie kurzer Knochen erinnert. Im Bereiche des oberen und hinteren Pyramidenkonturs tritt die Corticalis der Pyramide als feine Schattenlinie mit ungewohnter Deutlichkeit hervor, während der übrige Knochen sehr hell erscheint (s. Abb. 176). Die lokale Knochendestruktion im Bereiche der Haupträume des Mittelohres läßt sich meist nur am Antrum, nicht aber an der Paukenhöhle verfolgen, da letztere der röntgenologischen Untersuchung zu schlecht zugänglich ist. Insbesondere bei guter Pneumatisation läßt sich die Ausweitung des Antrums gut verfolgen, da die dünnen Knochenlamellen, die es

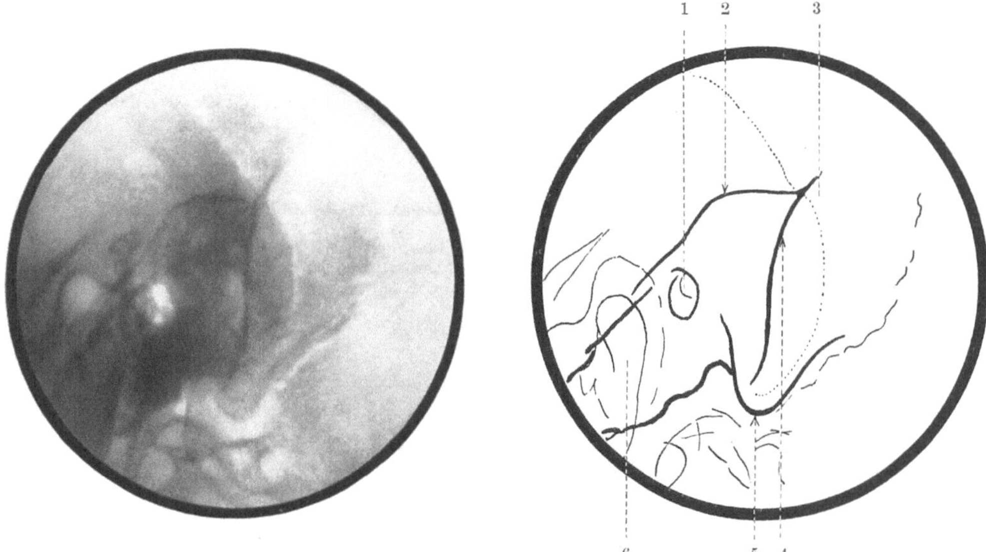

Abb. 176 und Skizze. Schläfenbeinaufnahme nach SCHÜLLER. (Typische Einstellung.) *Tuberkulose des Mittel-ohres.* Schalenatrophie. Die hinteren-oberen Partien der Pyramide erscheinen auffallend hell und der hintere und obere Pyramidenkontur tritt im Bereiche der knöchernen Sinusschale und des Tegmens als feine Schatten-linie mit besonderer Deutlichkeit hervor (vgl. Abb. 142, S. 146). Legende zur Skizze: 1 Äußerer Gehörgang + Paukenhöhle + innerer Gehörgang; 2 oberer Kontur der Pyramide im Bereiche der Eminentia arcuata; 3 Gegend des oberen Sinusknies; 4 Hinterer Kontur der Pyramide; 5 Spitze des Warzenfortsatzes; 6 Pyramidenspitze, auf den Unterkiefer projiziert. (Die punktierte Linie entspricht dem Kontur des Ohrmuschelschattens.)

umgeben, rasch der Caries und Nekrose verfallen können. Durch die Usur der Antrum-wände, die nach den bisherigen Beobachtungen immer vor der der Zellbälkchen einsetzt, kommt es oft zu einer erheblichen Vergrößerung der dem Antrum und dem Aditus ad antrum entsprechenden Aufhellung, die bei nicht pneumatisiertem Mastoid regelmäßig, jedoch unscharf, wie bei akuter Exacerbation einer Mittelohreiterung, begrenzt ist, bei gut pneumatisiertem Schläfenbein unregelmäßig, durch wenig dichten Schatten angenagter Zellbälkchen. Dabei ist zu betonen, daß die Usur, wenigstens in den Anfangsstadien, Antrum und Aditus ad antrum gleichmäßig betrifft, so daß im Gegensatz zur Cholesteatom-eiterung das gewohnte Bild der Form nach oft lange erhalten bleibt und nur die Ausmaße der Hohlräume verändert erscheinen. Bei weiterem Fortschreiten des Prozesses wird die Abgrenzung des Antrums, zumal bei guter Pneumatisation, immer undeutlicher, weil die zunehmende Atrophie des Knochens in der Umgebung die Kontraste vermindert. Diese Atrophie macht sich allmählich auch an der ganzen Pyramide bemerkbar und kann hier so hochgradig werden, daß eine einigermaßen deutliche Darstellung der letzteren wegen ihrer geringen Schattendichte auf Schwierigkeiten stößt. Gleichzeitig kann die

Knochenzerstörung nicht nur das Tegmen und die knöcherne Sinusschale, sondern auch die äußere Corticalis des Warzenfortsatzes und die kompakte Labyrinthkapsel mit einbeziehen. Während erstere dann im Röntgenbild ähnliche Veränderungen zeigen wie bei akuter Exacerbation einer chronischen Mittelohreiterung, beobachten wir am Labyrinth ein fortschreitendes Schmälerwerden der dichten, knöchernen Kapsel, die dann oft nur noch als schmaler Saum Bogengänge und Schnecke umgibt (s. Abb. 177). Wird auch dieser teilweise zerstört, so verschwinden im Röntgenbild an den betreffenden Stellen die Labyrinthorgane, weil sie sich von dem erkrankten und daher hochgradig strahlendurchlässigen Knochen ihrer Umgebung nicht mehr unterscheiden. Kleine, unscharf begrenzte, kalkdichte Flecke bleiben als letzter Rest des Compactamantels. War das

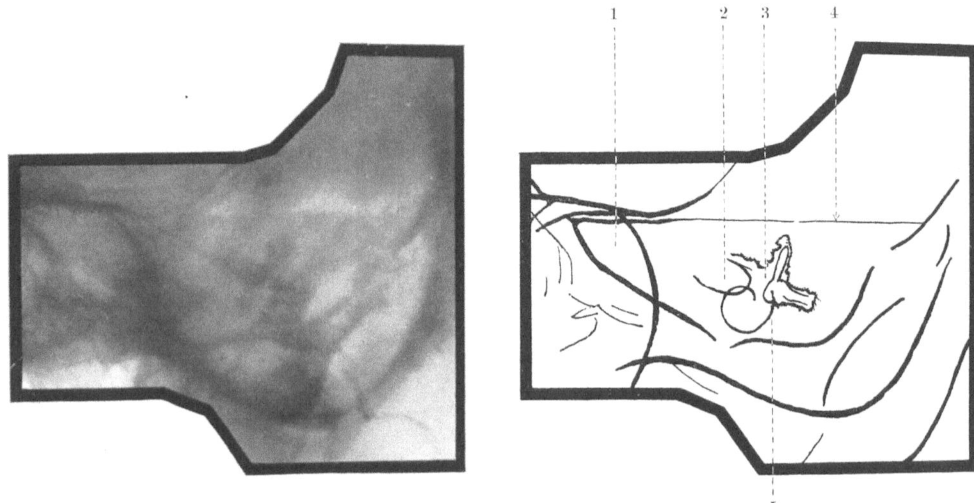

Abb. 177 und Skizze. Schläfenbeinaufnahme nach STENVERS. (Die Drehung des Kopfes war zu gering, so daß sich die Pyramidenspitze noch in den Bereich der Orbita projiziert.) *Tuberkulöse Caries des Schläfenbeines.* Die Pyramide ist hauptsächlich in ihren lateralen Partie hochgradig atrophisch, so daß der obere Pyramidenkontur nur schlecht erkennbar ist. Der Sklerosamantel, der das Labyrinth umgibt, ist stark verdünnt. Legende zur Skizze: 1 Pyramidenspitze im Bereiche der Orbita; 2 innerer Gehörgang; 3 Labyrinthkern; 4 oberer Kontur der Pyramide; 5 Vestibulum.

Labyrinth ganz von pneumatischen Zellen umgeben, so kann die Knochenzerstörung in ihrem Bereiche rascher fortschreiten als am kompakten Labyrinthkern und wir sehen dann denselben anscheinend noch unversehrt von einem breiten, hellen, durch die Knocheneinschmelzung bewirkten Saum umgeben. Durch die Vernichtung des ernährenden Periostes kann so das ganze Labyrinth sequestrieren. In seltenen Fällen vermissen wir noch die weitgehende Atrophie des Knochens im Bereiche der Pyramide, finden aber trotzdem schon Zeichen der Zerstörung am Labyrinth. Das Vestibulum kann dann weiter als normal und unscharf begrenzt sein und an Stelle der Bogengänge können wir unregelmäßig und unscharf begrenzte Aufhellungen innerhalb der dicht gebliebenen Labyrinthkapsel wahrnehmen, die von der ursprünglichen Form dieser Teile des Labyrinthes nichts mehr erkennen lassen. Hier handelt es sich wohl um frühzeitigen Einbruch des tuberkulösen Virus in das Labyrinth und um Destruktion desselben von innen heraus. Überall dort, wo die Destruktion im Bereiche der Pars mastoidea die Grenzen des pneumatischen Systems überschreitet, geht die durch die Knocheneinschmelzung bedingte Aufhellung infolge der gleichzeitig bestehenden hochgradigen Atrophie der Umgebung so diffus in den Schatten des noch gesund gebliebenen Knochens über, daß eine deutliche Abgrenzung des Krankheitsherdes nicht mehr möglich ist. Wir haben dann ein Bild ähnlich der akuten Osteomyelitis vor uns. Bisweilen läßt sich ein Übergreifen des tuberkulösen Prozesses auch auf die benachbarten Schädelknochen, besonders auf die diploetischen Räume der Schädelkapsel feststellen. Dabei kann mitunter die Zerstörung in diesen einen weit größeren Umfang annehmen als im Schläfenbein. Auch hier ist sie durch große, unscharf und undeutlich begrenzte Aufhellungen in den platten Schädelknochen charakterisiert. Ist die Corticalis durchbrochen, so zeigt diese bei Betrachtung in tangentialer Richtung im Röntgenbild ein zernagtes, zerfressenes Aussehen.

Der hier beschriebene Ausbreitungsmodus der Mittelohrtuberkulose, die überwiegende Zerstörung im Bereiche der Pars mastoidea, ist der häufigste, doch nicht der einzige. Bisweilen schreitet die Destruktion an der Pyramidenspitze, von den Tuben ausgehend, rasch fort und zerstört dieselbe, ehe noch schwerste Veränderungen in der Pars mastoidea zu erkennen sind. Dies ist besonders dann der Fall, wenn sich in der Umgebung der Tuben und in der Pyramidenspitze reichlich pneumatische Zellen finden.

Neben den resorptiven und destruktiven Veränderungen spielen sich bei der Tuberkulose des Mittelohres am Knochen auch regenerative Vorgänge ab. So kann es zu einer ausgedehnten Knochenneubildung kommen. Allerdings wird das osteoide Gewebe meist neuerdings mit Tuberkulose infiziert und fällt dadurch wiederum der Verkäsung und dem nekrotischen Gewebszerfall anheim. Kommt es jedoch unter lokalen und allgemeinen therapeutischen Maßnahmen zu einer Steigerung der Abwehrkräfte des Organismus und dadurch zu einer konstanten Einschränkung des Infektionsherdes, eventuell zu einer endgültigen Ausheilung des Krankheitsprozesses, so kann die Knochenneubildung zu einer weitgehenden Sklerosierung, ja unter Umständen zu knöcherner Obliteration der Mittelohrräume und des Innenohres führen. Dann finden wir als Ausdruck der Ausheilung den ursprünglichen Resorptionsherd verkleinert, vollkommen scharf und regelmäßig begrenzt und von dichtem Schatten sklerotischen Knochens umgeben. Bisweilen ist die ganze Pars mastoidea eburneisiert, dicht und strukturlos. War das Labyrinth miterkrankt, so kann auch dieses durch die produktive Ostitis zur Obliteration gebracht worden sein. Dann sehen wir hier auch im Röntgenbild dichten Knochenschatten an Stelle der charakteristischen Aufhellungen.

b) Die Lues des Mittelohres.

Über die pathologisch-anatomischen Veränderungen im Mittelohr infolge Erkrankung bei sekundärer und tertiärer Lues ist bisher noch wenig bekannt. Beobachtet sind gummöse Periostitiden und Ostitiden über und im Warzenfortsatz, gummöse Herde im Spongiosagerüst des letzteren. So wie am übrigen Skeletsystem, so findet sich auch hier eine auffallend starke Tendenz zu regressiven Vorgängen, besonders appositioneller Knochenneubildung. Es findet sich infolgedessen eine ungewöhnlich starke Knochenschicht an den Wandungen der Mittelohrräume und stellenweise umschriebene exostotische Verdickungen. Daneben finden sich gleichzeitig zuweilen osteomyelitische Herde in der Spongiosa der anliegenden Knochenpartien.

In der Literatur ist nur ein einziger Fall verzeichnet, in welchem bei einem gummösen Prozeß im Mittelohr ein Röntgenbefund erhoben wurde (BORRI). Es wurde eine ausgedehnte Destruktion im Bereiche der Pars mastoidea nachgewiesen, doch fehlt eine eingehendere Beschreibung des Röntgenbildes, die es ermöglichen würde, festzustellen, ob sich für Lues charakteristische Veränderungen fanden, eine Möglichkeit, die nach den pathologisch-anatomischen Befunden am Schläfenbein und den bei Lues gemachten röntgenologischen Erfahrungen am übrigen Skeletsystem immerhin gegeben wäre.

12*

2. Die Tumoren des Schläfenbeines.

A. Osteome.

a) Pathologisch-anatomische Vorbemerkungen.

Wir bezeichnen ganz allgemein circumscripte, aus Knochengewebe bestehende, benigne Tumoren als Osteome. Handelt es sich um kleine, scharf abgegrenzte, stark prominierende Geschwülste, wie wir sie besonders am Os tympanicum finden, so sprechen wir von *Exostosen*. Ihr bevorzugter Sitz ist der äußere Gehörgang. Sie stellen im allgemeinen rundliche Gebilde von Stecknadelkopf- bis Haselnußgröße dar, die entweder breitbasig dem Knochen aufsitzen und ohne bestimmte Grenze in die Umgebung übergehen, oder mit schmaler Basis dem Gehörgang anliegen oder endlich gestielt sind. Sie sollen häufiger multipel als solitär, bisweilen symmetrisch auf beiden Seiten auftreten. Die Exostosen des Gehörganges nehmen nach den anatomischen Untersuchungen von Virchow und Ostmann ihren Ausgang ausnahmslos von einem der Ränder der Pars tympanica des Schläfenbeines, die sich an die benachbarten Teile der Pars squamosa und petrosa anlegen und mit ihr verschmelzen. Sie können aus kompaktem Knochen bestehen oder spongiös sein. Selten finden sich echte Exostosen in der Paukenhöhle — hier handelt es sich meist um Osteophytenbildung infolge chronischer Eiterung — und am inneren Gehörgang. Bisweilen sind die Exostosen mit diffuser Hyperostose des betreffenden Knochens kombiniert. Als Osteome im engeren Sinne, wohl auch als *circumscripte Hyperostosen*, werden größere, gewöhnlich am Warzenfortsatz, seltener an der Schuppe gelegene Knochengeschwülste bezeichnet, die meist weniger circumscript und weniger am Knochen vorspringend sind. Fließende Übergänge zu den diffusen Hyperostosen, die den Hyperplasien zuzurechnen sind, sind des öfteren zu beobachten. Sitzt der kompakte Tumor im Knocheninneren oder wölbt er sich gegen die Hohlräume des pneumatischen Knochens hinein vor, so sprechen wir von *Enostosen*. Diese sind selten. Die Enostosen der Paukenhöhle, die bei der Operation häufig gefunden werden, sind fast durchwegs als Osteophytenbildung auf Grund einer chronischen Eiterung und daher nicht als echte Tumoren anzusehen.

b) Der Gang der Untersuchung.

Es ist vom Sitz der Exostose abhängig, in welcher Aufnahmerichtung sie am besten zur Darstellung gelangt. Exostosen des äußeren Gehörganges sind meist auf der Aufnahme nach E. G. Mayer, solche des inneren Gehörganges auf der nach Stenvers gut kenntlich. Sowohl bei der einen als auch bei der anderen Lokalisation können sie auch auf der Aufnahme Schüllers zu sehen sein. Enostosen im pneumatischen System und Hyperostosen am Warzenfortsatz oder der Schuppe wird diese Aufnahme am besten zeigen. Bei Hyperostosen an der äußeren Schädelwand wird es außerdem zweckmäßig sein, eine tangentiale Aufnahme anzufertigen.

c) Das Röntgenbild der Osteome des Schläfenbeines.

Die Exostosen des äußeren Gehörganges stellen sich auf der Aufnahme nach E. G. Mayer als rundliche, meist sehr dichte, der Gehörgangswand aufsitzende, scharf begrenzte Schatten von wechselnder Größe dar, die bisweilen die ganze, durch den äußeren Gehörgang bedingte Aufhellung einnehmen. Je kleiner sie sind und je weiter sie gegen den Annulus tympanicus zu liegen, desto schlechter sind sie im Röntgenbild erkennbar (s. Abb. 178). Füllt

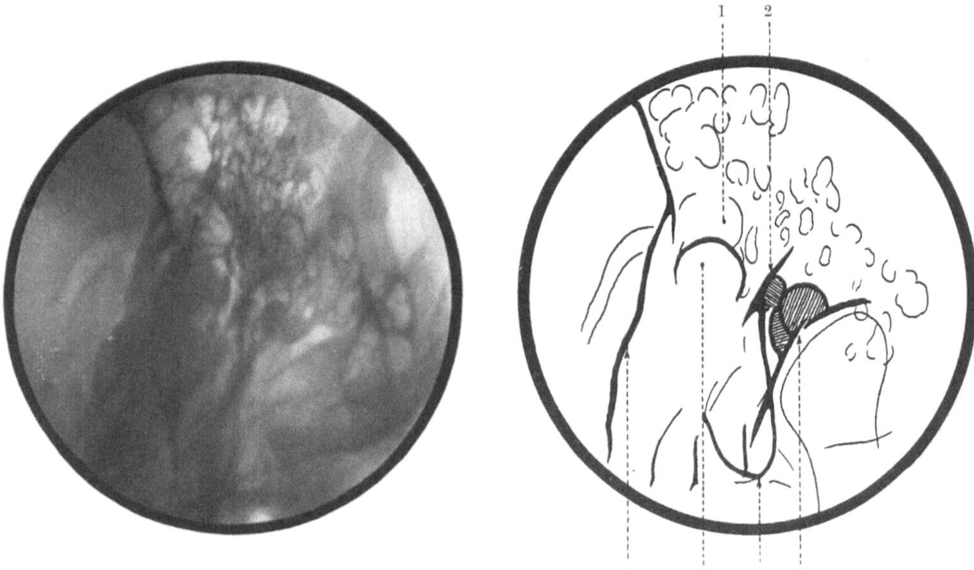

Abb. 178 und Skizze. Schläfenbeinaufnahme nach E. G. MAYER. (Der Fokus der Röhre stand etwas zu weit ventral.) *Multiple Exostosen im äußeren Gehörgang.* Im Bereiche des äußeren Gehörganges ist ein erbsengroßer, der vorderen Gehörgangswand breit aufsitzender scharf umschriebener, einer Exostose entsprechender, kalkdichter Schatten zu sehen und einzelne ähnliche kleinere, einer an der hinteren Gehörgangswand in gleicher Höhe und ein anderer an der vorderen Gehörgangswand etwas mehr medial. Legende zur Skizze: 1 Antrum mastoideum; 2 hintere Gehörgangswand; 3 vordere Gehörgangswand an der Grenze zwischen Schuppe und Os tympanicum; 4 Spitze des Warzenfortsatzes; 5 kompakter Labyrinthkern; 6 hinterer Kontur der Pyramide. Die Exostosen sind in der Skizze schraffiert.

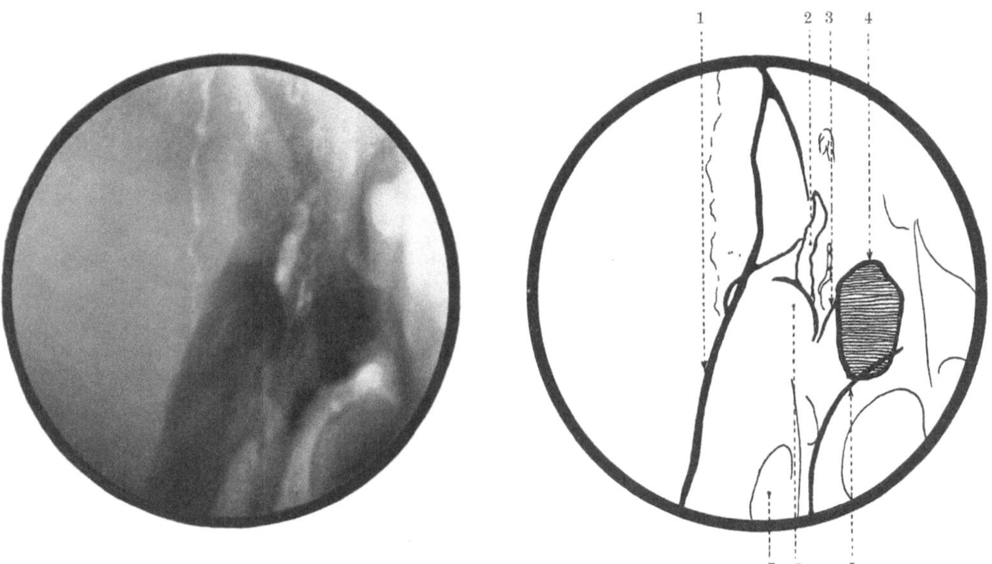

Abb. 179 und Skizze. Schläfenbeinaufnahme nach E. G. MAYER. (Typische Einstellung.) *Große Exostose* im äußeren Gehörgang mit komplettem Verschluß desselben. Im Bereiche des äußeren Gehörganges ist ein großer, denselben ganz ausfüllender, intensiver kalkdichter Schatten zu sehen, der durch eine große Exostose bedingt ist. Legende zur Skizze: 1 Hinterer Kontur der Pyramide; 2 Antrum mastoideum; 3 hintere Gehörgangswand; 4 (schraffiert) Exostose; 5 vordere Gehörgangswand; 6 kompakter Labyrinthkern; 7 Canalis caroticus.

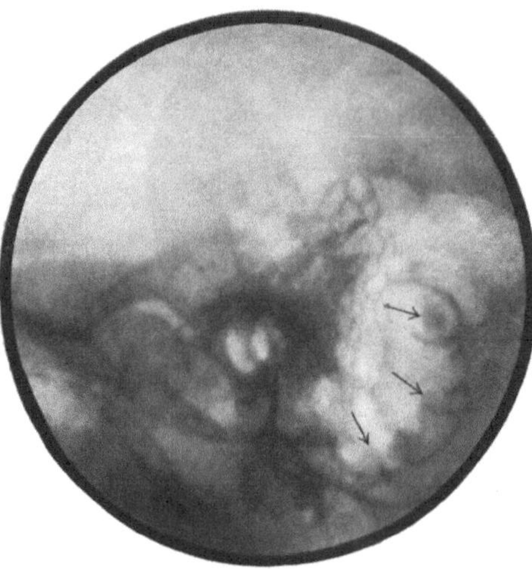

Abb. 180. Schläfenbeinaufnahme nach SCHÜLLER. (Typische Einstellung.) *Enostosen* im Bereiche der Pars mastoidea. Im rückwärtigen Teil der Pars mastoidea befindet sich ein großer Hohlraum, der an der großen ziemlich strukturlosen Aufhellung daselbst kenntlich ist. In diesen Hohlraum ragen von hinten her kleine Enostosen hinein, die als buckelige, kalkdichte dem hinteren Rande aufsitzende Schatten zur Darstellung kommen.

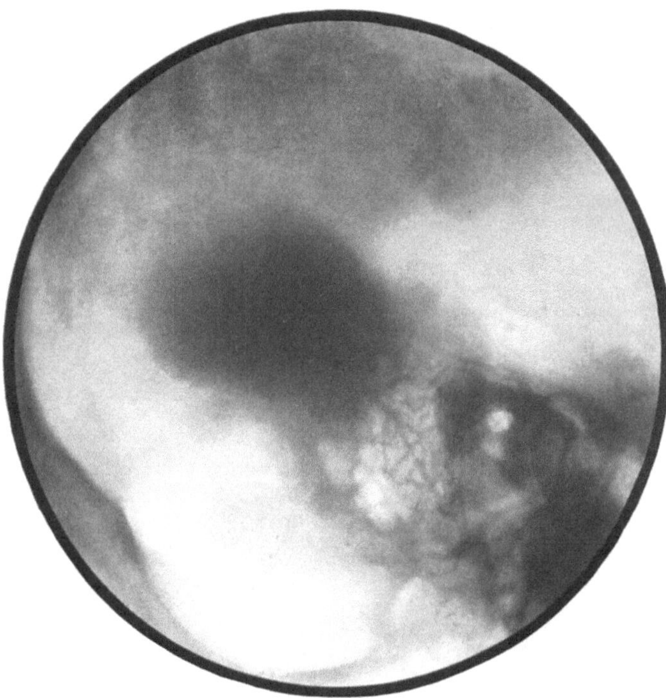

Abb. 181. Schläfenbeinaufnahme nach SCHÜLLER mit Darstellung der angrenzenden Partien des Scheitel- und Hinterhauptbeines. (Typische Einstellung.) *Osteom* am vorderen-unteren Anteil des Os parietale mit Übergreifen auf die Pars mastoidea und die Schuppe des Schläfenbeines. Hinten oben von der Pyramide liegt im Bereiche des Os parietale, übergreifend auf die Pars mastoidea und die Schläfenbeinschuppe ein zum Teil scharf und regelmäßig, zum Teil unscharf begrenzter dichter Schatten, der durch ein Osteom an der seitlichen Schädelwand bedingt ist.

die Exostose den ganzen äußeren Gehörgang aus und ist sie sehr dicht, so gelingt es oft nicht festzustellen, von welcher Wand sie ausgeht, weil in ihrem dichten Schatten die verschiedenen Teile der Gehörgangswand nicht mehr zu differenzieren sind (s. Abb. 179). Manchmal kann es in solchen Fällen gelingen, den Ausgangspunkt der Exostose auf der SCHÜLLERschen Aufnahme zu erkennen, zumal wenn sie von der vorderen Wand ihren Ursprung genommen hat. Enostosen des pneumatischen Systems sind als rundliche oder halbkugelige, in das Zellumen vorspringende kalkdichte Schatten von Hirsekorn- bis Erbsengröße, die besonders dann deutlich in Erscheinung treten, wenn das Zellumen lufthaltig ist, wahrzunehmen, (s. Abb. 180). Enostosen der Paukenhöhle dürften wohl in Anbetracht der schlechten Darstellbarkeit der letzteren kaum zur Ansicht zu bringen sein, wenn nicht besonders günstige Verhältnisse vorliegen. Eher sind Exostosen an der Hinterfläche der Pyramide an ihrem charakteristischen, buckelig vorspringenden, dichten, scharf begrenzten Schatten zu erkennen. Sind sie gegen die Spitze der Pyramide zu gelegen, so wird sie die Aufnahme nach STENVERS zeigen, liegen sie mehr lateral, so können sie auf der Aufnahme nach SCHÜLLER sichtbar werden. Die circumscripten Hyperostosen unterscheiden sich von den Exostosen im Röntgenbild nur durch ihren Sitz und ihre Ausdehnung. Auch sie sind durch den dichten Schatten und die ziemlich regelmäßige Abgrenzung charakterisiert (s. Abb. 181). Handelt es sich um ein spongiöses Osteom, so ist sein Schatten weniger dicht und das Röntgenbild läßt dann in seinem Bereiche deutlich zarte Spongiosazeichnung erkennen.

B. Benigne Weichteiltumoren.

a) Pathologisch-anatomische Vorbemerkungen.

Benigne, von den Weichteilen des Schläfenbeines ausgehende Tumoren gehören zu den Seltenheiten. In Betracht kommen Fibrome, Papillome, Angiome, Adenome, Atherome, Dermoidcysten, Leiomyome und echte Cholesteatome. Von letzteren abgesehen, finden sich diese Tumoren meist im äußeren Ohr. Sie können durch expansives Wachstum zu einer Druckusur am Knochen führen. Die echten Cholesteatome sind ihrem histologischen Bau und ihrem Verhalten nach von den sekundären, entzündlichen nicht zu unterscheiden. Finden sie sich im Mittelohr, so imponieren sie wohl als sekundäre Cholesteatome. Nur wenn das Cholesteatom an einer Stelle sitzt, die in keiner topographischen Beziehung zu den Mittelohrräumen steht, so ist die Annahme, daß es sich um ein echtes Cholesteatom handelt, gerechtfertigt. Dies gilt insbesondere für die epidural im Schädelinneren entstandenen Cholesteatome, die meist an der Basis gelegen sind. Eine Prädilektionsstelle scheint dabei der Kleinhirnbrückenwinkel zu sein.

b) Der Gang der Untersuchung.

Da Usuren durch benigne Tumoren, die von den Weichteilen ausgehen, sowohl Außen-, Innen- und Mittelohr, als auch die dem Schädelinneren zugekehrten Flächen der Pyramide betreffen können, so kommen bei solchen Tumoren alle 3 Standardaufnahmerichtungen für die Untersuchung in Frage. In speziellen Fällen kann die eine oder andere derselben überflüssig sein und man wird sich dann bei der Auswahl der Aufnahmen nach dem sich aus dem klinischen Befund ergebenden wahrscheinlichen Sitz des Tumors richten.

c) Das röntgenologische Bild der benignen Weichteiltumoren.

Röntgenologisches Interesse gewinnen die benignen Weichteiltumoren des Schläfenbeincs ausschließlich dann, wenn sie zu einer Knochenusur geführt haben. Dies ist relativ selten der Fall, es sei denn, daß man, wozu ja eine gewisse Berechtigung bestünde, auch die Cholesteatome entzündlicher Genese zu den benignen Weichteiltumoren des Schläfenbeines zählen will. Röntgenologisch könnte man jedenfalls die durch sie gesetzte Usur als typisch für die Defektbildung bei den benignen Tumoren betrachten (s. Abb. 182). Denn charakteristisch ist für diese, ebenso wie für alle anderen benignen Tumoren, der durch Druckusur

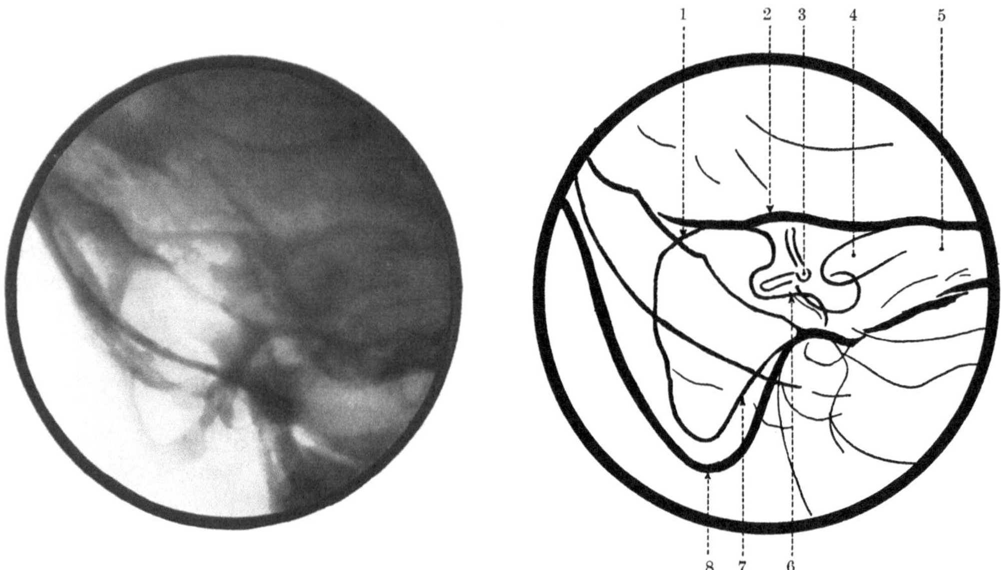

Abb. 182 und Skizze. Schläfenbeinaufnahme nach STENVERS. (Typische Einstellung.) *Cholesteatom.* Die ganze Pars mastoidea ist von einer großen scharf begrenzten Aufhellung eingenommen, die einer großen Cholesteatomhöhle entspricht. Legende zur Skizze: 1 Oberer Rand der Cholesteatomhöhle; 2 oberer Rand der Pyramide im Bereiche der Eminentia arcuata; 3 kompakter Labyrinthkern mit Vestibulum, Bogengängen und Schnecke; 4 innerer Gehörgang; 5 Pyramidenspitze; 6 Begrenzung des Defektes im Bereiche der Paukenhöhle; 7 Grenze des Defektes im Bereiche der Pars mastoidea; 8 Spitze des Warzenfortsatzes.

bedingte glattwandige Defekt, der durch eine entsprechende scharf umschriebene und regelmäßig begrenzte Aufhellung im Knochen und eventuelle Unterbrechung dessen Konturs im Röntgenbild kenntlich wird. Manchmal ermöglichen besondere Verhältnisse bei Vorhandensein einer solchen glattwandigen Usur die Diagnose eines echten Neoplasmas. Wenn z. B. die laterale Attikwand vollkommen zerstört ist, dabei aber die Gehörknöchelchen intakt sind, so kann dieser Befund nur einem von unten nach oben vordringenden Tumor entsprechen (s. Abb. 183), obwohl der Defekt als solcher in ganz gleicher Weise auch durch ein Cholesteatom entzündlicher Genese gesetzt sein könnte. Das Verhalten echter Cholesteatome dürfte dem der sekundären weitgehend ähnlich sein. Obwohl sich in der Literatur keine Angaben über entsprechende Röntgenbefunde finden, so ist dies doch nach Analogie mit echten Cholesteatomen an anderen Stellen des Schädels, die im Röntgenbild prinzipiell das gleiche Verhalten zeigen wie die sekundären Cholesteatome des Schläfenbeines, anzunehmen. Bei der weitgehenden Analogie im histologischen Aufbau dieser Tumoren ist dies auch ohne weiteres verständlich. Nur die besondere Lokalisation des Defektes außerhalb des pneumatischen Systems kann manchmal die Diagnose eines echten

Cholesteatomes ermöglichen. Ein wesentlicher Unterschied in der Art der Defektbildung dürfte zwischen Cholesteatomen und anderen benignen Tumoren meist nicht bestehen. Doch liegen in Anbetracht des seltenen Vorkommens der letzteren keine entsprechenden Röntgenbefunde vor.

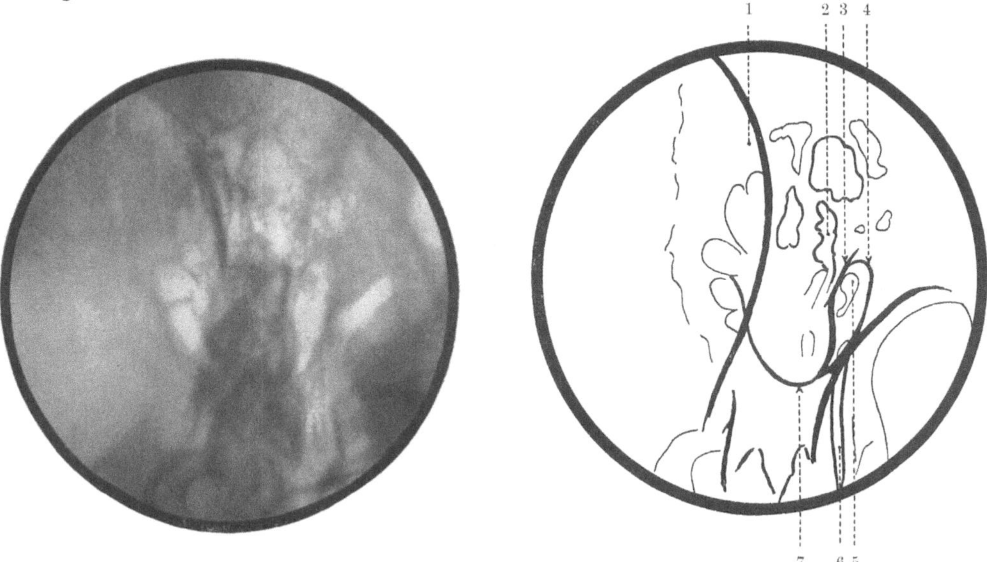

Abb. 183 und Skizze. Schläfenbeinaufnahme nach E. G. MAYER. (Typische Einstellung.) *Leiomyom.* An Stelle der lateralen Attikwand ist eine Aufhellung zu sehen, die sich bis in den Bereich der Paukenhöhle verfolgen läßt und durch einen kompletten Defekt der lateralen Attikwand bedingt ist, ähnlich wie bei einem Durchbruch eines Attik-Cholesteatoms. Innerhalb dieses Defektes ist aber der Schatten der Gehörknöchelchen deutlich erkennbar. Der äußere Rand des Os tympanicum fehlt. Der Defekt zeigt vollkommen scharfe Grenzen. Legende zur Skizze: 1 Gegend des oberen Sinusknies; 2 Antrum mastoideum; 3 hintere Gehörgangswand; 4 Begrenzung des Defektes im Bereiche des Attik; 5 Gehörknöchelchen; 6 Processus styloideus; 7 Kontur der Warzenfortsatzspitze.

C. Das Carcinom des Ohres.

a) Pathologisch-anatomische Vorbemerkungen.

Die *Carcinome des äußeren Ohres* — in der Mehrzahl der Fälle typische Epitheliome — gehen meist von der Ohrmuschel, seltener vom Gehörgang aus. Sie können — langsam wachsend und kaum je metastasierend — große Dimensionen annehmen und auch nach innen durchbrechen. Meist ist dann die Schläfenbeinschuppe am stärksten in Mitleidenschaft gezogen. Seltener überwiegt die Destruktion im Bereiche der Pars mastoidea.

Die *primären Carcinome des Mittelohres* sind typische Plattenepithelcarcinome. Diese Tatsache ist auffällig, da sich im Mittelohr normalerweise kein Plattenepithel findet. Ihre Erklärung suchen die meisten Autoren in der Annahme, daß chronische Eiterung durch Umwandlung des Epithels der Paukenhöhlenschleimhaut in Plattenepithel den Boden für das Carcinom schaffe. Demnach wäre das Bestehen einer chronischen Entzündung Vorbedingung für das Entstehen eines primären Carcinomes im Mittelohr. Diese Tumoren erweisen sich durch ihre alles zerstörende, enorme Wachstumstendenz als äußerst maligne. Im allgemeinen besteht hauptsächlich die Neigung nach innen zu wuchern, so daß sich ausgedehnte Zerstörungen an der Schädelbasis finden können. Die Knochendestruktion kommt durch direktes Einwuchern der Geschwulstelemente zustande, die Einschmelzung erfolgt in erster Linie durch lakunäre Arrosion, die teils durch Osteoklasten, teils durch Geschwulstzellen selbst bewirkt zu werden scheint. Außer der direkten Zerstörung des Knochengewebes kommt es auch durch Gefäßunterbrechung zur Bildung von kleinen und größeren Nekrosen. So sind Fälle beschrieben, in welchen es zu einer ausgedehnten Sequestrierung des ganzen Labyrinthes gekommen ist. Meist leistet die Felsenbeinpyramide mit dem kompakten Labyrinthkern dem Vordringen des Tumors größeren Widerstand als die anderen Teile des Schläfenbeines, doch finden sich auch Fälle, in welchen gerade diese Partien besonders stark in Mitleidenschaft gezogen erscheinen. Das Labyrinth kann nicht nur durch Einbruch der Geschwulstzellen, sondern auch durch begleitende Entzündungsprozesse, die zu einer Degeneration und Ossification desselben führen, zerstört werden.

Metastatische Carcinome des Gehörorganes kommen selten zur Beobachtung. Eine Prädilektionsstelle scheint die Pyramidenspitze zu sein, doch sind die bisherigen Mitteilungen äußerst spärlich.

b) Der Gang der Untersuchung.

Da die Carcinome des Ohres sowohl am äußeren, als auch am Mittel- und Innenohr Veränderungen setzen können, so werden wir in jedem Falle, in welchem ein Verdacht auf Carcinom besteht, die Aufnahmen von SCHÜLLER, STENVERS und E. G. MAYER, eventuell auch die axiale Aufnahme der Schädelbasis nach SCHÜLLER zur Untersuchung heranziehen.

c) Das röntgenologische Bild der Carcinome des Ohres.

Die *Carcinome des äußeren Ohres* greifen in den meisten Fällen zuerst auf die Schuppe des Schläfenbeines über. Wir finden dann im Röntgenbild hier einen Defekt, der durch

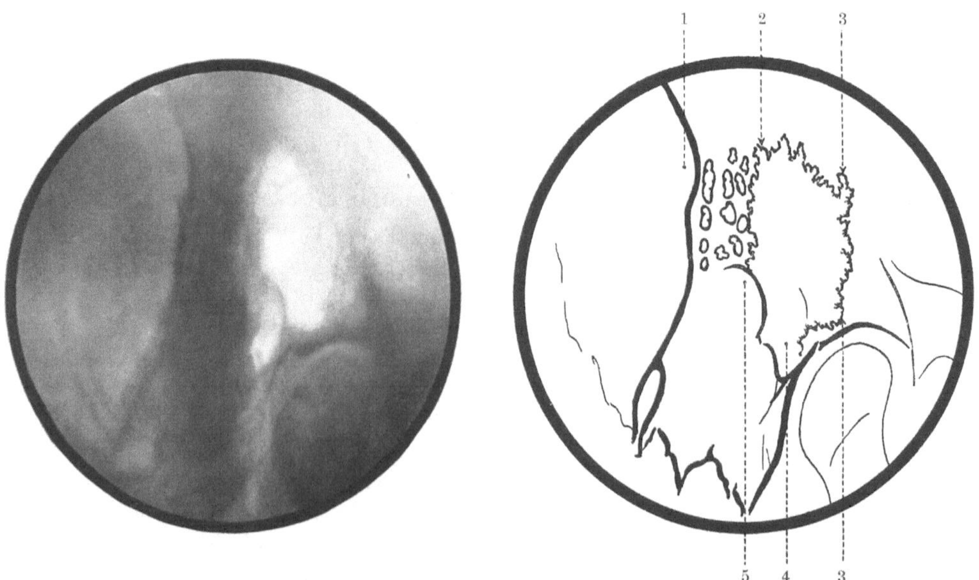

Abb. 184 und Skizze. Schläfenbeinaufnahme nach E. G. MAYER. (Typische Einstellung.) *Epitheliom des äußeren Gehörganges* mit ausgedehnter Zerstörung der Schläfenbeinschuppe in der Nachbarschaft desselben, ferner der vorderen Partie der Pars mastoidea. Die hintere Gehörgangswand fehlt. Die vordere Partie der Pars mastoidea und die angrenzenden Partien der Schläfenbeinschuppe sind von einer großen, dem Defekt entsprechenden, unregelmäßig begrenzten Aufhellung eingenommen. Legende zur Skizze: 1 Gegend des oberen Sinusknies; 2 oberer Rand des Defektes; 3 vorderer Rand des Defektes; 4 Reste des Os tympanicum und der Pars mastoidea; 5 kompakter Labyrinthkern.

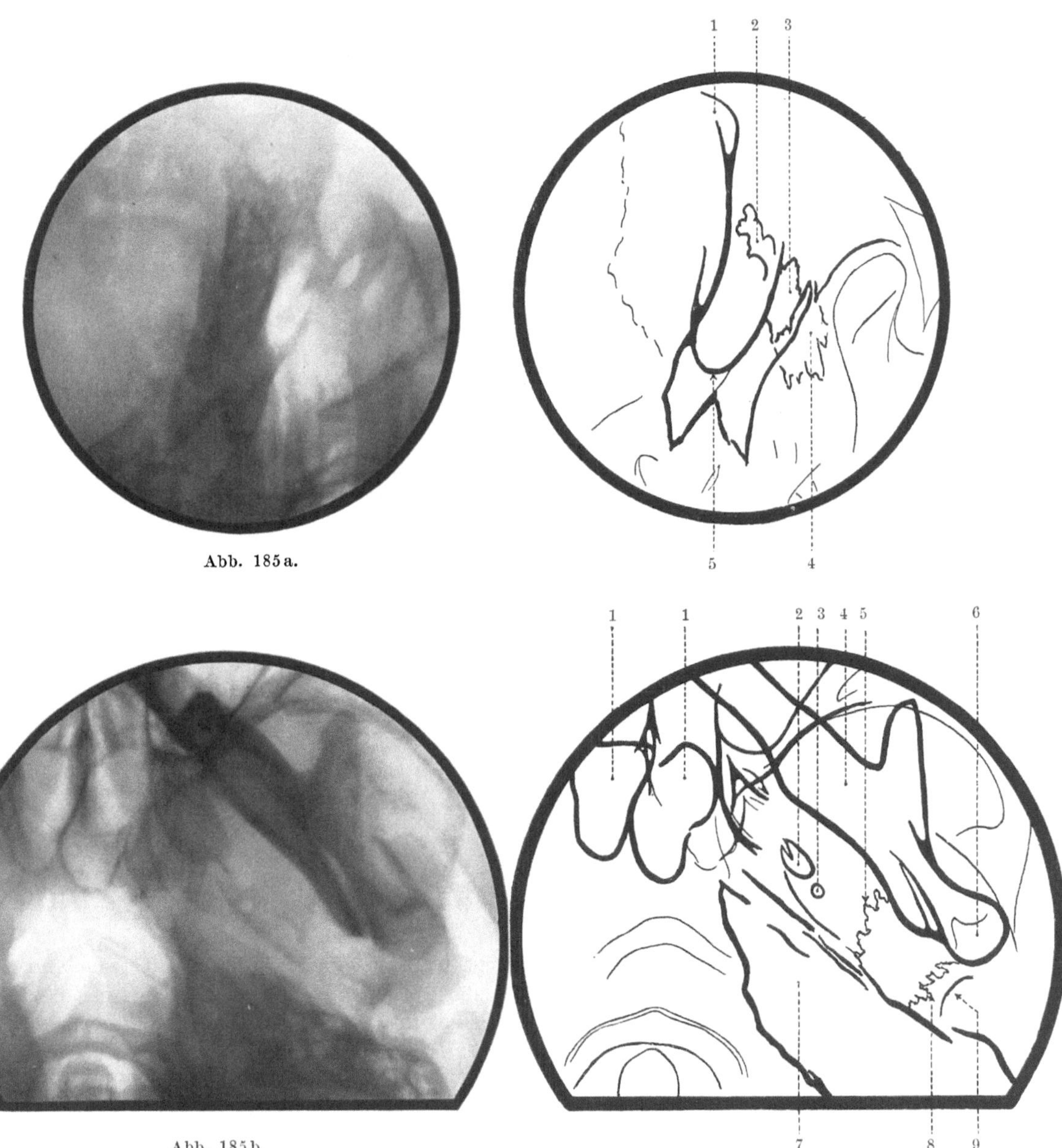

Abb. 185a.

Abb. 185b.

Abb. 185a, b und Skizzen. a Schläfenbeinaufnahme nach E. G. MAYER. (Typische Einstellung.) b Axiale Aufnahme des Schläfenbeines vom gleichen Fall entsprechend der Aufnahmerichtung bei der axialen Vergleichsaufnahme beider Pyramiden nach SCHÜLLER. *Epitheliom des äußeren Gehörganges.* In der Aufnahme nach E. G. MAYER ist die laterale Attikwand nicht zu erkennen. Der vordere Teil des Os tympanicum ist auffallend hell und etwas atypisch konfiguriert. Die axiale Aufnahme des Schläfenbeines zeigt einen Defekt am Boden der mittleren Schädelgrube im Bereiche der Schläfenbeinschuppe, der von dem hinteren medialen Anteil der Kiefergelenkspfanne bis an die Pyramide heranreicht. Es findet sich an dieser Stelle eine unregelmäßig begrenzte Aufhellung, die zum Teil auch das Os tympanicum mit einbezieht. Legende zur Skizze a: 1 Gegend des oberen Sinusknies; 2 Antrum; 3 Gegend der lateralen Attikwand; 4 Undeutlich kenntlicher Defekt im basalen Anteil der Schläfenbeinschuppe; 5 Spitze des Warzenfortsatzes von der Pyramide überlagert. Legende zur Skizze b: 1 Keilbeinhöhle; 2 Foramen ovale; 3 Foramen spinosum; 4 Unterkiefer; 5 medialer Rand des Defektes am Boden der mittleren Schädelgrube; 6 Kieferköpfchen; 7 äußerer Gehörgang; 8 lateraler Rand des Defektes; 9 Pyramidenspitze.

eine etwas unregelmäßig und unscharf, kleinzackig begrenzte Aufhellung charakterisiert ist. Diese Aufhellung umfaßt bei größerer Ausdehnung die ganzen Gehörgangswände, soweit sie sonst röntgenologisch erkennbar sind und greift von vorne her auf die Pars mastoidea über (s. Abb. 184). Selten nur sehen wir, daß ein im rückwärtigen Teil der Ohrmuschel entstandenes Carcinom den äußeren Gehörgang ziemlich intakt läßt, dagegen von außen her in die Pars mastoidea einbricht und sich vorwiegend nach hinten ausdehnt. Dann kann sich die durch den Defekt bedingte Aufhellung weit nach hinten bis in den Bereich der hinteren Schädelgrube erstrecken. Ob ein Durchbruch in das Schädelinnere stattgefunden hat, läßt sich mit Sicherheit jedoch nur dann feststellen, wenn dieser durch

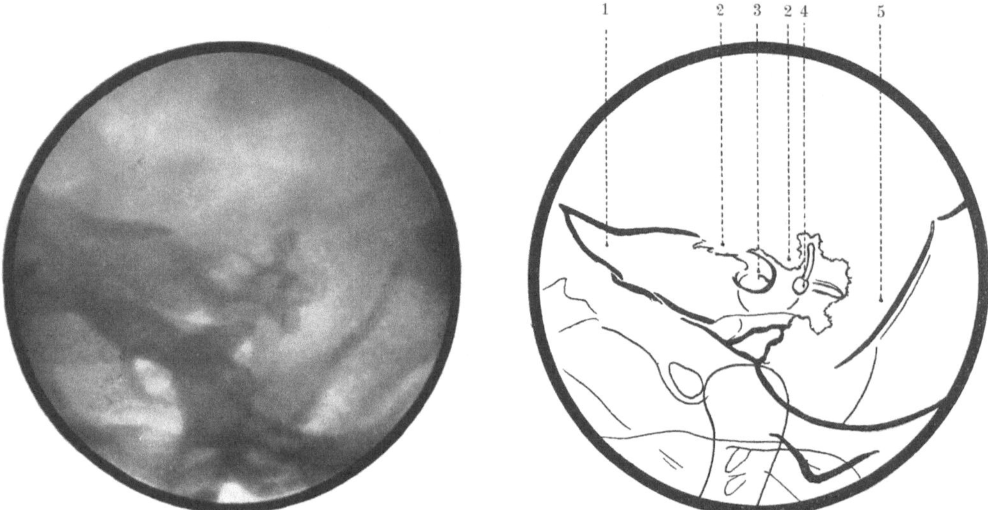

Abb. 186 und Skizze. Schläfenbeinaufnahme nach STENVERS. (Typische Einstellung.) *Carcinom des Mittelohres.* Die ganze Pars mastoidea ist von einer großen Aufhellung eingenommen, die den oberen Pyramidenkontur im lateralen Anteil mit einbezieht. Diese Aufhellung umgreift den Schatten des Labyrinthkernes, der wesentlich schmäler und weniger dicht ist als der Norm entspricht und reicht spitzenwärts bis über den inneren Gehörgang, woselbst der obere Pyramidenkontur ebenfalls verschwunden ist. Die Aufhellung ist unregelmäßig und etwas unscharf begrenzt und entspricht einem großen Defekt. Legende zur Skizze: 1 Pyramidenspitze; 2 Defekt an der oberen Pyramidenkante; 3 innerer Gehörgang; 4 kompakter Labyrinthkern mit Vestibulum, Bogengängen und Schnecke; 5 Defekt im Bereiche der Pars mastoidea.

die vordere oder hintere Pyramidenfläche erfolgt ist, weil wir nur hier damit rechnen können, daß wir die Stelle des Durchbruches im Röntgenbild tangential zur Ansicht bekommen und so die Unterbrechung des Knochenkonturs erkennen. Die im Bereiche der seitlichen Schädelwand durch die Knochenusur an der Schuppe oder der Pars mastoidea entstehende Aufhellung läßt dagegen meist in keiner Weise erkennen, ob die Lamina interna noch erhalten geblieben ist oder nicht. Die starke Ausbreitung der Knochendestruktion an der seitlichen Schädelwand und die relativ geringe Mitbeteiligung der Wände der Mittelohrräume wird meist darauf hinweisen, daß das Carcinom seinen Ausgang vom äußeren Ohr genommen hat. Manchmal kommen Fälle zur Beobachtung, in welchen klinisch eine kleine, leicht blutende Granulation im inneren Anteil des äußeren Gehörganges zu sehen ist. In solchen Fällen kann es vorkommen, daß die typischen Spezialaufnahmen noch keine deutlichen Veränderungen erkennen lassen, dagegen eine Aufnahme, bei welcher die Strahlen in gleicher Richtung verlaufen wie bei der axialen Vergleichsaufnahme der Pyramiden, schon eine Usur im innersten Anteil des äußeren Gehörganges und der angrenzenden Partie der Schuppe, die hier einen Teil des Bodens der mittleren Schädelgrube bildet, erkennen läßt (s. Abb. 185 a und b). Bei größeren Epitheliomen des äußeren Gehörganges finden wir bisweilen noch weitere Veränderungen, die für Carcinome am Schädel charakteristisch sind, und zwar einerseits kleine, unscharf begrenzte, rundliche Aufhellungen in der Umgebung des durch den Tumor gesetzten einheitlichen Defektes, Aufhellungen, die lokalen Metastasen bzw. neuen Wachstumszentren des infiltrierend vordringenden Neoplasmas entsprechen, andererseits beobachten wir des öfteren innerhalb des Tumors kleine, fleckige, bisweilen wabenartig angeordnete, unscharf begrenzte, dichte Schatten, die durch Verkalkungen in Teilen des Neoplasmas bedingt sind.

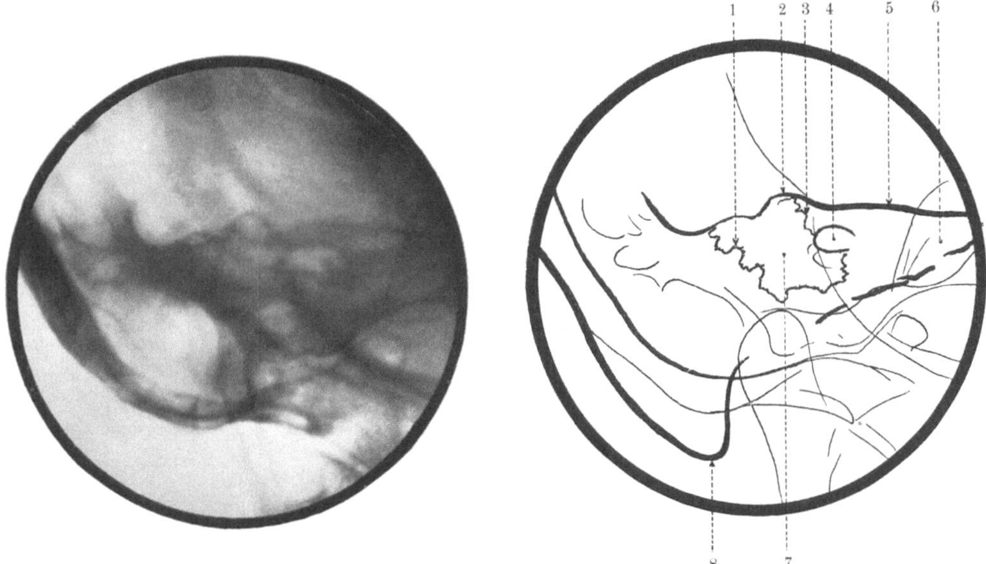

Abb. 187 und Skizze. Schläfenbeinaufnahme nach STENVERS. (Der Fokus der Röhre stand etwas zu weit nach der plattennahen Seite zu.) *Carcinom des Mittelohres.* An Stelle des dichten Schattens des kompakten Labyrinthkernes ist eine unregelmäßig konfigurierte Aufhellung zu sehen, die durch Totaldestruktion der medialen Paukenhöhlenwand, bzw. des Labyrinthkernes bedingt ist. Legende zur Skizze: 1 Laterale Grenze des Defektes; 2 oberer Kontur der Pyramide im Bereiche der Eminentia arcuata; 3 Grenze des Defektes gegen die Pyramidenspitze zu; 4 innerer Gehörgang; 5 oberer Kontur der Pyramide im Bereiche der Pyramidenspitze; 6 Pyramidenspitze zum Teil vom Os zygomaticum verdeckt; 7 Defekt im Bereiche des kompakten Labyrinthkernes; 8 Spitze des Warzenfortsatzes.

Dem Umstand entsprechend, daß das *primäre Carcinom des Mittelohres* häufig auf Basis einer chronischen Eiterung des Mittelohres entsteht, finden wir dasselbe überwiegend bei schweren Graden der Pneumatisationshemmung. Solange keine ausgedehntere Knochenusur vorliegt, werden wir das uncharakteristische Bild der Pneumatisationshemmung oder das einer chronischen Mittelohreiterung finden. Kommt die Knochenzerstörung, vom Antrum ausgehend, vorwiegend in der Pars mastoidea zum Ausdruck, so finden wir dort eine große unscharf und etwas unregelmäßig begrenzte, strukturlose Aufhellung, die bei entsprechender Ausdehnung die hintere Gehörgangswand, das Tegmen, die knöcherne Sinusschale und auch den lateralen Teil der oberen Pyramidenkante umfassen kann. Nach vorne-medial zu kann sie Teile des Labyrinthes mit einbeziehen oder den kompakten, dichten Labyrinthkern umgreifen und sich gegen die Pyramidenspitze zu fortsetzen (s. Abb. 186). Ihre Abgrenzung bleibt fast immer ziemlich deutlich. War der Warzenfortsatz pneumatisiert — und dies kann dann der Fall sein, wenn sich die vorbereitende, chronische Eiterung auf die Paukenhöhle beschränkte und das Carcinom von dieser seinen Ausgang nahm — dann können sich in der Umgebung des Defektes noch verschattete Zellen finden, die meist als Folge der das Carcinom begleitenden Eiterung etwas unscharfe, bisweilen verdichtete Ränder zeigen. Wenn sich auch in der Mehrzahl der Fälle das Neoplasma zuerst auf Kosten des Knochens der Pars mastoidea ausbreitet, so finden wir doch auch

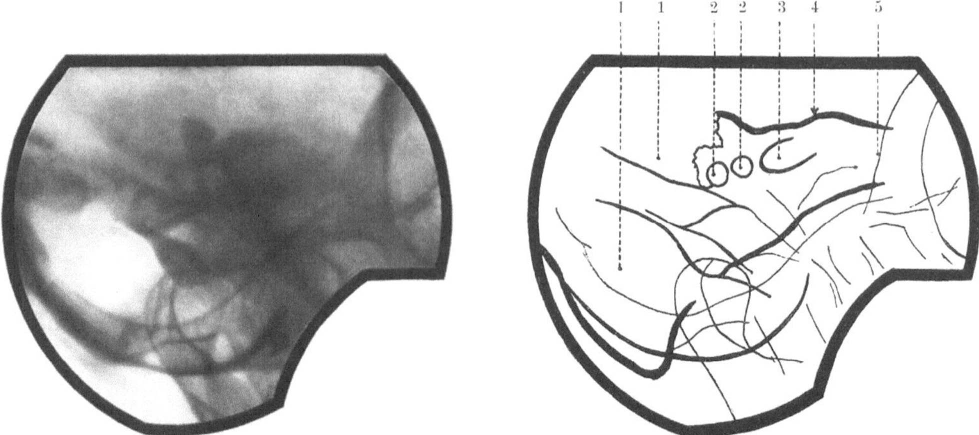

Abb. 188 und Skizze. Schläfenbeinaufnahme nach STENVERS. (Der Fokus der Röhre stand etwas zu weit nach der plattennahen Seite zu.) *Carcinom des Mittelohres.* Die ganze Pars mastoidea ist von einer großen Aufhellung eingenommen, die den Pyramidenkontur zwischen Eminentia arcuata und seitlicher Schädelwand mit einbezieht. In der Gegend des Labyrinthes sind innerhalb des Schattens der kompakten Labyrinthkapsel zwei rundliche, unschaf begrenzte Aufhellungen zu sehen, die durch lokale Carcinom-Metastasen im Labyrinth bedingt sind. Legende zur Skizze: 1 Defekt im Bereiche der Pars mastoidea; 2 lokale Metastasen im Labyrinth; 3 innerer Gehörgang; 4 oberer Kontur der Pyramide im Bereiche der Pyramidenspitze; 5 Pyramidenspitze, zum Teil vom äußeren Orbitalrand verdeckt.

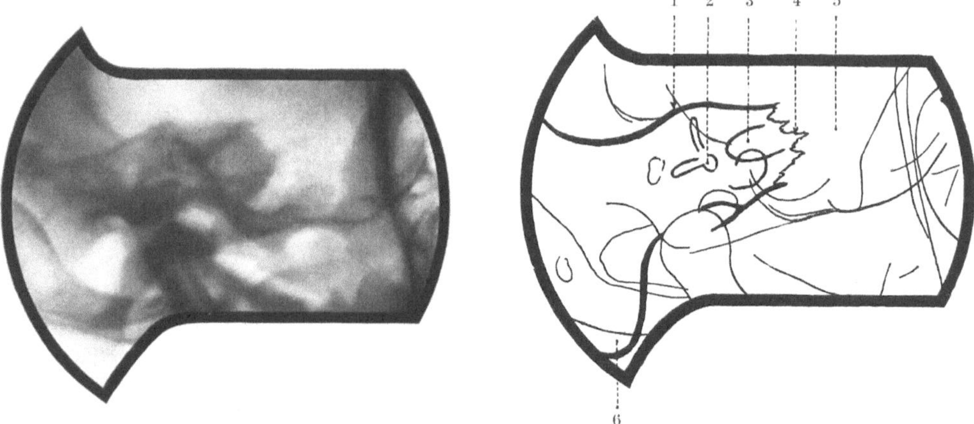

Abb. 189 und Skizze. Schläfenbeinaufnahme nach STENVERS. (Typische Einstellung.) *Carcinommetastase im Bereiche der Pyramidenspitze.* Die Pyramidenspitze fehlt vollkommen. Der Defekt ist nach lateral unregelmäßig, grobzackig und etwas unscharf begrenzt. Legende zur Skizze: 1 Oberer Kontur der Pyramide im Bereiche der Eminentia arcuata; 2 Labyrinthkern mit Vestibulum, Bogengängen und Schnecke; 3 innerer Gehörgang; 4 laterale Grenze des Defektes in der Pyramidenspitze; 5 Bereich des Defektes; 6 Spitze des Warzenfortsatzes.

solche, bei welchen in erster Linie die mediale Paukenhöhlenwand und damit der kompakte Labyrinthkern der Aggressivität des Tumors zum Opfer fällt. Dann können wir in der Pars mastoidea noch gar keine Veränderungen finden, während die Aufnahme nach STENVERS an Stelle des dichten Schattens der Labyrinthkapsel eine unregelmäßig begrenzte, intensive Aufhellung zeigt, in deren Bereiche von den Details des Labyrinthes nichts mehr zu erkennen ist (s. Abb. 187). Manchmal sehen wir als Ausdruck lokaler Metastasen bzw. eines Einbruches des Tumors in das Labyrinth innerhalb der dichten Labyrinthkapsel an Stelle der Bogengänge kleine, rundliche, ziemlich gut abgegrenzte Aufhellungen (s. Abb. 188). In anderen Fällen wieder ist das Labyrinth durch die begleitende Entzündung und die sich anschließende ossifizierende Labyrinthitis knöchern verödet, so daß sich im Röntgenbild an seiner Stelle ein dichter, strukturloser Schatten findet. Greift das Carcinom auf die platten Schädelknochen über, so können wir hier, ähnlich wie bei Epitheliomen des äußeren Ohres, in der Umgebung des einheitlichen Defektes kleine, runde unscharf begrenzte Aufhellungen finden, die neuen Wachstumszentren des infiltrierend vordringenden Tumors entsprechen.

Wenn ein *metastatisches Carcinom* im Bereiche der Mittelohrräume sitzt, so haben wir röntgenologisch keine Möglichkeit, es von einem primären zu unterscheiden. Sitzt es dagegen an einer anderen Stelle, so kann es charakteristische Befunde ergeben. Von ASAI und E. G. MAYER sind je ein Fall von Carcinommetastase in der Pyramidenspitze beschrieben. Beide zeigen einen weitgehend analogen Befund. Es fand sich ein kompletter Defekt der Pyramidenspitze mit etwas unscharfen, zackigen Rändern, der ziemlich senkrecht zur Achse der Pyramide absetzte (s. Abb. 189). Wenn eine solche Carcinommetastase noch keine größere Ausdehnung erreicht hat, so werden wir im Schatten der Pyramidenspitze nur eine rundliche, unscharf begrenzte Aufhellung finden, die eventuell an der einen oder anderen Stelle den Kontur der Pyramide durchbrochen hat. Einmal konnte Verfasser eine Metastase in der Schläfenbeinschuppe beobachten, die als undeutlich und unscharf umschriebene Aufhellung in diesem Bereiche in Erscheinung trat. Da die Schläfenbeinschuppe wenig dicht ist, können Metastasen in ihrem Bereiche wegen des geringen Kontrastes zwischen der Aufhellung des Defektes und dem Schatten des noch gesunden Knochens im Röntgenbild sehr schlecht zu erkennen sein.

D. Das Schläfenbeinsarkom.
a) Pathologisch-anatomische Vorbemerkungen.

Die Sarkome des Schläfenbeines sind meist primäre Tumoren, doch wird auch ein Übergreifen auf das Schläfenbein von der Nachbarschaft, so von der Schädelbasis, vom Nasenrachen oder von der Parotis beobachtet. Als Ursprungsort kommt für den primären Tumor das Mittelohr, das Periost, die Dura und endlich das Mark des Knochens in Frage. Die Entstehung des Mittelohrsarkomes ist nicht wie die des Carcinomes an das Bestehen einer chronischen Eiterung gebunden. Der Charakter der Geschwulst ist meist der eines Spindel- oder Rundzellen-, selten eines Riesenzellensarkomes. Hinsichtlich der Ausbreitung und der zerstörenden Wirkung auf den Knochen unterscheiden sich die Sarkome nur wenig von den Carcinomen. Auch hier kann der Knochen in großer Ausdehnung zum Schwund gebracht werden. Bei einem Durchbruch nach außen kann es durch Vortreiben des Periostes und Verknöcherung desselben zur Ausbildung eines typischen Schalensarkomes kommen. Das Labyrinth kann auch hier zerstört werden, doch wird es offenbar häufiger verschont als beim Carcinom, entsprechend der dem Sarkom oft eigenen Tendenz, hauptsächlich in der Richtung des geringsten Widerstandes zu wachsen.

b) Der Gang der Untersuchung.

Die Untersuchung erfolgt in gleicher Weise wie bei einem Carcinom. Bei Kindern kann es sich infolge der geringen Dichte des kindlichen Knochens und dem dadurch bedingten schlechten Kontrast als nötig erweisen, eine einzeitige Vergleichsaufnahme beider Pyramiden zur Untersuchung heranzuziehen.

c) Das röntgenologische Bild des Schläfenbeinsarkomes.

Hat ein Sarkom noch zu keiner Knochenzerstörung geführt und ist es in einem gut pneumatisierten Schläfenbein entstanden, so kann sich als erstes Zeichen eines pathologischen Geschehens im Röntgenbild eine Verschattung der Zellen finden, die durch mangelhafte Ventilation derselben bedingt ist. Kommt es zu einer Knochenusur, so kann dieselbe je nach dem primären Sitz des Tumors und je nach seiner Wachstumstendenz zu sehr verschiedenartigen Bildern führen. Einerseits wird ein Sarkom, welches von den Mittelohrräumen ausgeht, zu einem anders gearteten Defekt führen, wie ein solches, welches z. B. im Markraum der Pyramidenspitze entstanden ist oder seinen Ausgang vom Periost- oder Duraüberzug genommen hat, andererseits wird ein Unterschied bestehen je nachdem, ob der Tumor circumscript wächst oder die Tendenz hat sich hauptsächlich nach der Richtung des geringsten Widerstandes auszubreiten und infolgedessen in jede sich bietende Lücke hineinwächst und kompakteren Knochen oft lange Zeit hindurch verschont. Sarkome mit circumscriptem Wachstum setzen entsprechend circumscripte Defekte, die im Röntgenbild jenen ähnlich sein können, welche von Carcinomen hervorgerufen werden. Sie sind ziemlich regelmäßig und etwas unscharf abgegrenzt und können sowohl bei primärem Sitz des Tumors in der Pyramide als auch bei primärem Sitz in der Paukenhöhle das Labyrinth in Mitleidenschaft ziehen (s. Abb. 190 a, b und c). Kommt das infiltrierende Wachstum des Tumors auch makroskopisch dadurch zum Ausdruck, daß er, sich rasch ausbreitend, überall dort hineinwächst, wo der Widerstand gering ist, so finden wir im Röntgenbild diffuse Knochenveränderungen, die sich unter Umständen gegen die normale Umgebung gar nicht abgrenzen lassen. Besteht in einem solchen Falle eine gute Pneumatisation, so finden wir, wie schon erwähnt, zuerst eine Verschattung der Zellen. Die beginnende Knochenusur kann sich in ganz ähnlicher Weise wie bei der akuten Otitis media durch Aufhellung und unscharfe Begrenzung der Zellbälkchen zu erkennen geben. Diese können bei Fortschreiten des Prozesses vollkommen zerstört werden und dabei kann es besonders bei Kindern geschehen, daß die meist etwas dickere Antrumwand länger erhalten bleibt als die Zellbälkchen. Wir finden dann infolge der Destruktion die ganze Pars mastoidea

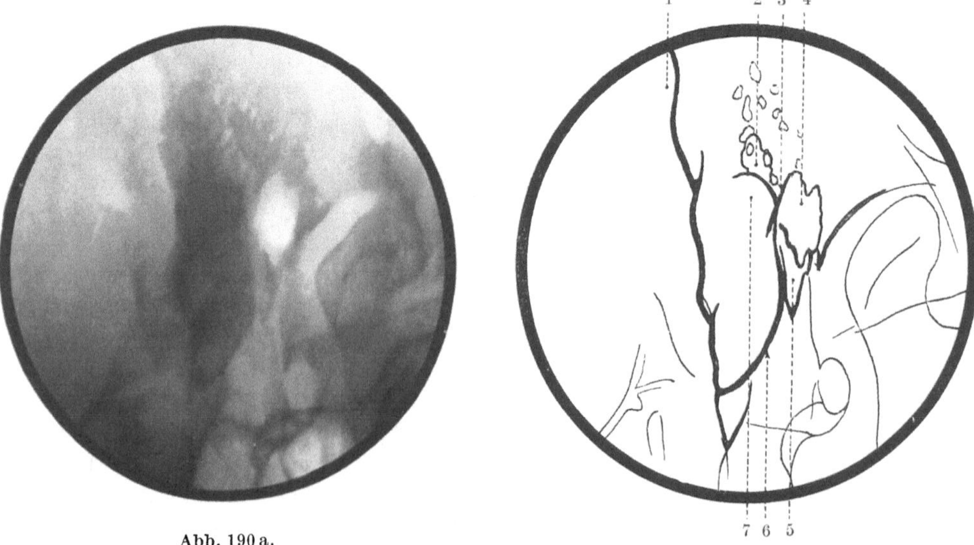

Abb. 190 a.

Abbildungserklärung nebenstehend.

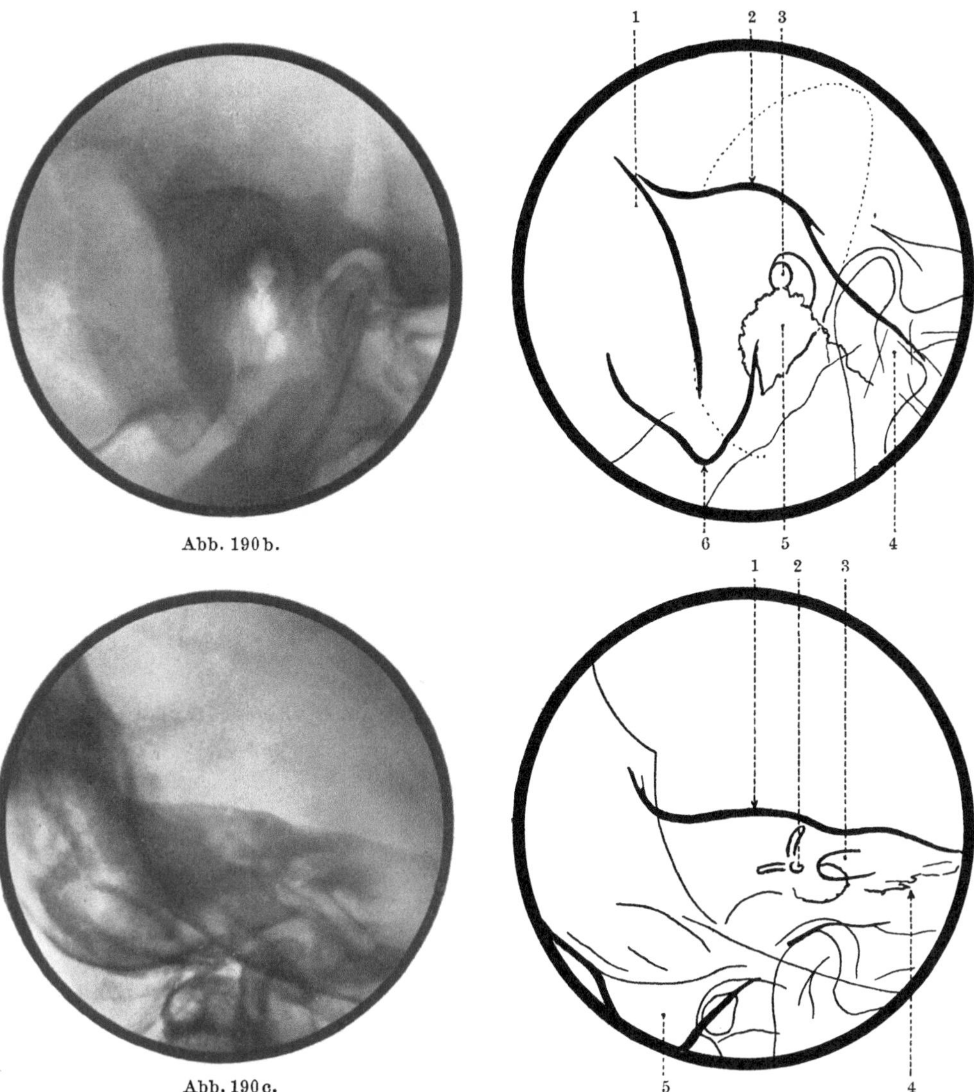

Abb. 190b.

Abb. 190c.

Abb. 190a — c und Skizzen. a Schläfenbeinaufnahme nach E. G. MAYER. b Schläfenbeinaufnahme nach SCHÜLLER. c Schläfenbeinaufnahme nach STENVERS. (Bei allen typische Einstellung.) *Lymphangio-Sarkom des Mittelohres.* Die Aufnahme a zeigt einen unregelmäßig begrenzten Defekt der lateralen Attikwand, eine Destruktion der vorderen Paukenhöhlenwand und der Tubengegend. Von Os tympanicum sind nur mehr kleine Reste der lateralen Partien erhalten. Der Warzenfortsatz tritt infolge einer Usur der Pyramidenspitze auffallend deutlich hervor. Die Aufnahme b zeigt eine unregelmäßig begrenzte, dem Defekt entsprechende Aufhellung unterhalb der Paukenhöhle, vorwiegend im Bereiche des Os tympanicum und der angrenzenden Partien der Pyramide. Die Aufnahme c zeigt die der Schnecke entsprechende Aufhellung auffallend deutlich, ferner auch die unteren Partien der Pyramidenspitze, entsprechend der Gegend der Tuben und des Canalis caroticus, infolge der Usur des Knochens daselbst aufgehellt. Legende zur Skizze a: 1 Gegend des oberen Sinusknies; 2 Antrum mastoideum; 3 hintere Gehörgangswand; 4 Defekt der lateralen Attikwand; 5 Reste des Os tympanicum; 6 vorderer Kontur des Warzenfortsatzes; 7 kompakter Labyrinthkern. Legende zur Skizze b: 1 Gegend des oberen Sinusknies; 2 oberer Kontur der Pyramidenspitze im Bereiche der Eminentia arcuata; 3 innerer Gehörgang + Paukenhöhle + äußerer Gehörgang; 4 Gegend der Pyramidenspitze; 5 Defekt im Bereiche des Os tympanicum und der angrenzenden Partien des Warzenfortsatzes; 6 Spitze des Warzenfortsatzes. (Die punktierte Linie entspricht dem Kontur des Ohrmuschelschattens.) Legende zur Skizze c: 1 Oberer Kontur der Pyramide; 2 kompakter Labyrinthkern mit Vestibulum, Bogengängen und Schnecke; 3 innerer Gehörgang; 4 Usur der Pyramidenspitze; 5 Warzenfortsatz.

diffus aufgehellt, strukturlos und können innerhalb dieser Aufhellung die Antrumwand noch als undeutliche Schattenlinie erkennen. Bricht das Sarkom durch das Planum mastoideum nach außen durch, so geschieht dies bei der vorliegenden Art des Wachstums in der Weise, daß die Tumorzellen entlang präformierter Bahnen nach außen wuchern, den Knochen vorläufig noch wenig zerstören und das ebenfalls ziemlich widerstandsfähige Periost von seiner Unterlage abheben und vorwölben. Wächst der Tumor nicht allzu rasch, so reagiert das Periost auf diesen Insult mit Ossification, mit einer Schalenbildung. Wir sehen dann im Röntgenbild auf der tangentialen Aufnahme am Planum mastoideum einen nach außen konvexen, halbkugeligen, breitbasig aufsitzenden Schatten, ähnlich wie bei einem subperiostalen Absceß, doch von etwas größerer Dichte und nach außen zu von einem schmalen, dichten Schattenstreifen, bedingt durch die tangential getroffenen Teile der neugebildeten Knochenschale, umgrenzt — das typische Bild des Schalensarkomes. Gegen die Pyramidenspitze zu kann das Mittelohrsarkom sowohl über das Labyrinth hinweg als auch von der Tubengegend aus vordringen. Dann können wir eine diffuse Aufhellung der ganzen Pyramide finden, von der nur der Labyrinthkern noch verschont ist (s. Abb. 191). Dieses Bild kann dem einer ausgebreiteten Tuberkulose außerordentlich

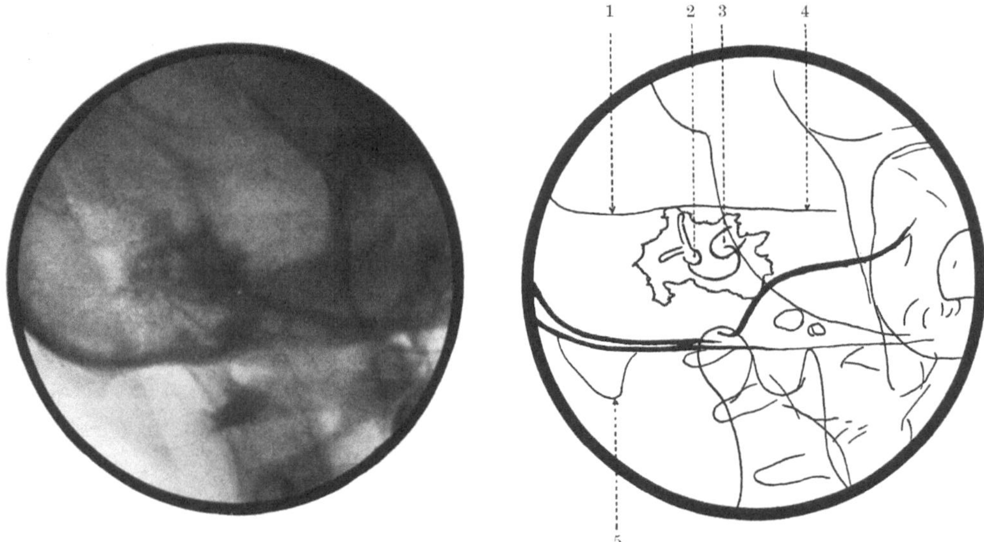

Abb. 191 und Skizze. Schläfenbeinaufnahme nach STENVERS. (Typische Einstellung.) *Sarkom des Schläfenbeines.* Von der Pars mastoidea ist nur mehr der Kontur des Warzenfortsatzes, von der Pyramide nur mehr der kompakte Labyrinthkern deutlich kenntlich. Alle übrigen Partien sind von einer homogenen Aufhellung eingenommen. Legende zur Skizze: 1 Oberer Kontur der Pyramide im lateralen Anteil (im Röntgenbild kaum kenntlich); 2 kompakter Labyrinthkern mit Vestibulum, Bogengängen und Schnecke; 3 innerer Gehörgang; 4 oberer Kontur der Pyramide im Bereiche der Pyramidenspitze (im Röntgenbild kaum kenntlich); 5 Spitze des Warzenfortsatzes.

ähnlich sein. Zwischen den Bildern, welche ein circumscript wachsendes Sarkom erzeugt und jenen, welche durch ein solches von ganz diffusem Wachstum hervorgerufen werden, gibt es entsprechend dem wechselnden Verhalten der Sarkome fließende Übergänge, z. B. derart, daß wir bei einem von der Tubengegend ausgehenden Sarkom eine völlige Zerstörung der Pyramidenspitze finden mit einer partiellen, unregelmäßigen Destruktion des Labyrinthes und diffusen, noch wenig vorgeschrittenen Veränderungen im pneumatischen System im Sinne einer Verschattung der Zellen und geringer Aufhellung und unscharfer Begrenzung der Zellbälkchen. Greift ein Sarkom von außen auf das Schläfenbein über, so werden naturgemäß jene Teile zuerst zerstört, die dem primären Sitz des Tumors am nächsten gelegen sind. So finden wir insbesondere bei Sarkomen der Parotis vorwiegend die vorderen Partien des Schläfenbeines, die Schuppe und das Os tympanicum zerstört.

E. Endotheliome.

Die histologische Diagnose ,,Endotheliom'' ist viel umstritten. Manche Autoren wollen sie überhaupt fallen lassen und rechnen diese Tumoren teils den Sarkomen, teils den Carcinomen zu. Andere lassen die Endotheliome als besondere Geschwulstform gelten. Jedenfalls gehören sie den malignen Tumoren an, doch sind sie relativ gutartig und metastasieren fast nie. Sie sind selten. Als Ursprungsort scheint hauptsächlich die Paukenhöhle in Frage zu kommen. Sie können den Knochen in größerem Ausmaß zerstören, wobei der Defekt ziemlich deutlich abgegrenzt bleibt. Im Röntgenbild läßt sich aus der Art der lokalen Knochenusur nur der Schluß auf einen malignen Tumor ziehen, ohne daß irgendwelche charakteristischen Momente zutage treten würden.

F. Chlorom und Myelom.

Zum Schlusse seien noch Neubildungen erwähnt, die zu der Pseudoleukämie und Leukämie in Beziehung stehen. Es handelt sich um meist multipel, bisweilen symmetrisch

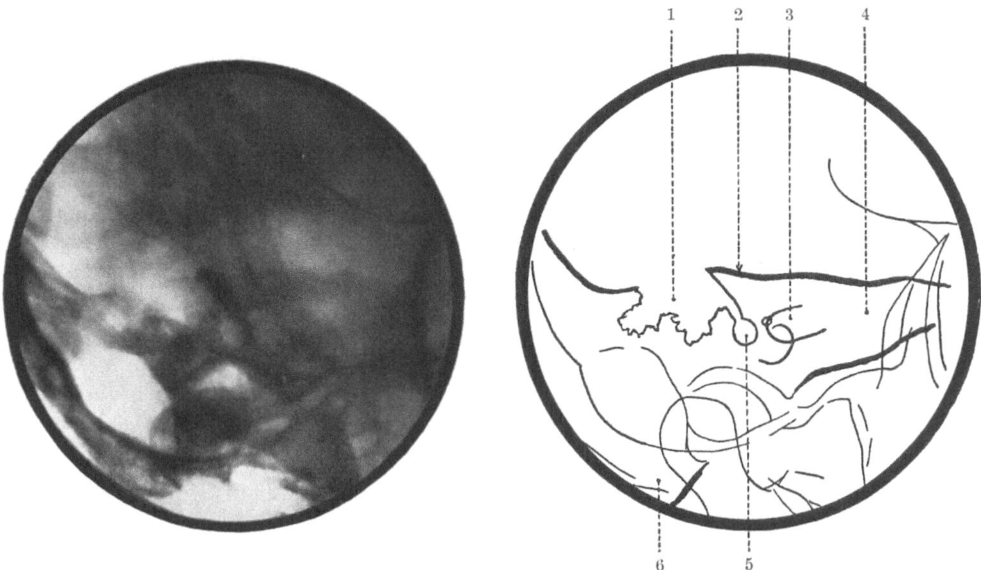

Abb. 192 und Skizze. Schläfenbeinaufnahme nach STENVERS. (Der Fokus der Röhre stand etwas zu weit nach der plattennahen Seite zu.) *Myelocytom des Mittelohres.* Im Bereiche der Pars mastoidea ist eine Aufhellung zu sehen, welche die obere Pyramidenkante zwischen Eminentia arcuata und seitlicher Schädelwand und den oberen Bogengang mit einbezieht. Der laterale Bogengang ist nicht zu erkennen. Das Vestibulum ist auffallend groß. Legende zur Skizze: 1 Defekt im Bereiche der Pars mastoidea und der angrenzenden Partien des Labyrinthkernes; 2 oberer Kontur der Pyramide; 3 innerer Gehörgang; 4 Pyramidenspitze; 5 erweitertes Vestibulum; 6 Warzenfortsatz.

auftretende Tumoren von eigenartiger Beschaffenheit. Histologisch bestehen sie in der Hauptsache aus Zellen vom Typus der Lymphocyten oder Myelocyten. Sie können sowohl in der Pars mastoidea, als auch in der Pyramide oder der Schläfenbeinschuppe entstehen. Die Defekte, welche sie setzen, sind durch unscharf und etwas unregelmäßig begrenzte Aufhellungen charakterisiert, ganz ähnlich wie bei malignen Tumoren, speziell bei Carcinomen. Die Knochendestruktion kann, auch vor sklerotischem Knochen nicht haltmachend, auf die kompakte Labyrinthkapsel übergreifen (s. Abb. 192).

13*

3. Die Differentialdiagnose der geschwulstigen und entzündlichen Erkrankungen des Mittelohres.

In klinisch unklaren Fällen von Mittelohrerkrankungen kann sich — wenn auch selten — die Notwendigkeit ergeben, röntgenologische Symptome zur Differentialdiagnose des vorliegenden Krankheitsprozesses heranzuziehen. Meist werden folgende Fragen gestellt: 1. Handelt es sich bei Bestehen einer unspezifischen Mittelohrentzündung um einen akuten oder chronischen Prozeß? 2. Handelt es sich bei Bestehen einer Mittelohrentzündung um eine spezifische oder unspezifische Erkrankung? 3. Handelt es sich um einen entzündlichen Prozeß (spezifisch oder unspezifisch) oder um eine geschwulstige Erkrankung?

Die Frage, ob es sich bei einer unspezifischen Mittelohrentzündung um einen akuten oder chronischen Prozeß handelt, ist auf Grund des röntgenologischen Befundes nur selten in einwandfreier Weise zu beantworten. Wir wissen zwar einerseits auf Grund der Untersuchungsergebnisse WITTMAACKs, andererseits auf Grund der praktischen Erfahrung, daß sich akute Mittelohrentzündungen vorwiegend bei guter Pneumatisation, chronische dagegen meist bei schlechter Ausbildung des Zellsystems finden, doch wissen wir auch, daß Ausnahmen von dieser Regel nicht allzu selten sind, insoferne, als sowohl ein akut entzündlicher Prozeß bei kompletter Pneumatisationshemmung vorkommen kann, als auch eine chronische Entzündung des Mittelohres bei guter Pneumatisation des Warzenfortsatzes. Wir können also aus dem vorliegenden Pneumatisationstypus keine sicheren Schlüsse auf die Art der vorliegenden Entzündungen ziehen. Liegt eine röntgenologisch nachweisbare Knochenusur vor, so können sich daraus allerdings gewisse Anhaltspunkte ergeben. Gesetzt den Fall, es bestünde eine hochgradige oder komplette Pneumatisationshemmung und wir hätten im Röntgenbild deutliche Zeichen einer Knochenusur (daß eine solche bei Bestehen einer starken Pneumatisationshemmung erst relativ spät im Röntgenbild zu erkennen ist, haben wir bei Besprechen der chronischen Otitis bereits hervorgehoben), so können wir daraus den Schluß ziehen, daß es sich um einen chronisch entzündlichen Prozeß handelt, vorausgesetzt, daß differentialiadgnostisch nicht auch ein Tumor in Frage kommt. Denn unsere bisherigen röntgenologischen Beobachtungen decken sich mit der Feststellung WITTMAACKs, daß bei kompletter Pneumatisationshemmung ein akut entzündlicher Prozeß nicht auf den Knochen übergreift. Mit Sicherheit können wir aber röntgenologisch die Diagnose Otitis media chronica nur dann stellen, wenn wir im Röntgenbild die charakteristischen Zeichen eines Cholesteatoms finden, nämlich den glattwandigen, regelmäßig begrenzten Defekt im Bereiche des Attik oder des Antrums.

Zeigt das Röntgenbild normale Pneumatisation und normal helle Zellen, so ergibt sich aus diesem Befund nichts weiter, als daß der vorliegende Prozeß, einerlei welcher Art er sei, auf die Paukenhöhle beschränkt ist und nicht auf den Warzenfortsatz übergegriffen hat. Besteht bei normaler Pneumatisation eine Verschattung der Zellen, so können wir damit ausschließen, daß sich im Warzenfortsatz ein chronisch entzündlicher, unspezifischer Prozeß abspielt, solange die Zellbälkchen normales Verhalten zeigen. Denn da die Zellen von einem Endost ausgekleidet sind und bei normaler Pneumatisation der Schleimhautpolster nur sehr nieder ist, so kommt es, falls sich in einem solchen Warzenfortsatz überhaupt ein chronisch entzündlicher, unspezifischer Prozeß etabliert, eine Möglichkeit, die WITTMAACK leugnet, die aber doch unter bestimmten Umständen gegeben erscheint, zu einer reaktiven Knochenapposition, wodurch die Zellbälkchen unscharf begrenzt und eventuell auch verdickt erscheinen, somit, abgesehen von der

Verschattung, keinesfalls mehr das Bild eines normalen Zellsystems vorliegt. Trotzdem können wir ein solches Bild, das uns von der akuten Entzündung her vollkommen geläufig ist, auch bei der chronischen Entzündung des Mittelohres finden, und zwar dann, wenn dieselbe auf die Paukenhöhle beschränkt war und erst im Stadium der akuten Exacerbation ein Übergreifen der entzündlichen Vorgänge auf das pneumatisierte Mastoid erfolgte. Dann haben wir es aber im Bereiche des Mastoids tatsächlich mit einem akut entzündlichen Prozeß zu tun und damit ist es auch erklärt, warum wir bisweilen bei der chronischen Otitis im Stadium der akuten Exacerbation röntgenologisch einen Befund erheben können, der dem bei einer akuten Entzündung weitgehend ähnlich ist. Der Befund annähernd

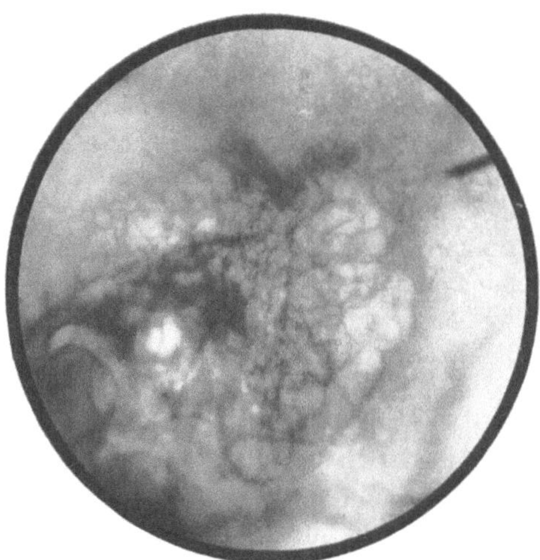 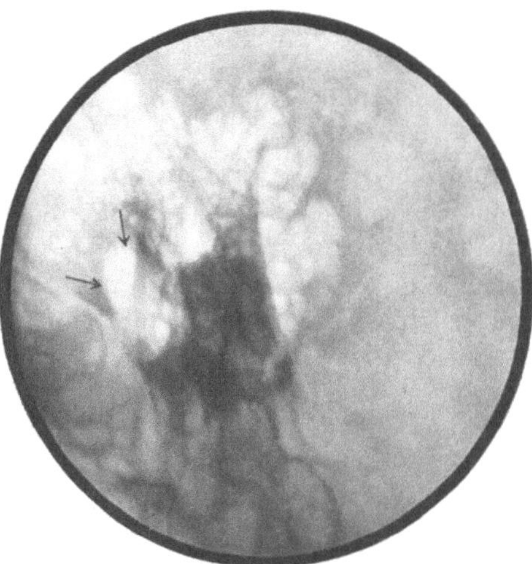

Abb. 193 a.   Abb. 193 b.

Abb. 193 a und b. a Schläfenbeinaufnahme nach SCHÜLLER. (Typische Einstellung.) b Schläfenbeinaufnahme nach E. G. MAYER. (Die Neigung des Zielstrahles zur Deutschen Horizontalen war etwas zu gering, der Fokus der Röhre stand etwas zu weit ventral.) *Cholesteatom des Mittelohres.* Die Aufnahme nach SCHÜLLER zeigt ein gut entwickeltes, mittelzellig strukturiertes pneumatisches System, von annähernd normalem Luftgehalt mit zarten Zellbälkchen und dünner Corticalis. Es sind in dieser Aufnahmerichtung keine pathologischen Veränderungen nachweisbar. Die Schläfenbeinaufnahme nach E. G. MAYER zeigt ebenfalls im Bereiche der Pars mastoidea keine pathologischen Veränderungen, das Antrum ist von normaler Größe und normaler Helligkeit. Im Bereiche der lateralen Attikwand besteht jedoch ein ausgedehnter, scharf begrenzter Defekt, wie er für Cholesteatome charakteristisch ist. Der Defekt ist an der sich über den äußeren Gehörgang projizierenden scharf begrenzten Aufhellung zu erkennen. Das Os tympanicum ist im Bereiche der vorderen Paukenhöhlenwand etwas usuriert (siehe die Pfeile).

normaler Pneumatisation und normal heller Zellen bei Bestehen einer chronischen Otitis ohne röntgenologische Zeichen einer Knochenusur, mithin ein röntgenologisch vollkommen negativer Befund, ist nicht allzu selten, im Gegensatz zum typischen Cholesteatombefund im Bereiche des Attik mit Destruktion der hinteren-oberen Gehörgangswand bei gleichzeitigem Bestehen normaler Pneumatisation, einem Befund den Verfasser ein einziges Mal zu erheben vermochte (s. Abb. 193).

Hat bei chronischer Mittelohrentzündung die Röntgenuntersuchung das Bestehen eines gut entwickelten pneumatischen Systems mit zarten Zellbälkchen und eine Verschattung der Zellen ergeben, ohne daß klinische Zeichen einer akuten Exacerbation der Eiterung bestünden, so spricht ein solcher Befund mit großer Wahrscheinlichkeit gegen das Bestehen eines unspezifischen chronischen Entzündungsprozesses und für eine Tuberkulose des Mittelohres, da in Analogie mit dem übrigen Skeletsystem nur bei letzterer das Fehlen reaktiver Knochenapposition trotz Bestehens einer chronischen Entzündung zu beobachten ist. Finden wir im gut pneumatisierten Mastoid außer der Verschattung auch Knochenveränderungen im Sinne einer meist geringgradigen und diffusen Knochenarrosion, charakterisiert durch leichte Aufhellung der Zellbälkchen und etwas unscharfe Begrenzung derselben, so kann es sich wiederum um eine subakute Mastoiditis, um das Übergreifen einer chronischen Entzündung von der Paukenhöhle auf das Mastoid im Stadium der akuten Exacerbation, oder um eine spezifische Entzündung, eine Tuberkulose, handeln. Nach Ansicht mancher Autoren ist bei akuten oder chronischen Entzündungsprozessen eine Tuberkulose viel häufiger mitbeteiligt als im allgemeinen angenommen wird und tatsächlich finden wir bisweilen Fälle akuter oder chronischer Entzündungen, in welchen der Röntgenbefund bei monatelanger Beobachtung immer wieder das gleiche Bild ergibt, und zwar eine Verschattung der Zellen, eine geringe Aufhellung der Zellbälkchen und etwas unscharfe Begrenzung derselben. Dieser Befund, das Fehlen einer Progredienz einerseits, das Fehlen jedweder reparativer Veränderungen andererseits, spricht auch vom röntgenologischen Standpunkt dafür, daß eine Tuberkulose vorliegt. Denn für die Tuberkulose ist das Fehlen letzterer und das Bestehen einer im Anfangsstadium nur geringen diffusen Atrophie charakteristisch. Allerdings ist in solchen Fällen ausschließlich das Verhältnis des röntgenologischen Befundes zur Dauer der Erkrankung maßgebend, da ja ein akuter, unspezifischer Entzündungsprozeß in einem bestimmten Stadium der Erkrankung, und zwar bei beginnender Mastoiditis den gleichen Befund ergeben kann. Die unspezifische Entzündung heilt aber in relativ kurzer Zeit mit einer Restitutio ad integrum ab oder sie führt allmählich zu reaktiver Knochenneubildung, oder endlich zu fortschreitender Knochenzerstörung. Sie zeigt niemals Monate hindurch unverändert das Bild einer beginnenden Mastoiditis. Für das Bestehen einer Mittelohrtuberkulose spricht auch das Auftreten einer hochgradigen, diffusen Atrophie unter Mitbeteiligung des kompakten Labyrinthkernes, ein Befund, der sich bei anderen Affektionen niemals findet. Ist der kompakte Labyrinthkern nicht in Mitleidenschaft gezogen und besteht eine diffuse Atrophie sowohl im Bereiche der Pars mastoidea, als auch im Bereiche der Pyramidenspitze, so spricht dieser Befund nur dann für eine Tuberkulose, wenn ein maligner Tumor (Sarkom) oder eine foudroyant verlaufende akute Mastoiditis mit gleichzeitig bestehenden Entzündungsvorgängen in der Pyramidenspitze auszuschließen ist.

Der röntgenologischen Differentialdiagnose zwischen Tumor und Entzündung (spezifisch oder unspezifisch) müssen einige Bemerkungen über die Differentialdiagnose der einzelnen Arten von Tumoren und Entzündungen vorausgeschickt werden. Hier kommt die eigenartige Stellung, welche die Röntgenuntersuchung im Vergleiche zur klinischen und histologischen einnimmt, besonders deutlich zum Ausdruck.

Wir sehen im Röntgenbild manches nicht, was der klinischen oder der mikroskopischen Untersuchung zugänglich ist. Aber wir sehen auch vieles, was Kliniker und Histologe nicht zu erkennen vermögen, weil die Methoden des einen hierfür zu grob, die des anderen zu fein sind. Die röntgenologische Untersuchung trachtet, so wie die klinische und die histologische, das biologische Verhalten des Tumors aufzudecken. Die Grundlagen bilden auch für sie die alten, in Jahrzehnten gesammelten, klinischen und pathologisch-anatomischen Erfahrungen über das Wachstum der Geschwülste. Ihnen werden die neuen, mit Hilfe der Röntgenstrahlen gewonnenen Symptome vergleichend, Beziehung suchend gegenübergestellt. Wollen wir das Wachstum eines Tumors charakterisieren, so müssen wir zuerst darauf achten, ob sich der Tumor nach allen Seiten — gewissermaßen von einem Zentrum aus — gleichmäßig, scharf abgrenzbar ausbreitet, ob er also regelmäßig, circumscript wächst, oder ob er unregelmäßig, Ausläufer vorschiebend und neue Wachstumszentren bildend, in die Umgebung vordringt. Man könnte diese letztere Art der Ausbreitung zweckmäßigerweise als „infiltrierend" bezeichnen, infiltrierend nicht nur im histologischen Sinne, sondern ganz allgemein sowohl für das mikroskopische, als auch das makroskopische Geschehen, da ja im Prinzip kein Unterschied darin besteht, ob — nur im Mikroskop erkennbar — einzelne Zellen und Zellstränge in den Geschwulstboden eindringen oder ob die Geschwulst auch makroskopisch wahrzunehmende Ausläufer in das gesunde Gewebe hineinsendet. Wesentlich ist dabei allem Anscheine nach der Umstand, daß sich das pathologische Gewebe vorwiegend in der Richtung geringeren Widerstandes, nicht aber gleichmäßig nach allen Seiten ausbreitet. Ein zweites Moment, welches beim Wachstum eines Tumors zu beachten ist und sein Verhalten zur Umgebung charakterisiert, ist seine Aggressivität, die nicht so sehr in der Geschwindigkeit seines Wachstums, als in der Art und Weise, wie er seine Umgebung angreift, zum Ausdruck kommt. Hier bereitet uns bei dem Bestreben einer Präzisierung die Nomenklatur einige Schwierigkeiten. Obwohl es ohne weiteres klar ist, daß in der Art der Knochenzerstörung durch einen exquisit benignen, rein expansiv wachsenden, den Knochen nur durch Druck usurierenden Tumor und der Destruktion durch ein sehr bösartiges Carcinom ein prinzipieller Unterschied besteht, so gelingt es kaum, diesen sprachlich richtig, klar und kurz zu erfassen, wohl deswegen, weil wir uns über das unterscheidende im letzten Geschehen doch nicht ganz im klaren sind, hängt es ja auf das innigste mit dem noch ungelösten Problem der Malignität zusammen. So stoßen wir z. B. oft im Zusammenhang mit malignen Tumoren auf den Ausdruck „Osteolyse" und er vermittelt uns ohne weiteres eine richtige Vorstellung dessen, was gemeint ist, nämlich der energischen Zerstörung des Knochens durch ein aggressiv vorgehendes Gewebe. Und doch muß wohl auch ein benigner Tumor, der den Knochen nur durch Druck zerstört, zu einer Osteolyse führen, da ja ohne eine solche ein Knochenabbau nicht möglich ist. STERNBERG hat für reine Druckusur den Ausdruck „passive Zerstörung", für eine Arrosion, bei welcher die Aggressivität des pathologischen Gewebes nicht nur — vielleicht überhaupt nicht — in einer Druckusur zum Ausdruck kommt, sondern in anderen vom Tumor ausgehenden zerstörenden Einflüssen auf die Umgebung, den Ausdruck „aktive Zerstörung" gebraucht. Sicher ist auch diese Bezeichnung nicht befriedigend, doch scheint sie, ohne Anlaß zu Mißverständnissen zu geben, unserer Vorstellung noch am nächsten zu kommen, weshalb sie hier beibehalten werden soll. Die passive Zerstörung charakterisiert demnach den benignen, die aktive den malignen Tumor, d. h., die Unfähigkeit eines Gewebes aktiv gegen die Umgebung vorzugehen, läßt es benigen erscheinen die Fähigkeit dazu stempelt es zu einem malignen. Die Fähigkeit ist ausdrücklich zu betonen. Denn die passive Zerstörung ist einzig und allein ein Ausdruck des Mißverhältnisses zwischen der Tendenz des Tumors zu räumlicher Ausdehnung — seiner Expansion — und dem vorhandenen Platz. Aktive Destruktion ist dagegen das Zeichen der Aggressivität der Geschwulstzellen, ihres Vermögens, das umgebende Gewebe nicht nur zu verdrängen, sondern auch mittelbar zu vernichten und sich so auf diese Weise Platz zu schaffen. Die Größe eines Tumors als Folge seiner Expansion ist durch die Zahl und Größe seiner Zellen bestimmt und mithin von der Zellvermehrung, dem Wachstum der einzelnen Zelle und ihrem Quellungszustande abhängig. Seine Aggressivität ist durch Stoffwechselvorgänge bedingt, die uns in ihrem Wesen noch unbekannt sind. Während wir nun bei dem benignen Tumor das Unvermögen zu aktivem Vorgehen zur Voraussetzung machen, insoferne wir ihn anderenfalls nicht als gutartig ansehen, sind Expansion und Aggressivität Vorgänge, welche bei malignen Neoplasmen parallel laufen. Solange diese beiden Schritt halten, haben wir es, wie in den meisten Fällen, mit aktiver Zerstörung zu tun. Wenn aber die Expansion größer ist als die Aggressivität und dadurch ein Mißverhältnis zwischen der Ausdehnung des Tumors und dem durch aktive Zerstörung geschaffenen Platz entsteht, so kommt auch hier die Druckusur, die passive Zerstörung, zur Geltung und kann unter Umständen die aktive stark in den Hintergrund drängen. Deswegen müssen wir als Charakteristikum des malignen Tumors nicht die Tatsache aktiver Zerstörung, sondern die Fähigkeit hierzu ansehen. Und so wie die passive Zerstörung kein Privilegium des benignen Tumors ist, so ist auch das infiltrative Wachstum kein solches des malignen. Denn es gibt selbst mikroskopisch infiltrierend wachsende Tumoren, die sich in jeder Hinsicht als vollkommen gutartig erweisen. Wenn wir nun dem circumscripten und infiltrierenden Wachstum die passive und aktive Zerstörung gegenüberstellen, so kommen wir zu dem Schlusse, daß es hier keine absolut feststehenden Beziehungen gibt. Wir können nur sagen, daß sich der maligne Tumor fast immer aktiv und infiltrierend ausbreitet, während der benigne Tumor immer passiv zerstört und meist circumscript oder nur grob makroskopisch infiltrierend, selten mikroskopisch infiltrierend, wächst.

Gehen wir nun dazu über, die Beziehungen zwischen den röntgenologischen Symptomen eines Tumors und der Art seiner Ausbreitung aufzudecken, so dürfen wir nur die makroskopischen Verhältnisse berücksichtigen, da sie allein aus dem Röntgenbild direkt erschlossen werden können. Vorerst muß zwischen Fern- und Lokalsymptomen unterschieden werden. Fernsymptome sind die röntgenologisch erkennbaren, selbständigen Wachstumszentren, Lokalsymptome die Veränderungen, welche der Tumor an Ort und Stelle setzt, die Verdrängung der Luft aus pneumatischen Räumen, die lokale Zerstörung des Knochens und Substitution durch Tumorgewebe und eventuell Kalkablagerungen im Tumor. Das Bindeglied zwischen diesen beiden Gruppen stellen jene Symptome dar, welche — durch den Tumor indirekt bedingt — in dessen näherer oder weiterer Umgebung auftreten, so vor allem die diffuse Aufhellung des Knochens in der Nachbarschaft eines malignen Tumors infolge von Osteoporose.

Von den Veränderungen, welche ein Tumor an Ort und Stelle setzt, interessiert uns hier ausschließlich das Verhalten des Knochens, in erster Linie die Beschaffenheit eines vom Neoplasma hervorgerufenen Defektes. Und zwar haben wir auf dessen Konfiguration — regelmäßig oder unregelmäßig — und seine Konturierung — scharf oder unscharf — zu achten. Zwischen unregelmäßig und unscharf kann insoferne ein nur gradueller Unterschied bestehen, als wir dann von einer unscharfen Begrenzung sprechen, wenn die Unregelmäßigkeiten derselben von einer Größenordnung sind, die an der Grenze des makroskopisch eben noch Erkennbaren liegt, also gewissermaßen submakroskopisch sind. Wir finden eine solche aber auch dann, wenn zwischen dem Defekt und dem randbildenden Knochen kein krasser Absorptionsunterschied besteht, sondern die Strahlendurchlässigkeit der letzteren infolge der Osteoporose in der Umgebung des Tumors nur allmählich abnimmt. Daß endlich unscharfe Grenzen auch dadurch bedingt sein können, daß die Strahlen nicht in der Ebene der Usurfläche verlaufen, sondern auf dieselbe schräg auftreffen, soll vorläufig unberücksichtigt bleiben. Regelmäßige Begrenzung des Defektes ist der Ausdruck circumscripten Wachstums, unregelmäßige Begrenzung der makroskopischer Infiltration. Eine unscharfe Konturierung kann durch Infiltration bedingt sein, wenn diese von einer Größenordnung ist, die an der Grenze des mit unbewaffnetem Auge eben noch Erkennbaren liegt. Sie kann aber auch der Ausdruck einer indirekten Wirkung des Tumors sein, wenn dadurch eine verklingende Abnahme der Strahlenabsorption im umgebenden Knochen bewirkt wird. Scharfe Begrenzung des Defektes schließt diese beiden Möglichkeiten aus, nicht aber mikroskopische Infiltration, da sich diese unserer Wahrnehmung im Röntgenbild entzieht. Gleichwohl ist regelmäßige und scharfe Begrenzung des Defektes meist die Folge circumscripten Wachstums eines benignen, den Knochen passiv zerstörenden

Tumors. Gleichmäßige Verdrängung ist sein charakteristisches Symptom, Dislokation dort, wo eine räumliche Verschiebung des im Wege stehenden Knochens möglich ist, glatte, scharf begrenzte Usur desselben, wo es kein Ausweichen gibt. Von diesem Grundtypus finden wir Abweichungen nach zwei Richtungen. In der einen treffen wir auf benigne Tumoren, die unregelmäßig wachsen und — kompakteren Knochen schonend — in der Richtung geringeren Widerstandes Ausläufer vorschieben, die scharfe Begrenzung aber beibehalten, da es sich nur um grobe Unregelmäßigkeiten im Wachstum handelt. Besteht jedoch auch submakroskopisches Einwuchern in das umgebende Gewebe, so wird die Begrenzung unscharf. Anders, wenn ausschließlich mikroskopische Infiltration besteht. Dann kann die Begrenzung des Defektes scharf bleiben, weil diese im Röntgenbild nicht in Erscheinung treten kann. Die zweite Richtung, in welcher sich die Abweichungen von dem Grundtypus der benignen Tumoren bewegen, führt zu den auch klinisch und histologisch malignen Geschwülsten. Letztere zeigen infolge ihres infiltrativen Wachstums und der sekundären Aufhellung des umgebenden Knochens durch Osteoporose fast immer unscharfe Grenzen. Die Konturierung des Defektes wird daher bei jenen Neoplasmen, welche an der Grenze der Malignität stehen, um so unschärfer sein, je mehr sie sich ihrer Wachstumstendenz nach von den benignen entfernen. Bei bösartigen Geschwülsten finden wir am häufigsten einen unregelmäßig und unscharf begrenzten Defekt. Bezeichnen wir einen solchen als den Grundtypus bei malignen Tumoren, so können wir auch hier Abweichungen in verschiedener Richtung beobachten. Die einen betreffen Neoplasmen, welche histologisch, klinisch und auch röntgenologisch den benignen Tumoren nahestehen. Die Konturierung des Defektes ist bei ihnen meist regelmäßiger und schärfer, in seltenen Fällen vollkommen scharf, so daß dann bei ihnen die Diagnose „maligner Tumor" nur bei Vorhandensein von Fernsymptomen gestellt werden kann. Daß wir bei malignen Tumoren auf die Schärfe oder Unschärfe der Konturierung besonderes Augenmerk legen müssen, ist darin begründet, daß wir Abweichungen vom Grundtypus finden, bei welchen der Defekt so wie bei den vorhergehenden auch regelmäßiger, doch nicht schärfer, sondern unschärfer begrenzt ist. Hier ist die gleichmäßige Abgrenzung desselben die Folge ganz besonderer Aggressivität, welche allein in der Unschärfe des Konturs zum Ausdruck kommen kann, da bei sehr bösartigen Geschwülsten, die durch rücksichtslose, aktive Zerstörung charakterisiert sind, kein wesentlicher Unterschied im Widerstande härtesten Knochens und weichen Gewebes besteht, so daß einerseits das infiltrative Wachstum zu keinen groben Unregelmäßigkeiten in der Abgrenzung des Defektes führt, andererseits die Unschärfe der Konturierung desselben durch den Einfluß von Stoffwechselprodukten des Tumors auf den Knochen noch eine Erhöhung erfährt. Eine dritte Gruppe von Abweichungen betrifft maligne Neoplasmen, welche widerstandsfähigeren Knochen längere Zeit schonen und Ausläufer weit vorschieben, wodurch ganz unregelmäßig und unscharf begrenzte Defekte entstehen oder solche, welche diffus in den Knochen infiltrieren und so zu nicht abgrenzbaren Veränderungen daselbst führen. Solche maligne Tumoren können im Röntgenbild jenen benignen ähnlich werden, welche wir vorhin besprochen haben. Die folgende Tabelle soll eine Übersicht über die verschiedenartigen Knochenveränderungen bei den einzelnen Arten von Tumoren und über die unterscheidenden Merkmale geben.

Die Tabelle auf Seite 202 zeigt, daß wir bei der Differentialdiagnose auf große Schwierigkeiten stoßen können. Wir müssen uns im wesentlichen darauf beschränken, maligne von benignen Tumoren zu unterscheiden. Für Malignität spricht:

1. Diffuse, wahrscheinlich durch Stoffwechselprodukte bedingte Aufhellung des Knochens in der Umgebung eines abgrenzbaren Defektes.

2. Lokale, meist multiple, kleine „Metastasen" in nächster Nähe des primären Defektes, die als kleine, rundliche, meist unscharf begrenzte Aufhellungen in der unmittelbaren Nachbarschaft des Primärtumors in Erscheinung treten und röntgenologisch isoliert erscheinen. Sie können auch neue Wachstumszentren im Verlaufe von nur histologisch erkennbaren, infiltrativen Ausläufern sein.

Art der Knochenveränderung	Art des Tumors	Unterscheidende Merkmale
1. Regelmäßig und scharf begrenzter Defekt.	a) Circumscript wachsender benigner Tumor. b) Circumscript wachsender maligner, den benignen nahestehender Tumor.	Charakterisierende Fernsymptome (selten vorhanden), bei Fehlen derselben keine.
2. Regelmäßig und unscharf begrenzter Defekt.	a) Benigne Tumoren mit submakroskopischer Infiltration. b) Benigne, den malignen nahestehende Tumoren. c) Hoch aggressive, maligne Tumoren.	Charakterisierende Fernsymptome (bei a und b selten, bei c fast immer vorhanden), bei Fehlen derselben keine.
3. Etwas unregelmäßig und unscharf begrenzter Defekt.	a) Benigne Tumoren mit geringer makroskopischer und submakroskopischer Infiltration. b) Maligne Tumoren mit geringer makroskopischer und submakroskopischer Infiltration.	Charakterisierende Fernsymptome, bei Fehlen derselben keine.
4. Unregelmäßig, aber scharf begrenzter Defekt.	a) Benigne Tumoren mit makroskopischer Infiltration. b) Maligne, den benignen nahestehende Tumoren mit makroskopischer Infiltration.	Charakterisierende Fernsymptome (selten vorhanden), bei Fehlen derselben keine.
5. Intensive, diffuse Aufhellung des Knochens, meist ohne abgrenzbarem Defekt.	a) Diffus infiltrierend wachsende benigne Tumoren. b) Diffus infiltrierend wachsende maligne Tumoren. c) Circumscript wachsende maligne Tumoren mit intensiver, diffuser Aufhellung des Knochens in ihrer Umgebung.	Keine.

Eine, wenn auch beschränkte Möglichkeit der Differenzierung gibt die Erfahrungstatsache, daß bestimmten Neoplasmen in der Mehrzahl der Fälle eine bestimmte Art der Ausbreitung eigen ist, wenn auch dieselbe nicht als für die betreffenden unbedingt charakteristisch bezeichnet werden kann. So sind benigne Tumoren fast immer in der Gruppe 1 a) und 4 a) der Tabelle einzureihen. Carcinome entsprechen meist der Gruppe 3 b) oder — doch seltener — der Gruppe 2 c) oder 5 c), Sarkome der Gruppe 3 b) oder 5 b), weniger häufig der Gruppe 4 b). Es scheint mir jedoch nicht so sehr wesentlich, daß wir auf Grund des Röntgenbildes zu einer histologischen Diagnose kommen, als daß wir zu einer Vorstellung von der Vitalität des Tumors gelangen. Dabei kann uns noch folgende Überlegung nützlich sein. Der durch einen benignen Tumor gesetzte Defekt kann regelmäßig begrenzt sein oder unregelmäßig, gegebenenfalls sogar unscharf. Da Unregelmäßigkeit und Unschärfe der Konturierung durch makroskopisches und submakroskopisches Infiltrieren des Tumorgewebes bedingt ist, so gestattet ihr Nachweis den Schluß, daß in diesem Falle dem Tumor schon eine gewisse Tendenz zu regelloser Ausbreitung innewohnt und er daher als bedrohlicher anzusehen ist als ein circumscript wachsender und daher scharf und regelmäßig begrenzte Defekte setzender. Auch der maligne Tumor kann Defekte bedingen, die regelmäßige oder unregelmäßige, in beiden Fällen aber fast immer unscharfe Begrenzung aufweisen. Die Regelmäßigkeit der Abgrenzung kann hier einerseits dadurch bedingt sein, daß der Tumor rasch und rücksichtslos und dadurch gleichmäßig das umgebende Gewebe zerstört, also hoch aggressiv ist, andererseits dadurch, daß bei der Geschwulst die expansive Komponente ihres Wachstums zum Ausdruck kommt, sie also den benignen Tumoren nahesteht. Im ersteren Falle muß die Begrenzung des Defektes unscharf, im letzteren kann sie scharf sein. Denn wenn wir auch annehmen, daß die Infiltration bei beiden in gleichem Maße stattfindet — sie wird im ersten Fall nur submakroskopisch und mikroskopisch sein, weil die Zerstörung des gesunden Gewebes so rasch vor sich geht, daß keine Zeit bleibt, Ausläufer weit vorzuschicken, im zweiten Fall wird sie gering sein, weil der Tumor wenig aggressiv ist —, so muß bei dem besonders bösartigen Neoplasma eine unscharfe Begrenzung allein schon infolge der durch seine Stoffwechselprodukte bedingten Aufhellung eintreten und ausgesprochener sein als bei dem relativ benignen. Zwischen diesen beiden stehen jene malignen Tumoren, welche Ausläufer vorschicken und dadurch unregelmäßig begrenzte Defekte setzen. Sie sind weniger aggressiv als die ersteren, da sie dichteren, widerstandsfähigeren Knochen längere Zeit schonen, doch bösartiger als letztere, da in der Art ihrer Ausbreitung schon eine stärkere Tendenz zu regellosem Wachstum zum Ausdruck kommt.

Auch bei der Entzündung müssen wir zwischen circumscripter Destruktion und diffuser Ausbreitung der pathologischen Veränderungen unterscheiden. Circumscripte Destruktionsherde sind charakteristisch für nicht oder nur wenig floride Prozesse, für solche, bei welchen die Entzündungsprodukte die Umgebung nur wenig in Mitleidenschaft ziehen. Scharfe und regelmäßige Begrenzung, wie wir sie bei alten Destruktionsherden finden, spricht für Stillstand des Prozesses, leichte Unschärfe für geringe Ausbreitungstendenz. Diese kann ihre Ursache einerseits darin haben, daß es sich um einen torpiden Prozeß handelt, andererseits aber auch darin, daß der Destruktionsherd von dichtem, gefäßarmen Knochen umgeben ist und dadurch die Möglichkeit einer stärkeren Auswirkung, die ja bei der Entzündung immer nur über den Weg der Gefäße gehen kann, fehlt. Finden sich diffuse Veränderungen und solche können sich eigentlich nur dort finden, wo in der Umgebung des unmittelbaren Krankheitsbereiches Gefäß- und Markräume in entsprechender Zahl vorhanden sind, so ist dieser Befund entweder dadurch bedingt, daß es sich um eine floride Entzündung mit der Tendenz und infolge des Vorhandenseins genügender Blutbahnen auch mit der Möglichkeit zu stärkerer Ausbreitung handelt, oder aber es kann eine spezifische Entzündung, eine Tuberkulose, vorliegen, denn auch von dieser wissen wir, daß die diffuse Ausbreitung der Veränderungen zu ihren charakteristischen Röntgensymptomen zählt. Wir sehen also auch hier, ähnlich wie bei den Tumoren, daß gleichen Bildern verschiedene Prozesse zugrunde liegen können und umgekehrt gleichartige Prozesse je nach der Beschaffenheit des Knochens, in welchem sie sich etabliert haben, durchaus verschieden in Erscheinung treten können. Wir sehen ferner, daß wir hier in ganz ähnlicher Weise wie bei den Tumoren circumscripte Veränderungen mit scharfer Abgrenzung, circumscripte Veränderungen mit unscharfer Abgrenzung und endlich diffuse Veränderungen, die sich nicht deutlich abgrenzen lassen, finden können. Daraus geht wohl zur Genüge hervor, daß die Differenzierung nicht nur der einzelnen Arten von Tumoren, sondern auch die Differenzierung von Entzündungsprozessen verschiedener Natur und Ausbreitungstendenz und endlich auch die Differenzierung zwischen einem

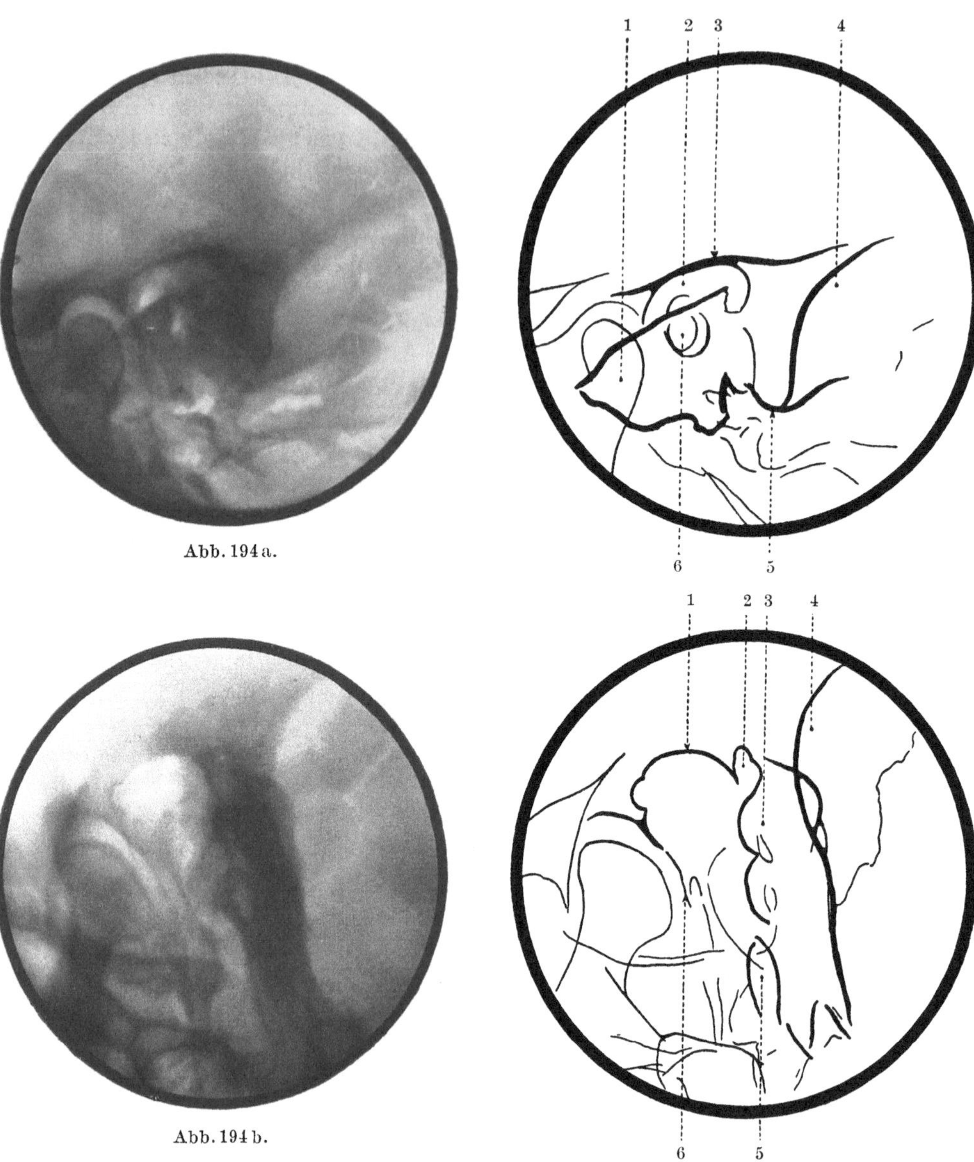

Abb. 194a.

Abb. 194b.

Abb. 194 a, b und Skizzen. a Schläfenbeinaufnahme nach SCHÜLLER. b Schläfenbeinaufnahme nach E. G. MAYER. (Bei beiden typische Einstellung.) Anamnese: Als Kind operative Entfernung eines präauriculär gelegenen *Hämangioms.* Derzeitiger Befund: Hochgradige Stenose des äußeren Gehörganges. *Chronische Otitis.* Narbe an der Wange bis in den Bereich des äußeren Gehörganges. Die Schläfenbeinaufnahme nach SCHÜLLER zeigt über dem äußeren Gehörgang eine scharf begrenzte, intensive Aufhellung, die weit nach rückwärts bis in die Gegend des Antrums reicht. Das Tegmen ist intakt. Die Schläfenbeinaufnahme nach E. G. MAYER zeigt einen großen, scharf begrenzten Defekt, der vorwiegend die obere Gehörgangswand und die angrenzenden Partien derselben umfaßt. Der Defekt reicht nach hinten bis an die vordere Antrumwand, die zum Teil schon zerstört ist. Das Antrum selbst ist nicht wesentlich verändert. Nach vorne reicht der Defekt bis an die Kiefergelenkspfanne, nach medial bezieht er die Paukenhöhle mit ein und reicht bis in die Tubengegend. Die scharfe Begrenzung des Defektes spricht für eine Destruktion durch einen benignen Tumor. Wahrscheinlich handelt es sich um ein Rezidiv des Hämangioms, doch ist ein atypisch lokalisiertes Cholesteatom mit ausgedehnter Destruktion nicht absolut auszuschließen. Legende zur Skizze a: 1 Pyramidenspitze, auf den Unterkiefer projiziert; 2 Defekt über dem äußeren Gehörgang; 3 oberer Pyramidenkontur im Bereiche der Eminentia arcuata bzw. Tegmen; 4 Gegend des oberen Sinusknies; 5 Spitze des Warzenfortsatzes; 6 innerer Gehörgang + Paukenhöhle + äußerer Gehörgang. Legende zur Skizze b: 1 Lateraler Rand des Defektes; 2 Antrum mastoideum; 3 kompakter Labyrinthkern; 4 Gegend des oberen Sinusknies; 5 Canalis caroticus; 6 Reste der vorderen Gehörgangs- bzw. Paukenhöhlenwand.

durch einen entzündlichen Prozeß und einem durch ein Neoplasma gesetzten Defekt auf große Schwierigkeiten stoßen kann.

Gegenüber benignen Tumoren kommen von den entzündlichen Veränderungen nur das Cholesteatom, das ja eigentlich selbst einen benignen Tumor darstellt, in Frage. Hier kann die atypische Lage eines glattwandigen, regelmäßig begrenzten Destruktionsherdes manchmal den Gedanken nahelegen, daß es sich nicht um ein entzündlichns Cholesteatom handelt, sondern um einen echten Tumor, doch wird der Beweis für eine solche Annahme röntgenologisch immer schwer zu erbringen sein, da es ja bekannt ist, daß auch die Cholesteatome entzündlicher Genese, bisweilen, wenn auch recht selten, eine atypische Lokalisation zeigen können (s. Abb. 194). Die Destruktion der hinteren-oberen Gehörgangswand bei Erhaltensein der Gehörknöchelchen spricht insoferne für das Vorhandensein eines Tumors, weil die Destruktion dieses Bereiches bei chronischen Entzündungen immer vom Attik oder Antrum aus erfolgt und dabei die Gehörknöchelchen mit zerstört werden und nur ein von unten nach oben wachsender Tumor die laterale Attikwand zerstören kann, ohne vorerst auch die Gehörknöchelchen anzugreifen (s. Abb. 183 S. 185). Eine im Röntgenbild deutlich erkennbare Arrosion der medialen Paukenhöhlenwand, mithin des kompakten Labyrinthkernes, spricht ebenfalls mit einiger Wahrscheinlichkeit für einen Tumor, weil Cholesteatome nur selten eine ausgedehnte Destruktion des kompakten Labyrinthkernes bedingen und dann immer auch schwere Veränderungen im Bereiche der Pars mastoidea vorliegen. Große Schwierigkeiten kann die Differentialdiagnose zwischen Tuberkulose und stark infiltrierend wachsenden und infolgedessen am Schläfenbein diffuse Veränderungen setzenden malignen Tumoren, meist Sarkomen, bereiten, ferner die Differentialdiagnose zwischen jenen Formen der chronischen Otitis, bei welchen es zur Bildung unregelmäßig und unscharf begrenzter, mit Granulationsgewebe erfüllter Destruktionshöhlen kommt und jenen malignen Tumoren, welche, den Knochen unregelmäßig arrodierend, ähnliche Bilder ergeben und meist durch Carcinome repräsentiert sind. Für die Differentialdiagnose der ersten Gruppe sind zwei Momente von Wichtigkeit. Besteht eine ausgedehnte, diffuse Atrophie sowohl im Bereiche der Pars mastoidea als auch in dem der Pyramidenspitze, so kann dieses Bild sowohl durch eine Tuberkulose, als auch durch einen stark infiltrierend wachsenden malignen Tumor bedingt sein (s. Abb. 191 S. 194). Die Tuberkulose nimmt aber bekanntlich ihren Ausgang von den Haupträumen des Mittelohres und wir finden bei Bestehen einer Knochenveränderung diese in der Umgebung des Antrums immer am stärksten ausgesprochen. Handelt es sich daher in einem Falle wie dem vorliegenden um eine Tuberkulose, so werden wir entweder das Antrum erweitert und unscharf begrenzt finden oder an seiner Stelle eine diffuse, nicht deutlich abgrenzbare Aufhellung. Können wir dagegen bei der Aufnahme nach E. G. MAYER die Konturen des Antrums noch in annähernd normaler Weise differenzieren, so spricht dieser Umstand für einen infiltrierend wachsenden, den kompakten und daher widerstandsfähigeren Knochen lange schonenden malignen Tumor. Denn nur bei einem solchen besteht die Möglichkeit, daß trotz der diffusen Veränderungen in der Pars mastoidea und an der Pyramidenspitze die Antrumwand, die meist etwas dicker ist als die anderen Zellwände, noch kenntlich bleibt. Ist diese auch zerstört, so kann ein anderes Moment eine Differentialdiagnose ermöglichen. Bei infiltrierend wachsenden, malignen Tumoren, insbesondere bei Sarkomen, kommt es vor, daß sie entlang präformierter Bahnen — Dehiscenzen oder Gefäßkanälen — das Planum mastoideum durchsetzen und das Periost von demselben abheben. Das Periost kann auf diesen Reiz mit Knochenneubildung reagieren. Wir haben dann das typische Bild eines „Schalensarkoms" vor uns und sehen im Röntgenbild bei tangentialer Aufnahme des Planum mastoideum demselben einen schalenförmig sich nach außen vorwölbenden Schatten breit aufsitzen. Eine solche Veränderung wird eine Tuberkulose des Mittelohres wohl kaum je bewirken, obwohl es immerhin denkbar wäre, daß auch einmal ein kalter Absceß sich nach Durchbruch durch das Planum mastoideum subperiostal etabliert und es dann im Periost zu Knochenneubildung kommt. Ein solcher Fall wurde bisher weder röntgenologisch, noch pathologisch-anatomisch beschrieben, während Schalensarkome kein Novum darstellen, doch kennen wir aus der Röntgenologie des übrigen Skeletsystemes ganz vereinzelt die Kalkablagerung bzw. Knochenneubildung in der Wand subperiostaler Abscesse. Daß eine Atrophie des Labyrinthkernes für Tuberkulose spricht, haben wir

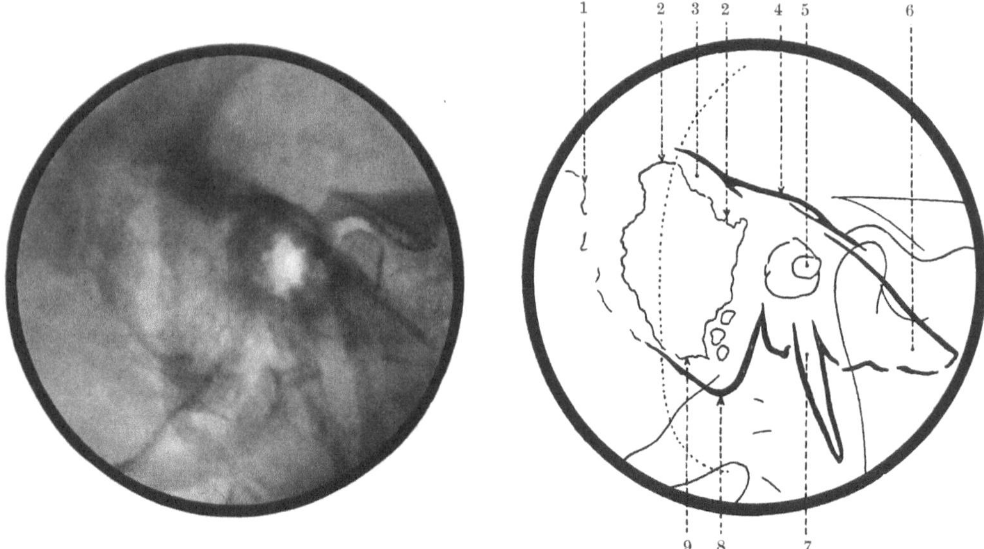

Abb. 195 und Skizze. Schläfenbeinaufnahme nach SCHÜLLER. (Typische Einstellung.) *Chronische Otitis?* Das Röntgenbild zeigt einen ausgedehnten Defekt im Bereiche der Pars mastoidea, der die knöcherne Sinusschale mit einbezieht und allseits unregelmäßig und unscharf begrenzt ist. Er tritt im Röntgenbild als ziemlich struktur-lose Aufhellung in diesem Bereiche in Erscheinung. Im Terminalgebiet sind noch einzelne Zellen zu erkennen. Die große Ausdehnung des Defektes und seine unregelmäßige Begrenzung lassen als Ursache der Destruktion in erster Linie ein Carcinom vermuten. Legende zur Skizze: 1 Sutura occipito-mastoidea; 2 oberer Rand des Defektes im Bereiche der Pars mastoidea; 3 Gegend des oberen Sinusknies; 4 oberer Kontur der Pyramide im Bereiche der Eminentia arcuata; 5 innerer Gehörgang + Paukenhöhle + äußerer Gehörgang; 6 Pyramiden-spitze über den Unterkiefer projiziert; 7 Processus styloideus; 8 Spitze des Warzenfortsatzes, darüber einzelne Zellen; 9 unterer Rand des Defektes im Bereiche der Pars mastoidea. Die punktierte Linie bezeichnet den Kontur des Ohrmuschelschattens.

schon erwähnt. Ist keines dieser drei differentialdiagnostisch verwendbaren Merkmale vorhanden, so ist eine Unterscheidung zwischen Tumor und Entzündung nicht möglich.

Noch weniger differentialdiagnostische Momente ergeben sich bei der zweiten Gruppe, der unregelmäßigen Zerstörung des Knochens bei der chronischen Entzündung unter reichlicher Bildung von Granulationsgewebe und jener durch maligne Tumoren, die sich nach Art des Carcinoms ausbreiten. Das Vorhandensein mehrerer unscharf begrenzter Destruktionsherde spricht insbesondere dann mit großer Wahrscheinlichkeit für einen entzündlichen Prozeß, wenn angenommen werden kann, daß diese einzelnen Destruktions-herde durch Konfluieren von Zellen zustande gekommen sind. Ist der kompakte Labyrinth-kern in deutlich erkennbarer Weise mitergriffen, oder hat der Destruktionsherd sehr große Ausdehnung angenommen (s. Abb. 195), ist insbesondere auch die Pyramidenkante zwischen lateraler Schädelwand und Eminentia arcuata zerstört, so spricht dieser Befund für einen malignen Tumor. Besonders auf letzteren Umstand ist großer Wert zu legen. In manchen Fällen kann das Vorhandensein kleiner Destruktionsherde in der Umgebung eines großen einheitlichen Defektes, Destruktionsherde, die, wie wir schon erwähnten, lokalen Metastasen oder neuen Wachstumszentren des infiltrierend vordringenden Tumors entsprechen, auf das Bestehen eines Carcinoms hinweisen.

4. Die Tumoren des Kleinhirnbrückenwinkels.

a) Pathologisch-anatomische Vorbemerkungen.

Als Kleinhirnbrückenwinkeltumoren werden alle jene Geschwülste bezeichnet, welche in der hinteren Schädelgrube außerhalb und unterhalb des Gehirnes in der vom Kleinhirn der Brücke und dem verlängerten Mark gebildeten Bucht entstehen, mithin der Pyramidenspitze und dem angrenzenden Teil des Clivus hinten anliegen. Diese Tumoren kommen relativ oft zur Beobachtung und MARBURG schätzt ihre Häufigkeit unter den Hirngeschwülsten auf etwa 10%. Sie gehen meist vom Nervus acusticus aus, doch können sich an dieser Stelle auch Meningiome, Cholesteatome, tuberkulöse und syphilitische Granulationsgeschwülste, Aneurysmen der Arteria basilaris und Liquorcysten finden. Die *Acusticustumoren* treten in der Regel als solitäre Geschwulst einseitig, selten doppelseitig auf. Mitunter findet sich eine solche kombiniert mit Geschwulstbildungen der Hirnhäute (Meningiomen) oder auch mit solchen des übrigen Nervensystems als Teilerscheinung der RECKLINGHAUSENschen Neurofibromatose. Bei der zentralen Neurofibromatose gehört die Mitbeteiligung des Nervus acusticus zum typischen Bild, und zwar findet sich dabei der Tumor immer doppelseitig. Die Stellung der Acusticustumoren im System der Geschwülste ist zum Teil noch unklar. Histologisch stellen sie sich als Mischgeschwülste dar, deren eine Komponente mit dem Bindegewebe übereinstimmt, während die andere große Ähnlichkeit mit dem Stützgewebe des peripheren Nervensystems hat. Nach VEROCAY werden sie als Neurinome bezeichnet. Über die Ursprungsstelle des Tumors geben neuere Untersuchungen von HENSCHEN Aufschluß. Nach ALEXANDER und OBERSTEINER werden am peripheren Nervus acusticus zwei Abschnitte unterschieden, deren Grenze meistens im Porus acusticus, bisweilen etwas mehr distal oder zentral gelegen ist. Der Ausgangspunkt des Tumors liegt nun nach HENSCHEN stets im distalen Abschnitt des Nervus acusticus. Makroskopisch stellen die Acusticustumoren Gebilde dar, die bis zu Apfelgröße anwachsen können und sich gegen die Gewebe ihrer Umgebung scharf abgrenzen lassen. Sie sind bisweilen gelappt oder von knolliger Gestalt und zeigen eine glatte oder höckerige Oberfläche. Sie liegen immer typisch im Kleinhirnbrückenwinkel und setzen sich zapfenförmig in den inneren Gehörgang hinein fort. Dadurch ist dieser immer mehr oder weniger, in manchen Fällen ganz enorm erweitert. Diese Erweiterung erfolgt immer durch Druck, da die Tumoren nie infiltrierend, sondern rein verdrängend wachsen. Doch finden sich bisweilen am anliegenden Knochen auch Stellen mit starker Rarefikation und lakunärer Erosion mit Osteoklastenbildung. Das Tumorgewebe erstreckt sich dann mit kleinen Ausläufern in den Knochen hinein. Ein Einwachsen in die Hohlräume der Schnecke ist bei solitären Acusticustumoren bisher nicht beobachtet worden, dagegen konnte bei zentraler Neurofibromatose mehrmals Tumorbildung im Ohrlabyrinth selbst festgestellt werden. Hat die Geschwulst größere Ausdehnung, so kann es auch zu einer ausgedehnten Usur an der Hinterfläche der Pyramidenspitze kommen.

Die *Meningiome* — Geschwülste der Hirnhäute — gehören zur Gruppe der Bindegewebsgeschwülste. Es sind gutartige, fibroendotheliale Tumoren, die nur in seltenen Fällen so zellreich sind, daß sie zu den Sarkomen gerechnet werden müssen und sich dann meist auch in ihrer Beziehung zur Nachbarschaft als malign erweisen. Sie können lokal durch Druck zu einer Knochenusur führen, aber durch Einwuchern in den Knochen auch zu einer Osteo-Periostitis und damit zu einer lokalen Hyperostose. Bisweilen enthalten sie rundliche Kalkeinlagerungen in Gestalt von Psammomkörpern.

Die *Cholesteatome* sind seltene, epitheliale Tumoren, die Cholestearinkrystalle enthalten. Sie bilden wachsweiße, weiche, rundlich-höckerige Knoten von Perlmutterglanz. Bisweilen sind sie zu Konglomeraten vereinigt. Histologisch sind sie ihrem Bau nach den sekundären, entzündlichen Cholesteatomen des Mittelohres analog. Ihre Entstehung verdanken sie vermutlich versprengten Epidermiskeimen.

Tuberkulöses Granulationsgewebe kann dann Herdsymptome im Sinne eines Kleinhirnbrückenwinkeltumors machen, wenn es sich um eine lokale, tuberkulöse Meningoencephalitis mit chronischem Verlauf und eventuell mit Bildung großer, verkäsender Konglomerattuberkel, sog. solitärer Tuberkel, im Kleinhirnbrückenwinkel handelt. In solchen Tuberkeln kann es zu Kalkablagerungen kommen.

Die *gummöse Meningitis*, welche die Hirnbasis bevorzugt, findet sich im Gegensatz zur Tuberkulose nur selten im Bereiche der hinteren Schädelgrube. Die gummöse Wucherung entwickelt sich von den Häuten in continuo als sehr unregelmäßig gestalteter, oft multipler Knoten geschwulstartig in die Hirnsubstanz hinein.

Aneurysmen der Arteria basilaris können zu einer Usur des Clivus führen. Manchmal finden sich in ihrer Wand ausgedehnte Verkalkungen.

Liquorcysten treten meist als Folge einer Meningitis serosa circumscripta auf. Auf mechanischem Wege können sie durch Behinderung der Liquorzirkulation bei raumbeengenden Prozessen innerhalb der Schädelkapsel entstehen.

Infolge ihrer anatomischen Lage können Kleinhirnbrückenwinkeltumoren leicht zu einer Störung der Liquorzirkulation, insbesondere zur Entwicklung eines schweren Hydrocephalus internus durch Kompression des Aquaeductus Sylvii führen. Diese endokranielle Drucksteigerung kann im Bereiche des ganzen Schädels zu einer Vertiefung und Vermehrung der Impressiones digitatae führen. Auch zu einer Ausweitung der Öffnungen an der Schädelbasis kann es kommen. Wird durch die Liquorstauung der III. Ventrikel ausgedehnt, so kommt es meist zu einer mehr oder weniger starken Destruktion der Sella turcica, da der vorderste Teil des III. Ventrikels gerade über derselben gelegen ist und sich bei Bestehen eines Hydrocephalus internus in die Sella turcica einsenkt.

b) Der Gang der Untersuchung.

Da Kleinhirnbrückenwinkeltumoren oft durch Störung der Liquorzirkulation zu einer endokraniellen Drucksteigerung und damit zu indirekten Veränderungen am ganzen Schädel führen können, so darf sich in solchen Fällen die Röntgenuntersuchung nicht auf die Schläfenbeine allein beschränken, sondern muß den ganzen Schädel berücksichtigen. Zu diesem Zwecke sind zwei Übersichtsaufnahmen des Schädels anzufertigen, und zwar eine in frontaler Richtung und eine in sagittaler. Bei der seitlichen Übersichtsaufnahme soll der Zielstrahl den gleichen Verlauf nehmen wie bei einer Aufnahme der Sella turcica, d. h. er soll in der durch die Sella turcica gelegten Frontalebene verlaufen und die Sella etwas schräg von oben nach unten durchsetzen, so daß er mit der Deutschen Horizontalebene einen Winkel von wenigen Graden bildet. Die Processus clinoidei sollen dadurch nicht zur paarweisen Deckung gelangen, sondern knapp untereinander getrennt dargestellt werden. Für die sagittale Übersichtsaufnahme empfiehlt es sich, den Strahlengang so zu wählen, daß der Zielstrahl in der Schnittlinie der Deutschen Horizontalen mit der Medianebene verläuft, also die gleiche Verlaufsrichtung hat wie bei der sagittalen Vergleichsaufnahme der Pyramiden. Manchmal kann sich auch eine Darstellung der Schädelbasis in axialer Richtung als notwendig erweisen. Wir verwenden dazu die Aufnahme SCHÜLLERs, die wir als axiale Vergleichsaufnahme der Schläfenbeine schon kennen gelernt haben. Zur speziellen Untersuchung der Felsenbeine und der inneren Gehörgänge ist die Projektion von STENVERS heranzuziehen. Es wird sich in der überwiegenden Mehrzahl der Fälle als notwendig erweisen, zur vergleichsweisen Betrachtung beide Schläfenbeine in dieser Richtung aufzunehmen, denn auch bei hochgradigen Veränderungen an der Pyramidenspitze der primär erkrankten Seite, also in Fällen, in welchen der lokale Prozeß aus einer Aufnahme ohne weiteres zu erkennen ist, kann die Untersuchung der Pyramide der Gegenseite noch manche wertvolle Einzelheit zutage fördern. Eine seitliche Aufnahme des kranken Schläfenbeines in der Richtung nach SCHÜLLER oder LANGE kommt als Ergänzung dann in Frage, wenn es sich darum handelt festzustellen, ob der Tumor auch an den angrenzenden Partien des Clivus und der Hinterhauptschuppe Veränderungen gesetzt hat.

c) Die röntgenologischen Symptome der Kleinhirnbrückenwinkeltumoren.

HENSCHEN gebührt das Verdienst, zuerst auf den Umstand hingewiesen zu haben, daß Acusticustumoren zu lokalen, röntgenologisch nachweisbaren Veränderungen an der Pyramidenspitze, und zwar zu einer Ausweitung des inneren Gehörganges führen können. Zur Darstellung desselben bediente er sich der Projektion SCHÜLLERs. Aber die Resultate, welche damit erzielt wurden, waren wenig befriedigend. Erst die Arbeiten von STENVERS brachten hier einen wesentlichen Fortschritt. Mit seiner Projektion war es möglich, den inneren Gehörgang und die Pyramide in klarer Weise abzubilden und in seiner letzten Arbeit bringt dieser Autor 24 Fälle von Kleinhirnbrückenwinkeltumoren, die er selbst klinisch und röntgenologisch untersucht hat und bei denen die Röntgenuntersuchung fast durchwegs zu einem positiven Ergebnis führte. SCHÜLLER, ULRICH, Verfasser u. a. konnten im großen und ganzen die Angaben von STENVERS bestätigen. OLIVACRONA berichtet ebenfalls über eine Anzahl von Kleinhirnbrückenwinkeltumoren, die von LYSHOLM untersucht worden waren und bei denen die Röntgenuntersuchung zu einem positiven Ergebnis geführt hatte. Dieser Autor bediente sich jedoch zur Untersuchung noch der alten Methode. STENVERS teilt seine Fälle in folgende Gruppen ein:

„1. Deutliche Erweiterung des Porus und Meatus acusticus internus mit nur geringer Arrosion der medialen Partie des Felsenbeines.

2. Keine deutliche Veränderung des Porus und Meatus, aber grobe Arrosion der medialen Partie des Felsenbeines.

3. Arrosion der ganzen medialen Partie des Felsenbeines.

4. Veränderungen vorwiegend im medialen unteren Teil des Felsenbeines.“

Als 5. Gruppe bezeichnet er „die richtigen Neurofibrome, die eine typische, allmählich fortschreitende Erweiterung des Porus und Meatus ergeben und nur im Endstadium den ganzen medialen Teil des Felsenbeines in Mitleidenschaft ziehen, aber dann immer vom Porus und Meatus ausgehend“.

SCHÜLLER schreibt zur Röntgendiagnose der Acusticustumoren: „Für die röntgenologische Feststellung der Acusticustumoren sind dieselben Momente maßgebend, welche für die Röntgendiagnose der Hirntumoren im allgemeinen in Betracht kommen, nämlich:

1. die durch genügenden Kalkgehalt ermöglichte Sichtbarkeit der Geschwulst selbst,

2. das Vorhandensein lokaler, durch den Tumor bedingter Veränderungen der Schädelwand,

3. das Vorhandensein der durch Steigerung des endokraniellen Druckes verursachten Schädelveränderungen,

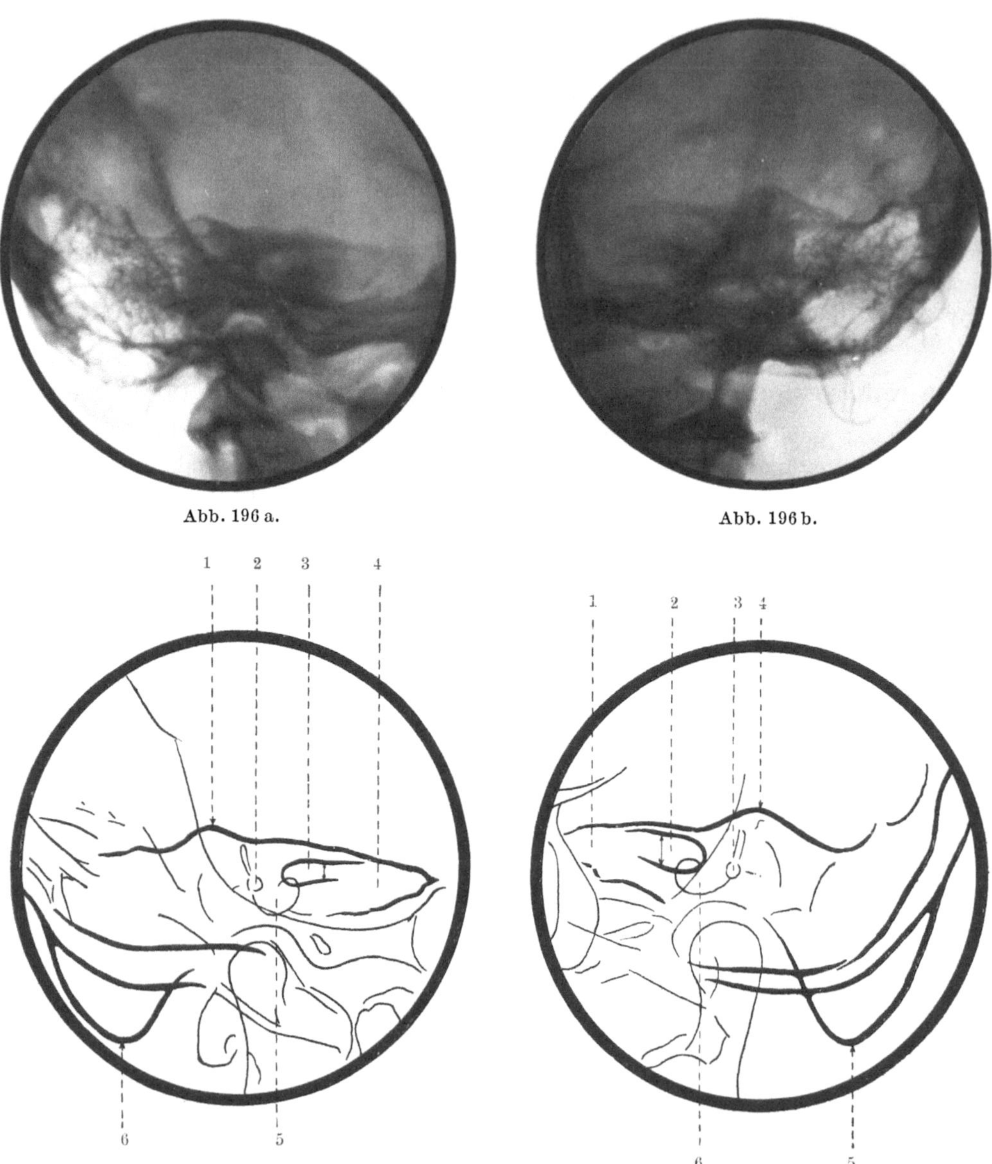

Abb. 196 a.   Abb. 196 b.

Abb. 196a, b und Skizzen. Schläfenbeinaufnahmen nach STENVERS. (Beiderseits typische Einstellung.) a gesunde, b kranke Seite. *Kleinhirnbrückenwinkeltumor.* Das Röntgenbild zeigt eine gleichmäßige Ausweitung des inneren Gehörganges auf der kranken Seite. Legende zur Skizze a: 1. Oberer Pyramidenkontur im Bereiche der Eminentia arcuata; 2 Vestibulum; 3 innerer Gehörgang; 4 Pyramidenspitze; 5. Schnecke; 6 Spitze des Warzenfortsatzes. Legende zur Skizze b: 1 Pyramidenspitze; 2 innerer Gehörgang; 3 Vestibulum; 4 oberer Pyramidenkontur im Bereiche der Eminentia arcuata; 5 Spitze des Warzenfortsatzes; 6 Schnecke.

4. der Nachweis von Form-, Größe- und Lageanomalien der mit Hilfe von Kontrastfüllungen darstellbaren Liquorräume innerhalb und außerhalb des Gehirnes,

5. die Konstatierung einer Dislokation des sehr häufig im Röntgenbild erkennbaren,

normalerweise an bestimmter Stelle (REICH) innerhalb der Mediansagittalebene liegenden Zirbelschatten."

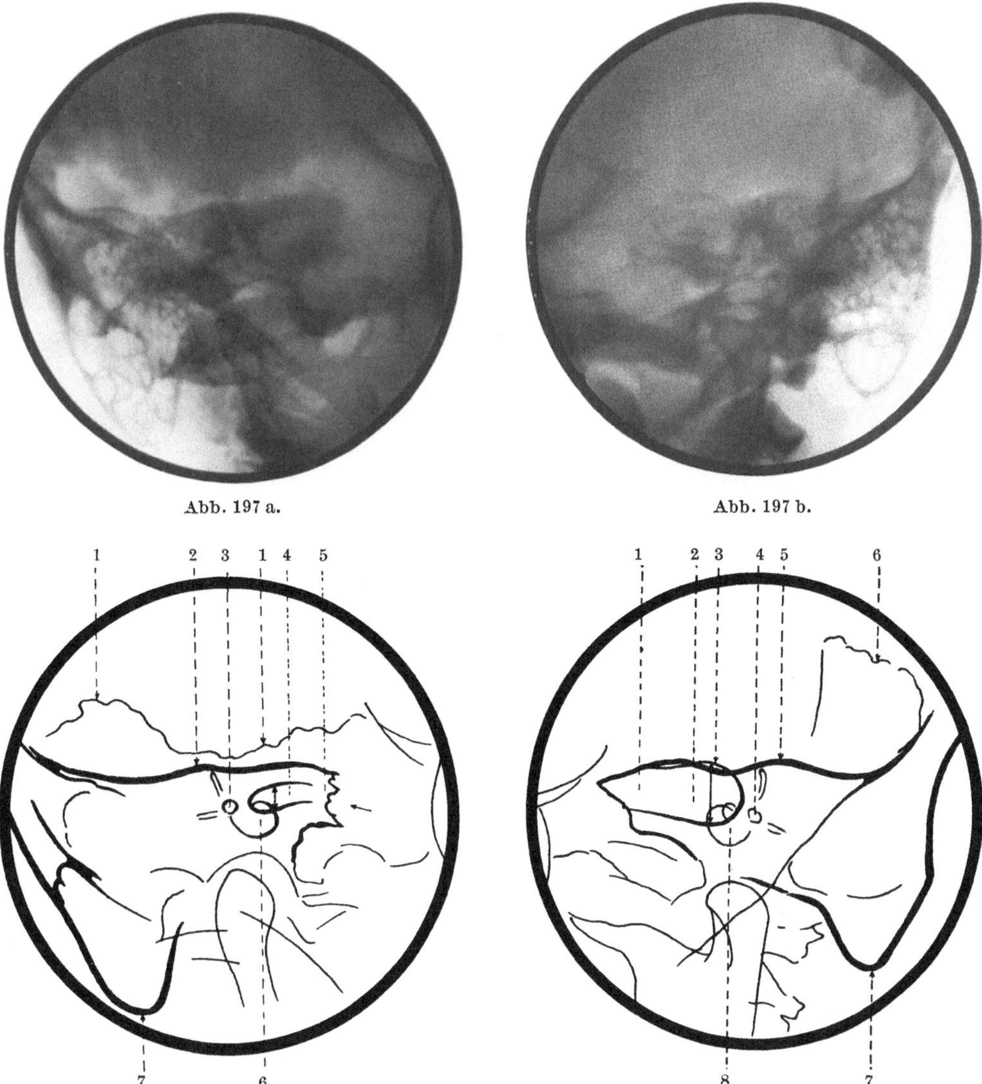

Abb. 197 a.

Abb. 197 b.

Abb. 197a, b und Skizzen. Schläfenbeinaufnahme nach STENVERS. (Beiderseits typische Einstellung.) a gesunde b kranke Seite. *Kleinhirnbrückenwinkeltumor.* Auf der kranken Seite ist der innere Gehörgang hochgradig exkaviert. Die Pyramide der gesunden Seite ist an ihrer Spitze indirekt usuriert. Beide Aufnahmen zeigen im Bereiche der Hinterhauptschuppe einen Operationsdefekt. Legende zur Skizze a: 1 Oberer Rand des Operationsdefektes im Bereiche der Hinterhauptschuppe; 2 oberer Kontur der Pyramide im Bereiche der Eminentia arcuata; 3 Vestibulum; 4 innerer Gehörgang; 5 usurierte Pyramidenspitze; 6 Schnecke; 7 Spitze des Warzenfortsatzes. ·Der Pfeil weist auf die Druckusur an der Pyramidenspitze. Legende zur Skizze b: 1 Pyramidenspitze; 2 innerer Gehörgang; 3 innerer-oberer Rand des stark exkavierten inneren Gehörganges; 4 Vestibulum; 5 oberer Kontur der Pyramide im Bereiche der Eminentia arcuata; 6 oberer Rand des Operationsdefektes im Bereiche der Hinterhauptschuppe; 7 Spitze des Warzenfortsatzes; 8 Schnecke.

Wir wollen im folgenden von der sehr zweckmäßigen Einteilung SCHÜLLERs ausgehen, uns aber nicht auf die echten Acusticustumoren beschränken, sondern vorerst alle Kleinhirnbrückenwinkeltumoren ins Auge fassen.

14*

Nach Schüller ist bisher kein Fall eines Neoplasmas im Kleinhirnbrückenwinkel beschrieben worden, in dem sich Kalkablagerungen im Tumor fanden, so daß an eine

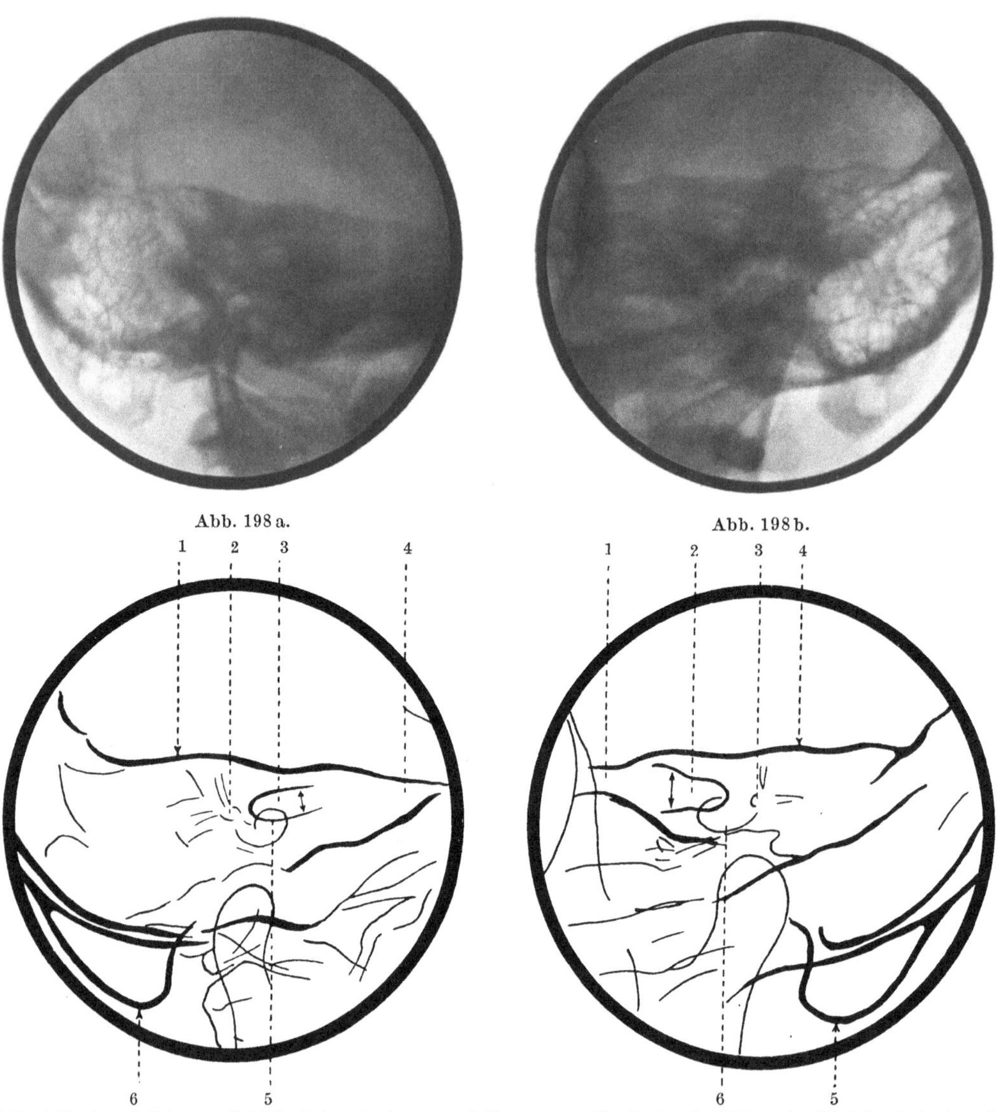

Abb. 198a.   Abb. 198b.

Abb. 198a, b und Skizzen. Schläfenbeinaufnahmen nach Stenvers. (Der Fokus der Röhre stand bei der Aufnahme b etwas zu weit nach der plattennahen Seite zu.) *Kleinhirnbrückenwinkeltumor.* a gesunde, b kranke Seite. Auf der kranken Seite ist die Mündung des inneren Gehörganges ausgeweitet, während der übrige Teil des letzteren normale Weite zeigt. Legende zur Skizze a: 1 Oberer Kontur der Pyramide im Bereiche der Eminentia arcuata; 2 Vestibulum; 3 innerer Gehörgang; 4 Spitze der Pyramide; 5 Schnecke; 6 Spitze des Warzenfortsatzes. Legende zur Skizze b: 1 Spitze der Pyramide, zum Teil vom äußeren Orbitalrand überlagert; 2 innerer Gehörgang; 3 Vestibulum; 4 oberer Kontur der Pyramide im Bereiche der Eminentia arcuata; 5 Spitze des Warzenfortsatzes; 6 Schnecke.

direkte Darstellbarkeit der Geschwulst im Röntgenbild hätte gedacht werden können. Auch bei den Endotheliomen dieser Gegend fehlen sie, obwohl sie bei gleichen Tumoren anderer Lokalisation nicht selten zu beobachten sind. Uns ist ebenfalls kein entsprechender Fall bekannt. Dagegen beschrieb Odquist einen Fall von verkalktem

Aneurysma der Arteria basilaris, bei welchem der Kalkschatten auf dem Röntgenbild im Kleinhirnbrückenwinkel erkennbar war. Dieser Fall dürfte bisher ganz vereinzelt sein. Auch Tuberkel, die im Kleinhirnbrückenwinkel liegen, können Verkalkungen aufweisen.

Lokale Veränderungen der Schädelbasis finden sich an der Pyramide und am Os basilare, bzw. dem Dorsum sellae. Im Vordergrund des Interesses steht das von HENSCHEN beschriebene Symptom der Ausweitung des inneren Gehörganges, dessen Nachweis in der Projektionsrichtung von STENVERS fast immer in idealer Weise gelingt. Die Erweiterung des inneren Gehörganges erfolgt in den meisten Fällen gleichmäßig, so daß seine Form

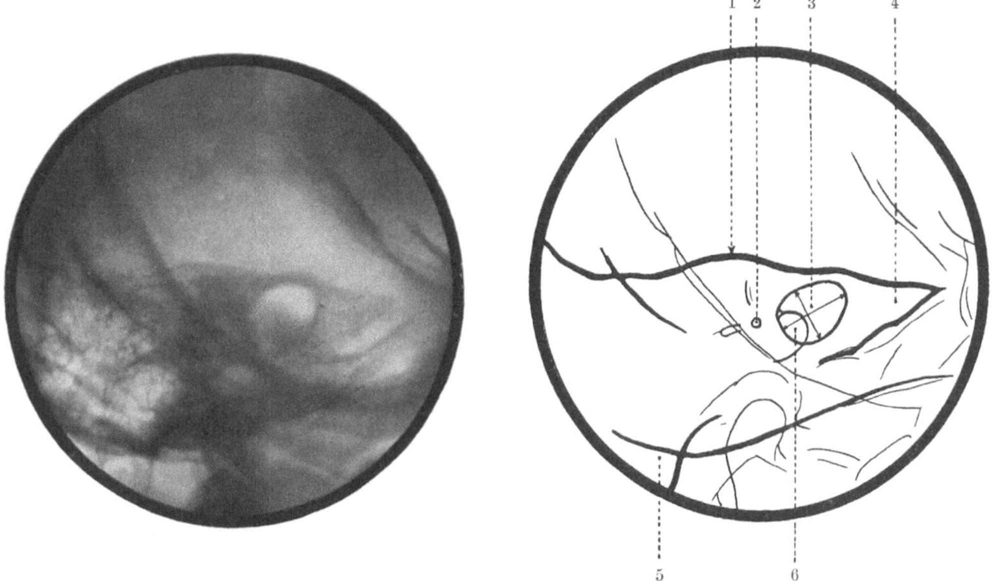

Abb. 199 und Skizze. Schläfenbeinaufnahme nach STENVERS. (Typische Einstellung.) *Acusticustumor.* Der innere Gehörgang ist hochgradig exkaviert. Im Gegensatz zu den beiden früheren Fällen (161 und 162) ist hier die durch den inneren Gehörgang bedingte, regelmäßig begrenzte Aufhellung auch spitzenwärts scharf abgegrenzt. Der innere Gehörgang ist demnach hier in eine tiefe Mulde umgewandelt. Legende zur Skizze: 1 Oberer Pyramidenkontur im Bereiche der Eminentia arcuata; 2 Vestibulum; 3 stark exkavierter innerer Gehörgang; 4 Pyramidenspitze; 5 Schnecke; 6 Warzenfortsatz.

erhalten und seine Konturierung scharf bleibt (s. Abb. 196 a und b, 197 a und b). Seltener ist seine Form in der Weise geändert, daß nur der äußerste Anteil erweitert ist (s. Abb. 198 a und b), oder daß seine Begrenzung durch einen leicht welligen Kontur erfolgt oder endlich so, daß die durch ihn bedingte Aufhellung auch spitzenwärts scharf abgegrenzt erscheint, der innere Gehörgang also in eine tiefe, im Röntgenbild nach allen Seiten deutlich abgrenzbare Mulde umgewandelt ist (s. Abb. 199). Die Knochenusur erfolgt am inneren Gehörgang entsprechend dem vorwiegend expansiven Wachstum der Kleinhirnbrückenwinkeltumoren regelmäßig, so daß in der überwiegenden Mehrzahl der Fälle seine Konturen scharf bleiben. STENVERS konnte einen Fall mit unscharfen Konturen beobachten, in welchem ein gliomähnlicher Tumor vorlag, ebenso Verfasser (s. Abb. 200 a und b). CUSHING, SCHÜLLER und Verfasser haben darauf hingewiesen, daß die Erweiterung des inneren Gehörganges gelegentlich auch ohne Vorhandensein eines Tumors oder bei einem Tumor anderer Lokalisation zur Beobachtung kommt. Während STENVERS diesem Umstande keine weitere Beachtung geschenkt hat, geht ULRICH in seinen Schlußfolgerungen so weit, zu sagen: „Unzweifelhaft wird aber das Bild erst dann, wenn der obere Gehörgangsumfang fehlt und die Geschwulst bis an die Schnecke und das Bogengangssystem herantritt.“ Wenn wir uns auch auf den Standpunkt stellen müssen, daß diese Absicht Ulrichs etwas zu weitgehend ist, so müssen

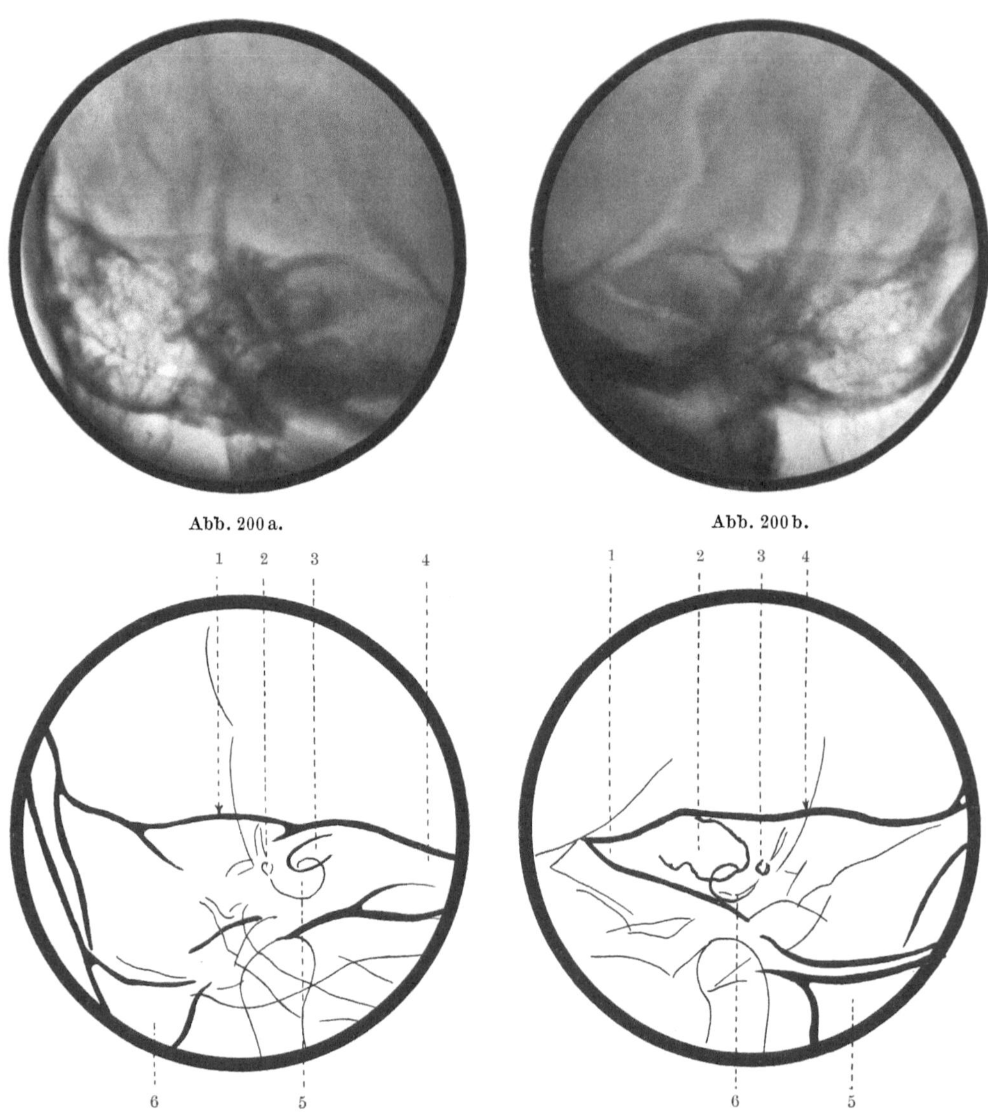

Abb. 200 a.   Abb. 200 b.

Abb. 200 a, b und Skizzen. Schläfenbeinaufnahmen nach Stenvers. (Beide typische Einstellung.) a gesunde, b kranke Seite. *Kleinhirnbrückenwinkeltumor.* Auf der kranken Seite besteht eine hochgradige Erweitung des inneren Gehörganges. Derselbe zeigt unregelmäßige Begrenzung. Legende zur Skizze a: 1 Oberer Kontur der Pyramide im Bereiche der Eminentia arcuata; 2 Vestibulum; 3 innerer Gehörgang; 4 Pyramidenspitze; 5 Schnecke; 6 Spitze des Warzenfortsatzes. Legende zur Skizze b: 1 Pyramidenspitze; 2 erweiterter innerer Gehörgang; 3 Vestibulum; 4 oberer Kontur der Pyramide im Bereiche der Eminentia arcuata; 5 Warzenfortsatz; 6 Schnecke.

wir uns doch bei der Wertung dieses Symptomes immer folgendes vor Augen halten. Eine bisweilen sehr hochgradige Erweiterung des inneren Gehörganges findet sich in manchen Fällen von chronischem Hydrocephalus z. B. bei Bestehen einer Kraniostenose (s. Abb. 201). Liegt keine hochgradige Asymmetrie des Schädels vor, so finden wir sie in solchen Fällen immer auf beiden Seiten. Geringe Differenzen in der Weite der inneren Gehörgänge können sich — wenn auch sehr selten — bei klinisch gesunden Patienten finden. Eine einseitige Erweiterung des inneren Gehörganges höheren Grades kann jedoch nicht nur durch eine lokale Usur durch einen Tumor im Kleinhirnbrückenwinkel bedingt sein, sondern auch durch eine Liquorstauung in diesem Bereiche, wobei der dadurch bedingten Erweiterung der Cysterna meati acustici interni eine ausschlaggebende Rolle zukommen dürfte (s. Abb. 202a und b). In solchen Fällen erfolgt die Arrosion der Wand des inneren Gehörganges gleichmäßig und es dürfte wohl nie zu einer völligen Zerstörung derselben kommen. Zu einer solchen Liquorstauung im Kleinhirnbrückenwinkel kann es z. B. durch einen Tumor kommen, der davor liegt. Es ist aber auch vorstellbar, daß sie durch einen Tumor

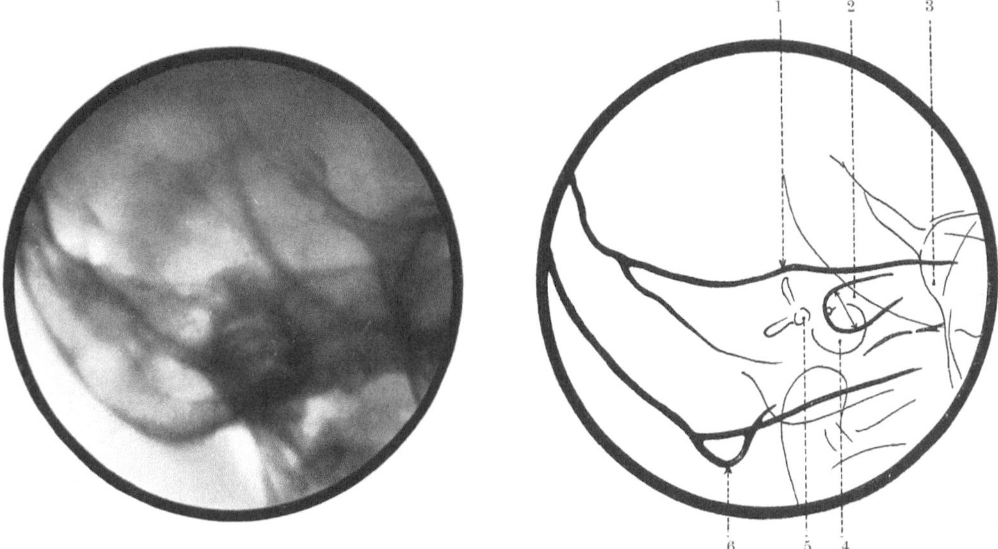

Abb. 201 und Skizze. Schläfenbeinaufnahme nach STENVERS. (Der Fokus der Röhre stand etwas zu weit nach der zu untersuchenden Seite.) *Hydrocephalus* mit starker, regelmäßiger Ausweitung des inneren Gehörganges. Legende zur Skizze: 1 Oberer Pyramidenkontur im Bereiche der Eminentia arcuata; 2 erweiterter innerer Gehörgang; 3 Pyramidenspitze, zum Teil vom äußeren Orbitalrand überlagert; 4 Schnecke; 5 Vestibulum; 6 Spitze des Warzenfortsatzes.

der Gegenseite bewirkt wird, und zwar indirekt durch Verschiebung des Gehirnes. So ist es eine bekannte Tatsache, daß auf der Seite des Tumors die Ausweitung des inneren Gehörganges fehlen kann, wenn dieser demselben aufsitzt, ohne ihn direkt zu arrodieren, dabei aber der innere Gehörgang der gesunden Seite infolge lokaler Drucksteigerung eine Erweiterung erfahren kann. Auch sind Fälle beschrieben, bei welchen ein Tumor des Stirnhirnes zu Symptomen eines Kleinhirnbrückenwinkeltumors der Gegenseite geführt hat und diese Symptome ihre Erklärung in einer durch die Verschiebung des Gehirnes bedingten Liquorcyste in der Gegend des Kleinhirnbrückenwinkels auf der entgegengesetzten Seite fanden. Es scheint durchaus möglich, daß in einem solchen Falle sich auf dieser Seite auch eine Ausweitung des inneren Gehörganges finden kann, ein Befund, der geeignet wäre, die irrige klinische Auffassung zu bekräftigen und der nur dann richtig gewertet werden kann, wenn sich lokal an der Stelle des Tumors, also am Boden der vorderen Schädelgrube der gekreuzten Seite, röntgenologisch nachweisbare Veränderungen finden. Wenn solche Fälle auch selten sind, so dürfen wir ihr Vorkommen doch nicht ganz außer acht lassen. Zu den seltenen Vorkommnissen gehört auch die Einengung des inneren

Gehörganges der kranken Seite durch eine sekundäre Hyperostose (s. Abb. 203). Die
Ursache einer solchen werden wir in erster Linie in einem, der Pyramidenspitze hinten

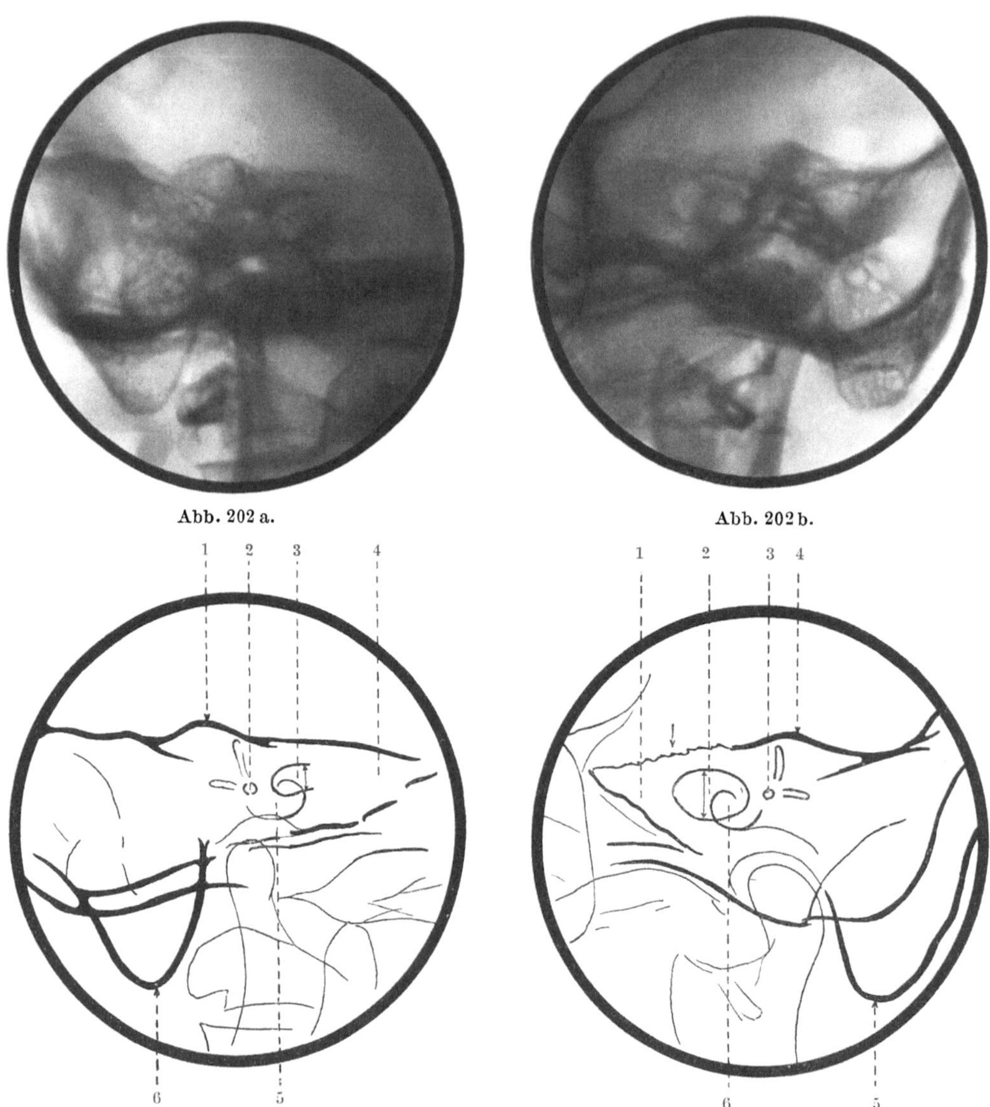

Abb. 202 a.   Abb. 202 b.

Abb. 202a, b und Skizzen. Schläfenbeinaufnahme nach STENVERS. (Beiderseits typische Einstellung.) a gesunde,
b kranke Seite. Regelmäßige, starke Ausweitung des inneren Gehörganges durch einen dem inneren Gehörgang
nicht direkt aufsitzenden *Kleinhirnbrückenwinkeltumor*. Unregelmäßige Usur der oberen Pyramidenkante
spitzenwärts von der Eminentia arcuata durch den Tumor. Das Röntgenbild zeigte eine wesentliche Vergrößerung
der dem inneren Gehörgang entsprechenden Aufhellung und unregelmäßige Konturierung der Pyramidenspitze
der kranken Seite im oberen Anteil. Legende zur Skizze a: 1 Oberer Pyramidenkontur im Bereiche der Eminentia
arcuata; 2 Vestibulum; 3 innerer Gehörgang; 4 Pyramidenspitze; 5 Schnecke; 6 Spitze des Warzenfortsatzes.
Legende zur Skizze b: 1 Pyramidenspitze; 2 exkavierter innerer Gehörgang; 3 Vestibulum; 4 oberer Pyramidenkontur im Bereiche der Eminentia arcuata; 5 Spitze des Warzenfortsatzes; 6 Schnecke. Der Pfeil weist auf die
Usur an der oberen Pyramidenkante.

anliegenden Endotheliom zu sehen haben, denn von diesen Tumoren wissen wir, daß
sie an anderen Stellen des Schädels nicht selten zu lokaler Knochenverdickung und

-verdichtung führen. Es wäre auch vorstellbar, daß ein basal luetischer Prozeß differentialdiagnostisch in Frage käme, doch sind solche Fälle unseres Wissens bisher nicht beobachtet worden.

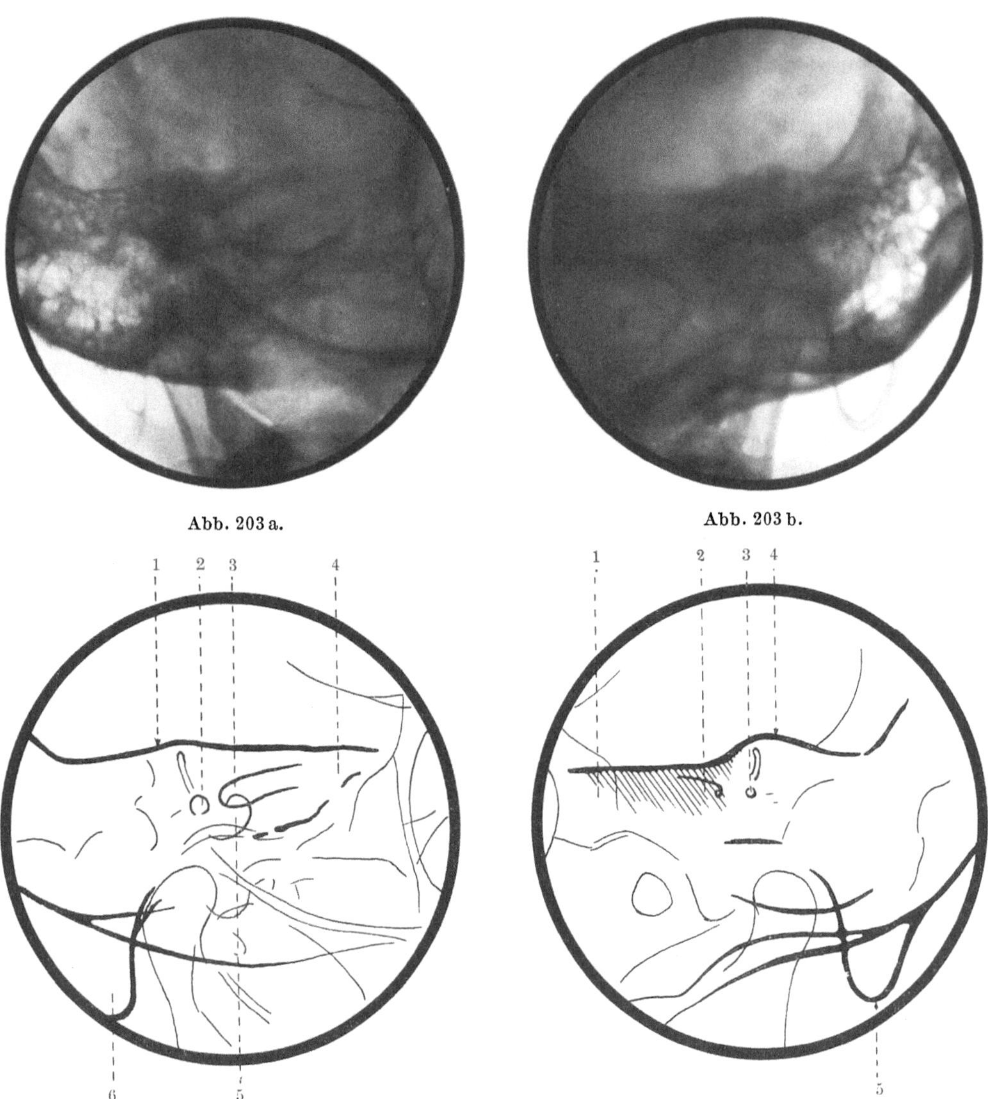

Abb. 203 a.   Abb. 203 b.

Abb. 203a, b und Skizzen. Schläfenbeinaufnahmen nach STENVERS. a typische Aufnahme, b der Fokus der Röhre stand etwas zu weit nach der zu untersuchenden Seite zu. a gesunde, b kranke Seite. *Kleinhirnbrücken- winkeltumor.* Auf der kranken Seite ist die Pyramidenspitze wesentlich dichter als auf der gesunden. Der innere Gehörgang ist eingeengt und gelangt nur undeutlich zur Darstellung. Legende zur Skizze a: 1 Oberer Pyramiden- kontur im Bereiche der Eminentia arcuata; 2 Vestibulum; 3 innerer Gehörgang; 4 Pyramidenspitze; 5 Schnecke; 6 Spitze des Warzenfortsatzes. Legende zur Skizze b: 1 Pyramidenspitze, zum Teil vom äußeren Orbitalrand überdeckt; 2 eingeengter und nur undeutlich erkennbarer innerer Gehörgang; 3 Vestibulum; 4 oberer Kontur der Pyramide im Bereiche der Eminentia arcuata; 5 Warzenfortsatz. Die Schnecke ist nicht erkennbar.

Hinsichtlich der Veränderungen in der Umgebung des inneren Gehörganges ist das Verhalten des Labyrinthes und des medialen Teiles des Felsenbeines zu beachten. Daß die durch den Tumor bedingte Knochenusur auf den kompakten Labyrinthkern in

röntgenologisch erkennbarer Weise übergreift, ist relativ selten. STENVERS und ULRICH
haben solche Fälle beschrieben. Eine wesentlich größere Bedeutung kommt wohl dem
Verhalten der Pyramidenspitze zu. GUILLAIN und seine Mitarbeiter, ferner LYSHOLM
beschreiben das Auftreten einer Osteoporose in dem, dem Tumor benachbarten Bereich
des Felsenbeines. Aus ihren Arbeiten geht jedoch nicht hervor, daß die erhöhte Strahlendurchlässigkeit der Pyramidenspitze der kranken Seite tatsächlich durch eine Osteoporose
und nicht durch eine direkte Usur durch den Tumor bedingt war. Denn auf einzeitigen
Vergleichsaufnahmen der Pyramiden, wie sie hier Anwendung fanden, läßt sich zwar
die erhöhte Strahlendurchlässigkeit, nicht aber das Fehlen eines Knochendefektes nachweisen. Dazu müssen unbedingt geeignete Spezialaufnahmen angefertigt werden. Dies
ist aber unterlassen worden. Verfasser konnte in einem einzigen Falle, in welchem Symptome
eines pathologischen Prozesses im Kleinhirn-brückenwinkel vorlagen, eine Osteoporose
im Bereiche des medialen Teiles des Felsen-beines ohne Vorhandensein eines Defektes
daselbst feststellen (s. Abb. 204). Ein solcher Befund legt den Gedanken nahe, daß es sich
um einen septischen Prozeß, einen Tuberkel, handelt, da wir aus der Röntgenologie des
übrigen Skeletes wissen, daß Entzündungs-produkte im Stadium der Floridität der Erkrankung immer zu einer Osteoporose des umgebenden Knochens führen, während
ähnliche Veränderungen bei Bestehen eines benignen Tumors nie zur Beobachtung gelangen. Im vorliegenden Falle, der klinisch nicht weiter verfolgt werden konnte, bestanden ophthalmoskopisch neben einer Stauungspapille schwere neuritische Verände-

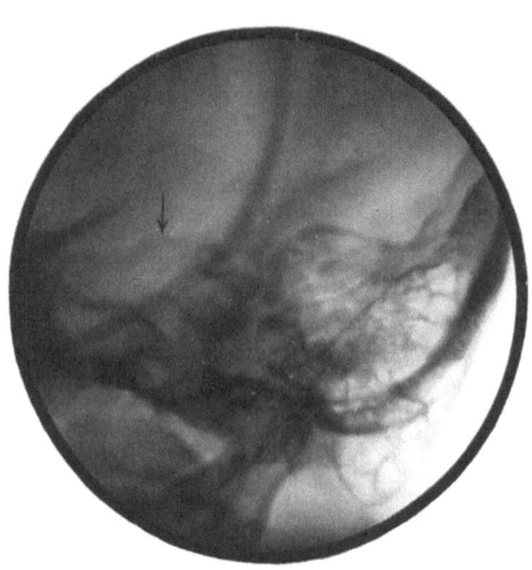

Abb. 204. Schläfenbeinaufnahme nach STENVERS.
(Der Fokus der Röhre stand zu weit nach der zu
untersuchenden Seite zu.) Klinische Diagnose: *Tumor
im Kleinhirnbrückenwinkel?* Die Röntgenaufnahme
zeigt eine diffuse Aufhellung der Pyramidenspitze
ohne nachweisbaren Defekt daselbst. Der Pfeil weist
auf die entkalkte Pyramidenspitze.

rungen, ein Befund, der wohl auch das Bestehen eines septischen Prozesses naheliegend
erscheinen ließ und daher im gleichen Sinne zu werten war wie der röntgenologische.

Die durch einen Kleinhirnbrückenwinkeltumor bewirkte Usur an der Pyramidenspitze kann sich in recht verschiedener Weise äußern. TOWNE beschreibt eine Einbuchtung
der hinteren Fläche der Pyramide in der Gegend des Porus acusticus internus, die auf
der fronto-occipitalen, kranial exzentrischen Aufnahme auch in solchen Fällen kenntlich
war, in welchen die übrigen Aufnahmen daselbst keine Veränderungen erkennen ließen.
In der Aufnahmerichtung nach STENVERS kann eine derartige Usur nur in einer erhöhten
Strahlendurchlässigkeit des medialen Teiles der Pyramide zum Ausdruck kommen, eine
Veränderung, die von STENVERS selbst wiederholt beschrieben und als Usur durch den
Tumor aufgefaßt wurde. In dieser Aufnahmerichtung finden wir oft auch als erstes Zeichen
einer Usur der Pyramidenspitze eine Arrosion an ihrer oberen, seltener an ihrer hinteren
Kante. Dieses Verhalten ist einerseits dadurch bedingt, daß die Kleinhirnbrückenwinkeltumoren meist ziemlich hoch — im Niveau des inneren Gehörganges — gelegen sind und
infolgedessen die obere Kante meist früher erreichen als die hintere, andererseits vielleicht
auch in dem Umstand, daß die hintere Kante der Pyramide im Röntgenbild weniger
klar zur Darstellung zu bringen ist als die obere. Die Usur an der oberen Pyramidenkante

kommt im Röntgenbild dadurch zum Ausdruck, daß der Kontur der Pyramide in diesem Bereiche unregelmäßig und unscharf wird und die Pyramide hier wie angenagt aussieht

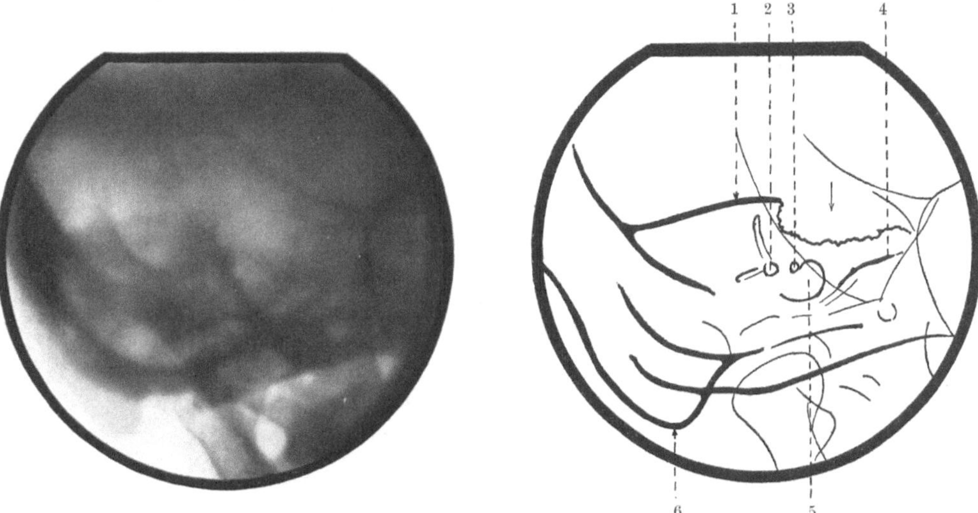

Abb. 205 und Skizze. Schläfenbeinaufnahme nach STENVERS. (Der Fokus der Röhre stand etwas zu weit nach der zu untersuchenden Seite zu.) *Kleinhirnbrückenwinkeltumor* mit ausgedehnter Usur des hinteren-oberen Anteiles der Pyramidenspitze. Der innere Gehörgang fehlt vollkommen. Der Canalis facialis, die Schnecke und der vordere-untere Anteil der Pyramidenspitze sind im Röntgenbild noch erkennbar. Legende zur Skizze: 1 Oberer Pyramidenkontur im Bereiche der Eminentia arcuata; 2 Vestibulum; 3 Canalis facialis; 4 der noch erhaltene vordere-untere Anteil der Pyramidenspitze; 5 Schnecke; 6 Warzenfortsatz.

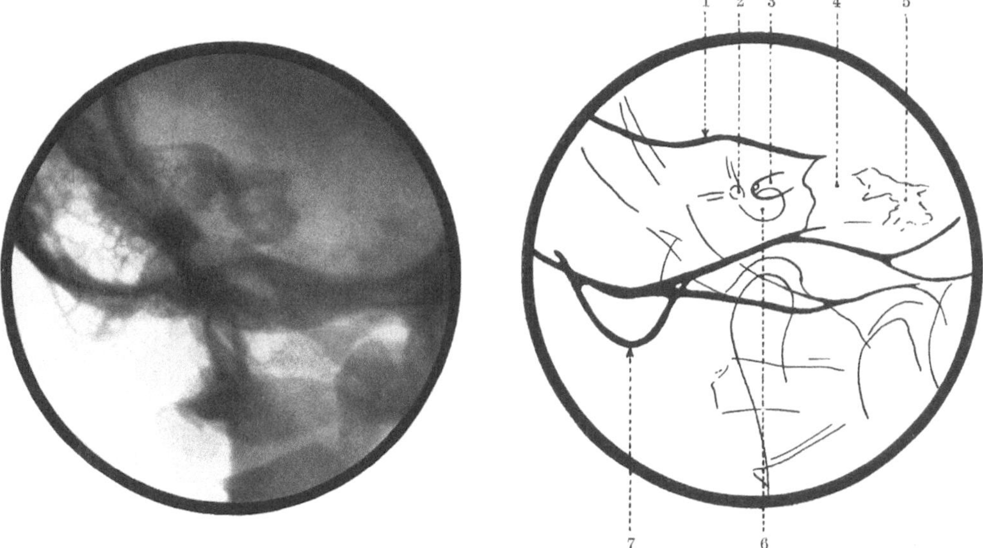

Abb. 206 und Skizze. Schläfenbeinaufnahme nach STENVERS. (Typische Einstellung.) *Kleinhirnbrückenwinkel-tumor* mit komplettem Defekt der Pyramidenspitze. Es sind in der Gegend der letzteren nur noch einzelne kleine isolierte Corticalisreste zu erkennen. Der Defekt ist gegen das Labyrinth zu ziemlich scharf abgegrenzt. Die obere Pyramidenkante ragt sporenartig etwas über den Defekt vor. Der innere Gehörgang ist nicht erweitert. Legende zur Skizze: 1 Oberer Pyramidenkontur im Bereiche der Eminentia arcuata; 2 Vestibulum; 3 innerer Gehörgang; 4 Defekt der Pyramidenspitze; 5 Corticalisreste im Bereiche der Pyramidenspitze; 6 Schnecke; 7 Spitze des Warzenfortsatzes.

(s. Abb. 202 S. 216). LYSHOLM beschreibt einen Fall von Tumor des Tentoriums, in welchem sich diese Veränderung im Verlauf der ganzen oberen Pyramidenkante bis fast zur seitlichen

Schädelwand fand. In den meisten Fällen betrifft sie jedoch nur die Gegend medial der
Eminentia arcuata. Macht die Arrosion hier weitere Fortschritte, so können die ganzen

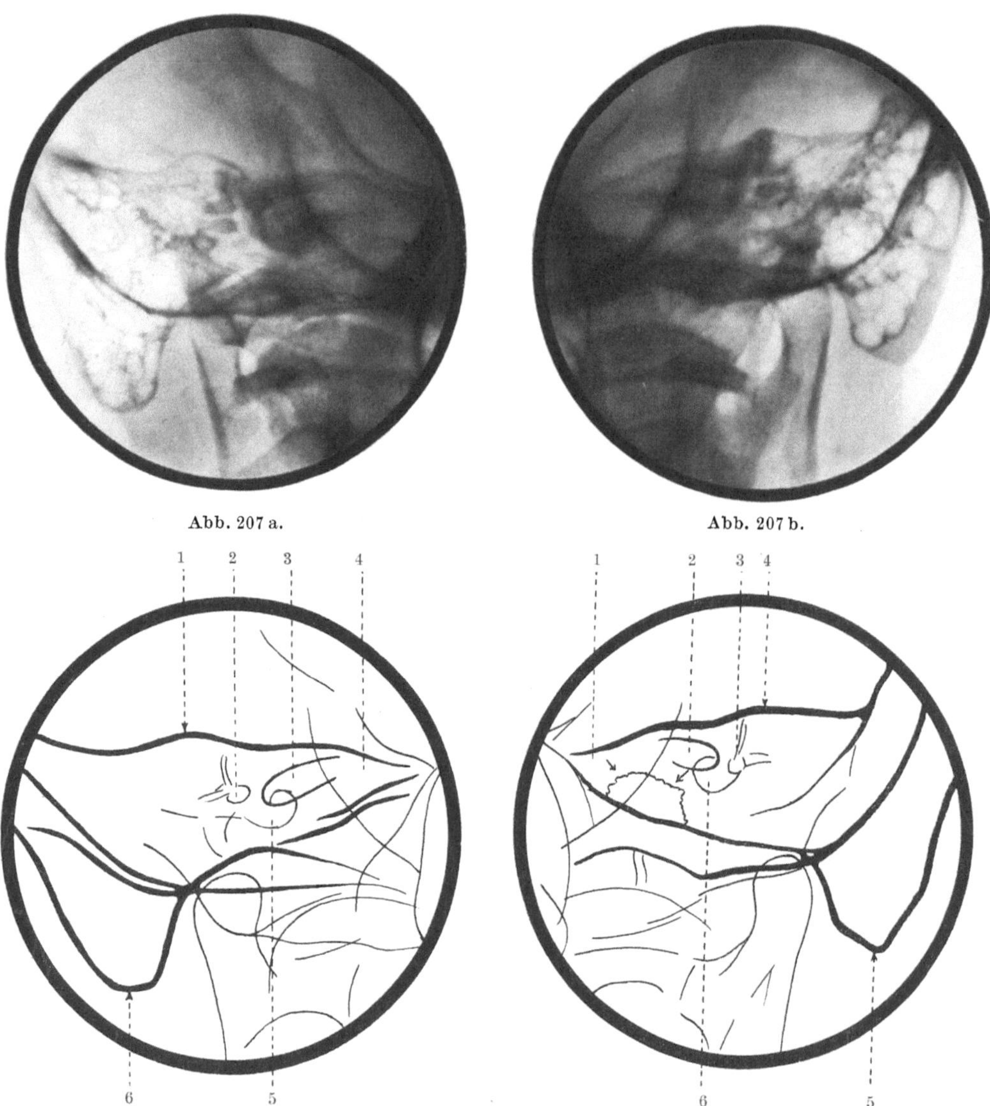

Abb. 207a.   Abb. 207b.

Abb. 207a, b und Skizzen. Schläfenbeinaufnahme nach STENVERS. (Der Fokus der Röhre stand bei beiden Aufnahmen etwas zu weit gegen die plattennahe Seite zu.) *Kleinhirnbrückenwinkeltumor.* a gesunde, b kranke
Seite. Die Aufnahme b zeigt an der Pyramidenspitze unter dem inneren Gehörgang eine haselnußgroße Aufhellung, die durch Arrosion der hinteren Pyramidenkante in diesem Bereiche bedingt ist. Der innere Gehörgang
selbst ist nicht arrodiert. Legende zur Skizze a: 1 oberer Pyramidenkontur im Bereiche der Eminentia arcuata;
2 Vestibulum; 3 innerer Gehörgang; 4 Pyramidenspitze; 5 Schnecke; 6 Spitze des Warzenfortsatzes. Legende
zur Skizze b: 1 Pyramidenspitze; 2 innerer Gehörgang; 3 Vestibulum; 4 oberer Kontur der Pyramide im
Bereiche der Eminentia arcuata; 5 Spitze des Warzenfortsatzes; 6 Schnecke. Die Pfeile weisen auf die Usur
an der hinteren Pyramidenkante.

oberen und dann meist auch schon die hinteren Partien der Felsenbeinspitze zerstört
werden, so daß nur der vordere-untere Anteil derselben erhalten bleibt (s. Abb. 205).
Endlich kann auch dieser zerstört werden als Ausdruck dafür, daß der Tumor breit in die

mittlere Schädelgrube durchgebrochen ist. Die Abschlußlinie des Defektes wird dabei meist vom kompakten Labyrinthkern in unregelmäßiger Weise gebildet. Bisweilen sehen wir jedoch auch, daß sie ziemlich geradlinig senkrecht zur Längsachse der Pyramide verläuft. Eine merkwürdige Art der Usur konnte Stenvers in einem Fall von Sarkom beobachten. Er beschreibt sie folgendermaßen: „Vom Porus acusticus internus ist eine deutliche Zeichnung zu unterscheiden, aber auf dem ganzen medialen Teil des Felsenbeines sind Löcher, Schwund von Knochensubstanz usw. zu sehen. Die ganze Anfressung ist durch eine scharfe Linie abgegrenzt. Es gibt hier also an dem medialen Teil der hinteren Fläche der Felsenbeinpyramide keine gleichmäßigen Veränderungen, doch überall sind Löcher wie eingeschliffen." Ist der Tumor ziemlich tief unten am Boden der hinteren Schädelgrube entstanden, so kann es sein, daß er die unteren Partien der Pyramidenspitze stärker arrodiert als die oberen und dann bei seinem Durchbruch in die mittlere Schädelgrube die obere Pyramidenkante spornartig über den Defekt vorragt (s. Abb. 206). In den Anfangsstadien ist eine derartige Usur im Röntgenbild schwer erkennbar (s. Abb. 207 a und b), während höher gelegene Tumoren ziemlich früh zu nachweisbaren Veränderungen an der Pyramide führen. Zum Schlusse sei noch betont, daß nach der Erfahrung der meisten Autoren die Ausdehnung der Usur am Felsenbein keinen sicheren Anhaltspunkt für die Größe des vorliegenden Tumors abgibt. Wir werden zwar bei Bestehen eines ausgedehnten Defektes auf einen großen Tumor schließen können, aber wir dürfen nicht annehmen, daß ein solcher nur geringe Ausdehnung hat, wenn die Pyramide nur wenig arrodiert ist.

Die Usurierung des Keilbeines bei Kleinhirnbrückenwinkeltumoren wurde zuerst von Schüller beschrieben. Dieser Autor konnte eine Eindellung der hinteren Wand des Dorsum sellae und des anschließenden Teiles des Clivus beobachten. Die Sattellehne kann verdünnt und derart nach vorne geneigt sein, daß die Processus clinoidei posteriores den Processus clinoidei anteriores genähert sind. Schüller weist jedoch darauf hin, daß sich dieses Symptom keineswegs bei allen Fällen von Acusticustumoren findet und das die gleiche Veränderung des Dorsum sellae wohl auch durch anderweitige, ähnlich lokalisierte basale Tumoren erzeugt werden könnte, z. B. durch Geschwülste im Pons, Cholesteatome und Endotheliome der hinteren Schädelgrube, durch ein Chordom, endlich durch ein im Kleinhirnbrückenwinkel gelegenes Arterienaneurysma. Die Angaben von Schüller werden durch die Beobachtungen von Cushing, Verfasser u. a. bestätigt. Die Annahme von Bertolotti, daß ähnliche Usuren auch durch einen Hydrocephalus internus hervorgerufen werden können, lehnt Schüller wohl mit Recht ab.

Bei Kleinhirnbrückenwinkeltumoren finden sich recht häufig Veränderungen des Schädels, welche durch allgemeine Hirndrucksteigerung hervorgerufen sind. Schüller fand solche in 6 von 10 Fällen, Stenvers in 9 von 12 deutlich ausgesprochen. Auch nach den Beobachtungen des Verfassers ist das Fehlen von Druckveränderungen bei diesen Tumoren relativ selten. Ähnlich äußern sich Cushing und Bertolotti. Die Steigerung des Hirndruckes kann sich an der Schädelkonvexität und an der Schädelbasis äußern. An der Schädelkonvexität können wir eine Vertiefung und Vermehrung der Impressiones digitatae und eventuell eine Sprengung der Nähte finden. Bei lange andauernder und starker endokranieller Drucksteigerung kann unter gleichzeitiger Verdünnung der Schädelwände die Innenfläche derselben wieder ziemlich eben werden, so daß wir dann trotz hochgradiger Steigerung des allgemeinen Hirndruckes keine vertieften und vermehrten Impressiones digitatae nachzuweisen vermögen. Von den Druckveränderungen an der Schädelbasis interessiert uns in erster Linie die Usur der Sella turcica, welche durch die Erweiterung des III. Ventrikels bedingt ist. Sie kann in ganz verschiedener Weise erfolgen.

In einer Reihe von Fällen sehen wir als erstes Zeichen eines Hydrocephalus internus eine
Osteoporose an der Sella turcica auftreten, und zwar entweder im Bereiche der Processus
clinoidei posteriores und des Dorsum sellae — fortschreitend von oben nach unten —
oder im rückwärtigen Anteil des Sellabodens, wenn dieser hier spongiösem Knochen und
nicht der Keilbeinhöhle benachbart ist. Die Osteoporose ist dadurch charakterisiert,
daß sie ohne scharfe Grenze allmählich abnimmt, so daß sie im Röntgenbild als diffuse,
nicht deutlich abgrenzbare Aufhellung des betroffenen Knochenbereiches in Erscheinung
tritt. Das Auftreten einer Osteoporose im hinteren Anteil des Sellabodens ist immer
pathologisch und auf den pulsierenden Druck des erweiterten und in die Sella turcica
vordringenden III. Ventrikels zurückzuführen. Die von oben nach unten an Intensität
abnehmende Osteoporose der Sattellehne ist nur bei jüngeren Individuen als pathologisch

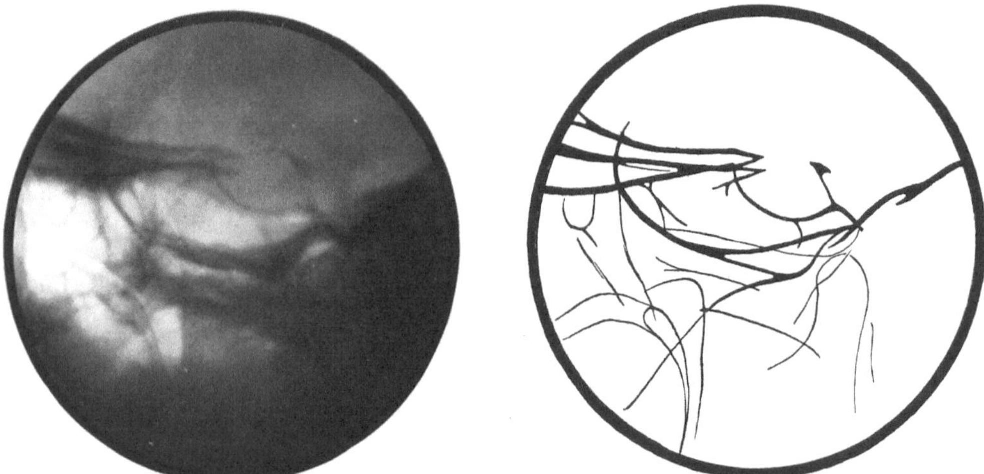

Abb. 208 und Skizze. Seitliche Aufnahme der Sella turcica. Verdünnung des Dorsum sellae, Zuspitzung der
Processus clinoidei anteriores und posteriores und geringe Exkavation der Sella turcica im hinteren Anteil in
einem Falle von Acusticustumor (siehe Skizze).

und als Hinweis auf eine Erweiterung des III. Ventrikels anzusehen, denn sie findet sich
bei älteren Individuen auch als Teilerscheinung einer senilen Osteoporose des Skelettes.
Daß das Dorsum sellae im Röntgenbild nur undeutlich hervortritt, kann auch unter normalen
Verhältnissen dann der Fall sein, wenn eine sehr starke Pneumatisation des Keilbeinkörpers vorliegt. Wir werden daher in solchen Fällen mit der Wertung dieses Befundes
entsprechend vorsichtig sein müssen. Häufiger als das Auftreten einer lokalisierten diffusen
Osteoporose können wir an der Sella turcica bei Bestehen eines Hydrocephalus internus
eine Usur beobachten, bei welcher die Konturen scharf bleiben. In den Anfangsstadien
ist sie meist nicht als pathologisch zu erkennen, falls nicht zum Vergleiche Aufnahmen
aus früherer Zeit vorliegen. Denn wir finden dann nur eine etwas geräumige, scharf
konturierte Sella turcica mit dünnem Dorsum und spitzen Processus clinoidei anteriores
und posteriores (s. Abb. 208). Eine stärkere Usur kommt entweder in einer deutlichen
Exkavation der Sella, oder in einer Depression des Tuberculum sellae, oder in einer Verdünnung und Verkürzung der Sattellehne oder endlich in einer Kombination dieser Veränderungen, eventuell in einer vollkommenen Zerstörung der Sella turcica zum Ausdruck.
STENVERS hat darauf hingewiesen, daß die Exkavation der Sella turcica durch einen
Hydrocephalus des III. Ventrikels immer in der Weise erfolgt, daß sich der Sellaboden

ungleichmäßig senkt, meist im hinteren Anteil stärker als im vorderen (s. Abb. 209).
Diese Beobachtung stimmt für einen Teil der Fälle, keineswegs für alle, denn wir können
gar nicht selten beobachten, daß sich die Exkavation vollkommen gleichmäßig vollzieht

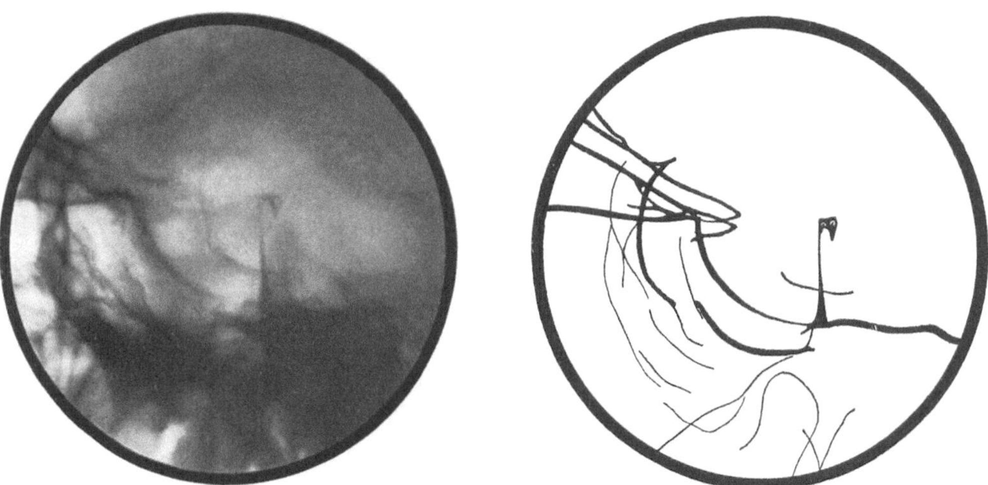

Abb. 209 und Skizze. Seitliche Aufnahme der Sella turcica in einem Fall von Kleinhirnbrückenwinkeltumor
mit Exkavation der Sella turcica vorwiegend im hinteren-unteren Anteil. Das Dorsum sellae ist lang, dünn und
steilstehend.

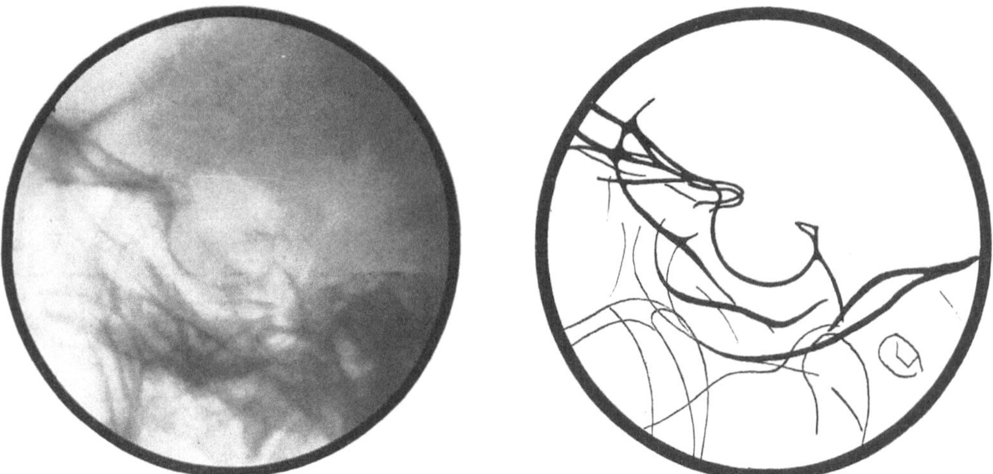

Abb. 210 und Skizze. Seitliche Aufnahme der Sella turcica. Vollkommen gleichmäßige Exkavation der
Sella turcica mit geringer Verkürzung des Dorsum sellae in einem Falle von Kleinhirnbrückenwinkeltumor
(siehe Skizze).

(s. Abb. 210). Die Depression des Tuberculum sellae kommt relativ selten zur Beobachtung.
Außerordentlich verschiedenartig ist das Verhalten des Dorsum sellae. Die Verkürzung
geschieht — wenn nicht gleichzeitig eine Verdünnung vorhanden ist — meist in der Weise,
daß das Dorsum oben gerade abgeschnitten erscheint oder nach hinten etwas abgeschrägt
ist (s. Abb. 211). Besteht auch eine Verdünnung der Sattellehne, dann sehen wir letztere
im Profilbild spießartig vorragen (s. Abb. 212). In manchen Fällen fehlt die Verkürzung

und wir finden ein langes, dünnes, steilstehendes Dorsum (s. Abb. 209, S. 223). Von weiteren Druckveränderungen wären zu erwähnen: 1. das Verschwinden der Lamina cribrosa im Röntgenbild, ein Symptom, welches jedoch nur dann diagnostisch verwertbar ist, wenn

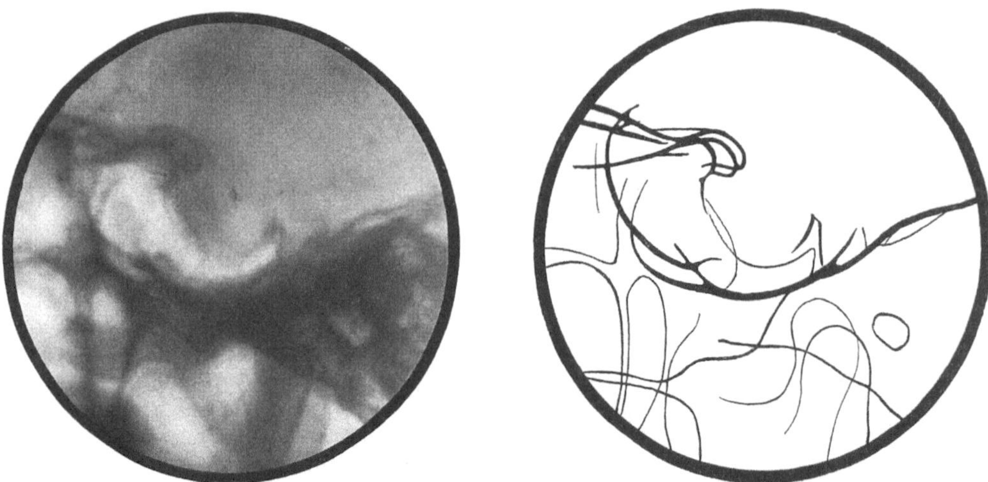

Abb. 211 und Skizze. Seitliche Aufnahme der Sella turcica. Hochgradige Exkavation der Sella turcica mit Totaldestruktion des Sellabodens und Verkürzung des Dorsum sellae durch Usur von hinten-oben her, wodurch das Dorsum im hinteren Anteil stärker arrodiert ist als im vorderen. In die Keilbeinhöhle ragen von oben her Weichteile aus dem Schädelinneren, deren Schatten sich deutlich gegen die Luft in dem noch erhaltenen Keilbeinhöhlenlumen abhebt.

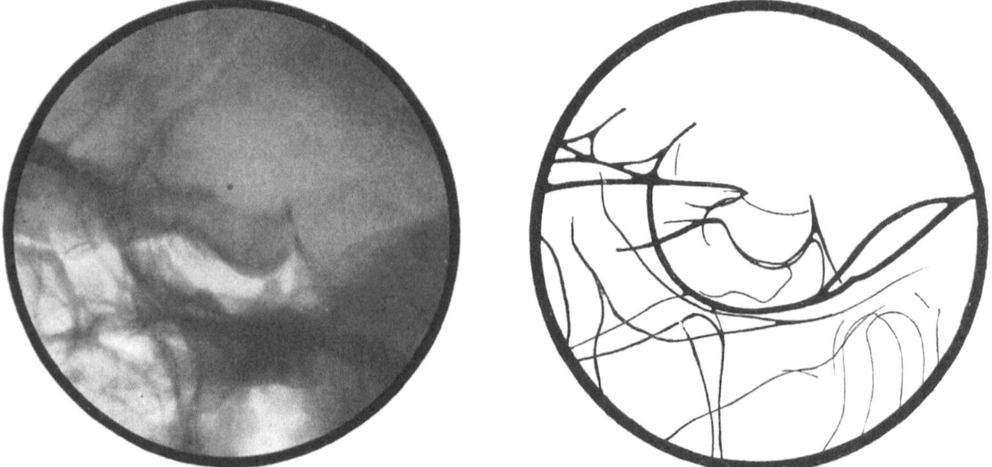

Abb. 212 und Skizze. Seitliche Aufnahme der Sella turcica. Gleichmäßige Exkavation der Sella turcica. Sporenartiges Aufragen des verdünnten Dorsum sellae in einem Falle von Kleinhirnbrückenwinkeltumor. Tiefstand des Planum sphenoidale (Variante) (siehe Skizze).

man Gelegenheit hatte, festzustellen, daß die Lamina cribrosa ursprünglich im Röntgenbild zur Darstellung kam, denn das Nichtkenntlichsein derselben kommt auch normalerweise vor. 2. Eine Erweiterung der Foramina der mittleren Schädelgrube — vorwiegend des Foramen ovale — und zwar nicht auf der Seite des Krankheitsherdes, sondern auf der gekreuzten Seite. Diese Erweiterung ist eine Folge des Hydrocephalus internus. Daß sie auf der gekreuzten Seite auftritt, hat ihre Ursache in der räumlichen Verschiebung des Gehirnes, die durch den raumbeengenden Prozeß in der hinteren Schädelgrube der entgegengesetzten Seite bedingt ist. 3. Eine Usur der Pyramidenspitze der gesunden Seite im unteren Anteil. Durch dieselbe erfährt der schmale Aufhellungsstreifen, der im Röntgenbild der Synchondrosis petro-occipitalis entspricht, eine unregelmäßige Verbreiterung (s. Abb. 213). 4. Eine Erweiterung des inneren Gehörganges.

Die Frage, warum in den einen Fällen von Kleinhirnbrückenwinkeltumoren Zeichen endokranieller Drucksteigerung vollkommen fehlen, in anderen dagegen frühzeitig auftreten und sich dann wieder das Bestehen gesteigerten Hirndruckes ganz verschieden

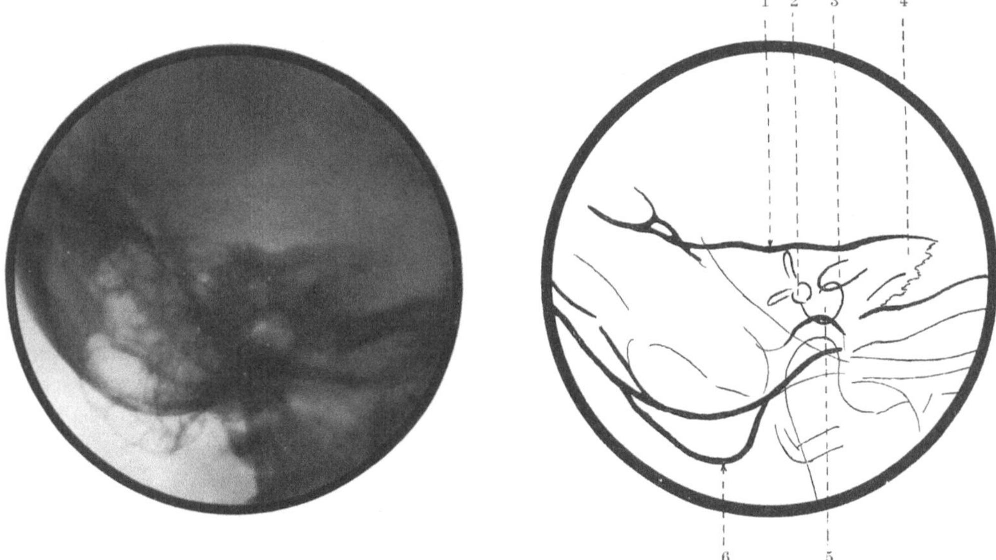

Abb. 213 und Skizze. Schläfenbeinaufnahme nach Stenvers. (Typische Einstellung.) Usur der Pyramidenspitze im medialen und unteren Anteil infolge *Drucksteigerung*. Das Röntgenbild zeigt die Spitze der Pyramide etwas verkürzt und im medialen und unteren Anteil unscharf begrenzt. Legende zur Skizze: 1 Oberer Pyramidenkontur im Bereiche der Eminentia arcuata; 2 Vestibulum; 3 innerer Gehörgang; 4 Spitze der Pyramide; 5 Schnecke; 6 Spitze des Warzenfortsatzes.

manifestiert, können wir mit unseren heutigen Kenntnissen noch nicht restlos beantworten. Sicher sind hier in erster Linie die Lage und Größe des Tumors, die seine Beziehung zum Aquaeductus Sylvii bestimmen, maßgebend. Aber auch andere Momente müssen eine Rolle spielen, so — wie Stenvers betont — die Geschwindigkeit des Wachstums des Tumors, die Konfiguration der Schädelbasis, die vor allem in der Größe des basilaren Winkels zum Ausdruck kommt und endlich individuelle Verschiedenheiten in den topographischen Beziehungen der intracerebralen Liquorräume zur Schädelbasis.

Die Größe des Tumors läßt sich im gegebenen Fall weder aus der Ausdehnung der lokalen Knochenusur an der Pyramide, noch aus der Intensität der Druckveränderungen mit Sicherheit erschließen. Doch gibt immerhin die Gegenüberstellung des röntgenologischen und klinischen Befundes gewisse Anhaltspunkte. Stenvers schreibt in dieser Beziehung: „Es ist klar, daß man in denjenigen Fällen, wo eine ausgebreitete, sei es auch wenig intensive Arrosion des Felsenbeines vorhanden ist und die Symptome schon einige Zeit bestehen, besonders auch die Visusstörungen, während die Sella turcica vergrößert ist usw., mit einem großen Tumor rechnen muß. Bei einer kleinen Sella turcica mit circum-

scripten Veränderungen am Felsenbein, während im sonstigen klinischen Bilde Augenstörungen fehlen, ist ein kleiner Tumor sehr wahrscheinlich. Rechnet man auch noch,
wie oben genannt, mit dem ganzen Aufbau des Schädels, so wird man sich viel objektives
Material verschaffen können, das die Diagnosenstellung in bezug auf Größe und auch
auf Art des Tumors erleichtern kann."

Über die Anwendung von Kontrastfüllungen der Liquorräume bei Kleinhirnbrückenwinkeltumoren und den sich daraus ergebenden röntgenologischen Befunden ist bisher
wenig bekannt geworden. JÜNGLING hat zuerst darauf hingewiesen, daß sich mit Hilfe
der Ventrikulographie unter günstigen Umständen das Bestehen eines doppelseitigen,
asymmetrischen Hydrocephalus nachweisen lasse. Die Asymmetrie ist aus der Helligkeitsdifferenz im Bereiche beider Ventrikel bei postero-anteriorer Aufnahme in Gesichtslage
zu erschließen und hat ihre Ursache in einer mangelhaften Füllung des Hinterhornes des
Seitenventrikels der kranken Seite infolge der durch den Kleinhirnbrückenwinkel hervorgerufenen Empordrängung des Tentoriums und der dadurch bedingten Kompression des
Hinterhauptlappens der kranken Seite. Ein solches Verhalten findet sich jedoch nach
JÜNGLINGS eigenen Angaben auch bei Tumoren des Kleinhirnes und des Hirnstammes.
Besseren Aufschluß über das Verhalten der basalen Liquorräume erwartet sich SCHÜLLER
von der von SICARD und seinen Mitarbeitern inaugurierten, von GORTAN und SAITZ,
SGALITZER u. a. in einer größeren Zahl von Fällen zur Anwendung gebrachten Füllung
der basalen Liquorräume mit aufsteigendem Jodöl. Verfasser hat jedoch auf die Nachteile
dieser Methode hingewiesen, die einerseits darin bestehen, daß ihre Resultate insbesondere
bei der von SGALITZER wegen der Begleiterscheinungen mit Recht geforderten Anwendung
nur geringer Mengen des Kontrastmittels nicht zuverlässig sind, während andererseits
auch diese schon infolge ihres dichten Schattens und ihrer kaum nennenswerten Resorbierbarkeit eine Nachuntersuchung der Schädelbasis auf Jahre hinaus unmöglich machen
können.

Auf die Verdrängung des im Röntgenbild kenntlichen Schattens einer verkalkten
Glandula pinealis durch den Druck einseitiger Tumoren des Gehirnes hat SCHÜLLER
zuerst hingewiesen. VASTINE und KINNEY beobachteten unter 28 Fällen von Acusticustumoren einmal eine Verschiebung der Glandula pinealis nach der Seite, sechsmal eine
solche nach oben. Der Nachweis der Seitenverschiebung ist leicht zu erbringen und stellt
einen wertvollen diagnostischen Behelf dar. Die Verschiebung nach oben dürfte aber
bei Kleinhirnbrückenwinkeltumoren selten in einem solchen Ausmaß erfolgen, daß sie im
Röntgenbild mit Sicherheit feststellbar und daher diagnostisch verwertbar ist.

Der *Differentialdiagnose* zwischen echten Acusticustumoren und Tumoren des Kleinhirnbrückenwinkels, welche nicht vom Nervus acusticus ausgehen, dürfte keine wesentliche
praktische Bedeutung zukommen. In vielen Fällen wird sie auch aus dem Röntgenbild
nicht möglich sein. Nur dann, wenn der Tumor zu einer Hyperostose des anliegenden
Skeletbereiches geführt hat oder bei ausgedehnter Destruktion der Pyramidenspitze den
inneren Gehörgang unverändert ließ, können wir den Schluß ziehen, daß es sich nicht um
einen vom Nervus acusticus ausgehenden Tumor handelt. Wichtiger scheint bei Bestehen
einer Arrosion am Felsenbein die Differentialdiagnose des primären Sitzes des Tumors. In
Betracht kommen hier: 1. der Kleinhirnbrückenwinkel, 2. die mittlere Schädelgrube,
3. der Epipharynx und 4. das Felsenbein selbst. Tumoren, die von vorne nach Zerstörung
der Pyramidenspitze in die hintere Schädelgrube durchbrechen, arrodieren immer zuerst
die vorderen und oberen Partien des Felsenbeines und lassen im Gegensatz zu den Kleinhirnbrückenwinkeltumoren den hinteren-unteren Anteil lange unversehrt. Diese Unterscheidung wird auf der axialen Aufnahme der Schädelbasis immer leicht möglich sein.

Hat der Tumor der mittleren Schädelgrube zu einem kompletten Defekt der Pyramidenspitze geführt, so grenzt sich dieser entsprechend dem hohen Niveau der mittleren Schädel-

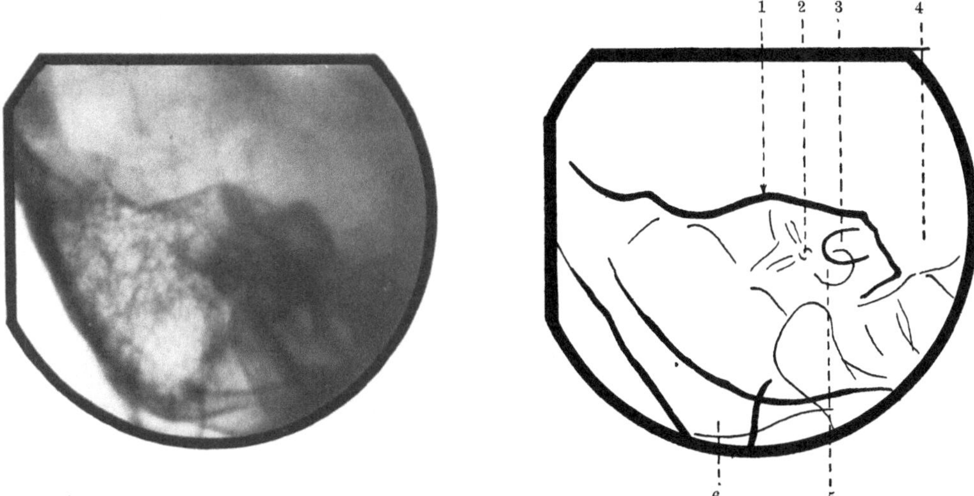

Abb. 214 und Skizze. Schläfenbeinaufnahme nach STENVERS. (Typische Einstellung.) Komplette Destruktion der Pyramidenspitze durch ein vom Ganglion Gasseri ausgehendes *Neurimon*. Die Pyramidenspitze fehlt im Röntgenbild vollkommen. Der Defekt zeigt ziemlich scharfe Abgrenzung gegen den intakten kompakten Labyrinthkern. Die Begrenzungslinie des Defektes läuft schräg zur Längsachse der Pyramide von außen-oben nach innen-unten. Legende zur Skizze: 1 Oberer Pyramidenkontur im Bereiche der Eminentia arcuata; 2 Vestibulum; 3 innerer Gehörgang; 4 Stelle des Defektes; 5 Schnecke; 6 Spitze des Warzenfortsatzes.

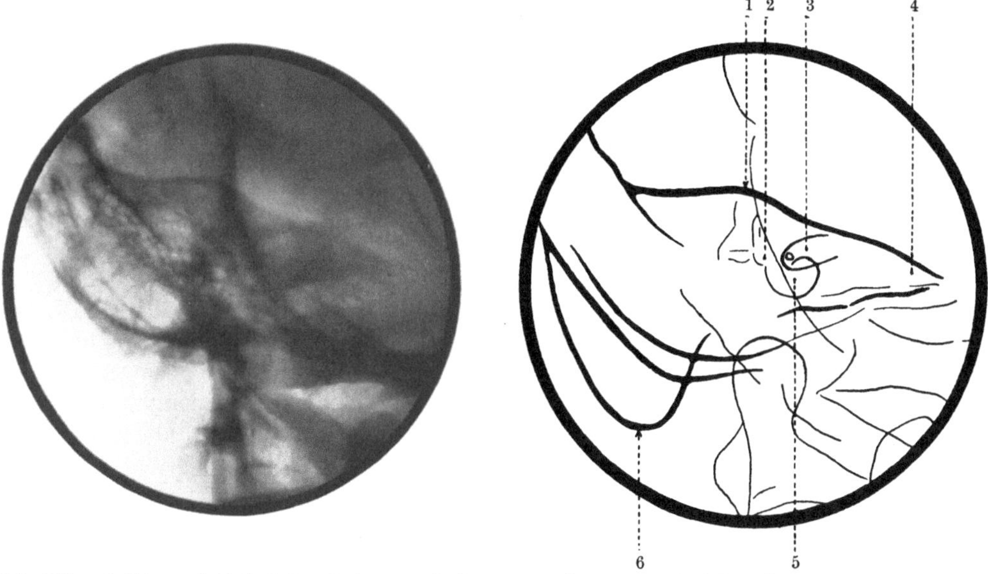

Abb. 215 und Skizze. Schläfenbeinaufnahme nach STENVERS. (Typische Einstellung.) Regelmäßige Usur der oberen Pyramidenkante im Bereiche der Pyramidenspitze durch *Drucksteigerung* in der mittleren Schädelgrube. Die obere Pyramidenkante fällt von der Eminentia arcuata an steil ab. Der gleiche Befund findet sich auch als anatomische Variante. Legende zur Skizze: 1 Oberer Kontur der Pyramide im Bereiche der Eminentia arcuata; 2 Vestibulum; 3 innerer Gehörgang; 4 Pyramidenspitze; 5 Schnecke; 6 Spitze des Warzenfortsatzes.

grube meist durch eine schräg von außen-oben nach innen-unten verlaufende Linie ab (s. Abb. 214), keinesfalls durch eine solche entgegengesetzter Verlaufsrichtung, bei welcher die obere Pyramidenkante spornartig über den Defekt vorragt, eine Art der Arrosion, wie wir sie manchmal bei Tumoren der hinteren Schädelgrube (s. Abb. 206 S. 219), vorwiegend aber bei solchen des Epipharynx sehen. Eine Erweiterung des inneren Gehörganges der kranken Seite wird bei Tumoren der mittleren Schädelgrube meist fehlen, dagegen kommt es bei solchen — wenn sie die Felsenbeinspitze schon in größerem Ausmaß zerstört haben — immer auch zu einer lokalen und naturgemäß asymmetrischen Usur der Sella turcica. In manchen Fällen können Tumoren der mittleren Schädelgrube die Pyramide der gleichen Seite indirekt, auf dem Wege lokaler endokranieller Drucksteigerung, in typischer Weise

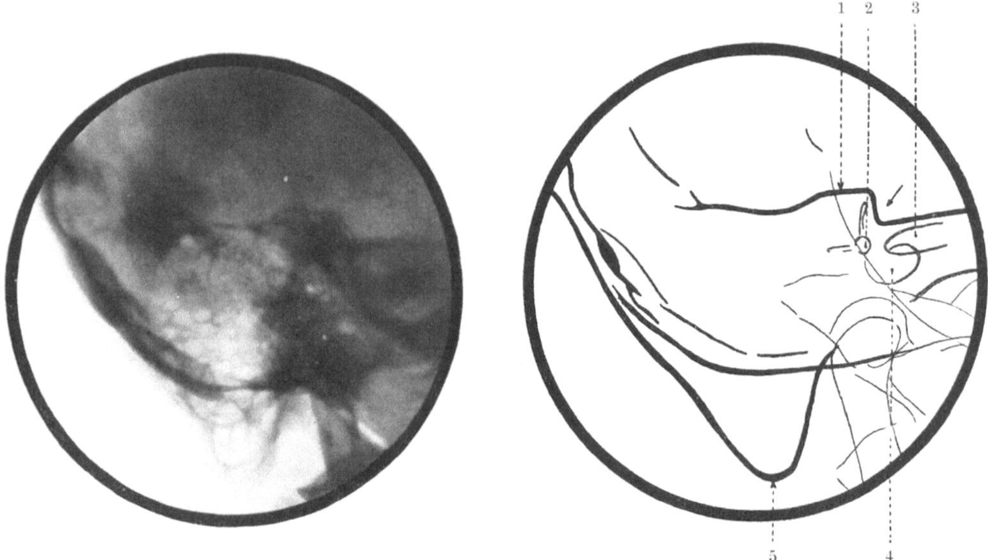

Abb. 216 und Skizze. Schläfenbeinaufnahme nach STENVERS. (Typische Einstellung.) Rechtwinkelig begrenzter Defekt an der oberen Pyramidenkante, spitzenwärts von der Eminentia arcuata, nach unten begrenzt vom kompakten Knochen, der den inneren Gehörgang umgibt, nach lateral und hinten vom Sklerosamantel des oberen Bogenganges. Diese Art des Defektes findet sich bei *Drucksteigerung* in der mittleren Schädelgrube. Die gleiche Konfiguration der Pyramide kommt jedoch auch als anatomische Variante zur Beobachtung. Legende zur Skizze: 1 Obere Pyramidenkante im Bereiche der Eminentia arcuata; 2 Vestibulum; 3 innerer Gehörgang; 4 Schnecke; 5 Spitze des Warzenfortsatzes. Die Spitze der Pyramide liegt außerhalb des Bildbereiches. Der Pfeil weist auf den Defekt an der oberen Pyramidenkante.

arrodieren. Und zwar kann es zu einer gleichmäßigen, spitzenwärts zunehmenden Usur der oberen Pyramidenkante im medialen Anteil kommen, derart, daß eine Zuschärfung der Spitze eintritt (s. Abb. 215). Weiters können wir in solchen Fällen das Auftreten einer eigenartigen, rechtwinklig abgegrenzten Usur der oberen Pyramidenkante medial der Eminentia arcuata — also über dem inneren Gehörgang beobachten, eine Usur, die vermutlich bei Steigerung des supratentoriellen Druckes durch Andrücken der Arteria cerebri posterior an diese Stelle bedingt ist (s. Abb. 216). Endlich können wir auch eine Usur im unteren Bereich der Pyramidenspitze, also in der Gegend des Foramen lazerum und des Canalis caroticus beobachten. Von Tumoren, die ihren Ausgang vom Knochen nehmen, kommt vorwiegend die Carcinommetastase in Frage. Der unregelmäßig und unscharf begrenzte Defekt, den eine solche verursacht, ist so charakteristisch, daß kaum Zweifel über die Natur des Prozesses auftauchen werden. Besonders dann ist der Befund vollkommen eindeutig, wenn das Röntgenbild zeigt, daß der Tumor den Sklerosamantel des inneren Gehörganges und den kompakten Labyrinthkern längere Zeit schonend, über und unter diesen Partien nach lateral weiter wuchert (s. Abb. 189, S. 190). Bei Sarkomen ist das rasche Vorwuchern gegen die Pars mastoidea meist noch deutlicher ausgesprochen, so daß diese differential-diagnostisch gegenüber einem primär endokraniellen Tumor noch weniger in Frage kommen (s. Abb. 217). Tumoren des Epipharynx, welche die Pyramidenspitze arrodieren, — abgesehen von Angiofibromen, deren Stellung oft zweifelhaft ist, durchwegs maligne Neoplasmen — setzen Defekte, die wie bei den Carcinommetastasen unregelmäßig und unscharf begrenzt sind und sich meist nur dadurch von den Defekten letzterer unterscheiden, daß die obere Pyramidenkante relativ lange erhalten bleibt und über den Defekt vorragt (s. Abb. 218). Ähnlich können sich Tumoren verhalten, die vom

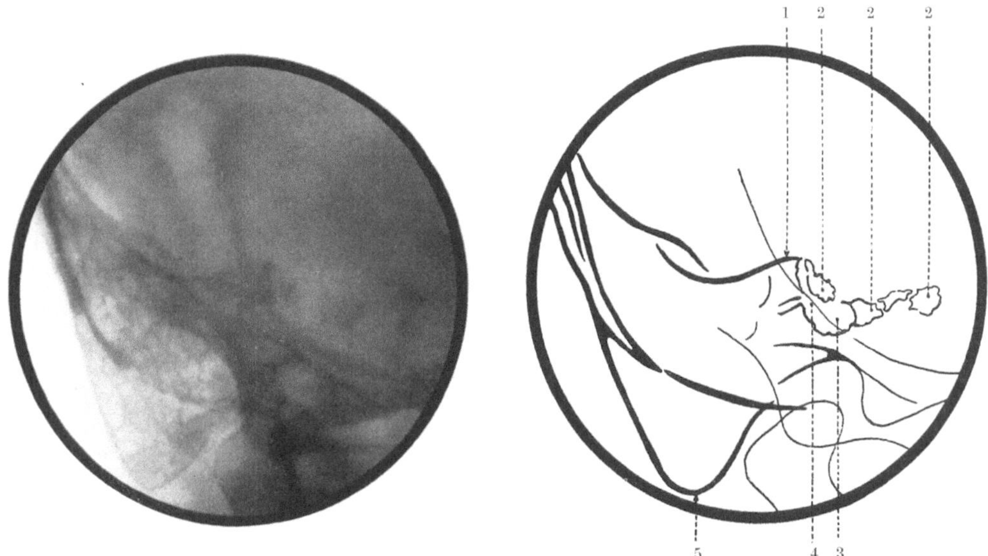

Abb. 217 und Skizze. Schläfenbeinaufnahme nach STENVERS. (Typische Einstellung.) *Malignes Lymphangiom* mit Destruktion der Pyramidenspitze. Von dem medial und vorne vom Labyrinth gelegenen Teil der Pyramide sind nur mehr kleine, undeutliche Reste erhalten, die im Röntgenbild als zarte, fleckige Kalkschatten daselbst in Erscheinung treten. Der innere Gehörgang und die Schnecke sind vollkommen destruiert. Die Destruktion reicht bis an das Vestibulum und bis an den oberen Teil des oberen Bogenganges heran. Die Pars mastoidea ist gut pneumatisiert, doch sind die Zellen verschattet und die Zellbälkchen zum Teil aufgehellt und unscharf. Legende zur Skizze: 1 Oberer Pyramidenkontur im Bereiche der Eminentia arcuata; 2 Reste der Pyramidenspitze; 3 Gegend der zerstörten Schnecke; 4 Gegend des Vestibulum; 5 Spitze des Warzenfortsatzes.

Keilbeinkörper, meist der Keilbeinhöhle ausgehen. Auch hier handelt es sich, wenn wir von ganz seltenen Fällen wie einer Mucocele der Keilbeinhöhle oder einem Chordom absehen, durchwegs um maligne Tumoren.

Unter Umständen kann die Differenzierung eines primär basalen Tumors von einem solchen, der seinen Ausgang von den Mittelohrräumen genommen hat, schwierig sein. Daß ein Tumor, der im Kleinhirnbrückenwinkel entstanden ist, die Mittelohrräume ausfüllt und dort Veränderungen setzt, ist kaum wahrscheinlich. Es wird sich daher bei einer solchen Differentialdiagnose in erster Linie um die Unterscheidung zwischen Tumoren handeln, die vom Mittelohr aus nach oben in die mittlere Schädelgrube durchgebrochen sind und solchen, die, in der mittleren Schädelgrube entstanden, den entgegengesetzten Weg eingeschlagen haben. Doch muß man bedenken, daß Tumoren, die in der Paukenhöhle sitzen, nach hinten medial vordringen und den inneren Gehörgang von lateral und vorne her eröffnen und erweitern können, so daß im Röntgenbild bei oberflächlicher Untersuchung als hervorstechendstes Symptom die Erweiterung des inneren Gehörganges auffällt und so irrigerweise an das Bestehen eines Acusticustumors gedacht werden könnte. In solchen Fällen müssen wir aber immer deutlich Veränderungen am kompakten Labyrinthkern, insbesondere am Vestibulum und an der Schnecke finden, die auf den primären Sitz des Tumors in der Paukenhöhle, bzw. der mittleren Schädelgrube hinweisen. Für die Differenzierung, ob ein solcher Tumor — in Frage kommen meistens nur maligne Tumoren — primär in der Paukenhöhle oder in der mittleren Schädelgrube entstanden ist, ist von röntgenologischen Gesichtspunkten aus das Vorhandensein deutlicher Symptome endokranieller Drucksteigerung maßgebend. Das Vorhandensein solcher spricht mit großer Wahrscheinlichkeit für einen primär endokraniellen Prozeß und mit

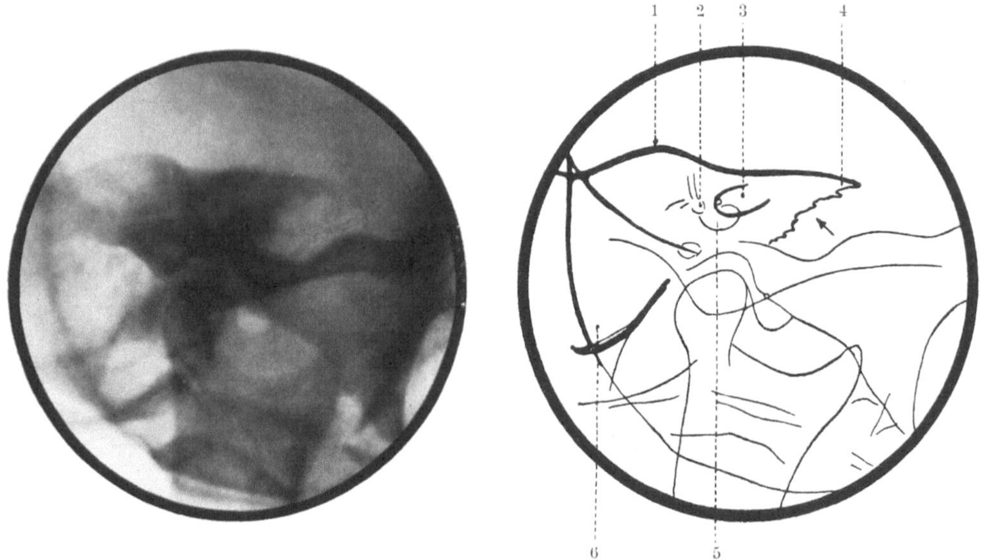

Abb. 218 und Skizze. Schläfenbeinaufnahme nach STENVERS. (Der Fokus der Röhre stand etwas zu weit kranial.) *Epipharynxcarcinom* mit ausgedehnter Usur der Pyramidenspitze von unten her. Das Röntgenbild zeigt entsprechend dem Defekt an der Unterseite der Pyramidenspitze eine etwas unscharf und unregelmäßig begrenzte Aufhellung. Die obere Pyramidenkante ragt sporenartig weit über den Defekt vor. Legende zur Skizze: 1 Oberer Kontur der Pyramide im Bereiche der Eminentia arcuata; 2 Vestibulum; 3 innerer Gehörgang; 4 Pyramidenspitze; 5 Cochlea; 6 Warzenfortsatz. Der Pfeil weist auf die Usur an der Pyramidenspitze.

Sicherheit gegen einen ausgesprochen malignen vom Mittelohr ausgehenden Tumor (s. Abb. 219 a und b).

Zum Schluß sei nochmals davor gewarnt, aus dem sagittalen Vergleichsbild beider Pyramiden weitgehende Schlüsse auf das Fehlen oder Vorhandensein pathologischer Veränderungen im Kleinhirnbrückenwinkel zu ziehen. Es können in dieser Aufnahmerichtung selbst starke Usuren an der Pyramidenspitze der Wahrnehmung entgehen. Andererseits kann eine Differenz in der Schattendichte beider Pyramidenspitzen auf einseitige starke Pneumatisation derselben oder — besonders häufig — auf verschiedener Dicke beider Seiten der im Strahlenwege liegenden Hinterhauptschuppe beruhen. Insbesondere ist aber die Weite der inneren Gehörgänge auf dem sagittalen Vergleichsbilde beider Pyramiden oft nicht exakt bestimmbar, was sich aus Vergleichen mit Aufnahmen der gleichen Schläfenbeine in der Projektion von STENVERS, die in dieser Hinsicht wesentlich verläßlicher ist, leicht feststellen läßt. Die Ursache dafür liegt in dem Umstand, daß sich bei der sagittalen Vergleichsaufnahme oft die Canales carotici auf die inneren Gehörgänge projizieren und sich von diesen nicht genau differenzieren lassen, während diese Gebilde bei der Aufnahme nach STENVERS getrennt zur Darstellung kommen. Dadurch

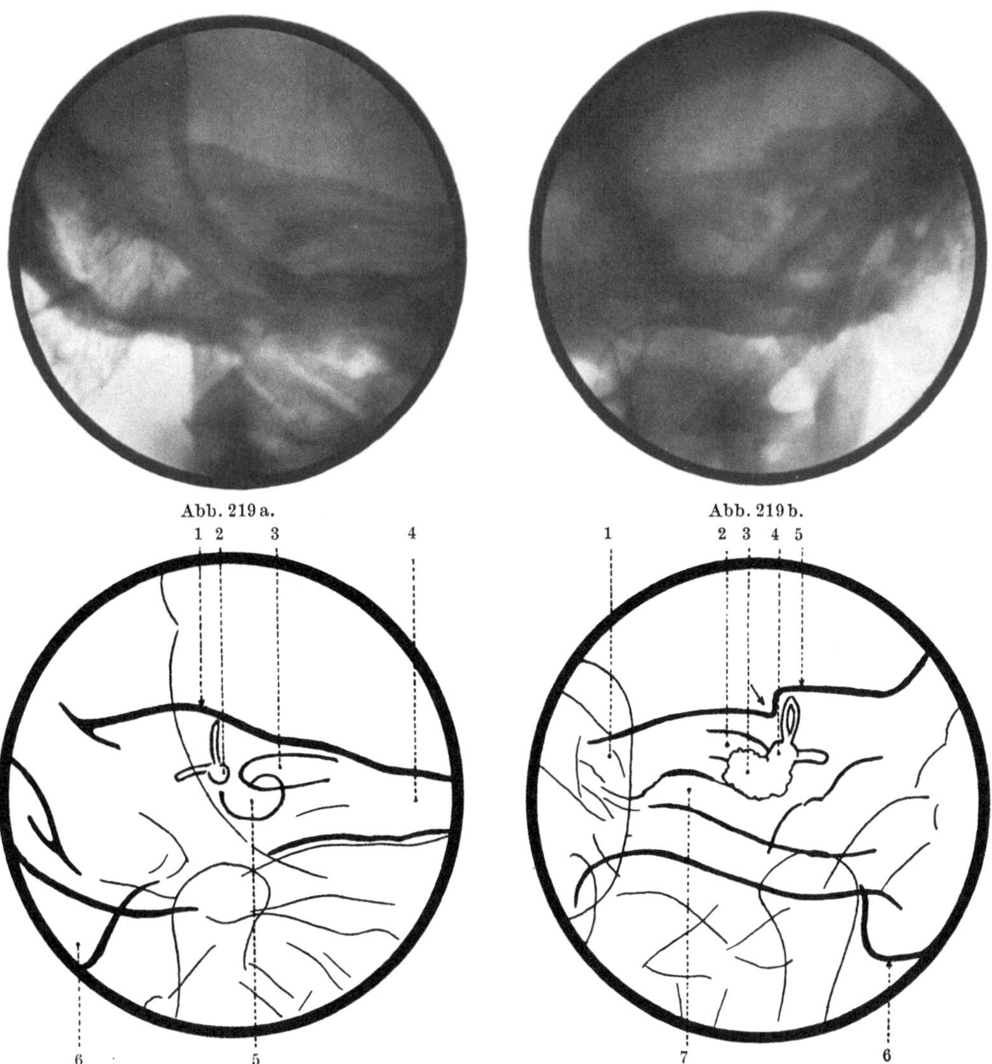

Abb. 219 a, b und Skizzen. Schläfenbeinaufnahmen nach STENVERS. (a Typische Einstellung, b der Fokus der Röhre stand etwas zu weit nach der zu untersuchenden Seite zu.) *Tumor* im rechten äußeren Gehörgang. Der Vergleich der Röntgenbilder beider Seiten zeigt rechts eine rechtwinkelige Usur an der oberen Pyramidenkante über dem inneren Gehörgang, wie sie bei Drucksteigerung in der mittleren Schädelgrube gefunden wird. Das Vestibulum ist auf der kranken Seite wesentlich weiter als auf der gesunden, und zwar fehlt insbesondere die knöcherne Wand zwischen Vestibulum und innerem Gehörgang. Die durch die Schnecke bedingte Aufhellung ist auf der kranken Seite intensiver als auf der gesunden und zeigt auf der ersteren im Gegensatz zur letzteren eine ganz unregelmäßige Abgrenzung. Dieser Befund spricht für eine ausgedehnte Usur der vom Labyrinth gebildeten medialen Paukenhöhlenwand. Ferner zeigt die Pyramidenspitze der kranken Seite im unteren Anteil, entsprechend der Gegend der Tuben und des Canalis caroticus eine Aufhellung, die auf der gesunden Seite fehlt. Die Untersuchung in anderen Aufnahmerichtungen hat im gleichen Fall eine Vermehrung der Impressiones digitatae, auf der kranken Seite stärker als auf der gesunden, eine Verdünnung der Schuppe und eine Ausweitung des Foramen rotundum auf der kranken Seite ergeben. Die Pars mastoidea ließ, abgesehen von einer mittelgradigen Pneumatisationshemmung, keine pathologische Veränderung erkennen. Die ausgedehnte Zerstörung im Bereiche des Labyrinthes und die Zerstörung in der Gegend der Tuben, bei Intaktheit der Pars mastoidea, läßt in erster Linie an ein Carcinom oder einen anderen, in seiner Vitalität dem Carcinom ähnlichen Tumor denken. Gegen diese Annahme sprechen die deutlichen Zeichen der Drucksteigerung im Bereiche der mittleren Schädelgrube, nämlich die Verdünnung der Schläfenbeinschuppe, das stärkere Hervortreten der Impressiones digitatae auf der kranken Seite als auf der gesunden, die Erweiterung des Foramen rotundum und die Usur an der oberen Pyramidenkante. Die Zeichen der endokraniellen Drucksteigerung sprechen für einen, zum großen Teil in der mittleren Schädelgrube gelegenen, langsam wachsenden, also relativ benignen Tumor. Die unregelmäßige Usur im Bereiche der Paukenhöhlenwand spricht für Malignität. Der histologische Befund ergab ein *Endotheliom mit Zeichen maligner Entartung*. Der primäre Sitz — Paukenhöhle und mittlere Schädelgrube über der Paukenhöhle — ist nicht feststellbar. Legende zur Skizze a: 1 Oberer Pyramidenkontur im Bereiche der Eminentia arcuata; 2 Vestibulum; 3 innerer Gehörgang; 4 Spitze der Pyramide; 5 Schnecke; 6 Spitze des Warzenfortsatzes. Legende zur Skizze b: 1 Pyramidenspitze, zum Teil vom lateralen Orbitalrand verdeckt; 2 innerer Gehörgang; 3 Gegend der zerstörten Schnecke; 4 erweitertes Vestibulum; 5 obere Kante der Pyramide im Bereiche der Eminentia arcutata; 6 Spitze des Warzenfortsatzes; 7. Usur der Pyramide in der Tubengegend.

kann es geschehen, daß ein abnorm weiter Canalis caroticus in der sagittalen Vergleichsaufnahme eine Usur am inneren Gehörgange vortäuscht (s. Abb. 220 a und b). CONTE
hat zwar diese Möglichkeit auf Grund des Befundes an einigen wenigen Skelettschädeln
bestritten, doch ändert der Umstand, daß in einem Teil der Fälle der Canalis caroticus
so tief liegt, daß es sich bei der sagittalen Vergleichsaufnahme nicht auf den inneren
Gehörgang projiziert, nichts an der Tatsache, daß es in der Mehrzahl doch der Fall ist
und sich daraus leicht Fehlschlüsse ergeben können.

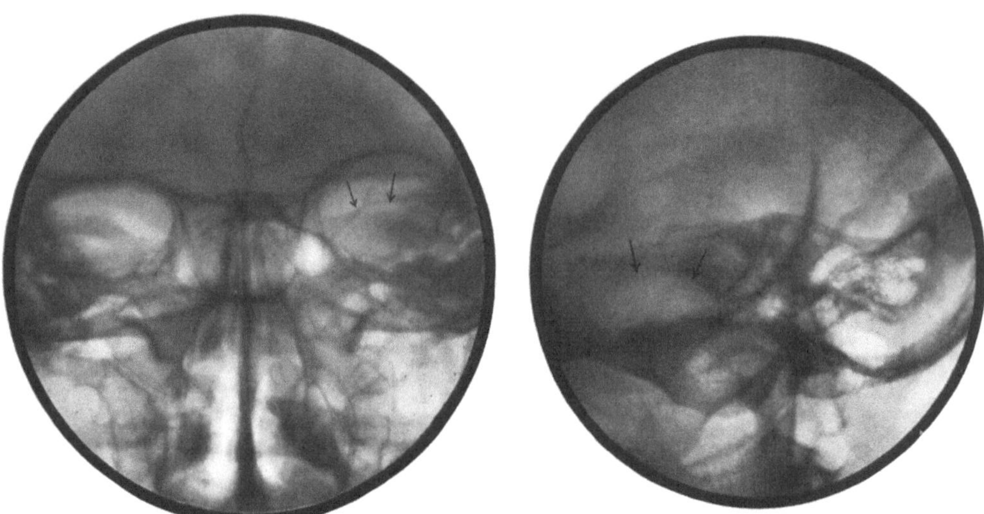

Abb. 220 a.   Abb. 220 b.

Abb. 220 a und b. a sagittale Vergleichsaufnahme beider Pyramiden. (Typische Einstellung.) b Schläfenbeinaufnahme nach STENVERS. (Typische Einstellung.) Auf der Aufnahme a sieht man im Bereiche der Pyramidenspitze eine große nach oben durch eine feine Schattenlinie scharf begrenzte Aufhellung, die einer ausgedehnten
Usur an der hinteren Fläche der Pyramide durch einen Kleinhirnbrückenwinkeltumor entsprechen könnte.
Die Aufnahme b nach STENVERS hingegen zeigt, daß diese Aufhellung durch einen *abnorm großen Canalis
caroticus* bedingt ist, der sich bei der sagittalen Vergleichsaufnahme über den inneren Gehörgang und dessen
Umgebung projiziert. Die Pfeile weisen bei beiden Aufnahmen auf den Canalis caroticus.

5. Frakturen.

a) Pathologisch-anatomische Vorbemerkungen.

Das Schläfenbein wird bei Frakturen der Schädelbasis außerordentlich häufig in
Mitleidenschaft gezogen. Meist handelt es sich um die Einwirkung einer stumpfen Gewalt,
z. B. durch Fall auf den Kopf, Stoß oder Schlag gegen den Kopf oder Einklemmen des
Kopfes. Trotz der Mannigfaltigkeit der Art der Verletzungen kommt es fast immer zu
Frakturen typischer Verlaufsrichtung. Diese läßt sich aus der Richtung der einwirkenden
Gewalt mit ziemlicher Sicherheit erschließen. Bei Längsbrüchen der Schädelbasis, wie
sie durch Gewalteinwirkung in sagittaler Richtung bewirkt werden, kommt es zu Querbrüchen des Felsenbeines, zu Längsbrüchen desselben dagegen, wenn eine Quer- oder
Schrägfraktur der Schädelbasis infolge einer in frontaler Richtung einwirkenden stumpfen
Gewalt vorliegt. Frakturen durch einseitige Kompression des Schädels, z.B. durch Schlag
auf den nicht unterstützten Kopf, gehen selten über eine Schädelgrube hinaus, während
solche durch Einklemmen des Schädels oft mehrere Schädelgruben durchsetzen. Nach
WAHL handelt es sich bei den durch stumpfe Gewalt erzeugten Brüchen des Kopfes um

Berstungs- oder Biegungsbrüche. Erstere entstehen durch eine mit großer Oberfläche angreifende Gewalt, die zur Formveränderung des gesamten Schädels führt. Letztere sind unmittelbar an der Angriffsstelle eintretende Verletzungsfolgen, wenn die Gewalteinwirkung durch ein Instrument mit verhältnismäßig kleiner Oberfläche erfolgt. Ob die Frakturen zuerst am Äquator oder an den Druckpolen oder endlich an den Stellen geringsten Widerstandes erfolgen, ist noch nicht einwandfrei geklärt. Französische Autoren, ARAN, FELIZET und DUPLAY (zitiert nach SCHÜLLER) legen das Hauptgewicht auf die Architektur der Schädelwand, während die deutschen Autoren, BRUNS, NICOLAI, MESSERER, WAHL, BERGMANN der durch die Gewalteinwirkung entstehenden Deformierung der Schädelkapsel das Hauptgewicht beilegen. Sie nehmen an, daß bei doppelseitiger Kompression des Schädels die Fraktur in der Mitte zwischen beiden Druckpolen beginnt, während bei einseitiger Kompression die Berstungsbrüche ihren Anfang am Druckpol selbst nehmen. Dabei leistet die Schädelbasis der brechenden Gewalt einen ungleich geringeren Widerstand als die Schädelkalotte. Kurze, isolierte Frakturen der Basis können als unvollständige Biegungs- oder Berstungsbrüche entfernt von der Einwirkungsstelle des Traumas an schwachen Stellen infolge der durch das Trauma bewirkten Deformation des gesamten Schädels auftreten.

Die *Längsfrakturen* des Schläfenbeines (Querfissuren der Schädelbasis) beginnen meist an der Schädelkalotte, durchsetzen die Schläfenbeinschuppe, verlaufen weiter durch das Mittelohr entlang der vorderen Pyramidenfläche und enden in einem der zahlreichen Löcher der mittleren Schädelgrube (Foramen rotundum, ovale, spinosum, lazerum oder Canalis caroticus). Diese Frakturen sind die häufigsten Schädelbasisfrakturen. Nach ULRICH machen sie 75°/₀ aller Verletzungen des Schläfenbeines aus. Nur sehr selten verlaufen Längsfissuren durch die hintere Pyramidenfläche. Sie durchsetzen in allen Fällen das Mittelohr, meist auch den äußeren Gehörgang, in ungefähr 16°/₀ der Fälle (nach ULRICH) den Facialiskanal und fast nie die Labyrinthkapsel bzw. das Innenohr.

Die *Querfraktur* der Pyramide findet sich bei Brüchen, die den Schädelgrund in sagittaler Richtung durchlaufen. In der überwiegenden Mehrzahl der Fälle spaltet sie die Labyrinthkapsel. Selten verläuft sie quer durch die Basis der Pyramide, das Zellsystem und die Haupträume des Mittelohres durchsetzend, oder durch die Pyramidenspitze.

Bei Schädeltraumen kann es auch zu einer isolierten *Labyrinthzertrümmerung* ohne gleichzeitiger Fraktur der Schädelbasis kommen. Die spröde, glasharte, unelastische Labyrinthkapsel splittert innerhalb des elastischen, spongiösen und daher unverletzt bleibenden Knochens des Felsenbeines (ULRICH).

Direkte Schädelgrundbrüche kommen z. B. durch Anprall der Wirbelsäule gegen die Gelenkflächen des Hinterhauptbeines bei Sturz aus großer Höhe zustande. Sie durchsetzen dann die Schädelbasis an beiden Seiten mehr oder weniger ringförmig in der Umgebung des Hinterhauptloches und spalten die Spitzen der Pyramiden quer zu ihrer Längsachse. Auch der Anprall des Kieferköpfchens gegen den Schädelgrund bei Stoß auf den Unterkiefer kann zu einem direkten Schädelgrundbruch führen. Es kommt dabei zu einer Berstung des Daches des Kiefergelenkes und zu einer Spaltung des Os tympanicum in querer Richtung.

Direkte und *indirekte* *Schußbrüche* weichen in ihrer Verlaufsrichtung von den oben besprochenen Regeln in keiner Weise ab, wenn wir von der Knochenzertrümmerung im Bereiche des Geschoßkanales absehen.

Die Angaben über die *Heilung der Schläfenbeinbrüche* lauten sehr verschieden. Nach SCHÜLLER zeigen die Frakturen des Felsenbeines ebenso wie die Brüche des Schädels überhaupt keine allzu große Tendenz zu knöcherner Konsolidierung. Im gleichen Sinne schreibt E. G. Mayer. Ulrich dagegen gibt an, daß die Frakturen in der Schuppe und im Mittelohr immer knöchern verheilen und nur bei Labyrinthfrakturen die Verknöcherung eine mangelhafte ist. Stenvers endlich will bei letzteren schon nach vier Wochen röntgenologisch deutliche knöcherne Konsolidierung festgestellt haben. Nach Bergmann ist die knöcherne Heilung einer Schädelbasisfraktur nach 1—2 Jahren die Regel.

b) Der Gang der Untersuchung.

Da die Verlaufsrichtung einer Fissur klinisch nicht mit Sicherheit erschlossen werden kann, so ist es zweckmäßig, bei Verdacht auf Bestehen einer Fraktur sowohl die Aufnahme nach Schüller als auch die nach Stenvers und E. G. Mayer zur Untersuchung heranzuziehen. Frakturen der seitlichen Schädelwand kommen am besten in der Projektionsrichtung nach Schüller, solche der Labyrinthkapsel oder der Pyramidenspitze in der von Stenvers zur Ansicht. Ist vorwiegend das Mittelohr und der äußere Gehörgang in Mitleidenschaft gezogen, so wird die Aufnahme nach E. G. Mayer die meiste Aufklärung geben.

c) Das Röntgenbild der Schläfenbeinfrakturen.

Nach Schüller hat die Untersuchung folgende röntgenologisch erkennbaren Veränderungen zu berücksichtigen:

1. Kontinuitätstrennungen des Schläfenbeines, 2. Strukturveränderungen des Knochens, 3. metallische Fremdkörper in und am Knochen, 4. Lufteintritt in das Schädelinnere.

Als 5. Punkt wäre ergänzend noch zu nennen: Verdrängung der Luft aus den pneumatischen Räumen des Mittelohres.

Die Kontinuitätstrennungen des Knochens sind im Röntgenbild meist als zarte Aufhellungslinien, selten als etwa 2—3 mm breite, bandförmige Aufhellungsstreifen, die den Knochenschatten entweder ziemlich geradlinig oder — seltener — in zickzackförmiger Richtung durchsetzen, zu erkennen. Am deutlichsten treten diese an der seitlichen Schädelwand hervor (s. Abb. 221 und 222). Vor Verwechslungen mit Venenkanälen oder Arterienfurchen wird in erster Linie der Verlauf der Aufhellungslinie, unter Umständen auch die Intensität ihrer Aufhellung bewahren. Die Venenkanäle sind immer ziemlich breit und geschlängelt. Die Arterienfurchen laufen zwar auch geradlinig wie Frakturen und sind schmal, doch zeigen sie in ihrem Verlauf immer astförmige Abzweigungen. Bisweilen kommt es jedoch vor, daß eine Fissur einer Arterienfurche auf lange Strecken folgt. Ist dies der Fall, so zeigt sich bei der Betrachtung des Bildes, daß zwischen den einzelnen Arterienfurchen desselben Stammes ein wesentlicher Unterschied in der Schattendichte besteht, was normalerweise nicht der Fall ist. Denn dort, wo die Fissur der Arterienfurche folgt, entsteht infolge der Kontinuitätstrennung des Knochens ein starkes Plus an Aufhellung. Nicht selten sehen wir, daß eine Fissur an einer Naht der seitlichen Schädelwand beginnt und von dort — z. B. vom Asterion aus — in das Schläfenbein einstrahlt. Dann werden wir meist auch eine Dehiszenz der betreffenden Naht dadurch festzustellen vermögen, daß die ihr entsprechende Aufhellung wesentlich verbreitert ist, was besonders bei einem Vergleich mit der Naht der unverletzten Seite deutlich zum Ausdruck kommt.

Im Bereiche der Mittelohrräume sind die Fissurlinien in der Projektionsrichtung nach E. G. Mayer am deutlichsten zu erkennen (s. Abb. 223). Hier ist eine Verwechslung mit atypischen Nähten, einer Sutura intermastoidea oder einer Sutura squamo-mastoidea, möglich. Wieder ist die Verlaufsrichtung für die Differentialdiagnose ausschlaggebend.

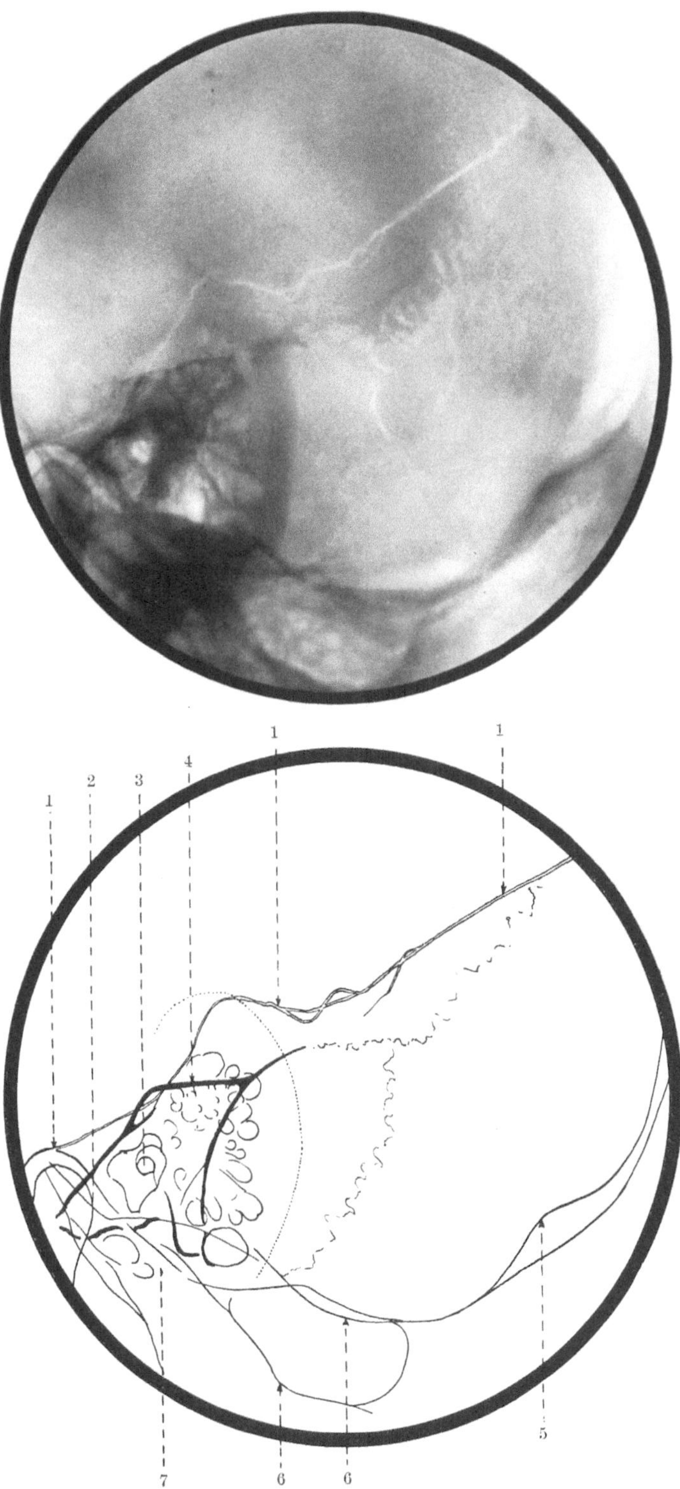

Abb. 221 und Skizze. Schläfenbeinaufnahme nach SCHÜLLER. (Die Neigung des Zielstrahles zur Deutschen Horizontalen war etwas zu gering.) *Fraktur des Scheitelbeines und der Schläfenbeinschuppe.* Durch den unteren Teil des Os parietale zieht, schräg von hinten-oben nach vorne-unten eine feine Fissur, die auf die Schuppe übergreift und am Boden der mittleren Schädelgrube in das Kiefergelenk einstrahlt. Legende zur Skizze: 1 Fissur; 2 Pyramidenspitze, das Kieferköpfchenüberlagernd; 3 äußerer Gehörgang + Paukenhöhle + innerer Gehörgang; 4 oberer Kontur der Pyramide im Bereiche des Tegmens; 5 Crista sagittalis; 6 Umrahmung des Foramen occipitale magnum; 7 Pyramide der Gegenseite. Die punktierte Linie entspricht dem Kontur des Ohrmuschelschattens.

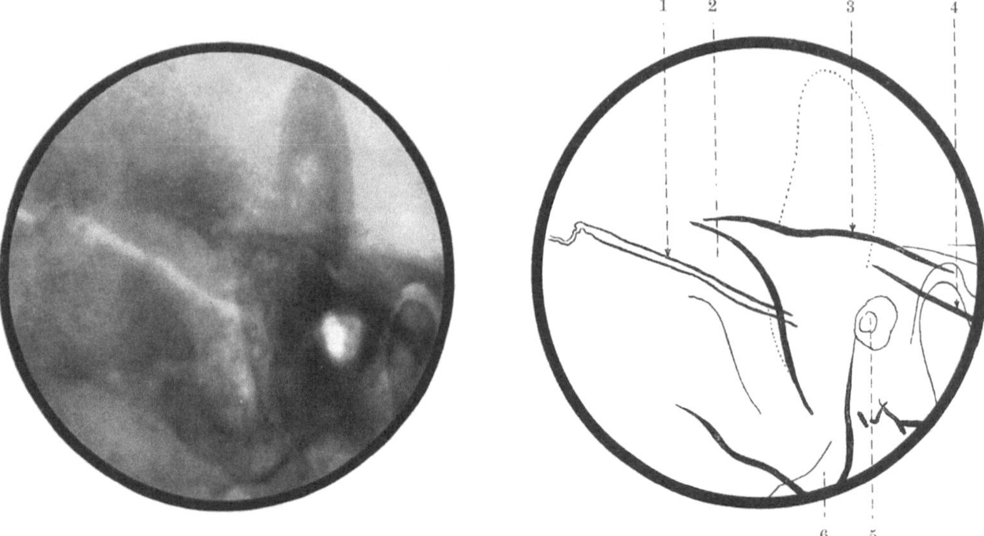

Abb. 222 und Skizze. Schläfenbeinaufnahme nach SCHÜLLER. (Typische Einstellung.) Durch die seitliche Wand der hinteren Schädelgrube zieht, lateral vom oberen Sinusknie, eine breite *Fissur,* die nach vorne zu in das Zellsystem des Warzenfortsatzes einstrahlt. Legende zur Skizze: 1 Fissur; 2 Gegend des oberen Sinusknies; 3 oberer Pyramidenkontur im Bereiche des Tegmens bzw. der Eminentia arcuata; 4 oberer Pyramidenkontur im Bereiche der Pyramidenspitze; 5 äußerer Gehörgang + Paukenhöhle + innerer Gehörgang; 6 Warzenfortsatz. Die punktierte Linie entspricht dem Kontur des Ohrmuschelschattens.

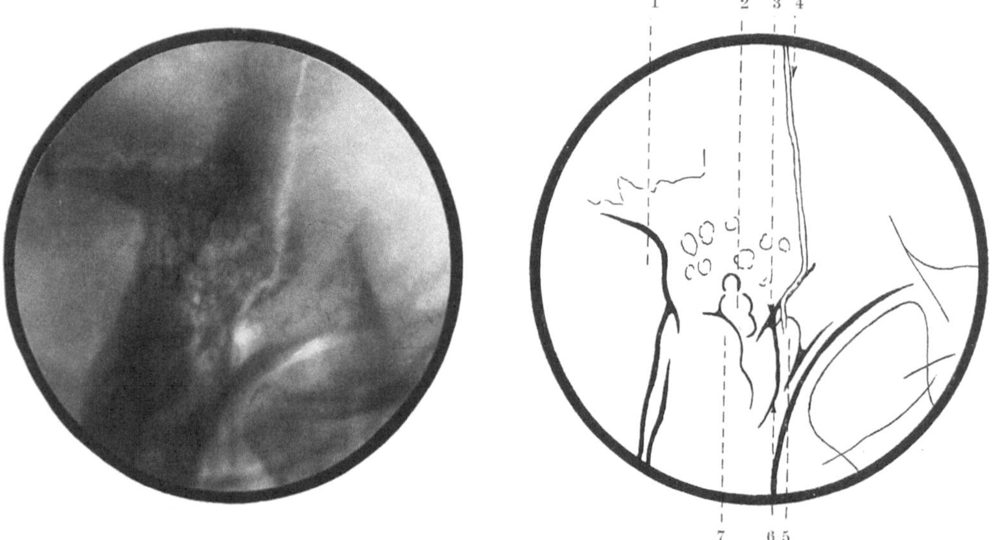

Abb. 223 und Skizze. Schläfenbeinaufnahme nach E. G. MAYER. (Die Neigung des Zielstrahles zur Deutschen Horizontalen war etwas zu gering, der Fokus der Röhre stand etwas zu weit ventral.) Durch die Schläfenbeinschuppe zieht eine breite *Fissur* von hinten-oben nach vorne-unten bis zur Gegend der Spina suprameatum, folgt von dort an der hinteren Gehörgangswand und strahlt in die Paukenhöhle ein. Legende zur Skizze: 1 Gegend des oberen Sinusknies; 2 Antrum mastoideum; 3 hintere Gehörgangswand; 4 Fissur; 5 Attik + äußerer Gehörgang; 6 vorderer Kontur des Warzenfortsatzes; 7 kompakter Labyrinthkern.

Die Fraktur zeigt einen einheitlichen, geradlinigen Verlauf, während er bei einer atypischen Naht unregelmäßig, bisweilen geschlängelt oder auch derart ist, daß im Röntgenbild mehrere fast parallel verlaufende Linien in geringen Abständen voneinander zu sehen

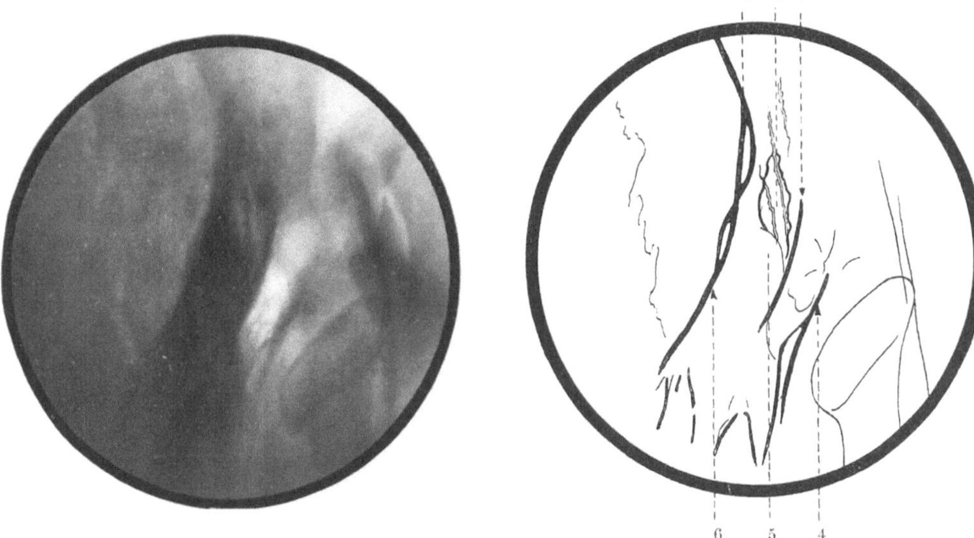

Abb. 224 und Skizze. Schläfenbeinaufnahme nach E. G. MAYER. (Typische Einstellung.) Im Bereiche der Pars mastoidea sieht man mehrere, im Bilde fast vertikal verlaufende Aufhellungsstreifen, die nicht durch eine Fraktur bedingt sind, sondern einer *Sutura intermastoidea* entsprechen und sich zum Teil in das Antrum projizieren. Legende zur Skizze: 1 Gegend des oberen Sinusknies; 2 Antrum mastoideum; 3 hintere Gehörgangswand; 4 vordere Gehörgangswand; 5 kompakter Labyrinthkern; 6 hinterer Kontur der Pyramide.

sind (s. Abb. 224). Manchmal weist auch der Umstand, daß sie in ihrem Anfangsteil im Bereiche der Schuppe vom intensiven Schatten verdichteten Knochens begleitet ist, darauf hin, daß es sich bei der fraglichen Aufhellungslinie um eine Naht handelt. Im anatomischen Präparat findet sich dann letztere an der betreffenden Stelle von in geringem Grade wulstartig verdicktem Knochen begleitet. Strahlt die Fissur nicht über die Grenzen des pneumatischen Systemes in den diploetischen Knochen aus, so ist sie als solche im Röntgenbild wohl nie zu erkennen. Denn in diesen Fällen ist sie ganz fein und bewirkt höchstens eine geringe Verschiebung der Zellbälkchen zueinander, die im Röntgenbild nicht als pathologisch erkannt werden kann. Dagegen werden wir in diesen Fällen, wenn es sich um eine frische Fraktur handelt, immer dort wo die Fraktur das Zellsystem durchsetzt eine Verschattung der Zellen durch das begleitende Hämatom finden und so indirekt auf das Bestehen einer Kontinuitätstrennung schließen können (s. Abb. 225).

Die Querfrakturen des Schläfenbeines im Bereiche des Labyrinthes, die uns die Aufnahme nach STENVERS zeigt, durchsetzen die obere Pyramidenkante — mehr oder weniger senkrecht zur Längsachse des Felsenbeines verlaufend — meist auf der Strecke

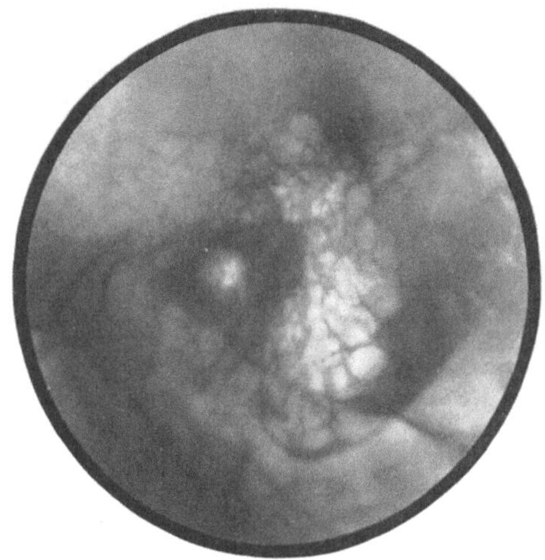

Abb. 225. Schläfenbeinaufnahme nach SCHÜLLER. (Typische Einstellung.) *Posttraumatisches Hämatom.* Es ist röntgenologisch keine Fraktur zu erkennen. Das Schläfenbein ist gut pneumatisiert, der größte Teil der Zellen ist normal hell, nur der vordere Anteil des pneumatischen Systems zeigt dichte Verschattung infolge des Hämatoms.

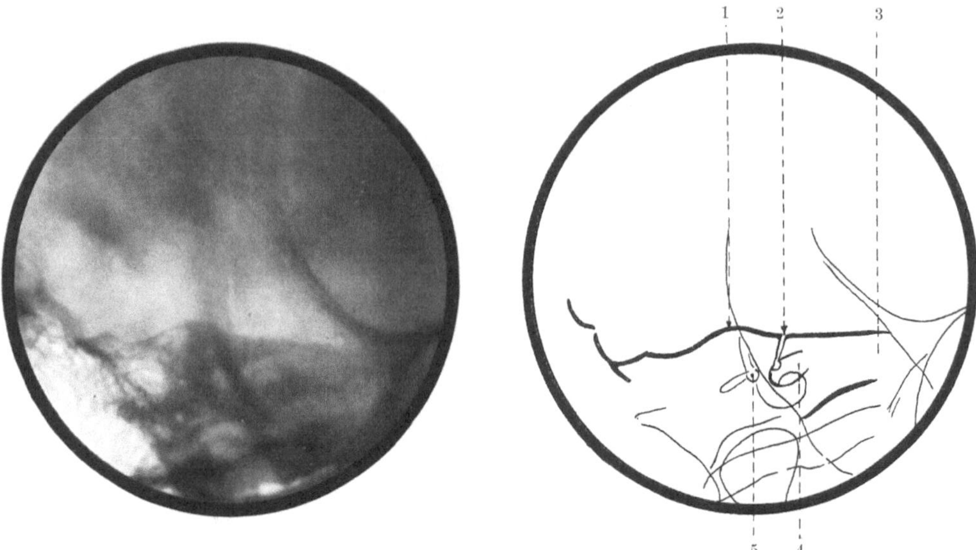

Abb. 226 und Skizze. Schläfenbeinaufnahme nach STENVERS. (Der Fokus der Röhre stand etwas zu weit nach der plattennahen Seite zu.) Durch die Pyramide zieht senkrecht zur oberen Pyramidenkante, spitzenwärts vom Labyrinth, eine *Fissur,* die in den Canalis facialis mündet und von dort aus mit einem undeutlichen Ausläufer noch die Schnecke durchsetzt. Legende zur Skizze: 1 Oberer Kontur der Pyramide im Bereiche der Eminentia arcuata; 2 Frakturspalt; 3 Pyramidenspitze; 4 innerer Gehörgang; 5 Vestibulum.

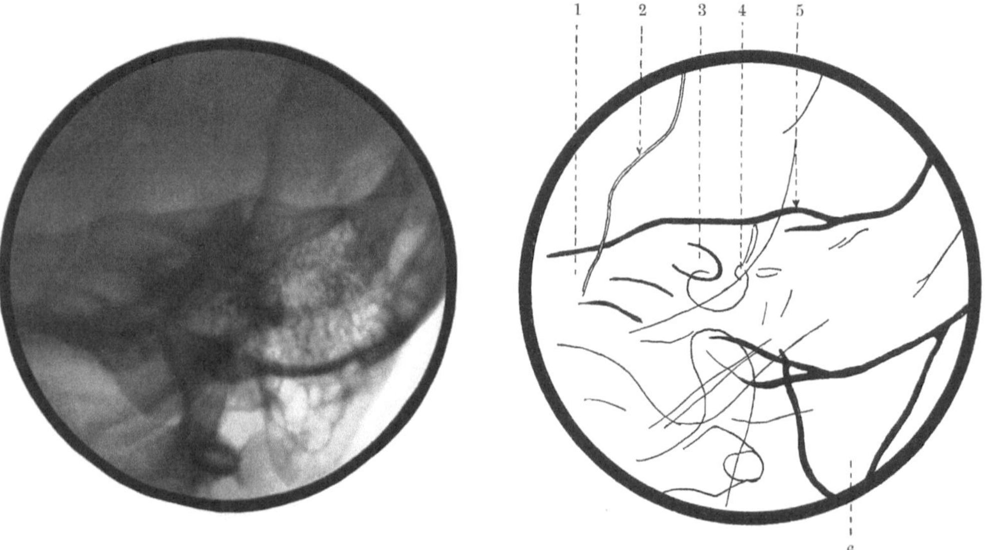

Abb. 227 und Skizze. Schläfenbeinaufnahme nach STENVERS. (Typische Einstellung.) Im Bereiche der Pyramidenspitze sieht man eine Aufhellungslinie, die schräg von innen-unten nach außen-oben verläuft und sich über die Pyramidenspitze hinaus weiter verfolgen läßt. Sie ist nicht durch eine Fraktur, sondern durch die *Sutura spheno-squamosa* bedingt. Legende zur Skizze: 1 Pyramidenspitze; 2 Sutura spheno-squamosa; 3 innerer Gehörgang; 4 Vestibulum; 5 oberer Pyramidenkontur im Bereiche der Eminentia arcuata; 6 Spitze des Warzenfortsatzes.

zwischen Eminentia arcuata und Fossa subarcuata (s. Abb. 226). Sie ziehen entweder durch den oberen Bogengang, oder von der Gegend der Fossa subarcuata schräg zum Vestibulum, oder endlich quer durch den inneren Gehörgang. Oft verzweigen sich diese

Frakturlinien innerhalb der Labyrinthkapsel. Läßt das Röntgenbild eine, das Labyrinth von oben nach unten durchsetzende Aufhellungslinie erkennen, so ist dieser Befund vollkommen eindeutig, da ein solcher nur bei Frakturen zu erheben ist. Anders verhält es sich, wenn die Aufhellungslinie durch die Spitze der Pyramide zieht. Hier ist besonders eine Verwechslung mit der Sutura spheno-squamosa möglich (s. Abb. 227). In den meisten Fällen wird sich allerdings die durch die Sutur bedingte Aufhellungslinie über den Bereich des Felsenbeines nach oben weiter verfolgen lassen und dadurch eine Fraktur auszuschließen sein. Manchmal kommt es aber vor, daß diese Naht nur dort, wo sie von der Pyramidenspitze überlagert wird, deutlich kenntlich ist, nicht aber

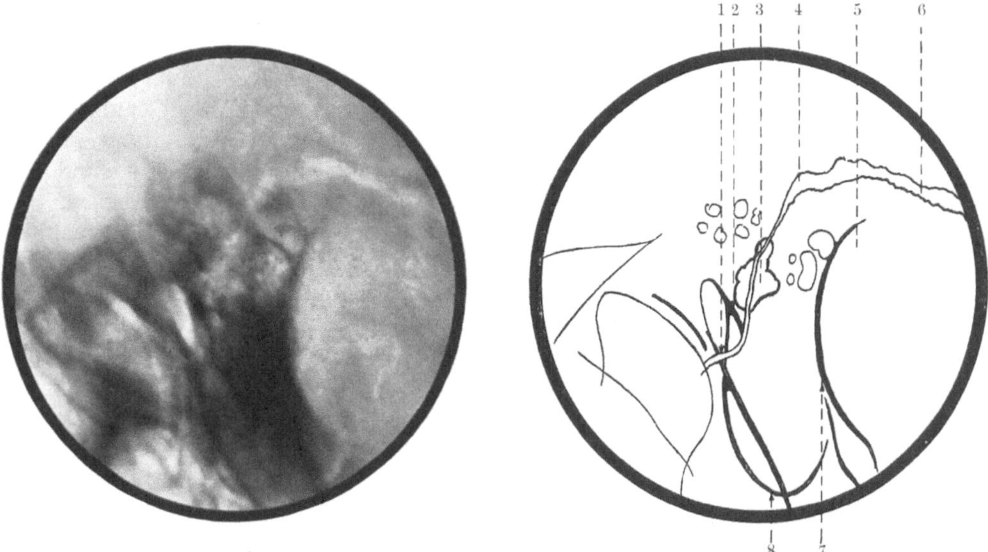

Abb. 228 und Skizze. Schläfenbeinaufnahme nach E. G. MAYER. (Der Fokus der Röhre stand etwas zu weit ventral.) Die Sutura parieto-mastoidea klafft vom Asterion bis zum Scheitelpunkt der Incisura parietalis. Von dort aus zieht eine breite *Fissur* nach vorne medial durch die Pars mastoidea und durchsetzt das Antrum, die Paukenhöhle und die vordere Wand des Os tympanicum. Legende zur Skizze: 1 Frakturspalt; 2 hintere Gehörgangswand; 3 Antrum mastoideum; 4 Beginn des Frakturspaltes im rückwärtigen Anteil; 5 Gegend des oberen Sinusknies; 6 dehiszente Naht; 7 hinterer Kontur der Pyramide; 8 Spitze des Warzenfortsatzes.

in ihrem weiteren Verlauf. In solchen zweifelhaften Fällen ist es zweckmäßig, eine zweite Aufnahme bei ähnlichem Strahlengang anzufertigen. Da sich die Naht wesentlich näher der Platte befindet als die Pyramidenspitze, so wird schon bei ganz geringer Differenz in der Projektionsrichtung eine deutliche Verschiebung der beiden zueinander bei dem Vergleiche beider Aufnahmen festzustellen sein, was natürlich bei Vorliegen einer Fraktur der Pyramide nicht der Fall sein kann. Die verhältnismäßig seltenen Frakturen der Pyramide, welche ihre Basis mehr oder weniger senkrecht zur Längsachse durchsetzen und dann hinter dem Labyrinth durch das Antrum gehen, zeigt meist die Aufnahme nach E. G. MAYER (s. Abb. 228). Es kommt jedoch auch des öfteren vor, daß sie in der Projektion von STENVERS oder SCHÜLLER besser erkennbar sind, denn ihre Verlaufsrichtung ist sehr wechselnd. Meist ziehen sie von der Gegend des Asterion oder der Incisura parietalis durch das Antrum zur Paukenhöhle.

Querfrakturen der Pyramidenspitze als Teilerscheinung eines direkten Schädelgrundbruches kommen wegen der Schwere der Verletzung für die röntgenologische Darstellung am Patienten nicht in Frage. Dagegen sind jene direkten Schädelgrundbrüche und Frakturen des Os tympanicum, welche durch Anprall des Unterkieferköpfchens bewirkt werden, oft Gegenstand der Röntgenuntersuchung. Unter günstigen Umständen kann die Fraktur im Bereiche des Daches des Kiefergelenkes auf einer axialen Aufnahme darstellbar sein. Querfrakturen des Os tympanicum sind jedoch nur selten und zwar meist in der Aufnahmerichtung nach E. G. MAYER und nur dann röntgenologisch nachzuweisen, wenn eine starke Dislokation der Fragmente vorliegt.

Um eine Kontinuitätstrennung des Knochens im Röntgenbild zu erkennen, ist es nötig, daß die Dehiszenz von mindestens makroskopischer Breite ist, nicht durch dicht schattenden Knochen verdeckt wird und daß endlich die Röntgenstrahlen den Knochen annähernd in der Spaltrichtung durchsetzen. Diese Bedingungen sind bei Frakturen der seitlichen Schädelwand meistens erfüllt. Anders liegen jedoch die Verhältnisse bei traumatischen Läsionen des Felsenbeines. Labyrinthfissuren können so fein sein, daß sie nur im mikroskopischen Bild erkennbar sind und sich röntgenologisch nicht darstellen lassen. Auch die Labyrinthzertrümmerung gibt im Röntgenbild nach ULRICH keine deutlichen Veränderungen. Bei Frakturen der Pyramide kann es auch sein, daß sie nicht deutlich hervortreten, wenn die Dehiszenz der beiden Fragmente nur gering ist und die Strahlen nicht in der Spaltrichtung verlaufen, sondern etwas schräg zu derselben. In solchen Fällen kann es geschehen, daß bei mehrmaliger Wiederholung der Aufnahme die Fraktur einmal deutlicher und einmal weniger deutlich zu erkennen ist, da es ja praktisch unmöglich ist, die Aufnahmen immer wieder vollkommen identisch anzuordnen. Daß eine Fraktur wegen Überlagerung des verletzten Skeletteiles durch andere nicht zur Darstellung gelangt, ist vorwiegend bei den Querfrakturen des Os tympanicum der Fall. Hier verlaufen die Strahlen nur in der Aufnahmerichtung nach STENVERS in der Spalt- richtung, diese läßt jedoch das Os tympanicum zu undeutlich erkennen, als daß es möglich wäre, hier feinere Dehiszenzen deutlich zur Ansicht zu bringen.

Liegt ein frisches Trauma vor und besteht klinisch der Verdacht einer Fissur, läßt aber das Röntgenbild eine solche nicht erkennen, so empfiehlt es sich, die Untersuchung nach einiger Zeit zu wiederholen. Es treten nämlich in der ersten Zeit nach dem Trauma am Rande des Bruchspaltes Knochenresorptionsvorgänge ein, durch welche die Fraktur im Röntgenbild deutlicher kenntlich werden kann (SCHNECK).

Die Angaben über die Dauer der Frakturheilung an der Schädelbasis gehen sehr stark auseinander. STENVERS gibt an, daß er in einem Fall von Labyrinthfraktur schon nach 24 Tagen deutliche Zeichen knöcherner Heilung nachzuweisen vermochte. Diese Angabe steht jedoch zu zahlreichen Beobachtungen anderer Autoren in Widerspruch. SCHÜLLER betont auf Grund seiner Erfahrung die geringe Tendenz der Frakturen des Schädels zu knöcherner Heilung. Verfasser konnte eine Längsfissur beider Schläfenbeine 25 Jahre nach dem Trauma noch deutlich nachweisen. Der Frakturspalt zeigte nur ganz geringe Verdichtung seiner Ränder. Nach den bisherigen röntgenologischen und histologischen Beobachtungen aber zeigen Frakturen des Labyrinthes, wie sie im Falle von STENVERS vorlag, noch wesentlich geringere Tendenz zur Verknöcherung. Auch wissen wir aus Untersuchungen ULRICHs, daß histologisch im Bereiche des Labyrinthes weitgehende Neu- bildung von Knochengewebe nachweisbar sein kann, ohne daß dieser Vorgang im Röntgen- bild zum Ausdruck kommt. Wir werden daher nicht fehlgehen, wenn wir die Beobachtung von STENVERS, daß die Fraktur bei einer zweiten Untersuchung nach 24 Tagen weniger deutlich zu erkennen war, damit erklären, daß bei beiden Aufnahmen ein geringer Unter- schied in der Projektionsrichtung bestand. Daß eine knöcherne Heilung auch von Labyrinthfrakturen vorkommen kann — wenn auch in wesentlich längerer Zeit — ist deswegen nicht zu leugnen. Es wird bei Fissuren, welche das Labyrinth durchsetzen, besonders dann in verhältnismäßig kurzer Zeit zu einem knöchernen Verschluß des Bruchspaltes kommen, wenn die Anregung zur Knochenneubildung von einer konsekutiven Labyrinthitis ausgeht. In solchen Fällen, bei Bestehen einer Labyrinthitis ossificans posttraumatica, kommt es aber immer gleichzeitig auch zu einer Verödung des Labyrinthes und Erfüllung der Hohlräume desselben durch dichtschattenden, sklerotischen Knochen (s. Abb. 229).

In seltenen Fällen kann es geschehen, daß bei Frakturen, die das pneumatische System des Ohres durchsetzen, Luft durch den Bruchspalt und den Durariß in das Schädelinnere eindringt. Dringt die Luft nur in die extracerebralen Liquorräume, so spricht man

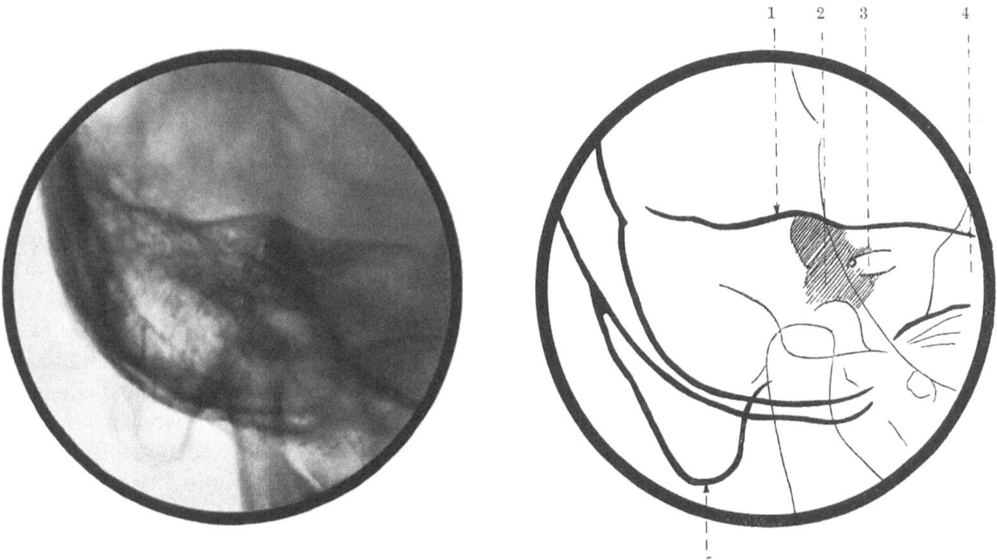

Abb. 229 und Skizze. Schläfenbeinaufnahme nach STENVERS. (Der Fokus der Röhre stand etwas zu weit nach der plattennahen Seite zu.) Verödung des Labyrinthes durch eine *Labyrinthitis ossificans* nach Trauma. Im Bereiche des kompakten Labyrinthkernes sind sowohl die Bogengänge als auch das Vestibulum gar nicht, die Schnecke nur undeutlich zu erkennen. An ihrer Stelle findet sich dichter Knochenschatten. Legende zur Skizze: 1 Oberer Kontur der Pyramide im Bereiche der Eminentia arcuata; 2 Gegend des Labyrinthes; 3 innerer Gehörgang; 4 Pyramidenspitze, vom Orbitalrand überlagert; 5 Spitze des Warzenfortsatzes.

von einer *Pneumatocele extracerebralis,* dringt sie auch in die Ventrikel ein, von einem *Pneumatocephalus.* Bisher sind in der Literatur 31 Fälle beschrieben, in welchen im Anschluß an eine Kopfverletzung Luft in das Schädelinnere eingetreten ist. In einem Teil der Fälle hatte die Fraktur das Mittelohr durchsetzt und es bestand gleichzeitig eine Verletzung des Trommelfelles. ULRICH beschreibt als erster einen Fall, wo es zum Lufteintritt in das Schädelinnere (Pneumatocele extracerebralis und Pneumatocephalus) bei einer Labyrinthfraktur und intaktem Trommelfell gekommen war. Der Eintritt der Luft in das Schädelinnere wird im Röntgenbild dadurch kenntlich, daß im Bereiche der Sulci und eventuell auch der Ventrikel der Liquor zum Teil durch die weniger dichte, kaum schattende Luft ersetzt wird. In klassischen Fällen erkennen wir dann die Konturen der im Röntgenbild als Aufhellung in Erscheinung tretenden Ventrikel, soweit sie luftgefüllt sind und können ferner die luftgefüllten Sulci als fleckige Aufhellungen an der Konvexität des Gehirnes wahrnehmen. Das Bild ist dem nach lumbaler Luftfüllung der Liquorräume bei der Encephalographie weitgehend ähnlich. Im Falle von ULRICH verschwand die Luft aus den Liquorräumen im Laufe von 2 Monaten.

6. Operationsdefekte.

a) Vorbemerkungen zur Anatomie der typischen Schläfenbeinoperationen.

Der einfachste operative Eingriff am Warzenfortsatz ist die *Antrotomie,* das ist die Eröffnung des Antrums vom Planum mastoideum aus mit anschließender exakter Ausräumung der erkrankten Warzenfortsatzzellen. Der Operationsdefekt stellt eine trichterförmige Höhle dar, deren Ausdehnung von dem Grade der Entwicklung des pneumatischen Systems und der Ausbreitung der Erkrankung abhängig ist. Die Spitze dieser Höhle ist gegen das Antrum gerichtet und ihre Wände werden vorne von der hinteren Gehörgangswand, medial von der inneren, der hinteren Schädelgrube zugekehrten Corticalis gebildet, oben von jenem Corticalisblatt, welches die mittlere Schädelgrube vom pneumatischen System der Pars mastoidea trennt. Die Operation bezweckt eine Drainage des Mittelohres und seiner pneumatischen Anhänge nach außen. Die *Radikaloperation* oder Totalaufmeißelung bezweckt die Vereinigung sämtlicher pneumatischer Räume des Schläfenbeines — mit Ausnahme eventuell vorhandener Zellen in der Pyramidenspitze — zu einer einheitlichen Höhle, die vom äußeren Gehörgang aus zugänglich ist und von hier aus überblickt werden kann. Wie jede Mastoidoperation, wird auch die Totalaufmeißelung durch die Antrotomie eingeleitet. Nach der Eröffnung des Antrums wird die hintere Gehörgangswand abgemeißelt und durch Erweiterung der Antrumöffnung verschmälert. Es bleibt dann schließlich nur eine dünne Knochenleiste stehen, die den Aditus überbrückt. Nach Durchschlagen dieser Brücke wird der stehengebliebene Teil der hinteren Gehörgangswand durch vorsichtiges Abmeißeln geglättet. Er soll das Niveau des horizontalen Bogenganges nicht überragen. Anschließend wird auch der vordere Anteil der lateralen Attikwand entfernt. Es resultiert dadurch ein annähernd nierenförmiger Operationsdefekt, der Gehörgang, Mittelohr, Kuppelraum, Aditus, Antrum und eventuell vorhandene Warzenzellen mit einbezieht. *Die Labyrinthoperation* bezweckt die Drainage des Labyrinthes nach außen bei eitrigen Erkrankungen desselben. Die Drainage wird durch Eröffnung des lateralen und hinteren Bogenganges und der Schnecke, letzteres durch Abschlagen des Promontoriums, erzielt. Zur Durchführung dieser Operation ist die typische Totalaufmeißelung, wie wir sie vorhin geschildert haben, notwendig. Jede dieser typischen Operationen kann, wenn es der intra operationem erhobene Befund verlangt, entsprechend erweitert werden. So kann sich die Notwendigkeit ergeben, die Antrotomiehöhle gegen die Zygomaticuswurzel hin zu erweitern, oder die Spitze des Warzenfortsatzes zu resezieren, endlich bei endokraniellen Komplikationen die Dura oder den Sinus sigmoideus freizulegen.

b) Der Gang der Untersuchung.

Die Wahl der Projektionsrichtungen hat die klinische Fragestellung zu berücksichtigen. Folgende Fragen sollen in erster Linie aus dem Röntgenbild beantwortet werden:

1. Welche der eben besprochenen typischen Operationen wurde ausgeführt?

2. Welche Teile des Warzenfortsatzes wurden dabei entfernt, welche belassen? Besonders zu berücksichtigen sind hier noch vorhandene Zellnester retrofacial, epibulbär, in der Zygomaticuswurzel und hinter dem Sinus.

3. Welche Gebilde des Schädelinneren liegen frei (Sinus, Dura?) An welcher Stelle und in welcher Ausdehnung wurden sie freigelegt?

4. Zeigt der Operationsdefekt Veränderungen, die auf ein Fortbestehen der Erkrankung oder ein neuerliches Auftreten einer solchen schließen lassen?

Die Ausdehnung des Operationsdefektes nach hinten und oben, ferner nach vorne, soweit die Zygomaticuswurzel in Frage kommt, zeigt am besten die Aufnahme nach SCHÜLLER. Sie läßt meist auch mit genügender Deutlichkeit zurückgelassene Zellen erkennen. Die Verhältnisse im Bereiche der hinteren Gehörgangswand entziehen sich bei ihr jedoch der Darstellung. Diese lassen sich dagegen in der Aufnahmerichtung nach E. G. MAYER gut beurteilen. Das Freiliegen von Sinus oder Dura ist am häufigsten in der Projektion SCHÜLLERs zu erkennen, eine Veränderung am Labyrinth in der von STENVERS, mit Ausnahme der Eröffnung des hinteren Bogenganges, welche meist nur die Aufnahme nach E. G. MAYER zeigt. Bei der Frage, ob eine Propagation der Eiterung von noch erhaltenen Zellkomplexen ausgeht, sind immer auch die Zellen in der Pyramidenspitze zu berücksichtigen, für deren Darstellung die gleichen Gesichtspunkte gelten wie bei der akuten Mittelohrentzündung.

c) Das Röntgenbild operierter Schläfenbeine.

Zur Beantwortung der Frage, ob eine Antrotomie oder eine Radikaloperation vorliegt, eignet sich ausschließlich die Aufnahme nach E. G. MAYER, denn der wesentliche Unterschied liegt hier im Verhalten der hinteren Gehörgangswand, bzw. der lateralen Attikwand.

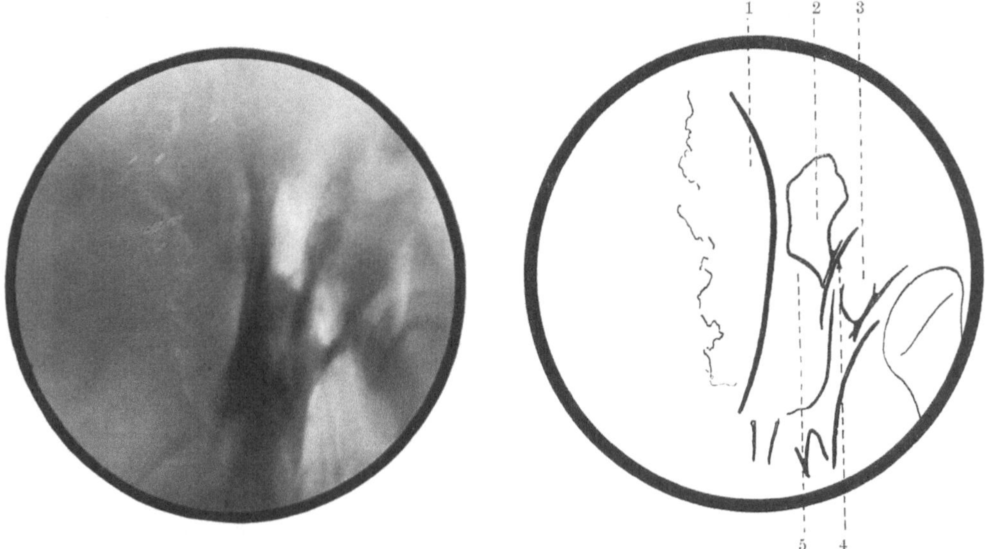

Abb. 230 und Skizze. Schläfenbeinaufnahme nach E. G. MAYER. (Typische Einstellung.) Kleiner Defekt nach *Antrotomie*. Im Bereiche der Pars mastoidea sieht man eine intensive, etwas unregelmäßig abgegrenzte Aufhellung, die die Antrumgegend mit einbezieht und durch den Operationsdefekt bedingt ist. Legende zur Skizze: 1 Gegend des oberen Sinusknies; 2 Operationsdefekt; 3 Attik + äußerer Gehörgang; 4 hintere Gehörgangswand; 5 kompakter Labyrinthkern.

Bei der Antrotomie läßt diese Aufnahme an der Stelle des Antrums eine durch den Operationsdefekt bedingte Aufhellung erkennen, deren Ausdehnung von der Größe des Defektes abhängig ist (s. Abb. 230). Diese ist wieder meistens durch den Grad der Pneumatisation bestimmt. War das pneumatische System von geringer Ausdehnung, so wird — das Fehlen besonderer Umstände vorausgesetzt — auch der Operationsdefekt klein sein. Unter Umständen ist er in dieser Aufnahmerichtung als solcher kaum zu erkennen, weil die Aufhellung des Antrums durch den operativen Eingriff keine wesentliche Erweiterung

16*

erfahren hat. Dann ist als einzig auffallende Veränderung ihre besondere Helligkeit zu verzeichnen, die dadurch bedingt ist, daß eben der Schatten der lateral vom Antrum gelegenen und dieses normalerweise überdeckenden Knochenpartien infolge des operativen Eingriffes fehlt. Dieser Unterschied in der Schattengebung kann aber recht gering sein, so daß zum sicheren röntgenologischen Nachweis der Operation in solchen Fällen die Vornahme einer Aufnahme nach STENVERS oder einer Tangentialaufnahme des Warzenfortsatzes nötig wäre. Darauf können wir aber verzichten, da der muldenförmige Defekt am Planum mastoideum palpabel ist und keines eigenen röntgenologischen Nachweises bedarf. Es genügt dann die Feststellung, daß ein Antrotomiedefekt von ganz geringer Ausdehnung

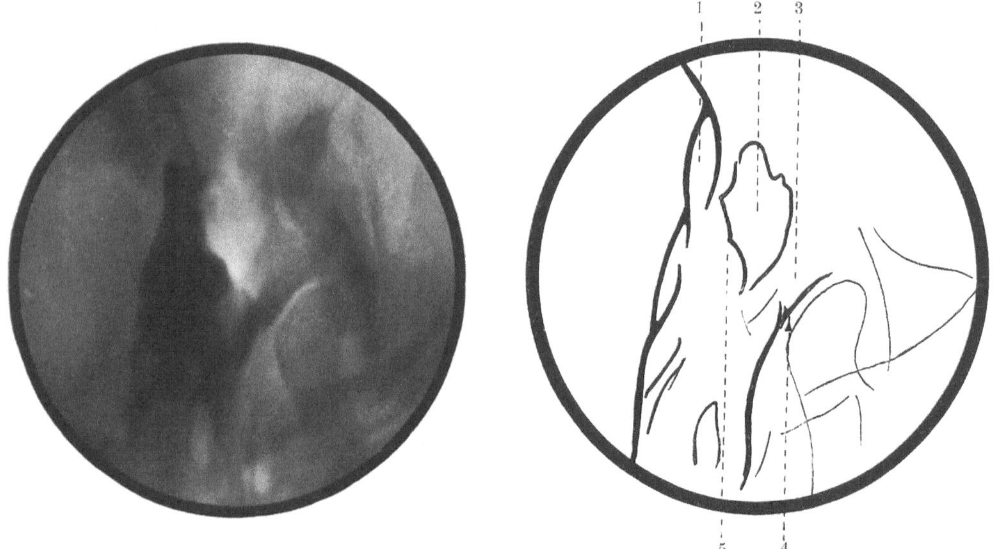

Abb. 231 und Skizze. Schläfenbeinaufnahme nach E. G. MAYER. (Typische Einstellung.) Defekt nach *Radikal-operation*. Man sieht, so wie bei der Antrotomie, eine große, etwas unscharf begrenzte Aufhellung im Bereiche der Pars mastoidea, die jedoch nach vorne zu die Gegend der hinteren oberen Gehörgangswand mit einbezieht und in die Aufhellung der Paukenhöhle übergeht. Legende zur Skizze: 1 Gegend des oberen Sinusknies; 2 Operationsdefekt; 3 äußerer Gehörgang; 4 vordere Gehörgangswand; 5 kompakter Labyrinthkern.

vorliegt. Handelt es sich um eine Radikaloperation, dann sehen wir als Unterschied gegenüber der Antrotomie die dem Defekt entsprechende Aufhellung weiter nach vorne-medial in das Gebiet der Paukenhöhle reichen und können zugleich feststellen, daß der Schatten des inneren Anteiles der hinteren-oberen Gehörgangswand und der lateralen Attikwand im Röntgenbild fehlt (s. Abb. 231). Wir finden also weitgehend ähnliche Verhältnisse wie bei der durch ein großes Cholesteatom bedingten „natürlichen Radikal-operation". Die Unterscheidung ist in vielen Fällen wieder nur durch die Darstellung des Defektes am Planum mastoideum in tangentialer Richtung möglich, doch erübrigt sich diese auch hier aus dem gleichen Grunde wie bei einem Antrotomiedefekt. Liegt eine Labyrinth-operation vor, so finden wir Verhältnisse, welche jenen bei einer Radikaloperation meist weitgehend ähnlich sind. Nur in einem Teil der Fälle können wir feststellen, daß die durch den Defekt bedingte Aufhellung sich, das Labyrinth zum Teil umgreifend, entlang der hinteren Begrenzung der Pyramide spitzenwärts vorschiebt und daß sich hier in ihrem Bereiche eine weitere, kleine, kreisrunde, besonders intensive Aufhellung findet, die dem Lumen des eröffneten Bogenganges entspricht (s. Abb. 232). Die Aufnahme nach STENVERS zeigt in einem solchen Falle eine strukturlose Aufhellung im Bereiche der Pars mastoidea, entsprechend dem trichterförmigen Defekt daselbst. Ferner erscheint die Zeichnung der Schnecke, einerseits wohl infolge der in solchen Fällen vorliegenden entzündlichen Labyrintherkrankung, andererseits wegen der Eröffnung des Promontoriums, undeutlicher als der

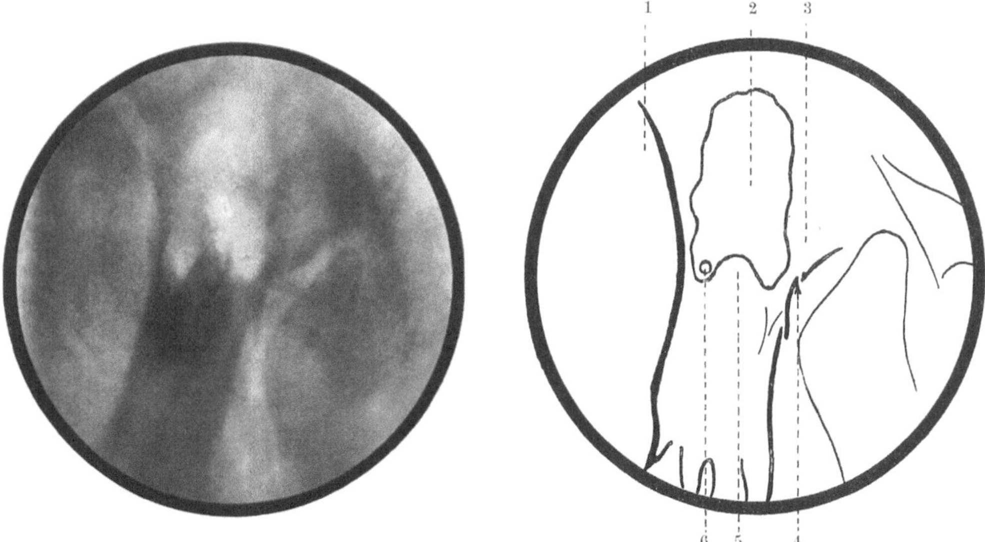

Abb. 232 und Skizze. Schläfenbeinaufnahme nach E. G. Mayer. (Typische Einstellung.) Defekt nach *Labyrinthoperation*. Man sieht, so wie bei der Radikaloperation, im Bereiche der Pars mastoidea eine große Aufhellung welche die Gegend der hinteren-oberen Gehörgangswand mit einbezieht und bis in die Gegend der Paukenhöhle reicht, jedoch im rückwärtigen Anteil gegen die Pyramidenspitze zu weiter vorgeschoben ist als bei der Radikaloperation. Hier sieht man im Bereiche dieser Aufhellung eine weitere intensive, scharf begrenzte Aufhellung von Hirsekorngröße, die dem Lumen des eröffneten hinteren Bogenganges entspricht. Legende zur Skizze: 1 Gegend des oberen Sinusknies; 2 Operationsdefekt; 3 äußerer Gehörgang; 4 vordere Gehörgangswand; 5 kompakter Labyrinthkern; 6 Lumen des eröffneten hinteren Bogenganges.

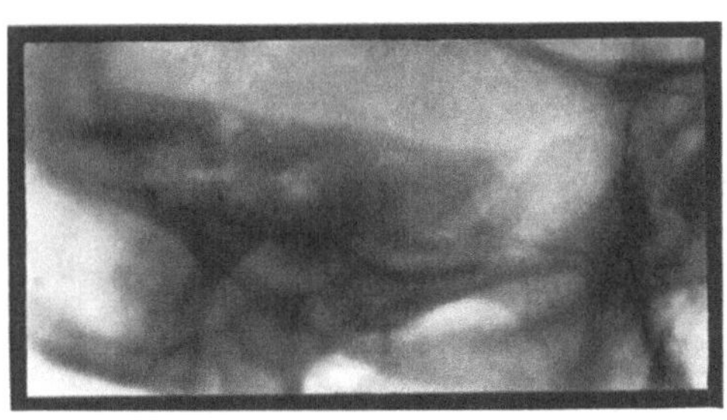
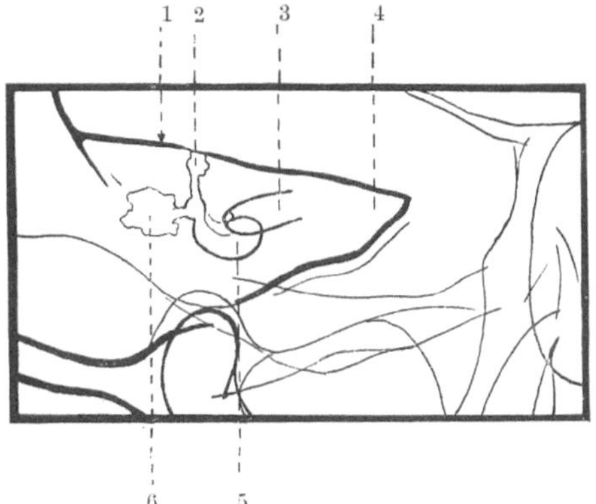

Abb. 233 und Skizze. Schläfenbeinaufnahme nach Stenvers. (Typische Einstellung.) *Atypische Labyrinthoperation*. Im Bereiche der Pars mastoidea sieht man eine große durch den Operationsdefekt bedingte Aufhellung. Der laterale Bogengang tritt deutlich hervor, er ist kürzer als der Norm entspricht und mündet in eine, durch die Operation bedingte, unregelmäßig begrenzte Aufhellung. Das Vestibulum und die Schnecke sind undeutlich abgegrenzt. Der obere Bogengang ist im obersten Anteil erweitert und unregelmäßig begrenzt, ein Befund, der auf operative Eröffnung des oberen Bogenganges zurückzuführen ist. Legende zur Skizze: 1 Oberer Pyramidenkontur; 2 Kuppe des oberen Bogenganges; 3 innerer Gehörgang; 4 Pyramidenspitze; 5 Schnecke; 6 Operationsdefekt am lateralen Bogengang.

Norm entspricht. Auch können wir feststellen, daß der laterale Bogengang verkürzt ist und die seinem Lumen entsprechende Aufhellung kontinuierlich in die des Operationsdefektes in der Pars mastoidea übergeht. Der Defekt am hinteren Bogengang ist in dieser

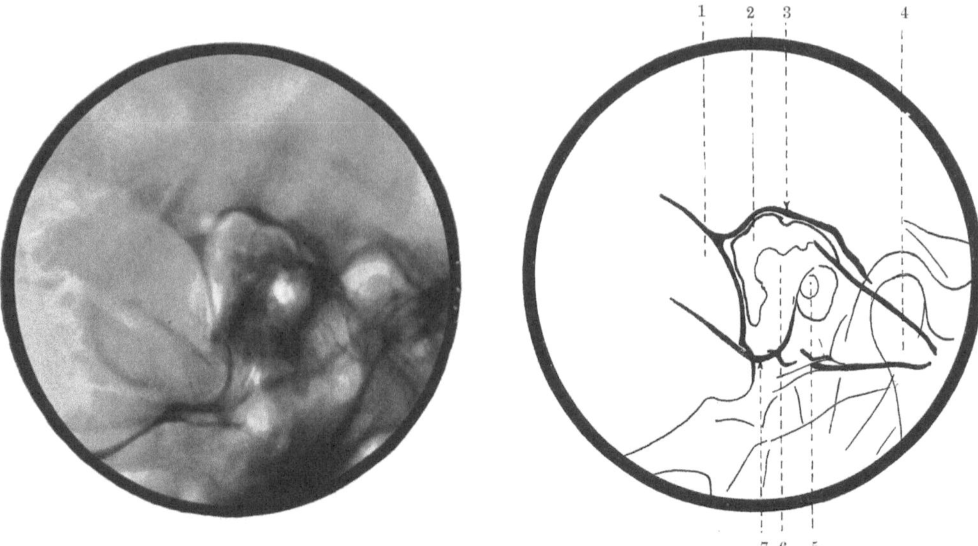

Abb. 234 und Skizze. Schläfenbeinaufnahme nach SCHÜLLER. (Typische Einstellung.) *Operationsdefekt* im Bereiche
der Pars mastoidea, kenntlich an der großen an Stelle des Antrums und seiner Umgebung befindlichen Aufhellung.
Das Bild hat große Ähnlichkeit mit jenem, welches wir bei großen Cholesteatomen sehen. Es unterscheidet sich
von einem solchen nur durch die größere Intensität der durch den operativen Defekt im Bereiche der Pars
mastoidea bedingten Aufhellung. Legende zur Skizze: 1 Gegend des oberen Sinusknies; 2 Operationsdefekt:
3 oberer Pyramidenkontur im Bereiche des Tegmens bzw. der Eminentia arcuata; 4 Pyramidenspitze, das Kieferköpfchen überlagernd; 5 äußerer Gehörgang + Paukenhöhle + innerer Gehörgang; 6 kompakter Labyrinthkern;
7 Gegend des Warzenfortsatzes.

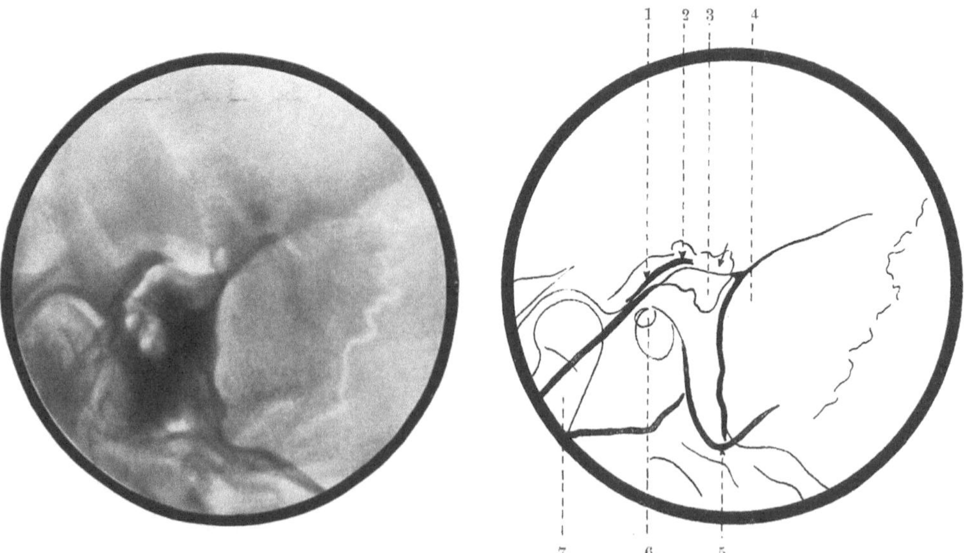

Abb. 235 und Skizze. Schläfenbeinaufnahme nach SCHÜLLER. (Typische Einstellung.) Operationsdefekt im Bereiche
der Pars mastoidea mit *Freilegung der Dura* der mittleren Schädelgrube im hinteren Anteil, kenntlich an der
Unterbrechung des oberen Konturs der Pyramide in der Gegend über dem Antrum. Legende zur Skizze: 1 oberer
Kontur der Pyramide im Bereiche des Tegmen tympani; 2 oberer Kontur der Pyramide am Übergang des
Tegmen tympani in das Tegmen antri; 3 Operationsdefekt, zum Teil vom kompakten Labyrinthkern überlagert;
4 Gegend des oberen Sinusknies; 5 Warzenfortsatz; 6 äußerer Gehörgang + Paukenhöhle + innerer Gehörgang;
7 Pyramidenspitze, das Kieferköpfchen überlagernd. Der Pfeil weist auf den Defekt im Bereiche des Tegmen antri.

Aufnahmerichtung nicht zu erkennen (s. Abb. 233). Die Aufnahme Schüllers läßt die drei typischen Operationen nicht mit Sicherheit differenzieren. Bei allen dreien sehen wir hier nur eine Aufhellung im Bereich der Pars mastoidea, die von Fall zu Fall verschiedene Ausdehnung aufweist (s. Abb. 234). Dafür zeigt sie uns recht gut bei der Operation zurückgelassene Zellen und in vielen Fällen auch die Freilegung der Dura oder des Sinus sigmoideus. Für den Nachweis eines operativen Defektes am Tegmen gelten die gleichen Gesichtspunkte, wie wir sie gelegentlich der Besprechung des Durchbruches eines Cholesteatoms in die mittlere Schädelgrube erwähnt haben (s. Abb. 235). Auch für die Freilegung des Sinus

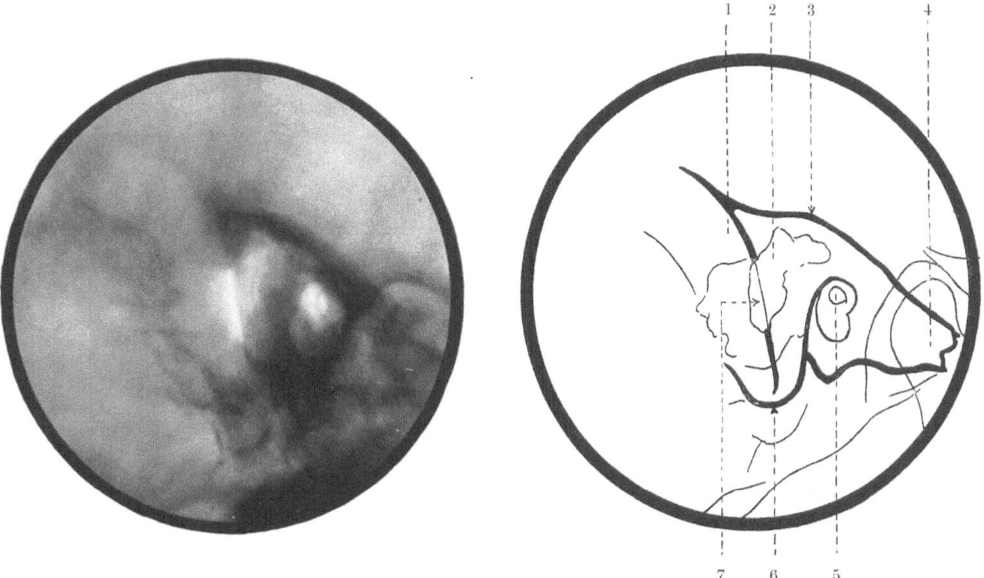

Abb. 236 und Skizze. Schläfenbeinaufnahme nach Schüller. (Typische Einstellung.) Operationsdefekt im Bereiche der Pars mastoidea mit *Freilegung des Sinus sigmoideus*, kenntlich an der Unterbrechung des Konturs der knöchernen Sinusschale im mittleren Anteil. Legende zur Skizze: 1 Gegend des oberen Sinusknies; 2 Operationsdefekt; 3 oberer Kontur der Pyramide im Bereiche der Eminentia arcuata; 4 Pyramidenspitze, das Kieferköpfchen überlagernd; 5 äußerer Gehörgang + Paukenhöhle + innerer Gehörgang; 6 Spitze des Warzenfortsatzes; 7 Defekt der knöchernen Sinusschale. Die dünne Schattenlinie, die letzteren durchsetzt, ist durch den lateralen Rand der hinteren Pyramidenfläche bedingt.

oder der Dura der hinteren Schädelgrube gilt in mancher Hinsicht das gleiche. Auch hier kann diese Tatsache durch die Unterbrechung des hinteren Konturs der Pyramide im Röntgenbild zu erkennen sein (s. Abb. 236). Aber die Verhältnisse liegen bei operativen Defekten doch wesentlich ungünstiger. Bei Cholesteatomen, die von vorne nach hinten wachsend den Sinus freilegen, wird die Stelle des Defektes in vielen Fällen von den Strahlen tangential getroffen und dadurch deutlich kenntlich. Operative Defekte der knöchernen Sinusschale liegen dagegen oft weiter hinten-außen, so daß sie im Röntgenbild flächenhaft zur Darstellung gelangen. Hat sich der Operateur, um den Sinus zu erreichen, nur an einer Stelle tiefer in den Knochen eingegraben und ist er eventuell von dort aus dem Verlauf des Sinus nach rückwärts gefolgt, so hebt sich der Defekt im Röntgenbild deutlich vom umgebenden Knochen ab (s. Abb. 237 und 238). Wurde jedoch der Knochen auch in der weiteren Umgebung des Sinus flach abgetragen und dabei an einer Stelle der Sinus freigelegt, so ist der Kontrastunterschied zwischen der Stelle des Defektes und dem operativ stark verdünnten Knochen der Umgebung so gering, daß die Freilegung des Sinus nicht

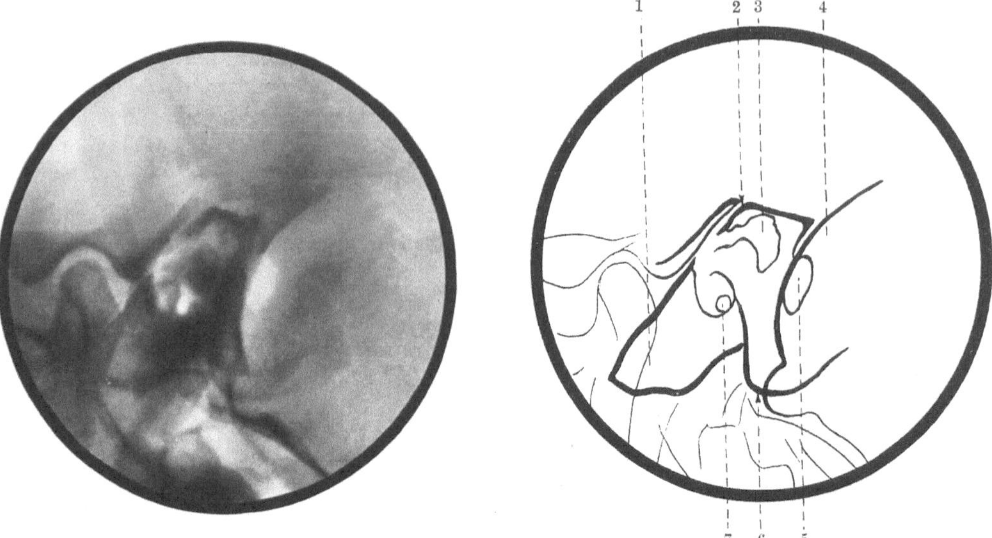

Abb. 237 und Skizze. Schläfenbeinaufnahme nach SCHÜLLER. (Typische Einstellung.) Operationsdefekt im Bereiche der Pars mastoidea mit operativer *Freilegung des Sinus sigmoideus* in einem bohnengroßen Bereiche, kenntlich an der sich auf die Gegend des Sinus sigmoideus projizierenden scharf begrenzten bohnenförmigen Aufhellung. Legende zur Skizze: 1 Pyramidenspitze, zum Teil das Kieferköpfchen überlagernd; 2 oberer Kontur der Pyramide im Bereiche der Eminentia arcuata; 3 Operationsdefekt; 4 Gegend des oberen Sinusknies; 5 operativer Defekt der knöchernen Sinusschale; 6 Spitze des Warzenfortsatzes; 7 äußerer Gehörgang + Paukenhöhle + innerer Gehörgang.

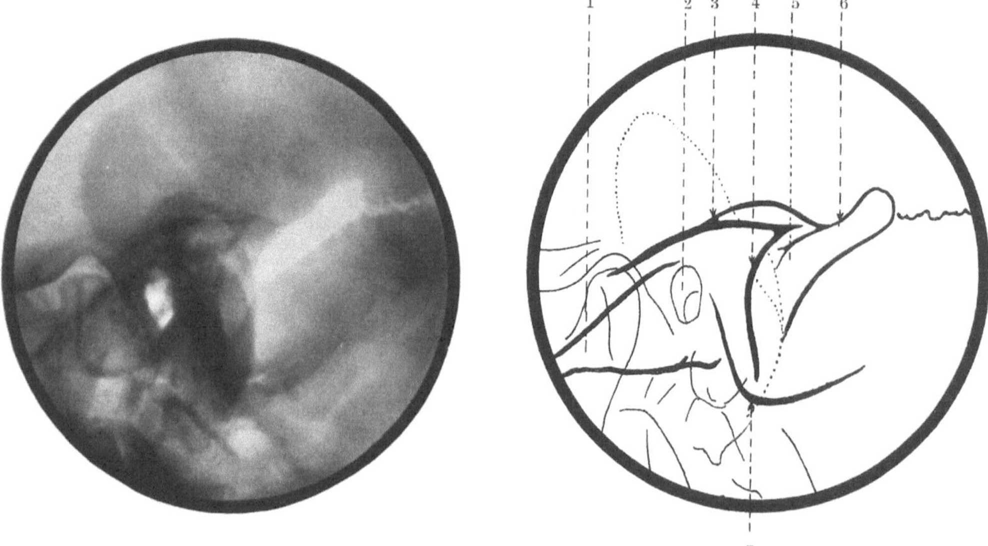

Abb. 238 und Skizze. Schläfenbeinaufnahme nach SCHÜLLER. (Typische Einstellung.) Operationsdefekt im Bereiche der Pars mastoidea mit *Freilegung des Sinus sigmoideus* bis zum Übergang in den Sinus transversus, kenntlich an der scharf begrenzten, intensiven bandförmigen Aufhellung, die sich von der Gegend hinter der Pyramide nach hinten oben, entsprechend dem Verlaufe des Sinus, bis in die Gegend des Asterion weiter verfolgen läßt. Legende zur Skizze: 1 Pyramidenspitze, das Kieferköpfchen überlagernd; 2 äußerer Gehörgang + Paukenhöhle + innerer Gehörgang; 3 oberer Kontur der Pyramide im Bereiche des Tegmens bzw. der Eminentia arcuata; 4 hinterer Kontur der Pyramide; 5 operativer Defekt der knöchernen Sinusschale in der Gegend des oberen Sinusknies; 6 oberer Rand des Defektes am Übergang des Sinus sigmoideus in den Sinus transversus; 7 Spitze des Warzenfortsatzes. Die punktierte Linie entspricht dem Kontur des Ohrmuschelschattens.

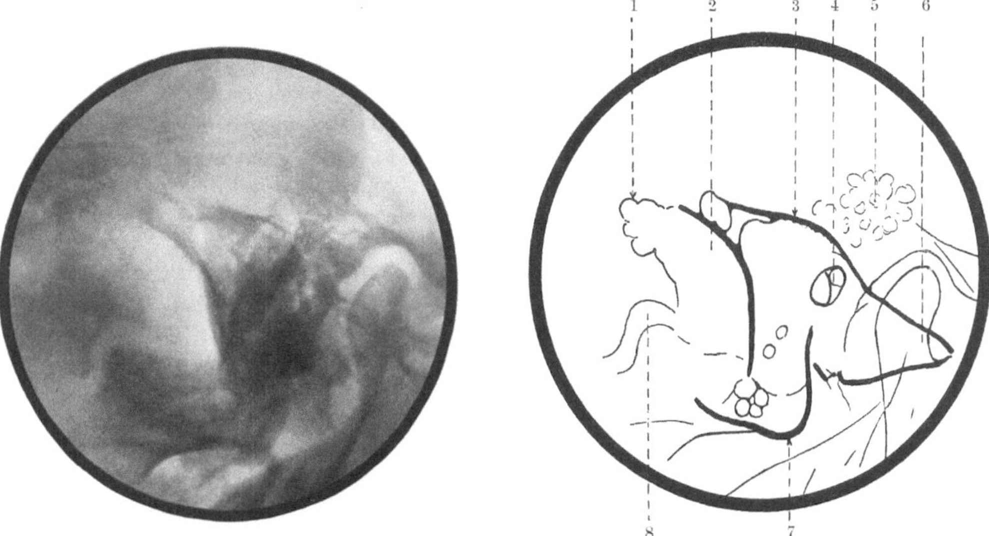

Abb. 239 und Skizze. Schläfenbeinaufnahme nach SCHÜLLER. (Typische Einstellung.) Ausgedehnter *Operations-defekt* im Bereiche der Pars mastoidea. In der hinteren Zygomaticuswurzel und in der Warzenfortsatzspitze liegen noch reichlich verschattete Zellen. Der Sinus sigmoideus wurde bei der Operation auf eine Strecke von mehreren Zentimetern freigelegt, doch ist diese Tatsache im Röntgenbild nicht mit Sicherheit festzustellen, da die Ränder des Defektes im Bereiche der knöchernen Sinusschale nirgends tangential getroffen sind. Legende zur Skizze: 1 Undeutliche Zellkonturen am hinteren-oberen Rande des Operationsdefektes; 2 Gegend des oberen Sinusknies; 3 oberer Pyramidenkontur im Bereiche der Eminentia arcuata; 4 äußerer Gehörgang + Pauken-höhle + innerer Gehörgang; 5 Zellkomplex in der hinteren Zygomaticuswurzel; 6 Pyramidenspitze, das Kieferköpfchen überlagernd; 7 Spitze des Warzenfortsatzes; 8 Emissarium mastoideum.

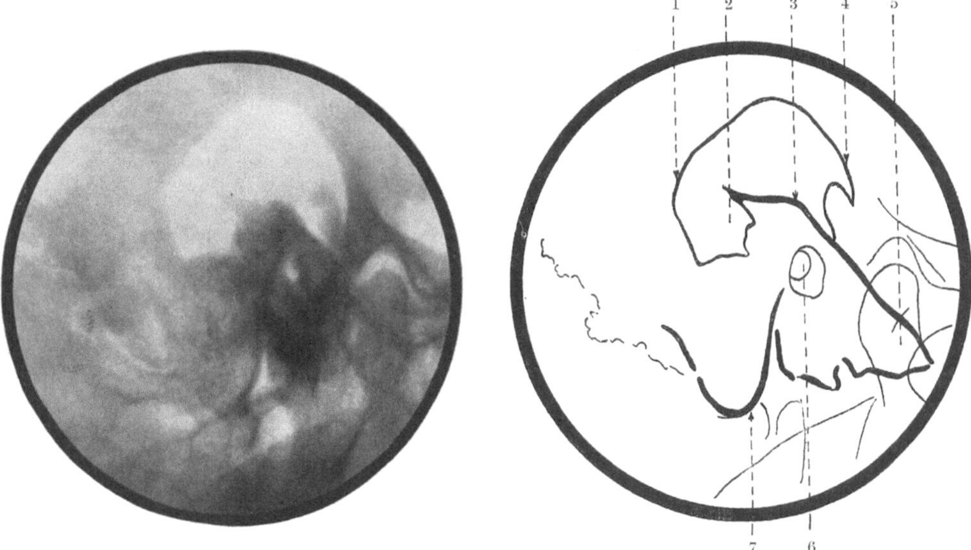

Abb. 240 und Skizze. Schläfenbeinaufnahme nach SCHÜLLER. (Typische Einstellung.) Ausgedehnte *Freilegung der Dura* der mittleren Schädelgrube durch Abtragung eines großen Teiles der Schläfenbeinschuppe, Freilegung des Sinus sigmoideus und eines Teiles der Dura der hinteren Schädelgrube in der Gegend des oberen Sinus-knies. Der Operationsdefekt ist durch die intensive, ziemlich scharf und regelmäßig abgegrenzte Aufhellung im Bereiche der Pars mastoidea und der Schläfenbeinschuppe charakterisiert. Legende zur Skizze: 1 Hinterer Kontur des Operationsdefektes; 2 Gegend des oberen Sinusknies; 3 oberer Pyramidenkontur im Bereiche der Eminentia arcuata; 4 vorderer Kontur des Operationsdefektes; 5 Spitze der Pyramide, das Kieferköpfchen überlagernd; 6 äußerer Gehörgang + Paukenhöhle + innerer Gehörgang; 7 Spitze des Warzenfortsatzes.

zu erkennen ist (s. Abb. 239). Auch eine Freilegung des Sinus sigmoideus in seinem untersten Anteil ist im Röntgenbild schwerlich feststellbar, allerdings wird der Sinus in dieser Gegend nur selten bloßgelegt. Bei Bestehen eines Hirnabscesses wird des öfteren die Dura der mittleren oder hinteren Schädelgrube — je nach der Lage des Abscesses — breit freigelegt. Ein solcher Defekt ist im allgemeinen als deutlich und regelmäßig abgegrenzte Aufhellung im Bereiche der Schläfenbein- oder Hinterhauptschuppe gut erkennbar (s. Abb. 240). Diese Aufhellung läßt sich von dort unschwer bis in die Pars mastoidea verfolgen. Bei jungen Individuen jedoch, bei welchen die Seitenwand der mittleren und hinteren Schädelgrube sehr dünn ist, kann es geschehen, daß ein solcher

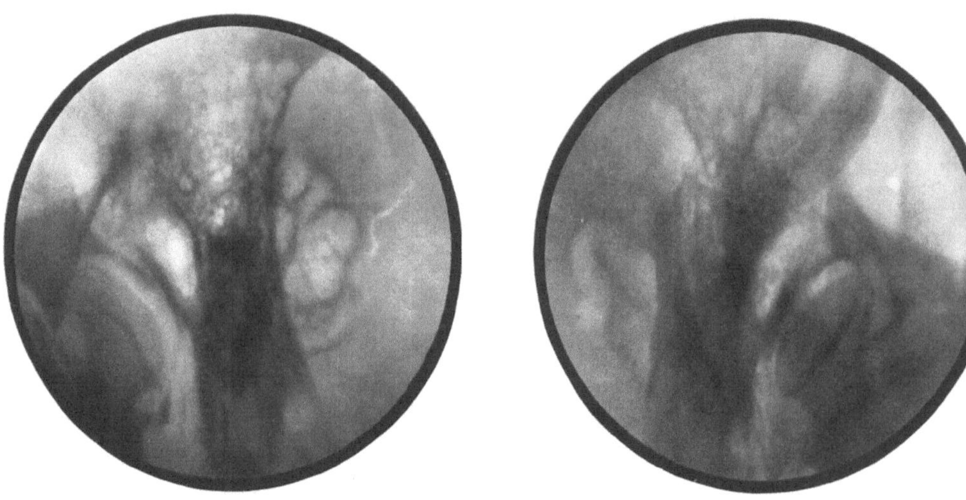

Abb. 241.Abb. 242.

Abb. 241. Schläfenbeinaufnahme nach E. G. Mayer. (Typische Einstellung.) Aufnahme von einer 26jährigen Patientin, bei welcher in der frühesten Kindheit eine *Antrotomie* durchgeführt wurde. Das pneumatische System ist wieder gut entwickelt, der Operationsdefekt ist von neugebildeten Zellen fast ganz ausgefüllt, so daß als einziger Hinweis auf die Operation, in dieser Aufnahmerichtung, eine Aufhellung in den mittleren Partien der Pars mastoidea geblieben ist, die ihre Ursache in der seichten Knochendelle am Planum mastoideum hat.

Abb. 242. Schläfenbeinaufnahme nach E. G. Mayer. (Typische Einstellung.) Befund nach vor 20 Jahren durchgeführter *Radikaloperation*. Der Operationsdefekt ist nicht kenntlich. Er ist zur Gänze von neugebildetem Knochen ausgefüllt, in dessen Bereich sich vereinzelte kleine Zellen finden. Ein Antrum ist nicht zu erkennen.

Defekt im Bereich der Schläfenbein- oder Hinterhauptschuppe nicht zu erkennen ist, da die Strahlenabsorption im dünnen umgebenden Knochen kaum stärker ist, als im Bereiche des Defektes.

In Operationsdefekten kann es — besonders wenn die Operation in der Kindheit vorgenommen wurde — zu weitgehender Knochenneubildung kommen. Wie diese Knochenneubildung innerhalb der Pars mastoidea vor sich geht, konnte bisher röntgenologisch nicht verfolgt werden. Vermutlich handelt es sich um Sklerosierungsvorgänge ähnlich jenen nach Spontanheilung einer Mastoiditis. Sicher ist nur, daß fast der ganze Operationsdefekt wieder von Knochengewebe ausgefüllt werden kann. Nach den bisherigen Beobachtungen findet sich jedoch in solchen Fällen kein Antrum mehr, dagegen kann es zur Entwicklung von Zellen im neugebildeten Knochen kommen (s. Abb. 241 und 242). Bei Defekten in den platten Schädelknochen, also in der Schläfenbein- oder Hinterhauptschuppe, erfolgt die Knochenneubildung vom Zentrum aus. Wir sehen dann innerhalb des Defektes einen zarten, mehr oder weniger regelmäßig konfigurierten, scharf begrenzten Schatten auftreten, der im Laufe der Zeit an Intensität und Größe zunimmt. Seltener beobachten wir das gleichzeitige Auftreten mehrerer solcher Ossificationszentren (s. Abb. 243).

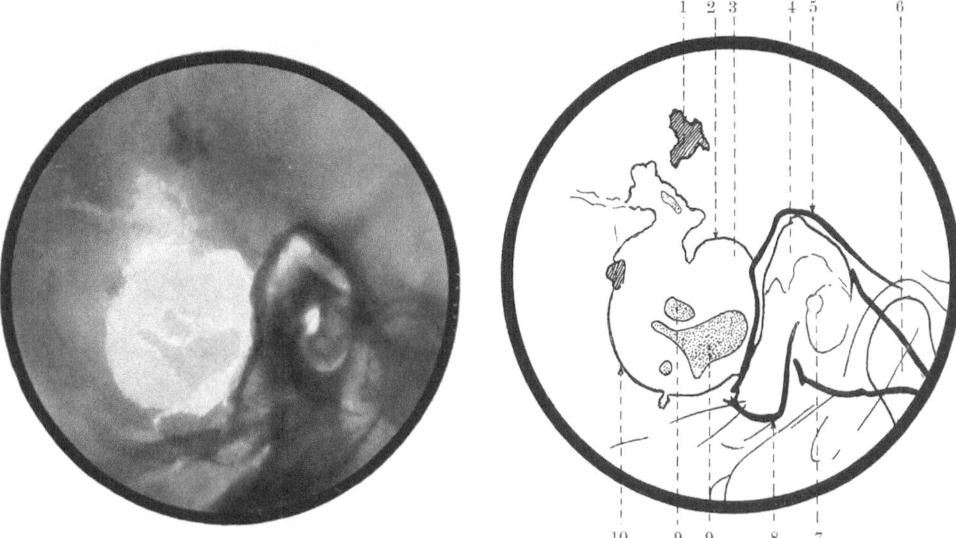

Abb. 243 und Skizze. Schläfenbeinaufnahme nach SCHÜLLER. (Typische Einstellung.) Ausgedehnter *Operations-defekt* im Bereiche der Pars mastoidea mit breiter Freilegung nicht nur des Sinus sigmoideus, sondern auch der Dura der hinteren Schädelgrube bis in die Gegend der Hinterhauptschuppe. Der Operationsdefekt ist an der großen, überwiegend scharf begrenzten Aufhellung im Bereiche der Pars mastoidea zu erkennen. Über dem Operationsdefekt und am hinteren Rande desselben sind unregelmäßig begrenzte, kalkdichte Schatten zu sehen, die, wie aus Aufnahmen in verschiedener Projektion hervorgeht, endokraniell gelegen sind und vermutlich Residuen eines endokraniellen Abscesses darstellen. Im Bereiche der durch den Defekt bedingten Aufhellungen sieht man, und zwar vorwiegend im unteren vorderen Anteil desselben, zarte, ziemlich scharf begrenzte Schatten, die durch periostale Knochenneubildung im Operationsdefekt bedingt sind. Legende zur Skizze: 1. Endokranielle Verkalkung (schraffiert); 2. oberer Rand des Operationsdefektes; 3. Gegend des oberen Sinusknies; 4. Operations-defekt im Bereiche der Pars mastoidea; 5. oberer Kontur der Pyramide im Bereiche der Eminentia arcuata bzw. des Tegmens; 6. Spitze des Warzenfortsatzes, das Kieferköpfchen überlagernd; 7. äußerer Gehörgang + Pauken-höhle + innerer Gehörgang; 8. Gegend der Warzenfortsatzspitze; 9. Verkalkungen in der Operationsnarbe (punktiert); 10. unterer Rand des Operationsdefektes.

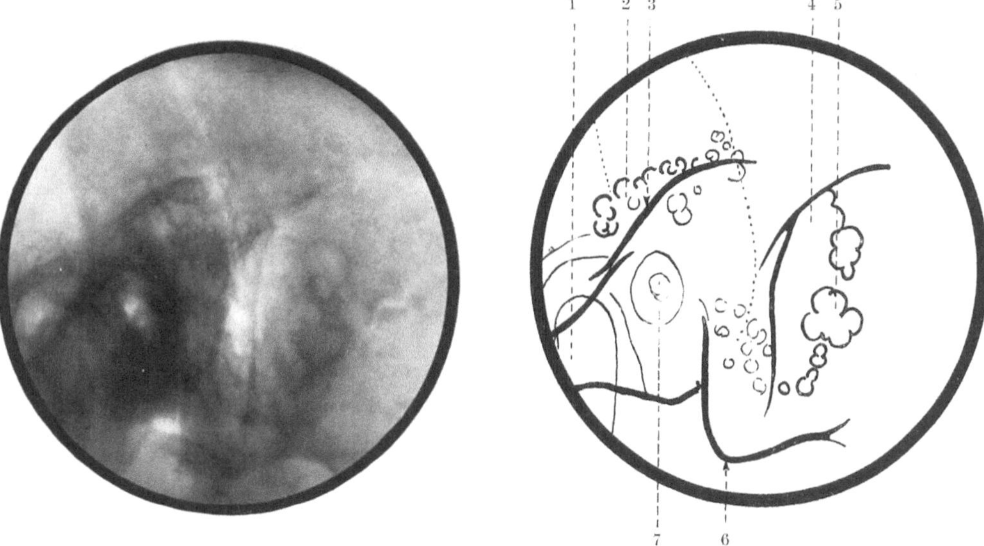

Abb. 244 und Skizze. Schläfenbeinaufnahme nach SCHÜLLER. (Typische Einstellung.) *Operationsdefekt* kenntlich an der im Bereiche der Pars mastoidea gelegenen starken Aufhellung. In der Umgebung des Defektes sind noch reichlich verschattete und unscharf begrenzte Zellen nachweisbar. Legende zur Skizze: 1 Pyramidenspitze, das Kieferköpfchen überlagernd; 2 Zellen in der Zygomaticuswurzel; 3 oberer Pyramidenkontur im Bereiche der Eminentia arcuata; 4 Gegend des oberen Sinusknies; 5 marginale Zellen am hinteren Rand des Operationsdefektes; 6 Spitze des Warzenfortsatzes; 7 äußerer Gehörgang + Paukenhöhle + innerer Gehörgang.

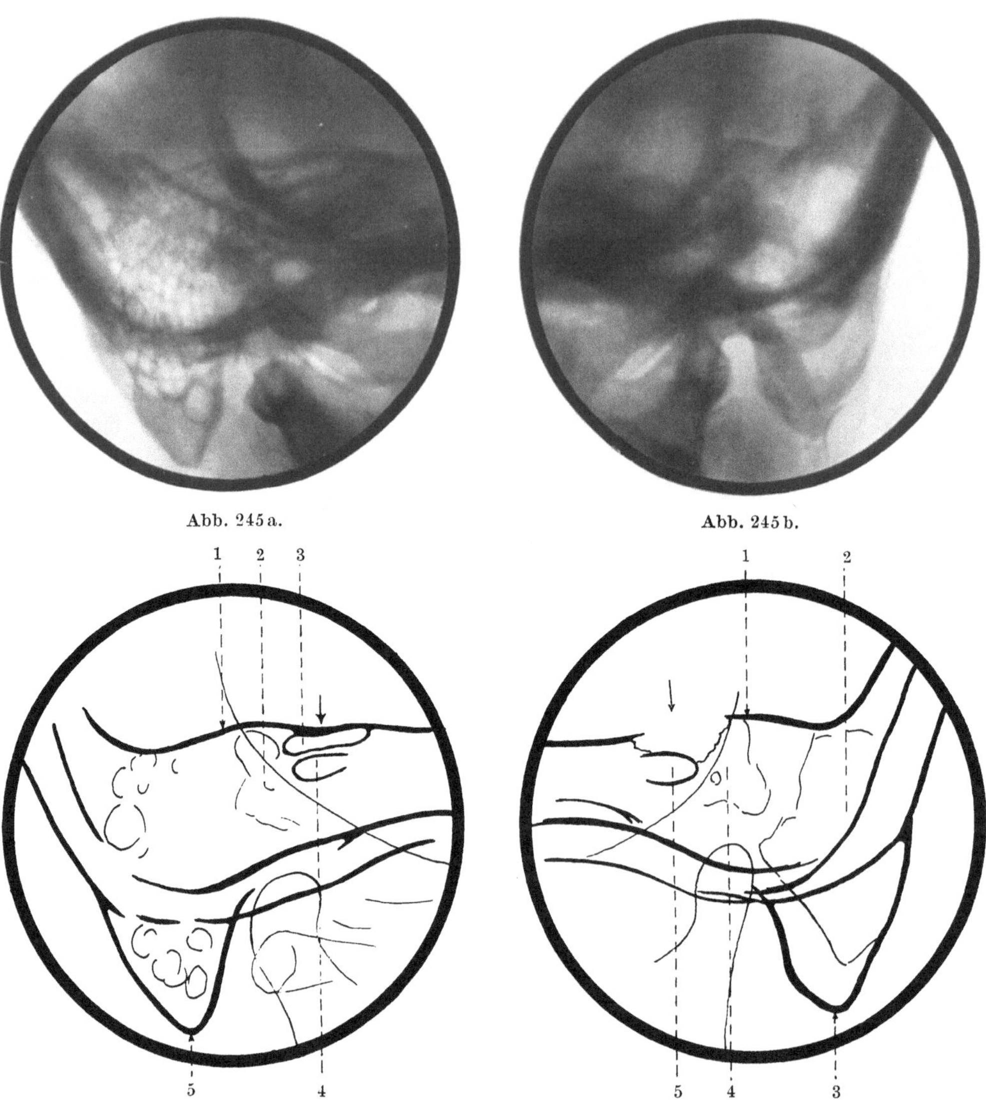

Abb. 245a.   Abb. 245b.

Abb. 245a, b und Skizzen. Aufnahmen der Schläfenbeine nach STENVERS. (Der Fokus der Röhre stand bei beiden
Aufnahmen etwas zu weit caudal und nach der plattennahen Seite zu.) a gesunde, b kranke Seite. Klinischer
Befund: *Rezidiv nach Antrotomie. Labyrinthitis.* Röntgenbefund: Ausgedehnter Defekt im Bereiche der Pars
mastoidea der kranken Seite, in dessen Umgebung in dieser Aufnahmerichtung keine Zellstruktur mehr nachweisbar ist. Auf der gesunden Seite sind spitzenwärts vom oberen Bogengang über dem inneren Gehörgang
Zellen zu erkennen, und zwar an der hier befindlichen, intensiven Aufhellung, die nach oben durch die
Schattenlinie der Corticalis der oberen Pyramidenkante deutlich abgegrenzt ist. Die kranke Seite zeigt an
dieser Stelle eine Unterbrechung des oberen Pyramidenkonturs durch eine strukturlose Aufhellung, ein Befund,
der auf eine Einschmelzung der über dem inneren Gehörgang gelegenen Zellen hinweist. Legende zur Skizze a:
1 Oberer Kontur der Pyramide im Bereiche der Eminentia arcuata; 2 Gegend des Labyrinthes; 3 Zellen über
dem inneren Gehörgang; 4 innerer Gehörgang; 5 Spitze des Warzenfortsatzes. Der Pfeil weist auf jene Stelle,
an welcher sich auf der kranken Seite die Destruktion befindet. Legende zur Skizze b: 1 Oberer Pyramidenkontur im Bereiche der Eminentia arcuata; 2 Operationsdefekt im Bereiche der Pars mastoidea; 3 Spitze des
Warzenfortsatzes; 4 Gegend des Labyrinthes; 5 innerer Gehörgang. Der Pfeil weist auf den Destruktionsherd
über dem inneren Gehörgang.

Die Gesichtspunkte, nach welchen wir bei Fortbestehen der Erkrankung trotz
Operation oder bei Auftreten eines Rezidivs vorgehen, sind je nach der Art der Erkrankung
verschieden. Gab die Indikation zur Operation eine akute Mittelohrentzündung, so

handelt es sich vorwiegend um den Nachweis zurückgebliebener Zellnester, von welchen aus eine Propagation der Eiterung oder die Entstehung eines Rezidivs möglich ist. Solche Zellnester lassen sich im Röntgenbild gut erkennen, wenn sie an der äußeren Peripherie des Operationsdefektes gelegen sind (s. Abb. 244). Liegen die Zellen jedoch an der hinteren Pyramidenfläche, dem Tegmen, im Petrosuswinkel oder epibulbär, so können sich insoferne Schwierigkeiten ergeben, als wir hier fast nie zu unterscheiden vermögen, ob die Zellstruktur, die wir dort eventuell noch zu erkennen vermögen, von Zellen herrührt, die bei der Operation unberührt geblieben sind, oder von solchen, die zwar eröffnet wurden, bei welchen aber die Ansätze der Zellbälkchen an der hinteren Pyramidenfläche, am Tegmen oder am Labyrinthkern noch erhalten geblieben sind, der Operationsdefekt also nicht geglättet wurde. Sind noch geschlossene Zellkomplexe nachweisbar, so sind diese, sofern die Operation nicht schon viele Jahre zurückliegt und eine völlige Heilung erfolgte, immer verschattet und meist auch etwas unscharf begrenzt. Im weiteren Verfolg der Erkrankung können wir dann je nach ihrer Tendenz zur Abheilung oder zur Progredienz innerhalb der erhalten gebliebenen Zellen entweder Sklerosierungsvorgänge wie bei einer abheilenden Mastoiditis oder fortschreitende Knochenresorption beobachten. Kommt es endlich zu einer völligen Einschmelzung des Knochens in ihrem Bereiche, so ist der dadurch entstandene Defekt von dem operativ gesetzten nicht mehr zu differenzieren. Sehen wir daher einen Fall erst in diesem Stadium, so ist die röntgenologische Diagnose einer fortschreitenden Einschmelzung nicht mehr möglich, es sei denn, daß sich der Zellkomplex in einem Bereiche fand, der in keinem direkten Zusammenhang mit der Operationshöhle stehen konnte, so z. B. über dem inneren Gehörgang oder peritubar in der Pyramidenspitze (s. Abb. 245 a und b). Für die Beurteilung des Zustandes solcher Zellen gelten dann natürlich die gleichen Gesichtspunkte wie wir sie schon bei Besprechung der akuten Otitis dargelegt haben.

War die Indikation zur Operation durch eine chronische Mittelohreiterung gegeben, so können wir unter Umständen das Auftreten eines Rezidivs oder die Ursache mangelnder Heilungstendenz röntgenologisch feststellen. Diese Möglichkeit ist z. B. dann gegeben, wenn ein Cholesteatom vorliegt und dieses neuerdings zu einer Knochenusur geführt hat. Bekanntlich ist die durch ein Cholesteatom gesetzte „natürliche Radikale" der operativen Radikalen weitgehend ähnlich, wenn wir von dem durch die Operation an der äußeren Corticalis des Warzenfortsatzes gesetzten Defekt absehen. Ein Unterschied zeigt sich jedoch häufig in der Begrenzung des Defektes. Sie ist regelmäßig und meist etwas unscharf, wenn der letztere durch eine Operation bedingt ist. Nur ganz selten sehen wir bei alten operativen Defekten scharfe Grenzen, und zwar nach Operationen in der Jugend und bei idealer Heilung. Bei großen Cholesteatomen ist dagegen die scharfe Abgrenzung Regel, wenn es nicht gerade im Stadium einer akuten Exacerbation zu entzündlicher Knochenresorption gekommen ist. Daher läßt die Tatsache scharfer Abgrenzung des operativen Defektes an die Möglichkeit eines Cholesteatomrezidivs denken, wenn die Operation nicht schon sehr lange Zeit zurückliegt und eine ideale Heilung vorliegt (s. Abb. 246). Beweisend für das Bestehen eines Cholesteatomrezidivs ist jedoch erst das Auftreten einer schmalen Knochenverdichtungszone um den Defekt, wie sie für große Cholesteatome charakteristisch ist (s. Abb. 247), oder das Bestehen buchtiger Ausladungen des Defektes bei scharfer Begrenzung, wie sie bei Cholesteatomen eben vorkommen können, durch Operationen aber niemals erzeugt werden, da ja der Operateur bestrebt ist eine möglichst regelmäßig begrenzte Höhle zu erzeugen.

Manchmal kann es geschehen, daß ein Fall als chronische Mittelohrentzündung operiert wurde, jedoch keine normale Heilungstendenz zeigt und sich röntgenologisch das Bestehen eines malignen Tumors — meist eines Carcinoms — nachweisen läßt. Zwei

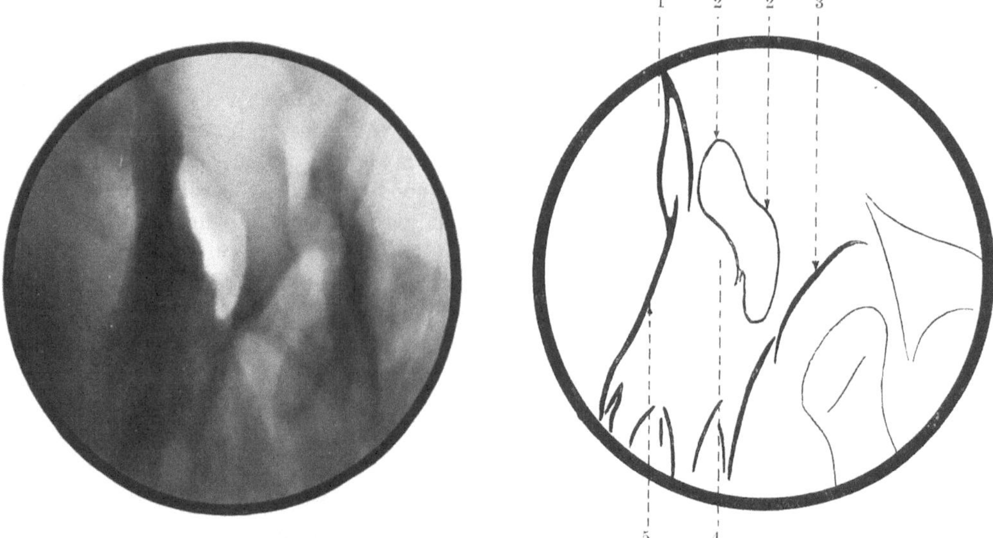

Abb. 246 und Skizze. Schläfenbeinaufnahme nach E. G. MAYER. (Typische Einstellung.) Auffallend glatt begrenzter Defekt nach Radikaloperation. Verdacht auf *Cholesteatomrezidiv.* Die Aufhellung, die durch den Operationsdefekt bedingt ist, entspricht ihrer Konfiguration nach der einer typischen Radikaloperation, sie zeigt aber vollkommen scharfe Begrenzung. Legende zur Skizze: 1 Gegend des oberen Sinusknies; 2 Rand des Operationsdefektes; 3 vordere Gehörgangswand; 4 kompakte Labyrinthkapsel; 5 hinterer Kontur der Pyramide.

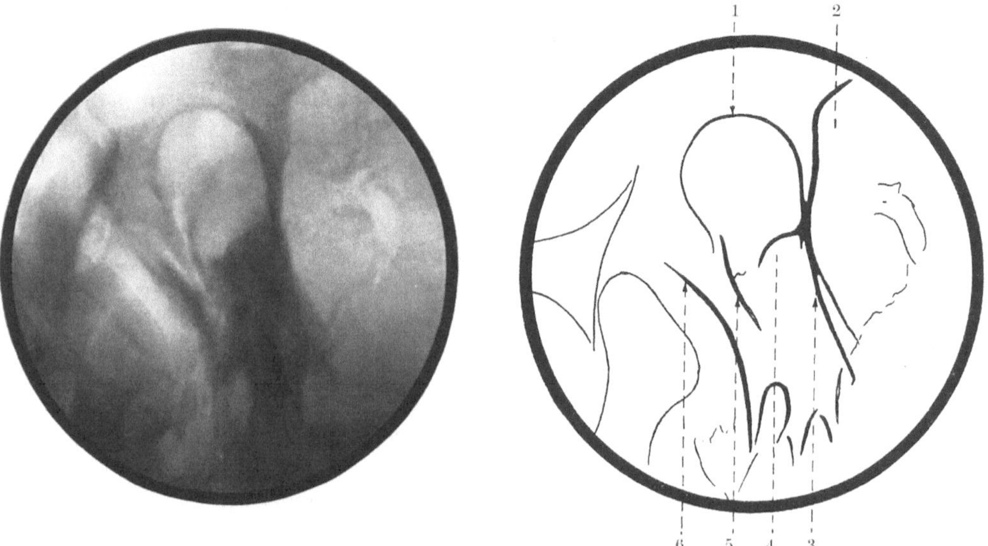

Abb. 247 und Skizze. Schläfenbeinaufnahme nach E. G. MAYER. (Typische Einstellung.) *Cholesteatomrezidiv* nach Radikaloperation. Im Bereiche der Pars mastoidea ist eine, dem Defekt entsprechende, große, vollkommen regelmäßig und scharf begrenzte Aufhellung zu sehen, die etwas größer ist als wir sie allgemein nach Radikaloperationen zu sehen gewohnt sind. Der Rand des Defektes zeigt deutliche Knochenverdichtung, kenntlich an der Schattenlinie, welche die durch den Defekt bedingte Aufhellung umgibt, ein Befund, der für das Bestehen eines Cholesteatomrezidivs beweisend ist. Legende zur Skizze: 1 Oberer Rand des Defektes; 2 Gegend des oberen Sinusknies; 3 hinterer Kontur der Pyramide; 4 kompakte Labyrinthkapsel; 5 vorderer Rand des Warzenfortsatzes; 6 vordere Gehörgangswand.

Umstände müssen uns an ein solches denken lassen. Das eine ist die Art der Begrenzung des Defektes, das zweite seine atypische Ausdehnung. Wir haben vorhin erwähnt, daß ein operativer Defekt etwas unscharf, aber regelmäßig begrenzt ist. Liegt eine Arrosion des Knochens durch ein malignes Neoplasma vor, so ist der Rand des Defektes wie zernagt, zerfressen und dementsprechend im Röntgenbild unregelmäßig (s. Abb. 248). Auf ein malignes Neoplasma kann auch die Diskrepanz in der Ausdehnung des operativ gesetzten und des röntgenologisch nachweisbaren Defektes hinweisen, wenn diese Diskrepanz entsprechend groß ist oder zwischen Operation und Röntgenuntersuchung nur eine relativ kurze Zeitspanne liegt. Denn wir sehen zwar auch bei Cholesteatomrezidiven eine allmähliche Ausweitung des operativ gesetzten Defektes, doch geht diese nur äußerst

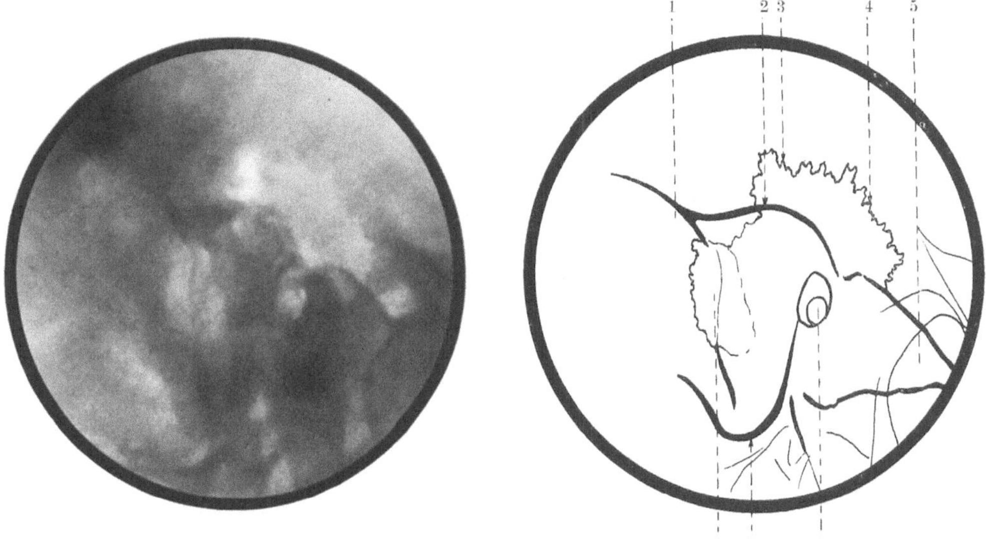

Abb. 248 und Skizze. Schläfenbeinaufnahme nach SCHÜLLER. (Typische Einstellung.) Radikaloperation wegen chronischer Otitis. Die Aufnahme zeigt den Operationsdefekt im Bereiche der Pars mastoidea. Sie zeigt ferner, daß der Defekt weit nach vorne und oben in die Schuppe hineinreicht und vollkommen unregelmäßig und unscharf begrenzt ist. Der Umstand, daß der Defekt weit in die Schuppe reicht, ohne daß aus der Anamnese ein Anhaltspunkt dafür zu gewinnen gewesen wäre, daß sich im Bereiche der mittleren Schädelgrube ein krankhafter Prozeß abgespielt hätte, insbesondere aber der Umstand, daß der Rand des Defektes ein zernagtes, zerfressenes Aussehen zeigt, läßt erkennen, daß ein *Carcinom* vorliegt. Legende zur Skizze: 1 Gegend des oberen Sinusknies; 2 oberer Kontur der Pyramide im Bereiche der Eminentia arcuata; 3 oberer Rand des Defektes; 4 vorderer Rand des Defektes; 5 Pyramide, das Kieferköpfchen überlagernd; 6 äußerer Gehörgang + innerer Gehörgang + Paukenhöhle; 7 Spitze des Warzenfortsatzes; 8 rückwärtiger Teil des Defektes.

langsam vor sich, so daß es meist jahrelang dauert bis sie kenntlich wird. Bei malignen Tumoren kann jedoch die fortschreitende Destruktion des Knochens im Zeitraum weniger Wochen schon deutlich feststellbar sein.

d) Die Darstellung intrakranieller Absceßhöhlen.

O. MAYER hat als erster darauf hingewiesen, daß sich Absceßhöhlen im Gehirn im Röntgenbild darstellen lassen, wenn man nach Punktion des Abscesses die Höhle mit Lipiodol füllt. Die Füllung soll gleich im Anschluß an die Punktion geschehen, da, wenn schon eine Incisionsöffnung vorhanden ist, eine Füllung nur schwer gelingt. Absceßhöhlen können auch dann im Röntgenbild zur Darstellung gelangen, wenn nach Incision und Entleerung des Abscesses Luft in die Höhle eindringt. Ist der Absceß in den Ventrikel durchgebrochen, so kann sich derselbe gleichzeitig füllen (s. Abb. 249). Wir sehen dann ähnlich wie bei der Ventrikulographie den Ventrikel als breites Aufhellungsband innerhalb des Schädels. Besteht eine solche Kommunikation zwischen Absceßhöhle und Ventrikel,

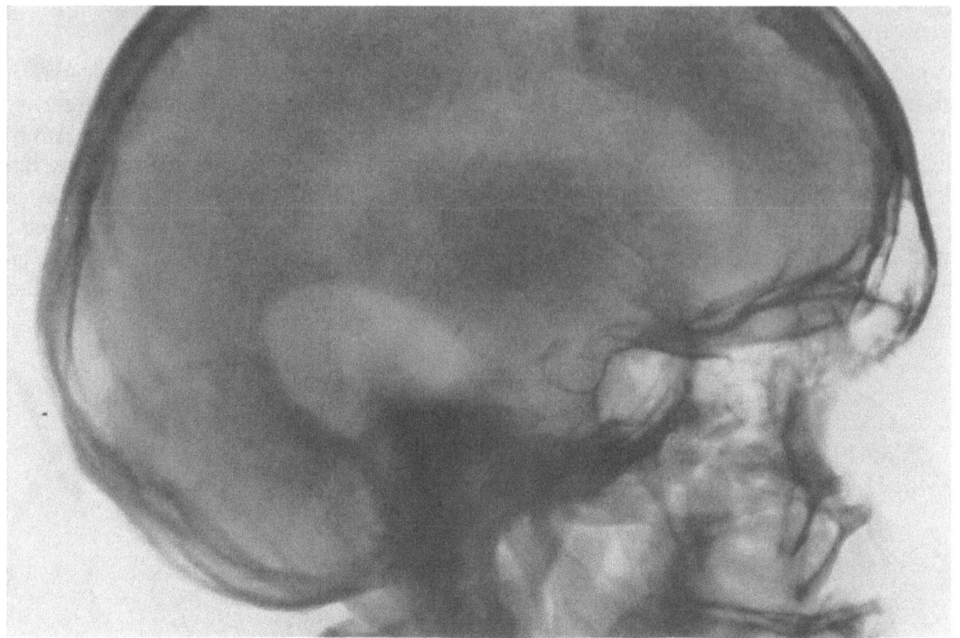

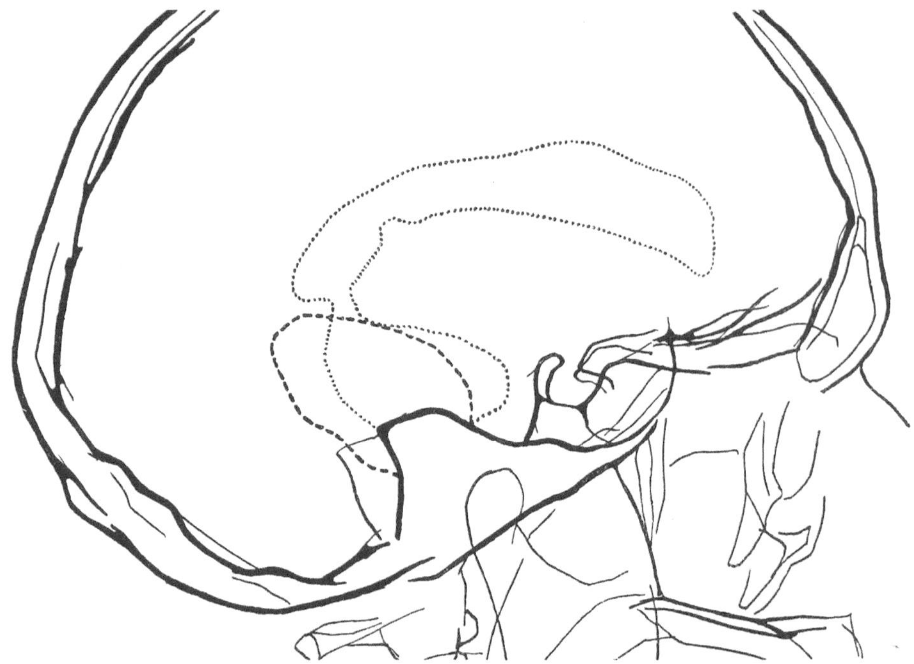

Abb. 249 und Skizze. Seitliche Aufnahme des Schädels. Chronische Otitis. Operativ eröffneter *Schläfenlappen-absceß*. Spontane Luftfüllung der Absceßhöhle und des Seitenventrikels infolge Durchbruch des Abscesses in letzteren. Im rückwärtigen Anteil der Schläfenbeinschuppe und den angrenzenden Partien des Scheitelbeines und der Pars mastoidea sieht man eine, der Trepanationsöffnung entsprechende, unscharf begrenzte, intensive Aufhellung. Dieselbe ist im vorderen Anteil von einer zweiten Aufhellung überlagert, die über den Operations-defekt etwas nach vorne reicht und durch die luftgefüllte Absceßhöhle bedingt ist. Über derselben ist der luft-gefüllte Seitenventrikel als breite, bandförmig nach oben konvexe Aufhellung in typischer Weise erkennbar. Diese Aufhellung communiciert im hinteren-unteren Anteil mit der der Absceßhöhle. Legende zur Skizze: Die Konturen des Trepanationsdefektes sind gestrichelt, die Konturen der Absceßhöhle und des Seitenventrikels sind punktiert.

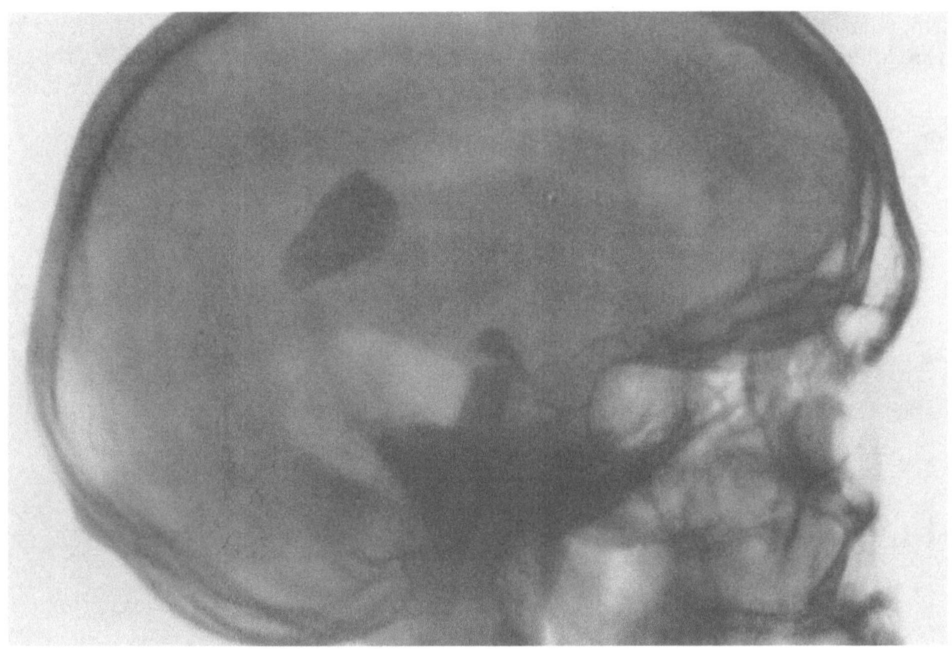

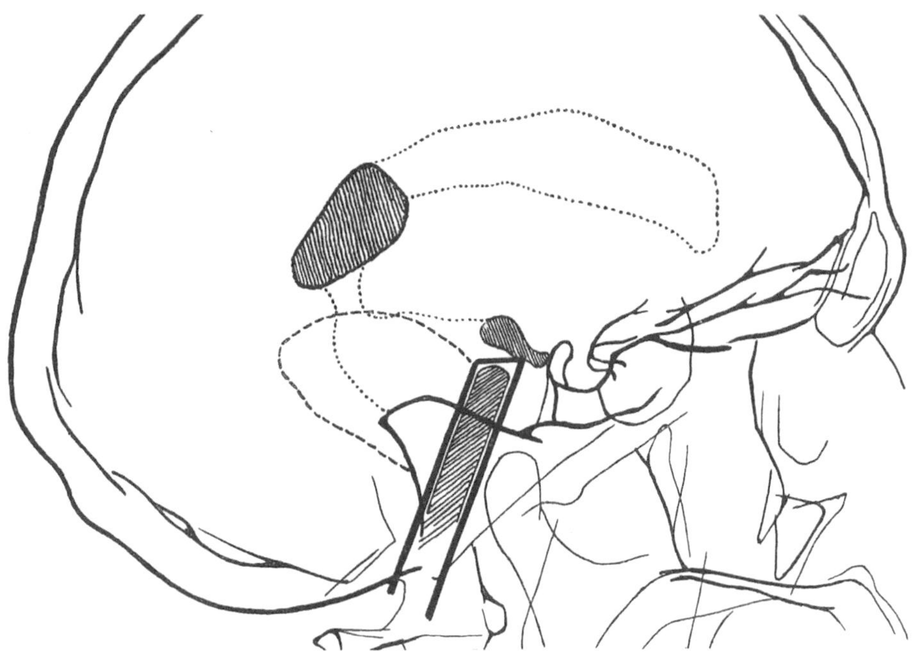

Abb. 250 und Skizze. Seitliche Aufnahme des Schädels vom gleichen Fall wie Abb. 249 nach Einführung von *Lipiodol*. In den vorderen Teil der Abszeßhöhle ist ein breites Drainrohr eingeführt, dessen Schatten im Röntgenbild über der Pyramide, hinter der Sella turcica zu erkennen ist. Über demselben befindet sich der intensive Schatten eines über bohnengroßen Lipiodoldepots, ein zweites von Pflaumengröße ist im hinteren-unteren Anteil des Seitenventrikels zu sehen. Legende zur Skizze: Die Konturen des Trepanationsdefektes sind gestrichen, die Konturen der Abszeßhöhle und des Seitenventrikels sind punktiert. Die schraffierten Partien entsprechen den Lipiodoldepots.

MAYER, Röntgendiagnostik (Otologie).   17

so dringt natürlich auch das Lipiodol in letzteren ein und wir sehen dann im Gegensatz
zur Luftfüllung im Bereiche des Ventrikels den dichten Schatten des Lipiodols (s. Abb. 250
und 251). Ein solcher Fall wurde von UFFENORDE publiziert. Ob der Kontrastfüllung

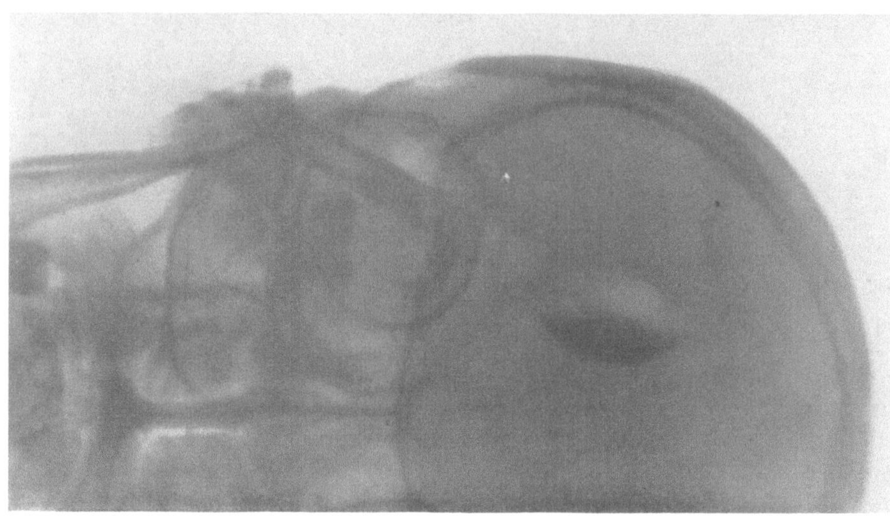

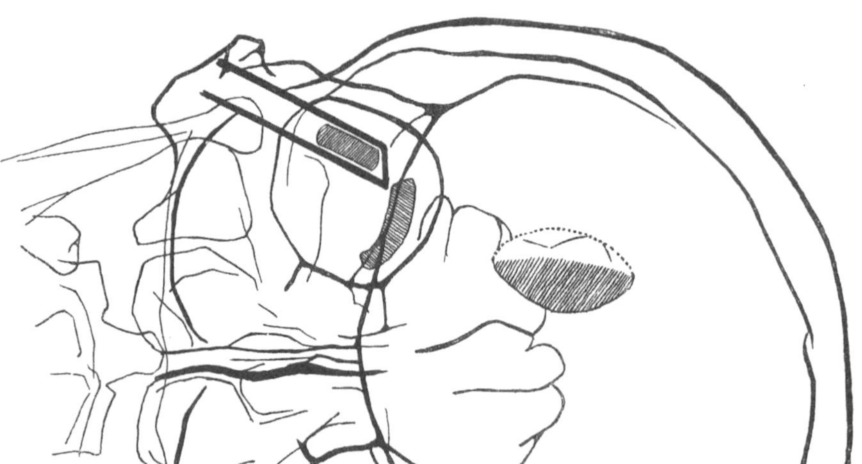

Abb. 251 und Skizze. Posterior-anteriore Aufnahme des Schädels in Seitenlage vom gleichen Fall wie Abb. 250. Der
Schatten des eingeführten Drainrohres ist innerhalb der Pars mastoidea zu sehen und projiziert sich mit seinem
inneren Ende in die Orbita. In demselben liegt ein längliches *Lipiolddepot.* Ein Teil des Lipiodols befindet sich
im Seitenventrikel, dessen medialer Wand anliegend und ist hier als dichter Schatten zu erkennen. Das übrige
Lumen dieses Ventrikels ist mit Luft gefüllt, was an der über dem Schatten des Lipiodoldepots befindlichen
Aufhellung zu erkennen ist. Legende zur Skizze: Die schraffierten Partien bezeichnen die Lipiodoldepots, die
punktierte Linie entspricht dem lateralen Kontur des Seitenventrikels.

von Abszeßhöhlen große praktische Bedeutung zukommt, erscheint fraglich. Jedenfalls
können wir nie mit Sicherheit annehmen, daß uns die Kontrastfüllung die tatsächliche
Ausdehnung der Höhle zeigt, da immer die Möglichkeit einer nur partiellen Füllung besteht
und wir keine Möglichkeit haben, diese Tatsache zu erkennen. Immerhin kann das
Röntgenbild in günstigen Fällen Buchten und Ausladungen der Abszeßhöhle an entsprechenden Ausladungen des Kontrastschattens erkennen lassen.

7. Fremdkörper und ihre Lokalisation.

Der Nachweis und die Lagebestimmung von Fremdkörpern ist fast ausschließlich Aufgabe der Röntgenstrahlen. Methoden zur röntgenologischen Lokalisation sind insbesondere in der Kriegszeit in großer Zahl veröffentlicht worden (nach LILIENFELD, der dieses Gebiet in HOLZKNECHTS „Röntgenologie" kritisch bearbeitete, beinahe 300). Die meisten derselben befassen sich jedoch nur mit den geometrischen Beziehungen des Fremdkörpers zu einem mehr oder weniger willkürlich gewählten Punkt der Hautoberfläche. Ein solches Verfahren erfüllt aber nur dann seinen Zweck, wenn der Fremdkörper knapp unter der Hautoberfläche gelegen ist oder sich in keiner näheren Beziehung zu röntgenologisch erkennbaren anatomischen Details des Schädels befindet. Letzteres ist bei Fremdkörpern der Fall, welche nach Durchdringen des Schläfenbeines derart endokraniell gelegen sind, daß sie sich der Hautoberfläche näher befinden, als einem markanten und für den Operateur als Wegweiser verwertbaren Detail des Schädels. In allen anderen Fällen ist die *anatomische Lage* des Fremdkörpers, sein räumliches Verhältnis zur Umgebung, genauestens zu bestimmen. Drei Methoden kommen hierzu in Betracht, und zwar:

1. Die Durchleuchtung bei stetiger Drehung des Kopfes.
2. Das stereoskopische Verfahren.
3. Die Auflösung der Tiefenverhältnisse durch Anfertigung von 2 oder 3 Aufnahmen in möglichst zueinander senkrechter Richtung.

Da bei der Durchleuchtung feine anatomische Details des Schädels ebensowenig zu erkennen sind wie kleine endokraniell oder innerhalb des Schläfenbeines gelegene Fremdkörper, so kommt derselben im allgemeinen nur die Aufgabe zu, eine *orientierende Übersicht* zu schaffen. Mit einer Ausnahme. Liegt der *Fremdkörper subcutan* dem Schläfenbein außen an, dann wird auch ein kleiner Fremdkörper in dem Augenblick im Schirmbild gut zur Ansicht gelangen, in welchem bei stetiger Drehung des Kopfes der dem Fremdkörper benachbarte Teil der Schädelwand von den Strahlen tangential getroffen wird. Seine Lage markieren wir am besten an der Hautoberfläche in der Weise, daß wir bei unveränderter Stellung von Röhre und Kopf zueinander einen schattengebenden Stift (z. B. einen roten Fettstift, der infolge seines Zinnobergehaltes im Röntgenlicht deutlichen Schatten gibt) in der Höhe des Fremdkörpers an die Körperoberfläche heranbringen und auf dieser gleitend mit ihm bald näher zum Schirm, bald näher zur Röhre heranrücken. Da die Schädeloberfläche gewölbt ist wird der Stift in einer Lage zur Gänze frei sichtbar sein, und zwar dann, wenn er sich an dem von den Strahlen tangential getroffenen Teil der Hautoberfläche und mithin unmittelbar über dem Fremdkörper befindet. Diese Stelle markieren wir an der Haut. Senkrecht unter ihr liegt der Fremdkörper. An einer Stelle versagt jedoch dieses Verfahren, und zwar am Planum temporale. Denn dieses können wir nicht in tangentialer Richtung zur Ansicht bringen, da es bei derartigem Verlauf der Strahlen vom Os zygomaticum verdeckt wird. Wir können daher bei einem hier liegenden Fremdkörper in der Mehrzahl der Fälle nicht exakt feststellen, ob dieser extra- oder schon intrakraniell gelegen ist. Diese Feststellung gelingt meist um so weniger, als sich auch ein kleiner, penetrierender Defekt im Bereiche der Schuppe, der einen Anhaltspunkt dafür bieten könnte, wegen der geringen Schattendichte der letzteren oft der röntgenologischen Darstellung entzieht.

Das *stereoskopische Verfahren* wurde vorwiegend von HASSELWANDER ausgebaut. Ihm haften jedoch bei der Fremdkörperlokalisation die gleichen Mängel an wie bei der Schläferbeinuntersuchung im allgemeinen, Mängel, über die wir gelegentlich der Untersuchungs-

technik schon gesprochen haben. Wollen wir die Lage eines Fremdkörpers in exakter
Weise auf anatomische Details des Schläfenbeines beziehen, so genügt hierzu die Anfertigung
stereoskopischer Aufnahmen in einer Richtung nicht, weil in einer einzelnen nicht alle
nötigen anatomischen Details dargestellt werden können. Machen wir aber Aufnahmen
in verschiedenen Projektionen, so ist es nicht mehr nötig, sie stereoskopisch anzufertigen.
Beziehen wir jedoch die Lage des Fremdkörpers nicht auf anatomische Details, sondern
auf einen willkürlich gewählten Punkt, z. B. auf eine am Schläfenbein außen angebrachte
Bleimarke — und dies können wir bis zu einem gewissen Grad mit Hilfe stereoskopischer
Aufnahmen in einer Richtung — so verzichten wir damit auf die im Hinblick auf eine
eventuell notwendige Operation unumgänglich erforderliche anatomische Lokalisation.
Die Anwendung des Stereoverfahrens zur Lagebestimmung eines Fremdkörpers ist daher
nur dann von wesentlicher Bedeutung, wenn derselbe im Röntgenbild nur in einer
Projektion zur Darstellung gelangt und wir infolgedessen keine Möglichkeit haben, das
Zwei- bzw. Dreiplattenverfahren mit Aufnahmen in möglichst zueinander senkrechter
Richtung zur Anwendung zu bringen.

Dieses Verfahren beruht auf der Tatsache, daß die Lage eines Punktes durch zwei
oder mehrere sich schneidende Gerade, deren Verlaufsrichtung uns bekannt ist, eindeutig
bestimmt ist. Davon ausgehend haben HOLZKNECHT und seine Schüler das *Zweiplattenverfahren* zur Lokalisation von Fremdkörpern, welches eben darauf beruht, daß ein Fremdkörper erst dann als an einem bestimmten Ort liegend erkannt werden kann, wenn er
bei 2 Aufnahmen in verschiedener Projektion an gleicher Stelle gefunden wird, einer
systematischen Bearbeitung unterzogen. Je mehr sich der Winkel, welchen beide
Projektionsrichtungen miteinander einschließen, 90° nähert, desto größer ist die „tiefe-
auflösende" Wirkung der 2 Aufnahmen, desto leichter ist die Lage des Fremdkörpers
zu erkennen. Dieses Zweiplattenverfahren versagt aber, wenn ein Fremdkörperschatten
in einem der beiden Bilder in Deckung mit einem Knochen oder Knochenanteil gesehen
wird, welcher am anderen Bild nicht mit genügender Deutlichkeit zu erkennen ist. Dies
trifft besonders oft am Schädel zu und es erweist sich dann als notwendig, eine dritte
Aufnahme in zu den beiden ersten möglichst senkrechter Projektionsrichtung zur Untersuchung heranzuziehen. Von der Einhaltung der zueinander senkrechten Projektionen
muß abgegangen werden, wenn sie sich im speziellen Fall als undurchführbar oder unzweckmäßig erweisen und dies ist bei der Lokalisation von Fremdkörpern im oder am
Schläfenbein meist der Fall. Denn wir müssen die Lage des Fremdkörpers anatomisch
definieren, können dies jedoch nur dann, wenn nicht nur der Fremdkörper, sondern auch
die nötigen anatomischen Details in entsprechender Weise zur Darstellung gebracht werden.
Es erweist sich daher als zweckmäßig, hier bei der Lokalisation von Fremdkörpern in
gleicher Weise wie bei sonstigen Untersuchungen des Schläfenbeines von den 3 Standardaufnahmerichtungen, jener von SCHÜLLER, STENVERS und E. G. MAYER auszugehen,
da diese einerseits die Details am Schläfenbein mit genügender Deutlichkeit zeigen, andererseits die Projektionsunterschiede bei den einzelnen zur Erzielung einer entsprechenden
tiefeauflösenden Wirkung groß genug sind. Wir gehen dabei in folgender Weise vor:
Zuerst wird z. B. bei der Aufnahme nach STENVERS aus der Lage der Crista sagittalis zur
Pyramide und aus der der Pyramide zur Orbita die genaue Projektionsrichtung bestimmt.
Sind wir uns über dieselbe im klaren, dann können wir am besten an Hand eines Skelet-
schädels feststellen, in welcher Projektionsrichtung der Fremdkörper liegt. Deckt er sich
z. B. mit dem Labyrinth, so liegt er auf der Linie Fokus — Labyrinth und ihrer Verlängerung. Er kann also innerhalb der kompakten Labyrinthkapsel gelegen sein, vorne
lateral davon im Bereiche der mittleren Schädelgrube oder hinten medial in der hinteren

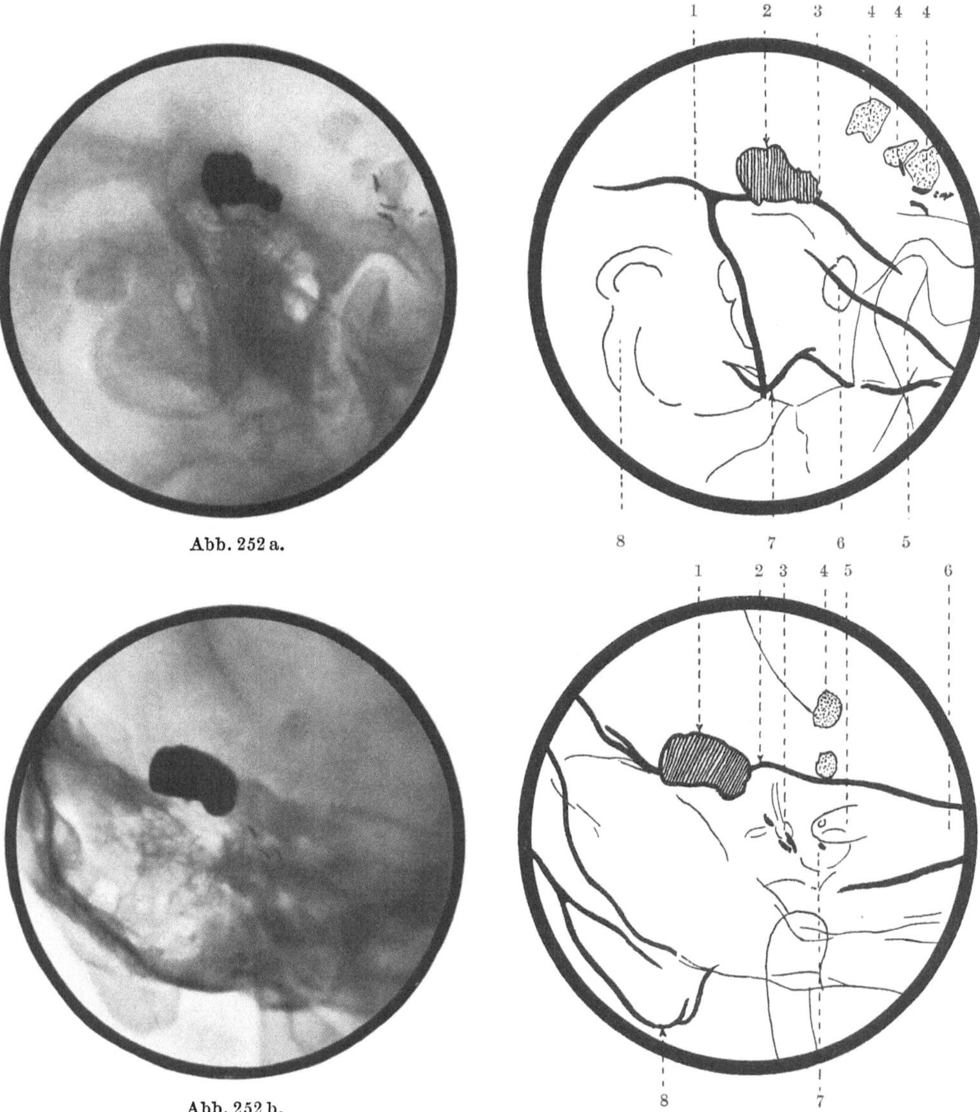

Abb. 252 a.

Abb. 252 b.

Abb. 252 a, b und Skizzen. a Schläfenbeinaufnahme nach SCHÜLLER, b Schläfenbeinaufnahme nach STENVERS. (Beide typische Einstellung.) Bei der Schläfenbeinaufnahme nach SCHÜLLER ist die Eminentia arucata durch den dichten Schatten eines deformierten *Revolverprojektils* verdeckt. Nach vorne zu sind über dem Kieferköpfchen kleine, metalldichte, durch Projektilsplitter bedingte Schatten zu erkennen, ferner einige größere, weniger dichte, die Knochensequestern entsprechen. Die Schläfenbeinaufnahme nach STENVERS zeigt das Revolverprojektil etwas lateral und oben vom oberen Bogengang. Es projiziert sich hier auf den lateralen Teil der oberen Pyramidenkante. Die kleineren Projektilsplitter projizieren sich um das Vestibulum. Die Knochensplitter liegen auf diesem Bilde rechts oben von der Eminentia arcuata. Da das Revolverprojektil auf beiden Aufnahmen das Tegmen antri verdeckt, so muß es unmittelbar auf demselben liegen. Die kleinen Projektilsplitter liegen bei der Aufnahme nach STENVERS in der Richtung: Crista sagittalis—Vestibulum — Kiefergelenk. Bei der Aufnahme nach SCHÜLLER liegen sie über dem letzteren, weit entfernt vom Labyrinth und der Crista sagittalis. Sie müssen sich demnach knapp über dem Boden der mittleren Schädelgrube, und zwar über der Kiefergelenkspfanne befinden. Die Corticalissplitter liegen bei der Aufnahme nach STENVERS oben medial von den kleinen Projektilsplittern, bei der Aufnahme nach SCHÜLLER zum größten Teil über den letzteren. Sie befinden sich demnach etwas weiter endokraniell und etwas höher über dem Boden der mittleren Schädelgrube als die Projektilsplitterchen. Legende zur Skizze a: 1 Gegend des oberen Sinusknies; 2 Revolverprojektil (schraffiert); 3 oberer Kontur der Pyramide im Bereiche der Eminentia arcuata; 4 Corticalissplitter (punktiert), darunter kleine Projektilsplitterchen; 5 Pyramidenspitze, auf den Unterkiefer projiziert; 6 äußerer Gehörgang + Paukenhöhle + innerer Gehörgang; 7 Spitze des Warzenfortsatzes; 8 Emissarium mastoideum. Legende zur Skizze b: 1 Revolverprojektil (schraffiert); 2 oberer Kontur der Pyramide im Bereiche der Eminentia arcuata; 3 Vestibulum; 4 Corticalissplitter (punktiert); 5 innerer Gehörgang; 6 Spitze der Pyramide; 7 Schnecke; 8 Spitze des Warzenfortsatzes.

Schädelgrube. Das gleiche Vorgehen wiederholen wir bei der Aufnahme nach SCHÜLLER. Auch hier orientieren wir uns zuerst über den Verlauf des Zielstrahles bei der Anordnung der Aufnahme und dann über die Projektionsrichtung, in welcher der Fremdkörper gelegen ist. Liegt er z. B. bei dieser Projektion hinter dem Labyrinth, so kann er, solange wir nur diese Aufnahme vor Augen haben, z. B. in der hinteren Schädelgrube oder in der Pars mastoidea gelegen sein. Da ihn aber die Aufnahme nach STENVERS in Deckung mit dem Labyrinth zeigt, so ergibt sich daraus, daß er nur hinten medial vom Labyrinth, innerhalb der hinteren Schädelgrube gelegen sein kann. Seine Entfernung von, dem Operateur geläufigen Orientierungspunkten am Schädel, wie dem Boden der hinteren Schädelgrube,

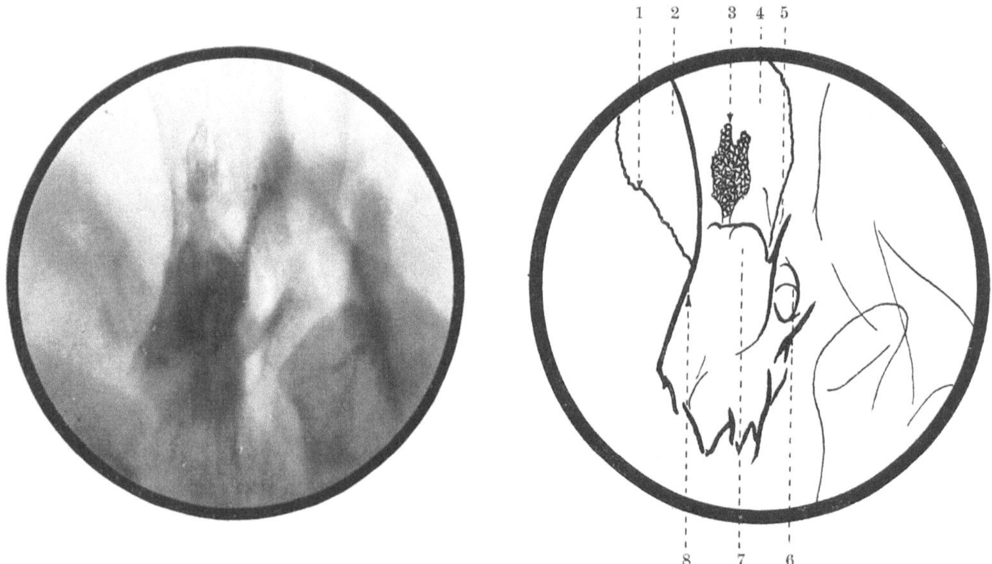

Abb. 253 und Skizze. Schläfenbeinaufnahme nach E. G. MAYER. (Typische Einstellung.) Ausgedehnter Defekt nach Antrotomie. Im Defekt befindet sich *Jodoformgaze*. Die ganze Pars mastoidea ist von einer großen, dem Operationsdefekt entsprechenden Aufhellung eingenommen. Innerhalb derselben sieht man ungefähr in der Gegend hinten-oben vom Antrum einen ziemlich dichten, unregelmäßigen Schatten, der durch Jodoformgaze bedingt ist. Legende zur Skizze: 1 Rückwärtiger Rand des Operationsdefektes; 2 Gegend des oberen Sinusknies; 3 Jodoformgaze; 4 oberer Bereich des Operationsdefektes; 5 hintere Gehörgangswand; 6 Attik + äußerer Gehörgang; 7 kompakter Labyrinthkern; 8 hinterer Kontur der Pyramide.

der seitlichen Schädelwand und eventuell der Ohrvertikalen oder der hinteren Pyramiden-fläche, läßt sich dabei mit ziemlicher Genauigkeit messen. Liegt der Fremdkörper innerhalb der Haupträume des Mittelohres oder innerhalb der Pars mastoidea, so ist es angezeigt, zur genauen anatomischen Lokalisation auch die Aufnahme nach E. G. MAYER heran-zuziehen und in gleicher Weise auszuwerten (siehe Abb. 252 a und b).

Bei Besprechen der Fremdkörper sei noch erwähnt, daß jodoformhaltige Gaze im Röntgenbild Schatten gibt und vor der Untersuchung, insbesondere aus Operations-höhlen nicht nur deswegen entfernt werden soll, weil ihr Schatten die Übersicht beein-trächtigt, sondern vor allem auch deswegen, weil kleine Stückchen von Jodoformgaze bisweilen Sequestern täuschend ähnlich sehen und so zu Fehldiagnosen Anlaß geben können (s. Abb. 253). Auch können Salben, welche schattende Substanzen wie Zink oder Jod enthalten und mit welchen die Haut am Warzenfortsatz bestrichen wurde, im Röntgenbild undeutliche, fleckige Schatten geben. Wurde eine solche Salbe zu wieder-holten Malen angewendet, so kann es geschehen, daß diese Substanzen in die Haut eindringen und in derselben auch dann noch vorhanden sind, wenn man sich vor der Untersuchung sorgfältig bemüht hat, die Salbe zu entfernen. Zeigt daher das Röntgenbild über dem ganzen Warzenfortsatzbereich und dessen Umgebung zarte, fleckige Schatten, deren Vorhandensein durch den vorliegenden pathologischen Prozeß nicht erklärt werden kann, so soll man sich in erster Linie darüber orientieren, ob in der letzten Zeit vor der Untersuchung derartige Salben Anwendung gefunden haben.

8. Die Mißbildungen des Schläfenbeines.

a) Entwicklungsgeschichtliche Vorbemerkungen.

Das Schläfenbein ist ein Komplex verschiedener Knochen, die noch beim Neugeborenen zum größten Teil getrennt sind. Es entsteht aus 3 Bildungsherden und zwar:

1. aus dem Primordial- oder Chondrocranium (Felsenbein mit Labyrinthkapsel, Warzenfortsatz und dorsaler Teil des Tegmens),

2. aus dem Desmocranium (Deckknochen: Schuppe, Paukenteil),

3. aus den Kiemenbögen (hintere und untere Paukenhöhlenwand, Gehörknöchelchen und Processus styloideus).

Das Felsenbein und der Warzenfortsatz entwickelt sich mit mehreren Knochenkernen aus jenem Teil des Primordialschädels, der das Gehörorgan, die Labyrinthanlage, einschließt. Diese ist in frühen Entwicklungsstadien von embryonalem Bindegewebe umgeben, welches sich im 2. Embryonalmonat in Knorpel umwandelt und dann auch als knorpelige Ohrkapsel bezeichnet wird. Von dieser wächst ein Fortsatz über die Gehörknöchelchenkette nach vorne (Processus perioticus superior Gradenigo), der sich dann ventralwärts in eine aus fibrösem Bindegewebe bestehende Platte fortsetzt. Aus dem Processus perioticus superior und der fibrösen

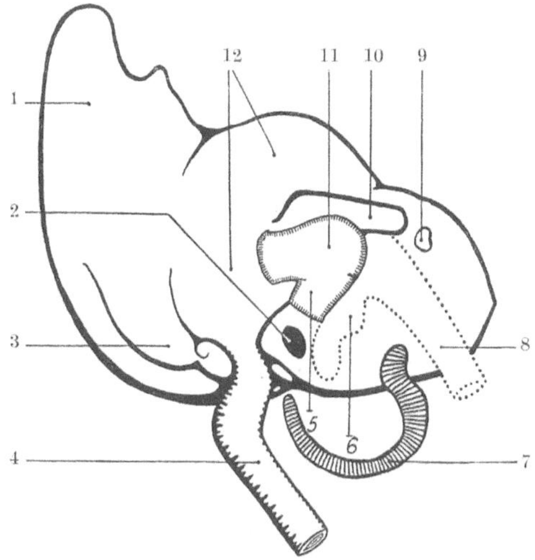

Abb. 254. Schematische Darstellung des Primordialkraniums eines 8 cm langen menschlichen Embryos (nach HERTWIG). 1 Tectum synoticum; 2 Fenestra rotunda; 3 Processus mastoideus; 4 REICHERTscher Knorpel; 5 Stapes; 6 Malleus; 7 Annulus tympanicus; 8 MECKELscher Knorpel; 9 Foramen nervi facialis; 10 Processus perioticus superior Gradenigo; 11 Incus; 12 Labyrinthkapsel.
(Aus G. POLITZER und E. G. MAYER l. c.).

Platte entsteht späterhin das Tegmen tympani. Im 5. Embryonalmonat geht der Knorpel durch enchondrale Verknöcherung in Knochen über.

Zu den primordialen Knochen gesellen sich beim Menschen 2 Deckknochen — Schuppe und Paukenteil — und verschmelzen mit diesen bald nach der Geburt. Von diesen ist der Paukenteil anfänglich ein schmaler knöcherner Ring, welcher zur Einrahmung des Trommelfelles dient. Er entwickelt sich im Bindegewebe nach außen von den Gehörknöchelchen und verbreitert sich allmählich zu einer Knochenplatte, welche dem äußeren Gehörgang zur Stütze dient. Diese Platte verwächst dann mit dem Felsenbein bis auf eine enge Spalte, die Fissura petrotympanica Glasseri.

Incus und Malleus gehen aus dem hinteren Anteil des I. Kiemenbogens hervor. Dem II. Kiemenbogen gehört der Annulus stapedius an, der in frühen Entwicklungsstadien durch ein kurzes Zwischenstück (Interhyale) mit dem Hauptteil des II. Kiemenbogens verbunden ist. Lateral von diesen Skeletteilen differenziert sich ein länglicher Knorpelstab, das Laterohyale, das später mit dem Hauptteil des II. Kiemenbogens und mit der Labyrinthkapsel verwächst. Da gleichzeitig das Interhyale verschwindet, bleiben zwei voneinander getrennte knorpelige Bogengangderivate zurück, der Annulus stapedius und ein nunmehr von der Labyrinthkapsel bis zur Kiemenbogenkopula reichender Stab, der als REICHERTscher Knorpel bezeichnet wird. In diesem treten späterhin Verknöcherungszentren auf, eines für den dorsalen und oberen Teil, das Tympanohyale und eines für den anschließenden ventralwärts ziehenden Teil, das Stylohyale. Der vorderste Teil verknöchert gleichfalls und wird zum kleinen Zungenbeinhorn, während der zwischen ihm und dem Stylohyale gelegene Teil das Ligamentum stylohyoideum bildet. Aus dem Tympanohyale geht die hintere und untere Paukenhöhlenwand hervor, aus dem Stylohyale der Processus styloideus (zitiert nach G. POLITZER und E. G. MAYER) (s. Abb. 254).

b) Pathologisch-anatomische Vorbemerkungen.

Über die Häufigkeit, mit welcher Außen-, Mittel- und Innenohr bei Mißbildungen in Mitleidenschaft gezogen sind, gibt eine tabellarische Übersicht von MARX über 54 bisher in der Literatur niedergelegte, anatomisch untersuchte Fälle Aufschluß. In 50 von diesen war der äußere Gehörgang hochgradig verändert. Das Mittelohr war in 8 Fällen annähernd normal, während das Labyrinth in 40 Fällen keine oder nur geringe Abweichungen von der Norm zeigte. Es ergibt sich daraus, daß bei Mißbildungen vorwiegend der äußere Gehörgang und — wenn auch in etwas geringerem Ausmaß — das Mittelohr beteiligt ist. Schwere Veränderungen am Labyrinth sind dagegen relativ selten. Diese Befunde sind damit zu erklären, daß in der überwiegenden Mehrzahl der Fälle vorwiegend das Os tympanicum oder der Processus styloideus mißbildet sind. Oft fehlt das Os tympanicum vollkommen. In anderen Fällen ist es hochgradig verkümmert, so daß nur ein rudimentärer äußerer Gehörgang vorliegt oder dieser vollkommen fehlt und an seiner Stelle das verbildete und verkümmerte Os tympanicum liegt, bisweilen mit der Schuppe derart verschmolzen, daß es von dieser nicht zu differenzieren ist. Am Processus styloideus wurde des öfteren eine Hyperplasie beobachtet, wodurch eine Einengung, unter Umständen sogar eine völlige Obliteration des äußeren Gehörganges und der Mittelohrräume zustande kommt. Bei einer Hypoplasie des Os tympanicum findet sich des öfteren auch eine Hyperplasie des Processus mastoideus, wodurch das Mastoid näher an den Unterkiefer herangerückt ist als der Norm entspricht. Eine Hypoplasie des Processus mastoideus ist selten. An der Schuppe findet sich bisweilen eine Defektbildung, die vorwiegend die zentralen Partien mit der Zygomaticuswurzel und die angrenzenden Partien der Gelenkspfanne und der Gehörgangswand betrifft. Manchmal findet sich in jenem Bereiche des Knochens, der aus einer an den Processus perioticus Gradenigo vorne lateral anschließenden bindegewebigen Platte hervorgeht und aus dem der vorderste Anteil des Tegmens, der innerste der oberen Gehörgangswand und die anschließende Partie der Kiefergelenkspfanne hervorgeht, eine Defektbildung oder eine hochgradige circumscripte Hyperostose. Durch letztere kann der äußere Gehörgang im inneren Anteil und der anschließende Attik von oben her eingeengt werden. Mißbildungen am knöchernen Labyrinth, und zwar Defektbildung daselbst sind nur ganz vereinzelt beschrieben. Auch eine Hypoplasie der Pyramide ist ein seltenes Vorkommnis.

c) Der Gang der Untersuchung.

Die Untersuchung muß sich bei Schläfenbeinmißbildungen selbstverständlich immer auf das ganze Schläfenbein erstrecken und es sind daher in erster Linie die 3 Standardaufnahmen und zwar die Aufnahmen nach SCHÜLLER, STENVERS und E. G. MAYER anzufertigen. Genügen diese nicht zur vollkommenen Klärung, so kommen je nach den Verhältnissen des vorliegenden Falles noch andere typische und atypische Aufnahmen in Frage. In vielen Fällen, besonders bei schweren Mißbildungen, wird es angezeigt sein, sich eine Übersicht über den ganzen Schädel zu verschaffen und insbesondere auch den Unterkiefer in die Untersuchung mit einzubeziehen, da dieser bei Schläfenbeinmißbildungen ziemlich häufig auch Abweichungen von der Norm erkennen läßt.

d) Das Röntgenbild der Schläfenbeinmißbildungen.

Die Veränderungen am Os tympanicum sind am besten in der Aufnahmerichtung nach E. G. MAYER zu beurteilen. Hyperplasien des Os tympanicum führen zu einer Einengung des äußeren Gehörganges und man sieht dann in dieser Aufnahmerichtung die

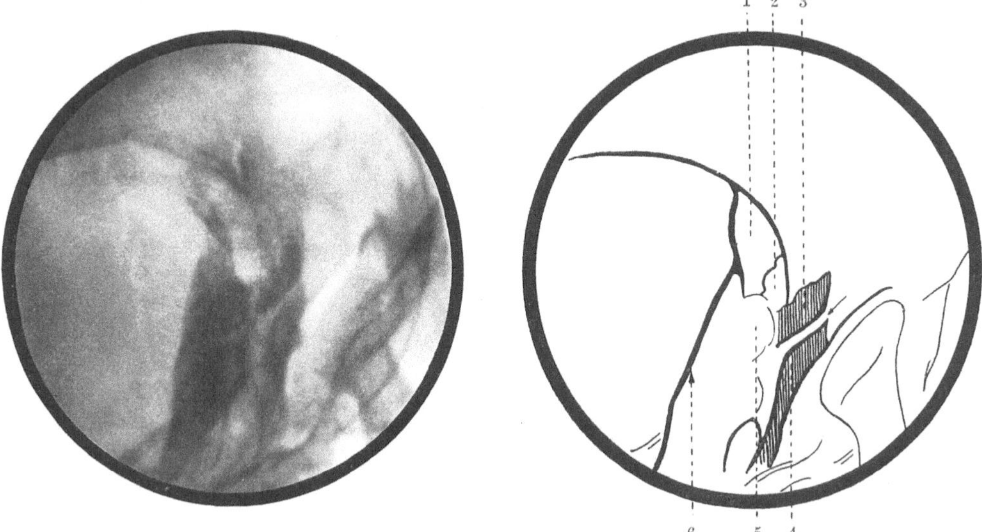

Abb. 255 und Skizze. Schläfenbeinaufnahme nach E. G. MAYER. (Typische Einstellung.) Hochgradige *konzentrische Hyperplasie des Os tympanicum*. Der äußere Gehörgang ist infolge hochgradiger Verdickung seiner vom Os tympanicum gebildeten Wände bis auf ein Lumen von kaum 2 mm Weite eingeengt. Die vom Os tympanicum gebildete vordere Paukenhöhlenwand ist ebenfalls hochgradig verdickt. Als Nebenbefund ist eine starke Sinusvorlagerung zu erwähnen, wodurch sich der Sulcus sigmoideus zum Teil mit dem Antrum mastoideum überdeckt. Legende zur Skizze: 1 Gegend des oberen Sinusknies; 2 Antrum mastoideum, vom Sulcus sigmoideus überlagert; 3 hochgradig verdickte hintere Gehörgangswand (schraffiert); 4 hochgradig verdickte vordere Gehörgangswand und vordere Paukenhöhlenwand (schraffiert); 5 kompakter Labyrinthkern; 6 rückwärtiger Kontur der Pyramide. Der Pfeil weist in den äußeren Gehörgang.

dem äußeren Gehörgang entsprechende Aufhellung in mehr oder weniger starkem Ausmaße durch knochendichten Schatten ersetzt. Eine solche Hyperplasie kann vollkommen gleichmäßig das ganze Os tympanicum betreffen, so daß der äußere Gehörgang eine konzentrische Einengung erfährt und im Röntgenbild nur als schmaler Aufhellungsstreifen kenntlich bleibt (s. Abb. 255). Bisweilen betrifft die Hyperplasie auch nur den vorderen Anteil des Os tympanicum, so daß die vordere Gehörgangswand und die vordere Paukenhöhlenwand hochgradig verdickt erscheint und als breites Schattenband im Röntgenbild hervortritt (s. Abb. 256), oder aber die Hyperplasie betrifft vorwiegend die unteren Partien. Dann ist der äußere Gehörgang in der Aufnahmerichtung nach E. G. MAYER normal breit, doch kommt er nur undeutlich zur Darstellung, weil er vom dichten Schatten des

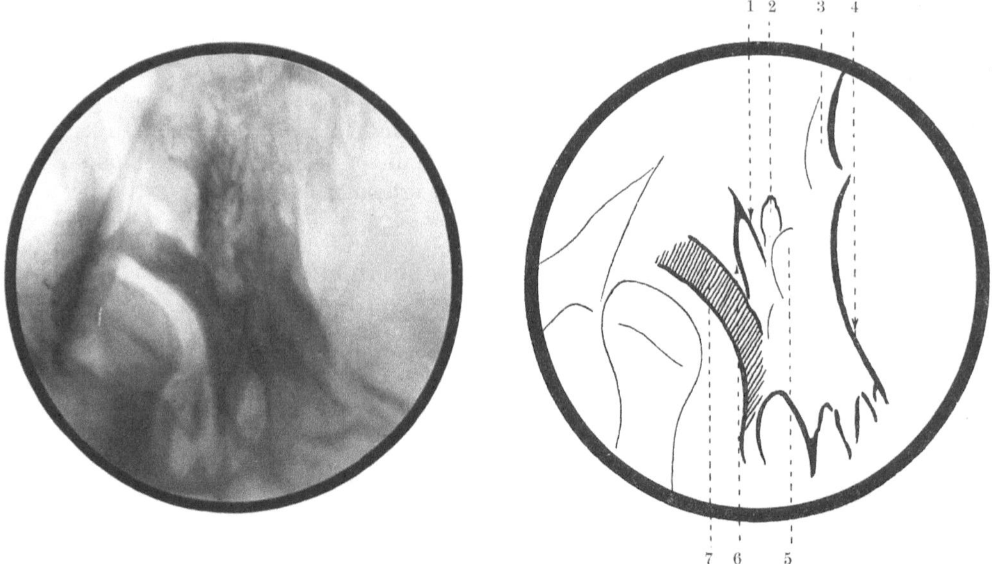

Abb. 256 und Skizze. Schläfenbeinaufnahme nach E. G. MAYER. (Typische Einstellung.) Hochgradige *Hyperplasie* des vorderen Teiles des *Os tympanicum.* Die vordere Gehörgangswand und die vordere Wand der Paukenhöhle sind sehr stark verdickt. Legende zur Skizze: 1 Hintere Gehörgangswand; 2 Antrum mastoideum; 3 Gegend des oberen Sinusknies; 4 hinterer Kontur der Pyramide; 5 kompakter Labyrinthkern; 6 vorderer Kontur des Warzenfortsatzes; 7 hyperplastische Teile des Os tympanicum (schraffiert).

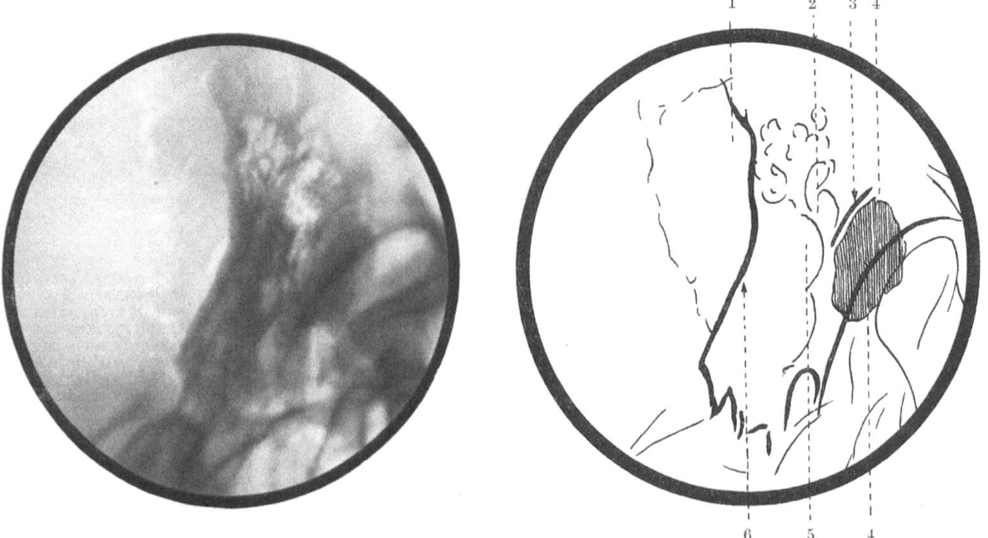

Abb. 257 und Skizze. Schläfenbeinaufnahme nach E. G. MAYER. (Typische Einstellung.) Hochgradige *exzentrische Hyperplasie des Os tympanicum.* Bei der Schläfenbeinaufnahme nach E. G. MAYER läßt sich sowohl die vordere als auch die hintere Gehörgangswand erkennen, doch projiziert sich auf den äußeren Gehörgang dichter Schatten, der zum Teil über diesen hinaus bis zum Kieferköpfchen reicht und dem im unteren Anteil stark hyperplastischen Os tympanicum entspricht. Legende zur Skizze: 1 Gegend des oberen Sinusknies; 2 Antrum mastoideum; 3 hintere Gehörgangswand; 4 hyperplastisches Os tympanicum (schraffiert); 5 kompakter Labyrinthkern; 6 hinterer Kontur der Pyramide.

hyperplastischen Os tympanicum überlagert ist (s. Abb. 257). Wir sehen in solchen Fällen oft, daß sich die unteren Partien des hyperplastischen Os tympanicum zum Teil mit dem

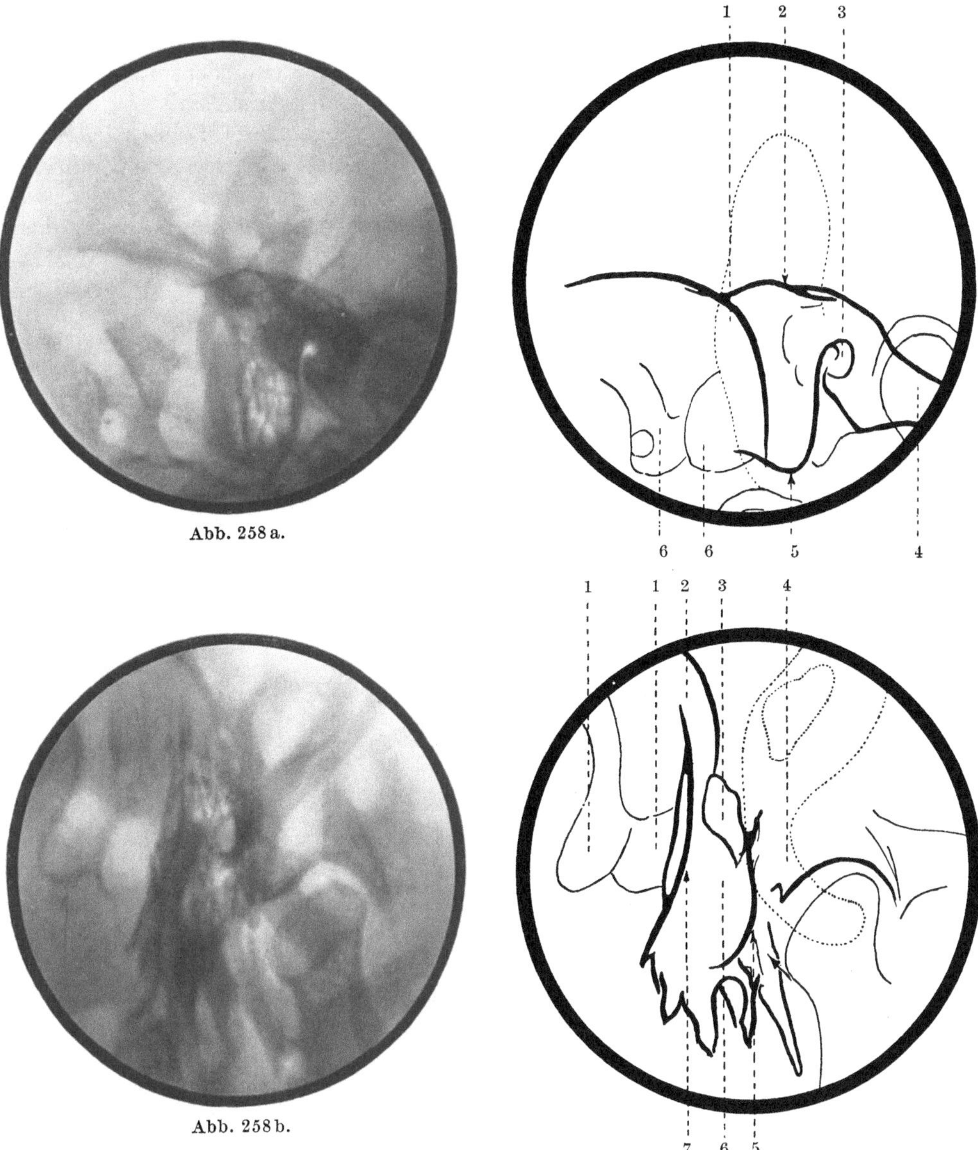

Abb. 258a.

Abb. 258b.

Abb. 258a, b und Skizzen. a Schläfenbeinaufnahme nach SCHÜLLER, b Schläfenbeinaufnahme nach E. G. MAYER. (Beide typische Einstellung.) *Aplasie des Os tympanicum.* Bei der Schläfenbeinaufnahme nach SCHÜLLER ist der durch das Os tympanicum bedingte, dichte Schatten, der sich normalerweise unter dem äußeren Gehörgang befindet, nicht erkennbar. Der vordere Kontur des Warzenfortsatzes ist etwas an das Kiefergelenk herangerückt, so daß die Distanz zwischen diesen beiden nur 7 mm beträgt. Das Emissarium mastoideum ist sehr stark entwickelt und zeigt einen atypischen Verlauf. Das pneumatische System ist von mittlerer Ausdehnung und mittelzelliger Struktur. Die Zellen sind von normaler Helligkeit. Die Schläfenbeinaufnahme nach E. G. MAYER zeigt den oberen und lateralen Anteil des äußeren Gehörganges in normaler Weise. Der Schatten des Os tympanicum fehlt jedoch auch hier, so daß der äußere Gehörgang und die Paukenhöhle nach vorne nicht abgeschlossen sind. Legende zur Skizze a: 1 Gegend des oberen Sinusknies; 2 oberer Kontur der Pyramide im Bereiche des Tegmens bzw. der Eminentia arcuata; 3 Gegend des äußeren Gehörganges + innerer Gehörgang + Paukenhöhle; 4 Pyramidenspitze, auf das Kieferköpfchen projiziert; 5 Spitze des Warzenfortsatzes; 6 atypisches Emissarium mastoideum. Die punktierte Linie entspricht dem äußeren Kontur des Ohrmuschelschattens. Legende zur Skizze b: 1 atypisches Emissarium mastoideum; 2 Gegend des oberen Sinusknies; 3 Antrum mastoideum; 4 Mündung des äußeren Gehörganges; 5 vorderer Kontur des Warzenfortsatzes; 6 kompakter Labyrinthkern; 7 hinterer Kontur der Pyramide. Die punktierte Linie bezeichnet den äußeren Kontur des Ohrmuschelschattens. Der Pfeil weist auf den Defekt der vorderen Gehörgangswand und vorderen Paukenhöhlenwand.

Kieferköpfchen überlagern. Fehlt das Os tympanicum vollkommen, so vermissen wir in der Aufnahmerichtung nach E. G. MAYER in erster Linie jene Schattenlinie, welche vom hinteren Rande der Gelenkspfanne zum vorderen Rande der Pyramidenspitze zieht, die vordere Gehörgangswand und die vordere Paukenhöhlenwand darstellend. In der Aufnahmerichtung nach SCHÜLLER wird das Fehlen des Os tympanicum dadurch kenntlich, daß der dichte Schatten, der zwischen Unterkiefer und Mastoid gelegen ist, zum Teil fehlt, doch läßt diese Aufnahme die Verhältnisse deswegen weniger gut beurteilen, weil bei ihr die Gegend des Os tympanicum vom dichtschattenden kompakten Labyrinthkern

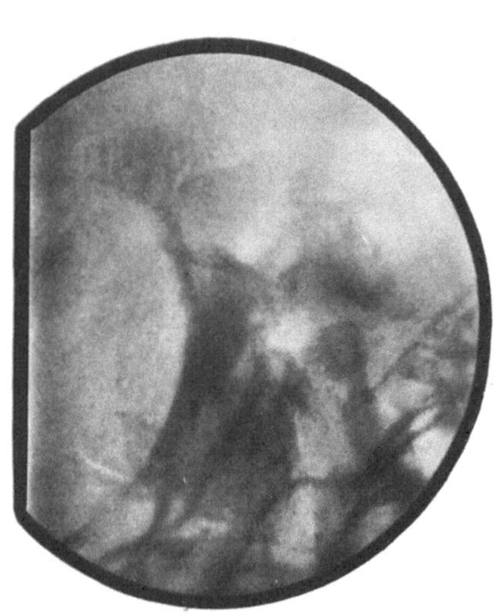
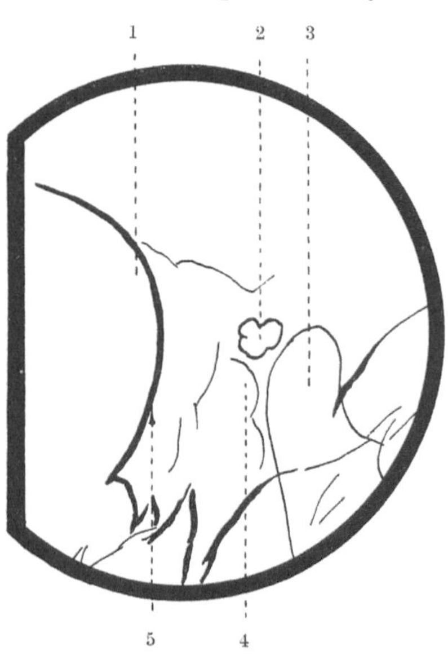

Abb. 259 und Skizze. Schläfenbeinaufnahme nach E. G. MAYER. (Die Neigung des Zielstrahles zur Deutschen Horizontalen war etwas zu gering.) *Aplasie des Os tympanicum mit Luxatio posterior* des hypoplastischen und deformierten Kieferköpfchens. Der Schatten des Os tympanicum fehlt. Auch die hintere Gehörgangswand ist nicht zu erkennen. Das Antrum mastoideum ist angelegt und kommt knapp über dem kompakten Labyrinthkern an typischer Stelle zur Ansicht. Unmittelbar vor dem Antrum steht im Bereiche des äußeren Gehörganges das Unterkieferköpfchen. Legende zur Skizze: 1 Gegend des oberen Sinusknies; 2 Antrum mastoideum; 3 Kieferköpfchen; 4 kompakter Labyrinthkern; 5 hinterer Kontur der Pyramide.

zum Teil verdeckt ist (s. Abb. 258 a und b). In manchen Fällen von Aplasie des Os tympanicum kommt auch die hintere Gehörgangswand, die von der Pars mastoidea, bzw. der Schuppe gebildet wird, im Röntgenbild nicht deutlich zur Darstellung. In den meisten dieser Fälle werden wir außerdem eine Verbildung des Kieferköpfchens finden und bisweilen auch eine Luxatio posterior desselben. Wir sehen dann bei axialer Ansicht das verbildete Kieferköpfchen im Bereiche des äußeren Gehörganges knapp vor dem Antrum (s. Abb. 259). Fehlt das Os tympanicum nicht vollkommen, sondern besteht eine durch Verkümmerung desselben bedingte knöcherne Atresie des äußeren Gehörganges, dann fehlt im Röntgenbild die normalerweise durch das Lumen des äußeren Gehörganges bedingte Aufhellung und an ihrer Stelle ist knochendichter Schatten zu sehen, wobei sich vordere und hintere Gehörgangswand nicht mehr differenzieren lassen. Manchmal läßt sich dann bei der Aufnahme SCHÜLLERs der Kontur des Warzenfortsatzes kontinuierlich nach vorne in den der Gelenkspfanne weiter verfolgen (s. Abb. 260 a und b).

Die Hyperplasie des Processus mastoideus ist am besten in der Aufnahme nach SCHÜLLER zu erkennen, wobei auch auf die Entfernung des vorderen Randes des Warzenfortsatzes vom hinteren Rand des aufsteigenden Unterkieferastes geachtet werden muß,

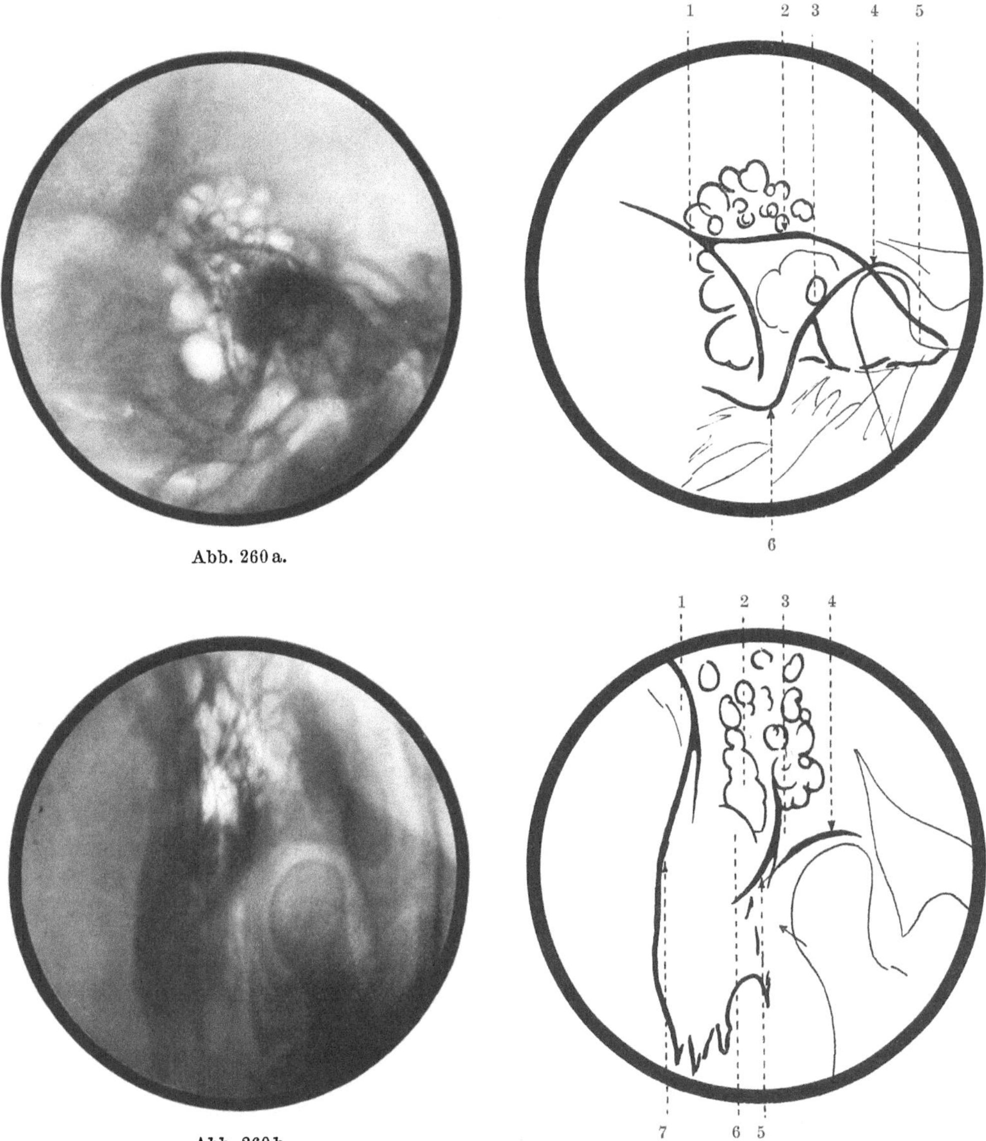

Abb. 260 a.

Abb. 260 b.

Abb. 260a, b und Skizzen. a Schläfenbeinaufnahme nach SCHÜLLER, b Schläfenbeinaufnahme nach E. G. MAYER. (Beide typische Einstellung.) *Verkümmerung des Os tympanicum* mit knöchernem Verschluß des äußeren Gehörganges. Die Schläfenbeinaufnahme nach SCHÜLLER zeigt ein fast normal entwickeltes pneumatisches System. Der Schatten des Os tympanicum ist nicht deutlich differenzierbar. Der vordere Warzenfortsatzkontur läßt sich nach vorne oben kontinuierlich in den Kontur des Daches der Kiefergelenkspfanne weiter verfolgen. Die Aufnahme nach E. G. MAYER zeigt im Bereich des äußeren Gehörganges knochendichten Schatten. Die vordere Paukenhöhlenwand fehlt, die Paukenhöhle ist angelegt, das Antrum ist groß. Legende zur Skizze a: 1 Gegend des oberen Sinusknies; 2 oberer Kontur der Pyramide im Bereiche des Tegmens bzw. der Eminentia arcuata; 3 innerer Gehörgang + Paukenhöhle + äußerer Gehörgang; 4 Dach der Kiefergelenkspfanne; 5 Pyramidenspitze, auf den Unterkiefer projiziert; 6 Spitze des Warzenfortsatzes. Legende zur Skizze b: 1 Gegend des oberen Sinusknies; 2 Antrum mastoideum; 3 knöchern verschlossener äußerer Gehörgang; 4 Kontur der Gelenkspfanne des Kiefergelenkes; 5 vorderer Kontur des Warzenfortsatzes; 6 kompakter Labyrinthkern; 7 hinterer Kontur der Pyramide. Der Pfeil weist auf den Defekt der vorderen Paukenhöhlenwand.

die normalerweise etwa $1^1/_2$ cm beträgt. Liegt eine als Mißbildung aufzufassende Hyperplasie des Processus mastoideus vor, dann ist diese Distanz immer verringert, wobei wir

zwischen Warzenfortsatz und Unterkiefer ein meist regelmäßig geformtes, stark hypoplastisches Os tympanicum sehen (s. Abb. 261).

Die Feststellung, ob bei Bestehen einer Hyperplasie des Processus styloideus Außen-
Mittelohr in Mitleidenschaft gezogen sind, erfolgt ebenfalls in erster Linie aus der Aufnahme
und nach E. G. MAYER. Hier ist der normale Processus styloideus oft nicht zu erkennen. Ist
er jedoch hyperplastisch, dann sehen wir einen typischen griffelförmigen Schatten vom
inneren Anteil der hinteren Gehörgangswand schräg nach vorne und unten ziehen, so daß
er im Bilde hinter den Unterkiefer zu liegen kommt und den inneren Anteil des äußeren
Gehörganges und die angrenzenden Partien der Paukenhöhle überlagert (s. Abb. 262).

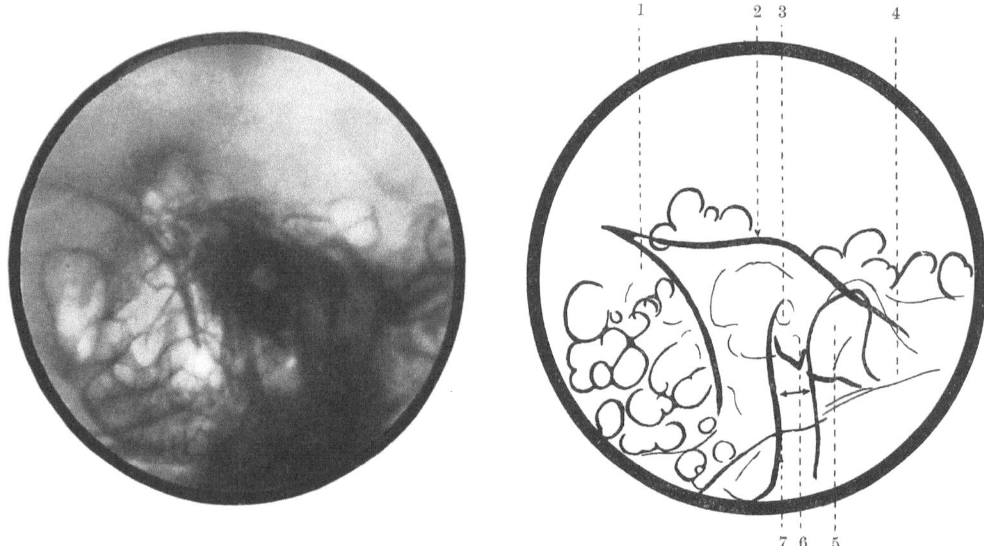

Abb. 261 und Skizze. Schläfenbeinaufnahme nach SCHÜLLER. (Die Neigung des Zielstrahles zur Deutschen
Horizontalen war etwas zu gering). *Hypoplasie des Os tympanicum mit Hyperplasie des Processus mastoideus.*
Der äußere Gehörgang und die Paukenhöhle sind nicht erkennbar, dagegen ist der innere Gehörgang deutlich zu
sehen. Unterhalb desselben sieht man den dichten Schatten des hypoplastischen Os tympanicum. Der vordere
Rand des hyperplastischen, großzellig pneumatisierten Warzenfortsatzes ist an den Unterkiefer herangerückt,
so daß der Raum zwischen beiden nur 6 mm breit ist. Legende zur Skizze: 1 Gegend des oberen Sinusknies;
2 oberer Kontur der Pyramide im Bereiche des Tegmens bzw. der Eminentia arcuata; 3 innerer Gehörgang;
4 Spitze der Pyramide, über den Unterkiefer projiziert; 5 Unterkiefer; 6 hypoplastisches Os tympanicum;
7 vorderer Rand des Warzenfortsatzes. Die Spitze des Warzenfortsatzes ist infolge zu geringer Neigung des
Zielstrahles zur Deutschen Horizontalen vom Schläfenbein der Gegenseite verdeckt.

Ist das Mittelohr von der Mißbildung in Mitleidenschaft gezogen, dann ist die durch die
Paukenhöhle bedingte Aufhellung nur undeutlich erkennbar und die des Attik fehlt
vollkommen. Bei Hyperplasie des Processus styloideus konnte in einigen Fällen vom Verfasser auch ein völliges Fehlen des Antrum festgestellt werden. Bei jugendlichen Individuen
kommt bisweilen die Hyperplasie und Verdichtung des Kopfes des Processus styloideus
auch in der Aufnahmerichtung nach STENVERS schön zur Darstellung. Der Kopf des
Processus styloideus, der normalerweise mit seiner Umgebung vollkommen verschmolzen
ist, liegt unter dem Aditus ad antrum, hinter dem inneren-unteren Anteil der hinteren
Gehörgangswand und den angrenzenden Partien der Paukenhöhle. Ist dieser Teil des
Processus styloideus hyperplastisch und verdichtet, dann zeigt bei jugendlichen Individuen
die Aufnahme nach STENVERS eine knapp neben dem Labyrinth und zwar unten-lateral
vom Vestibulum gelegene Sklerosainsel, die als dichter Schatten, der meist in dieser
Projektion vom Schatten der Labyrinthkapsel nicht vollkommen abzutrennen ist zur
Darstellung kommt (STENVERS, Verfasser).

Eine Hypoplasie der Pyramide ist in der Aufnahmerichtung nach STENVERS oder nach E. G. MAYER, schlechter in der nach SCHÜLLER, zu erkennen. Zum Nachweis von kongenitalen Defekten am Labyrinthkern oder der Pyramidenspitze kommt nur die Aufnahme nach STENVERS in Frage. Dieser Autor beschreibt auch einen Fall von beiderseitiger kongenitaler Atresie, in welchem sich auf der einen Seite ein kompletter Defekt der Pyramidenspitze fand.

Um Mißbildungen an der Schuppe und dem Tegmen nachweisen zu können, bedienen wir uns vorwiegend der Aufnahme SCHÜLLERs. Während aber der Defekt oder die Mißbildung der Zygomaticuswurzel in dieser Projektion leicht als solche zu erkennen sind

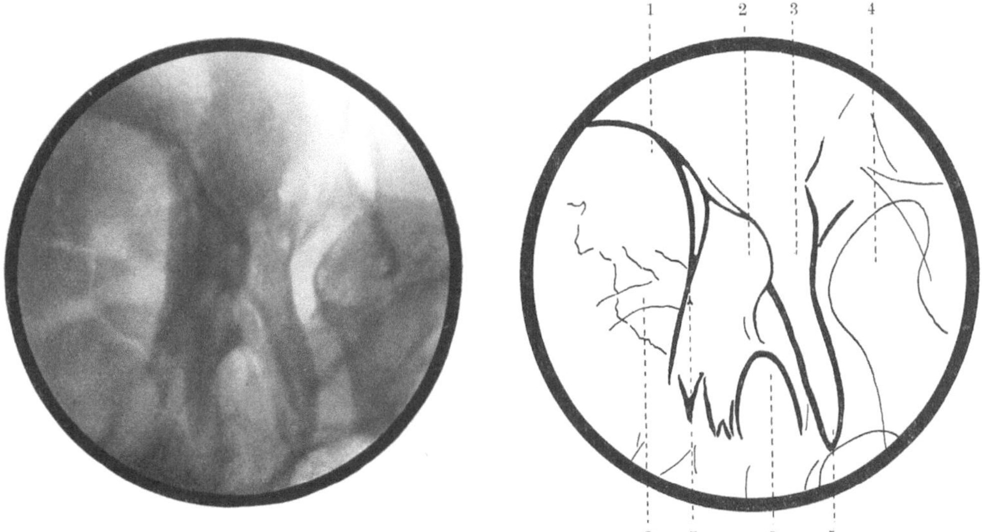

Abb. 262 und Skizze. Schläfenbeinaufnahme nach E. G. MAYER. (Typische Einstellung.) *Aplasie des Os tympanicum mit hochgradiger Hyperplasie des Processus styloideus.* Der Schatten des Os tympanicum fehlt. Über den äußeren Gehörgang und die Paukenhöhle projiziert sich der Schatten des mächtig verdickten Processus styloideus. Die Pars mastoidea ist nicht pneumatisiert. Auch das Antrum ist nicht angelegt. Der Canalis caroticus ist abnorm weit. Legende zur Skizze: 1 Gegend des oberen Sinusknies; 2 kompakter Labyrinthkern; 3 oberer Teil des hyperplastischen Processus styloideus; 4 Kieferköpfchen; 5 Spitze des Processus styloideus; 6 Lumen des Canalis caroticus; 7 hinterer Kontur der Pyramide; 8 Emissarium mastoideum.

(s. Abb. 263 a und b), ist die Ausdehnung eines Defektes in den zentralen Partien der eigentlichen Schuppe wegen ihrer auch normalerweise außerordentlich geringen Schattendichte meist nur schwer, in vielen Fällen gar nicht feststellbar. Besser lassen sich Veränderungen erkennen, die das Tegmen betreffen. Liegt eine Defektbildung im Bereiche des Tegmen tympani vor, dann sehen wir, daß in der Aufnahme SCHÜLLERs der Kontur des Tegmens von hinten-oben her bis in die Gegend des Cavum tympani normal zieht, dort jedoch plötzlich aufhört oder scharf abbiegend nach abwärts verläuft, statt sich, wie normal, im Boden der mittleren Schädelgrube allmählich zu verlieren (s. Abb. 264). Liegt eine Hyperostose dieses Teiles der Tegmenplatte vor, dann zeigt die Aufnahme SCHÜLLERs vor der Eminentia arcuata über dem äußeren Gehörgang und über den angrenzenden Partien des Kieferköpfchens eine dichte, buckelige Vorwölbung am Boden der mittleren Schädelgrube, die in einem Falle nach oben vollkommen regelmäßig, im anderen dagegen unregelmäßig abgegrenzt sein kann (s. Abb. 265).

Die Mitbeteiligung des Unterkiefers bei Schläfenbeinmißbildungen — ein ziemlich häufiger Befund — kommt meist in einer mehr oder weniger stark ausgeprägten Hypoplasie, vorwiegend des Kieferköpfchens und des aufsteigenden Unterkieferastes, seltener

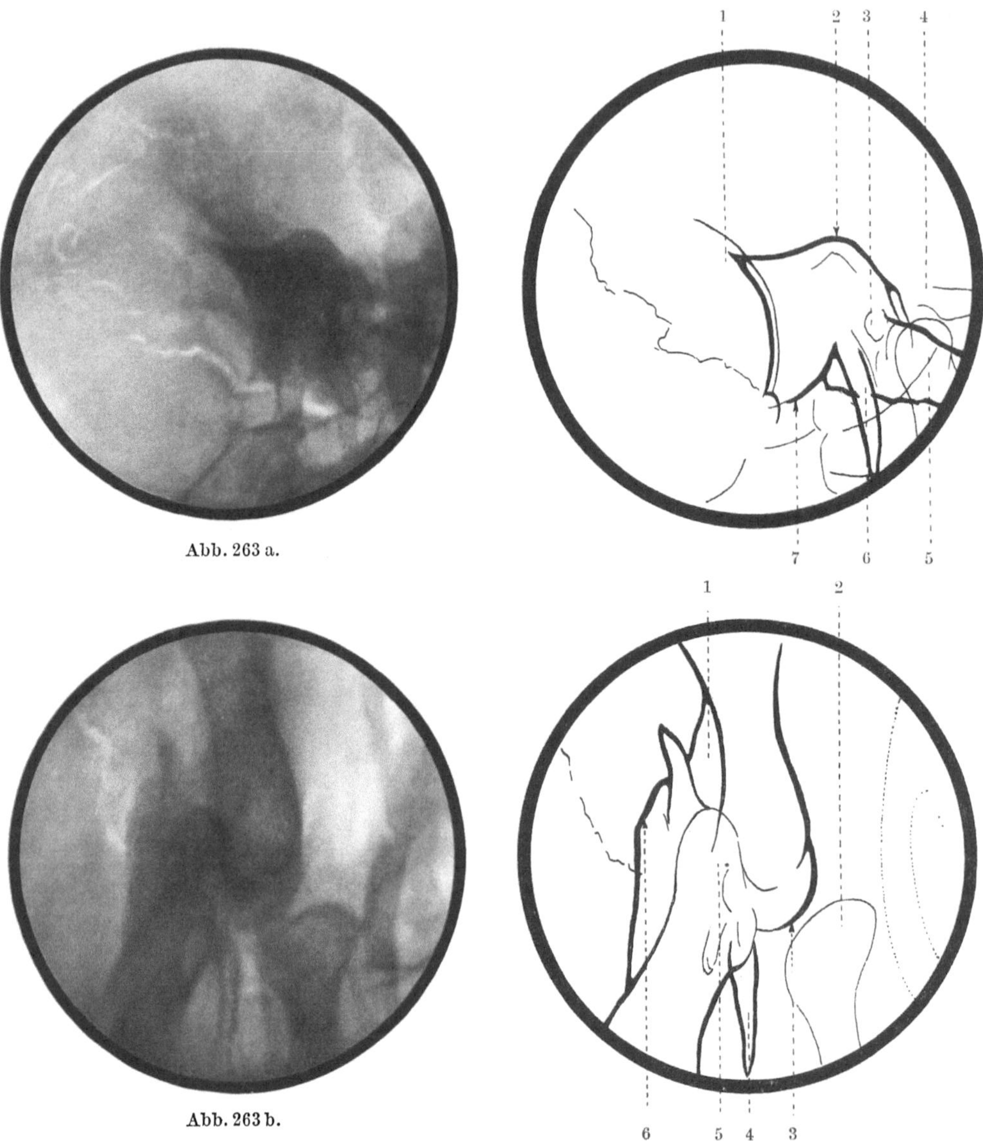

Abb. 263 a.

Abb. 263 b.

Abb. 263a, b und Skizzen. a Schläfenbeinaufnahme nach SCHÜLLER, b Schläfenbeinaufnahme nach E. G. MAYER. (Beide typische Einstellung.) *Aplasie des Os tympanicum, Verbildung der Schläfenbeinschuppe* im Bereiche des äußeren Gehörganges und seiner Umgebung. Hyperplasie der Pars mastoidea. Auf der Aufnahme nach SCHÜLLER fällt das Unkenntlichsein der Wurzel des Processus zygomaticus auf, sowie der Umstand, daß das Dach der Kiefergelenkspfanne nicht in der gewöhnlichen Weise, nämlich als nach unten scharf abgegrenzter Schatten in Erscheinung tritt, sondern sich in diesem Bereiche nur unregelmäßiger Knochenschatten findet. Der äußere Gehörgang und die Paukenhöhle sind nicht zu erkennen, ebenso das Os tympanicum. An Stelle des letzteren befindet sich ein dichter Schatten, in dessen Bereiche der Schatten des Processus styloideus deutlich hervortritt. Die Schläfenbeinaufnahme nach E. G. MAYER zeigt ein etwas hypoplastisches Kieferköpfchen, sie läßt jedoch keine Kiefergelenkspfanne erkennen. Die Konturen des äußeren Gehörganges fehlen, ebenso wie die der Wurzel des Processus zygomaticus und der vorderen Paukenhöhlenwand. Der Processus mastoideus ist hyperplastisch. Er liegt zum Teil in unmittelbarer Nähe des Kieferköpfchens und ist nicht pneumatisiert. Auch das Antrum mastoideum fehlt. Unter dem Processus mastoideus ist im Bilde der Processus styloideus zu erkennen. Der Sinus sigmoideus ist vorgelagert und schneidet in die Pyramide ein. Legende zur Skizze a: 1 Gegend des oberen Sinusknies; 2 oberer Kontur der Pyramide im Bereiche des Tegmens bzw. der Eminentia arcuata; 3 Gegend des äußeren Gehörganges und der Paukenhöhle; 4 Gegend der Zygomaticuswurzel; 5 Kieferköpfchen; 6 Processus styloideus; 7 Processus mastoideus. Legende zur Skizze b: 1 Gegend des oberen Sinusknies; 2 Kieferköpfchen; 3 Processus mastoideus; 4 Processus styloideus; 5 kompakter Labyrinthkern; 6 hinterer Kontur der Pyramide.

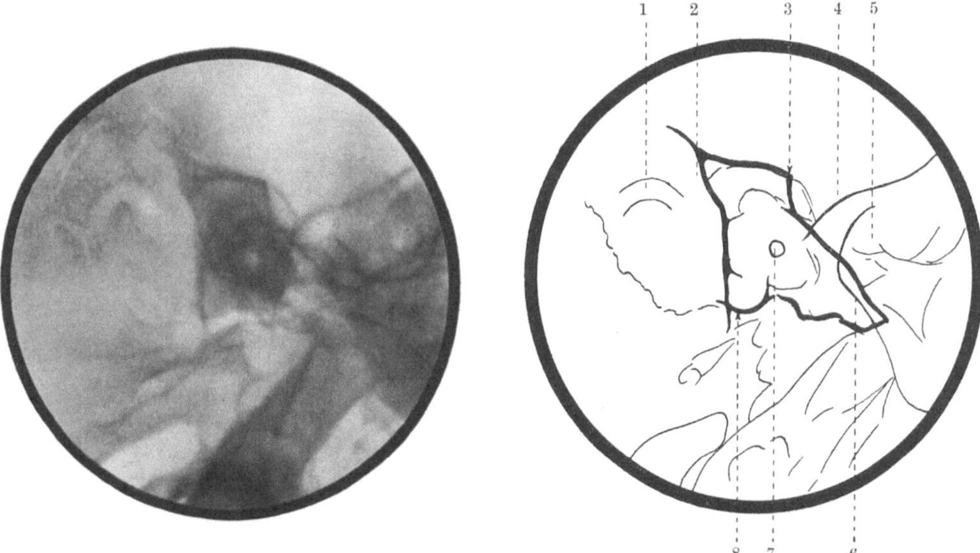

Abb. 264 und Skizze. Schläfenbeinaufnahme nach SCHÜLLER. (Typische Einstellung.) Defekt der Wurzel des Processus zygomaticus und der angrenzenden Partien der Schläfenbeinschuppe. *Defekt der Tegmenplatte* und Verkümmerung des Kieferköpfchens. Der obere Pyramidenkontur verläuft nicht in normaler Weise allmählich nach vorne zu sich senkend, sondern er fällt über der Paukenhöhle unvermittelt fast senkrecht ab. Die Wurzel des Processus zygomaticus fehlt. Das Kieferköpfchen ist hypoplastisch und kaum zu erkennen. Der Schatten des Os tympanicum fehlt. Legende zur Skizze: 1 Emissarium mastoideum; 2 Gegend des oberen Sinusknies; 3 oberer Kontur des Tegmens, an der Stelle des Überganges des Tegmen antri in das Tegmen tympani; 4 Gegend der Zygomaticuswurzel; 5 Gegend des Unterkieferköpfchens; 6 Pyramidenspitze; 7 innerer Gehörgang; 8 Spitze des Warzenfortsatzes.

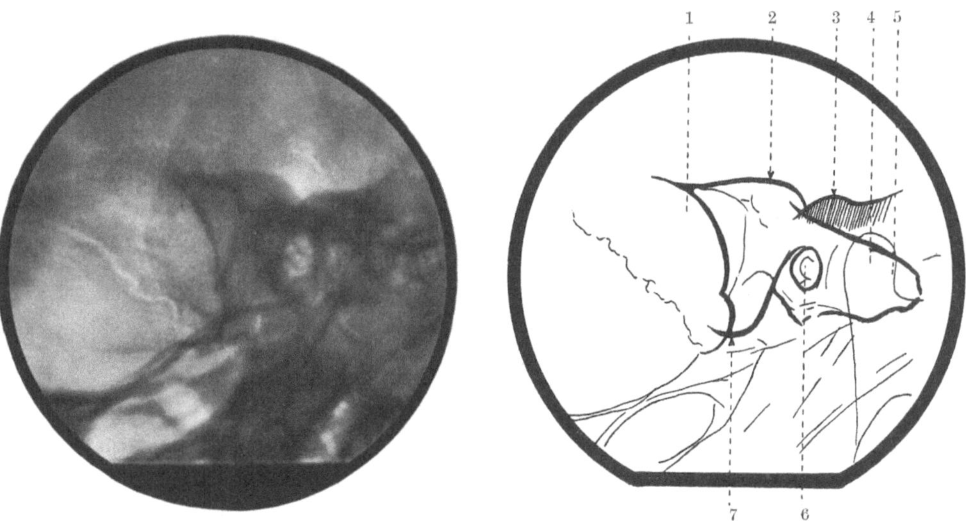

Abb. 265 und Skizze. Schläfenbeinaufnahme nach SCHÜLLER. (Typische Einstellung.) *Hyperplasie der Tegmenplatte.* Über dem äußeren Gehörgang und dem Kieferköpfchen sieht man einen nach oben scharf abgegrenzten, dichten Schatten, der, über den Boden der mittleren Schädelgrube buckelig vorragend, einer Hyperplasie jener Knochenplatte entspricht, aus der das vordere Tegmen, das Dach des Kiefergelenkes und die angrenzende Partie der oberen Gehörgangswand gebildet wird. Legende zur Skizze: 1 Gegend des oberen Sinusknies; 2 oberer Kontur der Pyramide im Bereiche des Tegmens bzw. der Eminentia arcuata; 3 hyperplastische Tegmenplatte (schraffiert); 4 Kieferköpfchen; 5 Pyramidenspitze; 6 äußerer Gehörgang + Paukenhöhle + innerer Gehörgang; 7 Spitze des Warzenfortsatzes.

auch des horizontalen Astes zum Ausdruck. In einem Falle, den Verfasser zu untersuchen Gelegenheit hatte, fand sich außer einer Mißbildung des Schläfenbeines und einer hochgradigen Hypoplasie des aufsteigenden Unterkieferastes, ein fingerdicker, bandförmiger, unregelmäßiger, zum Teil fast knochendichter Schatten, der von der Gegend des Processus styloideus in die Gegend des röntgenologisch in diesem Falle nicht erkennbaren Zungenbeines zog und durch persistierende, teilweise verkalkte Reste des zweiten Kiemenbogens bedingt gewesen sein dürfte (s. Abb. 266).

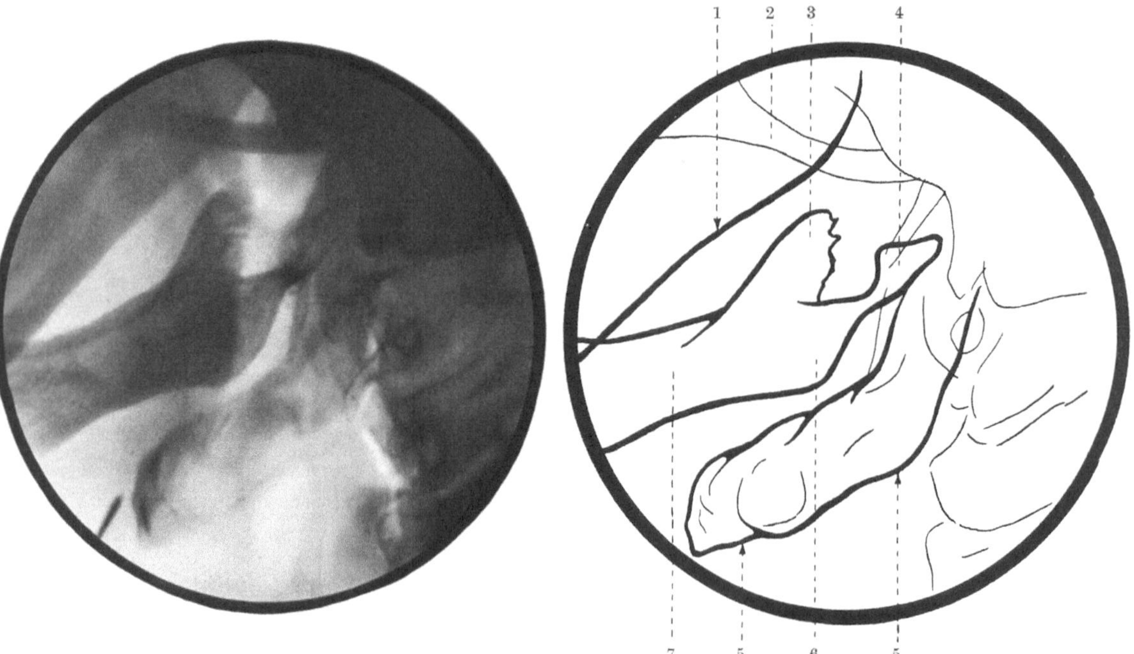

Abb. 266 und Skizze. Seitliche Aufnahme des Unterkiefers von einem Falle mit Schläfenbeinmißbildung und Atresie des äußeren Gehörganges. Der aufsteigende Unterkieferast ist hochgradig hypoplastisch, der Processus coronoideus ist im rückwärtigen Anteil unscharf begrenzt, der Processus condyloideus ist klein, deformiert und sitzt mit einem schmalen Halsteil dem Unterkiefer knapp über dem Unterkieferwinkel auf. Hinten unten vom Unterkiefer sieht man ein breites, unregelmäßiges Schattenband, welches vom Schläfenbein in die Gegend des fehlenden Zungenbeines zieht. Dieses entspricht einem zum Teil verkalkten *Rudimente des zweiten Kiemenbogens*. Legende zur Skizze: 1 Horizontaler Unterkieferast der plattenfernen Seite; 2 Arcus zygomaticus; 3 Processus coronoideus des plattennahen Unterkiefers; 4 plattennahes Kieferköpfchen; 5 Rudiment des zweiten Kiemenbogens; 6 Kieferwinkel der plattennahen Seite; 7 horizontaler Ast des plattennahen Unterkiefers.

9. Einige andere Erkrankungen.

A. Osteopsathyrosis idiopathica.

STENVERS hat zwei Fälle von Osteopsathyrosis idiopathica untersucht und dabei Veränderungen gefunden, die er folgendermaßen beschreibt: „Am Schädel zeigt der Hinterkopf eine sehr seltene Konfiguration. Man bekommt den Eindruck, als ob der Schädel um ein Scharnier, welches sich am Hinterhaupt befindet, zusammengefaltet wäre. An der Stelle, wo man sich das Scharnier denken kann, ist eine deutliche Frakturlinie oder Gefäßlinie zu sehen. Die Felsenbeine werden als dicke, kompakte Massen projiziert. Der Schädel der Schwester dieser Kranken zeigt ein gleichartiges Bild. Der klinisch von DE KLEYN untersuchten Taubheit (Charakter der Otosklerose mit sekundärem Labyrinthleiden) entspricht im röntgenologischen Bilde eine ausgesprochene Veränderung des Felsenbeines. Wenn man das Bild eines normalen Felsenbeines mit demjenigen des Felsenbeines unserer Kranken vergleicht, so sieht man, daß die ganze labyrinthäre Gegend von einer knöchernen Masse bedeckt ist . . . . . . Wir können hier also röntgenologisch bestimmen, daß die klinische Sklerose in diesem Falle mit einer abnormen Kalkablagerung um das Labyrinthsystem zusammentrifft." Verfasser hatte Gelegenheit, 4 Fälle von Osteopsathyrosis idiopathica mit blauen Skleren und Schwerhörigkeit zu untersuchen, bei welchen sich zum Teil am Skelet typische Veränderungen fanden, doch vermochte er in diesen Fällen am Schläfenbein nichts Pathologisches nachzuweisen.

B. PAGETS Knochenerkrankung.

Im Röntgenbild deutlich erkennbare Veränderungen am Schläfenbein sind bei Morbus PAGET nicht so oft zu beobachten, als man bei der Häufigkeit starker Deformation der Schädelbasis bei dieser Erkrankung vermuten würde. Ein Grund dafür mag darin zu

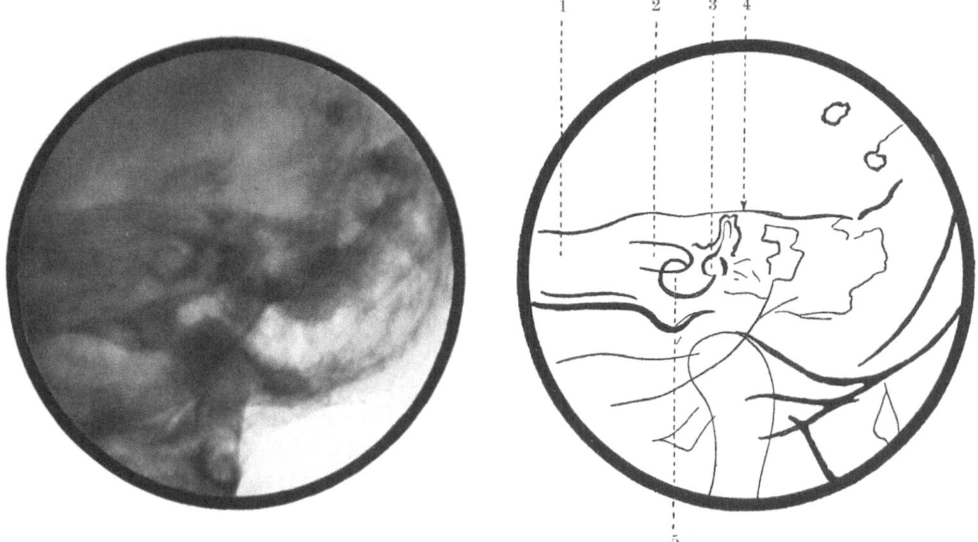

Abb. 267 und Skizze. Schläfenbeinaufnahme nach STENVERS. (Typische Einstellung.) *Morbus Paget.* Das Schläfenbein ist von annähernd normaler Konfiguration. In seinem ganzen Bereich finden sich fleckige, unscharf begrenzte Aufhellungen, wechselnd mit dichten Partien. Das Labyrinth tritt sehr deutlich hervor, sein Sklerosamantel ist jedoch sehr schmal. Legende zur Skizze: 1 Spitze der Pyramide; 2 innerer Gehörgang; 3 Vestibulum; 4 oberer Kontur der Pyramide im Bereiche der Eminentia arcuata; 5 Schnecke.

erblicken sein, daß die schweren Strukturveränderungen, welche sich in solchen Fällen an der Schädelkapsel finden, es meist unmöglich machen, geringfügige Abweichungen von der Norm am Schläfenbein, insbesondere auch an den Pyramiden, mit Sicherheit zu erkennen. Ein anderer Grund ist der, daß die Deformation und Lageänderung der Pyramide, wie sie als Folge der basilaren Impression auftritt, vorwiegend die Drehung um die Längsachse nach vorne, bisweilen in ähnlicher Weise als Variation der Form und Stellung der Pyramide zur Beobachtung kommt. Wir können infolgedessen nur dann mit Sicherheit Veränderungen an der Pyramide feststellen, wenn dieselben hochgradig sind. Sie sind hinsichtlich der Knochenstruktur prinzipiell die gleichen wie an der Schädelkapsel. Besonders hervorstechend ist die Unregelmäßigkeit derselben und die meist diffuse Osteo-

18*

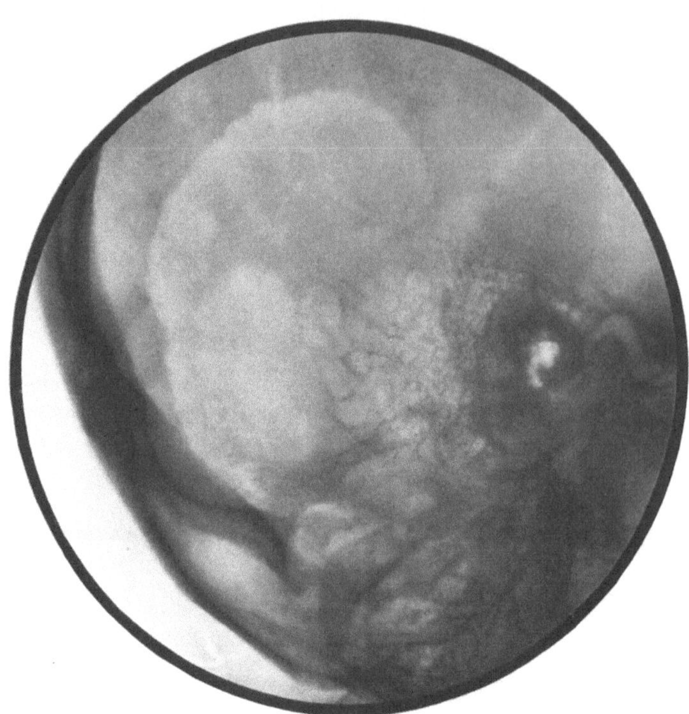

Abb. 268 und Skizze. Schläfenbeinaufnahme nach SCHÜLLER. (Die Neigung des Zielstrahles zur Deutschen Horizontalen war etwas zu gering. *Morbus Paget* (Osteoporosis circumscripta). Das Schläfenbein ist sehr gut pneumatisiert, die Zellstruktur ist von normaler Anordnung und die Zellen sind gut hell. Hinter und über dem pneumatischen System sieht man eine ausgedehnte und ziemlich regelmäßig begrenzte Aufhellung, die außer kleinen Teilen der Pars mastoidea den vorderen-unteren Anteil des Os parietale und die angrenzenden Partien der Hinterhauptschuppe mit einbezieht.

porose im Bereiche der ganzen Pyramide, wovon nur bisweilen der kompakte Labyrinthkern ausgenommen ist, der dann in solchen Fällen als dichter Schatten, jedoch gegen die Umgebung undeutlich abgegrenzt, hervortreten kann (osteoporotische Form des Morbus Paget) (s. Abb. 267). STENVERS beschreibt einen Fall, bei welchem auch von der Compacta des Labyrinthkernes fast nichts mehr zu erkennen war. Abweichungen von diesem typischen Pagetbefund kommen hier ebenso wie am übrigen Skelet zur Beobachtung. So hatte Verfasser Gelegenheit, einen Fall zu sehen, bei welchem die Erkrankung auf beide Schläfenbeine lokalisiert war, hier hauptsächlich die Schuppe und die Pars mastoidea betraf und bei welchem das hervorstechendste Merkmal in starker Knochenverdickung und Verdichtung bestand (sklerosierende Form des Morbus Paget), während die kalklosen Herde stark in den Hintergrund traten. Noch eine dritte Form, die von SCHÜLLER zuerst beschrieben und als „Osteoporosis circumscripta" bezeichnet wurde, dürfte nach WEISS dem Morbus Paget zuzurechnen sein. Es handelt sich hier um Fälle, in welchen eine circumscripte Entkalkung des Knochens (in einem Falle des Verfassers im Bereiche der Pars mastoidea und der angrenzenden Partien des Os parietale und der Hinterhauptschuppe) auftritt, die — gegen die Umgebung scharf abgegrenzt — im Laufe von Monaten und Jahren an Ausdehnung zunimmt und sich über immer größere Bezirke des Schädels erstreckt (s. Abb. 268). Bei dieser Art der Erkrankung fehlt ein charakteristisches Moment des Paget und zwar die Hyperostose. Wenn wir trotzdem mit WEISS geneigt sind, sie

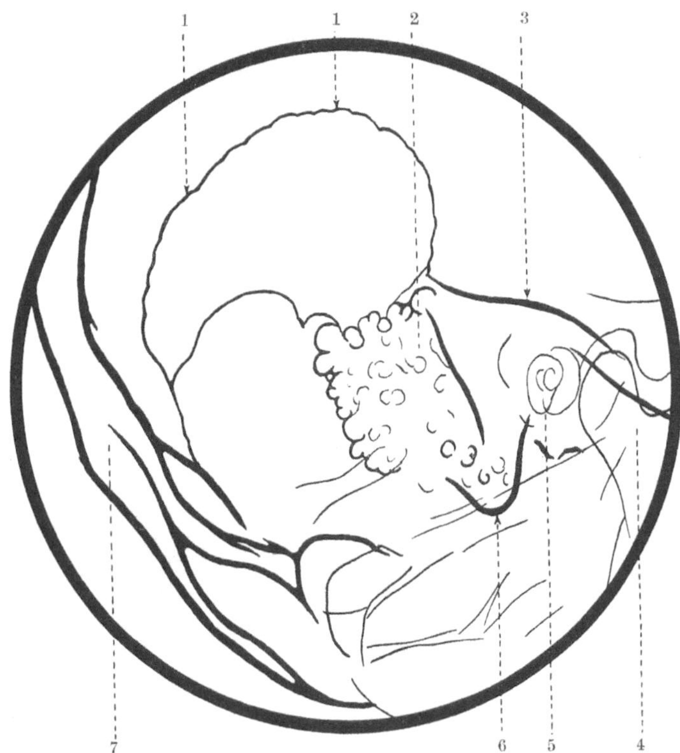

Zu Abb. 268. Legende zur Skizze: 1 Oberer Rand des porotischen Bereiches; 2 Gegend des oberen Sinusknies; 3 oberer Pyramidenkontur im Bereiche der Eminentia arcuata; 4 Gegend der Pyramidenspitze; 5 äußerer Gehörgang + Paukenhöhle + innerer Gehörgang; 6 Spitze des Warzenfortsatzes, unmittelbar darunter die plattenferne Pyramide; 7 die tangential getroffenen Partien der Hinterhauptschuppe.

dem Morbus Paget zuzurechnen, so hat dies in erster Linie seinen Grund darin, daß sich in einem Teil dieser Fälle, so auch in einem des Verfassers, am übrigen Skelet ausgedehnte und in jeder Hinsicht typische Veränderungen im Sinne einer PAGETschen Knochenerkrankung fanden.

C. MÉNIÈREsche Erkrankung.

Unter MÉNIÈREscher Erkrankung wird ein Symptomenkomplex (Schwindel, Erbrechen und Ohrensausen mit Schwerhörigkeit, eventuell in Anschluß an einen apoplektiformen Anfall) bezeichnet, dessen Ätiologie noch unklar, ziemlich sicher jedoch nicht einheitlich ist. STENVERS teilt die von ihm untersuchten Ménièrefälle nach dem röntgenologischen Befund in folgende Gruppen:

1. mit doppelseitig erweitertem Porus und vor allem Meatus acusticus internus,

2. mit einseitig erweitertem Porus und Meatus acusticus internus an der Seite des erkrankten Ohres,

3. mit Veränderungen in der Nähe der Bogengänge, die er nicht weiter analysieren kann und die nach ihm ganz verschiedenartig sein können,

4. mit otosklerotischen Veränderungen,

5. mit Gefäßerweiterungen, die bis in das Vestibulum heranreichen,

6. ohne röntgenologisch erkennbare Veränderungen.

STENVERS weist darauf hin, daß bei einseitiger Erweiterung des inneren Gehörganges leicht irrtümlicherweise auf das Bestehen eines Kleinhirnbrückenwinkeltumors geschlossen werden könnte. Nach den Beobachtungen des Verfassers finden sich bei der MÉNIÈREschen Erkrankung am häufigsten entweder gar keine Veränderungen im Bereiche des Schläfenbeines oder des Schädels (Gruppe 6 von STENVERS), oder aber typische Zeichen endokranieller Drucksteigerung, Fälle, denen wohl die Gruppen 1 und 2 von STENVERS angehören dürften, sofern nicht bei einem oder dem anderen Falle der Gruppe 2 doch ein Kleinhirnbrückenwinkeltumor die Ursache der klinischen und röntgenologischen Symptome war.

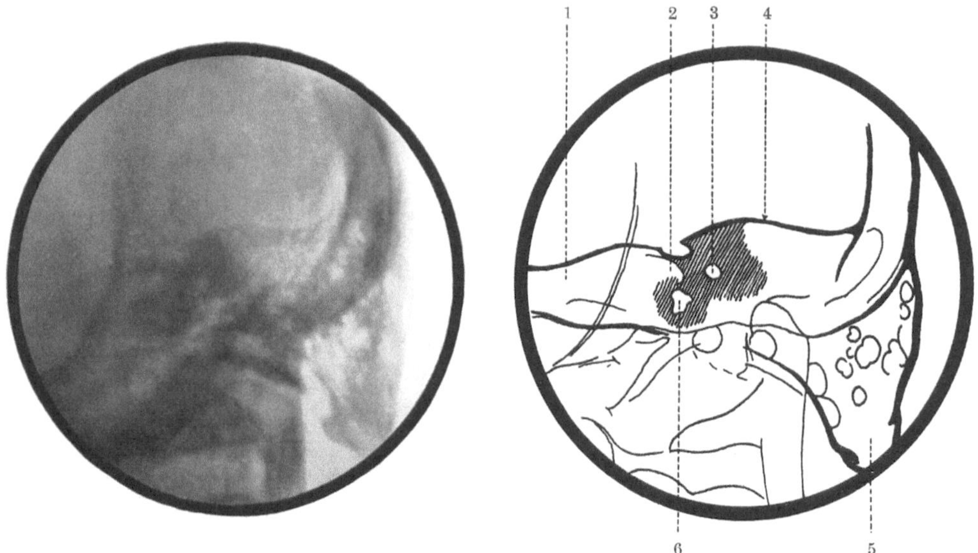

Abb. 269 und Skizze. Schläfenbeinaufnahme nach STENVERS. (Typische Einstellung.) Schläfenbeinaufnahme von einem Patienten mit MÉNIÈREschem *Symptomenkomplex.* Die Aufnahme zeigt eine starke Verdichtung der Labyrinthkapsel mit weitgehender Verödung des Labyrinthes, nur das Vestibulum ist noch in annähernd normaler Weise erkennbar. Die Bogengänge sind nicht zu sehen. Von der Schnecke ist nur ein undeutlicher Rest feststellbar. Es dürfte sich wahrscheinlich um eine luetische Erkrankung des Labyrinthes gehandelt haben. Legende zur Skizze: 1 Spitze der Pyramide; 2 innerer Gehörgang; 3 Vestibulum; 4 oberer Kontur der Pyramide im Bereiche der Eminentia arcuata; 5 Spitze des Warzenfortsatzes; 6 Rest der Schnecke.

Jedenfalls ist daran festzuhalten, daß sich bei der MÉNIÈREschen Erkrankung im Röntgenbild keine charakteristischen Veränderungen finden, was ja mit der Annahme der verschiedenartigen Ursache des Symptomenkomplexes im Einklang steht. In einem Falle mit ménièreartigen Erscheinungen fand Verfasser schwere Veränderungen am Labyrinth. Die ganze Labyrinthkapsel war verdickt, Vestibulum, Schnecke und Bogengänge waren wohl infolge einer ossifizierenden Erkrankung des Labyrinthes kaum zu differenzieren. Wahrscheinlich hat es sich in diesem Falle um eine luetische Labyrintherkrankung gehandelt (s. Abb. 269).

D. Otosklerose.

Der erste Autor, der charakteristische Befunde bei Otosklerose erheben zu können glaubte, war J. BECK. Er beschreibt bei dieser Erkrankung eine abnorme Aufhellung in der Schneckengegend, die auf der Aufnahme in der Projektion SCHÜLLERS kenntlich sein soll.

STENVERS schreibt über Otosklerose: „Sehr schwierig aber ist es zu beweisen, daß dasjenige, was man im Röntgenbild beim Lebenden sieht, wirklich bestimmten Veränderungen entspricht, besonders weil es fast nie gelingt, Autopsien von Patienten zu bekommen, die vorher genau klinisch und röntgenographisch untersucht worden sind . . . . Bekanntlich beginnt die Sklerose in dem Gebiete zwischen Vestibulum und Cochlea. Der Knochen wird da spongiös und weniger kalkreich. Als wir unsere Photographien genau darauf hin studierten, so sahen wir, daß die scharfe Grenzlinie, die wir im Cavum tympani auf wohlgelungenen Bildern sehen, vom Anfang des Ductus cochlearis ab auf den Sklerosephotographien undeutlich oder verschwunden war. Dies ist eine äußerst subtile Diagnostik und setzt natürlich eine tadellose Technik und tadellose Bilder voraus. In den weiter fortgeschrittenen Fällen gelingt es meiner Überzeugung nach ohne weiteres, sogleich nach dem röntgenographischen Bilde die Diagnostik festzustellen. Die scharfe Struktur des Labyrinthes wird da, im Gegensatz zum weiteren Felsenbein, undeutlich und verschwommen." Verfasser hat eine große Anzahl von Otosklerosenfällen untersucht und konnte dabei in Übereinstimmung mit den Untersuchungen ULRICHs keinerlei charakteristische Befunde erheben. Die von BECK beschriebene Aufhellung in der Schneckengegend in der Aufnahmerichtung nach SCHÜLLER findet sich einerseits auch bei klinisch Ohrgesunden, andererseits kann sie bei typischen Otosklerosefällen fehlen. Auch die von STENVERS beschriebenen röntgenologischen Symptome scheinen nicht eindeutig zu sein, was am besten aus einer Bemerkung von STENVERS selbst hervorgeht, der die Unterbrechung der Schattenlinie zwischen Cochlea und Vestibulum als einen wesentlichen Befund bezeichnet, jedoch weiterhin schreibt: „Nicht immer ist die Linie unterbrochen, sie kann auch stärker oder ganz schwach tingiert sein." Daß diese Unklarheit über die röntgenologischen Symptome der Otosklerose nicht dadurch bedingt ist, daß die klinische Diagnose derselben oft schwierig und die Symptome nicht eindeutig sind, geht wohl daraus hervor, daß Verfasser ein isoliertes Schläfenbein von einem Patienten, bei dem klinisch eine typische, schwerste Otosklerose bestand, die auch bei der Autopsie im histologischen Bilde ihre Bestätigung fand, röntgenologisch untersuchte und dabei keinerlei Veränderungen nachzuweisen vermochte. Es scheint, daß bei den von verschiedener Seite stammenden, jedoch von Autor zu Autor durchwegs differenten, positiven röntgenologischen Befunden bei Otosklerose vielfach der Wunsch der Vater des Gedankens war und mangelnde Erfahrung über die normalerweise vorkommenden Variationsbreiten zu fälschlicher Auslegung des Gesehenen führte.

E. Hydrocephalie und Craniostenose.

Bei Wachstumstörungen des Schädels kommen des öfteren auch Gehörstörungen zur Beobachtung. Es ist daher notwendig, auch kurz auf die Schädeldeformitäten einzugehen. Eine eingehende Behandlung dieses Kapitels hätte die ausführliche Besprechung der Untersuchungstechnik des ganzen Schädels und der normalen Röntgenanatomie desselben zur Voraussetzung und würde den Rahmen dieses Buches überschreiten. Es sind zwei Arten von Erkrankungen, die hier in Betracht kommen, und zwar die Hydrocephalie und die Craniostenose. Wir wollen bei Besprechung derselben den Ausführungen SCHÜLLERs (l. c.) folgen.

In der überwiegenden Mehrzahl der Fälle ist das auffälligste Symptom der *Hydrocephalie* die abnorme Größe des Schädels und die meisten abnorm großen Schädel sind hydrocephale Schädel, d. h. solche, bei welchen die Abnormität durch Ansammlung ungewöhnlich großer Mengen von Liquor cerebrospinalis hervorgerufen ist. Doch ist nicht nur die Größe, sondern auch die Form des Schädels meist insoferne verändert, als sie sich der Kugelform nähert, wobei die resistentere Basis der Formveränderung größeren

Widerstand entgegensetzt, als das nachgiebigere Schädeldach und infolgedessen weniger verändert ist. Doch können bisweilen die Orbitaldächer abgeflacht, ja selbst konkav gehöhlt, die Sella turcica flach erweitert, seltener vertieft sein. Die hintere Schädelgrube zeigt gelegentlich eine starke, basale Ausbuchtung und das Hinterhauptsloch kann beträchtlich erweitert sein. Der Gesichtsteil des Schädels bleibt von der Veränderung ausgeschaltet und tritt im Kontrast zum großen Cranium meist auffallend zurück. Der Schädel ist oft dünner als normal, die Nahtstellen sind erweitert und bisweilen finden sich innerhalb des Schädelknochens Ossificationsdefekte. Die Innenfläche des hydrocephalen Schädels bleibt meist glatt, doch kann es auch zu starker Ausprägung der Impressiones digitatae kommen und zwar dann, wenn die Vergrösserung des Schädels mit der Zunahme seines Inhaltes nicht gleichen Schritt halten kann, oder wenn nach Synostosierung der Nähte neuerlich eine vermehrte Flüssigkeitsansammlung eintritt. Bei Ausheilung der Hydrocephalie verdickt sich die Wand, die Fontanellen ossifizieren und es kann sich in ihrem Bereiche, besonders an der Lambdanaht, eine ungewöhnlich große Zahl von Schaltknochen finden.

Die *Craniostenose* hat ihre Ursache vermutlich in einer Entwicklungsstörung, die zu einer vorzeitigen Synostose der Nähte führt. Die durch prämature Nahtsynostose hervorgerufene Gestaltsveränderung des Schädels ist sehr verschiedenartig. Man unterscheidet im allgemeinen folgende 3 Grundtypen: 1. den Turmschädel (Turricephalie), der kurz, breit und abnorm hoch ist, 2. den Kahnschädel (Scaphocephalie), abnorm lang und schmal, 3. den Schiefkopf (Plagiocephalie), worunter man einen asymmetrisch synostosierten Schädel versteht.

Die häufigste Form der Craniostenose ist die *Turricephalie*. Die abnorme Höhenentwicklung kommt bei derselben dadurch zustande, daß die frontal verlaufenden Nähte abnorm früh obliterieren und dadurch ein Wachstum in sagittaler Richtung behindert wird, was wieder zu einem vermehrten Höhenwachstum mit Hilfe der sagittal verlaufenden Nähte führt. Die dünneren Partien der Schädelwand (Bregma, Schläfenbeinschuppen) sind oft in umschriebener Weise vorgewölbt. Die Schädelgrube ist meist verkürzt und vertieft. Die Impressiones digitatae können, besonders in der Stirngegend, hochgradig vermehrt sein. Die Dicke der Schädelwand ist in den meisten Fällen weit unter Durchschnitt, nur selten ist dieselbe normal oder vermehrt.

Die *Scaphocephalie* kommt am häufigsten durch Synostose der Pfeilnaht zustande und dadurch bedingtes, übermäßiges Längenwachstum des Schädels bei geringer Breitenentwicklung. Die Stelle der Pfeilnaht pflegt kielförmig vorzuspringen, die Stirn- und Hinterhauptgegend halbkugelförmig vorgewölbt zu sein. Die Schädelgruben sind schmal und lang, der von den Längsachsen der Pyramiden gebildete Winkel ist verkleinert. Die Zeichen endocranieller Drucksteigerung — die Vermehrung und Vertiefung der Impressiones digitatae und die Verdünnung des ganzen Schädeldaches — sind meist weniger ausgesprochen als bei der Turricephalie.

Bei *Plagiocephalie* ist die prämature Nahtsynostose auf eine Schädelhälfte beschränkt. Die Folge davon ist eine asymmetrische Entwicklung des Schädels, da das Wachstum desselben auf der Seite der Nahtobliteration zurückbleibt und die andere Seite eine kompensatorische Ausdehnung erfährt. Leichte Grade der Asymmetrie sind außerordentlich häufig. Meist findet sich halbseitige Synostose der Stirn- und Scheitelbeinnaht mit kompensatorischem Wachstum in der Längs- oder Höhenrichtung.

F. Erkrankungen der Ohrmuschel.

Die diagnostische Anwendung der Röntgenstrahlen bei Erkrankung der Ohrmuschel finden wir das erste Mal bei Wassmund im Jahre 1899 erwähnt. Systematische Untersuchungen der Ohrmuschel hat jedoch erst Fränkel vorgenommen und zwar zum Nachweis von Verkalkungs- und Verknöcherungsherden im Knorpel derselben. Er hat 75 Personen zur Untersuchung herangezogen und festgestellt, daß das Auftreten von Kalkknochenherden in der Ohrmuschel ein keineswegs seltenes Vorkommnis ist und zwar fand er solche bei Männern im Alter von über 60 Jahren in $20^0/_0$ der Fälle, bei Frauen in etwa $9^0/_0$. Bei jüngeren Individuen ist das Auftreten von Knorpelverkalkung wesentlich seltener. Bei solchen kommt als ätiologisches Moment in erster Linie eine Erfrierung der Ohren, in zweiter Linie ein Othämatom in Betracht. Dem Prozeß der Verkalkung oder Verknöcherung dürfte eine mehr oder weniger starke Schädigung des Knorpels vorausgehen. Die Kalkherde fand dieser Autor am häufigsten im Helix, seltener im Antihelix und in der Concha und zwar links häufiger als rechts. Manchmal finden sie sich symmetrisch auf beiden Seiten, meist vereinzelt, seltener multipel. Eine Gesetzmäßigkeit in ihrem Auftreten war nicht festzustellen. Im „Handbuch der speziellen Chirurgie des Ohres" erwähnt Voss ebenfalls das Auftreten von Verkalkungen in der Ohrmuschel nach Othämatom. In letzter Zeit hat Richter über die diagnostische Verwertung der Röntgenstrahlen bei Perichondritis geschrieben. Er schreibt, daß Absceßbildungen im Röntgenbild der Ohrmuschel deutlich in Erscheinung treten und die Ausbreitung des destruktiven Prozesses im Bereiche des Knorpelgerüstes einwandfrei wahrgenommen wird. Eine genaue Beschreibung des Röntgenbefundes fehlt jedoch und der Autor schreibt nur zu einem der beigegebenen Bilder: „Die im Positiv stark dunkel getönte Partie im unteren Abschnitt stellt einen Absceß dar, der auch daraufhin inzidiert wurde." Die Ausführungen dieses Autors hinsichtlich des Nachweises destruktiver Prozesse im Ohrknorpel müssen wohl mit einiger Skepsis aufgenommen werden, da bekanntlich nicht verkalkter Knorpel die gleiche Strahlenabsorption aufweist wie die umgebenden Weichteile und es infolgedessen nicht möglich ist, ihn im Röntgenbild zur Darstellung zu bringen. Erst wenn es zur Kalkablagerung in demselben kommt, wird er röntgenologisch darstellbar. Eine solche Kalkablagerung ist aber, wie sich aus den Untersuchungen Fränkels ergibt, niemals diffus, so daß dadurch der Knorpel in seiner ganzen Ausdehnung kenntlich würde, sondern immer nur circumscript und auch bei den Individuen unter 60 Jahren selten.

Klinischer Beitrag.

Die Wertung und Verwendung der Röntgenbefunde in der Otologie.

Von

KARL EISINGER.

Im folgenden Abschnitt soll vom Standpunkt des Klinikers aus besprochen werden, wann eine röntgenologische Untersuchung des Schläfenbeines angezeigt erscheint, welche Bedeutung das Röntgenbild für die Klinik der Ohrenerkrankungen hat und insbesondere, wieweit es unsere Diagnosenstellung und unser therapeutisches Vorgehen beeinflußt. Der Abschnitt soll also eine Wertung der otologischen Röntgendiagnostik vom Gesichtspunkte des Klinikers aus darstellen. Um eine nochmalige Besprechung der Literatur zu vermeiden, werden die bisherigen Literaturangaben nur soweit herangezogen werden, als sie nicht schon im ersten Teil behandelt wurden.

Das Röntgenbild kann über folgendes Aufschluß geben:

1. Äußere und innere Konfiguration des Schläfenbeines (typische und atypische Konfiguration, Varianten, Mißbildungen).

2. Luftgehalt der pneumatischen Räume (dadurch unter Umständen indirekten Aufschluß über ihre Weichteilauskleidung und über pathologische Inhalte).

3. Struktur des Knochens (pathologischer Knochenanbau und -abbau, Entzündungen, Neubildungen, Systemerkrankungen).

4. Kontinuitätstrennungen (Traumen, Operationsdefekte).

5. Fremdkörper.

Alle Abweichungen von der Norm können im Röntgenbilde natürlich nur insoweit zur Darstellung gelangen, als es sich um Veränderungen handelt, die sich in makroskopischen Grenzen bewegen. Mikroskopisch erkennbare Veränderungen können nur bisweilen unter günstigen Summationsverhältnissen indirekt erschlossen werden.

Die Röntgenuntersuchung des Schläfenbeines ist dann angezeigt, wenn die Klärung anatomischer Verhältnisse für den Kliniker von Vorteil erscheint, ferner, wenn möglicherweise vorhandene Abweichungen von der Norm hinsichtlich ihrer Natur und Ausdehnung mit Hilfe klinischer Methoden nicht einwandfrei feststellbar sind. Voraussetzung ist, daß die in Erwägung gezogenen, pathologischen Veränderungen solcher Art sind, daß sie im Röntgenbilde, mithin makroskopisch, zum Ausdruck gelangen können und schließlich, daß sich die Details, auf deren Nachweis Wert gelegt wird, in einem Bereiche befinden, der der Röntgenuntersuchung im notwendigen Ausmaße zugänglich ist.

Beim Schläfenbein besteht gegenüber anderen Regionen des Körpers hinsichtlich der Indikation zur Röntgenuntersuchung eine gewisse Erweiterung der Indikationsbreite. Bei jenen handelt es sich meistens um die Klärung der Frage, ob normale oder ob pathologische Verhältnisse vorliegen, bzw. um die Frage nach der Natur der letzteren, ihrer Ausdehnung und Lokalisation. Beim Schläfenbein hingegen ist oft schon allein die röntgenologische Darstellung der hier häufigen und klinisch bedeutungsvollen normal anatomischen Varianten (Art der Pneumatisation, sowie Ausbreitung und Lokalisation der pneumatischen Zellen), sowie die Aufklärung über die individuellen, topographischen Beziehungen des Schläfenbeines zu den Nachbargebilden von großer Bedeutung. Schon dadurch können die Planung und Durchführung der Operation selbst und in gewissem Maße auch unsere Indikationsstellung beeinflußt werden. Bei der Besprechung der

Pneumatisation des Schläfenbeines und der entzündlichen Erkrankung des Mittelohres werden diese Momente näher ausgeführt werden.

I. Die Bedeutung des Nachweises anatomischer Varianten.

Anatomische Varianten, die im Röntgenbild darstellbar sind und für den Kliniker Bedeutung haben, sind zunächst variante Lagen des Sinus transversus, des Sinus sigmoideus und des Bulbus venae jugularis. Der Hirnblutleiter ist als solcher im Röntgenbild nicht zu erkennen. Sein Verlauf ist nur insoweit darstellbar, als er durch Rinnenbildung das Relief des Schläfenbeines beeinflußt. Für den Kliniker sind zwei variante Lagen des Sinus sigmoideus wichtig: 1. Die Annäherung des Sinus sigmoideus an die hintere Gehörgangswand *(Vorlagerung, Anteposition).* 2. Die Annäherung des Sinus sigmoideus an die äußere Corticalis des Warzenfortsatzes *(Lateralposition).*

Die *Vorlagerung des Sinus* bedeutet eine Einengung des Operationsfeldes, erschwert die Aufsuchung des Antrum mastoideum und macht manchmal die Ausführung und Anlegung einer atypischen Operation notwendig; sie birgt auch die Möglichkeit einer unbeabsichtigten Freilegung, oder Verletzung des Sinus in sich. Je weiter der Sinus vorgelagert ist, um so mehr muß man sich beim Aufsuchen des Antrums dem Winkel zwischen hinterer und oberer Gehörgangswand nähern. Wenn der Sinus der hinteren Gehörgangswand unmittelbar anliegt, kann dies die Aufsuchung des Antrums durch Abtragung der hinteren Gehörgangswand, bzw. die Eröffnung des Antrums vom Cavum epitympanicum her (STACKE) erforderlich machen. Der Röntgenbefund, der uns über die Lage des Sinus aufklärt, wird dazu beitragen, eine Verletzung des Sinus zu vermeiden und uns unter Umständen veranlassen, einen operativen Eingriff anders, als unter völlig normalen Verhältnissen, anzulegen.

Die zweite Lageanomalie des Sinus sigmoideus, die uns das Röntgenbild anzeigen kann, die *Lateralposition,* besteht darin, daß sich der Sinus sigmoideus tief in die seitliche Schädelwand einprägt. Für den Kliniker hat diese Anomalie deshalb Bedeutung, weil der Sinus dadurch der Warzenfortsatzoberfläche nähergerückt ist. Es befindet sich bei Vorliegen dieser Variante zwischen der, den Sinus deckenden Lamina interna und der äußeren Corticalis des Warzenfortsatzes nur eine dünne Zwischenschichte von Knochen. Das vollkommene Fehlen des Knochens an dieser Stelle ist eine an Mißbildung grenzende, äußerst seltene Variante. Hier muß bemerkt werden, daß dem Kliniker für die Feststellung der Lateralposition die Tatsache maßgebend ist, daß der Sinus im Bereiche des Warzenfortsatzes (also des Operationsgebietes) oberflächlich liegt, während sich röntgenologisch, in Übereinstimmung mit der anatomischen Definition, als lateralponiert ein Sinus charakterisiert, welcher einen tief eingegrabenen Sulcus sigmoideus besitzt. Ein solcher Sulcus kann bei Hyperostose der Schädeldecke noch von einer ziemlich dicken Knochenschichte bedeckt sein und dann dem Operateur als normal gelegen imponieren. Andererseits erscheint ein bei dünner Schädeldecke oberflächlich gelegener Sinus sigmoideus mit flachem Sulcus dem Röntgenologen anatomisch richtig als normal, dem Operateur hingegen praktisch als lateralponiert. Auch die Lateralposition bietet die Möglichkeit einer Verletzung oder unbeabsichtigten Freilegung des Hirnblutleiters, wenn der Meißel nicht flach genug geführt wird. Durch die aus dem Röntgenbild geschöpfte Kenntnis der Lage des Sinus wird diese Möglichkeit bedeutend eingeschränkt.

Bei schlecht pneumatisierten Warzenfortsätzen findet man häufiger eine der erwähnten, für die Operation ungünstigen Lageanomalien des Sinus, als bei gut pneumatisierten. Auch eine Kombination beider Lageanomalien kann vorkommen.

Blindsäcke im Verlaufe des Sinus insbesondere am oberen Knie, können zur Verletzung des Sinus bei der Operation Anlaß geben. Diese, im Röntgenbilde meist darstellbare, sog. „Kloakenbildung" des Sinus ist bei Fällen, in denen es sich nicht um Sinusaffektionen handelt, klinisch belanglos, kann jedoch bei Sinusaffektionen das Zustandekommen einer Sinusthrombose begünstigen (RUTTIN).

Die Lage und Größe des *Emissarium mastoideum* ist großen Variationen unterworfen. Der Verlauf des Emissars ist im Röntgenbilde meist deutlich erkennbar. Seine röntgenologische Darstellung hat für die Operation eine gewisse Bedeutung, da bei der Ausräumung der hinter dem Sinus gelegenen, sog. Marginalzellen, die durch das Emissar in Supra- und Infraemissarzellen geteilt werden, eine Verletzung dieser Vene möglich ist. Das Emissarium kann sehr hoch einmünden, manchmal direkt in das Sinusknie, es kann aber auch sehr tief liegen; es kann abnorm dünn, aber auch bis zu kleinfingerdick sein. Auch können mehrere Emissaria bestehen. KRAUS und WIRKNER stellten jüngst anatomische und röntgenologische Untersuchungen über das Emissarium mastoideum an und bestätigten die Häufigkeit der verschiedenen Variationen in seinem Verlauf und seiner Größe. Zwischen der Lage des Emissars und den Lageverschiedenheiten des Sinus (Vorlagerung, Lateralposition) wurde keine Relation gefunden; dagegen wurde festgestellt, daß häufig ein breiter Sinus ein enges Emissar besitzt und umgekehrt, ein schmaler Sinus mit weitem Emissar vergesellschaftet ist. Die Untersuchungen über das Verhalten des Emissars bei den verschiedenen Pneumatisationstypen des Warzenfortsatzes ergaben, daß bei schlechter Pneumatisation Anomalien und geringe Weite des Emissars häufig sind und daß es dabei manchmal fehlt; bei mittlerer Pneumatisation sind alle Anomalien des Emissars zahlenmäßig gleich stark vertreten.

Die röntgenologische Feststellung des Hochstandes des *Bulbus venae jugularis* kann in den Fällen, in denen die Bulbusoperation oder in denen die Labyrinthoperation nach NEUMANN in Betracht kommt, für die Durchführung der Operation von Bedeutung sein, da bei der Abmeißelung der hinteren Pyramidenfläche die Verletzung des hochstehenden Bulbus die Operation behindern kann. Für die Parazentese ist seine Feststellung bedeutungslos, da die Verletzung des Bulbus bei diesem Eingriff an und für sich selten und für ihr Zustandekommen der Bulbushochstand allein nicht ausschlaggebend ist. In einem Fall von Bulbushochstand mit sichtbarer Pulsation des Gefäßes im Mittelohr konnte SLOBODNIK im Röntgenbild nur einen großen Sinus sigmoideus finden, aber den Bulbushochstand nicht röntgenologisch darstellen.

Die röntgenologische Darstellung des Verlaufes des *Sinus petrosus superior* ist von geringer Bedeutung.

Die röntgenologische Feststellung einer varikösen Erweiterung des *Sinus petrosus inferior* kann nach STENVERS in Fällen von Ohrgeräuschen diagnostische Bedeutung haben.

Der *Sinus petro-squamosus*, der, wenn er persistiert, röntgenologisch dargestellt werden kann, hat unter Umständen Bedeutung für die Überleitung von Entzündungen aus dem Mittelohr auf den Schläfenlappen (HABERMANN, CHEATLE, STEWART).

Abnormale Lage des Bodens der mittleren Schädelgrube, insbesondere der *Tiefstand des Tegmens* wird im Röntgenbilde meist richtig erkannt. Die röntgenologische Bestimmung seiner Lage ist für die Otochirurgie von ähnlicher Bedeutung, wie die Darstellung des Verlaufes des Sinus. Bei hochgelegenem Antrum kann eine unbeabsichtigte

Freilegung oder Verletzung der Dura der mittleren Schädelgrube leichter vermieden werden, wenn man durch das Röntgenbild über die Lage des Tegmens orientiert ist.

Ähnlich wie für die Lageanomalien des Sinus, gilt auch für die des Tegmens, daß man sie häufiger bei schlecht pneumatisierten Warzenfortsätzen findet. Es ist jedoch zu bedenken, daß auch die verschiedenen Schädeltypen einen Einfluß auf die Topographie haben.

Bloß als mittelbar zur Otoröntgenologie gehörig, sei kurz ein Fall von abnorm entwickeltem *Processus styloideus* erwähnt, der von TAWSE röntgenologisch beobachtet wurde. Der Patient litt unter Schmerzen in der Tonsillengegend.

Auf die *Pneumatisation des Schläfenbeines* und die Pneumatisationslehre WITTMAACKS, die im röntgenologischen Teile von E. G. MAYER bereits besprochen wurde, wird im Rahmen der klinischen Ausführungen zurückgegriffen werden. Hier sei vom anatomischen Standpunkte vorderhand nur folgendes bemerkt: Der Processus mastoideus besteht je nach seiner Pneumatisation aus lufthaltigen Zellen, aus sklerotischem oder diploetischem Knochen, oder aus einer Mischung von zellhaltigem und zellosem Knochen. Gegen das Schädelinnere ist er von der Lamina interna begrenzt, außen von der äußeren Corticalis. Der Warzenfortsatz hat nicht nur verschiedene Struktur, sondern auch wechselnde Form und Größe. Die meisten pathologischen Vorgänge, die den Otologen interessieren, sowie ein großer Teil der operativen Eingriffe spielen sich im Warzenfortsatze ab, also in einem Knochen, der fast bei jedem Individuum verschieden ist. Diese Verschiedenheit im äußeren und inneren Aufbau bringt wieder Variationen der topographischen Verhältnisse und des Ablaufes der Entzündungserscheinungen mit sich, die nach der Lehre WITTMAACKS in einem gewissen konstanten Verhältnis zueinander stehen. Die Struktur des Warzenfortsatzes und damit die topographischen Beziehungen zu seiner Umgebung lassen sich nach WITTMAACK durch verschiedene Hilfsmittel (Trommelfellbefund, Art der Sekretion, äußere Konfiguration usw.) zwar vermuten, sichergestellt wird ihr Verhalten aber erst durch die Röntgenuntersuchung. Die Bedeutung der Klärung des Pneumatisationszustandes für die Klinik wird bei den entzündlichen Erkrankungen besprochen.

II. Der Wert des Röntgenbefundes bei entzündlichen Erkrankungen.

In der überwiegenden Mehrzahl der Fälle wird bei Verdacht auf eine entzündliche Erkrankung des Mittelohres die Frage nach dem Zustande des Mittelohres durch die Otoskopie beantwortet. Durch Verengerung oder Verschluß des Gehörganges kann die Otoskopie erschwert oder unmöglich werden. Entzündungen, Exostosen, Neubildungen, sowie angeborene oder erworbene Atresie des Gehörganges können die Ursache dafür abgeben. Gelingt es nicht, das Hindernis zu beheben und versagen andere Hilfsmittel, wie die Anamnese, insbesondere hinsichtlich des Alters des Prozesses, oder die Funktionsprüfung, so ist die Röntgenuntersuchung des Schläfenbeines angezeigt. Wir werden auch das Röntgenbild zu Rate ziehen, wenn eine retroaurikuläre Schwellung besteht, deren Ätiologie nicht einwandfrei feststellbar ist, sei es, daß aus den oben erwähnten Gründen die Untersuchung des Trommelfells nicht möglich ist, sei es, daß die Anamnese unklar ist und dabei kein eindeutiger Trommelfellbefund erhoben werden kann.

Der Otologe erwartet in solchen Fällen vom Röntgenbilde direkten Aufschluß über den Zustand des Mittelohres. Das Mittelohr und seine Inhaltsgebilde sind zwar im

Röntgenogramm zu erkennen, aber eine Verschattung des Mittelohrs durch Sekretansammlung oder entzündliche Schwellung seiner Schleimhautauskleidung läßt sich röntgenologisch nicht mit Sicherheit feststellen. Es ist jedoch bekannt, daß die akuten Entzündungen des Mittelohres gewöhnlich von einer Schwellung der Auskleidung der Warzenfortsatzzellen, oder von einer Exsudation in die Warzenfortsatzzellen begleitet sind. Erscheinen daher im Röntgenbilde die pneumatischen Zellen und das Antrum mastoideum normal lufthaltig, so ist eine Otitis nicht wahrscheinlich. Zeigt hingegen das Röntgenbild eine deutliche Verschattung der Warzenfortsatzzellen und des Antrums, so ist anzunehmen, daß sich im Mittelohr ein entzündlicher Prozeß abspielt.

Für die Beurteilung des normal erscheinenden Röntgenbildes ist zu beachten, daß nach LANGE die Hälfte der akuten Fälle keine Verschattung gibt, welche Zahl uns allerdings, zumal bei Berücksichtigung sowohl der Zellen, als auch des Antrums etwas hoch gegriffen scheint. Nach RUNGE, VOLPE, STENVERS ist die Verschattung stets mehr minder vorhanden.

Bei Vorhandensein einer Verschattung der Zellen muß folgendes berücksichtigt werden:
1. Bei Pneumatisationshemmung ist die Verminderung des Luftgehaltes der Zellen, beziehungsweise das atypische Verhalten der Zellauskleidung mit Vorsicht zu werten. 2. Bei Kindern bedingen die für die Röntgenuntersuchung ungünstigen Verhältnisse im allgemeinen eine Einschränkung. 3. Sekretorischer Katarrh des Mittelohres, sowie eine kürzlich vorausgegangene eitrige Otitis können eine Verschattung bedingen. 4. Otitis externa furunculosa mit retroaurikulärem Ödem kann unter Umständen durch Zirkulationsstörung eine Verschattung der Warzenfortsatzzellen hervorrufen. 5. Osteomyelitis des Schläfenbeines oder seiner Umgebung, Frakturen des Schläfenbeines mit Blutung in die Zellen, aber auch Tumoren können eine Verschattung im Röntgenbilde bedingen.

Beim sklerotischen oder diploetischen Warzenfortsatz kann natürlich nicht das Verhalten der Zellen im Röntgenogramm zur Beurteilung des Zustandes im Mittelohr herangezogen werden, doch kann das Röntgenbild auch beim kompakten Warzenfortsatz manchmal in differentialdiagnostischer Hinsicht von Nutzen sein. Wenn nämlich ein Furunkel die Otoskopie unmöglich macht, und gleichzeitig eine retroaurikuläre Schwellung besteht, so ist bei röntgenologischem Nachweis eines kompakten, aber im übrigen normalen Warzenfortsatzes, ein Periostalabsceß (Mastoiditis) unwahrscheinlich.

Die Tangentialaufnahme der Weichteile des Planum mastoideum nach STUPKA-STAUNIG gibt nicht in allen Fällen einwandfreie Resultate.

Es bleiben daher bei Unübersehbarkeit des Trommelfells exakt verwertbar: 1. Die Fälle, in denen das Röntgenbild einwandfrei Destruktion im Warzenfortsatzinnern nachweist. 2. Erwachsene mit deutlicher Verschattung der Zellen und des Antrums, wenn der Warzenfortsatz gut pneumatisiert ist und die Punkte 3—5 ausgeschlossen werden können. Vollkommen normal lufthaltige Zellen und Antrum machen eine Otitis zumindest unwahrscheinlich. Bei kompaktem Warzenfortsatz und Bestehen einer retroaurikulären Schwellung, jedoch sonst normalem röntgenologischen Befund ist eine Otitis nicht auszuschließen, dagegen eine Mastoiditis sehr unwahrscheinlich.

1. Die akute Mittelohrentzündung.

Die *akute Mittelohrentzündung* verläuft in den meisten Fällen so, daß die Erkrankung mit mehr oder minder stürmischen Symptomen, die man nur selten schon prognostisch verwerten kann, beginnt, in ein symptomenärmeres, ruhigeres Stadium der Sekretion übergeht und durchschnittlich nach 2—4wöchiger Dauer spontan ausheilt. Abweichungen von dieser Verlaufsform können bedingt sein durch Auftreten einer Komplikation sowohl im Früh- als im Spätstadium, durch Auftreten von Mastoiditis, oder durch Übergang der akuten Entzündung in das chronische Stadium.

Jede akute Mittelohrentzündung gleich nach Beginn der Erscheinungen der Röntgenuntersuchung zuzuführen, wäre vielleicht sowohl vom theoretisch-wissenschaftlichen, als auch vom praktischen Standpunkte aus erwünscht. Aus äußeren Gründen kann man jedoch davon absehen, zumal die Röntgenaufnahme bei Beginn der Otitis weder diagnostisch noch prognostisch den Wert besitzt, der ihr bei einer vorgeschrittenen Otitis zukommt. Der diagnostische Wert ist hauptsächlich deshalb gering, weil die manchmal im Initialstadium auftretenden, lebensgefährlichen „Frühkomplikationen", um deren Aufdeckung es sich ja handeln würde, meistens durch Überleitung der Entzündung auf präformierten Bahnen zustande kommen, ohne daß sie röntgenologisch nachweisbare Knochenzerstörungen setzten. Für die Prognose wiederum ist der aus dem Röntgenbild erschlossene Pneumatisationstypus noch nicht in den ersten Tagen verwertbar, sondern erst im weiteren Verlaufe der Otitis und im Zusammenhalt mit den klinischen Symptomen. Wir wissen nämlich, daß nicht die Pneumatisation allein den Verlauf der akuten Mittelohrentzündung beeinflußt, daß daher bei ein und demselben Warzenfortsatztypus die verschiedensten Verlaufsformen der Otitis möglich sind. Es steht bloß fest, daß unter den Otitiden, die zur Mastoiditis führen, die Mehrzahl einen gut oder relativ gut pneumatisierten Warzenfortsatz hat (NEUMANN 1907). Wir wissen ferner, daß unter den zur Chronizität neigenden Otitiden der größte Teil einen schlecht oder gar nicht pneumatisierten Warzenfortsatz aufweist. Die Feststellung des Pneumatisationsgrades in den ersten Tagen hat daher an sich keine große Bedeutung für die Prognosenstellung. Eine Aufnahme aus den ersten Tagen der Krankheit bedeutet nur den Vorteil, daß man sie zum Vergleiche mit später angefertigten Bildern heranziehen kann. Man wird also in der Regel die Röntgenaufnahme erst dann zu Rate ziehen, wenn es sich zeigt, daß die Mittelohreiterung keinen glatten Verlauf nimmt.

Die erwähnten Abweichungen von der normalen, in Heilung übergehenden Verlaufsform können bedingt sein: 1. Durch den Aufbau der Mittelohrschleimhaut und den dazu gehörigen Warzenfortsatztypus, 2. durch die Art und Virulenz der Erreger und 3. durch allgemeine, dem Individuum zugehörige Momente. Art und Dauer der Sekretion, subjektive und objektive Lokalsymptome werden ebenso wie Temperatur, Allgemeinbefinden usw. sehr bald den Charakter der Erkrankung kennzeichnen und sie dem Kliniker als normal oder abnormal verlaufend erscheinen lassen. Ein unter Berücksichtigung dieser Momente veranlaßter Röntgenbefund wird imstande sein, die Prognose und Indikationsstellung zu unterstützen. Da in solchen Fällen, insbesondere wenn röntgenologisch entsprechende pathologische Veränderungen nachgewiesen werden, ein operativer Eingriff immerhin schon im Bereiche der Möglichkeit liegt, so wird auch die Mitteilung der für die Operation in Betracht kommenden anatomischen Einzelheiten einen integrierenden Bestandteil des Röntgenbefundes bilden.

a) Die Pneumatisation des Schläfenbeines und die Bedeutung ihrer röntgenologischen Darstellung.

Seit dem Erscheinen der Monographie WITTMAACKs über die normale und pathologische Pneumatisation des Schläfenbeines steht dieses Problem im Mittelpunkte des Interesses.

Nach WITTMAACK können folgende Schleimhauttypen mit der ihnen eigenen Pneumatisation des Warzenfortsatzes vorkommen:

„I. Mesoplastische (absolut normale, reguläre) Schleimhautform. Sie bewirkt reguläre Pneumatisation mit bläschenförmiger Erweiterung der Endzellen bei weiterer Ausdehnung des Zellnetzes.

II. Hyperplastische Schleimhautformen. Sie bewirken je nach vorhandenen Intensitätsgraden folgende Pneumatisationsformen: a) kompakter (sklerotischer) Warzenfortsatz; b) nicht zur völligen Entwicklung gelangte Pneumatisationsanlage im Warzenfortsatz; c) ausgesprochen irreguläre Pneumatisation mit je nach Graden wechselnder Ausdehnung; d) kleinzellige, relativ grobwandige Pneumatisation bei im ganzen guter Ausdehnung.

III. Hypoplastische (fibröse) Schleimhautformen. Sie bewirken je nach dem Intensitätsgrade a) kompakten Warzenfortsatz (mit erhaltenem Spongiosawerk), b) stark reduzierte, scharf abgegrenzte Pneumatisation, vielfach mit großen Endzellen bei kompakter Warzenfortsatzspitze; c) mäßig reduzierte Pneumatisation von annähernd regulärem Charakter.

IV. Hyperplastisch fibröse Schleimhautform. Sie bewirkt erhebliche Reduktion der Pneumatisation, bei vorwiegend kleinzellig, grobwandigem bzw. irregulärem Pneumatisationstypus.“

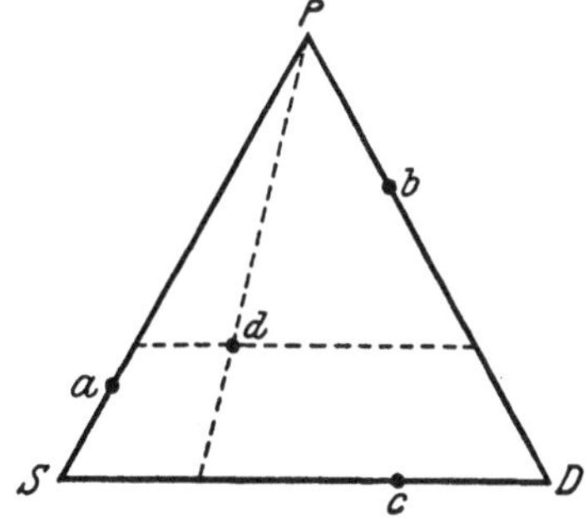

Abb. 270. Pneumatisationsschema nach EISINGER. (Erläuterungen im Text Seite 291.)

WITTMAACK weist darauf hin, daß „zwischen den verschiedenen Graden sowohl der hyperplastischen, als auch der hypoplastischen Form fließende Übergänge zur mesoplastischen (absolut normalen) Form bestehen müssen. Ebenso müssen natürlich auch von der hypoplastisch-fibrösen Form fließende Übergänge sowohl zur rein hyperplastischen, als auch zur rein hypoplastischen Form vorhanden sein“.

Ich habe die verschiedenen Pneumatisationstypen graphisch folgendermaßen darzustellen versucht (s. Abb. 270):

Bei P wären die idealpneumatischen Warzenfortsätze, bei S die extrem sklerotischen und bei D die vollkommen diploetischen. Die Linie P—S soll alle Übergangsformen versinnbildlichen, die zwischen den idealpneumatischen und vollkommen sklerotischen Warzenfortsätzen liegen; z. B.: Punkt a schwere Pneumatisationshemmung auf hyperplastischer Grundlage (nach der oben zitierten Einteilung WITTMAACKS IIb). Die Linie P—D soll alle Übergangsformen zwischen den idealpneumatischen und den vollkommen diploetischen Warzenfortsätzen darstellen. Z. B.: Punkt b hypoplastisch-fibröse Schleimhautform (nach der Einteilung WITTMAACKS IIIc). Die Linie S—D, z. B. Punkt c entspricht dem Extremfall des WITTMAACKschen Schemas IV. Punkt d würde z. B. einem Warzenfortsatztypus bei hyperplastisch-fibröser Schleimhautform mit geringer Pneumatisation entsprechen.

Es geht daraus hervor, daß der ideal pneumatisierte, der vollkommen sklerotische und der vollkommen diploetische Warzenfortsatz als Extremtypen aufzufassen sind und daß sämtliche Übergangsformen zwischen den verschiedenen Typen beobachtet werden können. — WITTMAACK legt besonderen Wert auf die Feststellung, daß die hyperplastischen, die hypoplastischen und die hyperplastisch-fibrösen Schleimhauttypen im wesentlichen Folgen von entzündlichen Schädigungen der Schleimhaut im zartesten Kindesalter sind und daß der sklerotische Warzenfortsatz nicht eine Folge der chronischen Otitis ist, sondern „daß die anatomische Grundlage in Form einer starken Schleimhauthyperplasie mit zugehörigem Pneumatisationszustand bereits vorgelegen haben muß,

19*

als infolge einer hinzutretenden Infektion auf dieser Grundlage die chronische Eiterung sich entwickelte". Da es auch nie gelungen ist, einwandfreie Übergangsstadien zwischen zarter und hyperplastischer Schleimhaut zu finden, ebensowenig, Übergänge eines pneumatisierten Warzenfortsatzes zu einem kompakten Warzenfortsatz histologisch aufzudecken, so zieht WITTMAACK den Schluß, daß „zweifellos bei der Entwicklung einer chronischen Mittelohreiterung die anatomische Grundlage einer stark hyperplastischen Schleimhaut mit zugehörigem kompakten Warzenfortsatz die unerläßliche Vorbedingung und nicht, wie man bisher annahm, ein unvermeidlicher Folgezustand von ihr ist".

Die Lehre WITTMAACKs bis in die kleinsten Einzelheiten zu beweisen oder zu widerlegen, ist sicherlich nur auf Grund ebenso ausgedehnter, histologischer Untersuchungen möglich, als die es sind, die WITTMAACK zur Stütze seiner Behauptungen angestellt hat. Im folgenden seien kurz die bisher erschienenen Untersuchungen, die zur WITTMAACKschen Lehre Beziehung haben, angeführt:

Umfangreiche histologische Untersuchungen an einem großen Material wurden nur von STEURER vorgenommen und er deutet sie vollkommen im Sinne der Lehre WITTMAACKs. G. ALEXANDER tritt ihm schon in einer Diskussionsbemerkung zu seinem Kongreßvortrag entgegen und sieht in seinen eigenen, später mitgeteilten histologischen Untersuchungen einen Gegenbeweis gegen WITTMAACKs Theorie bezüglich des Zustandekommens der verschiedenen Schleimhauttypen im Mittelohr, indem er alle vier Schleimhauttypen an einem und demselben Falle histologisch nachweisen konnte. WITTMAACK kann den von ALEXANDER angetretenen Beweis gegen seine Folgerungen nicht als erbracht ansehen, da die von ALEXANDER wiedergegebenen Schleimhauttypen einer Gegend entstammen, die nicht in Vergleich mit seinen eigenen Befunden gesetzt werden können. Histologische Untersuchungen, die Parallelen zwischen der Pneumatisation der Mittelohrräume und der der Nasennebenhöhlen ergeben und als Bestätigung der Anschauung WITTMAACKs zu verwerten sind, stammen von VAN GILSE und TER-ORGANESIAN. Röntgenologisch behandelte diese Frage J. BECK. Er fand, daß der Warzenfortsatz häufiger in der Pneumatisation gehemmt ist als die Nebenhöhlen, daß jedoch ein gewisser Parallelismus in der Pneumatisation des Warzenfortsatzes und der Nebenhöhlen nachweisbar ist. Die Hemmung der Nebenhöhlen entsteht wahrscheinlich auf derselben entzündlichen Grundlage, wie die des Warzenfortsatzes. Bei beiderseits komplett gehemmten Warzenfortsatz nimmt BECK auch eine genetische Unterentwicklung an. Auch TALPIS und LIEBERMANN haben ausführliche röntgenologische Untersuchungen über die Pneumatisation angestellt. Sie finden ein korrespondierendes Verhältnis zwischen Pneumatisation des Warzenfortsatzes und den Nebenhöhlen, insbesondere sei ein Fehlen der Stirnhöhle oft mit Pneumatisationshemmung des Warzenfortsatzes verbunden. Sie berücksichtigen auch den Schädelbau und den Zusammenhang der Pneumatisation mit demselben. Von älteren Untersuchungen, die sich mit den Zusammenhängen zwischen Pneumatisation des Warzenfortsatzes und Schädelbau, Rasse usw. befassen, sind zu erwähnen die von KÖRNER, FRERS, KRETSCHMANN, TURNER-PORTER, WAGENER und in jüngster Zeit ausführlich mit Besprechung der einschlägigen Literatur die Untersuchungen THEISSINGs. Dieser kommt zu dem Schlusse, daß der Knochenbau, nicht wie WAGENER behauptet, maßgebend und bestimmend für die Pneumatisation sei, sondern daß nur ein „gewisser" Zusammenhang zwischen Knochenbau und Pneumatisation des Warzenfortsatzes bestehe. Mit dem Einfluß biologischer und mechanischer Momente auf die Entstehung der Pneumatisation beschäftigen sich PERETZ, sowie PRÖTZ, der auch Studien über den Parallelismus der Pneumatisation des Warzenfortsatzes mit der der Nebenhöhlen anstellt und ganz die Anschauung WITTMAACKs teilt. — Den Einfluß des Muskelzuges des Sternocleidomastoideus auf die Pneumatisation des Warzenfortsatzes bei Vorhandensein eines Schiefhalses studierten röntgenologisch GRAHE und unabhängig von ihm YANG HO-CHING. GRAHE findet, daß bei Patienten mit Torticollis und angeborenem Schiefhals der Warzenfortsatz sehr verschieden entwickelt ist und daß kein Einfluß des Muskelzuges des Sternocleidomastoideus auf die Pneumatisation des Warzenfortsatzes besteht. YANG HO-CHING kommt ebenfalls zu dem Schlusse, daß der Muskelzug nur das Wachstum des Proc. mastoideus, aber nicht die Pneumatisation beeinflusse. SCHARLAIJ glaubt, auf Grund von röntgenologischen Untersuchungen feststellen zu können, daß bei Rechtshändern der linke Warzenfortsatz und bei Linkshändern der rechte Warzenfortsatz besser entwickelt sei. Röntgenologische Untersuchung nach Kontrastfüllung der Fälle lassen ihn auch vermuten, daß zumindest die oberflächlichen Zellen nicht miteinander communicieren. CULBERT und LAW verwenden die für jedes Individuum charakteristische Struktur des Schläfenbeines zur Identifizierung.

Bezüglich des Zusammenhanges zwischen Pneumatisation und Konstitution hat WITTMAACK in seinem Referate auf dem I. internationalen Otologen-Kongreß 1928 seine Auffassung insoferne präzisiert, als er dort diesen Zusammenhang und eine gewisse Abhängigkeit der Pneumatisation von der Konstitution stärker betont, als dies in seiner Monographie (1918) der Fall war. Er schlägt auch in diesem Referate vor, die Bezeichnungen *Schleimhautkonstitution* und *Warzenfortsatzhabitus* einzuführen, um den Bedürfnissen der modernen Konstitutionslehre gerecht zu werden.

Röntgenologische und histologische Untersuchungen, die den Zusammenhang zwischen Pneumatisation und Konstitution betonen, wurden von ALBRECHT angestellt, der auf Grund von Untersuchungen an Zwillingen besonders die Berücksichtigung der Konstitution bei der Pneumatisationslehre fordert. Seine histologischen Untersuchungen zeigen, daß schon beim Neugeborenen weitgehende, individuelle Verschiedenheiten im Schleimhautaufbau des Mittelohres bestehen können. Röntgenologische Untersuchungen der Pneumatisationsverhältnisse an eineiigen und zweieiigen Zwillingen stammen von LEICHER und in ganz ausgedehntem Maße in letzter Zeit von M. SCHWARZ. Dieser findet auf Grund von Untersuchungen an einem großen Zwillingsmaterial eine häufige Übereinstimmung der Pneumatisation des Warzenfortsatzes und der Nebenhöhlen bei eineiigen Zwillingen, hingegen seltener eine solche bei zweieiigen Zwillingen. Es kommt nach ihm dem erblichen Faktor eine bedeutende Rolle zu.

Eine Anzahl von exakten röntgenologischen Untersuchungen, die die Lehre WITTMAACKs bestätigen, stammen von BIGELOW-GERBER, BROCK, HEINEMANN, PIERCE, RUNGE, SONNENKALB, REVERCHON und WORMS, YOUNG u. a., derer später noch bei den klinischen Beziehungen der Pneumatisation Erwähnung getan wird. Auf Grund histologischer Befunde, die KRAINZ im Zuge seiner Untersuchungen über die Mastoiditis erheben konnte, bekämpft er die Behauptung WITTMAACKs, daß es keine sekundäre Sklerosierung des pneumatischen Systems gebe. Röntgenologische Bestätigungen finden diese Befunde KRAINZs in den Untersuchungen von EISINGER und E. G. MAYER, sowie englischer Autoren. Es konnte gezeigt werden, daß bei akuten Otitiden, die klinisch und röntgenologisch Zeichen von Knochenaffektion boten, jedoch nicht operiert wurden, selbst größere Teile des pneumatischen Systems sklerosieren können, womit selbstverständlich nicht behauptet wird, daß alle sklerotischen Warzenfortsätze auf diese Weise entstanden sind.

Voss findet einen zu großen Unterschied zwischen der Zahl der tatsächlich beobachteten Säuglingsotitiden und der Zahl der Pneumatisationshemmungen im späteren Leben. OTTO MAYER erwähnt zwei Fälle, die als Säuglinge operiert wurden, und bei denen er Jahre nachher bei der Nachoperation gute Pneumatisationsentwicklung fand.

Über röntgenologische Untersuchungen von Warzenfortsätzen bei Patienten, die zwischen dem 4.—18. Lebensmonat wegen akuter Otitis operiert und 5—7 Jahre nachher röntgenologisch kontrolliert wurden, habe ich auf Grund von Röntgenbefunden E. G. Mayers am Kongreß in Kopenhagen 1928 berichtet. Gleichzeitig wurden solche Untersuchungen von Knick und Witte mitgeteilt. Bei meinen Fällen zeigte ein Drittel der nachuntersuchten Schläfenbeine gute bis normale Pneumatisation, bei Knick und Witte zwei Drittel. Ich habe für diese Untersuchungen ein einwandfrei beobachtetes, an der Klinik operiertes Krankenmaterial verwendet; es handelt sich durchwegs um schwere Erkrankungen im frühesten Kindesalter und es kann auf sie nicht der Vorwurf Anwendung finden, den Wittmaack den Untersuchungen von Knick und Witte entgegenhält, daß die anamnestischen Angaben über die Art und Schwere der Erkrankung nicht immer verläßlich sind. Noch eines Punktes möchte ich Erwähnung tun. Wittmaack lehnt für die Beurteilung der theoretischen Grundlage seiner Lehre die „indirekte" Bestimmung des Schleimhautaufbaues mittels des Röntgenverfahrens ab. Er gestattet jedoch für die klinische Anwendung seiner Lehre weitgehende Rückschlüsse aus dem Röntgenbilde auf den Mastoidhabitus und auf die Schleimhautkonstitution, vorausgesetzt, daß das Röntgenverfahren richtig angewendet wird und die Röntgenbilder richtig beurteilt werden. Ich glaube, daß diesen Anforderungen in den von mir publizierten Fällen Genüge getan wird, deren röntgenologische Untersuchung von E. G. Mayer durchgeführt wurde. Wenn man aber aus dem Röntgenbilde bindende Schlüsse bezüglich der Schleimhautkonstitution im Sinne einer Anwendung auf die Klinik als zulässig erklärt, so muß man sie wohl auch bis zu einem gewissen Grade dort zulassen, wo sie geeignet wären, die Anschauungen Wittmaacks in dem einen oder dem anderen Punkte als fraglich hinzustellen.

Die Bedeutung der Röntgenologie für die Pneumatisationslehre liegt jedoch nicht darin, daß das Röntgenverfahren imstande ist, manche Punkte der Wittmaackschen Theorie zu bestätigen oder zu widerlegen. Der Zusammenhang zwischen Pneumatisationslehre, Röntgenologie und Klinik ist vielmehr dadurch gegeben, daß die Röntgenologie tatsächlich die Vermittlerin in der Anwendung der Pneumatisationslehre auf die Klinik ist. Die Pneumatisationslehre Wittmaacks, die in ihrer Bedeutung anerkannt ist, hätte wahrscheinlich als rein theoretisch-wissenschaftliche Feststellung keinen so großen Raum in der Otologie eingenommen, wenn sie nicht wichtige Folgerungen für die Klinik und unser operatives Vorgehen gestatten würde; so die Erkenntnis der ziemlich häufigen Vereinigung von Pneumatisationshemmung und atypischer Topographie des Sinus und der Dura und noch mehr die Betonung des Zusammenhanges zwischen Pneumatisation und Verlauf der entzündlichen Erkrankungen des Mittelohres. Die praktische Anwendung dieser Folgerung ist jedoch größtenteils eben durch das Röntgenbild möglich.

Der bloße röntgenologische Nachweis des Warzenfortsatzhabitus, der nach Wittmaack einer bestimmten Schleimhautkonstitution zugehörig ist, ist für die Klinik von großer Bedeutung. Der Verlauf einer akuten Otitis, der sicherlich auch durch lokale und allgemeine Verhältnisse, sowie durch die Art und Virulenz der Bakterien beeinflußt wird, hängt wie bereits erwähnt, in hohem Maße von dem histologischen Bau der Mittelohrschleimhaut und der Auskleidung der pneumatischen Zellen, und damit auch von dem anatomischen Bau des Warzenfortsatzes ab.

Für den Verlauf und für die Prognose sind nach Wittmaack allgemein anerkannte Schlüsse aus dem Pneumationszustande zu ziehen, die Wittmaack in seinem Referate als gesetzmäßig wiederkehrende Zusammenhänge folgendermaßen zusammenfaßt. „Je höher die Schleimhauthyperplasie und je höher dementsprechend differenziert das Schleimhautepithel der Mittelohrschleimhaut ist, um so oberflächlicher bleibt im ganzen der Entzündungsprozeß, um so stärker ist die Schleimproduktion im Verhältnis zur Serumproduktion als Grundlage des entzündlichen Exsudates und um so größer ist andererseits die Neigung zum Übergang in eine chronische Entzündung; und umgekehrt: je flacher die Hyperplasie und je niedriger das Schleimhautepithel, um so stärker die Neigung zum tieferen Eindringen der Entzündung, um so stärker ist die Serumproduktion gegenüber der Schleimproduktion und andererseits um so geringer ist die Tendenz zum Übergang in chronische Entzündung, dagegen um so stärker die Neigung zum Übergang in die Komplikation der sog. Mastoiditis." Weiters: „Je fibröser die subepitheliale Gewebsgrundlage der Schleimhaut ist, um so geringer ist bei an sich gleichen Entzündungsreizen die Disposition zur Erkrankung an entzündlichen Prozessen und um so geringer sind im ganzen die entzündlichen Erscheinungen bzw. um so zellärmer und dünnflüssiger ist das entzündliche Exsudat." Der Verlauf der Otitis ist also in hohem Maße von dem Schleimhautcharakter abhängig. Die Schleimhautform können wir aus manchen Symptomen und anatomischen Einzelheiten vermuten. Da sie jedoch nach Wittmaack immer mit einem bestimmten Pneumatisationstypus verbunden ist, so kann der im Röntgenbilde feststellbare Pneumatisationstypus zu Rückschlüssen auf die Schleimhautform verwendet werden. Diese „Schleimhautkonstitutionsdiagnostik" stützt sich also auf die Bestimmung von differentialdiagnostisch wichtigen Punkten im Mastoidhabitus, die wir aus der Analyse der Röntgenaufnahme des Warzenfortsatzes gewinnen. Hierbei müssen nach Wittmaack folgende 6 Punkte im Röntgenbilde berücksichtigt werden: 1. Bestimmung der Ausdehnung des pneumatischen Bezirkes, 2. Bestimmung der Absetzung des pneumatisierten Bezirkes gegen den kompakten, 3. die Bestimmung der Knochenstruktur im kompakt gebliebenen Knochenbezirk, 4. die Bestimmung der Konfiguration der einzelnen Zellen, 5. die Bestimmung der Stärke des knöchernen Netzwerkes und 6. die Bestimmung des Kontrastgrades zwischen Zellumen, bzw. Zellräumen und umliegenden Knochen.

Für die Praxis verwendet man die Bezeichnung des betreffenden Pneumatisationstypus und überträgt also die Verlaufseigenheit der Otitis, die an die Schleimhautkonstitution gebunden ist, auf den entsprechenden Pneumatisationstypus. Danach sind die Otitiden, die zur Mastoiditis führen, häufig bei leichten bis mittelschweren Formen der Pneumatisationsstörung, wozu auch die abnorm starke Pneumatisation gehört, zu finden, Otitiden, die die Tendenz haben, schleppend zu verlaufen, oder in ein chronisches Stadium überzugehen, bei den gemischt sklerotisch-pneumatischen, bzw. sklerotischen Warzenfortsätzen und die leicht verlaufenden, sog. abortiven Formen, bei den diploetischen Warzenfortsätzen. Ein Mittelohr mit einem ideal normal pneumatischen Warzenfortsatz erkrankt nach Wittmaack nur unter besonderen Umständen; die fibröse Mittelohrschleimhaut bei diploetischem Warzenfortsatz überhaupt sehr selten. Von besonderer Wichtigkeit ist auch der Hinweis Wittmaacks auf den Zusammenhang zwischen Pneumatisation und Zustandekommen endokranieller Komplikationen. Gefäßbahnen, die eine direkte Überleitung der Infektion von der Schleimhaut auf die Hirnhäute bedingen können und so im Frühstadium einer akuten Otitis, bzw. eines akuten Rezidivs die Ursache einer endokraniellen Komplikation abgeben können, sind nach Wittmaack stets an das Vorhandensein einer stärker hyperplastischen Schleimhaut mit entsprechendem Warzenfortsatz gebunden.

Schon vor Wittmaack wiesen auf die Zusammenhänge zwischen Pneumatisation und Verlauf der Otitis nebst Neumann insbesondere auch Cheatle, Mouret und Winkler hin. Die von Wittmaack aufgestellten Leitsätze wurden von einer großen Anzahl von Autoren auf Grund von röntgenologischen und klinischen Untersuchungen bestätigt;

so von Kühne und Plagemann, Sonnenkalb, Bigelow und Gerber, Amberg, Albrecht, Heinemann, Runge, Hesse, Dixon u. v. a.

Auch hier sollen nur einige Arbeiten hervorgehoben werden.

Albrecht, der röntgenologische Studien an 350 Fällen vorgenommen hat, findet, daß von 23 akuten Otitiden, die zur Mastoiditis führten, 21 gut und 2 gehemmt pneumatisiert waren. Von 33 geheilten Fällen waren 26 normal und 7 gehemmt pneumatisiert. Heinemann findet bei 48 Fällen von Einschmelzung 7mal keine Hemmung der Pneumatisation, 28mal leichte Hemmung und 13mal mittelstarke Hemmung. Hansemann berichtet über 100 beobachtete Fälle. Von 65 operierten Fällen hatten 38 auffällig unregelmäßiges Zellbild, 27 waren regelmäßig pneumatisiert. Wirth stellt fest, daß es meist bei regulärer, auffallend starker oder bei irregulärer Pneumatisation zur Mastoiditis kommt. Krainz steht in einem gewissen Widerspruch zu Wittmaack. Er findet in 100 Fällen von Mastoiditis, daß am meisten (39$^0/_0$) vollständig pneumatisierte, dann mit 35$^0/_0$ unvollständig pneumatisierte und dann erst mit 25$^0/_0$ annähernd vollständig pneumatisierte Warzenteile, das sind die leichtesten Grade der Hemmung, an der Erkrankung beteiligt sind. J. Beck findet bei Mastoiditis meist leichte Pneumatisationshemmung. O. Mayer findet bei 30 operierten Fällen 13 ideal pneumatisierte, 14 leicht gehemmte, 2 stark gehemmte; bei einem war der Pneumatisationsgrad unbekannt. Wonsowski kommt nach der Untersuchung von 72 antrotomierten und 29 radikal operierten Fällen ebenfalls zum Schlusse, daß der Bau des Warzenfortsatzes starken Einfluß auf den Verlauf der Entzündung hat, daß die Mastoiditis meist bei pneumatischem Warzenfortsatz auftritt und daß pneumatische Warzenfortsätze zur raschen Einschmelzung neigen. Hesse unterscheidet 5 Pneumatisationstypen: 1. völlig normale Pneumatisation, 2. irreguläre Pneumatisation (mäßig hyperplastisch), 3. kleinzellige Pneumatisation (stark hyperplastisch), 4. kompakt sklerotisch und 5. kompakt diploetisch. In 171 Fällen, von denen 161 operiert wurden, betreffen 14$^0/_0$ den ersten Typus, 33,9$^0/_0$ den zweiten Typus und 52,1$^0/_0$ den dritten Typus. Er findet also ein starkes Überwiegen des dritten Typus bei den Fällen, die zur Mastoiditis führen. Eine ähnliche Kurve zeigt seine Statistik bezüglich Einschmelzung. Beim ersten Typus sind es 55$^0/_0$, beim zweiten Typus 69,5$^0/_0$, beim dritten Typus 77$^0/_0$. Von den zahlreichen, ausländischen Autoren, die auf die Bedeutung der röntgenologischen Klärung des Pneumatisationszustandes bezüglich der Prognose hinweisen, seien nur erwähnt: Pierce, Reverchon und Worms, Bruzzi-Ferretti, Magnien, Law, Caliceti sowie Hybatschek.

Die letzten Untersuchungen stammen von Hanse, der in 500 Fällen von akuter Otitis 495 pneumatisierte und 5 kompakte Warzenfortsätze findet. Von 276 von ihm beobachteten operierten Fällen wiesen 93 eine Pneumatisation mit normaler Ausdehnung, aber unregelmäßiger Anordnung auf, bei 177 war gleichmäßige Anordnung der Zellen, 5 waren nicht pneumatisiert. Es sind also nach ihm hauptsächlich die sehr gut pneumatisierten Warzenfortsätze, die im Verlaufe von akuter Otitis zur Mastoiditis führen.

Bezüglich der *Streptococcus mucosus-Otitis* stellt Wittmaack fest, daß sie meistens in den Zellen der äußersten Peripherie des pneumatischen Systems bei gut pneumatisiertem Warzenfortsatze Einschmelzungsherde setzt und daß sie besonders bei weitgehend regulärer Pneumatisation, also auch bei zarter regulärer Schleimhautkonstitution auftreten kann. Untersuchungen über Mucosus-Otitis und Pneumatisation wurden vielfach angestellt. Eckert-Möbius stellt dabei fest, daß 90$^0/_0$ der Warzenfortsätze sehr gut pneumatisiert waren. Hesse findet von 8 Fällen 5 kleinzellig gut pneumatisiert, 2 irregulär pneumatisiert und 1 ideal pneumatisiert. Stütz stellt fest, daß im allgemeinen bei Mucosus-Otitis eine ungewöhnlich weite Ausdehnung des pneumatischen Systems vorhanden sei. Beide sind der Anschauung, daß die Festsetzung des Streptococcus mucosus bessere Bedingungen auf etwas hohem Schleimhautpolster findet. ZEEMANN findet von 21 Fällen 9 pneumatisierte, 8 diploetische, 3 gemischte und 1 sklerotischen. WIRTH kann keinen wesentlichen Unterschied im Pneumatisationstypus feststellen. VOGEL findet keine Bevorzugung des stark pneumatisierten Typus. Von 24 seiner Fälle zeigen nur 9 ausgedehnte Pneumatisation. Umfangreiche Untersuchungen aus der jüngsten Zeit stammen von RICHTER, der bei Streptococcus mucosus-Otitis 58,1% annähernd normal pneumatisiert und 39,5% merklich gehemmt in der Pneumatisationsbildung findet. Daraus schließt er, daß der Streptococcus mucosus auch auf höherem und gefäßreicherem Schleimhautpolster als die endothelartige Auskleidung normal pneumatisierter Warzenfortsätze es ist, Fuß fassen kann, soweit man von Pneumatisation auf Schleimhautverhältnisse schließen kann.

Aus den vorstehenden Ausführungen ergibt sich, daß das Röntgenbild für die Prognose im Rahmen der klinischen Symptome und zusammen mit dem Alter der Otitis gut zu verwerten ist.

Praktisch am wichtigsten ist wohl der Schluß, daß gewisse Symptome (z. B. profuse Sekretion, Schmerz, leichte Temperatursteigerung, herabgesetztes Hörvermögen usw.), bei einer akuten Otitis im Laufe der dritten Woche der Erkrankung andere Wertung besitzen, wenn es sich um einen gut oder relativ gut pneumatisierten Warzenfortsatz handelt, als bei einem schlecht pneumatisierten, da bei letzterem mit der Möglichkeit des Chronischwerdens der Otitis zu rechnen ist.

b) Der Einfluß des Röntgenbildes auf die Indikation zur Operation.

Abgesehen vom Pneumatisationstypus kann das Röntgenbild normale Verhältnisse oder entzündliche Veränderungen aufdecken und so auf das therapeutische Vorgehen Einfluß nehmen. In der Literatur finden sich auch zahlreiche Untersuchungen über die Verwertbarkeit des Röntgenbefundes in dieser Hinsicht. Untersuchungen, die schon längere Zeit zurückliegen, stammen von VOSS, der in einigen Fällen Einschmelzungsherde und Granulationsbildung im Warzenfortsatz auf Grund des Röntgenbildes nachweisen konnte. WINKLER findet das Röntgenverfahren geeignet, um Defekte am Tegmen und Sequesterbildung im Warzenfortsatz nachzuweisen. KÜHNE und PLAGEMANN stellen fest, daß eine Verschleierung des Warzenfortsatzes bei akuter Otitis und bei Mastoiditis in gleicher Weise auftreten kann und halten die röntgenologische Differentialdiagnose zwischen Otitis und Mastoiditis nicht für möglich. JANSEN findet, daß eine doppelseitige Verschleierung, sowie eitrige Erkrankungen im sklerotischen Warzenfortsatz schwer zu diagnostizieren sind und daß das Röntgenverfahren für endokranielle Prozesse nicht zu verwerten ist. OERTEL betont, daß akute Mastoiditiden immer durch Verschleierung und Verdunklung des Zellsystems zu erkennen sind. Besondere Bedeutung mißt er, ebenso wie die meisten Autoren, dem Röntgenverfahren für die Diagnose der latenten Mastoiditis bei. SEIFFERT bezeichnet es in manchen Fällen als unersetzlich. SONNENKALB, der als erster eine ausführliche Zusammenfassung des Materials bringt (1914), fordert auf Grund seiner eigenen Erfahrung bei der Röntgenologie der akuten Otitis die Serienaufnahme, beschreibt genau Einschmelzung und Absceßbildung im Warzenfortsatz und hebt die besondere Bedeutung des Röntgenverfahrens für die Streptococcus mucosus-Otitis hervor. LAW spricht den Röntgenbefunden großen Einfluß auf die Indikationsstellung zu. K. BECK und RAMDOHR sind, wie auch RUNGE betont, in der Beurteilung des Röntgenogramms bei der akuten Otitis sehr vorsichtig. Sie wagen nicht, Sequester, Absceßbildung und Durchbrüche in die Schädelhöhle in irgendeinem Falle aus der Platte zu diagnostizieren. RUNGE meint auch, es müssen besonders ungünstige

Umstände vorgelegen haben, die sie zu diesen Resultaten gebracht haben. HEINEMANN scheint doch den Wert des klinischen Befundes gegenüber dem des Röntgenbefundes etwas zu sehr zurückzustellen. Nach ihm scheint die röntgenologisch diagnostizierte Einschmelzung im Warzenfortsatz und nur diese, unbedingt den Eingriff zu indizieren. Besondere Bedeutung hat auch nach ihm der Röntgenbefund in klinisch unklaren Fällen und von 190 Fällen hat ihm in 105 Fällen allein der Röntgenbefund Klärung geschaffen. RUNGE, der unter genauer Berücksichtigung der Pneumatisationslehre WITTMAACKs ausführlich die Indikationen auf Grund des Röntgenbildes bespricht, hält für die Diagnose der Einschmelzung die Vergleichsaufnahmen desselben Ohres in gewissen Intervallen für besonders wichtig. Die Einschmelzung ist aus einer einzigen Aufnahme auch bei Vergleich mit der gesunden Seite so gut wie nie mit Sicherheit festzustellen. Auch der negative Röntgenbefund ist von Bedeutung, da er in zweifelhaften Fällen den Mut zum Abwarten gibt. RUNGE warnt auch vor Fehldiagnosen, so z. B. vor Verdeckung einer Einschmelzung durch vorgelagerten Sinus; er fordert die Röntgenaufnahme bei jeder Mittelohrentzündung, bei der es zum Durchbruch des Trommelfells kommt, falls nicht klinisch eine Ausheilung innerhalb weniger Tage zu erwarten ist.

BIGELOW und GERBER stehen ebenfalls auf dem Standpunkte WITTMAACKs und weisen auf die Wichtigkeit der röntgenologischen Aufklärung des Pneumatisationszustandes für die Prognose hin. Sie bezeichnen als den gefährlichsten den wenig pneumatisierten Warzenfortsatz mit diploetischer Randzone (Zustandekommen von Komplikationen auf präformierten Bahnen); nach ihnen ist das Röntgenverfahren besonders wertvoll bei latenter Otitis. Bei der akuten Otitis ist die Prognose nur dann günstig, wenn sich nach der Parazentese das Antrum und die periantralen Zellen aufhellen. PFAHLER fand bei allen seinen Untersuchungen weitgehende Übereinstimmung des Röntgenbefundes mit dem Operationsbefunde, außer in zwei Fällen und zwar bei einem 16 Monate altem Kind und bei einem 73jährigen Patienten. AAGE PLUM, der sehr frühzeitig operiert, findet, daß bei akuter Otitis, wo klinisch keine Zeichen dafür vorhanden sind, daß auch der Warzenfortsatz mitgegriffen ist, in etwa $50^0/_0$ der Fälle eine Verschleierung des Warzenfortsatzes nachgewiesen werden kann, die zumindest als Schleimhautödem zu deuten ist. Es müssen mehrere Bilder angefertigt werden, um die Zu- oder Abnahme des Prozesses zu verfolgen. MAGNIEN betont die Wichtigkeit der röntgenologischen Erkennung des Pneumatisationstypus und unterscheidet bei der Mastoiditis 3 Stadien, denen folgende Röntgenbilder entsprechen: 1. Verschattung, 2. Atrophie, 3. Einschmelzung. WORMS und BRETON heben die besondere Wichtigkeit bei latenter Mastoiditis hervor. ABRAHAMS und BONOFF, die ein großes Material von Streptococcus mucosus-Otitiden an der Klinik NEUMANN studierten, bestätigen ebenfalls den großen Wert des Röntgenbefundes bei dieser Erkrankung. RUTTIN und MERIO weisen darauf hin, daß dem Röntgenbefunde nicht so sehr eine Entscheidung in der Indikation zukommen soll, sondern nur ein Einfluß bei schwankenden Fällen. DEUTSCH, EISINGER und E. G. MAYER legen auf Grund von Studien an einem reichlichen Material der Klinik NEUMANN den Hauptwert auf die Betonung, daß der Röntgenbefund nur im Zusammenhalte mit dem klinischen Befund zu verwerten ist. Denselben Standpunkt nimmt auch WHITING ein. STIBBE hält die Operation erst dann indiziert, wenn ein „tache claire" die Absceßbildung sicherstellt. CALICETI betont die Wichtigkeit des Röntgenverfahrens bei der latenten Mastoiditis und spricht sich dafür aus, daß der positive klinische Befund gegenüber einem negativen Röntgenbefund überwiegt und man daher in solchen Fällen operieren soll. Nach BRUZZI-FERRETTI ist das Röntgenbild sehr wertvoll bei entzündlichen Erkrankungen; einfache Verschleierung der Zellen ist keine Indikation, bei Verschwinden der Zellgrenzen ist ein Fortschritt des

Prozesses anzunehmen, bei partiellem und vollständigem Verschwinden der Warzenfortsatzstruktur ist der Eingriff unabhängig vom klinischen Befund sofort vorzunehmen. DILLON-VULFSON finden bei Beginn der Mastoiditis nach 8—12 Tagen Verschleierung, später kann das Bild der Pneumatisation verschwinden.

Ferner findet sich eine große Anzahl neuerer Arbeiten, die im wesentlichen die alten Angaben bestätigen, wie von MERELLI, PLAATS, EGMOND, NOUAILHAC, SLIEFER, HESSE, SOUKUP, REVESZ-FLEISCHMANN, DAN MC KENZIE, YOSHIE, SCHARLAIY, YOUNG, KRUMMEL, FELGNER, TAYLOR, MANN, WATSON-WILLIAMS, LAYTON u. a.

Im folgenden soll der von der Klinik NEUMANN eingenommene Standpunkt bei der Wertung des Röntgenbefundes klargelegt werden.

Wenn man die im Röntgenbilde sichtbaren Veränderungen als „Symptom" der akuten Otitis auffaßt, so muß man auch versuchen, sie in den Symptomenkomplex der akuten Otitis einzureihen und festzustellen, wie das Röntgenbild, ebenso wie jedes andere Symptom, unser therapeutisches Vorgehen und somit auch unsere Indikationsstellung zu operativen Eingriffen beeinflussen kann.

Zum leichteren Erfassen der Indikationsstellung im Verlaufe einer akuten Otitis empfiehlt sich nach NEUMANN der Begriff der *absoluten* und *relativen Indikation*. Unter absoluter Indikation verstehen wir eine Indikation zur Eröffnung des Warzenfortsatzes, die durch Symptome gegeben ist, welche die sofortige Operation unabhängig vom Alter der Otitis erfordern. Solche sind: Zeichen einer bestehenden oder drohenden intrakraniellen Komplikation (Meningitis, Hirnabscesse, Sinusthrombose, Sepsis), Symptome von seiten des Labyrinths, Lähmung des Nervus facialis, sowie Periostalabsceß am Warzenfortsatz. Alle anderen Symptome, wie profuse Sekretion, Spontanschmerz und Druckschmerz am Warzenfortsatz, Kopfschmerzen, Temperatursteigerung, ungünstiges Trommelfellbild, ja sogar die Senkung der hinteren oberen Gehörgangswand, indizieren die Operation nur in Relation zum Alter der Otitis durch ihre Konstanz oder durch ihr Neuauftreten. Dabei ist die Zahl und Intensität der Symptome in Betracht zu ziehen. Das Wichtigste an ihnen ist jedoch, daß sie mit dem Alter der Otitis an klinischer Dignität zunehmen, daß also dasselbe Symptom bei einer jungen Otitis ganz anders zu werten ist wie bei einer älteren Otitis.

Die Mastoiditis macht von seiten des Warzenfortsatzes nur dann direkte Symptome, wenn sie sich nahe der Lamina externa oder interna abspielt (Spontanschmerz, Druckschmerz, Kopfschmerz), wenn sie die Lamina externa oder interna durchbrochen hat (Periostalabsceß, endokranielle Symptome), oder wenn sie die unmittelbare Nachbarschaft des Labyrinths oder des Nervus facialis mit einbezogen hat.

Die Erkrankung der Zellwände im Innern des Warzenfortsatzes verläuft an sich fast symptomlos und auf ihr Vorhandensein wird nur aus dem klinischen Verlaufe, aus dem Mittelohr- und Trommelfellbefund und aus der Art und Menge des Ausflusses geschlossen. *Im Gegensatz dazu bietet das Röntgenverfahren die Möglichkeit, im Warzenfortsatz selbst die Erklärungen dieser Erscheinungen zu suchen und oft zu finden.*

Veränderungen im Warzenfortsatz können sich röntgenologisch durch Verdrängung der Luft aus den pneumatischen Räumen und durch Knochenaffektion manifestieren. Letztere wiederum äußert sich je nach ihrer Intensität in Undeutlichwerden der Zellwände durch Arrosion, oder im Verschwinden derselben als Ausdruck einer ausgesprochenen Destruktion.

Wie verhalten sich nun die röntgenologischen Symptome zu den übrigen Symptomen, die wir im Verlaufe der akuten Otitis beobachten? Um dies klar besprechen zu können, sollen vorläufig röntgenologische Irrtümer nicht Berücksichtigung finden. Zunächst steht fest, daß der Röntgenbefund für sich allein weder für das therapeutische

Vorgehen maßgebend ist, noch als höherwertiges Symptom gegenüber den klinischen Symptomen aufzufassen ist; daß mithin die röntgenologischen Symptome relative Symptome darstellen. Denn einerseits kann es ohne Mastoiditis zur kraniellen Komplikation kommen, in welchem Falle der Röntgenbefund nicht mehr zeigen kann als bloße Verschattung, ein Befund, der allein keinesfalls eine Operationsindikation abgibt. Andererseits kann man aus dem momentanen Zustandsbild, welches die Röntgenuntersuchung aufdeckt, nicht auf die Tendenz des Prozesses zur Progredienz, bzw. zur Rückbildung schließen. Das Röntgenbild zeigt uns zwar den momentanen pathologisch-anatomischen Zustand an, doch sind noch andere Momente zu berücksichtigen, die unter Umständen die Verwertbarkeit des Röntgenbefundes beeinflussen, wie insbesondere das Alter des Patienten und der anatomische Bau des Warzenfortsatzes. Das Röntgenbild hat zwar gegenüber den meisten Symptomen der akuten Otitis den Vorteil, daß es ein autochthones Warzenfortsatzsymptom liefert und nicht subjektiven Äußerungen des Patienten entspricht. Dagegen wird seine Verwendbarkeit zur absoluten Indikation dadurch eingeschränkt, daß selbst eine einwandfrei bewiesene Knochenaffektion noch spontan ausheilen kann. Es ist ferner insbesondere die Tatsache zu berücksichtigen, daß zu einem bestimmten Zeitpunkte durch Vorgänge im Warzenfortsatz klinische Symptome hervorgerufen werden können, die sich im Röntgenbilde erst später deutlich manifestieren. Ausnahmsweise ist allerdings auch das Umgekehrte der Fall. — Man muß also die röntgenologischen Symptome gleich allen anderen, relativen Symptomen in erster Linie zum Alter der Otitis und zu der durch die Pneumatisation gegebenen Prognose in Relation bringen. Bei der Verwertung der im Röntgenbilde nachgewiesenen Veränderungen als relatives Symptom muß jedoch auch berücksichtigt werden, daß sich der Röntgenbefund hinsichtlich der Indikationsstellung zur Warzenfortsatzoperation von anderen klinischen Symptomen in bemerkenswerter Weise unterscheidet: Die klinischen Symptome gewinnen bei gleichbleibender Intensität mit zunehmendem Alter der Otitis an Dignität; hingegen ist eine röntgenologisch festgestellte Veränderung im Warzenfortsatz, die trotz zunehmendem Alter der Otitis gleich bleibt, prognostisch eher als günstig zu werten.

Es sollen nun unter Zugrundelegung der vorhergegangenen Ausführungen die einzelnen Symptome, die das Röntgenbild im Verlaufe der akuten Otitis bieten kann, hinsichtlich ihres Einflusses auf das therapeutische Vorgehen besprochen werden.

Die *Verschattung* der pneumatischen Räume ist kein Zeichen, das im Sinne einer Erkrankung des Knochengefüges, des Warzenfortsatzes zu verwerten ist. Bei einer jungen Otitis ist sie ein häufiger und für die Indikation belangloser Befund; sie kann auch nach der vollkommenen klinischen Ausheilung noch lange Zeit bestehen bleiben. Dies zeigt aber nicht an, daß die Entzündungserscheinungen im Mastoid noch unverändert weiter bestehen; denn vom Abheilen der Entzündung bis zur Restitutio ad integrum, in unserem Falle also bis zum Wiederauftreten normaler Helligkeiten der Zellen, muß eine gewisse Zeit verstreichen. Es kann jedoch auch das Fortbestehen der Verschattung bei scheinbar abklingendem Mittelohrbefund, insbesondere bei Streptococcus mucosus-Otitis der Ausdruck einer Fortdauer der Entzündung sein. Da jedoch, solange die Verschattung nur durch vollständige Verdrängung der Luft aus den Zellen bedingt ist, röntgenologisch über das Substrat der Verschattung nichts ausgesagt werden kann, so ist auch ihr Fortbestehen allein für die Sicherstellung der Diagnose Streptococcus mucosus-Otitis nicht verwertbar. Beim Chronischwerden einer Otitis ist natürlich auch das Fortbestehen der Verschattung die Regel; jedoch erwarten wir dabei entweder einen entsprechenden Pneumatisationstypus, i.e. hyperplastische Schleimhautgrundlage, oder reparative Knochenveränderungen. Handelt es sich jedoch um einen protrahierten Verlauf bei guter Pneumatisation, so muß das monatelange Fortbestehen der Verschattung den Verdacht auf eine spezifische Otitis erwecken, weil die unspezifische Otitis bei guter Pneumatisation im gleichen Zeitraum gewöhnlich ausheilt oder zur Mastoiditis führt. Bei unverläßlicher Anamnese und unklarem Trommelfellbild zeigt das Fehlen einer Verschattung an, daß eine seit längerer Zeit bestehende Sekretion nicht auf eine Entzündung des Mittelohrs zurückzuführen ist, sondern spricht für ekzematöse Veränderung des Gehörganges.

Bei der Besprechung der *Knochenaffektion* bedarf der Grundsatz, daß nur makroskopisch sichtbare Veränderungen röntgenologisch deutlich zum Ausdruck kommen können, der Einschränkung, daß wir aus manchen makroskopischen Zeichen im Röntgenbilde auf mikroskopische Veränderungen schließen können. So sagt uns die Aufhellung oder unscharfe Begrenzung der Zellbälkchen, daß es zu einer Knochenaffektion von den Mark- und Gefäßräumen oder vom Zellumen aus gekommen ist. Diese Zeichen geringer Knochenaffektion stehen, wie bereits erwähnt, bezüglich ihrer Einschätzung in einem bemerkenswerten Gegensatz zu einer Anzahl klinischer Symptome (profuse Sekretion, Schmerzen, leichte Temperatursteigerung usw.), welche bei der jungen Otitis, wo sie gewissermaßen zum normalen Bilde gehören, an sich weniger Einfluß auf die Indikation haben als bei einer älteren Otitis. Den Zeichen geringer Knochenaffektion hingegen, (Aufhellung und unscharfe Begrenzung der Zellen) werden wir gerade in frischen Fällen mehr Bedeutung beimessen, als bei einer vorgeschrittenen Otitis, bei der ihr Vorhandensein fast zur Regel gehört; denn das frühzeitige Auftreten einer Knochenaffektion, so z. B. nach 8 oder 14 Tagen ist durchaus selten, während es unschwer einzusehen ist, daß eine längere Zeit bestehende Entzündung im Mastoid bei niedrigem Endosteum pneumaticum eine Veränderung im Knochen bewirken muß. Zur Wertung dieser Erscheinung soll hier noch einmal betont werden, daß sowohl bei der normal ausheilenden, als auch bei der in ausgesprochene Mastoiditis übergehenden, akuten Otitis die röntgenologischen Symptome nicht wie häufig die klinischen Symptome, initial so stürmisch ansteigen und sich dann eine Zeitlang auf einer gewissen Höhe halten, sondern daß die röntgenologischen Symptome, gewöhnlich einen konstanten gleichmäßigen Anstieg zeigen. Die Kurve des Ansteigens kann dabei allerdings verschieden steil ausfallen. Es deckt sich mit unserer Erfahrung, daß bei steilerem Anstieg der Röntgensymptome auch die Tendenz zur Ausbreitung des Prozesses eine größere ist.

Ein Fall, in dem das frühzeitige Ergriffenwerden der Zellwände richtig als prognostisch ungünstig zu deuten war, ist folgender: Eine 32jährige Frau erkrankte an Otitis, ohne besonders stürmischen Beginn. Am 7. Tage der Erkrankung wurde folgender Röntgenbefund erhoben: *„Pneumatisches System von mittlerer Ausdehnung und mittelzelliger Struktur. Zellen verschattet, hinten unten vom Antrum, zum Teil lateral vom Sinus ist die Zellstruktur aufgehellt und undeutlich. Sinus in normaler Lage.“*

Dies ist ein als prognostisch ungünstig zu wertender Befund. Die Patientin wurde auch 7 Tage später wegen Temperatursteigerung, profuser Sekretion, stärkerer Gehörabnahme, Senkung der hinteren oberen Gehörgangswand und Druckschmerzhaftigkeit des Warzenfortsatzes operiert. Die Operation bestätigte die klinische und röntgenologische Diagnose.

Ein zweiter Fall: Eine 14jährige Patientin, erkrankt mit starken Ohrenschmerzen, Temperatur bis 37,8 und zeigt am 6. Tage der akuten Otitis bei reichlicher Sekretion aus der Parazenteseöffnung folgendes Röntgenbild: *„Gut entwickeltes pneumatisches System von ziemlich regelmäßiger mittelzelliger Struktur. Die Zellen reichen nach vorne bis über das Kieferköpfchen, nach hinten bis nahe an die Sutura occipito-mastoidea, die Zellen sind verschattet, die Strukturzeichnung ist in den zentralen Partien etwas unscharf. Der Sinus ist etwas vorgelagert.“*

Die Prognose war in diesem Falle mit Rücksicht auf das klinische Bild und mit Rücksicht auf den frühzeitigen positiven Röntgenbefund bei leichtem Grad von Pneumatisationshemmung als nicht günstig zu stellen. 7 Tage später trat leichte Temperatursteigerung auf, das Trommelfell war vorgewölbt, zitzenförmige Vorwölbung, der Warzenfortsatz war druckempfindlich und es bestand mäßige, rein eitrige

Sekretion. Auch der Röntgenbefund zeigte deutliche Progredienz und lautete: *„Die Zellstruktur ist seit der letzten Untersuchung in den zentralen Partien weiterhin undeutlicher geworden, sie ist heute hier kaum mehr zu erkennen."*
Die Patientin wurde operiert und der Operationsbefund deckte auch konform mit dem Röntgenbefund einen zentralen Einschmelzungsherd auf.

Geringgradige Affektion bei einer älteren Otitis ist in dem Sinne zu werten, daß die Otitis, wenn sie auch nicht Komplikationen im akuten Stadium machen muß, so doch in ein chronisches Stadium übergehen kann

Bei einer 65jährigen Frau mit Streptococcus mucosus-Otitis und dem entsprechenden typischen klinischen Bilde zeigte sich in der 8. Woche der Otitis folgender Röntgenbefund: *„Pneumatisches System von normaler Ausdehnung und mittelzelliger Struktur. Die Zellen reichen nach vorne bis an die hintere Zygomaticuswurzel, nach hinten bis über den Sinus hinaus. Sie sind verschattet. In den zentralen Partien, insbesondere auch lateral vom Sinus sind die Zellbälkchen etwas aufgehellt (Knochenaffektion). Sinus in normaler Lage."*
Wegen Druckschmerzhaftigkeit am Warzenfortsatz, Temperatursteigerung und wegen der als heimtückisch bekannten Verlaufsform der Streptococcus mucosus-Otitis wurde operiert. In den Zellen wurden nur Eiter und Granulationen gefunden.

Das Fehlen einer Knochenerkrankung, wie wir das intra operationem erhoben haben, ist nicht in dem Sinne zu deuten, daß der Fall auch ohne Operation ausgeheilt wäre. Wir sind eher geneigt anzunehmen, daß die akute Otitis sich in eine chronische umgewandelt hätte.

Ergibt der Röntgenbefund ausgesprochene *Knochendestruktion* in Form eines Einschmelzungsherdes, oder zeigt er eine diffuse, vorgeschrittene Knochenarrosion, so steht dieser Befund meist mit den klinischen Symptomen einer Mastoiditis im Einklang. Allerdings kommen auch Fälle zur Beobachtung, bei denen klinisch das Bild einer Mastoiditis besteht, während röntgenologisch keine oder nur geringe Knochenveränderungen nachweisbar sind, sowie Fälle, bei denen das Bild der Mastoiditis klinisch nicht deutlich ausgesprochen ist, während röntgenologisch weitgehende Knochenveränderungen zu erkennen sind. Im ersten Fall — klinische Symptome für Mastoiditis gegeben, röntgenologischer Befund damit nicht in Übereinstimmung — wird für die Wertung des Röntgenbefundes der Pneumatisationszustand maßgebend sein. Ist die Pneumatisation gut und der Röntgenbefund sicher negativ, so wird dies den Kliniker veranlassen, eine Revision seiner Symptome vorzunehmen, wobei er sich jedoch, wenn die Indikation klinisch eindeutig gegeben ist, durch den negativen Röntgenbefund in seiner Indikationsstellung nicht beeinflussen lassen soll. Ist die Pneumatisation gehemmt, so muß man eher an die Möglichkeit einer röntgenologischen Fehldiagnose denken, worauf noch näher eingegangen werden wird. Hier müssen auch die Fälle erwähnt werden, wie sie J. BECK beschreibt, wo bei negativem Röntgenbefund und leichter Pneumatisationsstörung klinisch die Indikation gegeben war, die operative Eröffnung des Warzenfortsatzes jedoch makroskopisch auch keine Veränderung im Knochen erkennen ließ; bloß mikroskopisch wurde Knochenabbau in den Markräumen festgestellt, was sowohl den positiven klinischen als auch den negativen Röntgen- und Operationsbefund erklären kann.

Der zweite Fall, daß nämlich der Röntgenbefund bei nicht entsprechendem klinischen Befunde ausgesprochenes Befallensein des knöchernen Gefüges im Warzenfortsatze anzeigt, kommt, abgesehen von mangelnder klinischer Beobachtung, oder bei Streptococcus mucosus-Otitis, hauptsächlich bei besonderer Konfiguration des Schläfenbeins (sehr dicke Corticalis) und bei besonderer Lokalisation des erkrankten Knochenbezirkes in Betracht. Dabei handelt es sich röntgenologisch immer um abgegrenzte Einschmelzungsherde. Wenn bei einer solchen Diskrepanz zwischen klinischem und Röntgenbefund der klinische Befund einwandfrei negativ ist und wenn eine Kapselkokken-Otitis mit

Sicherheit auszuschließen ist, indem selbst eine mittelst Punktion des Trommelfells dem Mittelohr entnommene Exsudatprobe kulturell negativ ist, dann soll sich natürlich der Kliniker an den klinischen Befund halten. Im allgemeinen zeigen diese Fälle keine stürmische Verlaufsform und es ist daher gewöhnlich durch Beobachtung der Verlaufs= form möglich, die richtige Entscheidung zu treffen.

Es soll auch hier noch einmal ausdrücklich betont werden, daß sich der Kliniker bei Vorhandensein einer absoluten Indikation zur Eröffnung des Warzenfortsatzes durch einen hinsichtlich Knochenaffektion negativen Röntgenbefund in seiner Indikation nicht beeinflussen lassen darf.

c) Der Wert der röntgenologischen Verlaufsbeobachtung.

Manche Autoren betonen ausdrücklich, daß aus einer einmaligen Aufnahme des Warzenfortsatzes eine Knochenaffektion nicht einwandfrei diagnostiziert werden könne und verlangen daher unbedingt wiederholte Aufnahmen („Serienaufnahmen"). Da eine solche röntgenologische Verlaufsbeobachtung nach unserer Erfahrung zum Erkennen der Knocheneinschmelzung meist nicht notwendig ist, möchten wir sie hauptsächlich für jene Fälle reserviert wissen, die klinisch, oder bei der erstmaligen röntgenologischen Untersuchung nicht ganz geklärt werden können. So soll man z. B. bei einer Streptococcus mucosus-Otitis, bei der sich bekanntlich das Zustandsbild des Mittelohres (Trommelfellbefund) nicht immer entsprechend den Vorgängen im Warzenfortsatz verändert, eine wiederholte Aufnahme des Warzenfortsatzes zu Rate ziehen, wenn nicht schon die erste Aufnahme schwere Knochenveränderungen anzeigt, oder die klinische Indikation eindeutig gegeben ist. Es empfiehlt sich auch, den Zustand des Warzenfortsatzes öfters röntgenologisch kontrollieren zu lassen, wenn bei einer akuten Otitis die Operation zwar relativ indiziert erscheint, jedoch äußere Umstände oder der Allgemeinzustand des Patienten es wünschenswert erscheinen lassen, die Operation womöglich auf einen späteren Zeitpunkt zu verlegen. Man wird in einem solchen Falle durch die röntgenologische Verlaufsbeobachtung entweder veranlaßt werden, den zuwartenden Standpunkt aufzugeben, oder man wird beruhigter zuwarten können.

So erwies sich uns in dieser Hinsicht die röntgenologische Verlaufsbeobachtung im folgenden Falle als besonders vorteilhaft: eine 74jährige Patientin erkrankte an akuter Mittelohrentzündung, die vom Beginn mit starker Sekretion und Schmerzen verlief. Die erste Röntgenaufnahme, die am siebenten Tage der Otitis veranlaßt wurde, lautete: „*Gut entwickeltes, pneumatisches System von gemischtzelliger Struktur und etwas unregelmäßiger Abgrenzung. Die Corticalis des Warzenfortsatzes ist ziemlich dünn. Die Zellen reichen nach vorne bis zur hinteren Gehörgangswand, nach hinten bis lateral vom Sinus. Sie sind verschattet. Terminal und im anschließenden marginalen Bereiche ist die Zellstruktur etwas aufgehellt und unscharf. Es besteht demnach hier eine entzündliche Osteoporose. Die hier gelegenen größeren Hohlräume sind präformiert. Der Sinus befindet sich in normaler Lage.*"

Aus äußeren Gründen schien es erwünscht, mit der Operation womöglich zuzuwarten. Dieses Zuwarten ist nur bei genauester Beobachtung des Patienten gestattet und so haben wir in diesem Falle auch schon nach 4 Tagen einen neuerlichen Röntgenbefund erhoben, der folgendermaßen lautete: „*Die heutige Kontrolluntersuchung zeigt ein deutliches Fortschreiten der Knochenaffektion. Der porotische Bereich ist wesentlich größer geworden, reicht bis zum oberen Sinusknie. Im marginalen und terminalen Anteil ist kaum mehr Zellstruktur zu erkennen.*"

Die röntgenologische Verlaufsbeobachtung, deren Ergebnis auch dem klinischen Verlauf entsprach, hat uns selbstverständlich veranlaßt, von einem Hinausschieben des Operationstermins abzusehen. Der Röntgenbefund wurde durch die intra operationem gefundenen Veränderungen bestätigt.

Die wiederholte röntgenologische Untersuchung ist auch in allen Fällen angezeigt, bei denen der erste Röntgenbefund keine Knochenaffektion zeigt und sich der klinische Befund verschlechtert. Eine Wiederholung des Röntgenbefundes soll auch zur Unterstützung des Klinikers veranlaßt werden, wenn durch eine Gehörgangsentzündung im Verlaufe einer akuten Otitis der Trommelfellbefund nicht genau zu erheben und die Hörprüfung nicht verläßlich ist.

Zur richtigen Wertung der zu verschiedenen Zeiten erhobenen Röntgenbefunde muß bedacht werden, daß die Vorgänge im Warzenfortsatz gewöhnlich rascher eine Veränderung des klinischen Symptomenbildes, als des Röntgenbildes zur Folge haben, daß also das Röntgenbild häufig ein Nachhinken gegenüber dem klinischen Befunde aufweist. Dies kann sowohl für das Weiterschreiten des Prozesses, als auch insbesondere für das Abheilen des Prozesses in Betracht kommen. So kann z. B. bei Ausheilung der akuten Otitis sowohl eine Verschattung, als auch eine röntgenologisch festgestellte Knochenaffektion noch längere Zeit bestehen bleiben. OPPIKOFER konnte zeigen, daß sich 6 Wochen nach Ausheilung der Otitis, bei normalem Trommelfell und Gehör von 20 Meter Flüstersprache, insbesondere in tiefer gelegenen Zellen histologisch noch Entzündungsvorgänge nachweisen lassen. Andererseits kann in manchen Fällen der Prozeß klinisch Zeichen der Progredienz aufweisen, während zur selben Zeit der Röntgenbefund gleichbleibt. Fast niemals konnten wir jedoch einen Rückgang des Prozesses im Röntgenbilde bei Verschlechterung des klinischen Zustandes feststellen. Eher kommt es noch vor, daß der Röntgenbefund noch Zeichen von Progredienz zeigt, während sich das klinische Bild bereits bessert. Dies hat meistens seine Ursache darin, daß wie erwähnt, die klinischen und röntgenologischen Symptome zeitlich nicht immer parallel gehen; doch muß auch an die Möglichkeit gedacht werden, daß der Prozeß im Warzenfortsatz tatsächlich fortschreitet, während die Besserung im Mittelohr nur eine scheinbare ist (Streptococcus mucosus-Otitis). Den hohen Wert der röntgenologischen Verlaufsbeobachtung zeigt auch ein Fall, den FORSCHNER demonstrierte: Eine Otitis vom Mucosus-Typus zeigte im klinischen Bild so bedeutende Besserung, daß sie aus der Behandlung entlassen werden sollte. Der Röntgenbefund (E. G. MAYER), der mehrmals erhoben wurde, zeigte jedoch fortschreitende Knochenaffektion. Mit dem Röntgenbefund parallel ging eine Vermehrung des Blutcalciumgehaltes (VERMES-BRÜGEL). Im vierten Monat der Erkrankung trat die Indikation deutlich zutage (Auftreten einer Schwellung am Processus zygomaticus) und der Operationsbefund bestätigte den Röntgenbefund.

Es kommen auch Fälle zur Beobachtung, in denen sich der Röntgenbefund verschlechtert, während der klinische Befund nahezu gleichbleibt; dies ist im Sinne einer Progredienz zu deuten, da ja der an sich gleichbleibende klinische Befund mit dem Alter der Otitis an Dignität gewinnt. Wenn sich bei guter Pneumatisation ein Röntgenbefund, der Verschattung oder leichte Knochenaffektion zeigt, Wochen hindurch nicht verändert und auch der klinische Befund stationär bleibt, so ist an eine spezifische Erkrankung (Tuberkulose) zu denken.

Es ist von Vorteil, zwischen den einzelnen Aufnahmen einen Zeitraum von 6—8 Tagen verstreichen zu lassen, da Unterschiede im Röntgenbild gewöhnlich erst nach diesem Zeitraume deutlich zu erkennen sind. Doch darf nicht außer Acht gelassen werden, daß zuweilen, wenn auch relativ selten, innerhalb weniger Tage deutliche Veränderungen im Röntgenbilde gefunden werden.

Ein klinisch schwer zu beurteilender Fall, zu dessen Klärung die röntgenologische Verlaufs-beobachtung beitrug, ist folgender: Eine 21 jährige Patientin wurde mit einer 26 Tage alten Otitis wegen starken Drehschwindels an die Klinik NEUMANN eingeliefert. Im weiten Gehörgang war etwas fötides Sekret, vorne oben eine kleinerbsengroße Granulation. Das Trommelfell war nicht ganz zu überblicken. Gehör 10 cm Flüstersprache; *typisches Labyrinthfistelsymptom.* Es war schwer zu entscheiden, ob es sich wirklich um eine akute Otitis handle. Die Anamnese sprach dafür, der klinische Befund eher dagegen.

Der Röntgenbefund lautete folgendermaßen: *„Das pneumatische System war gut entwickelt. Es ist im oberen Anteil kleinzellig strukturiert, die Zellen sind hier verschattet, der größte Teil der Pars mastoidea ist von einer großen Destruktionshöhle eingenommen"* (Abb. 271).

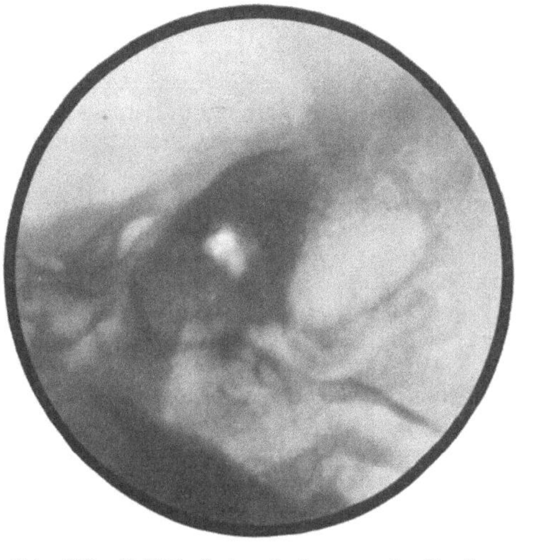

Einige Tage später verschwand das Fistel-symptom bei erhaltenem Gehör und es wurde die Granulation abgetragen. Trommelfellbild: kurzer Fortsatz zu sehen, das Trommelfell vorne grau, hinten nicht ganz zu übersehen. Senkung der hinteren oberen Gehörgangswand. *Der Röntgenbefund zu dieser Zeit war unverändert.* Die Patientin war voll-kommen beschwerdefrei, hörte 30 cm Flüstersprache nach POLITZER Lufteinblasung und war vestibular erregbar. Es war noch immer schwer zu entscheiden, ob es sich um eine chronische Otitis, oder um eine akute Streptococcus mucosus-Otitis handle.

Der Röntgenbefund 14 Tage nach der ersten Aufnahme lautete jedoch: *„Die heutige Kontroll-untersuchung zeigt die Strukturzeichnung an der oberen Grenze des im früheren Befunde beschriebenen Hohlraumes undeutlicher und die Verschattung der hier angrenzenden Zellen dichter. Der Hohlraum nimmt fast den ganzen Warzenfortsatz ein, reicht nach medial bis in die Gegend des Bulbus, nach oben bis knapp unter das obere Sinusknie."*

Die in Lokalanästhesie daraufhin vorgenom-mene Operation bestätigte den Röntgenbefund, in-dem nach Durchschlagen der dicken Corticalis eine große Höhle, die den ganzen Warzenfortsatz ein-nahm und die mit blassen, derben Granulationen erfüllt war, gefunden wurde. Am Grunde dieser Höhle lag der unveränderte Sinus frei. Im Antrum ebenfalls Granulationen, desgleichen in den großen Zellen an der Spitze.

Abb. 271. Schläfenbeinaufnahme nach SCHÜLLER. (Typische Einstellung.) Im oberen Anteil der Pars mastoidea ist eine kleinzellige Pneumatisation zu erkennen. Die Zellen sind verschattet. Die Zellbälk-chen sind etwas undeutlich. Unten marginal und terminal befindet sich eine große, einem großen Hohl-raum entsprechende, hauptsächlich nach oben zu unscharf begrenzte Aufhellung, die wahrscheinlich einem großen präformierten Hohlraum mit erkrankten Wänden oder einem Destruktionsherd entspricht.

Hierher gehört auch die Besprechung jener Fälle von unoperiert ausgeheilten Otitiden, die im Röntgenbild bereits eine schwere Knochenaffektion aufwiesen. Solche Befunde werden manches Mal angezweifelt und als falsch bezeichnet, eben weil die Otitis ohne Operation ausheilt. Daß akute Otitiden mit oder ohne positiven Röntgenbefund, die schon klinische Symptome einer Mastoiditis aufwiesen und aus äußeren Gründen nicht operiert wurden, ausheilen können, ist eine bekannte Tatsache und bereits mehrfach beschrieben. Es ist nach unseren Erfahrungen daher kein Zweifel, daß es sich dabei um richtige Röntgen-befunde handelt. Dies geht besonders aus der Verlaufsbeobachtung hervor, durch die man röntgenologisch in manchen Fällen zeigen kann, wie sich die Veränderungen wieder völlig zurückbilden und in anderen Fällen, wie reparatorische Vorgänge in Form von Knochenanbau auftreten, die bis zur teilweisen Sklerosierung des pneumatischen Systems führen können. Zur Erläuterung mögen die folgenden Fälle dienen:

Der erste Fall wurde von GATSCHER in der österreichischen otologischen Gesellschaft demonstriert.

Es handelte sich um einen 58 jährigen Patienten mit beiderseitiger, akuter Otitis, die einen ziemlich protrahierten Verlauf aufwies. Das rechte Ohr erwies sich dabei als stärker affiziert als das linke.

Die erste Röntgenuntersuchung, die zu einer Zeit erfolgte, als die Otitis etwa 5 Wochen alt war, lautete: *Rechtes Schläfenbein: Ausgesprochene Pneumatisationsstörung. Antrum geräumig. Vom Antrum gegen die Schuppe zu, ferner nach unten gegen die Warzenfortsatzspitze zu größere, ziemlich scharf begrenzte, verschattete Hohlräume, zwischen welchen sich ziemlich reichlich diploetischer Knochen findet. Hinter dem Antrum, gegen den Sinus zu, ein großer, unscharf begrenzter Hohlraum, dessen unscharfe Begrenzung für eine Erkrankung des Knochens in diesem Bereiche spricht. Linkes Schläfenbein: Pneumatisches System von mittlerer Ausdehnung, mittelzellig strukturiert. Reichlich spongiöser Knochen zwischen den Zellen, Zellen verschattet. Antrum geräumig, nach hinten in eine große, unregelmäßige Aufhellung übergehend, die bis an den Sinus heranreicht. Die unscharfe und unregelmäßige Begrenzung dieser Aufhellung spricht auch hier für eine Knochenerkrankung. Sinus beiderseits in normaler Lage. Zusammenfassung: 1. Beiderseits ziemlich hochgradige Pneumatisationsstörung, links etwas stärker als rechts. 2. Beiderseits Verschattung der Zellen. 3. Beiderseits Miterkrankung des Knochens, links stärker als rechts.* Nach dem Röntgenbild war die linke Seite stärker betroffen als die rechte. Parallel mit der genauen durch Temperaturbestimmungen usw. durchgeführten klinischen Beobachtung hat GATSCHER weitere röntgenologische Kontrolluntersuchungen veranlaßt.

Der nächste Befund (8 Tage später) lautete: *Die heutige Kontrolluntersuchung zeigt den Befund insoferne verändert, als die Strukturzeichnung zum Teil wieder etwas deutlicher ist, und zwar insbesondere in den im letzten Befund als krank befundenen Knochenpartien.* Einen Monat später wird folgender Röntgenbefund erhoben: *Die heutige Kontrolluntersuchung zeigt rechts eine schärfere Begrenzung, sowohl des Antrum als auch der hinter dem Antrum gelegenen Aufhellung. Linkes Ohr: Befund unverändert.* Einen weiteren Monat später ergab sich folgender Befund: *Seit der letzten Untersuchung unverändert.* Vom klinischen Standpunkt ist zu bemerken, daß zur Zeit des vorletzten Röntgenbefundes die Funktion beider Ohren eigentlich zur Norm zurückgekehrt war und daß sich auch das Trommelfellbild namentlich links im ganzen aufgehellt hatte. GATSCHER glaubt, diesen Vorgang im Warzenfortsatz als Dystrophie kennzeichnen zu können.

Der zweite Fall, bei dem die röntgenologische Verlaufsbeobachtung einer akuten Otitis vom Streptococcus mucosus-Typus sehr schön die reaktiven Vorgänge im Warzenfortsatz zeigte, betrifft eine 22 jährige Patientin, die im Anschluß an Grippe an starken Ohrenschmerzen erkrankte. Die Parazentese wurde ausgeführt, worauf sich Sekretion einstellte. Am 13. Tag der Otitis wurde die Patientin wegen Druckschmerzhaftigkeit am Warzenfortsatz zum ersten Male der Röntgenuntersuchung zugewiesen. Der damals erhobene Befund lautete:

1. Befund 11. 3. 1927: Gut entwickeltes, mittelzellig strukturiertes pneumatisches System. Die Zellen reichen nach vorne bis in die hintere Zygomaticuswurzel, nach hinten und medial bis an die Naht. Pneumatisation auch retrofacial. Die Zellen sind verschattet. Zeichen einer Knochenaffektion sind nicht nachweisbar. Sinus in normaler Lage.

Wegen andauernder Druckschmerzhaftigkeit und Kopfschmerzen wurde die Patientin auf die Klinik NEUMANN aufgenommen. Das Trommelfell war gerötet, geschwollen vorgewölbt, aus einer kleinen Perforation vorne unten pulsierendes Sekret. Zu dieser Zeit lautete der Röntgenbefund folgendermaßen:

2. Befund 18. 3. 1927: Die heutige Kontrolluntersuchung zeigt die Strukturzeichnung eher undeutlicher.

Die Patientin verließ nach einigen Tagen auf eigenen Wunsch das Spital; die Otitis nahm den Typus einer Streptococcus mucosus-Infektion an; die Gehörschärfe wechselte, nach mehreren Monaten trat vollkommene Heilung ein. Im weiteren Verlaufe wurden mehrere Röntgenbefunde erhoben, die ich kurz wiedergeben will.

3. Befund 5. 4. 1927: Die heutige Kontrolluntersuchung zeigt die Strukturzeichnung weiterhin unschärfer. Aus dem Röntgenbilde läßt sich nicht entscheiden, ob es sich dabei um resorptive Knochenveränderungen oder um Knochenapposition handelt.

4. Befund 14. 6. 1927: Die heutige Kontrolluntersuchung zeigt die Strukturzeichnung wieder undeutlicher, stellenweise jedoch auch dichter. Die Begrenzung der Zellen ist unschärfer.

5. Befund (etwa 1 Jahr nach Beginn der Erkrankung): In der ganzen Pars mastoidea ist heute dichte Sklerosierung festzustellen, so daß von dem übrigen Zellsystem nur noch undeutliche Zellreste erkennbar sind.

Derselbe unveränderte Befund wurde ein halbes Jahr und ein Jahr später erhoben.

Es handelt sich also hier um einen Fall von akuter Otitis, bei dem sowohl klinisch, als auch röntgenologisch Anhaltspunkte für eine Miterkrankung des knöchernen Gefüges im Warzenfortsatze bestanden. Schließlich trat unter Sklerosierung eines großen Teiles des Mastoids Ausheilung ein.

Der dritte Fall betrifft einen 43 jährigen Patienten, der an einer Otitis media acuta im Anschluß an eine Grippe erkrankte. Zu Beginn bestanden stürmische Symptome, starke Schmerzen, hohe

Temperatur. Am 3. Tage der Otitis wurde parazentesiert, worauf profuse Sekretion eintrat. Zu Beginn der 3. Woche trat unter leichter Temperatursteigerung halbseitiger Kopfschmerz auf und der Warzenfortsatz war druckempfindlich. Die Röntgenaufnahme zu dieser Zeit ergab:

1. Untersuchung 17. 4. 1929: Pneumatisches System von normaler Ausdehnung, in den oberen Partien kleinzellig, in den unteren und rückwärtigen Partien mittelzellig. Die Zellen sind verschattet, im marginalen und terminalen Anteil sind die Zellbälkchen etwas aufgehellt und unscharf. Sinus in normaler Lage.

2. Untersuchung 26. 4. 1929: Der Befund ist seit der letzten Untersuchung unverändert.

Es wurde bereits einmal darauf hingewiesen, daß ein unverändert positiver Befund hinsichtlich Knochenaffektion mit einer klinischen Progredienz des Prozesses verbunden sein kann. Dies war auch hier der Fall. Der Patient verweigerte jedoch die Operation, trotzdem klinisch und röntgenologisch Anhaltspunkte für Mastoiditis bestanden und die Druckempfindlichkeit am hinteren Rande des Warzenfortsatzes andauerte.

3. Untersuchung 21. 5. 1929: Die Verschattung ist im größten Teil des pneumatischen Systems wesentlich dichter und die Abgrenzung der Zellen unschärfer (reaktive Knochenneubildung). Lateral vom oberen Sinusknie befindet sich heute, genau der druckschmerzhaften Stelle entsprechend, ein ziemlich scharf begrenzter, überbohnengroßer Hohlraum.

4. Untersuchung 25. 5. 1929: Befund seit der letzten Untersuchung unverändert, der Hohlraum lateral vom Sinusknie entspricht einem bohnengroßen Destruktionsherd.

Von dieser Zeit an trat eine Besserung des Zustandes ein und einige Wochen später war der Patient vollkommen geheilt. Von Interesse sind die weiteren Röntgenbefunde.

5. Untersuchung 4. 6. 1929: Unverändert.

6. Untersuchung 21. 6. 1929: Die heutige Untersuchung zeigt ein weiteres Fortschreiten der Sklerosierung. Der Resorptionsherd am oberen Sinusknie scheint durch diese Sklerosierung auch etwas eingeengt zu werden.

7. Untersuchung 10. 7. 1929: Zeigt weiterhin langsam fortschreitende Sklerosierung.

8. Untersuchung 12. 9. 1929: Die Sklerosierung des Warzenfortsatzes hat weitere Fortschritte gemacht. Auch der seinerzeitige Resorptionsherd lateral vom Sinusknie ist durch Knochenapposition weiter eingeengt. Das Antrum und die vom Antrum nach vorne oben zu gelegenen Zellen sind normal lufthaltig. Die übrigen Zellen sind verschattet und infolge der fortschreitenden Knochenapposition unscharf begrenzt.

Auch dieser Fall zeigt sehr schön die Heilungsvorgänge im Warzenfortsatz bei einer sowohl klinisch als auch röntgenologisch einwandfrei als Mastoiditis zu bezeichnenden Erkrankung.

d) Zum GRADENIGOschen Symptomenkomplex.

Für sich geschlossen möchte ich die Eiterungen in der Pyramidenspitze, die Ursache des sog. GRADENIGOschen Symptomenkomplexes behandeln. GRADENIGO beschrieb bei akuten Otitiden, namentlich jugendlicher Individuen einen Symptomenkomplex, der im wesentlichen darin besteht, daß im Verlaufe einer akuten Otitis Abducenserscheinungen, sowie Kopfschmerzen in der Schläfen- und in der Scheitelgegend auftreten. Die Ursache ist nach GRADENIGO eine Ostitis der Pyramidenspitze, die durch eine Propagation der Infektion von der eitrig infizierten Pauke auf dem Wege der peritubaren Zellen bis zur Spitze zustande kommt. Der Nervus abducens, der sich um den innersten Teil der Pyramidenkante herumschlingt, tritt in ziemlich weiter Ausdehnung in Beziehung zur Pyramidenspitze und erkrankt daher leicht bei Affektionen dieses Gebietes. Die Frage, ob es sich dabei um eine extra- oder intradurale Schädigung handelt, ist trotz mehrfacher histopathologischer Befunde (ULRICH, SCHLANDER, OPPIKOFER, BRUNNER, GRÜNBERG u. a.) noch nicht vollständig geklärt. Die Abducensparese, die bekanntlich bei den verschiedensten otogenen endokraniellen Prozessen auftreten kann, genügt nicht, um einen Prozeß mit Sicherheit in die Pyramidenspitze zu lokalisieren. Dazu gehört der, die Abducensparese begleitende, oder was klinisch noch wichtiger ist, der ihr vorausgehende neuralgiforme, irradiierende Schmerz im Bereiche des Trigeminus, auf den namentlich in letzter Zeit SCHLANDER, ENGELHARDT, ULRICH, OPPIKOFER u. a. besonderen Wert legen. Man hält gerade diesen Schmerz für die Diagnose der Pyramidenspitzenerkrankung für wichtiger, als die Abducenslähmung, denn wie man aus klinischen und histologischen Befunden sehen konnte, ist die Trigeminusaffektion in der Regel vorhanden, während die Abducensparese nicht unbedingt vorhanden sein muß (LANGE).

Alle Beobachtungen stimmen darin überein, daß diese Pyramidenspitzenaffektionen fast ausschließlich bei sehr gut pneumatisierten Warzenfortsätzen auftreten. Nach UFFENORDE zieht das pneumatische System in drei Zügen zum medialen Ende der Pyramide, und zwar ein Zellzug entlang dem Tegmen über den inneren Gehörgang hinweg, ein zweiter kommt von der medialen Antrumwand und ein dritter verläuft unter der Cochlea über die Tubenzellen. Daß der GRADENIGO-Symptomenkomplex eine selten beobachtete Erscheinung ist, erklärt OPPIKOFER damit, daß zu seinem Zustandekommen vier Bedingungen bei ein und demselben Individuum gleichzeitig gegeben sein müssen, und zwar 1. weit ausgedehnte Pneumatisation bis in die Pyramidenspitze, 2. Vorhandensein einer akuten Otitis oder eines Rezidivs einer solchen, 3. Nichtausheilung einer tiefgelegenen Zelle des betreffenden pneumatischen Systems, 4. Erkrankung einer Zelle, die bis an den Abducens heranreicht und diesen genügend stark affiziert. Daß die Symptome immer erst nach längerem Bestehen der Otitis deutlich werden, erklärt man damit, daß nicht nur eine solche Zelle erkranken, sondern es auch zur Einschmelzung in dem betreffenden Gebiete kommen muß, damit die Erscheinungen manifest werden. Wenn also die vorhin erwähnten Trigeminus- und Abducenszeichen auftreten, ist das Augenmerk des Klinikers immer auf die Pyramidenspitze und damit auf eine für die Operation schwer oder gar nicht zugänglichen Stelle hinzulenken. Im folgenden soll ausgeführt werden, inwieweit das Röntgenbild imstande ist, unsere Diagnose zu unterstützen und unser Handeln zu beeinflussen.

Röntgenbefunde von Pyramidenspitzeneiterungen wurden bisher mitgeteilt von BALDENWECK und DE PRADES, NEUMANN, SCHLANDER, EISINGER und MAYER, WHITHAM, AGAZZI, LEMAITRE und AUBIN, PODESTA, BIGLER u. a.

BALDENWECK und DE PRADES beschreiben dabei eine Verwischung der Felsenbeinspitze und finden, daß vom Eiterherd im Antrum sich hellere Streifen entlang den Bogengängen nach der Spitze hin ziehen. Ihr Befund wird von OPPIKOFER angezweifelt, da nach dem heutigen Stande der Technik doch noch leicht Irrtümer unterlaufen können. Noch schwieriger ist nach ihm die Beurteilung, wenn nur ein extraduraler Absceß über der Pyramidenspitze ohne Veränderung derselben vorliegt.

Die von E. G. MAYER röntgenologisch untersuchten Fälle der Klinik NEUMANN, die im folgenden beschrieben werden, wurden zum Teil von NEUMANN und SCHLANDER im Jahre 1928 in der Österreichischen Otologischen Gesellschaft demonstriert, zum Teil habe ich sie einer in Druck befindlichen Monographie SCHLANDERs über Pyramidenspitzeneiterungen entnommen.

1. Fall: Ein 38jähriger Patient erkrankte im September 1927 im Ausland an einer Mucosus-Otitis und konstanten, starken Occipitalkopfschmerzen, wegen welcher er von verschieden Neurologen behandelt wurde. Nach drei Monaten kam er nach Wien und wurde von NEUMANN operiert. Der Befund war der einer typischen Mucosus-Mastoiditis in einem großen, sehr gut pneumatisierten Warzenfortsatz. Der Heilungsverlauf war zunächst normal. Nach 14 Tagen traten insbesondere periorbital Trigeminusschmerzen auf, ferner Augenblinzeln und einige Tager später Abducensparese. Gleichzeitig bestanden Temperatursteigerungen und ein Rezidiv im Mittelohr. *Der Röntgenbefund lautete: Pyramidenspitze pneumatisiert, Destruktionsherd an der Pyramidenspitze knapp unter der Incisura trigemini* (s. Abb. 121, Seite 126). Nach ausgiebiger Parazentese und neuerlichem Auftreten von Ohrenfluß trat nach einigen Tagen unter Rückbildung der Symptome vollkommene Heilung ein. Es deckte sich in diesem Falle der Röntgenbefund vollkommen mit dem klinischen Befund.

2. Fall: Eine 28jährige Patientin mit akuter Otitis, die vom Beginn der Erkrankung an unter neuralgischen Schmerzen der erkrankten Kopfseite litt (Temperatur 38,3), zeigte in der dritten Woche der Otitis folgendes Röntgenbild: *„Ausgedehnte Pneumatisation, die Zellen reichen nach vorne bis in*

die hintere Zygomaticuswurzel, nach hinten und medial bis an die Sutura occipito-mastoidea und den Bulbus venae jugularis, Zellen verschattet, Strukturzeichnung infolge Atrophie undeutlich, Pyramidenspitze stark aufgehellt. Die Aufhellung zeigt regelmäßige, unscharfe Begrenzung. Der Vergleich mit der gesunden Seite ergibt weitgehende Analogie der Pneumatisation auf beiden Seiten und extrem starke Pneumatisation der Pyramidenspitze der gesunden Seite, so daß die Möglichkeit nicht von der Hand zu weisen ist, daß es sich bei der auf der erkrankten Seite beschriebenen Aufhellung um pneumatische Räume handelt, deren Bälkchenzeichnung infolge entzündlicher Veränderung nicht mehr zu erkennen ist" (Abb. 272).

Bei der Operation wurden erweichte Zellwände und Eiter im Warzenfortsatz gefunden.

Der 4 Wochen nach der Operation erhobene Röntgenbefund lautete: *Pyramidenspitze jetzt kaum mehr zu erkennen, während sie bei den früheren Untersuchungen noch deutlich zur Darstellung gelangte. Die Destruktion reicht bis an den inneren Gehörgang, im oberen Anteil bis an den oberen Bogengang heran. Am Labyrinthkern keine Veränderungen nachweisbar.*

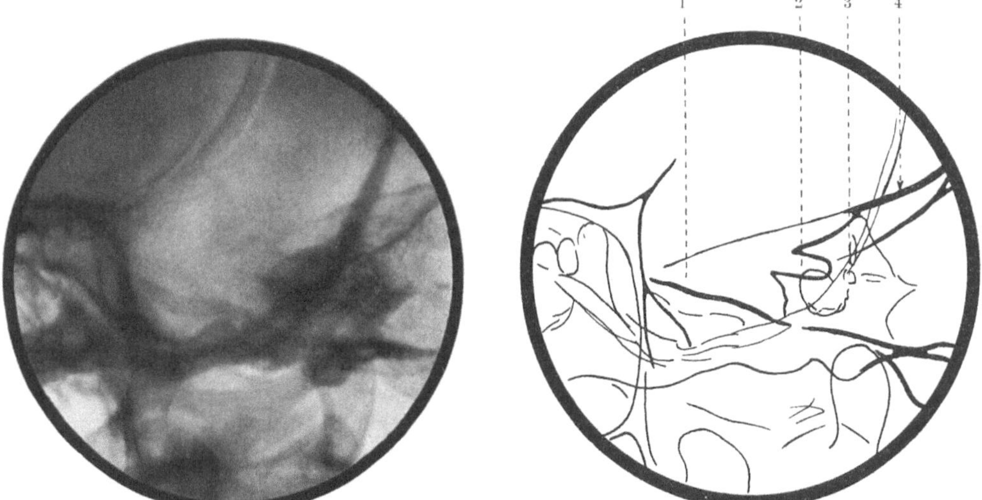

Abb. 272 und Skizze. Schläfenbeinaufnahme nach Stenvers. (Typische Einstellung.) Hochgradige diffuse Osteoporose der ganzen Pyramidenspitze als Ausdruck eines *akuten Entzündungsprozesses* daselbst. Medial vom kompakten Labyrinthkern ist infolgedessen von der Pyramide nur mehr ein ganz undeutlicher Schatten zu erkennen. Legende zur Skizze: 1 Oberer Kontur der Pyramide im lateralen Anteil; 2 Vestibulum; 3 innerer Gehörgang; 4 Pyramidenspitze.

Acht Wochen nach der Operation war im Röntgenbild der Kontur der Pyramidenspitze wieder mit normaler Deutlichkeit darzustellen; innerhalb derselben jedoch keinerlei Knochenstruktur zu erkennen.

In diesem Falle zeigte der Röntgenbefund ausgedehnte schwere Veränderungen an der Pyramidenspitze in ihrem Entstehen und Ausheilen, während klinisch nur relativ geringe Symptome, keine Abducenslähmung, sondern nur Trigeminusschmerzen bestanden.

3. Fall: 29jährige Patientin mit akuter Exacerbation einer chronischen Otitis, die wegen einer unvollkommenen Antrotomie nachoperiert wurde. Im Warzenfortsatz wurden insbesondere an der Spitze noch erkrankte Zellen gefunden. Einige Tage nach der Operation traten Kopfschmerzen, Augenschmerzen und komplette Abducenslähmung auf. Dabei bestand aus der Tubengegend profuseste Sekretion, die nicht vom Mittelohr kam, da das Sekret sofort nach dem Austupfen wieder von der Tube nachquoll. *Das Röntgenbild zeigte einen Defekt an der Pyramidenspitze.* Ohne weitere chirurgische Intervention trat Spontanheilung ein. Der Röntgenbefund 10 Monate später lautete: *,,Im unteren Anteil der Pyramide in der Tubengegend eine unregelmäßig begrenzte Aufhellung, die einem Defekt entspricht. Der größte Teil des ehemaligen Destruktionsherdes ist jedoch heute durch neugebildeten Knochen wieder ersetzt.''* Die Patientin war zu dieser Zeit vollkommen ausgeheilt und hat in der Zwischenzeit entbunden. Der Röntgenbefund stand im vollen Einklang mit dem klinischen Befund; wir hatten auch die profuse Sekretion als von einem subcochlear peritubar liegenden Herd stammend aufgefaßt.

4. Fall: Ein 13jähriger Patient wird wegen akuter Otitis und Mastoiditis operiert. Gut pneumatisierter Warzenfortsatz. 13 Tage nach der Operation traten nebst Brennen und Stechen im Auge der erkrankten Seite, lanzinierende Schmerzen im Augapfel selbst auf. *Der Röntgenbefund lautet:*

Ausgedehnter Defekt nach Antrotomie von unregelmäßiger Begrenzung, in dessen Umgebung sich keine pneumatischen Zellen mehr finden. Pyramidenspitze hochgradig atrophisch, die Corticalis nur sehr undeutlich erkennbar, zentral eine homogene Aufhellung (s. Abb. 123, Seite 127).
Nach konservativer Behandlung tritt Heilung ein.

WHITHAM berichtet über zwei einschlägige, röntgenologisch beobachtete Fälle; bei dem einen traten die Symptome vor der Operation, bei dem anderen nach der Operation auf.

AGAZZI beschreibt zwei Fälle, bei denen mit der Projektion nach HIRTZ und STEENHUIS destruktive Prozesse an der Pyramidenspitze gezeigt werden konnten, womit seiner Meinung nach die extrameningeale Natur des Prozesses bekräftigt und seine pathologisch-anatomische Grundlage gezeigt wurde, nämlich ein ostitischer Prozeß der Spitze. Die Röntgenuntersuchung sei beim GRADENIGOschen Symptomenkomplex unbedingt auszuführen.

LEMAITRE und AUBIN berichten über zwei typische Fälle mit GRADENIGOschem Symptomenkomplex, die spontan nach Aufmeißelung heilten. Röntgenologisch war bei dem einen eine Verschleierung der Spitzenregion feststellbar.

BIGLER berichtet über eine 12jährige Patientin, bei der 4 Wochen nach Beginn der Otitis eine komplette Abducenslähmung auf der erkrankten Seite auftrat. Gleichzeitig bestanden Temperaturen bis 39°, Neuralgien über dem Auge und Schmerzen im Hinterkopf. Warzenfortsatz leicht druckempfindlich. Der Röntgenbefund vor der Operation ergab beiderseits gleiche Pneumatisationsverhältnisse, auf der kranken Seite eine diffuse Verschattung. Antrotomie mit nachfolgender Parazentese. Der einige Tage nach der Operation erhobene Röntgenbefund zeigte auf der gesunden Seite abnorme Pneumatisation der Pyramidenspitze, auf der kranken Seite erkannte man im Gegensatz zur gesunden Seite „wie der ganze medial vom Labyrinth gelegene Abschnitt eine mehr homogene Masse darstellt, wie die obere Kante des Felsenbeines gegen die Mittellinie zu fehlt und daß einzelne Zellen im Gegensatz zur anderen Seite voneinander nicht zu unterscheiden waren. Das Labyrinth selbst scheint unberührt. Vom Warzenfortsatz fehlt der größte Teil". Auch in diesem Fall trat vollkommene Heilung ein.

Zusammenfassend läßt sich also sagen, daß bei den entzündlichen Affektionen der Pyramidenspitze der Röntgenbefund meist dem klinischen Befund entspricht, daß er in manchen Fällen — meist bei Fehlen der Pneumatisation der Pyramidenspitze — negativ sein kann und daß er in manchen Fällen eine ausgedehntere Affektion zeigt, als sich nach den klinischen Symptomen annehmen läßt. Jedenfalls soll man bei allen Fällen von akuter Otitis, in deren Verlauf Trigeminusschmerzen oder Abducenslähmung auftreten, das Röntgenbild mit besonderer Berücksichtigung der Pyramidenspitze zu Rate ziehen, man soll jedoch einer röntgenologisch nachgewiesenen Erkrankung der Pyramidenspitzenzellen, insbesondere wenn nur eine einfache Verschattung der Zellen besteht, keine andere Bedeutung beimessen, wie dem analogen Befund bei den Warzenfortsatzerkrankungen. Denn gerade der Fall 2 zeigt, daß selbst eine als so schwer imponierende Form der Pyramidenspitzenerkrankung uns nicht zu einem neuerlichen Eingriff bewogen hat. Der weitere Verlauf bestätigte die Richtigkeit dieser Auffassung.

e) Über röntgendiagnostische Irrtümer.

Die bisherigen Ausführungen basieren, wie einleitend bemerkt wurde, auf der Annahme, daß die Röntgenuntersuchung es ermöglicht, sich ein in jeder Hinsicht den Tatsachen entsprechendes Bild vom pathologisch-anatomischen Geschehen zu machen. Röntgenologische Fehlbefunde können bedingt sein: 1. dadurch, daß sich die Veränderung in einem Bereiche abspielt, der der Röntgenuntersuchung nur mangelhaft zugänglich ist;

2. dadurch, daß eine Pneumatisationshemmung besteht, die die Sicherheit des röntgenologischen Befundes beeinträchtigt und 3. dadurch, daß anatomische Varianten vorliegen, die zu einer falschen Auslegung des im Röntgenbilde Gesehenen führen können. Endlich können die besonderen anatomischen Verhältnisse im Kindesalter oder Senium die Veranlassung zu einem röntgenologischen Irrtum geben.

ad 1. Daß sich pathologische Prozesse nur in einem Teile des Zellsystems abspielen, welcher der röntgenologischen Untersuchung nicht in genügendem Maße zugänglich ist, ist fast ausschließlich bei Pneumatisationshemmungen stärkeren Grades der Fall, weil es nur in ganz seltenen Fällen vorkommt, daß eine ausgesprochene Knochenveränderung bei guter Pneumatisation auf einen ganz kleinen Bereich beschränkt bleibt. Bei größerer Ausdehnung des Prozesses muß aber die Veränderung natürlich auch Bezirke befallen, die der Röntgenuntersuchung eben gut zugänglich sind.

ad 2. Bei der Pneumatisationshemmung als Ursache einer röntgenologischen Fehldiagnose sind zwei Möglichkeiten zu bedenken. Die eine ist die. daß bei relativ gut entwickeltem pneumatischen System ein atypisch konfigurierter Hohlraum nachgewiesen wird, der als Destruktionsherd imponiert. Seltener wird umgekehrt ein wirklich vorhandener Destruktionsherd im Röntgenbilde als präformierter Hohlraum erscheinen. Infolgedessen wird sich hier im ersten Falle ein Widerspruch in der Hinsicht ergeben, daß bei negativem klinischen Befund im Röntgenbilde ein Destruktionsherd nachgewiesen wird. Ist die Begrenzung eines solchen Hohlraumes scharf, so soll man bei widersprechendem klinischen Befunde zwar die Möglichkeit des tatsächlichen Vorhandenseins eines Destruktionsherdes nicht ganz außer acht lassen, doch in erster Linie an einen röntgenologischen Fehlbefund denken. Ist die Begrenzung des Hohlraumes unscharf, so ist es bei guter Pneumatisation wahrscheinlich, daß diese Unschärfe tatsächlich auf eine Knochenaffektion zurückzuführen ist. Dabei besteht jedoch die Möglichkeit, daß es sich entweder um eine ausgesprochene Knochendestruktion handle, oder aber um einen präformierten Hohlraum mit Erkrankung seiner Wände. In einem solchen Falle soll man sich in erster Linie nach dem klinischen Befunde richten. Man muß jedoch auch die Lokalisation dieses Hohlraumes insoferne berücksichtigen, als man sich bei Lokalisation desselben in der Peripherie, insbesondere in der Nachbarschaft des Sinus, bei klinisch unklarem Befund eher zur Operation entschließen wird, als wenn sich ein solcher Hohlraum zentral oder terminal findet. Bei Vorliegen von stärkerer Pneumatisationshemmung muß bedacht werden, daß die Pneumatisationshemmung als solche, vielfach Folge eines Entzündungsvorganges ist, der sich in entsprechender Weise auch an der Begrenzung der Hohlräume auswirkt, welcher Umstand es vielfach unmöglich machen kann, im Röntgenbilde die frischen Entzündungsveränderungen von den abgelaufenen einwandfrei auseinander zu halten. Es ist insbesondere in solchen Fällen auch nicht möglich, einem größeren, unscharf begrenzten Hohlraum anzukennen, ob er primär oder durch Knocheneinschmelzung entstanden ist. Der Kliniker wird sich infolgedessen auch in solchen Fällen wiederum in erster Linie von klinischen Symptomen leiten lassen. Wesentlich ist, daß der Röntgenologe gerade hier weder aus eigenem, noch auf Drängen des Klinikers, sich mit Bestimmtheit auf eine Diagnose festlegen soll; denn der Hinweis des Röntgenologen auf verschiedene Möglichkeiten kann für den Kliniker von Nutzen sein, während ein Fehlbefund in der Hand eines weniger erfahrenen Klinikers dem Patienten zum Schaden gereichen kann.

ad 3. Röntgendiagnostische Irrtümer infolge anatomischer Varianten betreffen meist Abweichungen von der Norm im Bereiche des Sinus. Hier kann es einerseits sein, daß eine durch den Sinus bedingte lokale Verdünnung der seitlichen Schädelwand, die bei der

Aufnahme in gleicher Projektionsrichtung liegenden Zellen, aus den von E. G. Mayer erwähnten Gründen, krank erscheinen läßt; andererseits kann bisweilen eine tatsächlich vorhandene Knochenerkrankung in der Nachbarschaft des Sinus gerade dann, wenn schwere Veränderungen des Knochens in der Umgebung des vorwiegend erkrankten Hohlraumes bestehen, der röntgenologischen Diagnose dadurch entgehen, daß dieser Hohlraum keine deutliche Abgrenzung mehr zeigt und im Röntgenbilde an seiner Stelle nur eine undeutliche Aufhellung zu sehen ist, in ähnlicher Weise wie z. B. bei partieller Lateralposition des Sinus.

Hierher gehört auch ein Fall, der beweist, daß der Röntgenbefund nur im Rahmen des klinischen Befundes zu verwerten ist. Er zeigt auch, daß man, insbesondere wenn es sich um stärkere Pneumatisationshemmung handelt, bei negativem Röntgenbefunde und positivem klinischen Befunde dem letzteren folgen soll. Ein 11jähriger Knabe, der vor 17 Tagen durch 2 Tage an Ohrfluß litt, hatte die letzten 3 Tage hohe Temperaturen. Der Trommelfellbefund war wegen ungünstigen anatomischen Baues des Gehörganges nicht eindeutig zu erheben. Es bestand Druckschmerzhaftigkeit an der Spitze des Warzenfortsatzes mit leichter Schwellung der Weichteile. Der Röntgenbefund ergab nur periantral einige verschattete Zellen, sonst keine Pneumatisation und auch keine weiteren pathologischen Veränderungen. Bei der Operation, die auf Grund der klinischen Symptome absolut indiziert war, zeigte sich im Citelliwinkel eine kirschkerngroße, mit Eiter gefüllte Zelle im diploëtischen Knochen, die nach unten zu mit einem perisinuösen Absceß communicierte. Diese Zelle war im Röntgenbild als solche nicht mehr erkennbar. Es fand sich vielmehr an ihrer Stelle nur mehr eine diffuse Aufhellung, die als geringe lokale Verdünnung des Knochens im Bereiche des oberen Sinusknie imponierte.

Der Fall weist auch mit besonderer Deutlichkeit darauf hin, daß sich der Kliniker bei Bestehen einer absoluten Indikation zur Operation nur an das klinische Bild halten soll.

ad 4. Kindesalter. Ganz besonders ist bei Kindern, bei denen die Pneumatisation noch lebhaft im Gange ist, wegen der von E. G. Mayer hervorgehobenen, besonders ungünstigen Verhältnissen für die Röntgenuntersuchung der Röntgenbefund nur mit größter Vorsicht zu verwerten. Evans und auch Whiting bezeichnen im Gegensatze dazu das Röntgenverfahren gerade bei Säuglingen und Kleinkindern als besonders brauchbar und wichtig. Ebenso hebt Köhler das Röntgenverfahren bei Kindern als wichtiges diagnostisches Hilfsmittel hervor. Die geringere Zuverlässigkeit des Röntgenverfahrens im Kindesalter wird jedoch von den meisten Autoren, jüngst wieder von Hanse, bestätigt und betont. *Der Kliniker soll sich daher durch einen mit dem klinischen Befunde im Widerspruch stehenden Röntgenbefunde bei einem Kinde in keiner Weise in seinem therapeutischen Vorgehen beeinflussen lassen.*

ad 5. Senium. Im Senium wird die Wertung des Röntgenbefundes bei Diskrepanz zwischen röntgenologischen und klinischen Befunden davon abhängig sein, ob sich auch in der Umgebung der Pars mastoidea senile Veränderungen im Sinne einer Osteoporose und Hyperostose nachweisen lassen (Steurer). Ist dies der Fall, so muß man sich auch hier vor Augen halten, daß dadurch das Röntgenbild an Zuverlässigkeit starke Einbuße erleiden kann.

Runge schneidet die Frage an, wann man nach dem Operationsbefunde eine Mastoiditis für erwiesen erachten muß. Diese Frage ist für die Wertung des Röntgenbefundes von besonderer Wichtigkeit, da ja der intra operationem erhobene Befund eine Kontrolle des Röntgenbefundes darstellt. Runge führt folgendes aus: „Wir erkennen die Einschmelzungen durch Beobachtung der Zellstruktur des Warzenfortsatzes an einer Reihe von Vergleichsaufnahmen desselben Ohres, die in gewissen Intervallen vom Beginn des

Prozesses an vorgenommen werden. Aus einer einzigen Aufnahme läßt sich eine Einschmelzung auch bei Vergleich mit der gesunden Seite so gut wie nie mit Sicherheit feststellen." Seiner Ansicht nach ist durch den Operationsbefund eine Mastoiditis nur dann erwiesen, wenn man eine wirkliche Einschmelzung findet, also eine mit Eiter erfüllte Höhle. Dagegen faßt er nicht als Mastoiditis jene Fälle auf, in denen ein relativ weiches Zellnetz, verdickte Schleimhaut, reichlich schleimiges, oder mehr serös-eitriges Sekret in den Zellen gefunden wird. „Möglich, daß sich hier zuweilen eine Mastoiditis vorbereitet, sie liegt aber noch nicht deutlich vor, meist aber können diese Veränderungen wieder zur Abheilung kommen, da es sich nur um eine entzündliche Schleimhautschwellung handelt. Schleimhautentzündungen im Gebiete des Warzenfortsatzes können bekanntlich ausheilen; erst wenn eine Knocheneinschmelzung vorliegt, ist die Spontanheilung nicht mehr möglich und würde weiteres Abwarten eine schwere Gefahr für den Patienten bedeuten."

Der letzte Satz bedarf sicher, was die Spontanheilung anlangt, einer Einschränkung (siehe röntgenologische Darstellung der Ausheilungsvorgänge bei der akuten Otitis).

Vergleicht man mit den Ausführungen RUNGEs hinsichtlich des Umstandes, wann nach dem Operationsbefund eine Mastoiditis anzunehmen ist, die Auffassung anderer Autoren, so wird man aus den differenten Meinungen sehen, daß diese subjektive Kontrolle des Röntgenbefundes nicht allein maßgebend sein kann. Zeigt uns das Röntgenbild eine Verschattung, so ist dieser Befund als richtig zu erklären, wenn bei der Operation Eiter in den Zellen, geschwollene Zellauskleidung oder Granulationen gefunden werden. Weist der Röntgenbefund genau lokalisiert an dieser oder jener Stelle einen Einschmelzungsherd nach (Verschwinden der Zellbälkchen in diesem Gebiete, Zellspangen in das Lumen hineinragend usw.), so ist das Vorhandensein oder Fehlen eines Befundes, wie ihn RUNGE beschreibt, geeignet, den Röntgenbefund zu beweisen oder zu widerlegen.

Befunde jedoch, wie Aufhellung oder Undeutlichwerden der Struktur, sind kaum allein makroskopisch als falsch oder richtig zu bezeichnen. Eine mikroskopische Untersuchung des operativ gewonnenen Splittermaterials darf nur dann als exakte Kontrolle des Röntgenbefundes angesehen werden, wenn die Gewähr dafür geboten ist, daß das untersuchte Stück tatsächlich aus dem im Röntgenbilde bezeichneten Gebiete stammt. Unter solchen Umständen ist diese Methode sehr erwünscht und wurde auch vielfach durchgeführt. KRAINZ, J. BECK, NEUMANN, O. MAYER u. a. berichten über derartige Untersuchungen. Besonders erwähnt müssen noch Fälle werden, wie sie J. BECK beschreibt, bei denen die Indikation zur Operation klinisch gegeben war, der Röntgenbefund jedoch negativ war und der Operationsbefund keine Veränderungen am Knochen ergab, die histologische Untersuchung jedoch ausgedehnte Osteoklase in den Markräumen aufwies; ferner ein Fall von KRAINZ, der nicht ganz geklärt ist, bei dem an einer bestimmten Stelle im Mastoid röntgenologisch ein in Intensität und Ausdehnung zunehmender Aufhellungsherd zu sehen war. Das betreffende Knochenstück, das operativ gewonnen wurde, zeigte jedoch weder makroskopisch, noch mikroskopisch pathologische Veränderung, auch nicht im Sinne einer Veränderung des Kalkgehaltes. KRAINZ behauptet daher, daß diffuse Aufhellung wenig Bedeutung für die Indikation habe. UFFENORDE wies im Zusammenhange mit diesem Falle auf die Notwendigkeit hin, auf mikrochemische Vorgänge Rücksicht zu nehmen.

Untersuchungen von VERMES und BRÜGEL über den Kalkgehalt des Blutserums bei Mittelohrentzündung haben Schwankungen des Kalkwertes im Verlauf der Erkrankung ergeben, die bei Normalen nie vorkommen. Die genannten Autoren haben diese Schwankung als sehr empfindliche Reaktion für die Kalkstoffwechselveränderungen angesehen. Sie haben bereits am 2. Tage der akuten Otitis Steigerung des Serumkalkes nachgewiesen und als Ursache hierfür Veränderungen im Warzenfortsatz verantwortlich gemacht, zu einer Zeit, wo der Röntgenbefund und auch bisher vorliegende histologische Befunde keine Knochenveränderungen im Sinne eines Abbaues nachweisen konnten. Wie weit diese feine, biochemische Methode als Kontrolle des Röntgenverfahrens wird herangezogen werden können, läßt sich bis nun noch nicht entscheiden.

2. Die chronische Mittelohrentzündung.

Für die Diagnose der chronischen Otitis ist nicht nur die Dauer der Erkrankung, sondern auch das Trommelfellbild und der Mittelohrbefund maßgebend. Die Charakteristica der chronischen Otitis sind im allgemeinen: große Perforation, randständige Perforation, Polypen und Granulationsbildung, Cholesteatom, manchmal foetide Sekretion. Die Ursachen, die es bedingen, daß eine akute Otitis in das chronische Stadium übergeht, können hier nicht alle erörtert werden. Nach WITTMAACK liegt die Ursache in erster Linie im histologischen Aufbau der Mittelohrschleimhaut und zwar sind es hauptsächlich die schwereren und schwersten Grade von hyperplastischer Hemmung, die die Grundlage für das Chronischwerden einer Otitis abgeben. Diese Feststellung findet in einer großen Zahl von röntgenologischen Untersuchungen und Operationsbefunden allgemeine Bestätigung. Auch die Ansicht WITTMAACKs, daß es die schwersten Grade von hyperplastischer Pneumatisationshemmung sind, die die Basis für die Entwicklung des Cholesteatoms abgeben, ist ziemlich allgemein anerkannt. ALBRECHT findet bei 63 röntgenologisch untersuchten Cholesteatomfällen durchwegs kompakten Warzenfortsatz. Bei 24 Fällen chronischer Otitis ohne Cholesteatom 20 mal kompakten und 4 mal schwer gehemmten Warzenfortsatz. BROCK findet bei Schleimhauteiterungen häufig ein noch mehr weniger ausgedehntes Zellsystem, bei Cholesteatomeiterungen ausnahmslos kompakten Warzenfortsatz. Dagegen bekämpft BERBERICH auf Grund histologischer und experimenteller Studien die Auffassung WITTMAACKs betreffs der Grundlage der Cholesteatombildung im Mittelohr und seinen Nebenräumen. Er kommt zu dem Schlusse, daß sich das Cholesteatom bei jedem Pneumatisationsgrade bilden kann und nicht an das Vorhandensein einer hyperplastischen Schleimhaut gebunden ist. Er verfügt auch über Fälle von akuter Otitis mit gut entwickeltem pneumatischen System, bei denen die histologische Untersuchung des Operationsmaterials ein makroskopisch nicht nachweisbares Cholesteatom ergab. Auch RUTTIN beschreibt das Vorkommen von Attik-Cholesteatom bei pneumatisiertem Warzenfortsatz. Wir beobachteten ein großes Cholesteatom, das den ganzen Warzenfortsatz ausfüllte; nach seiner operativen Entfernung zeigte sich die charakteristische Konfiguration des auspneumatisierten Warzenfortsatzes mit bläschenförmigen Ausweitungen an der Peripherie. Solche Ausweitungen können aber nach WITTMAACK vom Cholesteatom selbst gemacht werden oder Zellanlagen entsprechen, die nicht pneumatisiert wurden. LANDRY glaubt, daß für das Zustandekommen gewisser Formen natürlicher Radikaloperationen durch Cholesteatom ein bestimmter Pneumatisationstypus geradezu Vorbedingung sei. E. G. MAYER berichtet ebenfalls über ein ausgedehntes Cholesteatom bei gut pneumatisiertem Warzenfortsatz.

Manche Befunde sprechen auch gegen die Anschauung WITTMAACKs, daß ein entzündlicher Prozeß niemals eine sekundäre Sklerosierung eines pneumatischen Warzenfortsatzes zur Folge haben kann. Histologische Befunde, die einwandfrei stufenweise die Umwandlung eines pneumatisierten Warzenfortsatzes in einen sklerotischen gezeigt hätten, sind allerdings noch nicht nachgewiesen worden. Doch sprechen die histologischen Befunde von KRAINZ bei akuter Mastoiditis, sowie die Röntgenbefunde EISINGERs und MAYERs und die Befunde mancher englischer Autoren, die bereits erwähnt wurden, doch dafür, daß eine teilweise Sklerosierung eines pneumatischen Warzenfortsatzes auf entzündlicher Basis möglich sei. Inwieweit die Befunde SAKAIs, der periostale Knochenapposition bei chronischer Otitis im Warzenfortsatz findet und die Befunde M. MAYERs, der eine solche im Mittelohr histologisch nachweist, in dieser Hinsicht zu verwerten sind, ist noch fraglich. ALBRECHT findet unter 55 von diesem Gesichtspunkte aus röntgenologisch untersuchten chronischen Otitiden nur einen oder zwei, die dafür sprechen würden, daß nicht die Sklerosierung die Grundlage der chronischen Otitis war, sondern daß sie sekundär entstanden sein dürfte. MOURET und PORTMANN stimmen hinsichtlich der Eburnesierung des Warzenfortsatzes insoferne mit WITTMAACK überein, als auch sie diese nicht für eine Folge der chronischen Entzündung halten. Sie nehmen jedoch eine „Tendence personelle" an und sind wie Voss der Meinung, daß man, wenn die Anschauungen WITTMAACKs ganz richtig wären, entsprechend der Häufigkeit der Säuglingsotitiden in etwa $90^0/_0$ aller Fälle Hemmung der Pneumatisation finden müßte.

Die Bedeutung und Leistung der Röntgenuntersuchung für die Otologie wurde in den letzten Jahren in einer großen Zahl von Publikationen besprochen. Bei der Behandlung der Indikation zu operativen Eingriffen wird dabei hauptsächlich die akute Otitis berücksichtigt. Mit wenigen Ausnahmen finden sich in allen Arbeiten bloß kurze Hinweise auf die chronische Otitis. Gewöhnlich wird betont, daß man bei der Röntgenuntersuchung der chronischen Otitis auf große Schwierigkeiten stößt, die ihre Erklärung in dem Aufbau des Warzenfortsatzes finden. Erst jüngst hebt diese Tatsache ALBRECHT hervor. Es scheint jedoch die mehr untergeordnete Rolle, die das Röntgenverfahren in der Klinik der chronischen Otitis spielt, nicht nur durch die Schwierigkeit der Diagnostik der Warzenfortsatzveränderungen bedingt zu sein. Bei der akuten Otitis erwartet der Otologe vom Röntgenbilde Aufklärung über die topographischen Verhältnisse im Warzenfortsatz (Lage von Sinus und Dura), über die Art und Ausbreitung des pneumatischen Systems und schließlich, zur Unterstützung der Indikation, Aufdeckung pathologischer Veränderungen im Knochengerüst und der Zellauskleidung des Warzenfortsatzes. Alle diese Punkte sind bei der akuten Otitis für die Prognose, für die Indikation und für das operative Vorgehen von großer Bedeutung. Da mit Ausnahme der endokraniellen Komplikationen, bei der akuten Otitis die Indikation zur Eröffnung des Warzenfortsatzes meistens durch eine Mastoiditis, also durch eine Knochenerkrankung im Processus mastoideus gegeben ist, so ist das Hauptaugenmerk der Röntgendiagnostik auf Veränderungen im Warzenfortsatze selbst gerichtet. Die Hauptfrage lautet auch: besteht eine Mastoiditis oder nicht? Anders bei der chronischen Otitis. Wenn wir bei dieser von Fällen absehen, in denen aus absoluter Indikation, wegen einer drohenden oder bestehenden endokraniellen Komplikation oder Facialislähmung, operiert wird, so bleibt als häufigste Indikation eine durch konservative Maßnahmen nicht zu beherrschende Erkrankung des Mittelohres oder seiner Nebenräume, sowie Symptome des Übergreifens der Erkrankung auf die knöcherne Wand derselben, nämlich auf das Tegmen oder auf die Labyrinthkapsel. Dabei kann klinisch die Indikation durch eine Knochenarrosion gegeben sein, die so geringfügig ist, daß sie im Röntgenbilde nur in seltenen Fällen zur Darstellung gelangen kann.

Nur in einer geringen Zahl von Fällen ist bei der chronischen Otitis die Indikation zur Operation durch eine Mastoiditis, bzw. durch Übergreifen der Entzündung auf das knöcherne Gefüge des Warzenfortsatzes selbst, gegeben. Dieser geringeren Bedeutung des Warzenfortsatzes gegenüber dem Mittelohr und Antrum muß auch das Röntgenverfahren Rechnung tragen. Es tritt also, was die Indikation zu einem operativen Eingriff anbelangt, hier insoferne gegenüber den Aufgaben der Röntgenologie bei der akuten

Otitis eine Verschiebung ein, als die Aufmerksamkeit eben mehr vom Warzenfortsatz selbst abrückt und sich auf Paukenhöhle, Attik und Antrum konzentriert.

Mit der Röntgenologie der chronischen Otitis befassen sich insbesondere Deutsch, E. G. Mayer, sowie Steurer, wobei Deutsch hauptsächlichen Wert auf die Bedeutung der Darstellung der Topographie und Pneumatisation legt, jedoch auch betont, daß das Röntgenverfahren bei der Indikationsstellung Mitberücksichtigung verdient. E. G. Mayer, sowie Steurer behandeln schon eingehender nebst der Topographie die Feststellbarkeit der Ausdehnung pathologischer Veränderungen bei der chronischen Otitis. Steurer betont auch, daß der negative Röntgenbefund bei Cholesteatom nicht beweisend sei. Ausführlichere Behandlung findet die Röntgenologie der chronischen Otitis auch bei Bruzzi-Ferretti, sowie bei Larru. Ersterer betont, daß bei kompaktem Warzenfortsatz nicht allein der Befund des Warzenfortsatzes maßgebend ist, sondern daß auch das Verhalten der Hohlräume (Paukenhöhle, Attik, Aditus und Antrum) zu berücksichtigen sind. Letzterer weist darauf hin, daß das Röntgenverfahren bei der chronischen Otitis nur im Zusammenhange mit allen anderen klinischen Symptomen zu verwerten ist und daß das Röntgenbild bei Knochenabsorption dem eines Abscesses entspricht. Hinweise auf die Röntgenologie der chronischen Otitis finden sich unter anderem bei Beck und Ramdohr, welche bemerken, daß sie bei der mesotympanalen Eiterung weniger Wert besitzt und bei der epitympanalen zuweilen Aufklärung über die Nebenräume gibt. Heinemann betont besonders die Wichtigkeit der Feststellung des Pneumatisationsgrades, die bei der Indikation zur Radikaloperation Anwendung findet. Bei mehr minder pneumatisiertem Warzenfortsatz ist Zurückhaltung geboten, da diese Otitiden für die Operation auch ungünstigere Prognose bezüglich Heilung bieten, als insbesondere die Cholesteatom-Otitis bei sklerotischem Warzenfortsatz. Magnien findet bei der chronischen Otitis Atrophie und Sklerosierung des Warzenfortsatzes im Röntgenbild. Dillon-Vulfson erwähnen, daß man bei der chronischen Otitis je nach der Dauer der Erkrankung verschiedene Grade von Eburnesierung findet.

Nebst den normalen anatomischen und topographisch-anatomischen Details im Aufbau des Warzenfortsatzes, die das Röntgenbild ziemlich einwandfrei darstellt, sind zunächst folgende Fragen von Wichtigkeit: 1. Ist die chronische Otitis zur Zeit der Aufnahme im Stadium der akuten Exacerbation? 2. Handelt es sich um ein Cholesteatom und wie groß ist die Ausdehnung desselben? 3. Ist die Decke des Mittelohrs oder Antrums erkrankt? 4. Wie ist der Zustand der lateralen Attikwand und der hinteren Gehörgangswand? 5. Besteht eine Erkrankung des Warzenfortsatzes selber, insbesondere: hat der Prozeß die Lamina interna des Warzenfortsatzes ergriffen? 6. Finden sich Veränderungen im Labyrinthkern? 7. Besteht ein Durchbruch der hinteren oberen Gehörgangswand? 8. Wie verhalten sich die Gehörknöchelchen?

Das für die Entwicklung von Komplikationen so bedeutungsvolle Stadium der *akuten Exacerbation* der chronischen Otitis ist klinisch auf Grund der Anamnese, sowie auf Grund der objektiven und subjektiven Symptome gewöhnlich zu erkennen und man wird daher nur selten im Zweifel sein, ob ein bestehendes Komplikationsbild auf die Otitis zu beziehen ist oder nicht.

Trotzdem wäre die einwandfreie, röntgenologische Diagnose der akuten Exacerbation der chronischen Otitis sehr wünschenswert, da uns das klinische Bild bei Cholesteatom und bei obturierenden Polypen im Stiche lassen kann. Sie ist aber in vielen Fällen nicht möglich; daß sie dort, wo sie möglich ist, bisweilen wertvoll sein kann, zeigt folgender Fall:

Ein 26jähriger Patient, der seit seinem 10. Lebensjahre an Ohrenfluß litt, erkrankte, während er an der Klinik in Behandlung stand, an einer Angina mit Grippe und andauernd hohen Temperaturen bis über 40⁰, weshalb er von einer internen Klinik aufgenommen wurde. Die Ohruntersuchung am 5. Tag der Erkrankung ergab reaktionslose, trockene Perforation und keine Empfindlichkeit am Warzenfortsatz. Drei Tage später traten Kopfschmerzen und Schmerzhaftigkeit der Drüsen im Retromandibularwinkel auf. Einen Tag später starker Schmerz in der Warzenfortsatzspitze. Das Ohr zeigte fast keine Veränderung und geringfügige Sekretion: fast trockener Defekt der lateralen Attikwand. Temperatur 40,6⁰. Es waren also klinisch, objektiv keine sicheren Anhaltspunkte für eine akute Exacerbation nachzuweisen, doch der *Röntgenbefund* lautete: *Ausgesprochene Pneumatisationshemmung, Antrum geräumig, ziemlich scharf begrenzt. Gegen die Schuppe einzelne*

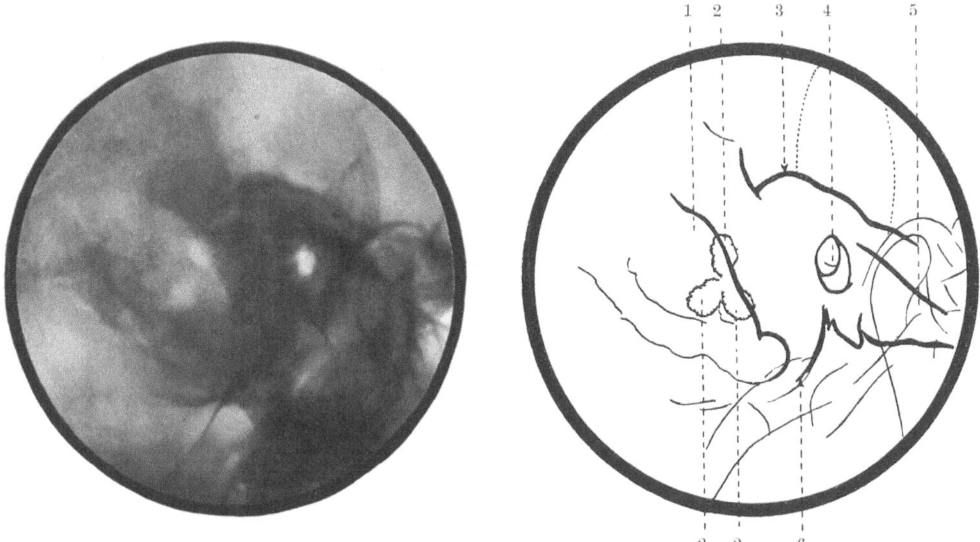

Abb. 273 und Skizze. Schläfenbeinaufnahme nach SCHÜLLER. (Typische Einstellung.) Starke Pneumatisationshemmung. Die Pars mastoidea ist gemischt spongiös sklerotisch. Lateral vom mittleren Anteil des Sinus sigmoideus befinden sich mehrere, über erbsengroße, verschattete, unscharf begrenzte Zellen, deren relativ starke Helligkeit für einen *floriden Knochenprozeß* in ihrem Bereiche spricht. Legende zur Skizze: 1 Gegend des oberen Sinusknies; 2 erkrankte Zellen; 3 oberer Kontur der Pyramide im Bereiche der Eminentia arcuata; 4 äußerer Gehörgang + Paukenhöhle + innerer Gehörgang; 5 Pyramidenspitze, auf den Unterkiefer projiziert; 6 Gegend der Warzenfortsatzspitze.

verschattete unscharf begrenzte Zellen. Lateral vom Sinus und unmittelbar an demselben in der Höhe der Paukenhöhle mehrere mittelgroße, unscharf begrenzte Zellen, der Knochen in ihrer Umgebung aufgehellt. Sonst keine Pneumatisation nachweisbar. Tegmen ohne Besonderheiten, die Sinusschale im Bereiche der beschriebenen Zellen möglicherweise erkrankt, Sinus in normaler Lage (Abb. 273).

In diesem Fall hat der Röntgenbefund nicht nur auf das Bestehen einer akuten Exacerbation hingewiesen (Aufhellung des Knochens in der unmittelbaren Umgebung der verschatteten Zellen), sondern auch die Erkrankung lokalisiert und uns veranlaßt, die bestehende Temperatur als otogen aufzufassen. Bei der Operation entleert sich aus der Sinusgegend pulsierender dicker Eiter, der Sinus war in weitem Ausmaße thrombosiert.

Da die Ausdehnung des *Cholesteatoms* otoskopisch und klinisch nicht immer genau feststellbar ist, so ist dieser Teil der Röntgendiagnostik von großer Wichtigkeit. Das Cholesteatom ist röntgenologisch nur dann mit Sicherheit feststellbar, wenn entsprechende charakteristische, röntgenologische Symptome nachweisbar sind. Diese zeigte uns manchmal das Röntgenbild in einwandfreier Weise, darunter auch in Fällen, in denen wir klinisch diese Ausdehnung gar nicht vermutet hätten. Einen schönen Beleg dafür bietet die Krankengeschichte eines 6jährigen Knaben, der vor einem Jahr eine Otitis durchmachte, wobei ihm angeblich ein Polyp entfernt wurde. Ein Jahr später kam er mit einem kleinen Defekt in der SHRAPNELLschen Membran mit allen Zeichen einer akuten Exacerbation wiederum in unsere Behandlung. Otoskopischer Befund: Aus dem Attik eine kleine Granulationsknospe, das übrige Trommelfell vollkommen intakt. Der Röntgenologe sprach sich für eine Zerstörung des ganzen Warzenfortsatzes durch ein Cholesteatom aus. Die Operation bestätigt den Röntgenbefund und nach Ausräumung des Cholesteatoms blieb

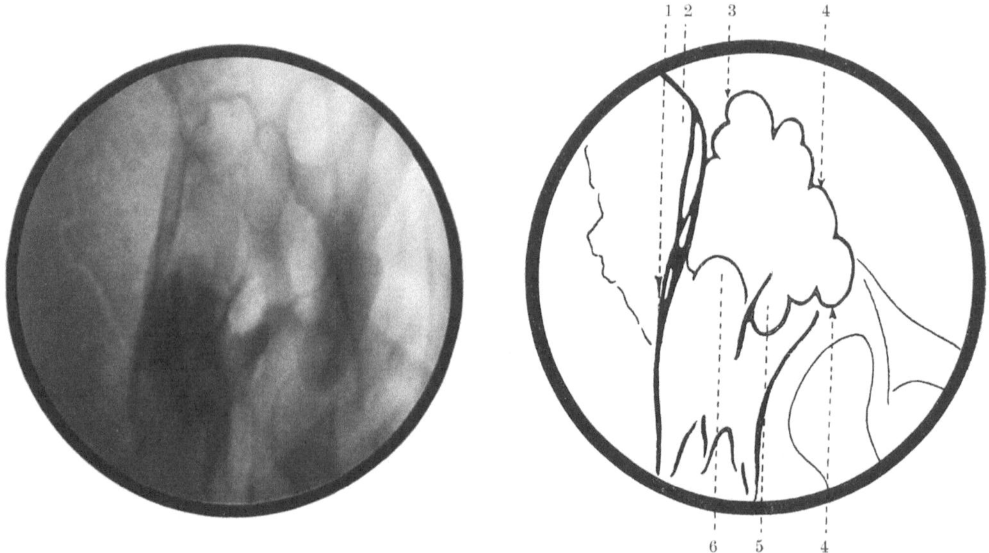

Abb. 274 und Skizze. Schläfenbeinaufnahme nach E. G. MAYER. (Typische Einstellung.) Im Bereiche der Pars mastoidea befindet sich ein ausgedehnter Defekt, der nach hinten bis an die hintere Pyramidenfläche, nach vorne bis in die hintere Zygomaticuswurzel reicht und seiner scharfen, bogigen Begrenzung nach, sowie in Anbetracht der etwas verdichteten Ränder, als durch ein *Cholesteatom* bedingt, anzusehen ist. Legende zur Skizze: 1 rückwärtiger Kontur der Pyramide; 2 Gegend des oberen Sinusknies; 3 obere Begrenzung des Defektes; 4 vordere Begrenzung des Defektes im Bereiche der Zygomaticuswurzel; 5 Attik + äußerer Gehörgang; 6 kompakter Labyrinthkern.

die innere Corticalis in einer Konfiguration erhalten, wie man sie nach der Ausräumung des gesamten Zellsystems nach der Antrotomie findet (Abb. 274).

Verdünnung, bzw. Durchbruch des *Tegmen tympani* und *antri* kann der Röntgenologe nicht immer einwandfrei erkennen. Dort wo sie mit Sicherheit im Bilde festgestellt werden, bedeuten sie eine wertvolle Unterstützung in der Beurteilung des klinischen Bildes, besonders hinsichtlich der Beurteilung von Kopfschmerzen.

Pathologische Veränderungen der knöchernen *Sinusplatte* sind ebenfalls schwer darzustellen, doch immerhin besser als solche am Tegmen.

Wenn sich auch Veränderungen am Sinus klinisch gewöhnlich in viel deutlicherer Weise bemerkbar machen, als Veränderungen am Tegmen, so ist doch das röntgenologische Erkennen einer erkrankten Sinusplatte bzw. die röntgenologische Aufdeckung erkrankter Zellen in der Nachbarschaft des Sinus von großer Bedeutung, besonders wenn Fieber von nicht ganz einwandfreier Ätiologie besteht.

Der folgende Fall, der von L. DEUTSCH in der österr. otol. Gesellschaft demonstriert wurde, soll zeigen, wie die röntgenologische Feststellung einer Erkrankung der

Sinusschale unsere Indikation bei einer beiderseits durch Fistelsymptome komplizierten chronischen Otitis beeinflußt hat.

Bei dem Patienten konnte otoskopisch folgender Befund erhoben werden: Rechtes Ohr: Attikeiterung mit ziemlich reichlicher foetider Sekretion. Linkes Ohr: Totaldestruktion des Trommelfelles. Granulationen in der Paukenhöhle, Cholesteatom. Die Funktionsprüfung ergab am rechten Ohre ein Hörvermögen von V — 5 m, v — 1 m; am linken Ohre von V über 1 m, v — a · c. Beiderseits war ein Fistelsymptom in typischer Weise auslösbar.

Die Röntgenuntersuchung ergab folgenden Befund: *Rechtes Ohr: Attik erweitert, im Bereiche der lateralen Attikwand ein kleiner Defekt, die Pars mastoidea ist von einem großen, allseits glatt begrenzten Defekt fast völlig eingenommen, der den Sinus etwa 7 mm unterhalb der oberen Pyramidenkante auf eine Strecke von etwa 5 mm freilegt und im Bereiche der mittleren Schädelgrube bis unmittelbar an die Dura reicht, Sinus von der hinteren oberen Gehörgangswand etwa 18 mm entfernt, mittlere Schädelgrube in der Verbindungslinie beider Gehörgänge etwa 5 mm über dem Niveau der oberen Gehörgangswand* (s. Abb. 162, Seite 162).

Linkes Ohr: Pars mastoidea sklerosiert, Antrum nicht deutlich differenzierbar. Attik erweitert, ohne sicheren nachweisbaren Defekt. Entfernung des Sinus von der hinteren Gehörgangswand über 1 cm, mittlere Schädelgrube 5 mm über dem Niveau der oberen Gehörgangswand.

Es besteht kein Zweifel, daß das klinische Bild und das Hörvermögen uns veranlaßt hätten, das linke Ohr zuerst zu operieren. Wenn wir uns dennoch entschlossen haben, trotz des besseren Hörvermögens die rechte Seite zuerst zu operieren, so geschah dies, weil auf Grund des Röntgenbefundes anzunehmen war, daß von dieser Seite die Gefahr einer Komplikation unmittelbar bevorstehe.

Der durch die röntgenologische Untersuchung erhobene Befund wurde durch die Operation bestätigt.

Hodgson-Graham-Watkyn-Thomas berichten, daß sie in der Aufnahme nach Stenvers *Veränderungen am Labyrinthkerne* einwandfrei dargestellt haben; der röntgenologische Nachweis einer Labyrinthfistel gelingt jedoch nach unserer Erfahrung äußerst selten und es kommt ihm praktisch umsoweniger Bedeutung zu, als bei den meisten eitrigen Labyrintherkrankungen die klinischen Symptome besonders eindrucksvoll sind. Die *Senkung der hinteren, oberen Gehörsgangswand,* sowie Durchbrüche in den Gehörgang ließen sich in manchen Fällen gut darstellen, in manchen Fällen ließ sich die Intaktheit des Gehörganges bei bestehender Senkung nachweisen. Besonderer Wert ist der röntgenologischen Diagnostik der Senkung allein nicht beizumessen, da sie klinisch meist zu diagnostizieren ist. Ob *Gehörknöchelchen* vorhanden sind und inwieweit die Kette derselben zerstört ist, läßt sich gewöhnlich durch die Otoskopie und Funktionsprüfung zumindest so verläßlich feststellen, wie durch das Röntgenverfahren. Völger hält ihren röntgenologischen Nachweis besonders bei Atresien für wichtig. Die von Ruttin und nachher von Albrecht angegebene Kontrastfüllung mit Jodipin und die von Berberich angegebene, technisch einfachere und für den Patienten angenehmere Methode mit Strontium jodatum bedeuten sicher manchmal eine Unterstützung der Diagnose. Inwiefern sie eine weitere Förderung der Röntgenologie der chronische Otitis bringt, wird sich erst zeigen. Birkholz hält sie auf Grund von Füllungsversuchen, die er zur Kontrolle der Wirkung des Attikröhrchens anstellte, nicht für ideal. Auch E. G. Mayer lehnt sie ab. Ausführliche Nachprüfungen dieser Methode fehlen jedoch noch.

Die Differentialdiagnose, ob es sich um eine akute oder chronische Otitis handelt, kommt hauptsächlich dann in Betracht, wenn die Otoskopie undurchführbar ist und uns die Anamnese im Stiche läßt. Die bloße Angabe des Pneumationszustandes bedeutet dabei keine Unterstützung der Diagnose, da sich ja eine akute Otitis bei jedem Pneumatisationszustand entwicklen kann. Nur der röntgenologische Nachweis charakteristischer Knochenveränderungen ist für die Entscheidung maßgebend. Weiters ist manchmal die Frage offen, ob es sich um eine chronische Otitis auf spezifischer oder unspezifischer Basis handelt, sowie die Entscheidung, ob Otitis oder Tumor vorliegt, wobei der Röntgenbefund häufig zur Klärung beiträgt. Hier möchte ich folgenden Fall aus der Klinik NEUMANN anführen:

Ein Patient litt angeblich seit 1917 an einer Ohreiterung; im Jahre 1919 bekam er eine Schwellung hinter dem Ohr mit einer kompletten Facialislähmung, stand jedoch nie in Behandlung. Wegen starker Kopfschmerzen suchte er schließlich im Jahre 1925 die Klinik NEUMANN auf. Der Gehörgang war hochgradig verengt, der Trommelfellbefund nicht zu erheben, retroaurikulär bestand eine Fistel mit livid verfärbten Rändern. Der Patient war taub, zeigte keine vestibulare Reaktion und hatte eine komplette Facialislähmung. Da er sehr herabgekommen aussah und der Prozeß so langsam verlaufen war, mußte an eine spezifische Erkrankung gedacht werden. Der *Röntgenbefund* lautete:

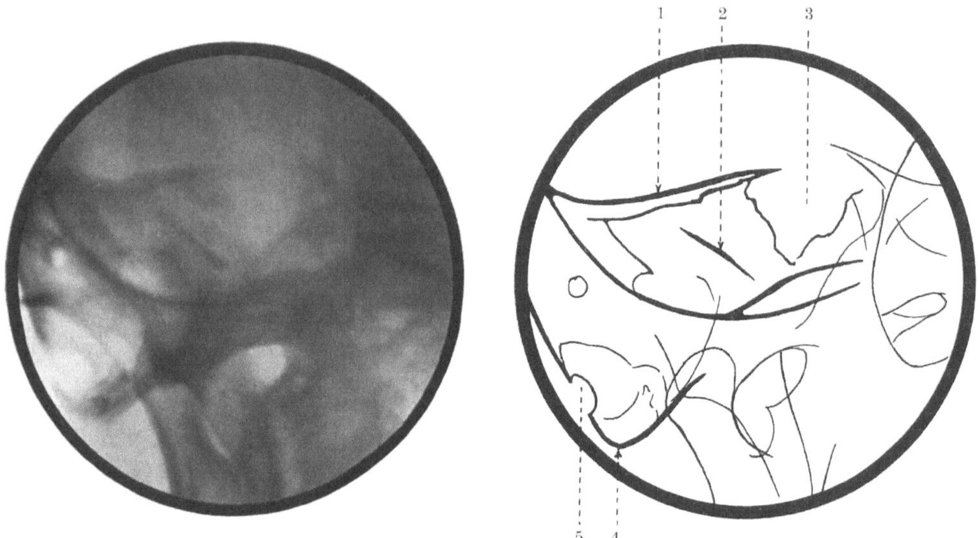

Abb. 275 und Skizze. Schläfenbeinaufnahme nach STENVERS. (Typische Einstellung.) Die Pyramide und die Pars mastoidea sind von einer großen, ziemlich scharf begrenzten Höhle eingenommen, in deren Bereiche Schatten unregelmäßiger Sequester sichtbar sind. Knapp über der Spitze des Warzenfortsatzes ist die Corticalis desselben durchbrochen. Der ganze Labyrinthkern fehlt. Auch die Pyramidenspitze ist zum größten Teil zerstört. Der Hohlraum zeigt ziemlich scharfe Grenzen und der noch erhaltene Knochen ist dicht, ein Befund, der gegen die Annahme einer Tuberkulose oder eines malignen Tumors und für ein außerordentlich *großes Cholesteatom* spricht. Legende zur Skizze: 1 Rest der oberen Pyramidenkante; 2 Sequester; 3 Gegend der Pyramidenspitze; 4 Spitze des Warzenfortsatzes; 5 Stelle des Durchbruches nach außen am Planum mastoideum.

„*Die ganze Pars mastoidea und die Pyramide sind von einem großen Defekt eingenommen, der vom Knochen nur mehr einen Teil der äußeren Schale stehen läßt. Die Begrenzung der Pyramide gegen die hintere Schädelgrube fehlt fast vollkommen. Das Tegmen ist anscheinend intakt. Es fehlt ferner sowohl die hintere als auch die vordere Gehörgangswand. Von der vorderen Paukenhöhlenwand ist der mediale Anteil zum Teil noch erhalten. Das Labyrinth ist vollkommen zerstört. Der Destruktionsprozeß reicht bis an die Spitze, wo er auch in die mittlere Schädelgrube durchgebrochen ist. Die Begrenzung des Defektes ist scharf und glatt wie bei einem Cholesteatom.*" Die Operation bestätigte den Röntgenbefund und nach Abmeißelung der Corticalis konnte die übrige Operation mit dem Löffel beendet werden, da sich ein riesiges Cholesteatom fand, welches den ganzen Warzenfortsatz ausfüllte und die ganze Pyramide zerstört hatte. Der Sinus war obliteriert, wahrscheinlich eine ausgeheilte Sinusthrombose, erst weiter oben war er bluthaltig (Abb. 275).

Zusammenfassend kann man sagen, daß bei der chronischen Otitis der Röntgenbefund allein nur ausnahmsweise den Anlaß zur Operation geben kann. Zusammen mit dem klinischen Befund kann die Röntgenuntersuchung den Entschluß, zu operieren, in manchen Fällen mitbeeinflussen. Dabei spielt in erster Linie die Feststellung der Ausbreitung und des Verhaltens des Cholesteatoms eine Rolle, während der Feststellung von Einschmelzungsherden im Warzenfortsatz weniger Bedeutung zukommt, wenn es sich nicht um besser pneumatisierte Warzenfortsätze handelt, bei denen sich die Diagnostik mehr der Diagnostik bei der akuten Otitis nähert. Ob es in absehbarer Zeit möglich sein wird, die Vorgänge der *akuten Exacerbation* im Röntgenbilde einwandfrei darzustellen, ist fraglich. Dagegen hat uns das Röntgenverfahren bei jenen akut exacerbierten chronischen Mittelohreiterungen gute Dienste geleistet, bei denen sich die Sekretionsdauer in die Länge zog und zwar deshalb, weil uns das Röntgenbild in diesen Fällen Aufklärung gibt, ob der Warzenfortsatz sklerotisch ist, oder ob er mehr oder minder pneumatisiert und im Sinne einer Mastoiditis erkrankt ist. Ein solcher Röntgenbefund orientiert uns bei unserem Entschluß zur Radikaloperation schon im Vorhinein darüber, ob wir mit einem sogenannten „großen oder kleinen Befund‟ zu rechnen haben. Wir verstehen darunter das, was jeder Kliniker schon unzählige Male erfahren hat, daß man nicht selten bei der Durchführung der Radikaloperation viel weitergehendere Zerstörungen fand, als man sie erwartet hat und umgekehrt.

Aber selbst in jenen Fällen, in denen der Röntgenbefund die Diagnose und Indikation nicht beeinflussen kann, liefert er meist wertvolle Anhaltspunkte in operationstechnischer Beziehung. So z. B. Lage der Dura, Lagerung des Sinus, Verlauf der Gehörgangswand und Stellung der Pyramide.

3. Die Tuberkulose des Mittelohres. — Lues.

Die Tuberkulose des Gehörorganes ist nach Angaben mancher Autoren sicherlich häufiger als sie im allgemeinen diagnostiziert wird. Nach CEMACH ist jede vierte Otitis bei Kindern und jede 20. Otitis bei Erwachsenen eine tuberkulöse Otitis, ein Prozentsatz, der allerdings von anderer Seite als zu hoch gegriffen bezeichnet wird.

Die Diagnose ist klinisch nicht leicht; einwandfrei ist sie, abgesehen von positiven histologischen und bakteriologischen Untersuchungsergebnissen, nur dann, wenn ganz charakteristische Veränderungen vorliegen, z. B. Knötchen im Trommelfell, käsiger Detritus, Druckempfindlichkeit des Warzenfortsatzes bei nicht exacerbierter chronischer Otitis, oder wenn es sich um eine ganz charakteristische Verlaufsform bzw. um einen charakteristischen postoperativen Verlauf handelt. Ferner sind eine Anzahl Symptome angegeben, welche die Diagnose mit größerer oder geringerer Wahrscheinlichkeit stellen lassen, sie aber nicht sichern. Solche sind z. B. Fistelbildung am Warzenfortsatz, schmerzloser Beginn einer Perforation, multiple Perforationen, fortschreitende Einschmelzung des Trommelfells, torpider Verlauf, fötide Sekretion bzw. Granulationsbildung bei akuter Otitis usw. Sind die angegebenen Symptome bei einer Otitis vorhanden, so ist der Verdacht auf Tuberkulose berechtigt, und man muß mit allen zur Verfügung stehenden diagnostischen Hilfsmitteln trachten, der richtigen Diagnose näher zu kommen. Die meisten Autoren nennen als solche Hilfsmittel die Allgemeinuntersuchung, die verschiedenen Haut- und Herdreaktionen, bakteriologische Untersuchung und histologische Untersuchung von gewonnenem Gewebsmaterial. Über die Röntgenuntersuchung des Schläfenbeines finden sich in der Literatur sehr wenige Angaben, jedoch glauben wir, daß in solchen Fällen auch der Röntgenbefund zu Rate gezogen werden soll.

Aus der röntgenologischen Literatur entnehme ich die zwei folgenden Fälle: AAGE PLUM beschreibt als tuberkulöse Mastoiditis einen Fall, bei dem 5 Röntgenaufnahmen gemacht wurden. Auf dem letzten Bild sah man „eine fast völlige Aufklärung der Pyramide mit Durchbruch des Tegmens in großer Ausdehnung, die Spitze in der Zeichnung verklext.

Die Operation bestätigte den Röntgenbefund. Patient wäre ohne Röntgenbild kaum operiert worden".

BOSCHAN berichtete über folgenden Fall: „Ein 9jähriger Knabe litt seit mehreren Tagen an Fieber und starken Schmerzen im rechten Ohr. Otoskopisch sah man eine diffus gerötete Membran, die in toto pulsierte und weder Hammerdetails noch eine Perforation zeigte. Diese vermeintliche Neomembran wurde parazentisiert und es entleerte sich viel seröser Eiter. Drei Tage später zeigte das linke Ohr das Bild einer akuten Otitis und begann spontan zu fließen. Der Ausfluß blieb andauernd dünnflüssig und im weiteren Verlaufe erwies sich die vermeintliche Neomembran, die parazentesiert worden war, als das Trommelfell. Nur die Anamnese stimmte nicht mit der einer akuten Otitis überein, da der Knabe seit seiner frühen Jugend mit ganz kurzen Intervallen Ohrenfluß hatte und sie ergab überdies, daß die Mutter wegen Lungenspitzenkatarrhen schon lange in Behandlung stand und auch der Knabe selbst wegen Hilusdrüsen bereits in einer Heilstätte war. Das veranlaßte uns, eine Röntgenaufnahme der Felsenbeine vornehmen zu lassen. Aus dem von E. G. MAYER erhobenen Befund sei folgendes erwähnt: „*Antrum und Aditus beiderseits weit und undeutlich begrenzt, auffallende Kalkarmut der Pyramide und leichte Atrophie des kompakten Labyrinthkernes*". Dieser Befund und der Umstand, daß trotz der seit vielen Jahren bestehenden Eiterung der Aditus so weit ist, wie sonst nur in normalen Fällen, sprechen entschieden für eine tuberkulöse Erkrankung, welche auch bereits zur Knochenzerstörung geführt hat."

Bei der Besprechung der Verschattung und der röntgenologischen Verlaufsbeobachtung wurde bereits erwähnt, daß das Fortdauern der Verschattung, insbesondere bei Bestehen geringer Knochenaffektionen und entsprechendem torpiden klinischen Verlauf bei gut ausgebildeter Pneumatisation des Warzenfortsatzes, den Verdacht auf Tuberkulose rechtfertigt. Eine diffuse Atrophie der Pars mastoidea mit Übergreifen auf den Labyrinthkern, sowohl bei Vorhandensein der Pneumatisation als auch bei Fehlen einer solchen, stellt die Diagnose tuberkulöse Otitis sicher (E. G. MAYER). Nur in solchen Fällen wird man aus dem Röntgenbefund allein die Diagnose der Ohrtuberkulose stellen können. Es muß ausdrücklich betont werden, daß der negative Befund, insbesondere bei Pneumatisationshemmung, nicht für das Fehlen einer Tuberkulose beweisend ist, da die röntgenologische Diagnose erst auf Grund von spezifischen Knochenveränderungen gestellt werden kann. Doch konnte manchmal durch röntgenologische Feststellung eines Prozesses anderer Natur die klinisch vermutete Tuberkulose ausgeschlossen werden.

Für die Indikationsstellung hat die röntgenologische Diagnose hauptsächlich den Wert, daß sie uns unter Umständen abhalten kann, einen Eingriff in einem Fall vorzunehmen, bei dem das Röntgenbild auf die Möglichkeit einer bestehenden Ohrtuberkulose hinweist. Die Ausdehnung des Prozesses allein ist nicht für die Indikation zur Operation maßgebend, da bei der Ohrtuberkulose, mit Ausnahme von bestehender oder drohender Komplikation, in erster Linie der Allgemeinzustand für die Indikation zum operativen Eingriff mitbestimmend ist.

BORRI und FRANCHINI berichten über einen Fall von *Lues des Warzenfortsatzes*, bei dem röntgenologisch eine Osteoperiostitis nachgewiesen wurde. Wir selbst haben keinen einschlägigen Fall beobachtet.

III. Die Bedeutung der Röntgenuntersuchung im postoperativen Verlauf und für die Beurteilung von Operationsdefekten.

Während der Nachbehandlung eines operierten Falles können sich insoferne Abweichungen vom normalen postoperativen Verlaufe einstellen, als durch Fortdauer der Sekretion oder durch mangelnde Heilungstendenz die Nachbehandlungsdauer verlängert ist, oder insoferne, als sich in Form von Temperatursteigerung und anderen klinischen Symptomen die Möglichkeit einer Komplikation ergibt. Die Ursache des gestörten Heilungsverlaufes nach Antrotomie wegen akuter Otitis liegt häufig darin, daß bei der Operation Teile des pneumatischen Systems zurückgelassen wurden, wobei manchmal eine einzelne Zelle genügen kann, um den postoperativen Verlauf zu stören, bzw. eine Komplikation hervorzurufen. In solchen Fällen soll, selbst wenn die Diagnose klinisch feststeht, ein Röntgenbefund erhoben werden, um zurückgelassene Zellen nach Möglichkeit zu lokalisieren. Es ist damit durchaus nicht gesagt, daß zurückgelassene Zellen immer eine Komplikation verursachen und auch nicht, daß die im Röntgenbilde nachgewiesenen Zellen die Ursache der Komplikation abgegeben haben, da der Zustand der Zellen jedenfalls aus einer einmaligen Aufnahme postoperativ nicht mit Sicherheit zu beurteilen ist; auch ist insbesondere eine neuerliche Einschmelzung in den meisten Fällen nicht vom Operationsdefekt zu unterscheiden. Bei der Streptococcus mucosus-Otitis haben wir postoperative Komplikationen gesehen, bei denen nach der Operation im Röntgenbilde keine Zellen nachgewiesen werden konnten und auch bei der Nachoperation keine solchen gefunden wurden. Man kann dies mit einer fortschreitenden Entzündung in den Markräumen des Knochens erklären, die gewöhnlich im Röntgenbilde nicht darstellbar ist. Wenn es auch bei gestörtem postoperativen Verlauf für den Operateur eine Beruhigung bedeutet, die Gewißheit, bei der Operation das Zellsystem vollkommen ausgeräumt zu haben, im Röntgenbilde bestätigt zu finden, so muß doch dabei bedacht werden, daß manche Zellkomplexe nicht mit Sicherheit darstellbar sind. Es ist daher ein negativer Röntgenbefund auch hier nur im Zusammenhang mit den klinischen Symptomen zu werten. Postoperative Komplikationen müssen nicht immer auf zurückgelassene Zellen zurückzuführen sein. Der Nachweis von Zellen im Röntgenbild ist daher bei gestörtem postoperativen Verlauf kein Beweis, daß diese Zellen die Ursache der Komplikation sind. Wir haben z. B. eine Patientin wegen akuter Mastoiditis operiert und das Zellsystem nach der an der Klinik Neumann geübten Methode systematisch ausgeräumt. Im Verlaufe der Nachbehandlung traten hohe Temperaturen und starke Kopfschmerzen auf, die Patientin bot das Bild einer intrakraniellen Komplikation. Da bei der ersten Operation Veränderungen in der Zygomaticuswurzel aufgedeckt worden waren, wurde vermutet, daß dort vielleicht doch nicht weit genug bis zum Kieferköpfchen vorgegangen worden war und es wurde daher eine Röntgenaufnahme veranlaßt. Diese zeigte tatsächlich eine große verschattete Zelle über dem Kieferköpfchen. Die Nachoperation fand dort eine leere Zelle und einige Stunden später trat die Ursache der schweren Symptome in Form eines Erysipels klar zutage.

Auch nach der Radikaloperation wegen chronischer Otitis kann eine ungenügende Entfernung des erkrankten Gewebes den postoperativen Verlauf stören und erkrankter Knochen oder zurückgelassene Cholesteatomnester zu Rezidiven oder zu einer Komplikation Anlaß geben. In solchen Fällen wurden manchmal Cholesteatomrezidive im Röntgenbilde nachgewiesen. KOLISCH glaubt, daß nicht ausgeheilte Radikaloperationshöhlen, die im Röntgenbilde scharfe oder ziemlich scharfe Begrenzung aufweisen, für die Insulinbehandlung mehr Erfolg bezüglich Epidermisierung versprechen, als solche mit unscharfer Begrenzung.

Unmittelbar oder bald nach der Operation wird sich der Kliniker, insbesondere wenn der Patient bei demselben Operateur oder an derselben Station in Behandlung steht, meist an den Röntgenologen nur mit der Frage wenden, ob das Röntgenbild eine Erklärung für den gestörten Heilungsverlauf abgeben kann. Art und Ausbreitung der durchgeführten Operation sind dann bekannt. Anders verhält es sich, wenn ein Fall längere Zeit nach der Operation oder von einer anderen Station, aus irgendeinem Grunde zur Behandlung oder zu einer neuerlichen Operation kommt. Die Art der durchgeführten Operation wird sich häufig anamnestisch, auf Grund von Aufzeichnungen und bei freiem Gehörgang otoskopisch feststellen lassen. Wo dies fraglich ist, kann uns das Röntgenbild oft verläßliche Angaben über die Art der seinerzeit vorgenommenen Operation liefern. Die Darstellung des Defektes nach Antrotomie gelingt fast ausnahmslos, außer wenn die Operationshöhle durch reparatorische Neubildung ganz oder zum größten Teile verödet ist, was selten vorkommt. Die typische Radikaloperation läßt sich auch meistens einwandfrei röntgenologisch nachweisen. Der röntgenologische Nachweis der Labyrinthoperation kann auf Schwierigkeiten stoßen, da operativ gesetzte Veränderungen röntgenologisch nicht immer gegen entzündliche Veränderungen abgegrenzt werden können.

Mit geringerer Gewißheit kann das Röntgenbild Operationsdefekte an der Sinusschale bzw. dem Tegmen anzeigen. Die Kenntnis, ob und wie weit Sinus und Dura freigelegt wurden, wird kaum unsere Indikationsstellung beeinflussen. Dagegen können vielleicht Kopfschmerzen, die lange Zeit nach der Radikaloperation auftreten und für die klinisch keine Erklärung besteht, erklärt werden, wenn röntgenologisch nachgewiesen wird, daß die Dura in größerem Ausmaße freigelegt wurde. Auch wird der Nachweis der freiliegenden Hirnhäute bei einer Nachoperation zur entsprechenden Vorsicht mahnen.

Ein Fall, der an der Klinik NEUMANN beobachtet wurde, veranschaulicht besonders klar die Bedeutung des Röntgenbefundes im postoperativen Verlaufe. Ein Patient wurde anfangs Juni 1927 im Auslande wegen einer Gesichtslähmung bei seit Kindheit bestehender chronischer Otitis radikal operiert. Die Heilung verlief ohne Besonderheiten. Sechs Monate nach der Operation öffnete sich die retroaurikuläre Wunde und es traten öfters Blutungen auf. Einen Monat später begann der Patient unter Schwindel zu leiden. Bei seiner Aufnahme auf die Klinik NEUMANN bestand folgender Befund: Gehörgang strikturiert, stark fötide Sekretion, retroaurikuläre Öffnung trichterförmig ins Antrum führend, in der Tiefe Granulationsblutung, fötide Sekretion. Facialparese in allen drei Ästen, Patient war taub, beiderseits nach 10 Drehungen 20 Schläge Nystagmus. Die Ursache der postoperativen Störung konnte klinisch nicht festgestellt werden, der sofort vorgenommene *Röntgenbefund* ergab folgendes: *„Defekt nach Radikaloperation, der bis in die hintere Zygomaticuswurzel reicht und auch einen Teil des Os tympanicum (die hintere und untere Gehörgangswand) mit einbezieht. Nach rückwärts reicht der Defekt bis an den Petrosuswinkel, die Dura der mittleren Schädelgrube und den Sinus breit freilegend. Der Operationsdefekt ist ganz regelmäßig, doch auffallend unscharf begrenzt. Außerdem finden sich im Bereiche des Defektes einzelne kleine, unscharf begrenzte, kalkdichte Schatten. Medial und vorne vom oberen Bogengang, über dem inneren Gehörgang, besteht in der Gegend der Fossa subarcuata eine unregelmäßige Usur der oberen Pyramidenkante. Die gesunde Seite zeigt an dieser Stelle vereinzelte Zellen. Die Art des Defektes, seine eigenartige Begrenzung sprechen mit großer Wahrscheinlichkeit für das Vorhandensein eines Neoplasma (Carcinom).*

Es war noch längere Zeit nicht möglich, histologisches Untersuchungsmaterial durch eine Probeexcision zu gewinnen. Aus einem kleinen Stückchen, das schließlich gewonnen wurde, konnte die Diagnose nicht einwandfrei histologisch festgestellt werden.

Der mehrere Wochen später vorgenommene röntgenologische Kontrollbefund ergab jedoch folgendes: *„Die heutige Kontrolluntersuchung zeigt eine deutliche Progredienz der Destruktion nach allen Seiten, insbesondere ist das Labyrinth heute schon ziemlich ausgedehnt in Mitleidenschaft gezogen. Der* *destruktive Prozeß reicht gegen die Pyramidenspitze zu bis über den inneren Gehörgang; nach vorne zu ist die Kiefergelenkpfanne eröffnet und auch schuppenwärts und nach rückwärts zu hat die Destruktion an Ausdehnung zugenommen."*

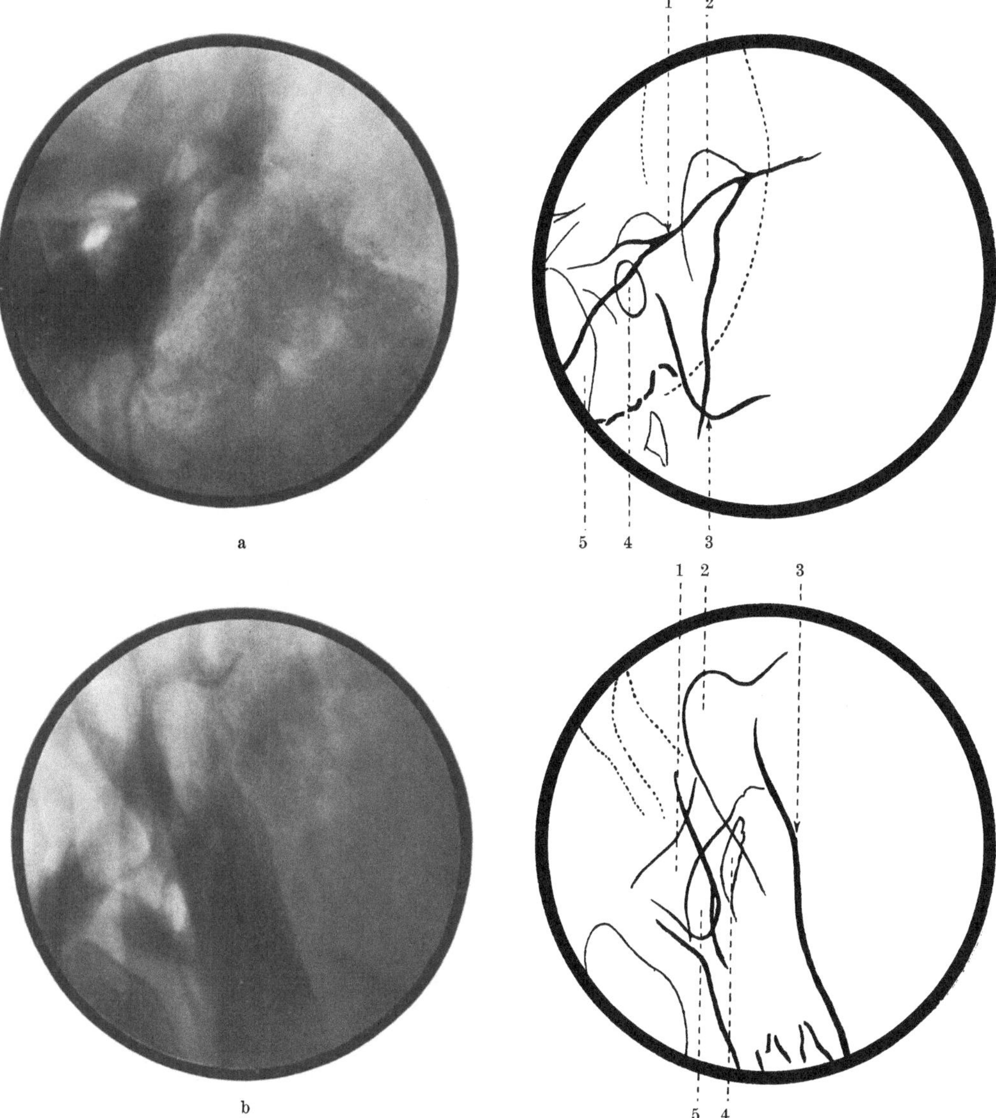

Abb. 276 a, b und Skizzen. a Schläfenbeinaufnahme nach SCHÜLLER, b Schläfenbeinaufnahme nach E. G. MAYER. (Beide typische Einstellung.) Beide Aufnahmen zeigen komplette Pneumatisationshemmung. Der Sinus sigmoideus ist stark vorgelagert und insbesondere durch eine *blindsackförmige Ausstülpung* im Bereiche des oberen Knies bis nahe an die hintere Gehörgangswand herangerückt. Das Antrum mastoideum ist allseits von dichtem Knochen umgeben. Vom oberen Sinusknie zieht ein breites Aufhellungsband, entsprechend einem großen *Sinus petrosquamosus* schräg nach vorne unten. Legende zur Skizze a: 1 oberer Kontur der Pyramide; 2 Gegend des oberen Sinusknies bzw. des Blindsackes; 3 Spitze des Warzenfortsatzes; 4 äußerer Gehörgang + Paukenhöhle + innerer Gehörgang; 5 Pyramidenspitze, auf den Unterkiefer projiziert. Legende zur Skizze b: 1 Sinus petrosquamosus; 2 Blindsack am oberen Sinusknie; 3 hinterer Kontur der Pyramide; 4 Antrum mastoideum; 5 Attik + äußerer Gehörgang. Die punktierte Linie entspricht bei beiden Skizzen dem Kontur des Ohrmuschelschattens.

In einem anderen Falle, der auswärts operiert wurde, und an dem nach eigenen Angaben und nach Angaben der betreffenden Station eine Radikaloperation vorgenommen wurde, konnte wegen eines obturierenden Polypen nicht die Otoskopie vorgenommen werden. Der Röntgenbefund zeigt jedoch deutlich, daß das Antrum nicht eröffnet worden war und wahrscheinlich wegen eines extrem vorgelagerten Sinus nur ein kleiner Operationsdefekt gesetzt wurde. Es bestand auch ein breiter Sinus petrosquamosus (Abb. 276).

Schließlich kann das Röntgenverfahren zur Klärung beitragen, wenn eine retroauriculäre Narbe besteht und nicht feststellbar ist, ob überhaupt eine Knochenoperation vorgenommen wurde (FERRERI).

IV. Die klinische Einschätzung des Röntgenbefundes bei Verletzungen des Ohres.

Da eine Fraktur unter Umständen, ohne gleich Symptome zu verursachen, Spätfolgen zeitigen kann, so soll bei stärkeren Schädeltraumen, auch wenn keine Symptome bestehen, die eine Mitbeteiligung des Schläfenbeins (Gehörorgans) vermuten lassen, die röntgenologische Untersuchung desselben veranlaßt werden. Das Röntgenogramm ist nicht nur prognostisch, sondern auch unter Umständen vom forensischen Standpunkt und für die Begutachtertätigkeit von Wichtigkeit. Daß im Röntgenbilde Frakturen nachgewiesen werden in Fällen, in denen klinisch die Diagnose nicht sichergestellt wurde, beweisen die Untersuchungen von TRÖLL-HOLMSTRÖM. Die beiden Autoren weisen darauf hin, daß auch in Fällen, in denen nicht einmal der Verdacht auf Schädelbruch vorlag, doch ein solcher häufig röntgenologisch konstatiert werden konnte. Sie zeigen an einem großen Material, daß bei 109 wegen Kopfverletzung eingelieferten Patienten, 7 mal die Diagnose Fractura baseos cranii und 6 mal die Diagnose Fractura thecae cranii klinisch gestellt wurde, während röntgenologisch nachgewiesen werden konnte, daß in Wirklichkeit in 46 Fällen ein Schädelbruch vorlag.

Die Diagnose der Basisfraktur gelingt oft bei entsprechender Anamnese auf Grund klinischer Symptome, z. B. typische Blutungen oder Hämatome, neurologische Symptome, Liquorabfluß aus Nase und Ohr. Für die Beteiligung des Schläfenbeins geben die anamnestischen Angaben nicht immer Anhaltspunkte, dagegen weisen manche Symptome, wie lokale Hämatome, Blutungen aus dem Ohr, Facialislähmung sowie Reiz- und Ausfallserscheinungen des Innenohres mit ziemlicher Sicherheit auf seine Beteiligung hin. Sie können jedoch bei Frakturen des Schuppen- oder Warzenteiles oder bei Fissuren auch fehlen bzw. unbedeutend sein. Auch kann ein allgemein schweres Zustandsbild die lokalen klinischen Symptome verdecken. Nebst der Feststellung, ob eine traumatische Schädigung des Schläfenbeins vorhanden ist, hat auch die genaue Lokalisierung der Schädigung große Bedeutung für die Prognose und für einen eventuellen operativen Eingriff. Insbesondere handelt es sich darum, festzustellen, welche der beiden typischen Formen vorliegt, ob Längsbruch oder Querbruch. Eine Kombination beider ist sehr selten; weniger Bedeutung speziell für die Otologie hat der Bruch der Pyramidenspitze. Es gelingt häufig, mit Hilfe der klinischen Symptome, die zwei Hauptformen zu differenzieren. ULRICH, der sich mit den Frakturen des Schläfenbeins eingehend beschäftigt, faßt die Kennzeichen zusammen, die es ermöglichen, diese zwei Formen klinisch auseinanderzuhalten. So ist z. B. der äußere Gehörgang bei Längsfrakturen gewöhnlich beschädigt, es findet sich in ihm Blut und man findet ein Decollement der Haut; bei Querfrakturen ist er intakt, eventuell besteht Hyperämie der inneren Partie. Das Trommelfell ist bei Längsfrakturen selten intakt, häufig besteht Hämatotympanon, bei Querfrakturen ist es hingegen fast immer intakt. Die Facialislähmung tritt bei Längsfrakturen in weniger als ¹/₄ der Fälle auf, oft einige Tage nach dem Unfall und bildet sich im weiteren Verlaufe zurück; bei Querfrakturen tritt sie in ungefähr der Hälfte der Fälle sofort auf und bleibt meistens. Das Gehör weist bei Längsfrakturen eine Schädigung mittleren Grades mit Innen- und Mittelohrkomponente auf, gewöhnlich tritt Besserung nach ¹/₂ Jahr ein; in der Hälfte der Fälle Heilung. Bei Querfraktur besteht oft Taubheit mit praktisch belanglosen Hörresten, die bald zugrunde gehen. Der Vestibularapparat ist bei Längsfrakturen relativ selten subjektiv und objektiv gestört, Schwindel manchmal lange bestehend; bei Querfrakturen kommt es zur völligen Ausschaltung des Vestibularapparates, Nystagmus zur Gegenseite und Unerregbarkeit; die Symptome klingen rasch ab.

Wenn auch die Auseinanderhaltung dieser beiden Formen klinisch gut ausgearbeitet ist, so muß doch bedacht werden, daß 1. die klinische Untersuchung nicht immer möglich ist und daß 2. manche Erscheinungen, die es auf Grund dieses Schemas ermöglichen, die Differentialdiagnose zu stellen, erst im weiteren Verlaufe zur Differentialdiagnose herangezogen werden können. Es wird daher das Röntgenbild einen integrierenden Bestandteil der Untersuchung ausmachen. Es muß auch hier noch einmal betont werden, daß der negative Röntgenbefund nicht gegen das Vorhandensein einer Fraktur spricht. Bei negativem Befund in frischen Fällen kann eine Wiederholung der Aufnahme nach einiger Zeit manchmal infolge Knochenresorption an der Frakturstelle ein positives Resultat liefern. Im röntgenologischen Teile wurde die Möglichkeit der Darstellung von Frakturen und Fissuren besprochen und auch die Darstellbarkeit von alten Frakturen behandelt. In der Literatur finden sich zahlreiche Angaben über die Aufnahmstechnik der Frakturen und über die klinische Bedeutung derselben (Voss, Payser, Jansen, Schueller, Staunig-Gatscher, Stenvers, Fischer-Sgalitzer, Heinemann, Nager, Ulrich, Sonnenkalb, Oertel, E. G. Mayer, Stenger, Bruzzi-Feretti, Magnien u. a.). Alle Autoren stimmen darin überein, daß die Röntgenuntersuchung bei Frakturen große Bedeutung besitze, daß es aber nicht immer gelingt, Frakturen bzw. Fissuren röntgenologisch darzustellen. Ulrich betont die Schwierigkeit, Labyrinthzertrümmerungen röntgenologisch darzustellen. Klingenberg konnte isolierte Fissuren der Cochlea schön darstellen. Stenvers berichtet über Frakturen, die nach kurzer Zeit so ausheilten, daß man sie röntgenologisch nicht mehr nachweisen konnte; E. G. Mayer hingegen konnte in einem Fall 25 Jahre nach dem Trauma noch Frakturlinien im Röntgenbild sehen und meint, daß die Angaben von Stenvers auf irrige röntgenologische Beobachtungen zurückzuführen seien.

Ebenso wichtig wie die Feststellung, daß eine Fraktur oder Fissur vorhanden ist, ist ihre Lokalisation. Längsfrakturen geben eine bessere Prognose als Querfrakturen. Die Prognose quoad functionem hängt von dem Betroffensein des Innenrohres ab, die Prognose quoad vitam, sofern nicht das Trauma an sich früher oder später den Tod herbeiführt, hängt vom Hinzutreten einer Meningitis ab. Die Meningitis kann auftreten, ohne daß zur Zeit des Traumas bereits ein Eiterherd besteht; ist jedoch schon eine Infektion des Mittelohres oder seiner Nebenräume vorhanden, oder tritt eine solche hinzu, so erhöht dies die Möglichkeit einer sekundären Infektion. Es soll auch hier darauf hingewiesen werden, daß für die Diagnose Mittelohreiterung bei gleichzeitigem Trauma der röntgenologische Nachweis der Verschattung der Zellen und des Antrums wegen Blutung nicht einwandfrei zu verwenden ist (s. S. 289). In Fällen von Eiterung ist für die genauere Lokalisation der Läsion die Röntgenaufnahme von besonderer Wichtigkeit, da sie festzustellen hat, ob die Knochenschädigung Beziehungen zum Ohr überhaupt und insbesondere zum Eiterherd hat. Es besteht bis nun in der Otochirurgie noch keine einheitliche

Auffassung darüber, wann man bei einer Fraktur des Schläfenbeins operieren soll, ja nicht einmal darüber, ob man überhaupt bei einer Fraktur des Schläfenbeins operativ vorgehen soll. Neumann hat als erster einen solchen Fall operiert und seinen Standpunkt in dieser Frage dahin präzisiert, daß man bei Schläfenbeinfrakturen dann operieren soll, wenn gleichzeitig eine Eiterung besteht und die Fraktur Beziehungen zum Eiterherd hat. Bei drohender oder bereits ausgebrochener Meningitis ist selbstverständlich die Operation immer sofort auszuführen. Bei Auftreten einer Otitis nach dem Trauma ist ebenfalls zu operieren, wenn nicht die Eiterung schon nach kurzer Zeit Tendenz zur Heilung zeigt. Dieser Ansicht schließt sich auch Ruttin an, der bald nachher über einen solchen Fall berichtete. Voss nimmt einen ganz radikalen Standpunkt ein und hält die Aufmeißelung des Mittelohres und seiner Nebenräume, eventuell auch des Innenohres, in allen Fällen für angezeigt, in denen das Ohr — und zwar gleichgültig welcher Teil desselben — von einer Fraktur betroffen ist, ohne Rücksicht ob eine Eiterung vorhanden ist oder nicht. Andere Autoren nehmen einen etwas weniger radikalen Standpunkt ein (Lange, Brieger, Valentin, Ulrich, Ehrenfried u. a.). Schönbauer und Brunner vertreten den Standpunkt, daß, abgesehen von Fällen, in denen eine Meningitis droht oder besteht und daher immer operiert werden muß, durch das Hinzutreten einer Fraktur des Schläfenbeins eine relative Indikation bei bestehender chronischer Otitis zur absoluten wird. Mc. Caskey tritt dafür ein, daß bei Auftreten einer Mastoiditis sofort operiert werden soll.

Amberg überträgt die Anwendung der Lehre Wittmaacks auf die Prognosenstellung bei Frakturen. „Unzweifelhaft ist bei Frakturen des Felsenbeins die Aussicht auf Heilung und die Gefahr der Infektion in hohem Maße abhängig vom Charakter der Schleimhaut, d. h. von der Gegenwart entzündlich-hyperplastischer Prozesse der Schleimhaut. Basisfrakturen haben bei normaler Zellbildung mit gutem Schleimhautüberzug zweifellos eine bessere Prognose und können daher leichter konservativ und exspektativ behandelt werden, als bei pathologischer Zellbildung, wo eine viel größere Disposition zur entzündlichen Veränderung besteht. Dies muß vor allen chirurgischen Eingriffen bedacht werden." Jessen vertritt den Standpunkt, daß Patienten mit Basisfraktur und Otitis genau überwacht werden müssen (Röntgen, Temperatur, Lumbalpunktat) und daß man daraufhin über operative und konservative Therapie entscheiden muß.

Zusammenfassend kann also gesagt werden, daß das Röntgenverfahren bei einer Fraktur des Schläfenbeins und bei richtiger Einschätzung des negativen Befundes eine wichtige Rolle bei der Diagnose und Lokalisation der Fraktur und bei der Indikation zum operativen Eingriff spielt. Für den Standpunkt, den Neumann und Ruttin einnehmen, ist die Lokalisation der Fraktur von besonderer Wichtigkeit, weshalb wir auch auf die Röntgenuntersuchung großen Wert legen.

V. Die Verwertung des Röntgenbefundes bei Fremdkörpern und Fremdkörperverdacht.

Bei Fremdkörpern des Gehörorganes wird das Röntgenverfahren angewendet, um die Anwesenheit und Beschaffenheit eines Fremdkörpers festzustellen, eventuell um ihn zu lokalisieren. (Für den Nachweis kommen selbstverständlich nur schattengebende Fremdkörper in Betracht.)

Welche Art von Fremdkörpern vorliegt, ist gewöhnlich anamnestisch festzustellen, jedoch hat besonders bei Projektilen die Lokalisierung große Bedeutung. In den äußeren

Gehörgang eingeführte oder eingedrungene Fremdkörper werden selten Gegenstand röntgenologischer Untersuchung sein, da sie gewöhnlich otoskopisch festzustellen sind. Wo jedoch durch entzündliche oder traumatische Veränderungen die Otoskopie unmöglich ist und die Art des Fremdkörpers anamnestisch nicht sicher zu stellen ist, soll jedenfalls vor Extraktionsversuchen eine Röntgenaufnahme gemacht werden. Über den Nachweis und Lokalisierung von Fremdkörpern, insbesondere von Projektilen, hat RHESE ausführlich zusammenfassend berichtet und es besteht darüber eine umfangreiche Literatur aus der Kriegs- bzw. Nachkriegszeit (s. auch G. ALEXANDER und E. URBANTSCHITSCH). Auf die Bedeutung des Röntgenverfahrens für die Diagnose und Lokalisation von Fremdkörpern weisen auch die meisten, bereits bei anderen Abschnitten zitierten Autoren hin. Das Röntgenverfahren wird uns in manchen Fällen davon abhalten, einen Eingriff vorzunehmen, und zwar dann, wenn ein schattengebender Fremdkörper vermutet wird, derselbe jedoch nicht nachzuweisen ist, oder dann, wenn er zwar vorhanden ist, jedoch nach dem Röntgenbefund so lokalisiert ist, daß ein Eingriff zwecklos erscheint. Auch für die Technik eines vorzunehmenden Eingriffes und seiner Aussicht auf Erfolg ist also der Röntgenbefund von Bedeutung. Bei der Lokalisierung von Fremdkörpern im Schläfenbein ist besonders die genaue Angabe über seine topographische Beziehung zu den Nachbargebilden erwünscht. BELINOFF berichtet über einen Fall, bei dem wahrscheinlich wegen ungenauer Lokalisierung die Extraktion eines Projektils aus dem Schläfenbein nicht gelungen ist. Welche Bedeutung die Röntgenuntersuchung bei Fremdkörpern haben kann, beweist ein Fall von HEINEMANN: Einem Arbeiter drang flüssiges Metall in den Gehörgang ein. Im Anschluß daran entwickelte sich eine Stenose des Gehörganges und eine langwierige Mittelohreiterung. Erst röntgenologisch wurde festgestellt, daß sich im Mittelohr noch ein metallischer Fremdkörper befand und erst nach seiner Entfernung durch Radikaloperation trat Heilung ein.

Als Fremdkörper nicht im chirurgischen Sinne, aber als schattengebend und daher die Aufnahme ungünstig beeinflussend, sind Jodoformtampons, sowie Zink und Jodsalben aufzufassen. Es soll daher, wenn eine Operationshöhle röntgenisiert werden soll, die Jodoformgaze durch gewöhnliche weiße Gaze ersetzt und vor jeder Aufnahme die genannten Salben entfernt werden.

VI. Atresien des Gehörganges.

Die Atresien des äußeren Gehörganges können angeboren oder erworben sein. Bei den angeborenen unterscheiden wir knöcherne und bindegewebige. Die erworbenen muß man zunächst scheiden in traumatische und entzündliche; bei beiden Gruppen ist dann wieder die Unterteilung in knöcherne und bindegewebige angezeigt.

Bei den Atresien handelt es sich für den Otologen in erster Linie um die Frage, ob eine zum Zweck der Gehörverbesserung vorzunehmende Operation Erfolg verspricht. Für einen solchen Eingriff ist selbstverständlich die klinische Voraussetzung, daß ein funktionstüchtiger Cochlearapparat nachgewiesen wird. Nur dann ist eine Operation überhaupt in Betracht zu ziehen. Dieser Nachweis muß ein klinischer sein, da das Röntgenverfahren nur über das Vorhandensein des knöchernen Labyrinths Aufschluß geben kann. Der Röntgenbefund hat jedoch die anatomischen Voraussetzungen für den Eingriff klarzustellen. Es sei hier erwähnt, daß die Mehrzahl der Kliniker auf dem Standpunkt steht, daß eine solche Operation, auch wenn die klinischen und anatomischen Vorbedingungen gegeben sind, nur dann vorgenommen werden soll, wenn eine beiderseitige Atresie vorliegt, oder bei einseitigen Atresien, wenn das nichtatretische Ohr in seiner Funktion hochgradig gestört ist. Der Otologe verlangt vom Röntgenologen Aufklärung über die Art des Verschlusses, Anwesenheit und Lage von Mittelohr und Antrum, Anwesenheit von Gehörknöchelchen, Labyrinth, anatomische Konfiguration des Warzenfortsatzes, topographisches Verhalten des Sinus, Verhalten des Tegmens. Frühzeitig beschäftigten sich verschiedene Autoren mit der röntgenologischen Darstellung von Atresien, als einer der ersten LEIDLER; ferner ALEXANDER und BENESI. Eine ausführliche Arbeit über Atresie vom Standpunkt der formalen Genese der Mißbildungen stammt von POLITZER und E. G. MAYER, vom gleichen Gesichtspunkte aus von L. DEUTSCH. VÖLGER legt besonderen Wert auf die Feststellung der Anwesenheit von Gehörknöchelchen bei der Erwägung, ob eine Operation zum Zwecke der Hörverbesserung vorgenommen werden soll.

Manche Autoren schlagen vor, einen Eingriff zur Verbesserung des Gehöres nur dann zu versuchen, wenn die Atresie membranös und dünn ist und man so Aussicht hat, durch den Gehörgang den Schallwellen Zutritt zum Mittelohr zu verschaffen. ALEXANDER eröffnet das Antrum vom Warzenfortsatz aus soweit, daß der Amboß sichtbar wird und versucht dann durch eine Plastik die Schaffung eines neuen, in das Antrum mündenden äußeren Gehörganges. Voraussetzungen für den Erfolg sind nach ihm durchgängige Tube, Vorhandensein des Gehörganggrübchens und Vorhandensein der Pauke. SCHEIBE eröffnet das Antrum und hält es durch Thierschung offen. Für die Operation vom Warzenfortsatz aus ist der Röntgenbefund von Bedeutung, da er über die anatomische Konfiguration desselben (Lage von Mittelohr, Antrum, Sinus und Tegmen) Auskunft geben kann, sowie die topographische Beziehung des Kieferköpfchens zum Warzenfortsatz, die unter Umständen einen solchen Eingriff erschweren oder unmöglich machen kann, festlegt.

Die Aussicht auf Erfolg ist bei allen diesen, im übrigen selten ausgeführten Eingriffen fraglich. Trotzdem hat HEINEMANN recht, wenn er gegenüber BECK und RAMDOHR behauptet, daß die röntgenologische Untersuchung der Atresien mehr als nur theoretischwissenschaftlichen Wert besitzt, da sie uns doch in manchen Fällen durch die Angabe der anatomischen Verhältnisse wichtige Hinweise für die technische Durchführung des Eingriffes liefern kann.

Fälle von akuter Otitis bzw. Mastoiditis bei Atresien sind selten. Soweit mir die Literatur zugänglich ist, sind nur zwei ausführlich beschrieben (G. ALEXANDER, SCHLANDER). Der Fall SCHLANDERs ist auch röntgenologisch untersucht, doch war für die Indikation der klinische Befund maßgebend.

Bei *erworbenen Atresien* wird uns nebst der Otoskopie, der Untersuchung mit der Sonde und nebst der Funktionsprüfung der Röntgenbefund manchen Aufschluß geben können. Hier interessiert uns hauptsächlich die röntgenologische Darstellung der Konfiguration des Gehörganges und Warzenfortsatzes, Aufklärung über Sitz und Form der Veränderungen und über die Art der Stenose. Auch bei den erworbenen Atresien spielt das Röntgenverfahren eine Rolle hinsichtlich Diagnose und Indikationsstellung und hat Einfluß auf die Art der auszuführenden Operation. Es sind zahlreiche Methoden für die Plastik angegeben; die meist geübten sind von SCHWARTZE, NEUMANN, RUTTIN. Das Röntgenverfahren zur Aufdeckung der anatomischen Verhältnisse vor der Operation wird vielfach empfohlen (LEIDLER, RUTTIN). Die Operation soll nur ausgeführt werden, wenn eine Eiterung besteht und Retentionserscheinungen vorhanden sind. Zur Verbesserung des Gehöres soll sie nur dann vorgenommen werden, wenn die Stenose beiderseitig ist, oder die Funktion des anderen Ohres sehr herabgesetzt ist.

VII. Der diagnostische Wert des Röntgenbefundes bei Tumoren des Schläfenbeines.

Exostosen und Osteome kommen im äußeren Gehörgang, im Mittelohr, am Warzenfortsatz, in den Warzenfortsatzzellen und im inneren Gehörgang vor. Hyperostosen kommen im Gehörgang, im Mittelohr und vielleicht in den Warzenfortsatzzellen vor (GERMAN).

Exostosen im äußeren Gehörgang sind meist klinisch auch ohne Röntgenuntersuchung zu diagnostizieren, jedoch ist ihre röntgenologische Darstellung von Bedeutung, um ihre Größe und ihr Verhältnis zur Unterlage festzustellen. Sie werden nur operiert, wenn sie schwere Störungen hervorrufen (Ekzeme, ständige Cerumenanhäufung), oder bei bestehender Otitis, wenn sie die Untersuchung oder Behandlung behindern, oder wenn sie Sekretstauung verursachen. Das Röntgenbild hat dabei nebst ihrer Größe anzugeben, ob sie der Unterlage breitbasig oder gestielt aufsitzen und von wo sie ausgehen. Wo sich klinisch nicht feststellen läßt, ob es sich um eine knorpelige oder knöcherne Gewebswucherung handelt, kann der Röntgenbefund Klärung schaffen. Am Warzenfortsatz kommen Exostosen und Osteome häufig mit anderen Hyperostosen des Schläfenbeins kombiniert vor (RUTTIN, GATSCHER, O. MAYER). Anomalien im knöchernen Gerüste der pneumatischen Zellen in Form von Exostosen sind nach G. CLAUS wahrscheinlich häufiger, als sie diagnostiziert werden. Sie kommen nach ihm in den pneumatischen Räumen des Warzenfortsatzes seltener vor als in den Nebenhöhlen, sind operativ schwer festzustellen und im Röntgenbild nur dann nachweisbar, wenn sie in einem größeren Hohlraume liegen. In einem Falle konnte CLAUS eine Exostose in einer Petrosuswinkelzelle röntgenologisch feststellen. Die Röntgendiagnose wurde durch den Vergleich mit dem anderen Warzenfortsatz gefestigt und operativ bestätigt. Größere klinische Bedeutung kommt dieser Anomalie und ihrer röntgenologischen Darstellung nicht zu. Derselbe Autor berichtet auch über eine röntgenologische Beobachtung einer großen, breitbasig aufsitzenden Exostose des Warzenfortsatzes. Wegen der breiten Basis wurde die Exostose nicht abgemeißelt, sondern weggesägt. Exostosen im inneren Gehörgang sind mehrfach beschrieben (O. MAYER). In einem von GATSCHER demonstrierten Fall waren sie röntgenologisch deutlich nachzuweisen und gaben so die Erklärung für eine progressive Innenohrschwerhörigkeit.

Außer den erwähnten Neubildungen lassen sich alle anderen Tumoren des Schläfenbeins röntgenologisch nur dann feststellen, wenn sie durch ihr Wachstum den Knochen angegriffen haben. Bei histologisch und klinisch bereits sichergestellter Diagnose soll das Röntgenbild die Ausdehnung des Tumors bekanntgeben; in klinisch unklaren Fällen kann die Darstellung der Art des Defektes die Differentialdiagnose gegenüber anderen Erkrankungen, wie unspezifische oder spezifische chronische Otitis, aber auch gegenüber anderen Tumoren ermöglichen (E. G. MAYER).

Carcinome und Sarkome des äußeren Ohres, die auf den Knochen bereits übergegriffen haben, sind prognostisch ungünstig, weshalb die röntgenologische Feststellung dieser Tatsache von Wichtigkeit ist.

Tumoren des Mittelohrs sind gewöhnlich Carcinome, Sarkome oder Endotheliome. Sie sind meist mit Mittelohreiterungen verbunden, ob primär oder sekundär ist eine noch ungelöste Frage. Sie werden nach den klinischen Symptomen, wie Schmerzhaftigkeit, Neigung zu Spontanblutungen oder Blutung bei Berühren oder Excision, Facialislähmung usw. vermutet, histologisch meist sichergestellt. Röntgenologisch können sie wie gesagt, nur zur Darstellung gelangen, wenn sie auf den Knochen übergegriffen haben. In manchen

Fällen äußern sie sich allerdings röntgenologisch früher als klinisch. Sie wurden mehrfach in der Literatur beschrieben. LEIDLER berichtet 1911 über einen Fall, der histologisch und klinisch unklar war, und in dem das Röntgenbild die Diagnose sicherte und die Lage, sowie die Ausdehnung des Tumors feststellte. Ein zweiter, damals von LEIDLER mitgeteilter Fall war klinisch klar, doch wurde erst durch das Röntgenbild die Topographie und Größe des Tumors festgestellt. Wir verfügen über zwei Fälle, bei denen der Röntgenbefund noch nach der bereits vorgenommenen Warzenfortsatzoperation die Diagnose eines Tumors sicherstellte. Der erste Fall ist bei den Operationsdefekten besprochen (s. S. 324), der zweite Fall betraf einen 73jährigen Patienten, der wegen anamnestisch 5 Wochen alter Otitis mit Mastoiditis operiert wurde: schon während der Operation erinnerten die Granulationen an eine Neubildung. Der histologische und der Röntgenbefund bestätigten die Diagnose eines Carcinoms. Über Röntgenbefunde bei Tumoren des Schläfenbeins berichten unter anderen auch FISCHER und SGALITZER.

Hierher gehört auch der seltene Fall eines *doppelseitigen beide Pyramiden symmetrisch zerstörenden Myelocytoms*, der von Prof. NEUMANN publiziert wurde, dessen Publikation ich folgendes entnehme:

Ein 65jähriger Patient mit sonst belangloser Anamnese ertaubte im August des Jahres 1927 angeblich im Anschluß an eine Angina plötzlich am rechten Ohr. Gleichzeitig litt der Patient unter Schwindelanfällen und es traten Sausen und Klingen in diesem Ohr auf. Die subjektiven Geräusche verschwanden allmählich, der Schwindel hielt jedoch an. Zwei Monate nachher begann das rechte Ohr zu fließen. Als der Patient die Klinik aufsuchte, bestand folgender Befund: Kräftiger, gut genährter Patient. Der Ohrbefund war: Rechtes Ohr: Im Gehörgang an der unteren und hinteren Wand zwei breitbasig der Unterlage aufsitzende, exulcerierte Granulationen, wenig fötides Sekret. Patient war taub für Sprache und Stimmgabel. Linkes Ohr: Trommelfell adhäsiv verändert, Flüstersprache $1^1/_2$ m. Laesio auris internae.

Vestibularapparat: 10 Rechtsdrehungen, 10 Linksdrehungen: 12—15 Sekunden. Die nach Entfernung der Granulationen durchgeführte Calorisierung des rechten Ohres ergab vollkommene Ausschaltung. Nach 5 Minuten Spülung mit 18° Wasser, trat keine Reaktion auf.

Der Röntgenbefund des rechten Schläfenbeins lautete: Im Bereiche der Pars mastoidea befindet sich ein ausgedehnter, unregelmäßiger und zum Teil unscharf begrenzter Defekt, der den größten Teil der Pars mastoidea umfaßt, die ganze hintere obere Gehörgangswand, das Tegmen, die rückwärtige Pyramidenfläche bis in die Gegend des Bulbus einbezieht und den basalen Teil der Pyramide bis einschließlich der Eminentia arcuata zerstört hat, so daß nur mehr die mediale Hälfte der Pyramide mit dem innern Gehörgang und undeutlichen Resten der Schnecke und des Schneckenwulstes noch erhalten ist, während Bogengang und Vestibulum völlig zerstört sind (Abb. 192).

Der Röntgenologe sprach sich gegen die Diagnose Cholesteatom aus und nahm auf Grund der Ausdehnung der Destruktion und deren unregelmäßigen Begrenzung, ferner auf Grund des Fehlens reaktiver Knochenveränderungen eher einen malignen Tumor an. Wegen der Art des Defektes kam in erster Linie ein Carcinom in Betracht. Die zweimal vorgenommene histologische Untersuchung der Granulation aus dem Gehörgang ergab unspezifisches Granulationsgewebe.

Da der zugrunde liegende Prozeß nicht geklärt war, wir auch über die Art der Labyrinthausschaltung nicht genau unterrichtet waren und sich andererseits der Internist gegen einen Eingriff in Narkose aussprach, haben wir uns nicht leicht zu einer Operation entschlossen. Diese wurde dann doch in Lokalanästhesie vorgenommen, wobei sich folgender Befund erheben ließ: Nach Abschiebung des Periosts fand man eine kleine Fistel, eine dicke Corticalis und darunter eine große Höhle, die den ganzen Warzenfortsatz einnahm und von schlaffen, grauweißen, speckigen Granulationsmassen erfüllt war. Die hintere Pyramidenwand über dem Sinus und der Dura der hinteren Schädelgrube, das Labyrinth und auch ein großer Teil des Tegmens der mittleren Schädelgrube waren vollständig von diesen Massen ersetzt, und wir konnten nirgends feste Unterlage erreichen. Wir begnügten uns daher mit der unvollkommenen Ausräumung und beschlossen, jedenfalls der Operation eine Röntgenbestrahlung folgen zu lassen. Der Patient wurde auch viermal bestrahlt. Von der Nachbehandlung ist besonders erwähnenswert, daß der Patient, der die Lokalanästhesie gut vertragen hatte, bei dem Verbandswechsel unter besonderen, an Pulpitis erinnernden Schmerzen litt. Zwei Monate nach der Operation war die retroauriculäre Wunde fast geschlossen, der Gehörgang frei, das Trommelfell in toto zu übersehen, annähernd normal, der Patient war taub und unerregbar.

Wir gaben uns mit der Tatsache zufrieden, daß es gelungen war, einen Prozeß, über dessen Art wir uns noch nicht im klaren waren, durch eine unvollständige Operation und nachherige Röntgenbestrahlung zum Stillstand gebracht zu haben.

Fünf Monate später kam der Patient, der außerhalb Wiens wohnt, wieder an unsere Klinik und berichtete folgendes: Er war nach dem Verlassen der Klinik vollkommen gesund und arbeitsfähig. Vor 3 Wochen nahm er ein Bad in einem kalten Bache; plötzlich wurde ihm übel, er bekam starken Schwindel, so daß er nur mit Mühe nach Hause gehen konnte, erbrach mehrmals, hatte starke Schmerzen in der linken Schläfe und im Hinterhaupt. Wegen starken Schwindels mußte er 3 Tage im Bette liegen, dann ließen Schwindel und Erbrechen nach und der Patient merkte, daß er nun auch links das Gehör verloren hatte. Der interne und neurologische Befund waren unverändert.

Rechtes Ohr: Retroaurikulär eine tief eingezogene Narbe, Gehörgang weit, trocken, Trommelfell blaß, kurzer Fortsatz und Hammergriff sichtbar. Funktionsprüfung: taub und ausgeschaltet.

Linkes Ohr: Adhäsivprozeß, kleine Granulationen an der hinteren Gehörgangswand, Konversationssprache ad concham; a_1 wird gehört, mittlere Stimmgabel nicht. Vestibularprüfung ergab nach Drehung und Calorisierung keine Reaktion. Die histologische Untersuchung der kleinen Granulationen im Gehörgang ergab wie am rechten Ohr unspezifisches Granulationsgewebe. Drei Wochen später trat unter einem neuerlichen Schwindelanfall eine Facialisparese links auf, Patient hatte wieder Kopfschmerzen und war jetzt am linken Ohr völlig taub für Sprache und Stimmgabel. Im stark verengten Gehörgang war fötides Sekret, die hintere obere Gehörgangswand hing wie ein Cholesteatomsack herab und ließ sich mit der Sonde eindrücken. Im Gehörgang war eine kleine Granulation. Der neurologische Befund war bis auf die Facialisparese negativ, *der Röntgenbefund zeigte genau das analoge Bild, das seinerzeit am rechten Ohr vor der Operation erhoben wurde.* Die Probeexcision aus dem Gehörgang ergab wieder unspezifisches Granulationsgewebe.

Es bestand dasselbe klinische Bild, wie einige Monate vorher auf der rechten Seite. Es war wieder die Frage offen, um was für einen Prozeß es sich handle. Der Wassermann war negativ, der morphologische Blutbefund uncharakteristisch. Die Annahme eines Cholesteatoms ließen wir fallen und neigten uns — wofür auch der Röntgenbefund sprach — eher der Ansicht zu, daß es sich um einen symmetrisch auftretenden Tumor handle. Es kam entweder ein primärer Tumor des Schläfenbeins oder ein in beiden Schläfenbeinen metastasierender Tumor, wie dies von Genitaltumoren beschrieben ist, in Betracht. Die klinische und röntgenologische Untersuchung des übrigen Organismus, inklusive Skeletsystem, war negativ. Von dem guten Erfolg der zuerst operierten Seite ermutigt, wurde auch die zweite Seite operiert. Der intra operationem erhobene Befund war der gleiche. Nach Entfernung der dicken Corticalis eine große Höhle, die mit grauweißen, speckigen Granulationen erfüllt war. Der Operateur versuchte gar nicht, alles zu entfernen und beschloß, auch diese Seite der Röntgenbestrahlung zuzuführen.

Die genaue histologische Untersuchung der bei der zweiten Operation gewonnenen Gewebsbröckel (Professor MARESCH) ergab, daß es sich um ein Myelocytom des Schläfenbeins handle.

In diesem Falle ließ der Röntgenbefund das Vorhandensein eines Cholesteatoms oder einer spezifischen Otitis ausschließen und wie die histologische Untersuchung zeigte, mit Recht einen Tumor annehmen.

JUNG beschreibt einen allerdings erst post mortem röntgenisierten Fall von beiderseitiger Zerstörung der Pyramide durch einen Tumor.

ASAI berichtet über mehrere röntgenologisch untersuchte Schläfenbeintumoren (Schädelabnormität durch intrakraniellen Tumor, Metastase eines Mammacarcinoms, Cholesteatom).

LEIDLER und STERNBERG bestätigen die Ansicht SCHLITTLERs, daß insbesondere metastastische Carcinome im Schläfenbein oft röntgenologisch schwer festzustellen sind.

Bei einem an der Klinik beobachteten Falle, der histologisch unklar war („brauner Tumor"?), klinisch jedoch ganz das Verhalten eines malignen Tumors aufwies, konnte der Röntgenbefund folgendes zeigen:

1. Befund: Im Bereiche des Bodens der rechten hinteren Schädelgrube befindet sich ein ausgedehnter Destruktionsherd, der mehr als die Hälfte des rechten unteren Quadranten der Hinterhauptschuppe umfaßt, nach medial bis an das Foramen occipitale magnum heranreicht, von dessen Umrahmung hier nur mehr eine schmale Leiste erhalten ist und nach vorne auf das Schläfenbein übergegriffen hat. Hier hat der Tumor den größten Teil der

Pars mastoidea zerstört, nur der oberste Anteil desselben ist noch erhalten. Nach vorne zu hat der Tumor die hintere Gehörgangswand erreicht. Er hat — von unten herkommend — die Paukenhöhle eröffnet. Vom Antrum ist nur mehr der oberste Teil erhalten. Das Labyrinth ist nicht nachweisbar verändert. Nach unten zu hat der Tumor auf den 1. Halswirbel übergegriffen. Der ganzen Lage des Defektes nach ist anzunehmen, daß der Tumor extrakraniell entstanden ist und von unten her auf Hinterhauptsbein und Schläfenbein

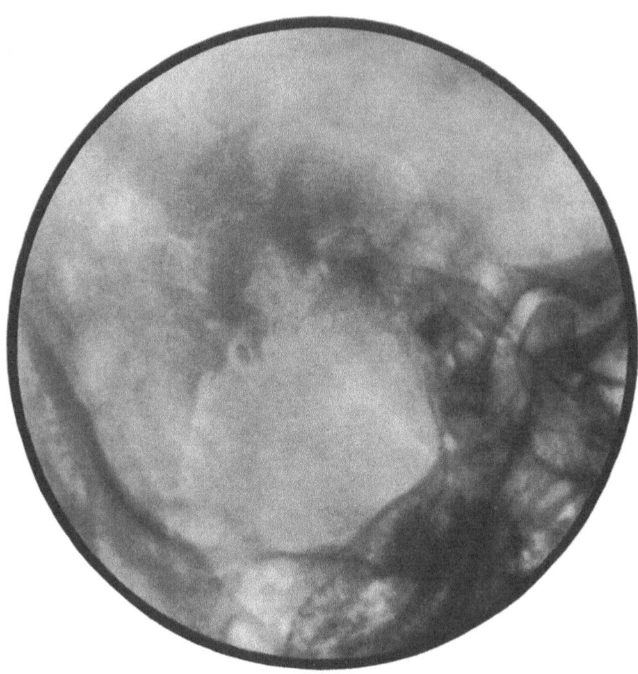

Abb. 277 und Skizze. Schläfenbeinaufnahme nach SCHÜLLER. (Der Fokus der Röhre stand etwas zu weit ventral). Im Bereiche der Pars mastoidea befindet sich ein ausgedehnter, unscharf begrenzter Defekt, der nur die obersten Partien noch unverändert läßt. Nach hinten zu greift der Defekt auf die Hinterhauptschuppe über, von welcher der größte Teil des unteren Quadranten der kranken Seite zerstört ist. Die noch erhaltenen Zellen sind verschattet. Der vordere Kontur des Warzenfortsatzes bzw. die hintere Wand des äußeren Gehörganges ist noch intakt. Die unregelmäßige Begrenzung des Defektes und seine Ausdehnung, insbesondere sein starkes Übergreifen auf die Hinterhauptschuppe bei Intaktheit der oberen Partien des Zellsystems sprechen gegen einen vom Mittelohr ausgehenden Tumor und für ein im hinteren Anteil der Pars mastoidea entstandenes *periostales Sarkom.*

übergegriffen hat (periostales Sarkom von der Hinterhauptschuppe ausgehend ?). Er ist heute breit in die hintere Schädelgrube durchgebrochen (Abb. 277).

2. Befund. 4 Monate später: Heute fehlt das ganze Zellsystem. Der Defekt reicht bis an den Bereich der Labyrinthkapsel, innerhalb welcher oberer und lateraler Bogengang, Vestibulum und Schnecke noch erkennbar sind. Nach vorne zu ist heute die hintere Gehörgangswand nicht mehr zu erkennen. Der Defekt reicht nach oben in die Schuppe hinein. Auch im Bereiche der Hinterhauptschuppe hat der Defekt größere Ausdehnung, doch läßt sich seine Grenze gegen das Foramen occipitale magnum zu wegen der Fixation des Kopfes nicht darstellen. Der Defekt zeigt zum großen Teil ziemlich scharfe Abgrenzung, dürfte demnach hier operativ bedingt sein. Stellenweise, so vor allem hinten-unten in der Hinterhauptschuppe und gegen die Pyramidenspitze zu, ist er etwas unregelmäßig und undeutlich begrenzt, so daß hier möglicherweise eine neuerliche Arrosion des Knochens

durch den Tumor vorliegt. In diesem Falle war der Röntgenbefund von Bedeutung für die Indikation eines operativen Eingriffes, bzw. für das Unterlassen desselben.

Das *echte Cholesteatom* läßt sich röntgenologisch nicht von dem in der Otologie allgemein als Cholesteatom bezeichneten, von eingewachsenen Epidermislamellen gebildeten Tumor unterscheiden, soferne nicht die besondere Lokalisation an ein echtes Cholesteatom denken läßt.

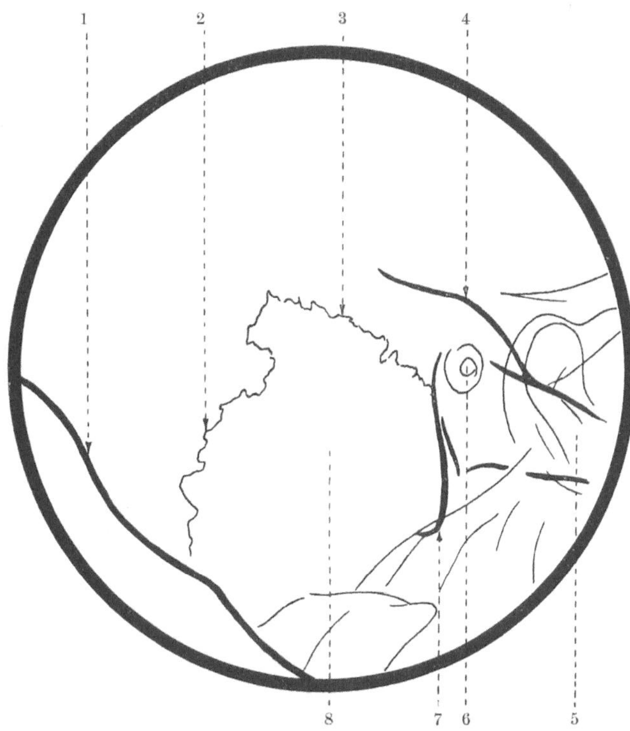

Zu Abb. 277. Legende zur Skizze: 1 Crista sagittalis; 2 rückwärtiger Rand des Defektes im Bereiche der Hinterhauptschuppe; 3 oberer Rand des Defektes im Bereiche der Pars mastoidea; 4 oberer Kontur der Pyramide im Bereiche des Tegmens bzw. der Eminentia arcuata; 5 Pyramidenspitze, auf den Unterkiefer projiziert; 6 äußerer Gehörgang + Paukenhöhle + innerer Gehörgang; 7 vordere Corticalis des Warzenfortsatzes; 8 Defekt am Boden der hinteren Schädelgrube.

VIII. Kleinhirnbrückenwinkeltumoren und Röntgenbefund.

Die klinischen Symptome, die für das Vorhandensein eines Kleinhirnbrückenwinkeltumors sprechen, sind:

1. Cochlearis- und Vestibularläsion. Die Cochleariserkrankung ist oft ein Frühsymptom, es kann jedoch eine einseitige Gehörschädigung, selbst bis zur vollkommenen Taubheit dem Patienten, manchmal lange Zeit, manchmal überhaupt unbewußt sein. Der Vestibularapparat zeigt nach kürzeren oder längeren Reizerscheinungen gewöhnlich Unerregbarkeit. Spontannystagmus kann nach beiden Seiten gerichtet vorhanden sein.

2. Hinterhaupt-Stirnkopfschmerzen, die bei Blutandrang zum Kopf zunehmen.

3. Cerebellare Störungen, Vorbeizeigen, positiver Rhomberg, Schwindel.

4. Störung benachbarter Nerven, und zwar manchmal des Nervus oculomotorius, sehr häufig des Nervus abducens, häufig des Nervus trigeminus, ebenfalls sehr häufig des Nervus facialis, hier nicht immer stark ausgeprägt, manchmal spät auftretend. Die Nervi glossopharyngeus, vagus, accessorius sind selten mitgegriffen. Schädigungen des Nervus opticus treten in Form von Stauungspapille und Sehstörungen auf, die bis zur Erblindung führen können.

5. Zeichen intrakranieller Drucksteigerung.

6. Dysarthrische, dysphagische Störungen und Atemstörungen.

Trotz dieser Mannigfaltigkeit der Symptome, oder vielleicht gerade wegen derselben ist die Diagnose eines Kleinhirnbrückenwinkeltumors nicht immer leicht und kann, wie STENVERS hervorhebt, besonders bei gleichzeitig bestehender chronischer Otitis oder einer anderen Ohraffektion bedeutend erschwert werden. Denn es ist einerseits möglich, daß ein Acusticustumor wirklich vorliegt und die Symptome, als von einer anderen Erkrankung hervorgerufen, gedeutet werden, andererseits kann es sich um eine andersgeartete endokranielle Erkrankung handeln, deren Symptome einen Acusticustumor vortäuschen.

Differentialdiagnostisch kommen in Betracht:

1. Tumoren der Nachbarschaft oder fern gelegener Hirnteile, insbesondere Stirnhirntumoren. Letztere können durch kontralaterales Vorbeizeigen (NEUMANN) Erkrankungen der hinteren Schädelgrube vortäuschen. FISCHER berichtet über 4 Fälle, bei denen Acusticustumoren diagnostiziert wurden: es wurde operiert, jedoch der Tumor nicht gefunden und erst bei der Obduktion wurde in allen 4 Fällen das Bestehen eines Stirnhirntumors festgestellt.

2. Degenerative oder entzündliche Prozesse des Gehirns und der Hirnhäute, z. B. Lues cerebri, Tuberkulose, multiple Sklerose, progressive Bulbärparalyse, Hemiplegie.

Bei Vermutung eines Acusticustumors erhofft sich der Otologe vom Röntgenologen folgendes:

1. Sicherung der klinischen Diagnose. Obwohl der Acusticustumor in vielen Fällen durch seine charakteristischen Veränderungen am Schläfenbeine röntgenologisch sichergestellt werden kann, muß der Kliniker doch daran denken, daß der negative Ausfall des Röntgenbefundes nicht gegen das Vorhandensein eines Acusticustumors spricht, weil die charakteristischen röntgenologischen Symptome an der Pyramide fehlen können. Auch muß der Kliniker bedenken, daß, vermutlich durch Liquorstauung, bei einem anderwärts lokalisierten Tumor eine Ausweitung des inneren Gehörganges auf der klinisch verdächtigen Seite zustande kommen kann und so der Röntgenbefund unter Umständen den Kliniker in seiner irrigen Auffassung bestärken kann. Dies ist allerdings ein seltenes Vorkommnis.

2. Die Klärung der Natur des Tumors, die in manchen Fällen auf Grund des Röntgenbildes möglich sein kann, hat für den Kliniker dann Interesse, wenn eine Operation in Frage kommt; denn von einer solchen wird dann Abstand genommen werden, wenn röntgenologische Symptome für Malignität des Prozesses oder für Tuberkulose sprechen, oder aber wenn sich, wie dies ODQUIST beschreibt, als Ursache des Symptomenkomplexes ein Aneurysma der Arteria basilaris feststellen läßt.

3. Die primäre Lokalisation des Tumors kann ebenfalls für die Operation insoferne von Bedeutung sein, als bei der röntgenologischen Feststellung, daß der Tumor nicht primär im Kleinhirnbrückenwinkel entstanden, sondern erst sekundär in diesen Bereich hineingewachsen ist, die Technik der Operation entsprechend variiert werden muß.

4. Größe des Tumors. Soweit sich aus dem klinischen und dem röntgenologischen Bilde Anhaltspunkte für die Größe des Tumors gewinnen lassen, sind auch diese für die

Indikation zur Operation und eventuell für die Art der Durchführung derselben wichtig. Hier sei an den Hinweis STENVERS erinnert, daß gerade die langsam wachsenden Tumoren die bedeutenden Ausweitungen des Gehörganges hervorrufen, während oft klinisch sehr auffallende Symptome durch kleine, die Größe des Gehörganges nicht beeinflussende Tumoren verursacht sein können.

5. Von besonderem Interesse ist auch die Feststellung der endokraniellen Druckverhältnisse; sie ist wichtig für die Entscheidung, ob und in welcher Weise der Tumor direkt chirurgisch angegangen werden kann und für die Indikationsstellung und für die Art der Anlegung eines Ventils.

Um den Ausbau der röntgenologischen Untersuchung bei den Acusticustumoren haben sich besonders AGAZZI, CUSHING, HENSCHEN, E. G. MAYER, SCHÜLLER, STENVERS verdient gemacht, wobei insbesondere STENVERS als Neurologe in einer erst jüngst erschienenen Monographie die klinische Bedeutung des Röntgenbefundes hervorhebt und zahlreiche, klinisch beobachtete, röntgenologisch kontrollierte und operierte Fälle mit autoptischen Belegen beschrieb.

Ich will von den instruktiven Fällen seiner Monographie bloß drei Fälle bringen:

„*Fall 67.* Der Patient H., 23 Jahre alt, männlich, war in seinem früheren Leben immer gesund. Am 10. November 1915 trat er in den Militärdienst. Er wurde von seinen Kameraden immer einen Faulpelz gescholten, da er nie die Märsche ganz mitmachen konnte. Im März 1916 fing er an, über Kopfschmerzen zu klagen, wurde aber Hysteriker gescholten. Im Mai wurde der Visus aber schlechter. Am 10. Juni wurde er in ein Spital aufgenommen, wo Stauungspapillen und Gefühllosigkeit des ganzen Körpers festgestellt wurden. Er erbrach sich oft und wurde als Tumor cerebri nach Utrecht überbracht. Er war somnolent, hatte schreckliche Kopfschmerzen und war inkontinent. Status: Puls 68 pro Minute. Wenn die Kopfschmerzen einen Augenblick nachlassen, ist er ziemlich gut orientiert und gibt richtige Auskunft. Die Pupillen sind weit, reagieren nicht auf Licht. Visus 0; starke Stauungspapillen. Links Abducensparalyse. Links Facialisparese. Links Areflexie der Cornea; rechts schwacher Corneareflex. Schmerzreize werden links im Gesicht weniger schmerzhaft empfunden als rechts. Musc. masseter und Musc. frontalis sind rechts und links gleich. Die Patellar- und Achillessehnenreflexe sind sehr stark. Knie- und Fußklonus an beiden Seiten. Der Fußsohlenreflex verläuft rechts und links plantar. Der Kranke wird am 18. Juni in die psychiatrische neurologische Klinik aufgenommen. Da stellt sich heraus, daß der Kranke über den ganzen Körper unempfindlich ist gegen Berührung und Schmerz. Die Exacerbation ist verschwunden. Er kann gehen mit starker Rumpfataxie. Er läuft nach rechts und neigt mit dem ganzen Körper nach rechts. Die Tiefensensibilität der linken Seite ist stark gestört.

Hörschärfe *Flüstern:* A. D. 8 m; A. S. $^1/_2$ m; G_4 (20) 20; 17—15; C_2 (70) 68, 22.

Calorische Reizung der Nn. vestibularis ergibt nur von der rechten Seite aus Nystagmus. Von der linken Seite keine Reaktion.

Hier also ein klassischer Fall von Kleinhirnbrückenwinkeltumor mit Amaurose. *Röntgenographisch zeigt sich: 1. Am linken Felsenbein ein sehr erweiterter Porus und Meatus internus nebst starker Verminderung der Knochensubstanz in der Gegend der Cochlea. 2. Im bitemporalen Schädelphoto sehen wir: a) Typisch sekundär erweiterte Sella turcica mit gut entwickelter und langer Sattellehne. Die Vertiefung der Sella liegt vornehmlich im hinteren Teile. Der Sinus sphenoidalis im vorderen Teil ist viel breiter als im hinteren Teil. b) Die Schädelnähte sind erweitert. c) Starke Impressiones digitatae am ganzen Schädeldach. d) Sellalehne nicht nach vorne gebogen.*

Jetzt würden wir auf Grund dieser Befunde jede radikale Operation ablehnen. Damals wurde in zwei Tempi operiert. Kurz nach dem zweiten Tempo starb der Kranke. Der Tumor hatte ein Volumen von 25 ccm. Es war ein Fibroendotheliom.

Fall 74. Pat. G., 42 Jahre alt, wurde am 5. 11. 1924 in die Klinik aufgenommen. Vor 7 Monaten wurde er schwindlig. Wenn er geradeaus laufen wollte, ging er immer nach rechts. Er fing an, über Kopfschmerzen zu klagen. Vor 4 Wochen bemerkte er plötzlich, daß er weniger gut sehen konnte. Jeden Tag wurde der Visus geringer, so daß der Patient jetzt nur noch Dunkel und Licht wahrnimmt. Vor 7 Jahren hatte der Kranke eine Otitis rechts, wonach er auf der rechten Seite taub geworden ist. Er hat sich nie erbrochen. Befund: Stauungspapillen rechts und links. Spontaner Nystagmus nach links. Beim Blicken nach rechts und links ein horizontaler Nystagmus, resp. nach rechts und links. Beim Blicken nach oben ein horizontaler Nystagmus nach links, dann und wann abgewechselt durch vertikale Schläge. Beim Blicken nach unten Nystagmus nach links. Corneareflex links lebhaft, rechts abwesend. Sehr leichte Facialisparese rechts. Im rechten Trigeminusgebiet ist eine leichte Hypästhesie für alle Qualitäten festzustellen. Der Geschmack auf der rechten Zungenhälfte ist im vorderen Teil abwesend, im hinteren Teil anwesend.

Otologische Untersuchung. Trommelfell rechts etwas eingezogen, links normal.

	Flüstern	C₂ (56)	G₄ (29)	Schwabach	Rinne
A. D.:	0	0	0	stark verkürzt	positiv
A. S.:	¹/₂ m	28	19	verkürzt	negativ

Vestibular rechts keine Reaktion, links starke Reaktion.

Die klinische Diagnose, R. Kleinhirnbrückenwinkeltumor, wurde durch die Felsenbeinphotographie bestätigt:

Die Compacta in der Gegend der Cochlea und des Bogenganges war nur wenig verändert. Nur ganz im oberen Teile war rechts eine Anfressung zu sehen, während auch der mediale Teil des Felsenbeines verändert war. Dieser Teil war aber auf der gesunden Seite auch wenig ausgesprochen. Auf der bitemporalen Photographie war die Sella turcica etwas vertieft, während der Sellarücken fast ganz normal war. In der frontalen Partie des Schädels waren ziemlich starke Impressiones digitatae anwesend.

Fall 78. Patientin B. K., 25 Jahre alt, wurde am 27. 8. 1918 in die Klinik aufgenommen. Im Winter 1914—15 viel Klagen über das Ohr. Sie bekam Schmerzen im Ohr, die sich auch über den Kopf verbreiteten. Keine Otitis. Im August 1914 heftige Kopfschmerzen. August 1915 verlobt. Im Winter 1916/17 von einem Ohrenarzt untersucht. Nach dieser Untersuchung nicht mehr geklagt. Im Juli 1917 geheiratet. Im September-Oktober 1917 fing sie an zu erbrechen, während zwei Monaten Schwangerschaft. Im Oktober 1917 fiel sie von zwei Treppen herunter auf den Kopf. Sie lief ohne Hilfe die Treppe wieder hinauf. Nach September nur dann und wann Erbrechen während der Schwangerschaft. Die Entbindung am 26. 5. 1918 verlief gut. 3 Tage später traten heftige Schmerzen im Kopf und Nacken auf, die fortlaufend zunahmen. Häufiges Erbrechen. Mitte Juli wurde das linke Ohr taub. Der Visus, der nach der Entbindung kurze Zeit schlecht war, wurde nach Lumbalpunktion wieder besser, aber nie so gut mehr wie früher. Zur Zeit der Aufnahme in die Klinik wurde doppelseitige Stauungspapille festgestellt. Weiter ergab sich eine Taubheit links. Hyporeflexie der Cornea an der linken Seite, starke cerebellare Gangstörungen. Differentialdiagnostisch wurden folgende Überlegungen gemacht: Die Neuritis optica, das Ohrleiden, die Hyporeflexie der Cornea, die sehr starke Gangstörung wiesen auf die hintere Schädelgrube hin, im besonderen auf den Kleinhirnbrückenwinkel. Aber der starke Wechsel aller Symptome und der Einfluß des Wochenbettes sprachen eventuell auch für eine multiple Sklerose (bulbäre Form). Das Resultat der Lumbalpunktion wies auf eine sog. Meningitis serosa hin. Nach der Punktion verschwanden die Taubheit und die Blindheit, es besserte sich überhaupt der ganze Zustand. Daß die Entscheidung zwischen Tumoren der hinteren Schädelgrube und Meningitis serosa sehr schwierig sein kann, ist schon ausführlich von Schmidt (1898) besprochen worden. Wenn man daran glaubt, daß es überhaupt eine Meningitis serosa gibt, so wäre es denkbar, daß es sich bei der Patientin um eine Meningitis serosa mit einer lokal stark ausgesprochenen Entzündung des linken Kleinhirnbrückenwinkels handle. Glaubt man aber, daß es überhaupt keine Meningitis serosa gibt, so ist neben multipler Sklerose an einen Tumor des linken Kleinhirnbrückenwinkels zu denken.

Zur Entscheidung wurden Röntgenphotographien gemacht. Die bitemporale Schädelaufnahme zeigt viele Impressiones digitatae. Die Sella turcica war etwas vertieft, die Sattellehne lang und ein wenig nach vorn geneigt. Die Felsenbeinaufnahmen zeigen einen deutlichen Unterschied. Das rechte Felsenbein bietet völlig normale Verhältnisse, das linke ist in der Gegend des Porus, Meatus, sowie der Cochlea arrodiert, sei es auch sehr wenig und in ganz anderer Weise wie z. B. im dritten Fall. Die Röntgenphotographien wiesen mit Sicherheit auf die Diagnose: Kleinhirnbrückenwinkeltumor hin. Bei der Operation war im linken Kleinhirnbrückenwinkel ein apfelgroßer Tumor in typischer Weise zu sehen. Beim Berühren mit der Pinzette platzte der Tumor, wodurch viel Flüssigkeit sich entleerte. Soviel wie nur möglich wurde die Cystenwand entfernt.

Zusammenfassend läßt sich sagen, daß es äußerst erwünscht erscheint, ja sogar unbedingt nötig ist, bei Verdacht auf Acusticustumor das Felsenbein röntgenologisch zu untersuchen. Selbst dann, wenn klinisch die Diagnose eines Acusticustumors einwandfrei sichergestellt ist, soll, bevor man sich zu einem operativen Eingriff entschließt, eine Röntgenaufnahme vorgenommen werden, um so mehr als sie durch eventuelle Angaben bezüglich Lokalisation, Ausdehnung und Natur des Tumors für die Operation von Nutzen ist.

IX. Die Bedeutung des Röntgenbefundes bei einigen anderen Affektionen.

Die Diagnose der *Otosklerose* gelingt mit wenigen Ausnahmen, in denen die Krankheit an einer atypischen Stelle beginnt oder atypisch verläuft, meist klinisch auf Grund der Anamnese und der Funktionsprüfung. Die röntgenologische Diagnose der Otosklerose spielt in der Klinik keine Rolle. J. BECK (Chicago) findet bei 27 Fällen typische Aufhellungsherde an der Cochlea, die er auf Kalkresorption zurückführt. Auch STENVERS beschreibt charakteristische Veränderungen im Röntgenbild, die in ihrer Lokalisation sogar mit mikroskopischen Präparaten übereinstimmen. GRAHAM-HODGSON findet in manchen Fällen bei ausgesprochenen klinischen Veränderungen geringe Knochenveränderungen und in anderen Fällen starke Knochenveränderungen zusammen mit geringen klinischen Symptomen. In einem Drittel der Fälle fand er Veränderungen im Röntgenbild, die er nur bei Otosklerose antraf. In einem zweiten Drittel konnte er röntgenologisch keine Veränderungen nachweisen, was aber nicht beweisen soll, daß keine Veränderungen da sind, es sind nur selbst die feinsten Aufnahmen nicht imstande, die beginnenden Veränderungen an der Cochlea und um das ovale Fenster herum anzuzeigen. In dem restlichen Drittel der Fälle war es fraglich, ob die gesehenen Veränderungen auf die Otosklerose zu beziehen sind, oder bloß Variationen darstellen. Er empfiehlt für die Zukunft, falls sich einmal eine Behandlung als aussichtsreich erwiesen hat, die radiographische Kontrolle ihrer Erfolge und die Auswahl der Fälle für die Behandlung, da vielleicht Fälle mit geringen Knochenveränderungen sich dafür besser eignen würden. Jedenfalls empfiehlt er den weiteren Ausbau.

Die *Osteopsathyrosis idiopathica* ist ein Krankheitsbild, das sich klinisch in Knochenbrüchigkeit, blauen Skleren und zunehmender Schwerhörigkeit äußert. Die Krankheit verläuft häufig unter dem Bilde einer Otosklerose. Histologisch liegen Untersuchungen hauptsächlich von RUTTIN und GIMPLINGER vor. Nach VAN DER HÖVEN und DE KLEJN liegt die Ursache der Hörstörung in einer abnorm reichlichen Kalkablagerung um das Labyrinth herum. STENVERS findet dabei einen dichten Schatten, der die Labyrinthzeichnung verhüllt. Die klinischen Symptome prävalieren bei dieser Krankheit derart, daß der Nachweis der Veränderungen im Röntgenbild wie sie STENVERS beschreibt, um so weniger praktische Bedeutung besitzt, als ein großer Teil der Fälle keine Abweichung von der Norm erkennen läßt.

Die Ostitis deformans (PAGET) kann zu Störungen seitens des Hörorgans führen, die in Schwindel, Sausen und Schwerhörigkeit bestehen. Histologische Untersuchungen stammen von OTTO MAYER, NAGER und BRUNNER; die Feststellung der Erkrankung im Röntgenbild kann diagnostische, bzw. differentialdiagnostische Bedeutung haben.

Die Hörstörungen können teils durch Veränderungen im Bereiche des Labyrinths, teils durch Schädigung des Nervus acusticus infolge Deformation hervorgerufen werden.

Obwohl beim MENIÈRESCHEN *Symptomenkomplex* (attackenweises Auftreten von kürzer oder länger dauernden Schwindelanfällen mit Erbrechen, die durch Sausen eingeleitet werden, und mit Cochlearisläsion verbunden sein können) am Felsenbein selbst keine für diesen bestimmten Symptomenkomplex charakteristischen Veränderungen festzustellen sind, soll zumindestens in jedem Falle, in dem der MENIÈRESCHE Symptomenkomplex nicht ganz typisch ist, eine Röntgenuntersuchung veranlaßt werden, da sie unter Umständen ätiologische Momente aufdecken kann, z. B. in Form einer Erkrankung des Labyrinthkerns oder eines Tumors.

Schädeldeformitäten, die sich am Schläfenbein und in der Funktion des Gehörorgans auswirken können, sind Hydrocephalus und Kraniostenosen. Die Mikrocephalie hat wenig Bedeutung für das Gehörorgan, nur die partielle Mikrocephalie der hinteren Schädelgrube mit Agenesie des Kleinhirns kann von otologischem Interesse sein. Die Hörstörungen bei Agenesie des Cerebellums wurden von DENKER und ALEXANDER behandelt. ANTON weist auf die Möglichkeit der röntgenologischen Diagnose solcher Fälle hin. Im Falle DENKERs wurden eigenartige Knochenprotuberanzen am Boden der hinteren Schädelgrube gefunden.

Der Hydrocephalus kann Störungen seitens des Acusticus und Vestibularis verursachen; er kann röntgenologisch festgestellt werden, was von differentialdiagnostischer Bedeutung, sein kann. Die Veränderungen, die die Kraniostenosen am Schläfenbein hervorrufen, können röntgenologisch dargestellt werden. Sie verursachen Hörschädigung bis zur Ertaubung. Röntgenologisch untersuchte Fälle stammen von RUTTIN, SCHÜLLER, FISCHER und DIENOLD.

Die röntgenologische Darstellung von *Veränderungen an der Ohrmuschel* (FRÖBEL, VOSS, RICHTER u. a.) ist praktisch, wenn man vom Fremdkörpernachweis absieht, ohne Belang.

Die Füllung von *Schläfelappenabscessen* mit kontrastgebenden Ölen (O. MAYER) gibt nicht immer einwandfreie Resultate und ist wegen der Möglichkeit des Eindringens der Flüssigkeit in den Ventrikel (UFFENORDE, NEUMANN) nicht ungefährlich.

Literaturverzeichnis.

ABRAHAMS u. BONOFF: Streptococcus mucosus as an etiologic factor in otitis media and mastoiditis. Ann. of Otol. 34, 554 (1925). — AGAZZI, B.: Sull'importanza dell'undagine radiologica nella sindroma di Gradenigo. Ref. Zbl. Hals- usw. Heilk. 12 (1928). — ALAJOUANINE, TH.: Siehe GEORGES GUILLAIN. — ALBRECHT, W.: Der Wert des Röntgenbildes in der Ohrenheilkunde. Verh. Württemberg. Hals- usw. Ärzte Stuttgart 1924. — Die röntgenographische Darstellung der Cholesteatomhöhle nach Jodipinfüllung. Z. Hals- usw. Heilk. 21 (1928). — Pneumatisation und Konstitution. Z. Hals- usw. Heilk. 10. — Zur Frage der Pneumatisation des Warzenfortsatzes. Kollegium oto-, rhino-, laryng. London 1929. — ALEXANDER, G.: Diskussionsbemerkungen zu STEURER. Z. Hals- usw. Heilk. 1926. Kongreßber. — Zur Histologie der Mittelohrschleimhaut. Mschr. Ohrenheilk. 1927. — Gehörorgan und Gehirn eines Falles von Taubstummheit und Hypoplasie des Kleinhirns. Mschr. Hals- usw. Heilk. 56 (1922). — Schußverletzungen des Ohres. Handbuch der Neurologie des Ohres (ALEXANDER-MARBURG). Wien und Berlin: Urban & Schwarzenberg 1927. — ALEXANDER, G. u. O. BENESI: Zur Kenntnis der Entwicklung und Anatomie der kongenitalen Atresie des menschlichen Ohres. Mschr. Ohrenheilk. 55 (1921). — ALEXANDER, G. u. E. URBANTSCHITSCH: Die Kriegsverletzungen und Kriegskrankheiten des Gehörorganes. Mschr. Ohrenheilk. 1921. — ALEXANDER, BECK, RUTTIN, URBANTSCHITSCH u. a.: Über das Röntgenverfahren bei Schußverletzungen. Österr. otol. Ges. 1915—1919. — ALLEN: Mastoid stereoroentgenograms presenting variations. Amer. J. Roentgenol. 6, Nr 8 (1919). — ALTSCHUL: Nouveau mode d'exploration radiologique du massif pétromastoïdien et de la région occipitale. Incidence occipitale postérieure. A propos de l'article de Worms et Bretton. Ann. Mal. Oreille 46, 1135 (1927). — ALTSCHUL, W.: Beitrag zur Röntgenologie des Gehörorganes. Z. Hals- usw. Heilk. 14 (1926). — Zur Röntgenologie des Gehörorganes. Fortschr. Röntgenstr. 34. Kongreßh. 1926. — AMBERG, E.: X-ray diagnosis of mastoiditis. The Laryngoscope 26, Nr 1 (1916). — WITTMAACKs views concerning the normal and pathological pneumatisation of the temporal bone. Ref. Zbl. Hals- usw. Heilk. 3 (1923). — ARCELIN: Rapp. mens. d. serv. d'électroradiol. d. 1. XIV. région 1916. — Siehe LANNOIS. — ASAI: Über Destruktionen des Schläfenbeines durch Tumoren. Fortschr. Röntgenstr. 1922. — AUBIN: Liches Lemaitre.

BAKULEW, A. M.: Zur Diagnose und operativen Behandlung der Hypophysistumoren. Arch. klin. Chir. 139 (1926). — BALDENWECK et DE PRADES: Application de la radiographie du rocher à l'étude du syndrom de GRADENIGO. Acta oto-laryng. (Stockh.) 11 (1927). — BANKS-DAVIS: X-ray skiagram by dr. Gordon Thomson showing a normal bony auditory canal in a case exhibited at a previous meeting, of a boy, aged 4, with a rudimentary auricle. Proc. roy. Soc. Med., sect. otol., London, 5. März 1927. Ref. Zbl. Hals- usw. Heilk. 11, 655. — BARKLAY u. MILLIGAN: Proc. roy. Soc. Med., sect. otol. 1912 u. 1913. — BECK, J.: Die Röntgendiagnose der Otosklerose. Ref. Zbl. Ohrenheilkunde. 1915. — The Laryngoscope 1909, zit. in SEIFFERT: Was leisten die Röntgenstrahlen diagnostisch in der Ohrenheilkunde? Internat. Zbl. Ohrenheilk. 10, 321. — BECK, J.: Beziehungen zwischen der Pneumatisation des Warzenfortsatzes und der Pneumatisation der Nasennebenhöhlen. Z. Hals- usw. Heilk. 1927. Kongreßber. — BECK u. RAMDOHR: Über röntgenologische und klinische Erfahrungen auf dem Gebiete der Hals-, Nasen- und Ohrenheilkunde. Z. Ohrenheilk. 78. — BENESI, O.: Zur Klinik der kongenitalen Mißbildungen des Gehörorganes. Mschr. Hals- usw. Heilk. 55 (1921). Siehe ALEXANDER. — BERBERICH, J.: Zur Röntgenologie und Pathogenese des Cholesteatoms. Fol. oto-laryng. 18. — Akute Otitis und Cholesteatom. Z. Hals- usw. Heilk. 1928. Kongreßber. — Das Mittelohrcholesteatom. Passow-Schaefers Beitr. 26 (1928). — BERTOLOTTI: La diagnosi radiologica dei tumori della base del cranio. Atti 8. Kongr. ital. Radiol. med. Firenze 1928. — BERTOLOTTI, M.: Studio radiologico dei Tumori cranio-faringei. Arch. ital. Chir. 1925. — La diagnosi radiologica dei Tumori basilari. Atti Soc. ital. otol. ecc. 1926. — BEYER: Siehe SONNENKALB. — BIGELOW: Ann. of Otol. 27, 887 (1918). — BIGELOW, NOLTEN and ISAAC GERBER: Further observations of mastoid structure by means of the X-ray. Ann. of Otol. 32 (1923). —

BIGLER, M.: Zur röntgenologischen Darstellung eines Knochenabscesses in der Felsenbeinspitze beim GRADENIGOschen Symptomenkomplex. Z. Hals- usw. Heilk. **1930**. — BILANCIONI, G.: Le mastoiditi a cellule mediali profunde e il loro decorso. Policlinica, sez. prat., **33** (1926). — BIRCHER: Hamburger Atlanten 1909. — BIRKETT: Ann. of Otol. **23**, 649 (1913). — BIRKHOLZ: Röntgenographische Kontrollversuche der Wirkung des HARTMANNschen abgebogenen Paukenröhrchens bei typischer Cholesteatomeiterung des Ohres. Z. Hals- usw. Heilk. **22** (1928). — Ein neues Gerät zu Schädelröntgenaufnahmen. Z. Laryng. usw. **16**, 426 (1928). — BLAU: Das stereophotogrammetrische Verfahren HASSELWANDERs. Z. Ohrenheilk. **77**, 140 (1918). — Demonstration des HASSELWANDERschen Apparates (Röntgenostereoskopie). Verh. Ges. dtsch. Hals- usw. Ärzte Nürnberg **1921**, 33. — Röntgensereogrammetrie in der Ohrenheilkunde. Verh. Ges. dtsch. Hals- usw. Ärzte **1921**. — Röntgenologie in der Otologie. In GRASHEY, Röntgenologie. München: J. Lehmann 1922. — BORRI, C.: Distruzione sifilitica dell'apofisi mastoide e della rocca petrosa. Boll. Mal. Or. **44**. — BOSCHAN, F.: Ohrtuberkulose, durch Röntgenstrahlen diagnostiziert und therapeutisch beeinflußt. Mschr. Ohrenheilk. **61** (1927). — BRETON: Siehe WORMS. BROCK: Trommelfellbild und Pneumatisation des Warzenteils; eine röntgenologische Studie. Z. Hals- usw. Heilk. **15**, 241 u. 270 (1926). — BROCK, W.: Trommelfellbild und Pneumatisation des Warzenfortsatzes, eine röntgenologische Studie. Z. Hals- usw. Heilk. **1926**. Kongreßber. — BRÜHL: Mschr. Ohrenheilk. **1896**, 504. — Neue Methode zur Darstellung der Hohlräume in Nase und Ohr. Anat. Anz. **14**, Nr 16 (1899). — Radiogramme von den Hohlräumen in Ohr und Nase. Arch. Ohrenheilk. **46**. — BRÜNINGS: Stereoröntgenographische Schnellaufnahmen des Felsenbeines am Lebenden. Verh. Ges. dtsch. Hals- usw. Ärzte **1910**. — Über eine neue röntgenographische Darstellungsmethode der Nebenhöhlen und des Schläfenbeines. Münch. med. Wschr. **1910**, Nr 31. — BRUNNER: Zwei Fälle von Schädelbasisfraktur. Mschr. Ohrenheilk. **57**, 489 (1923). — Pathologie und Klinik der Erkrankungen des Innenohres nach stumpfen Schädeltraumen. Mschr. Ohrenheilk. **59**, 697, 763 u. 922 (1925). — BRUNNETTI u. MALCANGI: Arch. ital. Otol. **28** (1917). — BRUZZI, B. e C. FERETTI: L'indagine radiologica della mastoide d. clin. oto- rino-laringol., univ. Napoli. Vol. 1. 1926. — BULLITT: An apparatus for stereoscopic roentgenography of the mastoids. Amer. J. Roentgenol. **15**, 256 (1926). — BUNDIG: Amer. J. Roentgenol. **6**, 385 (1919). — BURGER: Die Röntgenstrahlen im Dienste der Oto-Rhino-Laryngologie. Niederl. Ges. Hals- usw. Ärzte **1908**. — BUSCH: Neue Röntgenaufnahmen vom Schläfenbein am Lebenden. Passow-Schaefers Beitr. **1910**. — Demonstration einfacher und stereoskopischer Röntgenaufnahmen des Warzenfortsatzes. Berl. otol. Ges. **1910**. — BUSSEY: Zit. in SEIFFERT: Was leisten die Röntgenstrahlen diagnostisch in der Ohrenheilkunde? Med. J. **1909**. Ref.: Internat. Zbl. Ohrenheilk. **10**, 321.

CALICETI, P.: Sul valore dell'indagine radiologica nelle suppurazioni timpaniche acuta con mastoidite latente. Ann. Laring. etc. **3** (1927). — CAMP, J.: The sella turcica. J. amer. med. Assoc. **86** (1926). — CASATI, A.: Die senilen Schädelveränderungen. Fortschr. Röntgenstr. **34** (1926). — CAUSSÈ: Siehe HALPHEN. — CHATELLIER: Du procédé stéréoscopique dans l'examen radiographique du crâne et de la face. Paris méd. **16**, 198 (1926). — CHEATLE, A. H.: The Petro-Squamous Sinus. Its Anatomy and Pathological Importance. J. Larynx. a. Otol. **15**, 13 (1899). — CLAUS, G.: Über Exostosenbildung in Nasennebenhöhlen und Warzenfortsatzzellen. Z. Hals- usw. Heilk. **1929**. — COLLIN: A method for radiographing the mast. process. Acta radiol. (Stockh.) **6** (1926). — Die Technik der Röntgenographie des Processus mastoideus. Hosp.tid. (dän.) **67** (1924). — CONTE, E.: Questioni di craniologia Roentgen. Estratto dal Diario Radiologico. Vol. 7. 1929. — COTTENOT, P.: Siehe HALPHEN. — Centreur pour radiographie du crâne, et en particulier du rocher. Bull. Soc. radiol. méd. France **16** (1928). — COTTENOT, P. et M. FIDON: Etude radiographique complète du rocher et de la mastoide sous trois incidences. Technique et interpretation des images. Bull. Soc. radiol. méd. France **16** (1928). — Etude radiographique des cavités du rocher. Arch. internat. Laryng. etc. **7** (1928). — Etude radiologique du rocher et de la mastoide. Methode d'examen; interprétation des images normales. Arch. internat. Laryng. etc. **7**, No 3 (1928). — COTTENOT, P., M. FIDON et G. LIEBAULT: De l'utilité de l'examen radiologique par la méthode des trois incidences pour le diagnostic des mastoiditis cliniquement douteuses. Bull. Soc. radiol. méd. France **16** (1928). — CULBERT u. LAW: Identification by comparison of roentgenograms of nasal accessory sinuses and mastoid processes. J. amer. med. Assoc. **88**, 1634 (1927). — CUSHING, H.: Tumor of the Nervus acusticus. Philadelphia and London: W. B. Saunders Company 1917.

DABNEY, S. G.: X-ray of mastoiditis. The Laryngoscope **1925**. — The Roentgenray in diagnosis of mastoid disease. Amer. Med. **31** (1925). — DEUTSCH, L.: Zur Röntgendiagnose der chronischen Otitis. Verh. dtsch. otol. Ges. **1924**. — Über Atresien des äußeren Gehörganges. Mschr. Ohrenheilk. **1925**. — Die Indikationsstellung zur Operation auf Grund des Röntgenbildes. Österr. otol. Ges. Mschr. Ohrenheilk. **1924**. — DEUTSCH, L. u. E. G. MAYER: Beiträge zur röntgenologischen Darstellung des Schläfenbeines. Mschr. Ohrenheilk. **57** (1923). — Zur Röntgenuntersuchung operierter Schläfenbeine. Fortschr.

Röntgenstr. **33**. — DILLON, J.: Röntgenographie des Schläfenbeines als diagnostische Methode bei Erkrankungen des Ohres. Ž. ušn. Bol. (russ.) 5, Nr 1/4 (1928). — DIXON, G. S.: Presentation of lantern slides of the mastoid. Laryngoscope **1926**. — DONALDSON, S. W.: Examination of the mastoids by using a serial plate changer. Radiology 8, Nr 5 (1927). — DONATO: Atti 8. Kongr. ital. Radiol. med. Firenze **1928**. — DUERTO, J.: Otitis media durch „Pneumococcus mucosus". Med. ibera **1928** II. — DUKER: Münch. med. Wschr. **1915**, Nr 17. — DUTROW, H.: Some practical points in the progress of mastoid surgery. Trans. ophthalm. a. oto-laryng. **1923**.

ECKERT-MÖBIUS, A.: Die Mucosusotitis. Wie weit ist ihre Sonderstellung berechtigt und praktisch wertvoll? Arch. Ohrenheilk. **116**(1927). — EGMOND, A.: Klinische Bedeutung des Röntgenbildes des Os temporale. Ref. Zbl. Hals- usw. Heilk. **12**(1928). — EIJKMAN: Der Processus styloideus. Fortschr. Röntgenstr. 7. — EISINGER, K.: Untersuchung über die Pneumatisation des Schläfenbeines. 1. internat. Kongr. Oto-Rhino-Laryng. Kopenhagen **1928**. — Die Bedeutung der Röntgendiagnose in der Ohrenheilkunde. Wien. med. Wschr. **1930**. — Die Röntgenuntersuchung bei der chronischen Otitis. Mschr. Hals- usw. Heilk. **1930**. — EISINGER, K. u. E. G. MAYER: Zur Röntgenuntersuchung bei akuter Otitis. Fortschr. Röntgenstr. **36**. — Die Röntgenuntersuchung bei der akuten Otitis. Mschr. Ohrenheilk. **1927**. — Röntgenologische Untersuchungen über Heilungsvorgänge bei akuter Otitis. Sekundäre Sklerosierung. Mschr. Ohrenheilk. **1929**. — ERSNER, M.: Studies of mastoid disease by the X-ray. The Laryngoscope **1924**. — EVANS: The value of the Roentgen-study of mastoid disease in children under five. Amer. J. Roentgenol. **1923**.

FASCHINGBAUER u. BÖHLER: Dtsch. med. Wschr. **43**, 482 (1917). — FELGNER, K.: Die Röntgenologie der akuten Mastoiditis. Verh. südwestdtsch. Hals- usw. Ärzte **1928**. — Die Röntgenologie der akuten Mastoiditis. Arch. Ohren- usw. Heilk. **118**, H. 3 (1928). — FERETTI, C.: Siehe BRUZZI. — Das Röntgenbild des Mastoids. Ital. Laryng.-Oto-Rhinol.-Kongr. Neapel **1924**. — Contributo alla tecnica radiologica della mastoide. Metodo personale. Arch. ital. Otol. **37** (1926). — FERRERI: Boll. Mal. Or. 27 (1919). — FERRERI, G.: Die Radiographie zum Studium der Topographie des Gehörorganes. Ref. Zbl. Ohrenheilk. **1907**. — Valeur medico-legale de la radiographie de la mastoide en cas d'operation radicale. Arch. internat. Laryng. etc. **1924**. — Examen radiologique du developement de l'oreille durant la vie foetal. Arch. internat. Laryng. etc. **1922**. — FIDON: Siehe COTTENOT. — FIOCRE: Rev. de Laryng. etc. **1919**. — FISCHER u. SGALITZER: Röntgenaufnahmen des Schläfenbeins. Wien. klin. Wschr. **1923**. — Die Röntgendiagnostik des Gehörorganes. Z. Hals- usw. Heilk. **1923**. Kongreßber. — FLEISCHMANN: Im Handbuch der ärztlichen Erfahrungen im Weltkrieg 1914 bis 1918 von SCHJERNING. Bd. 6, S. 1. Leipzig 1921. — FRANCHINI: Lues des Warzenfortsatzes. Ref. Zbl. Hals- usw. Heilk. 14. FRÄNKEL: Die Röntgendiagnostik der Acusticustumoren. Ref. Fortschr. Röntgenstr. **1923**. — Über Verkalkungen und Verknöcherungen der Ohrmuschel. Fortschr. Röntgenstr. **27**, 3. — FRASER, R. H.: Die Kontrastfüllung in der oto-rhinologischen Diagnostik. Mschr. Hals- usw. Heilk. **61** (1927). — FRASER, I. S. u. W. T. GARDINER: Tumours of the Eighth Nerve. Proc. roy. Soc. Med., sect. otol. **1930**. — FREY, H.: Demonstration einer 2 Jahre alten Antrotomiehöhle. Öster. otol. Ges. **1912**. Ref. Arch. f. Otol. 88 (1912). — Operation wegen einer eitrigen Mastoiditis, wobei die Indikation durch den Röntgenbefund gegeben wurde. Med. Klin. **22**, Nr 12 (1926).

GAILLARD: L'exploration radiologique de la mastoïde et du rocher. Rev. de Laryng. etc. 44, 931 (1923). — GAILLARD, R.: Les donnes de la radiographie au cours des mastoidites. Ann. Mal. Oreille **1923**. GARDINER, W. T.: Siehe FRASER. — GATSCHER, S.: Zur Frage der Bedeutung des Röntgenogrammes für die Diagnose und Indikation zur Operation. Mschr. Ohrenheilk. **60**, Sitzgsber. österr. otol. Ges. — Exostosen im inneren Gehörgang. Mschr. Ohrenheilk. **60** (1926). — Dystrophie des Warzenfortsatzes nach abgeheilter akuter Mittelohrentzündung. Mschr. Ohrenheilk. **61** (1927). — GERBER, I.: Siehe BIGELOW u. GERBER. — Some observations of mastoid structure as revealed by Roentgenray examination. Amer. J. Roentgenol. **6**, Nr 1 (1919). — GILSE, VAN: Über die Entwicklung der Keilbeinhöhle des Menschen. Z. Hals- usw. Heilk. **1926**. — GIROT, L.: Siehe G. GUILLAIN. — GOALWIN, H.: The X-ray diagnosis of the disease of the petrous pyramid. Laryngoscope **1926**. — GONZALEZ, R.: Une nouvelle technique pour l'exploration radiographique simultan de la mastoide. Paris: Vigot Fréres, Editeurs 1926. — Das Röntgenbild des Warzenfortsatzes als Notwendigkeit usw. Span. Oto-Rhino-Laryng.-Kongr. Sevilla **1924**. — GORTAN u. SAITZ: Encephalographie und ascendierendes Lipiodol. Policlinico **1926**. — Das Schicksal des aufsteigenden Lipiodols. Z. Neur. **112** (1928). — GRAHAM: Siehe HODGSON. — GRAHAM-HODGSON, H. K.: The diagnostic value of X-ray examination of the temporal bone. Proc. roy. Soc. Med., sect. otol. **1930**. — GRAHE: Hat der Muskelzug des Sternocleidomastoideus einen Einfluß auf die Pneumatisation des Processus mastoideus? Z. Hals- usw. Heilk. **1928**. Kongreßber. GRANGER, A.: New device and technic for making radiographs of the mastoids. Radiology 5 (1925). — New position for making radiographs of the mastoid. Med. J. a. Rec. **123** (1926). — New position for making roentgenogramms of the mastoids. J. amer. med. Assoc. 88 (1927). — GRASHEY: Atlas typischer

Röntgenbilder vom normalen Menschen. Leh. At. 1923. — GRAUPNER: Technisches zur Röntgenographie des Warzenfortsatzes. Ber. otol. Ges. **1913**. (Berl. klin. Wschr.). — Zur Röntgenographie des Warzenfortsatzes. Passow - Schaefers Beitr. **1920**. — Klinische Diagnostik der Ohren-, Nasen- und Kehlkopfkrankheiten. Beih. Med. Klin. **23**, 135 (1927). — GROSSARD: Arch. internat. Laryng. etc. **1905**, 161. Ref.: Passow-Schaefers Beitr. **3**, 432. — GRUBER: Schädelveränderungen bei Hirntumoren. Klin. Wschr. **5** (1926). — Mschr. Ohrenheilk. **1897**, 174. — GUILLAIN, G., TH. ALAJOUANINE et L. GIROT: Contribution à l'étude des Symptomes radiologiques des Tumeurs de l'angle pontocerèbelleux. Ann. Méd. **17**, 525.

HABERMANN, I.: Über Erkrankungen des Felsenbeins und des Ohrlabyrinths infolge der akuten eitrigen Mittelohrentzündungen. Arch. Ohrenheilk. **42** (1897). — HALPHEN, COTTENOT et CAUSSÈ: Aspect radiographique de la mastoide au cours d'une otorrhée chronique. Arch. internat. Laryng. **8** (1929). — HANSE, W.: Akute Mittelohrentzündung und Pneumatisation des Warzenfortsatzes. Z. Halsusw. Heilk. **1930**. — HASSELWANDER: Münch. med. Wschr. **1917**, Nr 21. — HAYMANN: Über Schußverletzungen des Ohres. Internat. Zbl. Ohrenheilk. **13**, 127 (1915); **14**, 15, 35, 51, 75, 99, 143, 193 (1917); **15**, 1, 25, 85, 153, 217 (1918); **16**, 1, 33, 45 (1919). — HAYS, H.: Suspected mastoiditis. The Laryngoscope **1923**. — HEILBRON: Die Röntgenographie des Felsenbeines. Acta radiol. (Stockh.) **1923**. — HEINE: Die Röntgenuntersuchung des Ohres. In RIEDER-ROSENTHAL, Lehrbuch der Röntgenologie 1918. — HEINEMANN: Die Röntgenaufnahme des Warzenfortsatzes und ihre klinische Bedeutung. Passow-Schaefers Beitr. **1922**. — HENLE: Bericht über Versuche, den Processus mastoideus im Röntgenbild darzustellen. Verslg dtsch. Naturforsch. **1904**. — HENSCHEN: Über Geschwülste der hinteren Schädelgrube, insbesondere des Kleinhirnbrückenwinkels. Jena 1910. — Die Acusticustumoren, eine neue Gruppe radiographisch darstellbarer Hirntumoren. Fortschr. Röntgenstr. **1913**. — Arch. f. Psychiatr. **56**, 21 (1915). — HERRENHEISSER: Vereinfachung der röntgenologischen Aufnahmetechnik des Ohres. Jverslg dtsch. Hals- usw. Ärzte d. Tschechoslowak. Prag, 11. Dez. 1927. — HERRNHEISER, G.: Vereinfachung der röntgenologischen Aufnahmetechnik des Gehörorganes. Fortschr. Röntgenstr. **40** (1929). — HERSCHEL: Verh. dtsch. otol. Ges. **7**. — Röntgenographie des Felsenbeines. Fortschr. Röntgenstr. **13**. — HESSE: Der Wert des Röntgenbildes in der Otologie. Dtsch. med. Wschr. **55**, 911 (1929). — HESSE, W.: Ist das Auftreten von Komplikationen im Anschluß an akute Mittelohrentzündungen bakteriologisch oder anatomisch bedingt? Arch. Ohrenheilk. **113** (1925). — Blutgruppenzugehörigkeit und Pneumatisation des Warzenfortsatzes. Z. Hals- usw. Heilk. **1928**. — HICCUET: Radiographie et mastoidite. Le Scalpel **79** (1926). — HICGUET: Radiographie et mastoïdite. Presse méd. **34**, 570 (1926). — HICGUET u. PAQUET: Mastoïdite et radiographie. Le Scalpel **79**, 382 (1926). — HICKEY: The anterior-posterior position for the mastoid. Amer. J. Roentgenol. **1**, Nr 8 (1914). — The antero-posterior position for the mastoid. Amer. J. Roentgenol. **1914**. HINSBERG: 76. Verslg. dtsch. Naturf. u. Ärzte Breslau 1904. — HIRTZ: La radiographie de la base du crâne. Bull. Soc. Radiol. méd. France **10**, 57 (1922). — HIRTZ, E. J.: Siehe REVERCHON. — La radiographie de la base du crâne. J. de Radiol. et Electrol. **6**, 253 (1922). — HODGES, K.: A new method of simultaneous stereoskopic observations of both mastoids. Amer. J. Roentgenol. **1922**. — HODGSON: Siehe GRAHAM. — The radiology of the normal and abnormal labyrinth. J. Laryng. a. Otol. **43**, 92 (1928). HODGSON, H. GRAHAM and F. W. WATKYN-THOMAS: A demonstration of radiograms of the normal and abnormal labyrinth. Proc. roy. Soc. Med. **20**, Nr 12, sect. laryng. a. sect. otol. (1927). — HOEVE, VAN DER: Roentgenphotography of the petrous bone and ophthalmology. Acta oto-laryng. (Stockh.) **9** (1926). — HOEVE, VAN DER, DE KLEYN u. STENVERS: Blaue Sclera, Knochenbrüchigkeit und Schwerhörigkeit. Arch. vergl. Ophthalm. **1928**. — HOLMGREN, G.: A less noted type of mastoiditis. Acta oto-laryng. (Stockh.) **3**, 1/2. — HOLZKNECHT, G.: Röntgenologie. Wien: Urban u. Schwarzenberg 1918. — HÜTTEN, V. D.: Die Röntgenstrahlen in der Otologie (span.). Med. germ.-hisp.-amer. **4**, 172 (1926). — HYBASEK: Beziehungen zwischen Pneumatisation des Warzenfortsatzes und Mastoiditis. Ref. Internat. Zbl. **1929**.

IGLAUER: The clinical value of radiography of the mastoid region. J. amer. med. Assoc. **53**. — Experimentelle und klinische Beiträge zur Röntgenuntersuchung der Warzenfortsatzgegend. Ann. of Otol. **1909**. — INGERSOLL: Amer. J. Roentgenol. **1917**, 154.

JANSEN: Was leistet das Röntgenverfahren auf otiatrischem und rhinologischem Gebiet für die Diagnose. Dtsch. Z. Chir. **99**. — JAPIOT: Siehe RENDU. — JAUBERT DE BEAUJEU, A.: Siehe SOLAL. — L'exploration radiographique de la mastoide normale par voie transbuccale. J. Radiol. et Électrol. **8** (1924). — JERMANN: Frontalsinus and mastoid technic. Radiology **1926**. — JESSEN, J.: Fractura baseos cranii bei Otitis media suppurativa. Ref. Zbl. Hals- usw. Heilk. **13** (1929). — JUNG, G.: Doppelseitige symmetrische Einschmelzung des Schläfenbeines, des Warzenfortsatzes und fast der ganzen Pyramide. Z. Hals- usw. Heilk. **19** (1928). — JUNGHERR: Kasuistischer Beitrag zu den Tumoren der Ohrmuschel. Z. Elektrol. u. Röntgenkde **10** (1906). — JÜNGLING: Erg. med. Strahlenforsch. **3**. Berlin: Julius

Springer 1928. — JUST, T. H.: Some Notes on the Diagnosis of Acustic Tumours. Proc. roy. Soc. Med., sect. otol. **1930**.

KING: Otitic meningitis (serous) following acute otitis media and mastoiditis; mastoidectomy; recovery. The Laryngoscope **32**, 975 (1922). — KINGREEN, O.: Verkalkte Hirnkonglomerattuberkeln im Röntgenbild. Fortschr. Röntgenstr. **32** (1924). — KINNEY: Siehe VASTINE. — KLAUS, H.: Ein Fall von großer gestielter Hyperostose auf der Corticalis des Warzenfortsatzes. Berl. oto-larynx. Ges. **1928**. — KLEYN, DE: Siehe VAN DER HOEVE. — Die Röntgendiagnostik bei Erkrankungen des Sieb- und Felsenbeines. Tijdschr. Geneesk. **1917**. — KLEYN, DE u. STENVERS: Über die Radiographie des Felsenbeines für die otologische Diagnostik. Arch. Ohrenheilk. **1919**. — KLINGENBERG, A.: Die isolierte Schneckenfraktur bei Schädelbasisbrüchen. Z. Hals- usw. Heilk. **22** (1929). — KNICK: Acusticustumor. Internat. Zbl. Ohrenheilk. **12**, 463. — KNICK, A.: Bösartige Geschwülste des Ohres. In ZWEIFEL und PAYR: Die Klinik der bösartigen Geschwülste. Leipzig: S. Hirzel 1925. — KNICK u. WITTE: Röntgenologische Studien über die Entwicklung der Warzenfortsatzzellen nach Otitis media im ersten Lebensjahre. Arch. Ohr- usw. Heilk. **119**, 128 (1928). — KNICK, A. u. W. WITTE: Röntgenologische Studien über die Entwicklung des Warzenfortsatzes nach Otitis media im ersten Lebensjahre. Arch. Ohrenheilk. **1929**. — KNOCHE, P.: Die Bedeutung des Röntgenbildes bei unklaren Mittelohrfällen. (Kasuistischer Beitrag.) Passow-Schaefers Beitr. **25** (1927). — KNOX: Siehe MACKENZIE. KÖHLER: Grenzen des Normalen und Anfänge des Pathologischen im Röntgenbild. Leipzig: Gg. Thieme 1927. — KÖRNER, O.: Untersuchungen über einige topographische Verhältnisse im Schläfenbein. Z. Hals- usw. Heilk. **22**. — KOLISCH, E.: Über ein neues Verfahren zur Trockenlegung und Epidermisierung alter eiternder Radikaloperationshöhlen (gleichzeitig eine Studie zur Biologie und Röntgenologie dieser Fälle). Fol. oto-laryng. **18** (1929). — KÖRÖSI, A.: Ein Fall von Osteom am Warzenfortsatz. Mschr. Ohrenheilk. **62** (1928). — KRAINZ: Untersuchungen über Mastoiditis. Z. Hals- usw. Heilk. **12** (1926). — Über Aufhellungsherde im Röntgenbild des Schläfenbeines. Z. Hals- usw. Heilk. **24** (1929). Kongreßber. — KRAUS, L. u. D. J. WIRKNER: Anatomische und röntgenologische Untersuchungen über das Emissarium mastoideum. Z. Hals- usw. Heilk. **1930**. — KRUMMEL: Röntgenaufnahmen bei Ohrerkrankungen. Verh. südwestdtsch. Hals- usw. Ärzte 1928. — KRYNSKI u. KARBOWSKI: Über Röntgenographie des Schläfenbeins. Ihre Technik und Bedeutung für operative Indikation und Prognose. Polski Przegl. otol. **6**, 70. Ref. Zbl. Ohr- usw. Heilk. **14**, 582 (1929). — KÜHNE u. PLAGEMANN: Die Röntgenuntersuchung des Processus mastoideus bei Otitis media. Fortschr. Röntgenstr. **12**, H. 1. — KUEMMEL: Verh. dtsch. otol. Ges. **1906**. — KUTTNER: Die Röntgenuntersuchung bei Ohrerkrankungen. Handbuch der speziellen Chirurgie des Ohres usw. Würzburg 1912.

LACHAPÊLE: Siehe PORTMANN. — LANGE, S.: Roentgenray examination of the mastoid region. Amer. Roentgenray Soc. 9 (1909). — Stereoskopische Radiogramme der Warzengegend. The Laryngoscope 1910. — Die Röntgendiagnose der Mastoiditis. J. amer. Assoc. 1910. — The pathology of mastoiditis as reveded by the X-ray. J. amer. Med. Assoc. 4 (1911). — Die Pathologie der Mastoiditis im Lichte der Röntgenstrahlen. Fortschr. Röntgenstr. 17, 2. — Practical results in X-ray examination of the mastoid. — Die Röntgenuntersuchung der Regio mastoidea. Amer. Quart. Roentgenol. 2. — Die Röntgenuntersuchung des Processus mastoideus. Fortschr. Röntgenstr. 15, 4. — LANGE, W.: Schädelgrundbruch und Ohraufmeißelung. Klin. Wschr. **1926**. — Über Beurteilung und Behandlung akuter Entzündungen in der Paukenhöhle und in den pneumatischen Räumen des Schläfenbeines. Klin. Wschr. 1. — LANNOIS et ARCELIN: L'exploration radiologique de la mastoide et du rocher. 10. Congr. internat. Otol. Paris 1922. Rocher. Ann. Mal. Oreille **1922**. — LANNOIS, ARCELIN u. GAILLARD: Données radiographiques dans fractures du rocher. Ann. Mal. Oreille **42**, 781 (1923). — LARRU: Indikationen der Röntgenuntersuchung des Warzenfortsatzes bei chronischer Mittelohreiterung. Rev. españ. y amer. Laring. etc. **17**, 1 (1927). Ref. Zbl. Ohr- usw. Heilk. **11**, 632. — LAW: Die Deutung der Schatten des Sinus und des Warzenfortsatzes. Amer. J. Roentgenol. 1917. — Mastoid. New York, P. B. Hoeber 1921. — LAYTON, T. B.: The value of Radiography in Symptomless Mastoiditis. Proc. roy. Soc. Med., sect. otol. **1930**. — LEGAY: Thèse Lyon **1916**. — LEICHER, H.: Vererbung und anatomische Variationen der Nase, ihrer Nebenhöhlen und des Gehörorganes. Ohrenheilk. Gegenw. 12. — LEIDLER: Klinische Röntgenbefunde an Ohrkranken. Arch. Ohren- usw. Heilk. **1911**. — LEIDLER u. SCHÜLLER: Röntgenuntersuchungen in der Otologie. Zbl. Ohrenheilk. **1908**. — Die Anatomie des menschlichen Schläfenbeines im Röntgenbilde. Arch. Ohrenheilk. **82** (1910). — Über die Verwertbarkeit der röntgenologischen Untersuchungsmethode für die Otologie. Österr. otol. Ges. **1908**. — LEIDLER u. STERNBERG: Zur Klinik und Pathologie von Felsenbeintumoren. Arch. Ohren- usw. Heilk. **117**. — LEMAITRE et AUBIN: Deux cas de syndrome de Gradenigo. Ref. Zbl. Hals- usw. Heilk. **12** (1928). — LIBERMANN: Siehe TALPIS. — LIBERMANN u. TALPIS: Zur Röntgenologie des Schläfenbeins. Vestn. Rentgenol. (russ.) **6**, 143 (1928). — LIEBAULT: Siehe COTTENOT. — LILIENFELD: In HOLZKNECHT, Röntgenologie, l. c. — Anweisung zur Ausführung der gangbaren Röntgenaufnahmen. Wien: Urban u. Schwarzenberg 1928. — LINCK: Beitrag zur Klinik und Pathologie der Schädelbasisfrakturen durch stumpfe Gewalt. Z. Ohrenheilk. 81, 265 (1921). — LÖW-BEER: Zur Röntgendiagnostik des Gehörorgans. Jverslg dtsch. Hals- usw. Ärzte d. Tschechoslowak. Prag, 11. Dez. 1927. Ref. Zbl. Hals- usw. Heilk. 12, 203. — LÖW-BEER, A.: Über die Ausführung der STENVERSschen Aufnahme bei reiner Seitenlage des Schädels. Fortschr. Röntgenstr. 40 (1929). — LOOPER, E. A.: The value of roentgenography to the oto-laryngologist. South. med. J. 1925. — LOTSY, G. O.: Kleinhirnbrückenwinkelsymptomenkomplex, hervorgerufen durch eine Erkrankung des Felsenbeines. Fortschr. Röntgenstr. 34 (1926). — LYSHOLM, E.: In OLIVECRONA, Die chirurgische Behandlung der Gehirntumoren. Berlin: Julius Springer 1927.

MACFARLAN, D.: Unusual mastoid cases. Atlantic med. J. 29 (1926). — MACKENZIE: Skiagrams of the petrous bone used in diagnosis. Proc. roy. Soc. Med., sect. laryng. a. otol., 31. Mai bis 2. Juni 1928. Ref. Zbl. Hals- usw. Heilk. 13, 744. — MACKENZIE and KNOX: Stereoskopische Röntgenaufnahmen zur Anatomie des Schläfenbeines, speziell des FALLOPIschen Kanals. Arch. f. Radiol. 1918. — MACMILLAN: Radiography of the mastoid. Amer. J. Roentgenol. 8, Nr 7. — MADURO u. THÉVENIN: Indications et données de la radiographie dans le diagnostic des mastoiditis aigués suppurées. Sud. méd. et chir. 58, 482 (1926). — MAGNIEN: Valeur clinique de la radiographie de l'os temporal. Arch. internat. Laryng. etc. 5, 1158 (1926). — MAGNIEU, P. L.: Valeur clinique de la radiographie de l'os temporal. Arch. int. Med. 1927. — MANN, E.: Radiographie of the mastoid. Proc. roy. Soc. Med., sect. otol. 1930. — MARQUE u. SANTIAGO: Röntgenuntersuchung der Apophysis mastoidea. Semana méd. 1928 II, 1110. Ref. Zbl. Hals- usw. Heilk. 13, 506. — MARQUE, F. M. u. L. A. SANTIAGO: Radiographische Untersuchung der Apophysis mastoidea. Rev. Especial. méd. 3 (1928). — MAYER, E. G.: Beitrag zur röntgenologischen Untersuchung des Ohres. Fortschr. Röntgenstr. 31. — Die Röntgenaufnahme des Warzenfortsatzes und ihre klinische Bedeutung. Passow-Schaefers Beitr. 20. — Ergebnisse der röntgenologischen Untersuchung des Ohres. Fortschr. Röntgenstr. 32. — Über Atresien des äußeren Gehörganges. Fortschr. Röntgenstr. 32. — Über destruktive Veränderungen an den Pyramidenspitzen bei basalen Tumoren. Fortschr. Röntgenstr. 32. — Über 3 weitere Fälle kongenitaler Atresien des äußeren Gehörganges. Fortschr. Röntgenstr. 33. — Zum röntgenologischen Nachweis von Frakturen der Schädelbasis. Fortschr. Röntgenstr. 33. — Über den Röntgenbefund bei der chronischen Otitis. Fortschr. Röntgenstr. 33. — Differentialdiagnostische Erwägungen bei ausgedehnten destruktiven Veränderungen am Schläfenbein. Fortschr. Röntgenstr. 33. — Röntgenologische Analyse einer seltenen Mißbildung des Schläfenbeins. Acta radiol. (Stockh.) 1926. — The technic of the roentgenologic Examination of the temporal bone. Radiology 1926. — Zur Röntgenuntersuchung der Schädelbasis bei basalen Tumoren. Fortschr. Röntgenstr. 35. — Roentgenographic Examination of the base of the cranium in the presence of basal Tumors. Radiology 1928. — Zur Technik der Röntgenuntersuchung des Gehörorganes. Z. Hals- usw. Heilk. 21. — Zur Verwendung aufsteigenden Jodöls für die Diagnostik bestimmter Gehirnerkrankungen. — Zur Diagnose und Differentialdiagnose der Tumoren des Epipharynx. Fortschr. Röntgenstr. 39 (1929). — Grundsätzliches zur Erhebung und Wertung des Röntgenbefundes bei endokraniellen Affektionen. Röntgenpraxis 1 (1929). — Über Fortschritte auf dem Gebiete der Schädelröntgenologie. Röntgenpraxis 1 (1929). — Siehe L. DEUTSCH. — Siehe K. EISINGER. — Siehe G. POLITZER. — MAYER, O.: Röntgenographische Darstellung der Ausdehnung von Schläfenlappenabscessen. Verh. dtsch. otol. Ges. 1925. — Exostosen am Schläfenbein. Mschr. Ohrenheilk. 57 (1923). — MC CASKEY: Acute surgical mastoiditis following fracture of the skull. Ref. Zbl. Hals- usw. Heilk. 14 (1930). — MC KENZIE, DAN: Die Verwendung des Röntgenbildes des Felsenbeines bei der Diagnosestellung. Ref. Zbl. Hals- usw. Heilk. 13 (1929). — MELCHART, F.: Röntgenologie des Felsenbeines. Wien. med. Klin. 1930. — MERELLI, G.: Sul valore dell'indaggine radiografica della apofisi mastoidea normale e patologica. Valsalva 3, H. 11 (1927). — MONARI: Di un reperto di pneumoventricolo cerebrale post-traumatico. Radiol. med. 13, 492 (1926). — MOURE: Presse méd. 1916. — MOURE et ROZIER: Rev. de Laryng. etc. 1918. — MOURET, J.: Systematisation de la mastoide Colleg. oto-rhino-laryng. 1927. — MOURET, J. u. G. PORTMANN: La strutcure anatomique de l'oreille moyenne et son influence sur les cours des suppurations de l'oreille. Referat am 1. internat. Otol. Kongr. Kopenhagen 1928. — MOURET et SEIGNEURIN: Rev. de Laryng. etc. 1920. — MUNDT: The value of the roentgenogramm in sinus and mastoid surgery. Arch. of Otolaryng. 6, 100 (1927).

NAITO, I.: Die Hyperostosen des Schädels. Wien: J. ŠAFÁR 1924. — NEUMANN, H.: Mschr. Ohrenheilk. 1926. Sitzgsber. österr. otol. Ges. — Mschr. Ohrenheilk. 1927, Sitzgsber. österr. otol. Ges. — NOUAILHAC: De l'utilité de la radioscopie pour le diagnostic des mastoïdites, en particulier des mastoïdites latentes. Rev. de Laryng. etc. 50, 73 (1929).

ODQUIST: Beitrag zum Studium der intrakraniellen Aneurysmen. Acta med. scand. (Stockh.) 1926. — ÖRTEL: Kurze Bemerkungen über die Verwendbarkeit der Röntgenphotographie in der Rhino-

und Otologie. Passow-Schäffers Beitr. 3, H. 3. — OHASHIMA, K.: Zum Röntgenbild der kindlichen Schädel. J. of orient. Med. 4 (1926). — OLIVECRONA, H.: Die chirurgische Behandlung der Gehirntumoren. Berlin: Julius Springer 1927. — OPPIKOFER: Röntgenbilder. Demonstration. Ges. Schweiz. Hals- usw. Ärzte in Chur, 5. bis 6. Juli 1924. — OPPIKOFER, E.: Über den extraduralen Absceß der Pyramidenspitze und den GRADENIGOschen Symptomenkomplex. Z. Hals- usw. Heilk. 21 (1928). — OSTERWALD: Technisches zur Röntgenaufnahme. Internat. Zbl. Ohrenheilk. 26 (1926).

PANCOAST: The significanca of petrous ridge deformation in the Roentgenray diagnosis and localization of brain tumors. Amer. J. Roentgenol. 20, 3 (1928). — PERUSSIA: Röntgenologische Studien über Schädelbasisfrakturen. Radiol. med. 1916. — PEYSER: Zum Nachweis der Basisfraktur. Berl. otol. Ges. 1908. — PFAHLER, E. G.: Die isolierte Aufnahme einer Oberkieferhälfte und die isolierte Aufnahme des Processus styloideus. Fortschr. Röntgenstr. 17, 6. — Studies of mastoid disease by the X-rays with operativ findings. Ann. of Otol. 1924. — PFEIFFER: Die röntgenologische Untersuchung des Gehörorganes. In GRÖDEL, Grundriß und Atlas der Röntgendiagnostik 1921. — Die Röntgenuntersuchung bei Erkrankungen des Ohres. In KATZ-BLUMENFELD, Handbuch der Chirurgie des Ohres. 1921. — PIERCE, N. H.: Skiagraphic studies in ear disease with relation to the degree of pneumatisation of the mastoid. Trans. amer. Acad. Ophthalm. a. Otol. 1922. — A skiagraphic study of the temporal bone in relation to normal and abnormal pneumatisation. Ann. of Otol. 1922. — PIRIE: Die Radiographie bei den Erkrankungen des Processus mastoideus. Arch. of Roentgenray 1912. Ref. Fortschr. Röntgenstr. 19, 406. — PLAATS, B. J. V. D.: De radiologie van het os temporale. Nederl. Tijdschr. Geneesk. 71 (1927). — PLAGEMANN: Siehe KÜHNE. — Röntgenographische Untersuchung des normalen und erkrankten Processus mastoideus. Verh. dtsch. Röntgenges. 4 (1908). — PLUM, A.: Radiography of the temporal bone in ear disease. J. of Laryng. a. Otol. 39, 618 (1924). — Röntgenbild in einem Fall von tuberkulöser Mastoiditis. Dän. oto-laryng. Ges. Kopenhagen, 10. März 1924. — Röntgenographie des Schläfenbeines bei Ohrenleiden. Bibl. Saeg. (dän.) 1924. — L'examen radiographique de l'apophyse mastoide. Acta oto-laryng. (Stockh.) 10 (1927). — PODESTA, E.: Per la sindrome de Gradenigo. Ref. Zbl. Hals- usw. Heilk. 1928. — POLITZER: Mschr. Ohrenheilk. 1899, 579. — POLITZER, G. u. E. G. MAYER: Über den angeborenen Verschluß und Verengerung des äußeren Gehörganges und ihre formale Genese. Virchows Arch. 258 (1925). — POOLEY: Fibroma of mastoid, auricle and auditory canal. New-York and Philadelphia. Med. J. 1904. Ref. Zbl. Chir. 1905, 201. — PORTER, W. G.: Siehe TURNER. — PORTMANN: Rev. de Laryng. etc. 1919. — Voie de choix pour la recherche des projectiles dans les coups de feu de l'oreille. Presse méd. 1921, 274. — PORTMANN, G.: Siehe J. MOURET. — PORTMANN, G., RETROUVEY et LACHAPÊLE: Etude radiographique de la trompe d'Eustache. Rev. de Laryng. etc. 44, 849 (1923). — PRADES C. D. DE: Diagnostic radiologique des mastoidites aigues au cours des otites moyennes aigues. Bull. Soc. radiol. méd. France 15, Nr 137 (1927). — Siehe BALDENWECK. — Diagnostic radiologique des mastoidites etc. Bull. Soc. radiol. méd. France 1927. — PROETZ: Observations upon the formation and function of the accessory nasal sinusses and the mastoid cells. Ref. Zbl. Ohrenheilk. 3 (1923).

QUIX: Ein Fall von Tumor acusticus translabyrinthär operiert. Verh. dtsch. otol. Ges. 1912. — Stereoskopische Röntgenphotos des Schädels. Niederl. Ges. Hals- usw. Heilk., 28. bis 29. Nov. 1925. Ref. Zbl. Hals- usw. Heilk. 11, 350.

RAMDOHR: Siehe BECK. — REINERT, H.: Beitrag zur röntgenologischen Selladiagnostik. Fortschr. Röntgenstr. 35 (1926). — RENDU et JAPIOT: Radiographie mastoidenne en position vertex-plaque. Lyon méd. 134 (1924). — RETROUVEY: Siehe PORTMANN. — La tuberculose de l'oreille. Rev. de Laryng. etc. 48, 481 (1927). — REVERCHON et HIRTZ: La radiographie de la base du crâne. Congr. franç. oto-rhino-laryng. Paris 1922. — La radiographie de la base du crâne appliquée à l'étude clinique et anatomique de rocher, des sinus de la face et spécialement de l'ethmoïde postérieur et du sinus sphénoïdal. Otol. internat. 6, No 7 (1922). — REVERCHON et WORMS: Étude radiographique des alterations de l'apophyse mastoide dans les otites aigues et chroniques. Soc. laryng. etc. Paris 1923. — La radiographie en oto-rhino-laryngol. Presse méd. 1923. — L'exploration radiologique au lipiodol en oto-rhino-laryngologie. Rev. de Laryng. etc. 46, 189 (1925). — RHESE: Die Kriegsverletzungen und Kriegserkrankungen von Ohr, Hals und Nase. Wiesbaden 1918. — RICHTER, H.: Eine vereinfachte Methode zur stereoskopischen Röntgenographie des Warzenfortsatzes. Fortschr. Röntgenstr. 1926. — Die Perichondritis der Ohrmuschel im Röntgenbilde. Z. Hals- usw. Heilk. 17 (1927). — Warzenfortsatzpneumatisation und Mucosuseiterung. Z. Hals- usw. Heilk. 1929. — RUNGE: Zur Indikationsstellung zur Mastoidoperation auf Grund des Röntgenbildes. Z. Ohrenheilk. 1921. — Über Indikationsstellung zur Mastoidoperation auf Grund des Röntgenbildes. Z. Ohrenheilk. 81, 351 (1921). — RUTTIN, E.: Röntgenbilder der Trommelhöhle an Schläfenbeinen. Österr. otol. Ges. 1908. Mschr. Ohrenheilk. 42. — Röntgenaufnahme mit Füllung des Attiks und Antrums. Mschr. Ohrenheilk. 61, H. 1 (1927). — Darstellung des Attik-Antrums im Röntgenbild durch Jodipinfüllung. Acta oto-laryng.

(Stockh.) **12**, H. 1/2 (1928). — Ruttin u. Merio: Röntgenbefunde bei akuter Mastoiditis. Österr. otol. Ges., 25. Okt. 1926. Mschr. Ohrenheilk. **60**, 1201 (1926).

Saitz: Siehe Gortan. — Sakai, K.: Über periostale Knochenneubildung bei der Mittelohrentzündung. Passow-Schaefers Beitr. **19** (1922). — Santiago: Siehe Marque. — Scharlaij, R.: Zur Frage der Röntgendiagnostik der Erkrankungen des Warzenfortsatzes. Russk. Otol. **21** (1928). — Scheibe: Ätiologie und Pathogenese des Empyems im Verlaufe der akuten Mittelohreiterung. Z. Ohrenheilk. **48** (1904). — Scheier: Abhandlung in Bouchard: Traité de Radiol. méd. Paris **1896**, 1903. — Schlander, E.: Zur Histologie der Eiterungen in der Pyramidenspitze. Z. Hals- usw. Heilk. **1925**, Kongreß. — Mschr. Ohrenheilk. **1928**, Sitzgsber. österr. otol. Ges. — Plastische Operationen am Ohr. Handbuch für Hals-, Nasen- und Ohrenheilkunde von Denker-Kahler. Bd. 7. Berlin: Bergmann-Springer. — Zur Histologie der Eiterungen an der Pyramidenspitze. Z. Hals- usw. Heilk. **12** (1925), Kongreßbericht. — Die Bedeutung der Trigeminusneuralgie bei Mittelohreiterungen. Mschr. Ohrenheilk. **57** (1923). — Schmiegelow: Beitrag zur translabyrinthären Entfernung der Acusticustumoren. Z. Ohrenheilk. **73**, 1 (1916). — Schneck, F.: Die anatomisch konstitutionelle Bedingtheit der typischen Handwurzelverletzungen und die Erfolge der konservativen Behandlung. Bruns' Beitr. **146**, Wien: Urban u. Schwarzenberg. — Schüller: Wien. med. Wschr. **1908**, Nr 10. — Zbl. Grenzgeb. Med. u. Chir. **12**, Nr 22 (1909). — Dtsch. Z. Nervenheilk. **38** (1910). — Schüller, A.: Die Schädelbasis im Röntgenbild. Hamburg: Lucas Gräfe u. Sillern 1905. — Zur Röntgendiagnose der Acusticustumoren. Wien. klin. Wschr. **1909**. — Röntgendiagnostik der Erkrankungen des Kopfes. Wien: Alfred Hölder 1912. — In Schittenhelm, Lehrbuch der Röntgendiagnostik. Julius Springer 1924. — Röntgendiagnostik der Erkrankungen des Gehörorganes. Im Handbuch der Neurologie des Ohres. Wien: Urban u. Schwarzenberg 1924. — The sella turcica. Amer. J. Roentgenol. **16** (1926). — „Acusticustumoren" in Jüngling, Erg. med. Strahlenforschg **3** (1928). — „Frakturen des Felsenbeines". In Jüngling: Erg. med. Strahlenforschg **3** (1928). — Über die circumscripte Osteoporose des Schädels. Med. Klin. **1929**. — Siehe Leidler. — Schüller u. Robinsohn: Wien. klin. Rdsch. **1904**, Nr 26. — Schwarz: Die Röntgenstrahlen im Dienst der Ohrenheilkunde. Mschr. Ohrenheilk. **1910**. — Schwarz, M.: Die Bedeutung der hereditären Anlage für die Pneumatisation des Warzenfortsatzes und der Nasennebenhöhlen. Arch. Ohren- usw. Heilk. **1929**. — Scott, S.: Skiagramms from a patient with malignant diseases of the ear. Roy. Soc. Med., sect. otol., London **1924**. — Seiffert: Was leisten die Röntgenstrahlen diagnostisch in der Ohrenheilkunde? Zbl. Ohrenheilk. **1912**. — Zur Sichtbarmachung von Hirnabsceßhöhlen. Berliner oto-larnyng. Ges., 23. Nov. 1928. — Über das Auftreten von Pneumencephalon. Berliner oto-laryng. Ges., 23. Nov. 1928. — Sgalitzer: Siehe Fischer. — Über die Verwendung von aufsteigendem Jodöl für die Diagnose bestimmter Gehirnerkrankungen. Fortschr. Röntgenstr. **36** (1927). — Sliefer, S.: Zur Röntgendiagnostik der Mittelohrentzündungen. Ref. Zbl. Ohrenheilk. **1930**. — Slobodnik, M.: Pulsation und Durchscheinen des Bulbus Venae jugularis durch das intakte Trommelfell. Z. Hals- usw. Heilk. **1928**. — Solal et Jaubert de Beaujeau: Anomalie rare de la mastoide. Bull. Soc. radiol. méd. France **1924**. — Sonnenkalb: Darstellung des pneumatischen Systems am Lebenden. Verh. dtsch. otol. Ges. **1913**. — Die Röntgendiagnostik des Nasen-Ohrenarztes. Jena: Gustav Fischer 1914. — In Denker und Kahler, Handbuch der Hals-, Nasen- und Ohrenheilkunde. Berlin: Julius Springer. — Sonnenkalb u. Beyer: Die Röntgendiagnose von Ohr, Nase usw. Levy-Dorn, Handbuch der Röntgendiagnostik. Leipzig 1923. — Soukrup: Röntgendiagnostik in der Otologie. Čas. lék. česk. **1929**, Nr 39. Ref. Internat. Zbl. Ohrenheilk. **31**, 250. — Spielberg, W.: Visualization of the eustachian tube by the Roentgen ray. Prelim. report. Arch. of Otolaryng. **5**, Nr 4 (1927). — Staunig: Zur röntgenologischen Darstellung der Schädelbasis. Fortschr. Röntgenstr. **26** II (1919). — Zur röntgenologischen Darstellung der Schädelbasis. Die hintere Schädelgrube. Fortschr. Röntgenstr. **28**, 42 (1921). — Staunig u. Gatscher: Eine neue Darstellung des Schläfenbeines. Fortschr. Röntgenstr. **26** (1919). — Staunig u. Stupka: Die Weichteilschwellung über dem Warzenfortsatz im Röntgenbild. Z. Ohrenheilk. **79** (1920). — Steenhuis, D. J.: Über die Röntgenuntersuchung des Os petrosum und des Canalis opticus. Fortschr. Röntgenstr. **34**, 113. — Stenger, O.: Beitrag zur Kenntnis der nach Kopfverletzungen auftretenden Veränderungen im innern Ohr. Arch. Ohrenheilk. **79** (1909). — Zur Diagnostik der Schädelbasisbrüche. Z. Hals- usw. Heilk., Festschrift für Koerner **21** (1928). — Stenvers, H. W.: Siehe van der Hoeve. — Siehe de Kleyn. — Roentgenology of the os petrosum. Arch. Radiol. a. Electrol. **1917**. — Über die Technik der Röntgenologie von Augenhöhle und Felsenbein. Arch. Ohrenheilk. **103** (1919). — Roentgenography of the os petrosum. Acta oto-laryng. (Stockh.) **3**, 266 (1922). — Einiges über die Bedeutung der Röntgenologie für die Neurologie. Acta radiol. (Stockh.) **7** (1926). — Röntgenologie des Felsenbeines und des bitemporalen Schädelbildes. Berlin: Julius Springer 1928. — Über die Röntgenographie des Felsenbeines. Zbl. Neur. **33**. — Sternberg, C.: Der heutige Stand der Lehre von den Geschwülsten, im besonderen der Carcinome. Berlin: Julius Springer 1924. — Sternberg, H.:

Siehe Leidler. — Steurer. O.: Das Röntgenbild des Warzenfortsatzes und seine klinische Bewertung. Verh. dtsch. otol. Ges. 1925. — Anatomische Studien über den Aufbau der Mittelohrschleimhaut und deren Beziehungen zur Zellenbildung des Warzenfortsatzes. Z. Hals- usw. Heilk. 1926. Kongreßber. — Die Röntgendiagnostik des Ohres. Erg. med. Strahlenforschg. 3 (1928). — Stewart: Die anatomische Entwicklung des Warzenfortsatzes im Röntgenbilde. Ann. of Otol. 22, 678 (1913). — Stewart, I. P.: The Persistence of Fetal Blood Sinuses and Their Relation to the Middle Ear Spaces. Arch. of Otolaryng. 1929. — Stewart u. Luckett: Arch. of Radiol. 1915. — Stilbe, F. H.: Über die Röntgenaufnahme des Felsenbeines in der Praxis. Nederl. Tijdschr. Geneesk. 70, 483. — Stupka: Siehe Staunig. — Stütz: Siebenjährige Erfahrungen über die durch den Streptococcus mucosus hervorgerufene Otitis media acuta. Passow-Schaefers Beitr. 7. — Suné y Medán, L.: Wert der Radiographie bei der Diagnose der Mastoiditis. Rev. Méd. Barcelona 6 (1926).

Talpis, L.: Zur Methodik der Röntgenographie des Ohres. Russk. Otol. 21, 435—442 (1928). — Talpis, L. et H. Libermann: Etude anatomique et radiographique de la structure de l'apophyse mastoide. Rev. de Laryng. etc. 48 (1927). — Die Röntgendiagnostik der chronischen Ohrerkrankungen. Russk. Otol. 21 (1928). — Taylor, H. K.: The roentgenogram in mastoid disease. Amer. J. Roentgenol. 19, Nr 6 (1928). — Ter-Oganesjan, M.: Entwicklung der Nebenhöhlen der Nase während des intrauterinen Lebens. Zbl. Hals- usw. Heilk. 1928. — Theissing, G.: Röntgenologische Untersuchung über die Struktur des Warzenfortsatzes. Z. Hals- usw. Heilk. 1929. — Thienpont: Le radiodiagnostic des fractures du rocher. Le Scalpel 80, 1251 (1927). — Thiepont, R.: La radiographie de l'organe de l'ouie. J. belge Radiol. 15 (1926). — La radiographie du rocher et de l'oreille interne. J. de Neur. 27, No 4 (1927). — Thost: Die Bedeutung der Röntgenstrahlen für die Erkrankungen der oberen Luftwege und Ohren. Ärztl. Ver. Hamburg. Offiz. Protokoll 1914. — Die Röntgenstrahlen, ihre diagnostische und therapeutische Bedeutung für die Erkrankungen der Nase, des Halses und der Ohren. Jkurse ärztl. Fortbildg 1914. — Towne, E. B.: Erosion of the petrous bone by acoustic nerve tumor. Ref. Z. Hals- usw. Heilk. 1927. — Troell u. Holmstroem: Über die Diagnose der Schädelbrüche, mit besonderer Berücksichtigung der Bedeutung des Röntgenverfahrens. Sv. Läkartidn. 24, 409 (1927). Ref. Zbl. Hals- usw. Heilk. 11, 236. — The importance of Roentgen examinations in the diagnosis of fractures of the skull. Ann. Surg. 86, 502 (1927). — Turner, A. L. and W. G. Porter: The structural type of the mastoid process, based upon the skiagraphic examination of one thousand crania of various races of mankind. J. Laryng. a. Otol. 37 (1922).

Uffenorde: Handbuch der speziellen Chirurgie des Ohres usw. von Katz und Blumenfeld. Bd. 2, S. 657. Leipzig 1925. — Ventrikeleinbruch und spontanes Pneumencephalon im Röntgenbild bei einem geheilten Fall von otogenem Schläfenlappenabsceß. Z. Hals- usw. Heilk. 1927. Kongreßber. — Eine weitere Beobachtung von Ventrikeleinbruch und spontanem Pneumencephalon im Röntgenbild bei otogenem Schläfenlappenabsceß. Z. Hals- usw. Heilk. 21, 577 (1928). — Diskussionsbemerkung zu W. Krainz. Z. Hals- usw. Heilk. 1929, Kongreßber. — Ulrich, K.: Über Ohrverletzungen bei Schädelbasisfrakturen. Schweiz. med. Wschr. 1921 III, 66. — Röntgenbilder aus der Otologie. Hauptverslg Ges. Schweiz. Hals- u. Ohrenärzte Solothurn 1923. Exost. Mast. Frak. Otosk. — Verletzungen des Gehörorganes bei Schädelbasisfrakturen. Acta oto-laryng. (Stockh.) 8 (1926). — In H. R. Schinz, Lehrbuch der Röntgendiagnostik 1928. — Urbantschitsch: Siehe Alexander. — Österr. otol. Ges., 27. März 1916; Mschr. Ohrenheilk. 50 (1916).

Vastine u. Kinney: Der Röntgenschatten des Corpus pineale als Hilfsmittel bei der Lokalisation von Hirntumoren. Amer. J. Roentgenol. 1927, Nr 3. — Villandre, J.: Radiol. et Électrol. 1916, 507; 1917, 641. — Völger: Kritische Betrachtung der verschiedenen bisher angegebenen Röntgenaufnahmeverfahren des Schläfenbeins. Diss. Frankfurt 1923; Acta oto-laryng. (Stockh.) 5, 30 (1923). — Völger, G.: Inaug.-Diss. Frankfurt a. M. 1921. — Kann uns die Kenntnis der genauen Lokalisation der Gehörknöchelchen bzw. der Pauke auf dem Röntgenbild in der Diagnosen- und Prognosenstellung weiterhelfen? Z. Hals- usw. Heilk. 1922. — Kritische Betrachtung der Röntgenaufnahmen des Schläfenbeines. Acta oto-laryng. (Stockh.) 1923. — Einige technische Erleichterungen bei der Röntgenaufnahme des Schädels. Z. Hals- usw. Heilk. 4, 315 (1923). — Vogel, K.: Erfahrungen über Mucosusotitis. Z. Hals- usw. Heilk. 1922. — Volpe: Boll. Mal. Or. 32, 5 (1914). — Voss: Handbuch der ärztlichen Erfahrungen im Weltkrieg 1914/18 von Schjerning. Bd. 6, S. 34. Leipzig 1921. — Handbuch der speziellen Chirurgie des Ohres usw. von Katz und Blumenfeld. Bd. 2, S. 1. Leipzig 1925. — Voss, O.: Die Radiologie in der Ohrenheilkunde. 16. Verslg dtsch. otol. Ges. Ref. Fortschr. Röntgenstr. 11, 5, 367. — Diskussionsbemerkungen zu Brock u. Steurer. Z. Hals- usw. Heilk. 1926, Kongreßber. — Vulfson, S.: Über die klinische Bedeutung der Röntgenographie des Schläfenbeines bei Ohrerkrankungen. Ž. ušn. Bol. (russ.) 5, Nr 1/4 (1928).

Wagener, O.: Zur Frage der Pneumatisation des Warzenfortsatzes. Z. Hals- usw. Heilk. 1921. Kongreßber. — Walthard, K.: Worauf beruht die Atrophie der Processus clinoidei posteriores bei

Kleinhirnbrückenwinkeltumoren? Schweiz. med. Wschr. **56** (1926). — Wasmund: Dtsch. med. Wschr. **25, 27** (1899). — Wasofski, T.: Pneumatisation des Warzenfortsatzes und Ohreiterung. Ref. Zbl. Ohrenheilk. **12** (1928). — Wassmund: Zitiert nach Fränkel, l. c. — Watkyn-Thomas, F. W.: Siehe Hodgson. — Watson-Williams, E.: Skiagramms of the temporal bone. Proc. roy. Soc. Med., sect. otol. **1930**. — Weg: Über die Röntgenphotographie des Processus mastoideus. Niederl. Ges. Hals- usw. Ärzte. Groningen, 6. Juni 1925. Ref. Zbl. Hals- usw. Heilk. **10, 98**. — Weg, D. J.: Über die Röntgenographie des Processus mastoideus. Nederl. Tijdschr. Geneesk. **70** (1926). — Weinberg, E.: Trigeminusneuralgie und Störung des Sympathicus, begleitet von diffuser Schädelknochenverdickung. Fol. neuropath. eston. **5** (1926). — Weiss: Die Osteoporosis circumscripta Schüller, eine seltene, aber typische Erscheinungsform der Pagetschen Knochenerkrankung. Fortschr. Röntgenstr. **40** (1930). — Whiting, F.: X-ray examination as an aid to mastoid surgery. Laryngoscope 1926. — Winkler: Zur Infektion der Mittelohrräume. Dtsch. otol. Ges. Kiel **1914**, 79. — Röntgenaufnahme der Warzenfort- satzgegend. 16. Verslg dtsch. otol. Ges. **1907**. — Wirkner, J. D.: Siehe L. Kraus. — Wirth, E.: Studien zur klinischen Bakteriologie der akuten Mittelohrentzündungen. Passow-Schaefers Beitr. **26** (1927). — Witte: Siehe Knick. — Wittmaack: Über die normale und pathologische Pneumati- sation des Schläfenbeines. Jena: Gustav Fischer 1918. — Trommelfellbild und Pneumatisation. Z. Hals- usw. Heilk. **1913**. — Der Einfluß der Anatomie des Mittelohres auf den Verlauf der Mittelohr- entzündungen. Refe at am 1. internat. Otol.-Kongr. Kopenhagen **1928**. — Worms, G.: Siehe Reverchon. Worms u. Bretton: Nouveau mode d'exploration radiologique du massif pétromastoidien et de la région occipitale. Incidence occipito-postérieure. Arch. internat. Laryng. etc. **6,** 196 (1927). Ann. Mal. Oreille **46,** 240 (1927). — Nouveau mode d'exploration radiologique du massif pétromastoïdien et de la région occipitale incidence occipitale postérieure. Réponse au docteur Walther-Altschul (de Praque). Ann. Mal. Oreille **47,** 50 (1928). — Worms, G. et R. Breton: Radiographie du massiv petro- mastoidien incidence occipital posterieure. Congr. Paris **1926**. — L'exploration radiologique du massiv pètro-mastoidien. Conduite de l'examen, valeur de l'incidence fronto-sous-occipitale. J. de Radiol. **13** (1929).

Yang Ho-Ching: Über den Einfluß des Muskelzuges auf Entstehung und Wachstum des Warzen- fortsatzes. Z. Hals- usw. Heilk. **1929**. — Yoshie: Über das Röntgenbild der akuten Mastoiditis. Ref. Zbl. Hals- usw. Heilk. **14** (1930). — Young, St.: Radiography in mastoid disease. Brit. med. J. **1927,** Nr 3487. — Radiography in mastoid disease. Amer. J. physic. Ther. **4** (1928). — Young u. McLean: Démonstration radiographique de la pathologie de la mastoïde. Arch. internat. Laryng. etc. **6,** 1127 (1927).

Zemann, W.: Zur Kenntnis des Streptococcus mucocus. Arch. Ohrenheilk. **92**.

Namenverzeichnis.

Sachverzeichnis.

Additional material from *Otologische Röntgendiagnostik,*
ISBN 978-3-662-37354-5 (978-3-662-37354-5_OSFO2),
is available at http://extras.springer.com

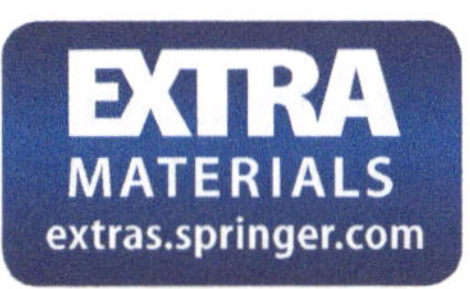